Lang · Pathophysiologie · Pathobiochemie

4. Auflage

W0071358

ENKE REIHE ZUR AO[Ä]

PATHOPHYSIOLOGIE
PATHOBIOCHEMIE

Eine Einführung

von Florian Lang

Unter redaktioneller Mitwirkung von

H.D.Bolte
P.Grafe
R.Greger
W.Guder
R.Günther
D.Häussinger

B.Puschendorf
E.Ritz
S.Sailer
K.Schauenstein
H.J.Schurek

P.C.Scriba
S.Silbernagl
F.Skrabal
A.Struppler
M.Wiederholt

4., durchgesehene Auflage
1., durchgesehener Nachdruck 1992
111 Abbildungen, 76 Tabellen

Ferdinand Enke Verlag Stuttgart 1990

Prof. Dr. med. Florian Lang
Institut für Physiologie der Universität Innsbruck
Fritz-Pregl-Straße 3, A-6010 Innsbruck

CIP-Titelaufnahme der Deutschen Bibliothek

Lang, Florian:
Pathophysiologie, Pathobiochemie : eine Einführung; mit 76 Tabellen /
von Florian Lang. Unter red. Mitw. von H. D. Bolte ...
– 4., durchges. Aufl. – Stuttgart; Enke, 1990
    (Enke-Reihe zur AO (Ä))
    ISBN 3-432-90374-X

Wichtiger Hinweis
Wie jede Wissenschaft ist die Medizin ständigen Entwicklungen unterworfen. Forschung und klinische Erfahrung erweitern unsere Erkenntnisse, insbesondere was Behandlung und medikamentöse Therapie anbelangt. Soweit in diesem Werk eine Dosierung oder eine Applikation erwähnt wird, darf der Leser zwar darauf vertrauen, daß Autoren, Herausgeber und Verlag große Sorgfalt darauf verwandt haben, daß diese Angabe dem **Wissensstand bei Fertigstellung des Werkes** entspricht.

Für Angaben über Dosierungsanweisungen und Applikationsformen kann vom Verlag jedoch keine Gewähr übernommen werden. **Jeder Benutzer ist angehalten**, durch sorgfältige Prüfung der Beipackzettel der verwendeten Präparate und gegebenenfalls nach Konsultation eines Spezialisten, festzustellen, ob die dort gegebene Empfehlung für Dosierungen oder die Beachtung von Kontraindikationen gegenüber der Angabe in diesem Buch abweicht. Eine solche Prüfung ist besonders wichtig bei selten verwendeten Präparaten oder solchen, die neu auf den Markt gebracht worden sind. **Jede Dosierung oder Applikation erfolgt auf eigene Gefahr des Benutzers.** Autoren und Verlag appellieren an jeden Benutzer, ihm etwa auffallende Ungenauigkeiten dem Verlag mitzuteilen.

Geschützte Warennamen (Warenzeichen®) werden **nicht immer** besonders kenntlich gemacht. Aus dem Fehlen eines solchen Hinweises kann also nicht geschlossen werden, daß es sich um einen freien Warennamen handelt.

1. Auflage 1979
2. Auflage 1983
3. Auflage 1987

© 1979, 1990 Ferdinand Enke Verlag, P.O. Box 10 12 54, D-7000 Stuttgart 10 – Printed in Germany

Satz und Druck: Heinz Neubert GmbH, 8580 Bayreuth
Filmsatz 10/11 p Times, System MCS 10   5 4 3 2

Vorwort zur 4. Auflage

Um dem heutigen Stand des Wissens gerecht zu werden, wurde wiederum eine umfangreiche Überarbeitung des Buches vorgenommen. Dabei schien es angesichts des positiven Echos auf die vorhergehenden Auflagen zweckmäßig, an der bisherigen Konzeption festzuhalten.

Eine Reihe von Kollegen unterstützte wirkungsvoll die Arbeit an dieser dritten Auflage: Erfreulicherweise fanden sich weitere hervorragende Spezialisten bereit, einzelne Kapitel kritisch zu überarbeiten. Zahlreichen Lesern der dritten Auflage, v.a. die Medizinstudenten *Brigitte Tischler, John Hausler, Artur Prem, Klaus Pissarek, Carola Schwärzler, Irina Bichler, Siegfried Waldegger, Eva Schulze, Mathias Hammerer, Peter Steinböck, Germar Pinggera,* meinen Mitarbeitern Drs. *Franz Friedrich, Andreas Jungwirth, Wolfgang Rehwald, Markus Ritter, Michael Steidel, Edda Tschernko, Helmut Weiß, Ewald Wöll, Markus Paulmichl,* sowie den Kollegen Prof. Dr. *Hans Oberleithner,* Univ. Doz. Drs. *Heinz Drexel, Siegfried Schwarz,* und *Harald Völkl* verdanke ich eine Vielzahl wesentlicher Hinweise. Mein Dank gilt ferner Frau *Sieglinde David,* Frl. *Anita Grundnig* und Frl. *Gerlinde Siber,* Frl. *Maria Sommeregger* und Frau *Bärbel Aichner* für ihre wertvolle Hilfe bei der Bearbeitung des Manuskriptes, Herrn *Rüdiger Gay* und den Mitarbeitern seines Ateliers für die gekonnte Anfertigung der neuen Abbildungen sowie Frau Dr. *Marlis Kuhlmann* und den Mitarbeitern des Ferdinand Enke Verlages für die verständnisvolle Zusammenarbeit.

Innsbruck, im Sommer 1990

Florian Lang

Vorwort zur 1. Auflage

Die Pathophysiologie beschreibt Mechanismen, welche von der Krankheitsursache zum Krankheitsbild führen, d.h. zu der für den Arzt sichtbaren Veränderung im erkrankten Körper. Die Mechanismen werden geprägt durch Organfunktionen, welche auch unter pathophysiologischen Bedingungen den Gesetzen der Physiologie und Biochemie folgen.

In dem vorliegenden Buch wird versucht, aus Physiologie und Biochemie pathophysiologische Mechanismen abzuleiten. Dabei wird besonderer Wert auf die Darstellung kausaler Zusammenhänge gelegt. Auf die deskriptive Darstellung von Krankheitsbildern wird dagegen weitgehend verzichtet, um das Verständnis pathophysiologischer Vorgänge nicht durch Überangebot von Detailwissen zu erschweren. Damit stimmt das Buch mit der Grundkonzeption des Gegenstandskataloges für Pathophysiologie und Pathobiochemie überein. Darüber hinaus wurden alle im neuen Gegenstandskatalog angeführten Punkte berücksichtigt. Dadurch wurde die Stoffauswahl auf eine objektivere Basis als die persönliche Selektion des Autors gestellt. Das Buch ist eine Einführung und ein Kompendium der Pathophysiologie, nicht ein ausführliches Lehrbuch. Dieses beschränkte Ziel rechtfertigt die Darstellung des gesamten Gebietes durch einen Autor. Damit wurde es wiederum leichter, den Wissensstoff einheitlich und überschaubar darzustellen und eine Vielzahl von Assoziationen zwischen den Systemen zu schaffen. Gerade für die Beschreibung der Pathophysiologie sind solche Assoziationen besonders wertvoll, da ja Krankheiten in der Regel mehrere Organsysteme in Mitleidenschaft ziehen. Um auf der anderen Seite eine fachlich einwandfreie Darstellung zu garantieren, wurden die einzelnen Kapitel hervorragenden Spezialisten in den einzelnen Gebieten zur Durchsicht überlassen.

Bei der Arbeit an diesem Buch wurde ich von einer Reihe von Kollegen unterstützt. Zunächst gilt mein besonderer Dank den redaktionellen Mitarbeitern, deren sorgfältige Korrektur zu einer Vielzahl von entscheidenden Verbesserungen geführt hat. Dann bin ich meiner Frau *Viktoria* verpflichtet, die dem Manuskript den letzten sprachlichen Schliff verlieh. Herrn Dr. med. *Egon Humpeler*, meinen Mitarbeitern Dr. med. *Hans Oberleithner*, Mag. *Peter Quehenberger*, Dr. med. *Hans Sporer* und Dr. rer. nat. *Peter Stockinger* sowie einer Reihe von Studenten v.a. *Dietmar Böhler, Christian Hamm, Eva Laich, Elisabeth Neyer* und *Franz Pelzl*, möchte ich für die konstruktive Kritik danken, mit der sie die Arbeit am Manuskript unterstützt haben. Frau *Sieglinde David* und cand. med. *Monika Defregger* danke ich aufrichtig für die geschickte Anfertigung der Zeichnungen sowie Frau *Heidi Thalhammer* für die Hilfe bei der Korrektur von Probeabzügen. Schließlich möchte ich den Mitarbeitern des Ferdinand Enke Verlages, allen voran Frau Dr. *Marlis Kuhlmann*, sowie Herrn Dr. *D. Bremkamp* für die verständnisvolle Mitarbeit danken.

Innsbruck, im Sommer 1979   *Florian Lang*

Inhalt

Redaktionelle Mitarbeiter

Kapitel

Prof. Dr. *H.D. Bolte*
Medizinische Klinik I, Universität München

Herz, Kreislauf

Priv. Doz. Dr. *P. Grafe*
Physiologisches Institut, Universität München

Nervensystem

Prof. Dr. *R. Greger*
Physiologisches Institut, Universität Freiburg

Atmung, Skelett,
Mineralhaushalt,
Temperaturhaushalt

Prof. Dr. *W. Guder*
Institut für Klinische Chemie,
Städtisches Krankenhaus, München

Stoffwechsel

Prof. Dr. *R. Günther*
Medizinische Klinik, Universität Innsbruck

Bindegewebe

Prof. Dr. *D. Häussinger*
Medizinische Klinik, Universität Freiburg

Stoffwechsel

Prof. Dr. *B. Puschendorf*
Institut für Med. Chemie u. Biochemie,
Universität Innsbruck

Stoffwechsel,
Tumorzellen

Prof. Dr. *E. Ritz*
Medizinische Klinik, Universität Heidelberg

Skelett, Mineralhaushalt

Prof. Dr. *S. Sailer*
Medizinische Klinik Salzburg

Stoffwechsel, Verdauung,
Tumorzellen

Prof. Dr. *K. Schauenstein*
Institut für Funktionelle Pathologie, Universität Graz

Immunabwehr

Priv. Doz. Dr. *H.J. Schurek*
Innere Medizin, Medizinische Hochschule Hannover

Niere

Prof. Dr. *P.C. Scriba*
Medizinische Klinik, Universität Lübeck

Hormone

Prof. Dr. *S. Silbernagl*
Institut für Physiologie, Universität Würzburg

Blut, Niere

Prof. Dr. *F. Skrabal*
Krankenhaus der Barmherzigen Brüder, Graz

Kreislauf

Prof. Dr. *A. Struppler*
Neurologische Klinik, Technische Universität München

Nervensystem

Prof. Dr. *M. Wiederholt*
Institut für klin. Physiologie, Klinikum Steglitz Berlin

Atmung, Niere

Meinen Eltern Dr. med. Karl Lang und seiner Frau
Annelore, geb. Volkhard, gewidmet

1 Das Herz

1.1 Physiologie und allgemeine Pathophysiologie

1.1.1 Die Erregung des Herzmuskels

Für eine Herzmuskelfaser ist das Signal zur Kontraktion die **Depolarisation** ihrer Membran. Bei einer Depolarisation dringt Calcium in die Zelle ein bzw. wird aus intrazellulären Speichern (sarkoplasmatisches Reticulum) freigesetzt. Calcium löst dann die Muskelkontraktion aus, wie im nächsten Abschnitt weiter ausgeführt wird.

Das Potential der unerregten Zellmembran ist im Bereich des Kaliumgleichgewichtspotentials (-90 mV, vgl. 13.4). *Senkung des Potentials* unter etwa -70 mV führt zu einer Öffnung von Natriumkanälen, zu einem massiven Natriumeinstrom und damit zu einer blitzartigen Depolarisation (**Phase 0**, vgl. Abb. 1.2). Wie in anderen erregbaren Strukturen werden die Natriumkanäle binnen weniger Millisekunden wieder inaktiviert (vgl. 13.4). Folge ist eine geringfügige Repolarisation (**Phase 1**).

Im Gegensatz zu anderen erregbaren Strukturen bleibt die Membran jedoch noch etwa 0,3 Sekunden depolarisiert (Abb. 1-2). Dieses „Plateau" (**Phase 2**) entsteht einerseits durch eine verminderte Kaliumleitfähigkeit, andererseits durch eine Aktivierung von Calciumkanälen (Schwellenpotential ca. -30 mV), welche den Einstrom von Calcium und etwas Natrium in die Zelle zulassen.

Die Repolarisation der Membran (**Phase 3**) wird teilweise von einer Inaktivierung der Calciumkanäle durch das in die Zelle strömende Calcium eingeleitet. Darüber hinaus stimuliert intrazelluläres Calcium die Öffnung der Kaliumkanäle. Der Calciumeinstrom während des Plateaus steigert demnach die Kaliumleitfähigkeit und leitet auf diese Weise die Repolarisation ein.

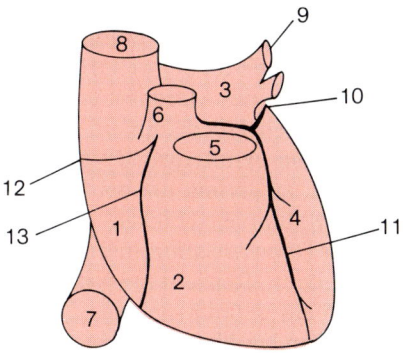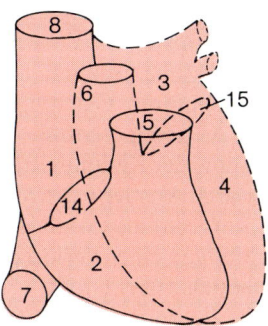

Abb. 1-1 Das **Herz in Frontalansicht.** In der rechten Abb. sind die Umrisse des rechten (vorne, durchgezogene Linien) und des linken Herzens (hinten, unterbrochene Linien) dargestellt. 1 = rechter Vorhof, 2 = rechte Kammer, 3 = linker Vorhof, 4 = linke Kammer, 5 = Truncus pulmonalis, 6 = Aorta, 7 = Vena cava inferior, 8 = Vena cava superior, 9 = Lungenvenen, 10 = Ramus circumflexus arteriae coronariae sinistrae, 11 = Ramus interventricularis anterior arteriae coronariae sinistrae, 12 = Ramus circumflexus arteriae coronariae dextrae, 13 = Ramus anterior arteriae coronariae dextrae, 14 = Tricuspidalklappe, 15 = Mitralklappe

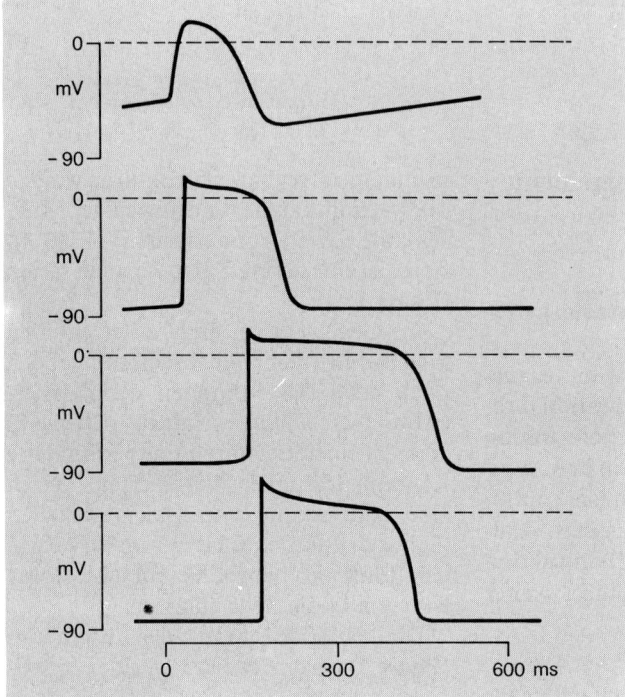

0 mV

−90

0 mV

−90

0 mV

−90

0 mV

−90

0   300   600 ms

Abb. 1-2 **Zeitlicher Ablauf der Aktionspotentiale** in (von oben nach unten) Sinusknoten, Vorhofmuskulatur, Purkinjefasern und Kammermuskulatur. Beachte die zeitliche Verschiebung der einzelnen Aktionspotentiale. Das relativ lange Akionspotential der Purkinjefasern verhindert, daß Erregungen von der Kammermuskulatur wieder zurück in das Reizleitungssystem laufen („Gating"). Die schnelle Depolarisation wird auch als Phase 0, der Übergang zum Plateau als Phase 1, das Plateau als Phase 2, die Repolarisation als Phase 3 und die Zeitspanne bis zum neuen Aktionspotential als Phase 4 bezeichnet

Eine **Steigerung intrazellulären Calciums** verkürzt somit das Plateau. Hemmung der Natrium/Kalium-ATPase (vgl. 13.3.6) z.B. durch Sauerstoffmangel oder Digitalisglykoside (s.u.) kann über Zunahme der intrazellulären Natriumkonzentration auch die intrazelluläre Calciumkonzentration steigern und auf diese Weise das Aktionspotential verkürzen. Auch Hypercalcämie verkürzt über Zunahme intrazellulärer Calciumkonzentrationen das Aktionspotential.

Eine Zunahme der Kaliumleitfähigkeit wird ferner durch **Anstieg extrazellulären Kaliums** hervorgerufen, so daß Hyperkaliämie gleichfalls zu einer Verkürzung des Aktionspotentials führt (s.u.).

Die **Automatie** des Herzens wird durch Schwankungen des Ruhemembranpotentiales gewährleistet. Nach einem Aktionspotential ist die intrazelluläre Calciumkonzentration zunächst relativ hoch, die Kaliumleitfähigkeit stimuliert und das Membranpotential somit in der Nähe des Kaliumgleichgewichtspotentials und damit gleichfalls hoch. Im folgenden wird jedoch Calcium aus der Zelle bzw. in intrazelluläre Speicher gepumpt. Damit nimmt die Kaliumleitfähigkeit laufend ab. Im Sinusknoten und AV-Knoten ist die „Hintergrund"-Natriumleitfähigkeit hoch, und das Membranpotential sinkt (Phase 4), bis die Schwelle für eine erneute Auslösung des Aktionspotentials erreicht ist. In den Herzkammern ist normalerweise die „Hintergrund"-Natriumleitfähigkeit zu gering, um bei Verminderung der Kaliumleitfähigkeit eine nennenswerte Depolarisation auszulösen. Im ventrikulären Reizleitungssystem kann jedoch ein depolarisierender Kationenkanal, der bei Hyperpolarisation aktiviert wird, Automatie erzeugen. Die gesunde Kammermuskulatur ist nicht zur Automatie befähigt.

Die Kaliumleitfähigkeit ändert sich normalerweise am schnellsten im **Sinusknoten.** (Frequenz in der Regel

60–90/min). Die Erregung läuft vom Sinusknoten über Vorhofmuskulatur zum **AV-Knoten** (Atrioventrikularknoten, an der Grenze zwischen Vorhöfen und Kammern), dann über das **His-Bündel** zum Septum. Dort verzweigt sich das Bündel in die **Tawara-Schenkel**, die sich schließlich über die **Purkinje-Fäden** in der Muskulatur verlieren. Normalerweise breitet sich somit die Erregung über das Reizleitungssystem aus, bevor dessen Automatie zum Tragen kommt. Im *AV-Knoten läuft* dabei *die Erregung nur sehr langsam weiter.* Die übrige Vorhofmuskulatur ist über nicht leitendes Bindegewebe (Anulus fibrosus) mit der Kammermuskulatur verbunden. Daher erfaßt die Erregungswelle den gesamten Vorhof, bevor mit einer Verzögerung von etwa 0,2 s die Erregungsausbreitung in der Kammermuskulatur beginnt.

Bisweilen ist die Erregungsbildung im Sinusknoten oder die Weiterleitung verzögert. Dann kann ein anderes Glied des Reizleitungssystems die Erregung der Kammermuskulatur auslösen (sog. **passive Heterotopie**). Häufig übernimmt der AV-Knoten die „Führungsrolle" (sekundärer Schrittmacher, Frequenz normalerweise 40–60/min). Schließlich können auch His-Bündel, Tawaraschenkel und Purkinjefasern (tertiäre Schrittmacher, Frequenz normalerweise < 40/min) zum Reizzentrum werden.

Auch bei normaler Sinusknotenfrequenz können Anteile des Reizleitungssystems oder selbst Myokardfasern Ausgangspunkt von Erregungen werden, wenn ihre Membranen z.B. durch Sauerstoffmangel depolarisiert werden (sog. **aktive Heterotopie**). Unabhängig vom Sinusrhythmus können sie eine Erregung der Herzmuskulatur auslösen (ventrikuläre *Extrasystolen*). Neben Sauerstoffmangel begünstigen v.a. Hypokaliämie und Digitalisglykoside (vgl. 1.1.2, 13.3.6) das Auftreten heterotoper Automatie. Hypokaliämie (und Hypocalcämie) senken die Kaliumleitfähigkeit (vgl. 13.3.3), und es resultiert letztlich eine Verkürzung der Phase 4.

Eine Depolarisation der Membran unter −50 mV in Ruhe zieht eine weitgehende Inaktivierung der Natriumkanäle nach sich, so daß die Aktionspotentiale nur noch durch den langsamen Calciumeinstrom getragen werden. Sauerstoffmangel und Hyperkaliämie können auf diese Weise die **Erregungsweiterleitung massiv verzögern**. An dieser Stelle sollte hervorgehoben werden, daß die Erregung im Sinus- und mittleren AV-Knoten bereits normalerweise vorwiegend durch den langsamen Calciumeinstrom hervorgerufen wird.

Dem „**Plateau**" des Aktionspotentials in der Herzmuskelzelle kommt eine überragende Bedeutung für eine normale Herztätigkeit zu: Das Herz kann nur dann effektiv als Pumpe wirken, wenn Kontraktion und Erschlaffung der gesamten Kammermuskulatur synchron erfolgen. Durch die Form des Aktionspotentiales beim Herzen wird erreicht, daß die Erregungsausbreitung in der Kammermuskulatur (weniger als 0,1 s) vollständig ist, bevor die zuerst erregten Fasern wieder repolarisiert sind. Es gibt also einen Zeitpunkt, zu dem alle Fasern erregt sind. Da eine Faser während des Plateaus (Phase 2) nicht wieder erregt werden kann **(absolute Refraktärzeit)**, *schützt das Plateau vor einem „Kreisen" von Erregungen:* Ist das Plateau kürzer als die Zeit der Erregungsausbreitung, so kann eine zu Anfang erregte Faser wieder erregt werden, bevor die letzten Fasern erregt wurden (Abb. 1-3). Alle Faktoren, welche eine Verkürzung des Plateaus erzielen, können auf diese Weise zu kreisenden Erregungen führen, die als Kammerflattern (> 200/min) oder Kammerflimmern (> 350/min) eine synchrone Herzmuskelkontraktion unterbinden. Das Plateau kann u.a. durch *Sauerstoffmangel, Hyperkaliämie* oder *Hypercalcämie* ver-

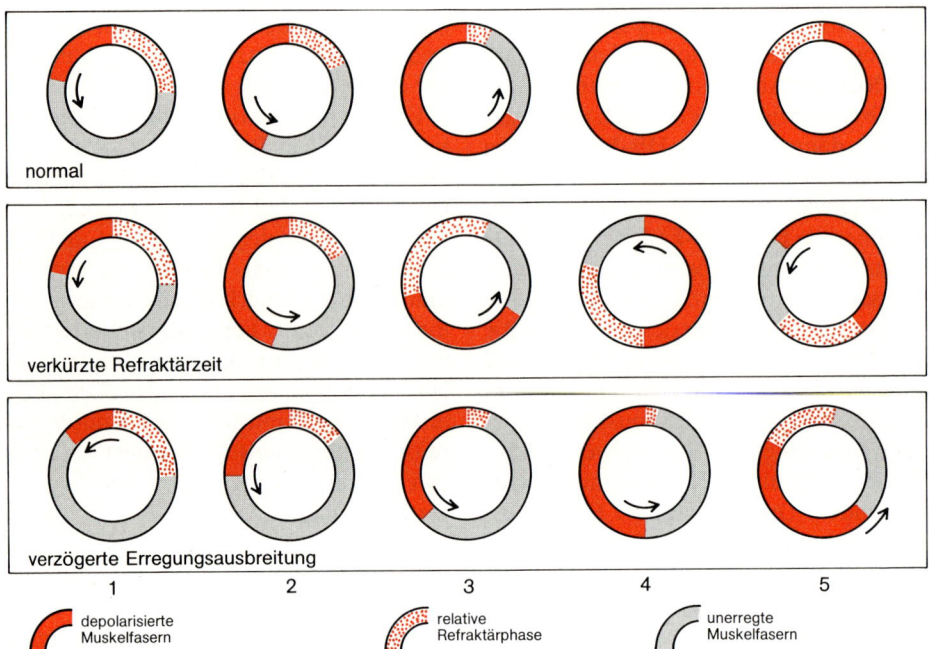

Abb. 1-3 Schema zur Veranschaulichung von **kreisenden Erregungen bei Kammerflimmern** (Circus Movement). Die Erregung breitet sich gegen den Uhrzeigersinn über die Kammermuskulatur aus. Die Ausbreitung im Uhrzeigersinn könnte durch einen unidirektionalen Block verhindert werden (hier durch relativ refraktäres Gewebe).
Oben: Die Erregungsausbreitungszeit ist wesentlich kürzer als die absolute Refraktärzeit. Dadurch wird eine synchrone Erregung sichergestellt (4. Kreis von links).
Mitte: Aktionspotentialdauer und relative Refraktärzeit sind verkürzt. Dadurch werden die zuerst erregten Muskelfasern wieder erregbar, bevor die letzten Fasern depolarisiert sind. Sie können also von der Erregungswelle erneut erfaßt werden (re-entry). Eine synchrone Erregung bleibt aus.
Unten: Die Erregungsausbreitung ist verlangsamt. Auch dadurch wird ein re-entry ermöglicht

kürzt und durch *Hypocalcämie* verlängert werden.

Wird eine Muskelfaser in der zweiten Hälfte von Phase 3 (relative Refraktärzeit) wieder erregt, so ist das folgende Aktionspotential stark verkürzt. Reizung des Herzens in dieser sog. **vulnerablen Phase** (z.B. durch Stromunfall, ventrikuläre Extrasystolen) sollte besonders leicht zu einem Kreisen von Erregungen führen, eine Vorstellung, die jedoch nicht unwidersprochen geblieben ist. Unmittelbar nach Phase 3 kann v.a. an Purkinjezellen eine kurzfristige Nachdepolarisation auftreten, die ein erneutes Aktionspotential auslösen kann (sog. **supernormale Phase**).

Für das Auftreten von Kammerflattern oder -flimmern ist das Vorliegen eines **unidirektionalen Blocks** von entscheidender Bedeutung: Dabei liegt eine ungleichmäßige Schädigung von leitenden Muskelfasern vor, die dazu führt, daß die Aktionspotentiale bei Weiterleitung in eine Richtung an Amplitude und Anstiegssteilheit verlieren, bis die Amplitude nicht mehr ausreicht, um die angrenzende Zelle bis zur Schwelle zu depolarisieren. Erregungen, welche den geschädigten Bereich in umgekehrter Richtung passieren wollen, werden dagegen weitergeleitet. Dabei ist die Leitungsgeschwindigkeit in der Regel extrem langsam. Ein unidirektionaler Block begünstigt das Auftreten von kreisenden Erregungen über sog. re-entry (vgl. Abb. 1-3). Auch die verzögerte Repolarisation einer Faser kann das Auftreten einer kreisenden Erregung über re-entry begünstigen (vgl. Abb. 1-3). Da die Erregungsrückbildung in den Kammern nicht völlig synchron verläuft (relativ lange Erregungsdauer der Purkinjefasern), trifft eine während der Erregungsrückbildung der Kammer entstehende Erregung auf teilweise refraktäres Gewebe, und es entsteht ein unidirektionaler Block.

Die Erregungsvorgänge im Herzen stehen unter dem Einfluß des **vegetativen Nervensystems:** Der *Vagus* (Parasympathicus, s. 8.1.5), der einen wesentlichen direkten Einfluß nur auf Vorhofmuskulatur, Sinusknoten und AV-Knoten ausübt, erhöht die Kaliumleitfähigkeit. Dadurch wird das Aktionspotential abgekürzt. Gleichzeitig kommt es jedoch in der Phase 4 zu einer langsameren Depolarisation, wodurch die Herzfrequenz gesenkt wird (*negativ chronotrope Wirkung*). Durch Dämpfung des AV-Knotens wird die Überleitungszeit verzögert (*negativ dromotrope Wirkung*). Der *Sympathicus* erzielt v.a. über sogenannte β-Rezeptoren (s. 8.1.5) in Vorhöfen und Kammern eine Steigerung der Calciumleitfähigkeit und eine positiv chronotrope und dromotrope Wirkung. Die Wirkung wird v.a. durch Stimulation der Adenylatzyklase vermittelt und kann auch durch Hemmer des cAMP-Abbaus ausgelöst werden (vgl. 11.1.1).

Die Ionenströme am Herzen werden durch einige **Pharmaka** beeinflußt, welche u.a. bei Herzrhythmusstörungen (vgl. 1.2.1) eingesetzt werden: Der schnelle Natriumeinstrom wird durch Chinidin, Procainamid, Lidocain und chemisch verwandte Substanzen blockiert, der repolarisierende Kaliumausstrom durch Chinidin und Procainamid. Wirkungen sind u.a. herabgesetzte Erregbarkeit und Zunahme der Refraktärperiode. Der langsame Calciumeinstrom wird u.a. durch die sogenannten Calciumblocker (z.B. Verapamil) gehemmt. Von pathophysiologischem Interesse ist ferner, daß mechanische Dehnung von Herzmuskelfasern zur Depolarisation (v.a. durch Natriumeinstrom) führen und damit ein Aktionspotential auslösen kann.

Die durch die Erregung erzeugten elektrischen Potentiale können an der Körperoberfläche abgegriffen werden (Elektrokardiogramm, EKG). Sein Verlauf im gesunden Herzen und bei einer Reihe von Störungen wird in Abschnitt 1.2.5 noch ausführlich besprochen.

1.1.2 Herzmechanik

Die *treibende Kraft* für die Bewegung des Kreislaufes ist ein **Druckgefälle,** welches durch die Pumptätigkeit des Herzens aufrecht erhalten wird.

Die Klappen des Herzens bestimmen dabei die Richtung der Volumenverschiebung. Die Rhythmik der Bewegungen wird durch die Automatie des Herzens gewährleistet. In der **Diastole** ist das Herz erschlafft, dabei nennt man die Zeit bis zum Öffnen der Atrioventrikularklappen (AV-Klappen, Tricuspidalis und Mitralis) Entspannungsphase, welcher die Füllungsphase folgt. Die neue Herzaktion beginnt mit der Erregungsausbreitung. *Durch die Verzögerung der Erregungsleitung im AV-Knoten gewinnen die Vorhöfe einen Vorsprung* von ca. 0,2 Sekunden. Dadurch wird vor Kontraktion der Kammermuskulatur Blut aus den Vorhöfen in die Kammern verschoben (ca. 10% der Ventrikelfüllung).

Dann setzt die Kontraktion der Kammermuskulatur ein: Die folgende intraventrikuläre Druckerhöhung (Abb. 1-4) führt zunächst zum Schließen der Atrioventrikularklappen (Mitralis und Tricuspidalis). Die Pulmonalklappe und die Aortenklappe öffnen sich erst, wenn der intraventrikuläre Druck den Blutdruck in der Arteria pulmonalis bzw. der Aorta übersteigt. Den Zeitraum vom Schließen der AV-Klappen bis zum Öffnen der Ar-

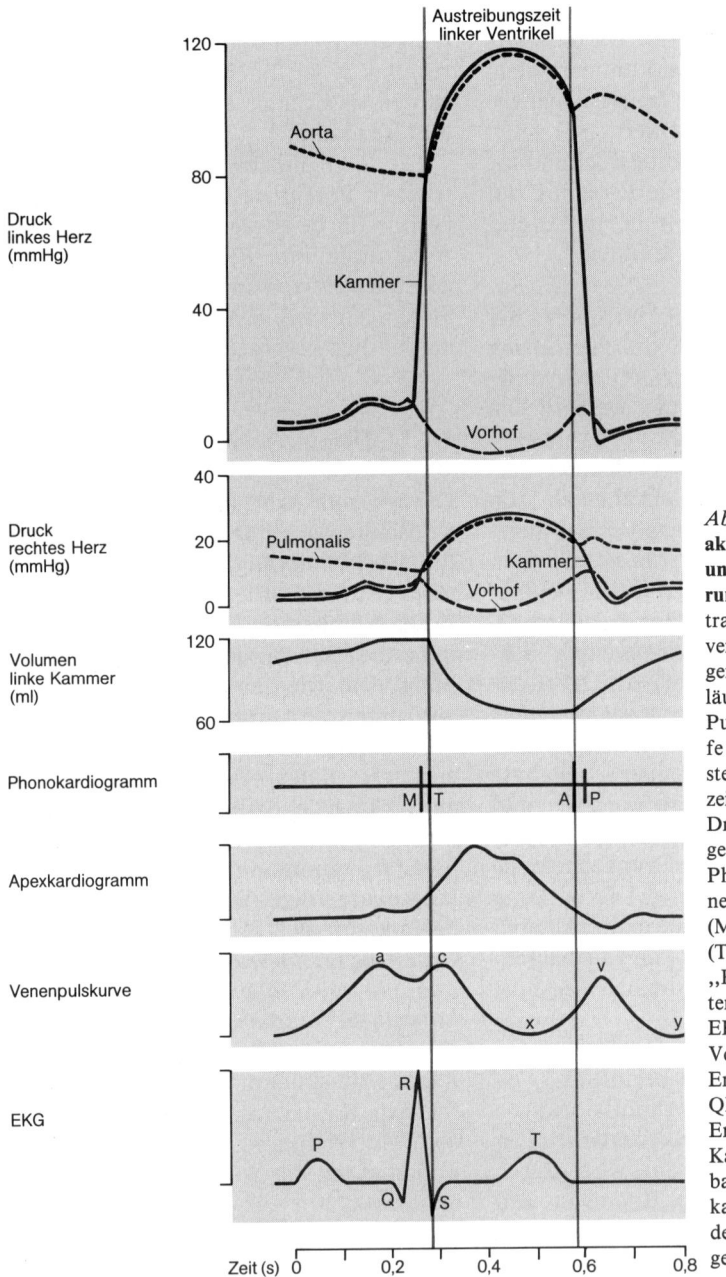

Druck
linkes Herz
(mmHg)

Druck
rechtes Herz
(mmHg)

Volumen
linke Kammer
(ml)

Phonokardiogramm

Apexkardiogramm

Venenpulskurve

EKG

Zeit (s)

Abb. 1-4 **Druckverlauf, akustische, mechanische und elektrische Registrierungen am Herzen.** Die intraventrikulären Druckverläufe sind durchgezogen, die Vorhofdruckverläufe und die Aorten- bzw. Pulmonalis-Druckverläufe unterbrochen dargestellt (a, c, x, v und y bezeichnen die verschiedenen Druckwellen und Senkungen des Venendruckes). Im Phonokardiogramm können der „Mitraliston" (M), „Tricuspidaliston" (T), „Aortenton" (A) und „Pulmonaliston" (P) unterschieden werden. Im EKG ist die Erregung des Vorhofes als P-Welle, die Erregung der Kammer als QRS-Komplex, und die Erregungsrückbildung der Kammer als T-Welle sichtbar (vgl. 1.2.5). Das Apexkardiogramm beschreibt den Druck der Herzspitze gegen die Thoraxwand

terienklappen bezeichnet man als *Anspannungsphase* des Herzens. Die *Steilheit des Druckanstieges* während der Anspannungsphase ist ein *gutes Maß für die Kontraktionskraft.* Dann folgt die *Austreibungsphase,* in welcher etwa die Hälfte des intraventrikulären Blutvolumens ausgeworfen wird. Anspannungs- und Austreibungsphase werden als **Systole** bezeichnet. Gegen Ende der Systole fällt der Druck im Herzen wieder ab, die Pulmonal- und Aortenklappe schließen sich wieder und der Herzmuskel erschlafft. Das Schließen der Aortenklappe erzeugt eine kleine Druckwelle, die eine „Inzisur" auf der arteriellen Druckkurve hervorruft (Abb. 1-4).

Während der Kontraktion der Kammermuskulatur wird die sogenannte **Ventilebene**, d.h. die Ebene der AV-Klappen, *nach unten gezogen*. Dadurch fällt der Druck in den Vorhöfen, und es wird Blut aus den zentralen Venen „angesogen". Bei der folgenden Erschlaffung hebt sich die Ventilebene wieder, die Klappen öffnen sich und schieben sich förmlich über das in den Vorhöfen angesammelte Blut.

Der **Druckverlauf in den zentralen Venen** (z.B. Vena jugularis) ist ein ziemlich getreues Abbild des Druckes im rechten Vorhof, da ja keine Klappen den Druckausgleich zwischen zentralen Venen und Vorhof verhindern. Daher steigt der Druck bei Kontraktion des Vorhofes auch in den zentralen Venen an *(a-Welle)*. Bei Kontraktion der Ventrikel entsteht zunächst eine kleine *c-Welle* durch die Vorwölbung der Tricuspidalklappe, dann fällt der Druck jedoch wegen Verschiebung der Ventilebene steil ab *(x-Senkung)*. Die folgende Rückkehr der Ventilebene bei Erschlaffung der Ventrikel resultiert in einer Druckzunahme *(v-Welle)*, die bei Öffnung der Trikuspidalklappe erneut unterbrochen wird *(y-Senkung)*.

Der Druckverlauf im rechten und linken Herzen ist ähnlich. Da der *Widerstand im Lungenkreislauf* jedoch *wesentlich geringer ist als im Körperkreislauf*, muß das rechte Herz einen wesentlich geringeren Druck entwickeln. Aus diesem Grund ist auch die Ventrikelmuskulatur bei weitem weniger dick. Zirkuläre Faserstränge, die der Druckentwicklung dienen, überwiegen im linken Herzen, während „netzförmige" Muskelstränge, welche der Volumenbewegung dienen, im rechten Herzen vorherrschen. Die unterschiedliche **Struktur der Ventrikel** hat zur Folge, daß das *rechte Herz eine Volumenbelastung* wesentlich *besser toleriert* als eine *Druckbelastung* (s. unten), während für das *linke Herz das Umgekehrte zutrifft*.

Um beschreiben zu können, wie die Kontraktionskraft des Herzens beeinflußt werden kann, müssen wir uns die bei der Kontraktion einer Muskelfaser beteiligten Mechanismen näher vor Augen führen: Kontraktile Elemente der Muskelfaser sind *Aktin* und *Myosin,* Eiweißriesenmoleküle, die *bei Aktivierung durch* **Calcium** Querverbindungen ausbilden und sich ineinander verschieben. Calcium wird während der Diastole aus der Zelle und in intrazellulär gelegene Speicher gepumpt, so daß die *kontraktilen Elemente in Ruhe einer äußerst geringen Calciumkonzentration ausgesetzt sind.* Bei Depolarisation der Zellmembran entleeren sich Speicher im Intrazellulärraum und es dringen Calciumionen aus dem Extrazellulärraum in die Zelle. Folge ist eine Kontraktion. Die Kontraktionskraft ist dabei von der Calciumkonzentration in der Zelle abhängig. Bei *Verlängerung des Aktionspotentiales wird die Calciumkonzentration erhöht und damit die Kontraktionskraft gesteigert* (positiv inotrope Wirkung).

Durch Steigerung intrazellulärer Calciumkonzentration wirkt der **Sympathicus** positiv inotrop. Andererseits schwächt der **Vagus** die Kontraktionskraft. Der Vagus übt zwar keine nennenswerte direkte Wirkung auf die Herzkammern aus, hemmt aber die Sympathicuswirkung und mindert durch Senkung der Herzfrequenz die Kontraktionskraft der Ventrikel: Zwischen den Aktionspotentialen wird Calcium aus der Zelle gepumpt, eine Verlängerung des Intervalles zwischen den Aktionspotentialen muß also zum Absinken des intrazellulären Calciums und damit zur Abnahme der Kontraktionskraft führen. Die positiv chronotrope Wirkung des Sympathicus trägt umgekehrt zur positiv inotropen Wirkung bei.

Der Calciumeinstrom während des Aktionspotentials ist von der Plasmacalciumkonzentration abhängig. **Hypercalcämie** hat trotz der verkürzten Aktionspotentialdauer (s.o.) eine positiv inotrope, Hypocalcämie eine negativ inotrope Wirkung.

Sogenannte **Digitalis**glykoside (vgl. 13.3.6) erhöhen die intrazelluläre Calciumkonzentration, d.h. sie wirken positiv inotrop. Gleichzeitig wird das Aktionspotential abgekürzt und die Erregungsbildung verlangsamt. Die positiv inotrope Wirkung wird bei der Behandlung der Herzinsuffizienz ausgenützt, die negativ chronotrope Wirkung z.B. bei Mitralstenose (vgl. 1.2.2).

Auch **Histamin** (vgl. 11.7.1), **Glucocorticosteroide** (vgl. 11.3.1) und hohe Konzentrationen von **Glucagon** (vgl. 11.6.4) wirken positiv inotrop.

Eine wesentliche Beeinflussung erfährt die Muskelkontraktion durch die **Vordehnung**:

Dafür gibt es zwei Gründe:

● Die Kontraktionskraft ist davon abhängig, wie sehr sich Myosin und Aktin überlappen. Ist die Überlappung bereits zu Beginn der Kontraktion groß, so führt das weitere Ineinanderschieben von Aktin und Myosin bald zu einer gegenseitigen Behinderung. Ist bei starker Vordehnung kaum eine Überlappung gegeben, so können nur wenig Querverbindungen geknüpft werden, und die Kontraktionskraft ist wieder gering. Somit erlaubt mittlere Vordehnung maximale **aktive Kontraktionskraft**. Normalerweise ist der Herzmuskel weniger vorgedehnt, als der maximalen Kontraktionskraft entspricht.

● Die gesamte, vom Muskel bei einer Kontraktion erzeugte Kraft ist die Summe der aktiven Kraft kontraktiler Elemente und der **passiven Spannung** elastischer Elemente. Die passive Spannung nimmt mit der Vordehnung stetig zu (Ruhedehnungskurve, Abb. 1-5).

Bei der Kontraktion können gedanklich drei Typen unterschieden werden.

Die **isotone Kontraktion** ist eine *Verkürzung des Muskels ohne Steigerung der Muskelspannung.* Beim Herzen ist die Kontraktion der Vorhöfe in etwa eine isotone Kontraktion.

Bei der (ausschließlich) **isometrischen „Kontraktion"** entwickelt der Muskel *Spannung, ohne* daß eine *Verkürzung* des Muskels eintritt. Ihr entspricht in etwa die *isovolumetrische* Kontraktion des Herzens. Die Kontraktion während der Anspannungsphase ist isovolumetrisch (s.u.).

Die Kontraktion der Kammern ist während der Austreibungsphase **auxoton:** Bei Erreichen des Druckes in der Arteria pulmonalis und Aorta kommt es zu einer *Verkleinerung des Volumens bei weiterer Druckzunahme.*

Der maximale Druck, welcher bei einer isovolumetrischen Kontraktion entwickelt, und das maximale Volumen, welches bei einer isotonen Kontraktion ausgeworfen wird, lassen sich in Abhängigkeit von der Vordehnung in ein **Druckvolumendiagramm** eintragen (Abb. 1-5). Sind die Maxima bekannt, so kann zu jedem Punkt der Ruhedehnungskurve – beim Herzen zu jedem Füllungsvolumen vor der Kontraktion – eine Kurve konstruiert werden, welche die auxotone Kontraktion begrenzt: Sie ist eine etwas gekrümmte Verbindungslinie zwischen dem isovolumetrischen und isotonen Maximum bei dem entsprechenden Füllungsvolumen. Das Diagramm veranschaulicht das Verhalten des Herzens bei unterschiedlichen Situationen:

● *Erhöhung des* **Druckes** in Aorta oder Arteria pulmonalis führt zu *Abnahme, Druckabfall* in Aorta oder Arteria pulmonalis zu *Steigerung des Schlagvolumens.*

● *Erhöhung des* **Füllungsvolumens** vor der Kontraktion (enddiastolisches Volumen) hat eine *Steigerung, Verminde-*

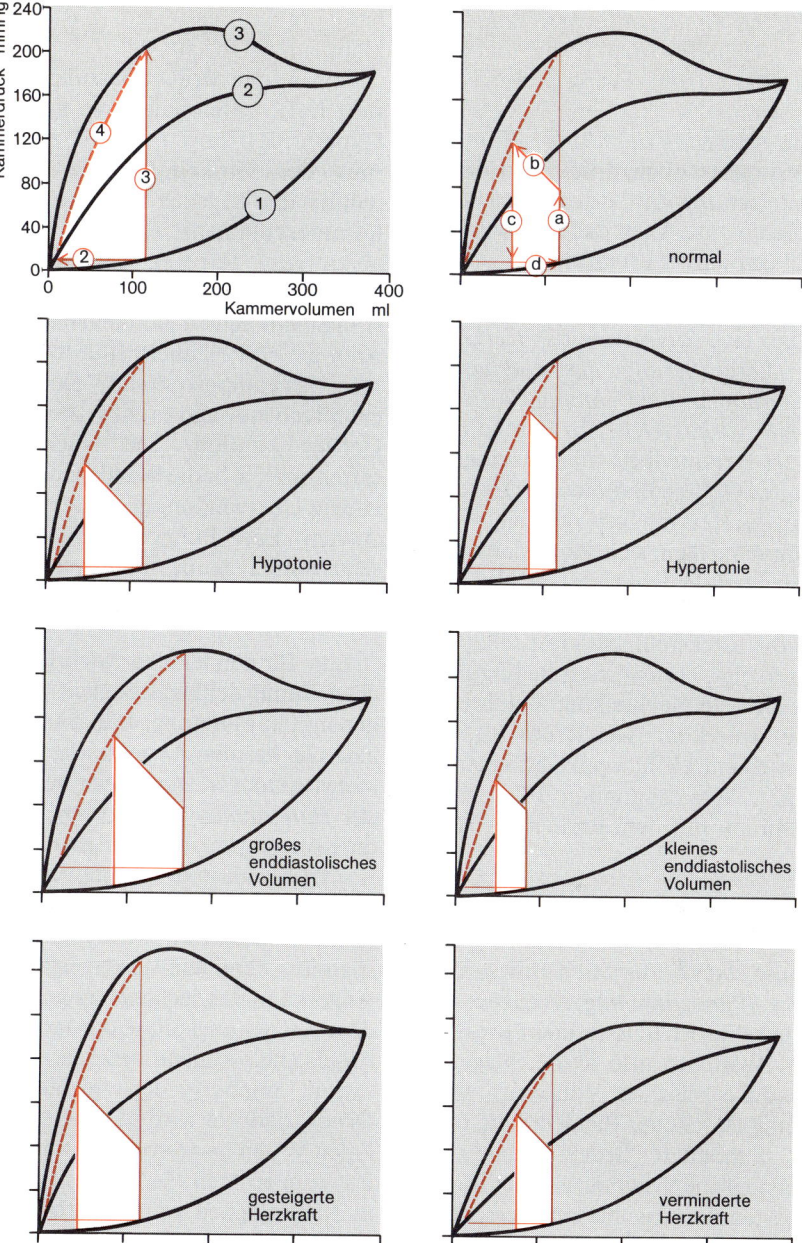

Abb. 1-5 Das **Druckvolumendiagramm des Herzens** unter verschiedenen Bedingungen.
Die Breite der weißen Säulen gibt jeweils das Schlagvolumen wieder, die Fläche der weißen Säulen die vom Herzen geleistete Arbeit ohne die Beschleunigungsarbeit (vgl. 1.1.3)

1 = Ruhedehnungskurve des Herzmuskels
2 = Bei isotoner Kontraktion maximal ausgeworfenes Volumen
3 = Bei isovolumetrischer Kontraktion maximal entwickelter Druck
4 = Unterstützungskurve, gibt an, wieviel Volumen unter welchem Druck bei einer auxotonen Kontraktion ausgeworfen wird

a = Anspannungsphase   b = Austreibungsphase   c = Erschlaffung   d = Füllung *rung des enddiastolischen Volumens* eine *Abnahme des Schlagvolumens* zur Folge (sog. Frank-Starling-Mechanismus).

● Eine *Änderung der aktiven* **Kontraktionskraft** (s. oben) drückt sich in einer *Verschiebung der isovolumetrischen Maxima* aus. Auch dadurch wird das Schlagvolumen beeinflußt.

An dieser Stelle soll noch betont werden, daß eine *Steigerung der Herzkraft durch Vergrößerung des enddiastolischen Volumens die Dehnung elastischer Elemente voraussetzt.* Chronische Dehnung des Herzmuskels führt zu einer sogenannten **Gefügedilatation des Herzens:** Umbau des Herzmuskels zieht eine Volumenzunahme nach sich, ohne daß elastische Elemente gedehnt werden, also *ohne daß eine Unterstützung der Kontraktion* durch die Rückstellkraft elastischer Elemente erfolgt. Unter diesen Bedingungen macht sich ein Nachteil der Volumenzunahme bemerkbar: Der Druck (p), welcher in einem Hohlorgan von einer bestimmten Wandspannung (T) erzeugt wird, nimmt mit dem Radius des Hohlorganes ab ($p \sim \dfrac{T}{r}$, Gesetz von Laplace). *Ein Herz mit großem Volumen* (also großem Innenradius), *muß somit zur Entwicklung eines bestimmten Druckes eine größere Wandspannung erzeugen,* d.h. die Muskelfasern müssen mehr Kraft einsetzen. Während also akute Steigerung des enddiastolischen Volumens wegen Dehnung elastischer Elemente die Herzarbeit unterstützt, bedeutet das große enddiastolische Volumen eines chronisch erweiterten Herzens eher eine Verschlechterung der Arbeitsbedingungen für den Herzmuskel.

Eine Gefügedilatation (exzentrische Hypertrophie) tritt relativ früh bei **chronischer Volumenbelastung** auf, also dann, wenn das enddiastolische Volumen der betroffenen Herzkammer ständig erhöht ist. Dabei ist auch die enddiastolische Wandspannung (sog. Vorbelastung

bzw. preload) gesteigert (z.B. bei Herzklappeninsuffizienz, vgl. 1.2.2).

Chronische Druckbelastung des Herzens (z.B. pulmonale bzw. systemische Hypertonie) führt zunächst zur Steigerung der Muskelfaserdicke ohne Zunahme der Muskelfaserlänge bzw. des Kammervolumens (konzentrische Hypertrophie). Nur wenn die Zunahme der Kontraktionskraft mit der Druckbelastung nicht Schritt halten kann, verbleibt nach der Systole mehr Blut in der Kammer, das enddiastolische Volumen steigt entsprechend, und es entwickelt sich eine Gefügedilatation. Die Nachbelastung (afterload), d.h. die Wandspannung, welche zur Überwindung des enddiastolischen Aorten- oder Pulmonalisdruckes eingesetzt werden muß, nimmt nach *Laplace* durch die Gefügedilatation weiter zu.

Eine für den Kliniker wichtige Begleiterscheinung der Herztätigkeit sind die sogenannten **Herztöne.** Der *erste Herzton* entsteht bei der *Anspannung der Kammermuskulatur, der zweite* beim *Schluß der Pulmonalis- und Aortenklappe.* Da die Kontraktion in der linken Kammer etwas früher als in der rechten einsetzt (ca. 0,02 Sekunden), kann der *erste Herzton gespalten* sein. Der zweite Herzton ist gespalten, wenn ein gesteigertes venöses Angebot in das rechte Herz gelangt, und die Austreibungsphase des rechten Ventrikels entsprechend verzögert ist. Inspiration mindert den intrathorakalen Druck, dadurch wird Blut aus extrathorakalen Venen „angesogen" und das Angebot zum rechten Herzen gesteigert. Eine in Abhängigkeit von der Atemphase variable Spaltung des zweiten Herztones ist physiologisch. Eine fixierte Spaltung (von der Atemphase unbeeinflußt) ist Zeichen einer ausgeprägten Rechtsherzbelastung (z.B. bei Vorhofseptumdefekt, vgl. 1.2.2). Nimmt die Spaltung bei Inspiration ab *(paradoxe Spaltung),* muß man an Linksherzüberlastung denken. Dabei ist die Kontraktion in der linken Kammer verspätet. Natürlich kann eine solche Spaltung auch durch Störungen in der Erregungsleitung auftreten.

Bei Erkrankungen der Herzklappen treten jeweils typische **Geräusche** und bisweilen zusätzliche Herztöne auf, wie in der speziellen Pathophysiologie noch näher beschrieben wird (vgl. 1.2.2).

1.1.3 Durchblutung des Herzens

Der Herzmuskel benötigt im wesentlichen Energie zur Kontraktion und zur Aufrechterhaltung des Ionengradienten an der Zellmembran. Der Herzmuskel gewinnt seine **Energie** normalerweise aerob (Verbrennung von Fettsäuren, Lactat, Glucose und Ketonkörpern).

Wenn das Sauerstoffangebot nicht ausreicht, versucht das Herz, seinen Energiebedarf teilweise durch anaerobe Glykolyse zu decken. Dabei entsteht Lactat (vgl. 10.1.4), welches ja sonst vom Herzmuskel verbrannt wird (**Lactatumkehr**).

Der *Sauerstoffverbrauch* nimmt mit *steigender* **Herzarbeit** zu, also mit dem *Produkt von Druck und Schlagvolumen*. Dabei muß beachtet werden, daß der *Wirkungsgrad des Herzens mit steigendem Druck abnimmt*. Der Sauerstoffverbrauch steigt also bei Druckbelastung mehr, als man aus der Zunahme der erforderlichen Schlagarbeit schließen würde. Auch bei Tachykardie und bei starrer Aortenwand (vgl. 2.1.1) muß das Herz mehr Arbeit leisten, da das ausgeworfene Blutvolumen stärker beschleunigt werden muß. Das Herz muß dabei bis zur Hälfte seiner geleisteten Arbeit für die Beschleunigung des Blutes aufwenden, während die Beschleunigungsarbeit normalerweise nur etwa 1 % ausmacht.

Das *Sauerstoffangebot* erfolgt ausschließlich über die beiden Coronararterien (vgl. Abb. 1-1). Die **Durchblutung des Herzens** weist pathophysiologisch bedeutsame Besonderheiten auf:

- Die **Sauerstoffausschöpfung** ist im Herzen schon normalerweise *ungewöhnlich hoch:* Es werden etwa 60 % des angebotenen Sauerstoffes aufgenommen (bei Ischämie des Herzens über 80 %; mittlere Sauerstoffausschöpfung anderer Organe ist ca. 28 %). Einer gesteigerten Sauerstoffausschöpfung im Herzen sind daher enge Grenzen gesetzt. Ein *gesteigerter Bedarf kann fast nur durch Mehrdurchblutung gedeckt werden, also durch Erweiterung der Coronargefäße* (Verminderung des Widerstandes). Eine solche Erweiterung tritt vor allem *bei Abfall des Sauerstoffdruckes* in den Gefäßen auf. Darüber hinaus führt Ischämie zu gesteigerter Bildung des im Herzen vasodilatatorisch wirksamen Adenosins. Wie in anderen Gefäßen (vgl. 2.1.3) können ferner Stickoxid, Prostaglandine, CO_2, Milchsäure und Kalium eine Vasodilatation erzwingen. Der Sympathicus kann auf die Coronargefäße sowohl dilatatorisch (β_2-Rezeptoren) als auch konstriktorisch (α-Rezeptoren) wirken. Adrenalin wirkt vorwiegend dilatatorisch. Der Parasympathicus wirkt gleichfalls dilatatorisch. Insgesamt kann die Coronardurchblutung normalerweise auf das 6fache des Ruhewertes gesteigert werden.

- Der Druck in der Wand des linken Ventrikels ist *während der* **Kontraktion** so groß, daß die *Durchblutung fast zum Stillstand kommt*. Somit ist der linke Ventrikel vorwiegend (> 75 %) auf die Durchblutung während der Diastole angewiesen. Das trifft in besonderem Maße für die inneren (subendokardialen) Schichten des Herzmuskels zu. *Intraventrikuläre Drucksteigerung* (Hypertonie, Aortenstenose) oder Verkürzung der Diastole *(Tachykardie) verschlechtern* daher die *Durchblutungsbedingungen,* obwohl sie auf der anderen Seite einen gesteigerten Sauerstoffbedarf hervor-rufen. Die Diskrepanz kann nur durch Erweiterung der Coronargefäße aus-geglichen werden. Bei eingeschränkter Coronarreserve (Verhältnis des Coro-narwiderstandes in Ruhe zu dem bei maximaler Coronardilatation) ist hier jedoch bald eine Grenze erreicht.

Eine **Vergrößerung des Herzmuskels** über 500 g (Normalgewicht 200–300 g) bei Druck- oder Volumenbelastung der Herzkammern kann eine *Verschlechte-rung der Energieversorgung* nach sich zie-hen, da die Diffusionswege zwangsläufig zunehmen.

Die **energetische Bilanz** des Herzmus-kels wird sowohl vom Sauerstoffangebot als auch vom Energieverbrauch beein-flußt. Dazu zwei Beispiele:

● *Stimulation der β-Rezeptoren* steigert zwar das Sauerstoffangebot durch *Erweiterung der Coronararterien,* gleichzeitig nimmt jedoch die Herzar-beit durch die *positiv chronotrope und inotrope Wirkung* zu, so daß es sogar zu einer *Verschlechterung der Energie-bilanz* kommen kann. β-Rezeptoren-blockierende Pharmaka können um-gekehrt die Energiebilanz bessern.

● Ein *Druckabfall im großen Kreislauf* (z.B. Entwicklung einer Herzinsuffi-zienz, Verabreichung von Blutdruck-senkenden Pharmaka) *senkt* auf der einen Seite den *Perfusionsdruck der Coronargefäße* und damit die Durch-blutung des Herzens. Auf der anderen Seite senkt der Druckabfall jedoch den *Sauerstoffverbrauch* durch Minde-rung der Herzarbeit und Steigerung des Wirkungsgrades, wodurch sich die *energetische Bilanz des Herzens bes-sern kann.*

1.2 Spezielle Pathophysiologie

1.2.1 Störungen der Erregung des Herzens

Beim Herzen sind Störungen sowohl in der Erregungsbildung als auch in der Er-regungsleitung bekannt.

Von **Sinustachykardie** spricht man bei einer Herzfrequenz von über 100 pro Mi-nute, wenn die Erregungen vom Sinus-knoten ausgehen.

Ursache ist in erster Linie *gesteigerter Sympathicotonus* (s. oben), der durch *Blutdruckabfall* (Hypovolämie, vgl. 2.2.5., periphere Vasodilatation, vgl. 2.1.3, Aortenstenose, vgl. 1.2.2, Aorten-insuffizienz, vgl. 1.2.2, Herzinsuffizienz, vgl. 1.2.4), durch Anämie, durch O_2-Mangel (Lungenerkrankungen, vgl. 3.2), Hypoglykämie (vgl. 10.1.4) oder *zentrale Stimulation* (Arbeit, psychische Erre-gung) ausgelöst wird. Auch Coffein und Nicotin erzeugen Tachykardie über Be-einflussung der Symphathicus-Wirkung (vgl. 8.1.5). Thyroxin (Hyperthyreose, vgl. 11.5.3) löst über direkte Stimulation des Herzens Tachykardie aus. Wichtig ist ferner der Einfluß der *Körpertemperatur* auf die Herzfrequenz. Eine Steigerung der Temperatur um 1 °C zieht eine Fre-quenzzunahme von 10/Minute nach sich. Schließlich kann Tachykardie Folge von Entzündungsprozessen im Herzen (Myo-karditis) sein.

Auswirkung der Sinustachykardie ist zunächst eine Steigerung des Herzzeitvo-lumens. Überschreitet die Frequenz je-doch den *Grenzwert* (210/Minute, ver-mindert um das Alter des Patienten), so ist eine *Verschlechterung der Hämodyna-mik* (geringe Füllung) und der Coronar-durchblutung (verkürzte Diastole) zu er-warten. Beim Vorliegen einer Coronarin-suffizienz ist schon bei wesentlich niedri-geren Frequenzen eine Mangeldurchblu-tung des Herzens zu befürchten.

Von **Sinusbradykardie** spricht man bei Senkung der Herzfrequenz unter 50 pro Minute. **Ursachen** können *Vagotonie* bzw. fehlende Sympathicusaktivität (Druck auf den Carotissinus, s. 2.2.4, gesteigerter Hirndruck, s. 8.2.1), *Hypothyreose* (11.5.2), *Hypothermie* (9.2.2), Intoxikation mit Digitalispräparaten (vgl. 1.1.2), oder Hyperbilirubinämie (vgl. 10.1.7) sein. Eine Schädigung des Sinusknotens durch Ischämie und Entzündung kann unter anderem gleichfalls Bradykardie auslösen (sick sinus syndrome). Bei gut trainierten Sportlern ist Bradykardie ein Zeichen dafür, daß ihr Schlagvolumen ausreicht, um in Ruhe den Körper auch bei niederer Herzfrequenz adäquat zu versorgen.

Auswirkung der Bradykardie kann ein herabgesetztes Herzzeitvolumen mit einer unter Umständen drohenden Mangeldurchblutung peripherer Organe sein. Allerdings ist das Schlagvolumen wegen der längeren Diastole in der Regel eher groß und das Herzminutenvolumen daher nicht im gleichen Maße herabgesetzt wie die Frequenz. Das große Schlagvolumen erzeugt typischerweise eine hohe Blutdruckamplitude (vgl. 2.1.1).

Eine **Sinusarrhythmie** in Abhängigkeit von der Respiration (Inspiration führt zu Beschleunigung der Herztätigkeit) ist häufig, vor allem bei Jugendlichen, und hat keine pathophysiologische Bedeutung. Allerdings führen auch Herzinsuffizienz und Hyperthyreose oder Schädigung des Sinusknotens (sick sinus syndrome) zu Sinusarrhythmie.

Beim **sinuatrialen Block** ist die Überleitung vom Sinusknoten zum Vorhof verzögert (klinisch nicht erkennbar), teilweise oder ganz blockiert. Ursache sind Ischämie oder Entzündungen. Bei völligem Block springt in der Regel der AV-Knoten als Schrittmacher ein.

Beim **AV-Block** ist die Überleitung zur Kammer gestört (bei intakter Vorhoferre-

gung). Dabei kann die Überleitung lediglich verlangsamt sein (*AV-Block 1. Grades, PQ > 0,25*, vgl. 1.2.5). Wird nur ein Teil der Vorhoferregungen auf die Kammer übertragen, spricht man von einem *AV-Block 2. Grades.* Bei der Wenckebach-Periodik nimmt mit jedem Schlag die Überleitungszeit zu, bis einmal die Kammererregung völlig ausfällt. Die folgende Erregung wird dann wieder relativ schnell weitergeleitet. Beim *totalen AV-Block (3. Grades)* ist die Überleitung völlig unterbrochen und Vorhöfe und Kammern schlagen unabhängig voneinander. Die Leitungsverzögerung bzw. -unterbrechung muß nicht im AV-Knoten selbst, sondern kann auch im nachfolgenden Reizleitungssystem auftreten. Eine solche Störung gleicht aber nur dann einem AV-Block, wenn die Leitung in beiden Tawaraschenkeln verzögert ist. Die Leitungsverzögerung in einem Schenkel führt zum Schenkelblockbild (s. unten).

Ursachen des AV-Blocks sind Vagotonus, ischämische (v.a. Hinterwandinfarkt) oder entzündliche Schädigung, Hyperkaliämie oder Digitalisintoxikation. Selten ist ein totaler AV-Block *angeboren.* Schließlich ist *Vorhofflimmern* notwendigerweise (s. unten) immer mit einem AV-Block vergesellschaftet.

Die **Auswirkungen** hängen vom Grad ab. Ein AV-Block ersten Grades bleibt praktisch ohne Folgen; ein AV-Block zweiten Grades wäre bei Vorhoftachykardie theoretisch günstig. Allerdings besteht die Tendenz zur 1:1-Überleitung, wodurch hämodynamisch bedrohliche Kammertachykardien auftreten. Bei *Vorhofbradykardie* reicht die geringere Kammerfrequenz – trotz des in der Regel relativ großen Schlagvolumens (s. Bradykardie) – mitunter nicht aus, um die Peripherie mit Blut zu versorgen, und es kommt zur *Kreislaufinsuffizienz.* Auch beim totalen AV-Block ist die Kammerfrequenz wegen der meist geringen Eigenfrequenz des AV-Knotens vor allem bei

Belastung oft nicht ausreichend, um eine adäquate Durchblutung der Peripherie zu sichern. Eine geringgradige Beeinträchtigung der Hämodynamik entsteht bei totalem AV-Block durch die Dissoziation der Vorhof- und Kammerkontraktionen. Bisweilen schlägt der Vorhof gleichzeitig mit der Kammer und somit gegen eine geschlossene Atrioventrikularklappe *(Vorhofpfropfung),* bisweilen schlägt er unmittelbar vor der Kammerkontraktion. Durch das plötzliche Umschlagen der Strömungsrichtung in der AV-Klappe kommt es dann zu einem „paukenden" ersten Herzton. Eine gefährliche Situation entsteht, wenn ein totaler AV-Block plötzlich auftritt und kein Ersatzschrittmacher einspringt. Folge ist der akute Kreislaufstillstand (Adams-Stokes-Anfall).

Neben dem AV-Block können auch sogenannte **Schenkelblöcke** auftreten, d.h. *Verzögerungen der Erregungsleitung* in die rechte (Rechtsschenkelblock) oder linke (Linksschenkelblock) Kammer.

Ursachen sind *Überlastung* der entsprechenden Kammern, *ischämische, toxische* und *entzündliche* Schädigung.

Auswirkung ist eine für die Hämodynamik unwesentliche Verzögerung der Kontraktion.

Von **Extrasystolen** spricht man, wenn der normale Rhythmus durch eine früher einfallende Erregung unterbrochen wird. Ausgangspunkt der irregulären Erregung kann der Sinusknoten selbst (Sinusextrasystole), das Reizleitungssystem oder auch die Arbeitsmuskulatur sein. Befindet sich das Reizzentrum oberhalb des His-Bündels, spricht man von supraventrikulärer, sonst von ventrikulärer Extrasystole.

Ursache kann eine entzündliche oder ischämische Schädigung z.B. von Purkinjefasern sein, die eine Beschleunigung der Automatie des geschädigten Gewebes nach sich zieht. Die gleiche Wirkung erzielt Hypokaliämie. Wird ferner

ein Teil des Reizleitungssystems von der regulären Erregungsausbreitung nicht erfaßt (unidirektionaler Block), so setzt seine Depolarisation – der eigenen Automatie folgend – später ein. Ist zu diesem Zeitpunkt die Muskulatur bereits wieder erregbar, so löst die Depolarisation des heterotopen Zentrums eine neue Systole aus. Dabei können Sinusknoten und heterotopes Zentrum unabhängig voneinander die Muskulatur erregen (Parasystolie). Außerdem kann ein unidirektionaler Block über re-entry (vgl. Abb. 1-3) zu Extrasystolen führen. Schließlich kann in einem geschädigten Bereich ein erneutes Aktionspotential durch eine Nachdepolarisation in der supernormalen Phase (vgl. 1.1.1) ausgelöst werden. *Begünstigende Faktoren* für das Auftreten von Extrasystolen sind vor allem *Vagotonus, Sauerstoffmangel* (Ischämie), *Hypokaliämie* oder *Digitalisintoxikation.* Vor allem *häufig auftretende* (> 10/Minute), *polytope* (viele verschiedene Ausgangspunkte) oder *bei Sympathicotonus auftretende* Extrasystolie kann Ausdruck einer *ernsthaften Erkrankung* sein. In Ruhe (Vagotonus) hingegen ist eine gelegentliche Extrasystole bei den meisten Gesunden anzutreffen.

Die **Auswirkungen** einer einzelnen Extrasystole sind harmlos: Die Extrasystole trifft bisweilen auf noch refraktäre Muskulatur, oder das durch die Extrasystole ausgelöste Aktionspotential ist stark verkürzt. Bisweilen ist die Füllung des Herzens zum Zeitpunkt der Extrasystole so gering, daß nur ein minimales Schlagvolumen ausgeworfen wird, und ein Pulsschlag peripher nicht tastbar ist *(Pulsdefizit).* Ventrikuläre Extrasystolen können in der Regel nicht zum Sinusknoten geleitet werden, der Rhythmus des Sinusknotens wird somit nicht verschoben. Wird die nächste Erregung des Sinusknotens zur Kammer übergeleitet, so spricht man von einer interponierten Extrasystole. Meist trifft die nächste, vom Sinusknoten ausgehende Erregung jedoch auf eine re-fraktäre Kammermuskulatur, d.h. sie löst lediglich eine Kontraktion der Vor-höfe, nicht aber der Kammern aus. Da-durch entsteht eine sogenannte *kompen-satorische Pause* bis zur nächsten, über-geleiteten Sinuserregung. Erfolgt die vom Sinusknoten ausgelöste Vorhoferregung noch während der Kontraktion der durch die Extrasystole erregten Kammermus-kulatur, so schlägt der Vorhof gegen eine geschlossene Atrioventrikularklappe, was sich in einer Pulswelle in den zentralen Ve-nen bemerkbar macht *(Vorhofpfrop-fung)*. Bei einer supraventrikulären Ex-trasystole wird der Sinusknoten meist miterregt. Dadurch wird sein Rhythmus verschoben und die nächste übergeleitete Erregung erfolgt in normalem Abstand von der Extrasystole *(nicht-kompensie-rende Pause)*. Gefährlichste Folge einer Extrasystole ist die Auslösung von *Kam-merflimmern*.

Paroxysmale Tachykardien sind plötz-lich auftretende Anfälle von Tachykardie (150–220/Minute). Selten ist eine Sinus-knotenfrequenzänderung dafür verant-wortlich. Meistens handelt es sich um so-genannte re-entry-Tachykardien oder um hochfrequente Entladung eines heteroto-pen Zentrums.
Ursache kann *Hyperthyreose* (s. 11.5.3), *Sympathicotonus* (8.1.5) oder *Schädigung des Herzens* durch Überla-stung, Ischämie oder Entzündung sein. Paroxysmale Tachykardien treten ferner häufig beim sog. Wolff-Parkinson-White-Syndrom auf. Bei dieser angebore-nen „Mißbildung" liegt eine zweite atrio-ventrikuläre Leitungsbahn vor, die ein Kreisen von Erregungen über Vorhof →, reguläre Leitungsbahn →, Kammer → ir-reguläre Leitungsbahn → Vorhof etc. zu-läßt.
Auswirkungen sind dann zu erwarten, wenn die *Verminderung der Diastolen-dauer* über eine Abnahme der Kammer-

füllung eine Senkung des Herzzeitvolu-mens zur Folge hat. Darüberhinaus ist eine Ischämie des Herzmuskels zu be-fürchten.

Vorhofflimmern (> 350/min) oder Vorhofflattern (> 200/min) tritt auf, wenn hochfrequente Erregungswellen zu ständiger, unsynchroner Kontraktion der Vorhofmuskulatur führen.
Ursache ist eine hochfrequente Erre-gungsbildung in einem oder mehreren Er-regungszentren und/oder ein Kreisen von Erregungswellen. Gerade ein Kreisen von Erregungen wird dann begünstigt, wenn der *Vorhof dilatiert* ist (Stenose oder In-suffizienz der Atrioventrikularklappen, Herzinsuffizienz). Aber auch *Hyperthy-reose* oder *Schädigung von Muskelfasern* (Ischämie, Entzündung, mechanische Läsionen, Stromunfall) können Vorhof-flimmern auslösen. In seltenen Fällen tritt Vorhofflimmern ohne erkennbare Schä-digung des Herzens auf (sog. idiopathi-sches Vorhofflimmern). Das Auftreten von Vorhofflimmern wird durch Hypo-kaliämie begünstigt.
Auswirkung ist zunächst der Ausfall ei-ner normalen Vorhofkontraktion. Da-durch wird die Füllung der Kammer je-doch nur geringgradig beeinträchtigt. Die fehlende Entleerung begünstigt aller-dings die *Bildung intraatrialer Blutge-rinnsel,* die, wenn sie sich lösen, im nach-folgenden Kapillarbett eine Embolie (vgl. 2.2.1) erzeugen können. Eine normale Er-regungsleitung ist bei Vorhofflimmern natürlich ausgeschlossen. Liegt ein tota-ler AV-Block vor, so kann die Kontrak-tion der Kammermuskulatur regelmäßig sein. Sonst kommt es zu unregelmäßigem Überleiten von Erregungen und damit zur *absoluten Kammerarrhythmie*. Der stän-dige Wechsel von Diastolendauer und Sy-stolendauer muß natürlich unterschiedli-che Schlagvolumina nach sich ziehen, es kommt daher zu einem ständig *wechseln-den Puls*. Bei hochfrequenter Überlei-tung kann sich die resultierende Tachy-

kardie ungünstig auf die Hämodynamik und Durchblutung der Kammern auswirken.

Beim **Kammerflimmern** (> 350/min) oder Kammerflattern (> 200/min) liegt eine hochfrequente asynchrone Erregung und Kontraktion der Kammermuskulatur vor.

Ursache kann die hochfrequente Entladung eines oder mehrerer heterotoper Schrittmacher sein und/oder das Auftreten von kreisenden Erregungen (re-entry). Auslöser können *in die vulnerable Phase einfallende Extrasystolen oder Stromstöße* sein. Alle Faktoren, die eine Verkürzung des Aktionspotentiales bewirken (v.a. *Hyperkaliämie, Hypercalcämie, Digitalisintoxikation, Ischämie),* begünstigen die Entwicklung von Kammerflimmern. Weitere Ursachen sind Überdehnung des Herzens und Hypothermie (vgl. 9.2.2).

Auswirkung des Kammerflimmerns ist der völlige Stillstand des Kreislaufes.

Ein funktioneller **Herzstillstand** ist definiert als der (mitunter vorübergehende) Ausfall wirksamer mechanischer Herzaktionen (Adams-Stokes-Anfall).

Ursache kann auf der einen Seite extreme Bradykardie oder ein völliger Ausfall von Erregungsbildung oder -leitung sein (Asystolie, Herzstillstand in Diastole, z.B. durch plötzlich auftretenden AV-Block, s.o.). In seltenen Fällen führt eine Überempfindlichkeit der Dehnungsrezeptoren im Carotissinus bei Druck auf die Carotis zur totalen, vagotonen Unterdrückung des Sinusknotens (Carotissinus-Syndrom). Auf der anderen Seite kommen extreme paroxysmale Tachykardien oder Kammerflimmern als Ursache des Herzstillstandes in Frage.

Auswirkung des akuten Herzstillstandes ist der innerhalb von Sekunden völlig abfallende arterielle Blutdruck und – wegen Fehlens des Druckgradienten – ein Stillstand der Blutströmung. Durch Akti-

vierung des Sympathicus (kardiogener Schock, vgl. 2.2.5) kommt es vorübergehend zur Kontraktion von Venen (Venendruck steigt) und peripherer Arteriolen (allerdings Dilatation der Coronargefäße). Unmittelbar gefährlichste Folge des Herzstillstandes ist die zerebrale Ischämie, welche nach wenigen Sekunden zu Bewußtlosigkeit und nach 5–10 Minuten zu irreversiblen Schäden und letztlich zum Tode führt. Unmittelbar nach Eintreten eines Herzstillstandes kann durch extrathorakale Herzmassage und Mund-zu-Nase-Beatmung versucht werden, den Patienten am Leben zu erhalten, bis die Störung behoben ist. Stellt sich im EKG (vgl. 1.2.5) das Vorliegen eines Kammerflimmerns heraus, so kann durch Stromstöße versucht werden, eine Synchronisierung der Kammermuskulatur und eine Rückkehr zum Sinusrhythmus zu erzwingen (*Defibrillation*). Bei Asystolie wiederum kann durch rhythmische Stromstöße jeweils eine Kammererregung ausgelöst werden (*Schrittmacher).*

1.2.2 Störungen der Herzmechanik

Auch bei intakter Erregungsausbreitung und normaler Kontraktionskraft der Herzmuskulatur kann eine gestörte Hämodynamik zur Funktionseinschränkung des Herzens führen. Man unterscheidet zwischen *Klappenstenosen, Klappeninsuffizienz* und pathologischen Verbindungen zwischen linkem und rechtem Herzen bzw. zwischen großem und kleinem Kreislauf (*Shunts*). Schließlich können Kontraktion und Erschlaffung des Herzens durch *mechanische* Behinderung von außen eingeschränkt sein.

Als **Ursachen der Herzfehler (Vitien)** kommen angeborene Defekte in Frage (bei Erwachsenen 5 % aller Herzfehler). Vor allem Shuntvitien sind oft Folge von Störungen der *intrauterinen Herzent-*

wicklung (genetisch, Sauerstoffmangel, Strahlenschäden, Infektionen wie Röteln, Zytomegalie). Der Vorhofseptumdefekt und der offene Ductus arteriosus (s. unten) sind vor der Geburt physiologisch: Sie stellen Umgehungen des Lungenkreislaufes vom rechten in den linken Vorhof, bzw. von der Arteria pulmonalis zur Aorta dar, da die praktisch funktionslose und kollabierte Lunge während des intrauterinen Lebens einen hohen Gefäßwiderstand aufweist. Klappenfehler sind häufig (> 80 %) Folge von *rheumatischem Fieber,* d.h. einer Erkrankung mit multiplen Entzündungsherden durch Antigen-Antikörperreaktionen gegen Streptokokken (vgl. 5.2.1). Darüber hinaus sind *bakterielle Infektionen* der Klappen möglich (< 10 %). Schließlich kann eine *Sklerosierung,* d.h. eine bindegewebige Verhärtung der Klappen, zu einer Einschränkung ihrer Beweglichkeit führen. Beim *Marfan-Syndrom* führt ein Fehler im Aufbau von Kollagenfasern (vgl. 5.1.1) zur Ausbildung minderwertiger Klappen, die zu Insuffizienz neigen. Eine Insuffizienz von Atrioventrikularklappen kann ferner durch Abriß der Papillarmuskeln entstehen (z.B. bei Ischämie). Schließlich kann eine *Gefügedilatation* des Herzens aus verschiedenen Ursachen auch eine Weitung des Ansatzringes der Atrioventrikularklappen hervorrufen. Dadurch kann es ohne eigentliche Erkrankung der Klappen zu einer Klappeninsuffizienz kommen (relative Insuffizienz).

Die **hämodynamischen Auswirkungen** hängen natürlich von Art und Lokalisation des Defektes ab:
Bei einer **Klappenstenose** bringt die *Verminderung der Öffnungsweite ein Ansteigen des Strömungswiderstandes (R)* mit sich, d.h. *entweder der Druckgradient (∆p) muß zunehmen, oder die Stromstärke (I) nimmt ab: I = ∆p/R* (s. 13.3.1).

Bei **Aorten- bzw. Pulmonal-Stenose** muß die entsprechende Herzkammer also einen höheren Druck entwickeln. Abb. 1-5 zeigt, daß das Schlagvolumen eingeschränkt wird, wenn nicht gleichzeitig die Kontraktionskraft zunimmt (vgl. 1.1.2). Meist kommt es jedoch zu einer Hypertrophie der Kammermuskulatur, die eine Steigerung der Kontraktionskraft ermöglicht. Die bei Druckbelastung zunächst auftretende konzentrische Hypertrophie (vgl. 1.1.2) kann in eine Gefügedilatation übergehen, wenn das Herz die erforderliche Kraft zur Überwindung der Stenose nicht mehr aufbringt (Dekompensation). Eine Dekompensation ist auch bei *Ischämie* zu erwarten, die ja in besonderem Maße *durch Druckbelastung begünstigt* wird. Solange das Herz die erforderliche Kraft aufbringt, die Stenose zu überwinden, kann eine Pulmonal- oder Aortenstenose noch ohne Folgen für den Kreislauf bleiben, d.h. der Druck im Kreislauf wird trotz der Stenose normal hoch bleiben (kompensierte Klappenstenose). Bei Pulmonalklappenstenose muß in der Austreibungsphase der Druck im rechten Ventrikel deutlich höher als in der Pulmonalarterie sein und übersteigt mitunter sogar den systolischen Druck im linken Ventrikel. Bei Aortenstenose ist der Druck im linken Ventrikel während der Systole deutlich höher als der Aortendruck. Der systolische Anstieg des Aortendruckes (bzw. Pulmonalisdruckes) ist relativ langsam, Schlagvolumen und damit Blutdruckamplitude (vgl. 2.1.1) sind eher klein. Das Herzminutenvolumen wird durch eine gesteigerte Herzfrequenz aufrecht erhalten. Das Herz ist nicht in der Lage, das Schlagvolumen beliebig zu steigern; eine periphere Gefäßdilatation (vgl. 2.1.1) muß also relativ bald zu einem Druckabfall führen. Es sollte noch erwähnt werden, daß die durch die Stenose erzeugten Wirbel hinter der Stenose die Aorta bzw. Pulmonalis ausbuchten. Diese Ausbuchtung (*poststenotische Di-*

latation) tritt im übrigen auch bei arteriellen Stenosen im peripheren Kreislauf auf.

Eine besondere Form der Aortenstenose ist die *subvalvuläre Stenose* oder **obstruktive Kardiomyopathie.** Die Stenose wird bei diesem Leiden durch hypertrophe Muskulatur hervorgerufen, deren Kontraktion in der zweiten Hälfte der Systole die Austreibung des Blutes behindert.

Bei **Stenose der Atrioventrikularklappen** (Mitralstenose sehr häufig, Tricuspidalstenose extrem selten) ist die *Füllung des Herzens behindert,* und dadurch das enddiastolische Volumen des Herzens eingeschränkt. Dadurch wird das Schlagvolumen vermindert. Ungünstig bei AV-Klappenstenose ist, daß sie *nicht durch eine gesteigerte Herzkraft kompensiert werden kann.* Eine Änderung des Druckgefälles ist praktisch nur durch eine Steigerung des Vorhofdruckes möglich. Die entsprechenden Vorhöfe sind meist erheblich dilatiert, wodurch ein Kreisen von Erregungen möglich wird. Daher droht *Vorhofflimmern* mit ventrikulärer Tachyarrhythmie und möglicher Bildung intraatrialer Blutgerinnsel (vgl. 1.2.1). Die Drucksteigerung überträgt sich jedoch bei Mitralstenose auch auf die Lungenvenen (Stauung im Lungenkreislauf) und bei Tricuspidalstenose auf den großen Kreislauf. Die Folgen *(Lungenödem, bzw. periphere Ödeme, Leberstauung)* werden im Kreislaufkapitel abgehandelt. In diesem Zusammenhang soll nur erwähnt werden, daß der Rückstau im Lungenkreislauf bei Mitralstenose in einem späten Stadium zu einer *pulmonalen Hypertonie* und einer damit verbundenen Druckbelastung des rechten Ventrikels führen kann. Bei Mitralstenose bleibt der linke Ventrikel eher hypotroph, da ihm das verminderte venöse Angebot eine Leistungseinschränkung aufzwingt. Im Extremfall kann der systolische Druck im linken Ventrikel geringer sein als im druckbelasteten rechten Ventrikel. Wich-

tig ist der Einfluß der Herzfrequenz auf die Herzleistung bei AV-Klappenstenosen: Eine Steigerung der Herzfrequenz erfolgt vorwiegend auf Kosten der Diastolendauer, also auf Kosten der Füllungsphase, die bei AV-Klappenstenosen ohnehin die Herzleistung limitiert. Daher kann Tachykardie bei Mitralstenose eine Herzinsuffizienz auslösen, wobei der Blutdruckabfall zur Aktivierung des Sympathicus und dieser zur weiteren Steigerung der Herzfrequenz führt. Der Circulus vitiosus kann durch pharmakologische Senkung der Herzfrequenz durchbrochen werden.

Bei **Klappeninsuffizienz** fließt Blut durch eine unvollständig schließende Klappe zurück (Reflux). Das die insuffiziente Klappe passierende Volumen nimmt mit der Öffnungsweite und dem Druckgradienten zu.

Bei **Insuffizienz der Pulmonal- oder Aortenklappen** fließt während der Diastole Blut in die Kammern zurück, da ein erheblicher Druckgradient zwischen Arteriendruck und erschlafftem Herzen besteht. Es leuchtet ein, daß eine *Verkürzung der Diastole* (Frequenzzunahme!) oder eine *Senkung des Druckgradienten* (niederer Arteriendruck) *das Refluxvolumen mindert.* Durch den Reflux fällt der Druck in der Aorta bzw. Pulmonalis steil ab, der Druck in der entsprechenden Kammer nimmt zu. Da sich das Refluxvolumen zum Blutstrom aus den Vorhöfen addiert, resultiert eine Zunahme von enddiastolischem Volumen und Druck. Dadurch wird ein größeres Schlagvolumen ausgeworfen (Abb. 1-5) und der Reflux teilweise kompensiert. Das Herz kann also diese sogenannte Volumenbelastung zunächst gut kompensieren, muß aber dabei entsprechend dem höheren Schlagvolumen mehr Arbeit leisten. Konsequenz für den Kreislauf ist zunächst eine *hohe Blutdruckamplitude* (relativ hoher systolischer, relativ niederer diastolischer

Druck, vgl. 2.1.1), wobei der Puls sich bis in die Kapillaren fortsetzen kann. Die chronische enddiastolische Dehnung der Kammer führt langfristig zu einer *Gefügedilatation* (vgl. 1.1.2) des Herzens, welche eine Kompensation des Refluxes zunehmend erschwert.

Bei der **Insuffizienz einer Atrioventrikularklappe** fließt Blut während der Systole in den Vorhof zurück. Das Refluxvolumen ist hier neben der Öffnungsweite vor allem vom intraventrikulären Druck während der Systole abhängig. Da der intraventrikuläre Druck wiederum vom arteriellen Druck abhängt, *vergrößert Hypertonie* des nachfolgenden arteriellen Systems *den Reflux.* Das Refluxvolumen addiert sich mit dem aus den Venen zufließenden Blut, woraus eine stärkere enddiastolische Füllung der Kammer erfolgt. Auf der einen Seite kommt es dabei wieder zu einem kompensatorisch gesteigerten Schlagvolumen, auf der anderen Seite droht wieder die *Gefügedilatation.* Bereits ohne sekundäre Schädigung der Kammer kommt es durch die Refluxwellen zu einer *Dilatation des Vorhofes* (drohendes Vorhofflimmern) und unter Umständen zu einem Stau im kleinen (Mitralinsuffizienz) oder großen (Tricuspidalinsuffizienz) Kreislauf. Der Stau im kleinen Kreislauf kann zu *Lungenödem oder pulmonaler Hypertonie* (Druckbelastung des rechten Ventrikels), der Stau im großen Kreislauf zu *Leberschwellung und peripheren Ödemen* führen.

Shunts sind pathologische Kurzschlußverbindungen zwischen rechtem und linkem Herzen (Vorhofseptumdefekt, Ventrikelseptumdefekt), zwischen großem und kleinem Kreislauf (offener Ductus arteriosus Botalli) oder zwischen Arterien und Venen des gleichen Kreislaufes (arteriovenöse Fisteln). Die pathophysiologische Wirkung des Shunts nimmt mit dem Volumen zu, das durch die pathologische Verbindung fließt *(Shuntvolumen).* Das

Shuntvolumen hängt wiederum vom *Widerstand* (Weite) und vom *Druckgradienten* ab. Normalerweise ist der *Druck* in Vorhof und Kammer *links größer als rechts* und in der Aorta größer als in der Arteria pulmonalis. Somit fließt normalerweise Blut von links nach rechts, also bereits oxigeniertes Blut zurück in den Lungenkreislauf. Durch die Drucksteigerung kann eine Schädigung der Lungengefäße eintreten, die zu einer *Steigerung des Widerstandes im Lungenkreislauf* führt. Auf diese Weise kann der Druck im kleinen Kreislauf so stark ansteigen, daß eine *Shunt-Umkehr* auftritt: Dem neuen Druckgradienten folgend fließt nun desoxigeniertes Blut in den großen Kreislauf, bei großen Shuntvolumina erkennbar an der auftretenden Cyanose (bläuliche Verfärbung der Haut, wenn die Konzentration desoxygenierten Hämoglobins im mittleren Kapillarblut 50 g/l erreicht oder übersteigt).

Beim **Vorhofseptumdefekt** muß wegen des geringen Druckgradienten von links nach rechts eine große Öffnung vorliegen, um ein spürbares Shuntvolumen zu verursachen. In schweren Fällen kann immerhin weit mehr als die Hälfte des aus den Lungen kommenden Volumens auf diese Weise wieder zurück in den rechten Vorhof fließen. Dadurch entsteht eine *Volumenbelastung des rechten Ventrikels* und des Lungenkreislaufes. Rechter Ventrikel, linker und rechter Vorhof sind wegen des gesteigerten Blutdurchflusses vergrößert. Der linke Ventrikel ist dagegen eher verkleinert, da ihm wegen des geringen Blutangebotes eine Leistungsminderung aufgezwungen wird.

Anders sind die Verhältnisse beim **Ventrikelseptum-Defekt.** Hier entweicht bei Kontraktion der Kammern Blut aus dem linken in den rechten Ventrikel. Da das Blut durch den Lungenkreislauf wieder in die linke Kammer gelangt, verursacht der Defekt eine *Volumenbelastung des linken Herzens.* Gleichzeitig entsteht eine *Druckbelastung des rechten Ventrikels und des Lungenkreislaufes,* da das Blut unter hohem Druck in das rechte Herz gepumpt wird. Wegen des hohen Druckgradienten zwischen den beiden Ventrikeln genügt bereits ein kleiner Defekt, um erhebliche Volumenverschiebungen zuzulassen.

Besondere Verhältnisse liegen bei der **Fallot'schen Tetralogie** vor: Hier ist der *Ventrikelseptumdefekt* mit einer *Pulmonalstenose* vergesellschaftet. Außerdem entspringt die Aorta nicht im linken Herzen, sondern über dem Ventrikelseptumdefekt *(reitende Aorta).* Notwendige Folge dieser Anomalie ist eine Hypertrophie der rechten Kammer *(Rechtsherzhypertrophie),* die praktisch den gleichen Druckverhältnissen ausgesetzt ist wie die linke Kammer. Ein links-rechts-Shunt wird durch die Stenose der Pulmonalis und die reitende Aorta verhindert. Vielmehr kommt es in den Kammern zur Mischung von oxigeniertem (aus dem linken Vorhof) und desoxigeniertem (aus dem rechten Vorhof) Blut. Das Mischblut wird dann sowohl in den Lungenkreislauf als auch in den großen Kreislauf ausgeworfen.

Bei der **Fallot'schen Pentalogie** liegt zusätzlich ein Vorhofseptumdefekt vor. Beim **Eisenmenger-Komplex** fehlt die Pulmonal-Stenose, dafür besteht ein gesteigerter Lungengefäßwiderstand. Bei der **Fallot'schen Trilogie** liegen Vorhofseptumdefekt, Pulmonalstenose und Rechtsherzhypertrophie vor. Darüber hinaus existiert eine Reihe weiterer z.T. sehr seltener kombinierter Mißbildungen des Herzens bzw. der angrenzenden Gefäßabschnitte. Die Konsequenzen lassen sich von den Auswirkungen der einzelnen Defekte ableiten.

Ein **offener Ductus arteriosus** stellt primär wieder einen links-rechts-Shunt dar. Folge ist eine *Volumenbelastung des linken Herzens* und eine *Druckerhöhung im kleinen Kreislauf* (Druckbelastung des rechten Herzens), was nicht selten nach Jahren zu einer *Shuntumkehr* führt.

Bei Existenz **arteriovenöser Fisteln** muß letztlich das Shuntvolumen zusätzlich durch beide Kreisläufe gepumpt werden. Folge ist eine *Volumenbelastung beider Ventrikel.* Eine arteriovenöse Fistel im Lungenkreislauf führt zu *Cyanose,* weil das Blut, welches den Shunt passiert, nicht oxigeniert wird und dadurch nichtoxigeniertes Blut in den großen Kreislauf gelangt.

Eine *mechanische Behinderung der Herzfüllung* liegt bei der sogenannten **Pericarditis constrictiva** vor. Ihr liegt eine Entzündung (Rheuma, Tuberkulose) des Herzbeutels zugrunde. Durch die Entzündung wird der Herzbeutel verhärtet und engt das Herz ein. Es kommt zu ungenügender Füllung des Herzens mit folgender Abnahme des Schlagvolumens.

Eine für die Identifizierung (Diagnose) verschiedener Herzfehler wichtige Begleiterscheinung ist das Auftreten von **Geräuschen.**

Bereits die **Herztöne** erfahren mitunter typische Veränderungen. Auf die fixierte *Spaltung* des 2. Herztones bei Rechtsherzüberlastung (Pulmonalstenose, Vorhofseptumdefekt) sowie die inverse Spaltung des 2. Herztones bei Linksherzüberlastung (Aortenstenose, Hypertonie) wurde bereits hingewiesen (vgl. 1.1.2). Auch die *Lautstärke* eines Herztones kann sich in typischer Weise ändern:

● Bei **Stenose einer Atrioventrikularklappe** ist der erste Ton *laut,* wohl deshalb, weil die Füllung der Kammern verzögert ist, und daher bei der Anspannung der Herzkammern eine plötzliche Umkehr der Strömungsrichtung erfolgt.

● Bei **Insuffizienz einer AV-Klappe** ist der Anteil der zugehörigen Kammer (Muskelanspannungston) am ersten Ton *leise.*

Tabelle 1-1 Auskultationsbefunde und Belastungsart bei Herzvitien.
Die nicht an der defekten Klappe (Stelle) entstehenden Geräusche wurden offen dargestellt. Dabei handelt es sich um relative Stenosen oder Insuffizienzen (* primäres Geräusch)

Anomalie	Häufigste Ursache	Geräusch zeitliche Zuordnung (Systole / Diastole)	Punktum maximum*	Frequenz*	Belastungsart (primär)
Stenosen					
Aorten-klappe	angeboren/ rheumatisch	⬦ (Systole)	rechts neben oberem Sternum	tief	Druckbelastung links
Pulmonal-klappe	angeboren	⬦ (Systole)	links neben oberem Sternum	tief	Druckbelastung rechts
Mitralis	rheumatisch	▭ (Diastole)	Herzspitze	tief	Druckbelastung rechts
Tricus-pidalis	rheumatisch	▭ (Diastole)	links neben unterem Sternum	tief	–
Insuffizienzen					
Aorten-klappe	angeboren/ rheumatisch	◇ (Systole) + ◁ decrescendo (Diastole)	links neben unterem Sternum	hoch	Volumenbelastung links
Pulmonal-klappe	pulmonale Hypertonie	◇ (Systole) + ◁ decrescendo (Diastole)	links neben unterem Sternum	hoch	Volumenbelastung rechts
Mitralis	bakteriell	▷ (Systole)	Herzbasis	hoch	Volumenbelastung links Druckbelastung rechts
Tricus-pidalis	Rechtsherz-insuffizienz	▷ (Systole)	neben unterem Sternum	hoch	Volumenbelastung rechts
Shunts					
offener Ductus arteriosus	angeboren	▷ (Systole/Diastole kontinuierlich)	2. linker Intercostalraum	hoch	Volumenbelastung links Druckbelastung rechts
Ventrikel-septum-defekt	angeboren	▷ (Systole)	4. linker Intercostalraum	tief	Volumenbelastung links Druckbelastung rechts
Fallot'sche Tetralogie	angeboren	▷ (Systole)	2. linker Intercostalraum	hoch	Druckbelastung rechts (Volumenbelastung links)
Vorhof-septum-Defekt	angeboren	◇ (Systole) + ▷	–	–	Volumenbelastung rechts

● Bei **Stenose** einer **Pulmonalis-** oder **Aortenklappe** ist der entsprechende Anteil am zweiten Herzton *leise*. Die geringere Strömung während der Austreibungsphase könnte eine kleinere Druckwelle bei Unterbrechung bedingen.

● Bei **Aorten-** oder **Pulmonalisinsuffizienz** kann der entsprechende Ton *lauter oder leiser* sein. Ersteres kann durch die gesteigerte Strömungsgeschwindigkeit der Austreibungsphase (großes Auswurfvolumen), letzteres durch den inkompletten Schluß erklärt werden.

● Bei **Hypertonie** und **gesteigertem Schlagvolumen** kann der 2. Ton *laut* sein, auch hier kann eine schnellere Umkehr der Strömungsrichtung Ursache sein.

Ferner können bei Klappenfehlern **zusätzliche Töne** auftreten.

Ein **dritter Herzton** kann in der frühen Diastole bei rascher Füllung des Herzens auftreten. Er kommt bei gesunden Jugendlichen und z.B. bei Insuffizienz der Mitralklappe sowie bei Herzinsuffizienz vor (s. unten). Ein **vierter Herzton** (Vorhofton) entsteht bei Kontraktion des Vorhofes gegen einen gesteigerten enddiastolischen Druck in der Kammer (z.B. Aortenstenose). Schließlich kommen noch ein **Mitralöffnungston** (bei Mitralstenose) und ein **frühsystolischer Klick** (bei Aortenstenose, Pulmonalstenose, Hypertonie im großen oder kleinen Kreislauf) vor.

Außerdem treten **Strömungsgeräusche** auf, die auf die Art des Defektes hinweisen. Ursachen von Strömungsgeräuschen sind Turbulenzen, das heißt Wirbelbildungen im strömenden Blut. Sie treten dann auf, wenn die Stromstärke in einem Gefäßabschnitt ($\dot{V}$), gebrochen durch den Radius des Gefäßabschnittes (r) und durch die Viskosität des Blutes (η), einen bestimmten Wert (Z) übersteigt: $\dot{V}/(r \cdot \eta) > Z$. Die Viskosität (Zähflüssigkeit) des

Blutes hängt im wesentlichen von dessen Gehalt an korpuskulären Elementen ab. Bei Anämie lassen sich daher häufig Strömungsgeräusche über dem Herzen nachweisen, ohne daß ein Klappenfehler vorliegt. Ferner treten immer hinter einer Verengung Wirbel auf. Bei Klappenstenosen treten Turbulenzen auf, wenn das Blut durch die verengte Öffnung strömt. Bei Insuffizienz erzeugt die Passage des Refluxvolumens durch das enge Leck ein Geräusch. Schließlich führt eine gesteigerte Stromstärke auch bei normaler Klappenöffnung zu einem Geräusch. Auf diese Weise entsteht z.B. bei Aortenklappeninsuffizienz durch das große Schlagvolumen ein Austreibungsgeräusch zusätzlich zum eigentlichen Insuffizienzgeräusch.

Einige Kriterien deuten auf die **Herkunft eines Geräusches:**

● **Lokalisation:** Das Geräusch wird meist nicht direkt über der betroffenen Klappe, sondern in Strömungsrichtung verschoben am besten gehört (Punctum maximum).

● **Zeitliche Zuordnung:** Geräusche durch Aorten- oder Pulmonalisstenose und durch Mitral- oder Tricuspidalinsuffizienz werden in der Systole, Geräusche durch Aorten- oder Pulmonalinsuffizienz und Mitral- oder Tricuspidalstenose werden in der Diastole gehört.

● **Frequenz:** Geringe Öffnung und hoher Druckgradient (Insuffizienzen) ergeben hochfrequente, relativ weite Öffnungen und niedere Druckgradienten (Stenosen) niederfrequente Geräusche.

1.2.3 Durchblutungsstörungen des Herzens

Ischämie des Herzmuskels ist die häufigste Erkrankung des Herzens.

Ursache ist in erster Linie eine Verengung der Coronargefäße durch arteriosklerotische Veränderungen (vgl. 2.2.1). Dabei kommt es auf der einen Seite zur Sklerosierung (bindegewebigen Verhärtung) der Arterienwand und auf der anderen Seite zur Schädigung der Gefäßinnenwand mit Einengung der Gefäßweite. Die Bildung von Blutgerinnseln (*Thrombosen*, vgl. 4.6.5) kann schließlich einen völligen Verschluß bewirken. Einige Faktoren begünstigen das Auftreten eines *Mißverhältnisses von Sauerstoffangebot und -nachfrage*: Das Sauerstoffangebot wird durch Anämie, Hypoxie und durch verminderte Abgabe des Sauerstoffs bei gesteigerter Affinität des Hämoglobins eingeschränkt (vgl. 3.1.4). Auf die Verschlechterung der Versorgungslage bei *Herzhypertrophie* und auf den negativen Einfluß einer *Tachykardie* wurde bereits hingewiesen (1.1.3). Die Durchblutung des Myokards kann auch durch venöse *Drucksteigerung* (Druckanstieg im rechten Vorhof) herabgesetzt werden. Von doppelter Bedeutung ist der arterielle *Blutdruck*. Blutdruckabfall kann auf der einen Seite durch Drosselung der Coronardurchblutung zur Ischämie führen (z.B. bei Herzinsuffizienz), auf der anderen Seite steigert Hypertonie den Sauerstoffbedarf des Herzens überproportional und erzeugt auf diese Weise eine Mangelversorgung (relative Coronarinsuffizienz). Schließlich können *Herzvitien* über eine Druck- und/oder Volumenbelastung letztlich die Entwicklung einer Ischämie beschleunigen. In seltenen Fällen kann ein Spasmus der Coronargefäße (α-Stimulation?) zur Ischämie des Herzens führen (sog. *Prinzmetal-Angina*).

Auswirkungen einer Lumeneinengung von Coronargefäßen treten meist sehr spät auf, da die Abnahme des Sauerstoffdruckes eine Gefäßerweiterung auslöst (vgl. 2.2.1), welche die Widerstandserhöhung an der Stenose weitgehend kompensiert. Damit sind freilich die Reserven ausgeschöpft und bei gesteigertem Sauer-

stoffbedarf kann keine weitere Gefäßdilatation mehr einsetzen. Daher tritt häufig zunächst eine *Ischämie bei Belastung* des Herzens auf. Folgen sind Schmerzen v.a. in der Herzgegend (*Angina pectoris*). Kommt es zu einer *Nekrose von Muskelgewebe,* so spricht man von einem *Infarkt.* Dabei gibt es einige typische Infarktlokalisationen, die in Abb. 1–6 dargestellt sind. Der Untergang von Muskelgewebe bei einem Infarkt kann zu erheblichen Einschränkungen der Leistungsfähigkeit des Herzmuskels führen. Die hypoxische Muskulatur verharrt zunächst im vorwiegend kontrahierten Zustand. Dadurch ist die diastolische Dehnbarkeit (Compliance) des betroffenen Ventrikels herabgesetzt. In der Systole verkürzen sich die hypoxischen Muskeln nicht wie die intakte Myokardmuskulatur, und es kann zur paradoxen Ausbuchtung des infarzierten Areales kommen (Dyssynergie). *Das nekrotische Muskelareal wird schließlich durch Bindegewebe ersetzt.* Bindegewebe hat einen im Vergleich mit dem Herzmuskel verschwindenden Sauerstoffverbrauch. Das Bindegewebe behindert aber die Tätigkeit der übrigen Herzmuskelfasern, welche nun mehr Arbeit leisten müssen. Bisweilen hält das Bindegewebe dem intraventrikulären Druck nicht stand und wölbt sich nach außen (*Herzwandaneurysma*). Durch die Ausweitung des Aneurysmas während der Systole geht ein Teil der Schlagarbeit verloren. Ist die ausgefallene Masse von Muskelgewebe groß ($>30\%$), so kann *plötzliches Herzversagen* (kardiogener Schock, vgl. 2.2.5) oder eine *chronische Insuffizienz* Folge sein. Ferner kann die Ischämie vor allem in den ersten Stunden nach dem Infarkt zu *Störungen der Erregungsbildung oder Erregungsausbreitung* führen (u.a. Extrasystolen, Kammerflimmern, Bradykardie, AV-Block, Asystolie). In seltenen Fällen entsteht durch die Myokardnekrose ein *Riß in der Ventrikelwand*, der zu einem Ventrikelseptumdefekt (vgl. 1.2.2) oder zu einer Verbindung von Ventrikellumen und Perikardhöhle führt. Der Riß einer ischämischen Muskelfaser löst bisweilen die Verankerung eines Segels der Mitralklappe und ruft somit eine Mitralinsuffizienz hervor. Schließlich kann durch die Schädigung der Wand sowie durch die irreguläre Blutentleerung in Herzwandaneurysmen die Bildung eines Thrombus provoziert werden, der unter Umständen in die Peripherie verschleppt wird und dort ein Gefäß verschließt.

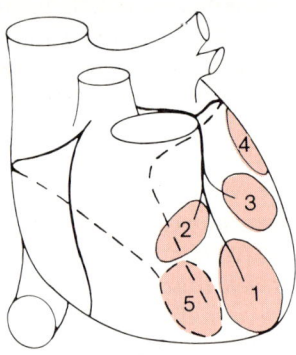

Abb. 1-6 **Typische Infarktlokalisationen** am Herzen. 1 = Vorderwandspitzeninfarkt, 2 = Supraapikaler Vorderwandinfarkt, 3 = Vorderer Lateralinfarkt, 4 = Hinterer Lateralinfarkt, 5 = Hinterwandinfarkt

Diagnostisch wichtige Begleiterscheinungen bei einem Infarkt sind typische Veränderungen im Elektrokardiogramm (vgl. 1.2.5) und das Freiwerden von intrazellulären Enzymen (vgl. 10.1.12). Die Auslösung der lokalen Entzündung und Reparatur (vgl. 5.1.3) führt u.a. zu Leukozytose und Temperaturanstieg, die Aktivierung des Sympathicus (vgl. 8.1.5) u.a. zu peripherer Vasokonstriktion (Blässe, Cyanose), Tachykardie (Verschlechterung des Wirkungsgrades; vgl. 1.1.3), Schweißausbruch und Hyperglykämie.

Bei der **Therapie** kann durch Vasodilatation (durch Nitroglycerin) oder durch direkte Hemmung der Herzkontraktion (β-Blocker, Calciumblocker) versucht werden, die Herzarbeit und damit den Sauerstoffverbrauch zu senken. Ferner wird versucht, das Sauerstoffangebot durch Wiederherstellung der Durchblutung zu steigern (Fibrinolyse bei frischem Infarkt, chirurgische Herstellung eines Umgehungskreislaufes, Dehnung des verengten Gefäßes). Andere Maßnahmen zielen auf die Bekämpfung von Schmerzen und die Verhinderung von Rhythmusstörungen ab.

1.2.4 Herzinsuffizienz

Eine Herzinsuffizienz liegt vor, wenn das Herz nicht in der Lage ist, trotz genügenden Blutangebotes eine ausreichende Durchblutung der Peripherie zu sichern.

Dabei werden vier **Stadien** unterschieden: Bei Schweregrad I bestehen keine subjektiven Beschwerden des Patienten trotz objektiver Zeichen einer kardialen Funktionsstörung. Bei Schweregrad II treten Beschwerden nur während schwerer körperlicher Belastung auf. Bei Schweregrad III treten die Beschwerden bereits während geringer körperlicher Belastung auf, bei Schweregrad IV bereits in Ruhe.

Ursache ist meist eine Myokardinsuffizienz, d.h. eine eingeschränkte Leistungsfähigkeit der Herzmuskulatur. Dabei ist in der überwiegenden Zahl der Fälle eine *ischämische Schädigung der Herzmuskelzellen* Ursache der verminderten Kontraktionskraft. Darüber hinaus kann auch gelegentlich eine entzündliche Schädigung des Herzmuskels (*Myokarditis*) zur Herzinsuffizienz führen. In seltenen Fällen sind Elektrolytstörungen (Hypocalcämie, usw., vgl. 1.1.2) oder Allgemeinerkrankungen mit Muskelbeteiligung (z.B. Glykogenosen, s. 10.1.4, Amyloidose, vgl. 5.2.4, Beriberi, vgl. Tab. 10-16, Hämochromatose, vgl.

4.4.6) als primäre Ursachen anzuschuldigen. Ferner können *Störungen der Erregungs-Bildung bzw. -Leitung* (z.B. Paroxysmale Tachykardie, extreme Bradykardie), sowie *Störungen der Herzmechanik* (z.B. Mitralstenose, Pericarditis constrictiva) primär eine Herzinsuffizienz hervorrufen, auch wenn das Myokard noch weitgehend intakt ist. Schließlich kann eine chronische Volumenbelastung (Klappenfehler, Hyperthyreose) oder Druckbelastung (pulmonale bzw. systemische Hypertonie, Aortensklerose, Klappenfehler) indirekt über Schädigung des Herzmuskels zu Insuffizienz führen. Die Entwicklung einer Herzinsuffizienz wird durch Faktoren begünstigt, welche ein großes Herzminutenvolumen erfordern (schwere Anämie, arteriovenöse Shunts, periphere Vasodilatation z.B. durch Thyreotoxikose und bei Beriberi).

Die **Auswirkungen** hängen zunächst davon ab, welcher Grad der Insuffizienz erreicht ist: Bei der *Belastungsinsuffizienz* ist das Herz noch in der Lage, die Peripherie unter Ruhebedingungen genügend zu versorgen. Dabei hat es jedoch bereits seine gesamten Reserven ausgeschöpft. Eine zusätzliche Belastung entlarvt dann die Insuffizienz des Herzens. Treten Insuffizienzzeichen bereits in Ruhe auf, so ist das Herz nicht einmal in der Lage, den in Ruhe minimalen Ansprüchen der Peripherie zu genügen.

Bei Myokardinsuffizienz liegt folgende **Sequenz der Ereignisse** vor: Aufgrund der Schädigung der Herzmuskelfasern ist ihre Kontraktilität vermindert. Damit ist die Verkürzungsgeschwindigkeit herabgesetzt, die isovolumetrische Anspannungszeit verlängert und damit die auxotone Austreibungszeit verkürzt. Dadurch sinkt das Schlagvolumen (und die Schlagarbeit), d.h. es verbleibt am Ende der Systole mehr Blut im Ventrikel. Bleibt der venöse Zustrom in der Diastole gleich, muß auch das enddiastolische Volumen

ansteigen. Für die nächste Kontraktion wäre also eine günstigere Ausgangssituation geschaffen (vgl. Abb. 1-5). Allerdings steigt dabei der enddiastolische Druck in Kammer und Vorhof.

Liegt eine *Linksherzinsuffizienz* vor, so steigt der Druck zunächst im linken Vorhof und in den Lungenvenen. Wegen des geringen Widerstandes im kleinen Kreislauf überträgt sich die Druckerhöhung bald auf die Arteria pulmonalis und damit auf das rechte Herz. Das rechte Herz muß somit gegen einen höheren Druck arbeiten und hilft damit indirekt, die Leistung des linken Herzens zu steigern. Die Druckbelastung kann langfristig zur Insuffizienz auch des rechten Herzens führen. Folge ist die sog. globale Herzinsuffizienz. Wie im nächsten Kapitel noch ausführlicher dargestellt wird, führt der erhöhte Druck im kleinen Kreislauf ferner zur gesteigerten Filtration von Flüssigkeit in den Kapillaren: Plasmawasser wird ins Interstitium und in die Lungenalveolen abgepreßt und behindert dort den Gasaustausch (**Lungenödem**). Hochgradige Atemnot (Dyspnoe) ist unmittelbare Folge (sog. *Asthma cardiale*). Wird der Patient mit hängenden Beinen aufrecht gesetzt und ein Rückstau von Blut in der Peripherie erzeugt, so tritt meist eine dramatische Besserung ein (*Orthopnoe*). Dabei können an den Extremitäten Blutdruckmanschetten angebracht und abwechselnd auf ca. 50 mm Hg (ca. 6 kPa) aufgeblasen werden (unblutiger Aderlaß). Folgende pathophysiologische Überlegung erklärt die Wirksamkeit der Methode: Durch den peripheren Rückstau wird der venöse Rückstrom zum rechten Herzen geringer, also auch seine enddiastolische Füllung. Durch das gesenkte Schlagvolumen wird der Druck im kleinen Kreislauf gesenkt, das Lungenödem eingeschränkt. (Gleichzeitig wird allerdings auch das Schlagvolumen des linken Ventrikels vermindert, da dessen enddiastolische Füllung abnimmt.)

Liegt eine *Rechtsherzinsuffizienz* vor, so steigt der Druck im rechten Vorhof (bis 30 mm Hg bzw. 4 kPa) und in den zentralen Körpervenen. Dabei steigt der Druck stärker an, als bei einem bloßen Rückstau zu erwarten wäre. Ursache ist eine Kontraktion der zentralen Venen (vgl. 2.2.5), die auf diese Weise den Druck im rechten Herzen steigern und somit bei der Kompensation mithelfen (s.u.). Das linke Herz nimmt dagegen wegen des hohen Widerstandes im Körperkreislauf keinen direkten Einfluß auf das rechte Herz. Umgekehrt ist der Auswurf des linken Herzens aber durch das verminderte venöse Angebot aus dem Lungenkreislauf und die daraus folgende Senkung des enddiastolischen Füllungsvolumens in Mitleidenschaft gezogen. Bei der Rechtsherzinsuffizienz treten **periphere Ödeme** (z.B. in den Beinen) auf. Typisch sind auch eine *Vergrößerung* von Leber (Stauungsleber) und Milz (Stauungsmilz), eine Filtration von Flüssigkeit in die Bauchhöhle *(Aszites)* und *gastrointestinale Störungen,* alles Veränderungen, die durch den venösen Rückstau verursacht werden.

Letztlich führen sowohl Links- als auch Rechtsherzinsuffizienz zu einem **Abfall des Herzzeitvolumens** und damit des Blutdruckes. Durch den Blutdruckabfall wird der Sympathicus aktiviert (vgl. 2.1.4), der u.a. *Tachykardie* sowie Kontraktion von Venen und Arteriolen in einer Reihe von Organen auslöst. Die Kontraktion von Hautgefäßen führt zu *Blässe* und *Cyanose* (vgl. 3.1.4), die Kontraktion von Nierengefäßen zur Reninausschüttung. Über Angiotensin, Aldosteron und ADH (vgl. 6.1.7) führt die Reninausschüttung zu renaler Kochsalz- und Wasserretention und damit zur Steigerung des Extrazellulärvolumens (isotone Hyperhydration, vgl. 6.1.7). Das Volumen bleibt zum Teil im Gefäßsystem (Hypervolämie), z.T. wird es in der Peripherie abfiltriert (Lungenödem, periphere Ödeme). In der Nacht nimmt der Sympathicotonus ab, die Nierengefäße dilatieren, und im Liegen werden Beinödeme mobilisiert (vgl. 2.1.2). Folge ist nächtliche Diurese bzw. Nykturie.

Die Zunahme des enddiastolischen Druckes führt langfristig zu einer **Gefügedilatation** der betroffenen Kammer mit den entsprechenden negativen Auswirkungen auf die Herzmechanik sowie zu einer Ausweitung des jeweiligen Vorhofes (im Röntgenbild erkennbar). Die Dilatation des Herzens mindert wiederum die Kapillardichte. Relativ häufig treten bei Herzinsuffizienz Rhythmusstörungen auf (v.a. ventrikuläre Extrasystolen, Vorhofflimmern), begünstigt durch Dilatation und Ischämie sowie durch den gesteigerten Sympathicotonus.

Therapeutisch kann das Herz bei einer Insuffizienz, welche nicht durch einen Mangel an Energie hervorgerufen wird (Utilisationsinsuffizienz) durch Sympathicomimetica (vgl. 8.1.5) und Digitalisglykoside stimuliert werden. Bei Energiemangel, z.B. durch Ischämie (Mangelinsuffizienz), steht die Entlastung des Herzens therapeutisch im Vordergrund.

1.2.5 Das Elektrokardiogramm (EKG)

Beim EKG werden Potentiale an der Hautoberfläche abgegriffen und daraus Rückschlüsse auf die Erregungsvorgänge im Herzen gezogen. Grundlegendes Ereignis ist die Depolarisation einer Herzmuskelzelle. Wichtig ist, daß die Zelle nicht überall gleichzeitig depolarisiert wird. Bei Erregung der Nachbarzelle wird zunächst die dieser Zelle anliegende Membran depolarisiert. Die Erregung wird dann von dieser Stelle aus blitzartig über die ganze Zelle fortgeleitet. Schließlich ist die ganze Zelle erregt. Nach etwa 0,3 Sekunden (vgl. 1.1.1) wird die Zelle, wieder von einer Stelle ausgehend, repolarisiert. Durch die Potentiale an der Zellmembran entstehen elektrische Felder, welche an der Hautoberfläche registriert werden können.

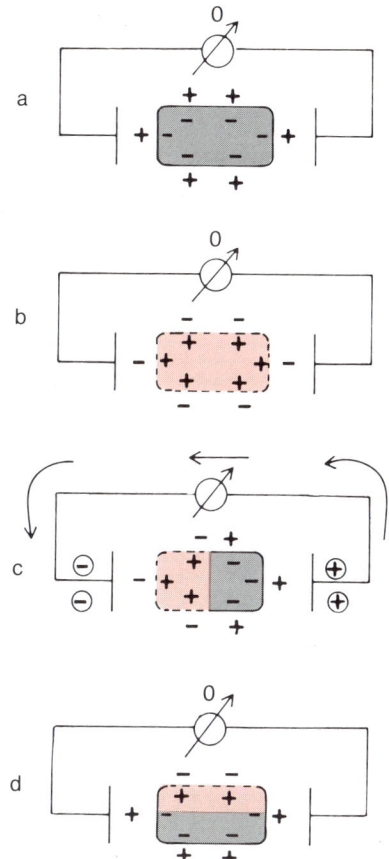

Abb. 1-7 **Registrierung eines Potentiales** in Nachbarschaft einer Muskelfaser
a) Unerregte Faser: Es ist außen kein Potential meßbar, da sich die Potentiale gegenseitig aufheben.
b) Vollständig erregte Faser: Wieder heben sich die Potentiale gegenseitig auf
c) Die Faser ist teilweise erregt, Richtung von Ableitung und Erregungsausbreitung stimmen überein: Hier addieren sich die Potentiale an der erregten Membran (links) zu denen an der unerregten Membran (rechts)
d) Teilweise erregte Faser, Erregungsausbreitung senkrecht zur Ableitrichtung: Hier heben sich die Potentiale in Ableitrichtung auf, es ist kein Potential meßbar

Abb. 1-7 soll zeigen, daß *nur die* **teilweise erregte Zelle außen ein elektrisches Feld erzeugt**, während sich die elektrischen Felder der unerregten und der völlig erregten Zellen gegenseitig aufheben. Ferner geht aus Abb. 1–7 hervor, daß

auch die teilweise erregte Zelle *nur dann* ein Potential zwischen den Ableitelektroden erzeugt, *wenn erregte und unerregte Membran in Richtung der Ableitung* (gedachte Verbindungslinie zwischen den beiden Elektroden) *hintereinander* und nicht nebeneinander *liegen. Da die Erregung aber von der erregten zur unerregten Membran läuft, ist dann ein Potential zwischen den Ableitelektroden zu erwarten, wenn die Erregung in Richtung der Ableitung läuft.* Eine Elektrode zeigt dabei ein positives Potential, wenn die Erregung auf sie zuläuft. Je mehr die Erregungsausbreitungsrichtung von der Richtung der Elektroden abweicht, desto geringer wird das an den Elektroden registrierte Potential, bis es schließlich null wird, wenn Erregungsausbreitungsrichtung und Ableitrichtung senkrecht aufeinander stehen.

Im gesamten Herzen werden bei der Erregungsausbreitung Tausende von Muskelzellen gleichzeitig erregt. Die Richtung, in der die Erregung verläuft, ist teilweise verschieden. Die durch die einzelnen Muskelfasern erzeugten elektrischen Felder heben sich also teilweise auf. *Das außerhalb des Herzens ableitbare Potential hängt also davon ab, wieviele Muskelfasern in der gleichen Richtung erregt werden.* Abb. 1-8 zeigt schematisch den **Erregungsablauf** im Herzen und den dabei erzeugten Summenvektor, d.h. die Summe aller Einzelpotentiale. Dabei ist das Herz durch einen Schnitt zwischen Horizontal- und Frontalebene dargestellt. Ein Schnitt durch die Horizontal- oder Frontalebene würde ein ähnliches Bild ergeben (Abb. 1-9). Zur Registrierung eines EKG kann man mehrere Ableitpunkte wählen:

Abb. 1-9a zeigt die **Extremitätenableitungen.** Die Elektroden liegen praktisch auf der Verlängerung der Ecken eines Dreieckes, das in der *Frontalebene* zwischen rechter und linker Schulter sowie

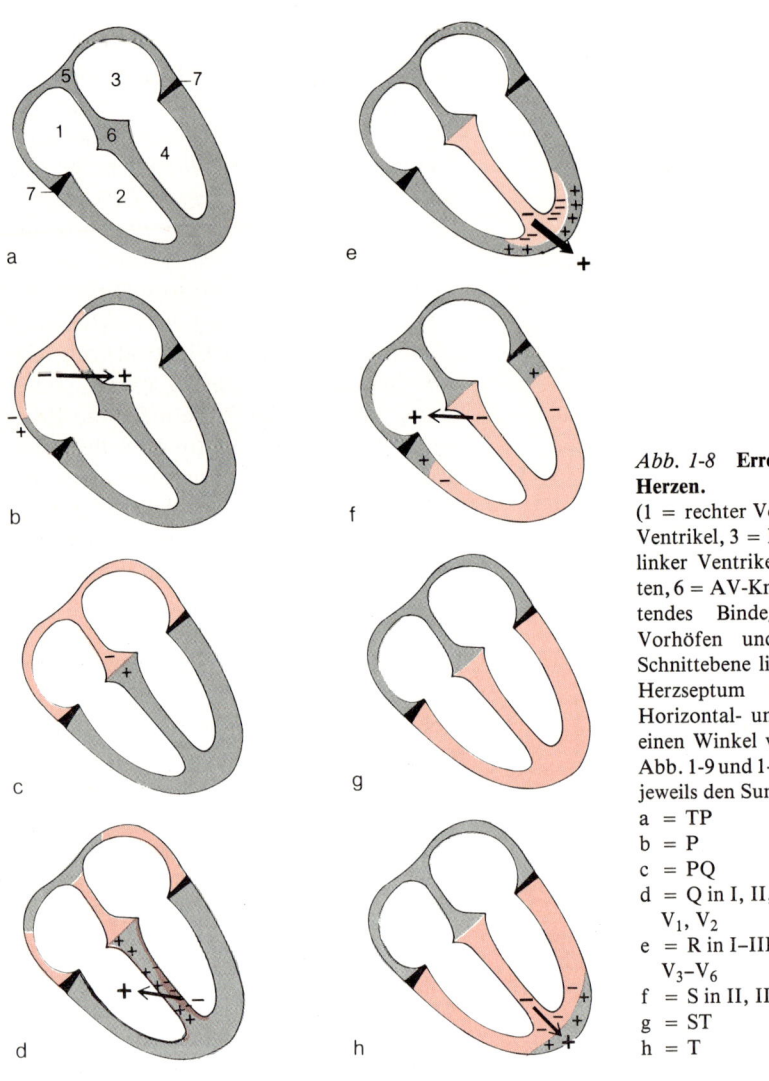

Abb. 1-8 **Erregungsablauf im Herzen.**
(1 = rechter Vorhof, 2 = rechter Ventrikel, 3 = linker Vorhof, 4 = linker Ventrikel, 5 = Sinusknoten, 6 = AV-Knoten, 7 = nicht leitendes Bindegewebe zwischen Vorhöfen und Kammern, die Schnittebene liegt senkrecht zum Herzseptum und bildet mit Horizontal- und Frontalebene je einen Winkel von 45°, vgl. auch Abb. 1-9 und 1-10). Der Pfeil stellt jeweils den Summenvektor dar

a = TP
b = P
c = PQ
d = Q in I, II, R in III, aVR, V_1, V_2
e = R in I–III, aVL, aVF, V_3–V_6
f = S in II, III, V_1–V_6
g = ST
h = T

dem Bauch aufgespannt ist. Dabei sind sechs Ableitungen möglich, drei *bipolare Ableitungen* nach Einthoven (I, II, III), bei denen jeweils die Potentialdifferenz zwischen zwei Elektroden ermittelt wird, und drei *„unipolare" Ableitungen* nach Goldberger (aVR, aVL, aVF), bei denen jeweils die Potentialdifferenz zwischen der einen und den beiden anderen Elektroden festgestellt wird. Die genannten Ableitungen liegen alle in der Frontalebene, unterscheiden sich jedoch in der Richtung. *Ein Summenvektor erzeugt in derjenigen Ableitung den größten Ausschlag, mit deren Richtung er am besten übereinstimmt.*

Abb. 1-9b zeigt die Lage der **Brustwandableitungen** nach Wilson. Hierbei wird jeweils die Potentialdifferenz einer Brustwandelektrode zum mittleren Potential aller drei Extremitätenableitungen (etwa null) registriert. Die Brustwandableitungen erteilen über Summenvektoren Auskunft, die sich vor allem in der Horizontalebene abspielen.

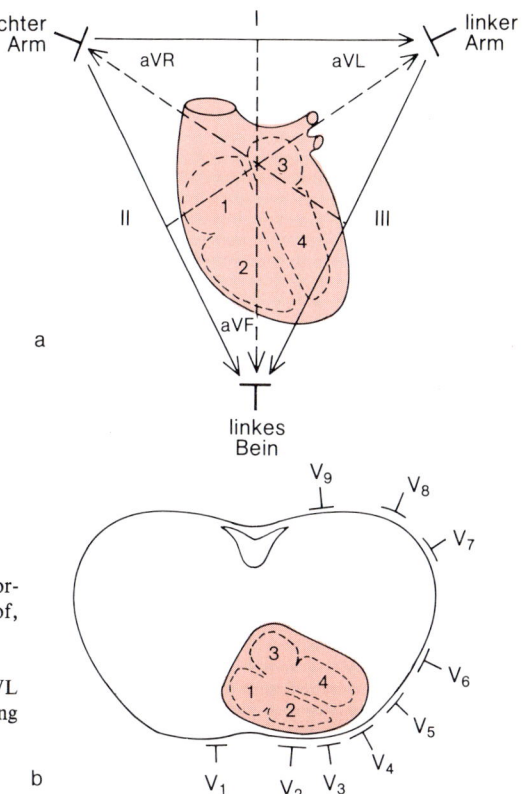

Abb. 1-9 **EKG-Ableitungen** (1 = rechter Vorhof, 2 = rechte Kammer, 3 = linker Vorhof,
4 = linke Kammer)
a) in der Frontalebene:
Extremitätenableitungen I–III, und aVR, aVL
und aVF. Pfeilrichtung zeigt, in welcher Richtung
ein positives Potential registriert wird
b) in der Horizontalebene:
Brustwandableitungen V_1–V_9

Den **Ablauf eines normalen EKG**
(Abb. 1-10) kann man aus dem Erregungsablauf im Herzen (Abb. 1-8) und
der Richtung der einzelnen Ableitungen
(Abb. 1-9) ablesen. Die *Vorhoferregung*
läuft von rechts oben nach links unten
und erzeugt dabei die **P-Welle.** Bei vollständiger Erregung der Vorhöfe kehrt das
Potential in allen Ableitungen zur Null-
Linie zurück **(PQ-Strecke),** da nur das
Reizleitungssystem teilweise erregt ist,
welches zu wenig Fasern umfaßt, um eine
spürbare Potentialverschiebung an der
Haut zu erzeugen. Während der *Kammererregung* verläuft die Haupterregungs-
front nach Durchlaufen des Reizleitungssystems zunächst im *Septum* von links
nach rechts und „rückwärts" in Richtung
Herzbasis, dann zur *Herzspitze* und
schließlich zur *Herzbasis.* Dadurch wird
der **QRS-Komplex** hervorgerufen. Dabei

wird die erste negative Welle Q, die erste
positive Welle R und eine dem R folgende
negative Welle S genannt. Eine etwaige
zweite positive Welle wird mit R' bezeichnet.

Bei *vollständiger Erregung* der Kammer ist wieder kein Potential meßbar **(ST-
Strecke).** Die *Erregungsrückbildung* geht
von der Herzspitze aus, wo die Muskelfasern ein relativ *kurzes* Aktionspotential
aufweisen. Zu beachten ist hierbei, daß
eine Elektrode ein positives Potential an-
zeigt, wenn die Erregungsrückbildung
von ihr wegläuft **(T-Welle).** In der folgenden Diastole sind alle Herzmuskelfasern
repolarisiert, es ist somit wiederum kein
Potential ableitbar.

Im folgenden sollen ein paar wichtige
diagnostische Hinweise diskutiert werden,
die aus dem EKG-Verlauf ablesbar sind.

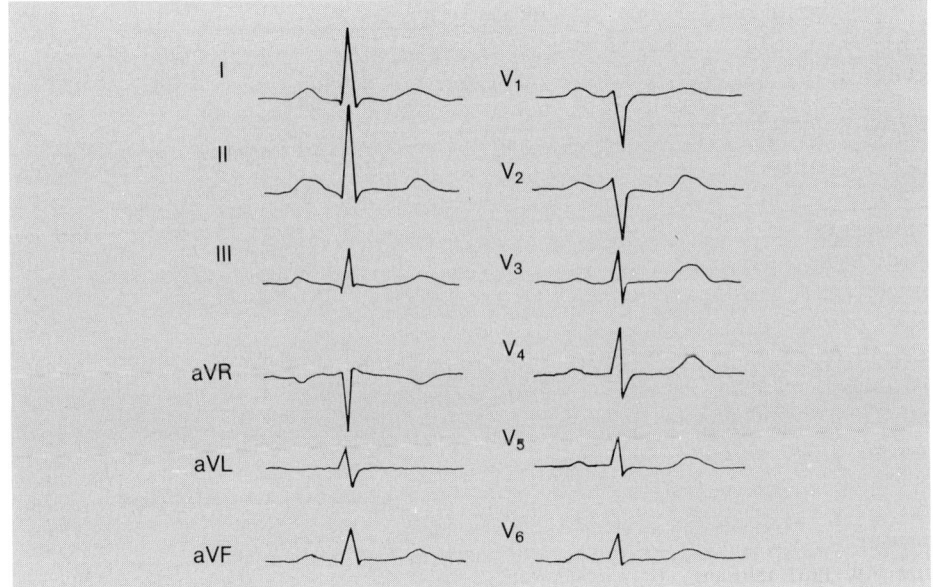

Abb. 1-10   **Normale EKG-Aufzeichnungen** in den Extremitäten- (I–III, aVR–F) und Brustwandableitungen (V$_1$–V$_6$) (vgl. Abb. 1-9). Der Ausschlag durch die Vorhoferregung wird mit P bezeichnet, der erste negative Ausschlag durch die Kammererregung mit Q, der erste positive Ausschlag mit R, ein dem R folgender negativer Ausschlag mit S, ein zweiter positiver Ausschlag (aVR) mit R' und der Ausschlag durch die Erregungsrückbildung mit T (zeitliche Zuordnung zu den einzelnen Herzphasen, siehe Abb. 1-4)

Zunächst erlaubt das EKG eine Aussage über die **Lage** des Herzens: In Abb. 1-10 ist die R-Zacke in Ableitung II am höchsten, in Ableitung I nur wenig niedriger. Da der Summenvektor zum Zeitpunkt der R-Zacke in etwa mit der Herzachse übereinstimmt, läßt sich daraus ableiten, daß die Richtung der Herzachse mit der von I und II weitgehend übereinstimmt, also zwischen beiden, jedoch näher bei II liegen muß (*Indifferenztyp*). Liegt die Achse näher bei I, spricht man von einem *Linkstyp*. Die Achse kann auch zwischen II und III liegen, und zwar näher bei II (*Steiltyp*) oder näher bei III (*Rechtstyp*). Bei einem überdrehten Rechtstyp liegt die Achse jenseits von III (negativer Ausschlag in I > positiver Ausschlag in II), beim ausgeprägten Linkstyp (negativer Ausschlag in III > als positiver Ausschlag in II) und beim überdrehten Linkstyp (II negativ) jenseits von I.

Die Herzachse kann durch Thoraxform oder Zwerchfellstand verschoben sein, aber auch durch Hypertrophie eines Kammeranteiles: Bei **Rechtsherzhypertrophie** ist die Achse in Richtung des rechten Herzens verschoben und damit *steiler* (vgl. Abb. 1-9), bei **Linksherzhypertrophie** wird die Achse *flacher*. Die Hypertrophie einer Kammer ist aber vor allem in den Brustwandableitungen erkennbar: Die Erregung der hypertrophen rechten Kammer erzeugt in V$_1$ und V$_2$ ein hohes, breites R, in V$_5$ und V$_6$ ein tiefes S. Umgekehrt erzeugt eine Linkshypertrophie ein hohes R in V$_5$ und V$_6$, während V$_1$ und V$_2$ ein tiefes S aufweisen.

Bei Vergrößerung des rechten **Vorhofes** ist P v.a. in Ableitungen II, III und V$_1$ höher (P dextrocardiale), bei Vergrößerung des bereits normalerweise später erregten linken Vorhofes entsteht ein verbreitertes P, das typischerweise in I, II und V$_6$ zweigipfelig und in III und V$_1$ präterminal negativ ist.

Von überragender Bedeutung ist das EKG für die Identifizierung von **Erregungsleitungsstörungen**:

Ist ein Tawara-Schenkel blockiert oder der Weg durch Hypertrophie der Muskulatur verlängert, so wird QRS breiter (> 0.12 s), und es treten **Schenkelblockbilder** auf. Typisch ist der Verlauf eines *Rechtsschenkelblockes* in V_1. Die Septumerregung erzeugt das normale R. Kurz darauf wird vorwiegend die linke Kammer erregt, es folgt ein S. Dann erst läuft die Erregung in die rechte Kammermuskulatur und erzeugt eine zweite R-Zacke. Bei *Linksschenkelblock* verschwindet das R in V_1, da im Septum nun die Erregung von rechts nach links läuft; meist geht die Erregung der rechten Kammer völlig in der massiven Erregungswelle zur linken Kammer unter, und es entsteht ein einziges, tiefes S.

Ein **AV-Block** *ersten Grades* äußert sich in der Verlängerung der PQ-Zeit (> 0.25 s), bei einem *A V-Block zweiten Grades* treten P-Wellen ohne folgende QRS-Komplexe auf. *Beim 3. Grad* sind P-Wellen und Kammerkomplexe völlig unabhängig voneinander.

Eine Verkürzung der PQ-Zeit ist typisch für ein **Wolff-Parkinson-White-Syndrom**, bei dem – neben der regulären atrioventrikulären Überleitung – eine weitere, schneller-leitende Leitungsbahn existiert (Präexzitation). Die untypische Erregungsfortleitung in der Kammer äußert sich dabei in einer Deformierung des QRS-Komplexes.

Vorhofflimmern ist erkennbar am *Fehlen der P-Wellen,* einer *unruhigen Null-Linie* und einer *totalen Arrhythmie* der Kammerkomplexe.

Bei **Extrasystolen** kann aufgrund des EKG-Verlaufes das Erregungszentrum identifiziert werden. Ist der EKG-Verlauf völlig normal, so liegt eine *Sinusextrasystole* vor. Bei einer *A V-Extrasystole* ist der QRS-Komplex normal, der Vorhof wird jedoch retrograd erregt (negative P-Welle). Eine *ventrikuläre Extrasystole* ist schließlich an der totalen Deformierung des QRS-Komplexes zu erkennen.

Typisch wirken sich auch **Elektrolytstörungen** auf das EKG aus. Entsprechend ihrer Wirkung auf das Aktionspotential (s. 1.1.1) führen *Hypocalcämie* zu einer Verlängerung, *Hyperkaliämie* und *Hypercalcämie* zu einer Verkürzung der ST-Strecke. Bei *Hypokaliämie* treten eine U-Welle im Anschluß an T und eine ST-Senkung auf, wahrscheinlich Folgen der verlangsamten Repolarisation.

Schließlich haben die Veränderungen des EKG bei Myokardnekrose **(Herzinfarkt)** große praktische Bedeutung:

Der Sauerstoffentzug muß unter anderem ein Brachliegen der Na^+/K^+-Pumpe (vgl. 13.3.6) zur Folge haben und damit zum Verlust des Ruhepotentiales führen. Das *Zelläußere wird somit relativ negativ.* Dadurch werden aber die angrenzenden Muskelfasern teilweise depolarisiert und es entsteht ein sogenanntes *Verletzungspotential.* Es ist – in Ruhe – an der verletzten Stelle negativ und erzeugt daher in den anliegenden Elektroden eine Senkung von TP und PQ. Tritt nun eine Erregung auf, so depolarisieren die angrenzenden Muskelzellen, und das Verletzungspotential verschwindet. Zum Zeitpunkt der völligen Erregung (ST-Strecke) ist das Potential somit höher als PQ, man spricht also von **ST-Hebung**.

Eine ST-Hebung verschwindet meistens nach einigen Tagen, da das nekrotische Gewebe durch Bindegewebe ersetzt wird und das Verletzungspotential wegfällt. An ihre Stelle tritt eine *verzögerte Repolarisation* der an das Infarkt-Gebiet angrenzenden Muskelfasern, die zu einer **T-Negativierung** führt.

Ein weiteres wichtiges Merkmal des EKG bei Herzinfarkt ist die Ausbildung eines **tiefen Q** parallel zu einer Verminderung von R. Sie erklärt sich einfach da-

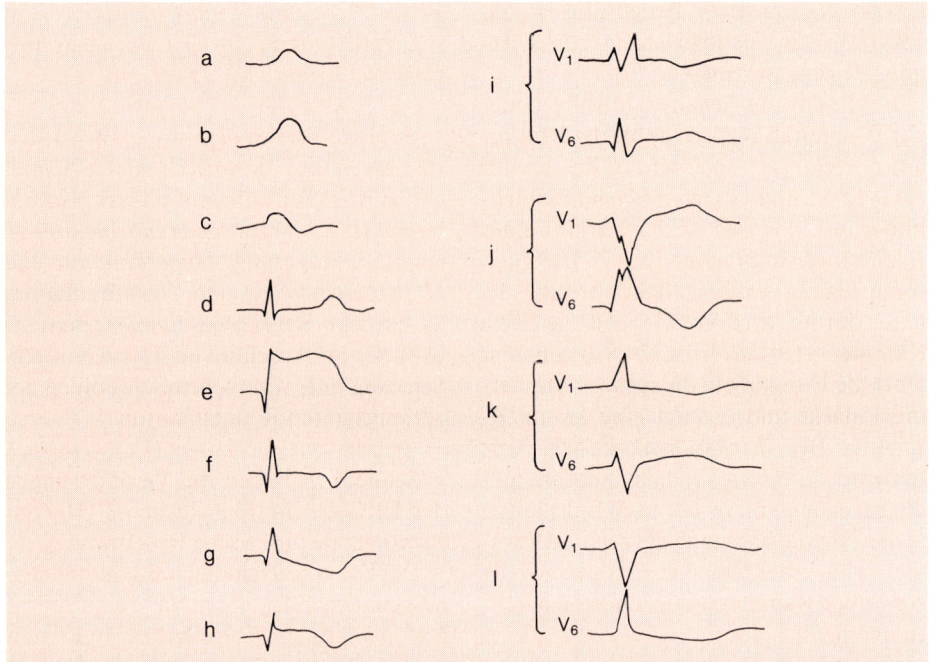

Abb. 1-11   Einige **typische, pathologisch veränderte EKG-Aufzeichnungen.** a–c) P-Zacke (Ableitung III): a) normal, b) Dilatation des rechten, c) des linken Vorhofes; d–h) am Beispiel der Ableitung III einige typische Veränderungen der Kammererregung, d) normal, e) frischer Infarkt, sog. „monophasische Deformierung" (in diesem Fall Hinterwandinfarkt), f) Folgestadium des Infarktes, g) Innenschichtschaden, h) Lungenembolie. i–l) Veränderungen von V_1 und V_6 bei: i) Rechtsschenkelblock, j) Linksschenkelblock, k) Rechtshypertrophie, und l) Linkshypertrophie

durch, daß die Erregungsausbreitung in das infarzierte Gebiet wegfällt und damit die Vektoren in die andere Richtung überwiegen.

Die genannten Veränderungen sind jeweils an der über dem Infarkt liegenden Elektrode am deutlichsten. Bei einer generellen **Schädigung der Innenschicht**, welche ja besonders gefährdet ist (s. 1.1.3), tritt durch das Verletzungspotential keine ST-Hebung, sondern eine ST-Senkung in allen Ableitungen auf, da das infarzierte Gebiet in allen Ableitungen von der Elektrode abgewandt ist.

Umgekehrt kann durch Entzündung des Herzbeutels **(Perikarditis)** eine generelle Schädigung der Außenschicht mit ST-Hebung in allen Ableitungen auftreten.

Erregungsrückbildungsstörungen (T-Negativierung, ST-Senkung) treten auch bei Entzündungen der Herzmuskulatur **(Myokarditis)** auf. Ursache sind dabei „rheumatische" Erkrankungen (vgl. 5.2), virale und seltener bakterielle Infekte.

Mit dem Infarkt-EKG weist schließlich das EKG nach **Lungenembolie** einige Ähnlichkeiten auf. Bei Lungenembolie liegt ein plötzlicher Verschluß von Lungengefäßen vor, der durch Widerstandserhöhung zur Druckbelastung des rechten Herzens führt. Durch die plötzliche Mehrbelastung kommt es zu einer relativen Ischämie mit ST-Hebung und T-Negativität über der rechten Kammer (V_1, V_2, III) und zu Zeichen einer Rechtshypertrophie.

Tabelle 1-2 Typischerweise veränderte Ableitungen (ST-Hebung, T-Negativierung) bei verschiedenen **Infarkten** (s. Abb. 1-6)

Vorderwand-Spitzeninfarkt	I, II, V_2–V_4
Supraapikaler Vorderwandinfarkt	V_2, V_3
Vorderer Lateralinfarkt	I, V_4, V_5, V_6
Hinterer Lateralinfarkt	II, III, V_5, V_6, V_7
Hinterwandinfarkt	II, III, V_7–V_9
Innenschichtschaden (ST-Senkung)	alle Ableitungen

Bei der **Bewertung von EKG-Verläufen** darf man freilich nie aus den Augen verlieren, daß das untersuchte Ereignis Potentialänderungen sind, welche durch die Erregung des Herzens auftreten. Die Leistungsfähigkeit des Herzens kann aber letztlich nur daran gemessen werden, unter welchem Druck das Herz wieviel Blut in den peripheren Kreislauf pumpen kann. Zwar gehen mechanische Störungen der Herztätigkeit oft den elektrischen Veränderungen parallel, EKG-Veränderungen sind jedoch nur bei der Diagnose von Störungen der Erregungsausbreitung im Herzen beweiskräftig.

2 Kreislauf

2.1 Physiologie und allgemeine Pathophysiologie

Die Funktion des Kreislaufes liegt in der Verknüpfung der verschiedenen spezialisierten Zellsysteme des Körpers. Durch den Kreislauf werden die Versorgung der Zellen mit *Sauerstoff, Brennstoffen* und *Aufbaustoffen* sowie der Abtransport von CO_2, *Stoffwechselendprodukten* und *Wärme* gewährleistet. Der Kreislauf ermöglicht ferner die gleichmäßige Verteilung von Wasser und *Elektrolyten* und den Transport von *Hormonen* und *Abwehrstoffen*. Tabelle 2-1 stellt die Durchblutungsgrößen der einzelnen Organe zusammen.

Das Blut wird aus der linken Herzkammer in die **Aorta** ausgeworfen, ein Gefäß mit überwiegend elastischer, relativ (zum Lumen) dünner Wand. Auch die *größeren* **Arterien** besitzen noch eine Wand mit vorwiegend elastischen Elementen. Über *kleinere* Arterien mit bereits vorwiegend muskulöser Wand gelangt das Blut in englumige **Arteriolen** mit relativ dicker, muskulöser Wand. Aus den Arteriolen entspringen die **Kapillaren**, deren Wand im wesentlichen nur aus Endothelzellen und einer Bindegewebsmembran (Basalmembran) besteht. Viele Kapillaren weisen zu Beginn einen sogenannten präkapillären Sphinkter auf, ringförmig angeordnete Muskelzellen, die das Gefäß verschließen können. In Ruhe ist nur etwa 1/3 der Kapillaren durchblutet.

Am Ende der Kapillaren wird das Blut in **Venolen** gesammelt und über **Venen** in die **Vena cava inferior** oder **superior** geleitet, welche im rechten Vorhof münden. Dabei nimmt die Dicke der vorwiegend muskulösen Wand mit Größe des Gefäßes relativ ab.

Der **Lungenkreislauf** ist ähnlich aufgebaut, nur sind die *Gefäße dünnwandiger* und er weist keine englumigen Arteriolen auf.

Besondere Verhältnisse bestehen beim sogenannten **Pfortaderkreislauf:** Das venöse Blut aus Magen, Darm, Pankreas und Milz sammelt sich in der Pfortader, welche sich in der Leber wieder aufzweigt. Zwischen den Venen des Pfortaderkreislaufes und den Venen des Körperkreislau-

Tabelle 2-1 **Durchblutung** ($\dot{V}$) und **Sauerstoffausschöpfung** (O_2AS) einiger Organe unter Ruhebedingungen und bei maximaler körperlicher Arbeit (alle Werte nur grobe Richtwerte, welche z.T. erheblichen Schwankungen unterworfen sein können)

Organ	Organgewicht kg	Ruhe $\dot{V}$ (l/min)	O_2AS (%)	maximale Arbeit $\dot{V}$ (l/min)	O_2AS (%)
Gehirn	1,5	0,8	30	0,8	40
Herz	0,3	0,3	60	1,0	90
Muskulatur	30,0	1,4	40	22,0	90
Niere	0,3	1,2	10	0,3	20
Leber inklusive Pfortader	2,9	1,1	40	0,3	80
Haut	5,0	0,5	10	0,6	10
andere	30,0	0,6	15	0,1	80
gesamt	70,0	6,0	28	25,0	80

fes bestehen Verbindungen an Ösophagus, Nabel und Rectum. Bei Verschluß der Pfortader (s. 10.2.2) fließt das Blut aus dem Pfortaderkreislauf über die Verbindungen in den Körperkreislauf ab, wodurch diese Verbindungen stark erweitert werden.

2.1.1 Kreislaufmechanik

Treibende Kraft für die *Blutströmung* ($\dot{V}$) ist eine *Druckdifferenz* (Δp). Die Größe von $\dot{V}$ wird durch den *Widerstand* (R) des Gefäßes mitbestimmt, der wiederum von der *Länge* (l) und dem *Radius* (r) des Gefäßes sowie von der *Viskosität* des Blutes (η) abhängt:

$$\dot{V} = \frac{\Delta p}{R}; \quad R \sim \frac{l \cdot \eta}{r^4}$$

Die genannten Formeln gelten streng genommen nur für gleichmäßige, laminare (d.h. frei von Wirbeln) Strömung homogener Flüssigkeiten in starren Röhren mit benetzbaren Wänden. Keine der Bedingungen ist im Kreislauf voll erfüllt. Das Blut ist eine inhomogene Flüssigkeit, die Strömung ist pulsierend, erzeugt z.T. Wirbel, und die Gefäße sind dehnbar. Die dadurch auftretenden Abweichungen ändern jedoch wenig an der fundamentalen Bedeutung der oben genannten Beziehung für die Hämodynamik.

Letztlich entscheidend für das Gewebe ist die *Menge Blut, welche pro Zeiteinheit durch seine Kapillaren fließt* ($\dot{V}$), unabhängig davon, ob Druck und Widerstand beide groß oder klein sind. Von den Faktoren, welche den Widerstand beeinflussen, ist die Länge eines Gefäßes für pathophysiologische Überlegungen unbedeutend, da sie praktisch immer gleich bleibt.

Anders verhält es sich mit der Viskosität und dem Gefäßradius. Die **Viskosität** beschreibt die Zähflüssigkeit des Blutes. Sie spiegelt die Reibung wider, welche bei einer Bewegung von Flüssigkeit in einem Gefäß an der Gefäßwand und innerhalb der Flüssigkeit auftritt. Wie überall, *nimmt die Gleitreibung mit Zunahme der Geschwindigkeit ab,* umgekehrt führt

eine *Strömungsverlangsamung zu einer Steigerung der Viskosität.* Die Viskosität nimmt ferner bei *Zunahme der korpuskulären Elemente* (im wesentlichen Erythrozyten) zu, da diese offensichtlich einer stärkeren Reibung untereinander ausgesetzt sind als Plasma (vgl. 4.3.4). In englumigen Gefäßen ist die Viskosität des Blutes hingegen relativ gering, da sich die Erythrozyten vorwiegend im Zentrum der Blutströmung aufhalten. Die Erythrozyten passieren auf diese Weise schneller die Kapillaren als das am Rande fließende Plasma und sind daher im Kapillarblut weniger konzentriert (Fahraeus-Lindqvist-Effekt). Die Viskosität des Blutes wird nicht nur von der Konzentration sondern auch von den Eigenschaften der Erythrozyten (und der Plasmaproteine) entscheidend beeinflußt (vgl. 4.3.4).

Überragende Bedeutung für den Gefäßwiderstand hat der **Radius,** da er in der vierten Potenz eingeht, d.h. bei einer Halbierung des Gefäßradius steigt der Widerstand auf das 16fache, und bei gleichem Druckgradienten sinkt die Stromstärke auf ein Sechzehntel. Es ist daher nicht überraschend, daß die *Regulation des Kreislaufs vorwiegend an der Verstellung von Gefäßradien* ansetzt. Es wird auch klar, daß die Verengung einer Arterie (Stenose) zu einer erheblichen Zunahme des Strömungswiderstandes führen kann.

Die Bedeutung des Widerstandes liegt nicht nur darin, daß er bei gegebener Druckdifferenz die Größe der Stromstärke (Organdurchblutung) bestimmt, sondern auch darin, daß bei gegebener Stromstärke der Druck von der Größe des Widerstandes abhängt. Eine **arteriovenöse Fistel** z.B., d.h. eine Kurzschlußverbindung zwischen Arterie und Vene unter Umgehung der Arteriolen, Kapillaren und Venolen, weist im allgemeinen einen geringen Widerstand auf. Dadurch fließt ein beträchtlicher Teil des Herzzeitvolumens durch diese Fistel ab, und der Druck in der Aorta sinkt, wenn nicht das Herzzeitvolumen gesteigert wird. Das Herz muß also das die Fistel passierende Volumen zusätzlich in den Kreislauf pumpen, wenn ein Blutdruckabfall verhindert werden soll. Besonders ungünstig ist die Situation für das Gefäßgebiet distal der arteriovenösen Fistel: Denn selbst wenn das Herzzeitvolumen angehoben und damit der systemische Blutdruck normal ist, so findet doch wegen der gesteigerten Stromstärke in den Gefäßabschnitten proximal der Fistel ein größerer Blutdruckabfall statt. An der Fistel und distal davon ist also der arterielle Druck erniedrigt und der venöse Druck erhöht. Damit ist die Druckdifferenz des distalen Gefäßabschnittes vermindert und die Durchblutung reduziert.

Die Druckverhältnisse im arteriellen System werden dadurch kompliziert, daß die Ventrikel nur während einer kurzen Zeit Blut auswerfen. Wären die Wände der Arterien starr, müßte das Blut des gesamten Kreislaufes zu Beginn der Systole erheblich beschleunigt werden. Dazu wären extreme Drucke erforderlich. Da aber die Wand der Aorta (das gleiche gilt für die Arteria pulmonalis) dehnbar ist, bewirkt das durch den Ventrikel ausgeworfene Blut eine Ausbuchtung der Gefäßwand. Die Aortenwand setzt dieser Ausbuchtung einen elastischen Widerstand entgegen, der die Blutsäule im Lumen auch nach Schluß der Aortenklappe unter Druck setzt. Dadurch wird auch während der Diastole noch ein Druckgradient zur Peripherie aufrecht erhalten, wodurch ein gleichmäßiger Blutfluß in den Kapillaren erreicht wird. In Analogie zu den „Windkesseln" mechanischer Pumpen wurde diese Funktion die **Windkesselfunktion der Aorta** genannt. Auf diese Weise hat das Blut eine gleichmäßig lange Kontaktzeit mit dem Gewebe, welche vollständigen Austausch von Substanzen ermöglicht.

Die Pulsation im arteriellen System erzeugt ein Druckmaximum (**systolischer Druck**) und ein Minimum (**diastolischer Druck**). Wichtig ist für die Klinik das unterschiedliche Verhalten dieser beiden Drucke bei verschiedenen Veränderungen des Kreislaufs.

Eine **Verhärtung der Aortenwand** (mit zunehmendem Alter, Arteriosklerose) muß zu einer *Zunahme des systolischen Druckes* führen, da das Schlagvolumen weniger von der Aorta aufgefangen werden kann. Da aber weniger Blut auf diese Weise in der Aorta „gespeichert" wird, muß der Druck bei unverändertem Widerstand schneller abfallen, der Mitteldruck bleibt somit – bei konstantem peripherem Widerstand – weitgehend *gleich*. Da das Herz Blut gegen einen höheren Aortendruck auswerfen muß, wird es jedoch belastet (Druckbelastung). Ferner wird die Pulsation stärker auf die Arteriolen übertragen, deren Gefäßwände dadurch gleichfalls einer größeren Belastung ausgesetzt sind. Im Alter nimmt als Folge der Druckbelastung von Arteriolen zusätzlich der periphere Widerstand zu.

Eine selektive **Erhöhung des peripheren Widerstandes** verzögert das Abfließen des in der Aorta gespeicherten Blutes, wodurch vor allem der *diastolische Druck ansteigt*.

Eine **Steigerung des Schlagvolumens** wiederum muß vorwiegend zu einer *Zunahme des systolischen Druckes* führen, da die Aorta stärker ausgebuchtet wird. Gleichzeitig steigt, bei unverändertem peripherem Widerstand, der diastolische Druck, da das vermehrt in der Aorta „gespeicherte" Volumen nur verzögert in die Peripherie abfließen kann. Oft ist jedoch ein gesteigertes Schlagvolumen mit einem Absinken des peripheren Widerstandes verknüpft (z.B. bei Arbeit), so daß der diastolische Druck gleich bleiben oder sogar sinken kann.

Der *periphere Widerstand* ist vor allem *in den* **Arteriolen** *gelegen*. Folglich findet

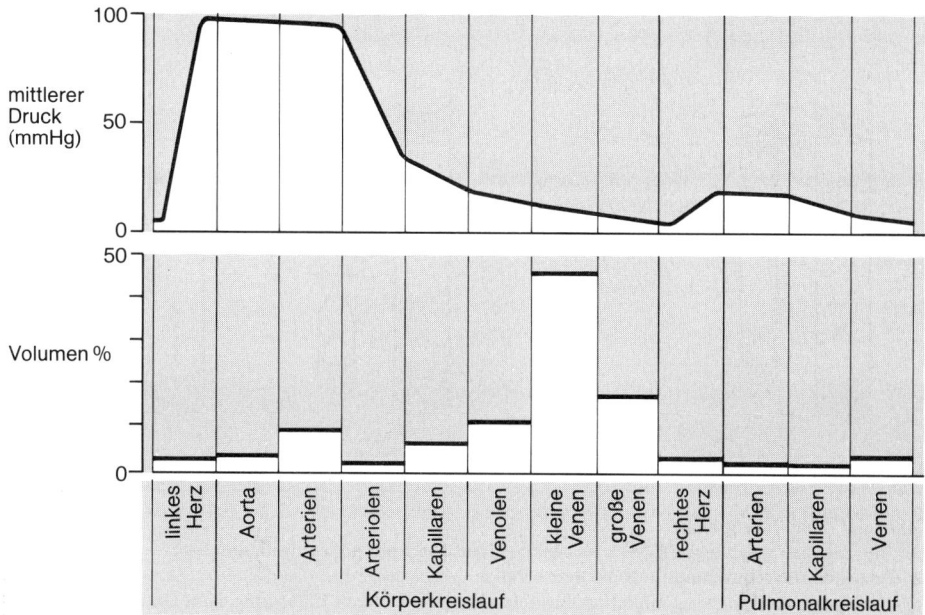

Abb. 2-1 **Druckverlauf und Volumenanteil** am gesamten Blutvolumen des Körpers der einzelnen Gefäß-abschnitte

dort der größte Druckabfall statt, da ja wegen des hohen Widerstandes ein hoher Druckgradient erforderlich ist, um das Herzzeitvolumen durch den Engpaß zu schleusen. Der hohe Widerstand hat seine Ursache im geringen Radius der Arteriolen. Wegen des hohen Widerstandes der Arteriolen muß das Druckgefälle zwischen Arterien und Kapillaren hoch sein, um eine ausreichende Durchblutung der Gewebe zu sichern. Ein hoher systemischer Blutdruck bedeutet jedoch mehr Arbeit für das Herz. Der hohe Widerstand der Arteriolen kostet demnach Energie. Auf der anderen Seite wird *durch den hohen Widerstand an den Arteriolen die Durchblutung eines Organes weitgehend unabhängig vom systemischen Blutdruck:* Eine Mehrdurchblutung kann durch Weiterstellen (Widerstandsabnahme), eine Durchblutungsminderung durch Engstellen erreicht werden, ohne daß systemischer oder Kapillardruck geändert werden müssen. Sinkt der arterielle Druck unter den sog. kriti-

schen Verschlußdruck (normalerweise ca. 20 mmHg bzw. 2–3 kPa), dann kommt es zum Verschluß der Arteriolen.

In den **Kapillaren** ist der Druck wegen des starken Druckabfalles in den Arteriolen gering (Abb. 2-1). Ein hoher Druck könnte auch nicht ohne Schädigung der dünnwandigen Kapillaren einhergehen. Wegen des niederen Druckes in den Kapillaren darf der Widerstand in den Kapillaren und den folgenden Gefäßen, den Venen, nur gering sein. Das ist auch der Fall. Der Radius einer Einzelkapillare ist zwar gering und damit der Einzelwiderstand hoch, die große Zahl der parallel geschalteten Kapillaren resultiert jedoch in einem gegenüber den Arteriolen wesentlich geringeren Gesamtwiderstand.

In den **Venen** der unteren Körperhälfte wird die *Rückkehr des Blutes durch Klappen begünstigt:* Die Venen werden bei Kontraktion der Beinmuskeln von außen komprimiert. Dadurch entsteht ein Überdruck im Gefäß. Die Klappen verhindern, daß Blut in die Peripherie zurückweicht,

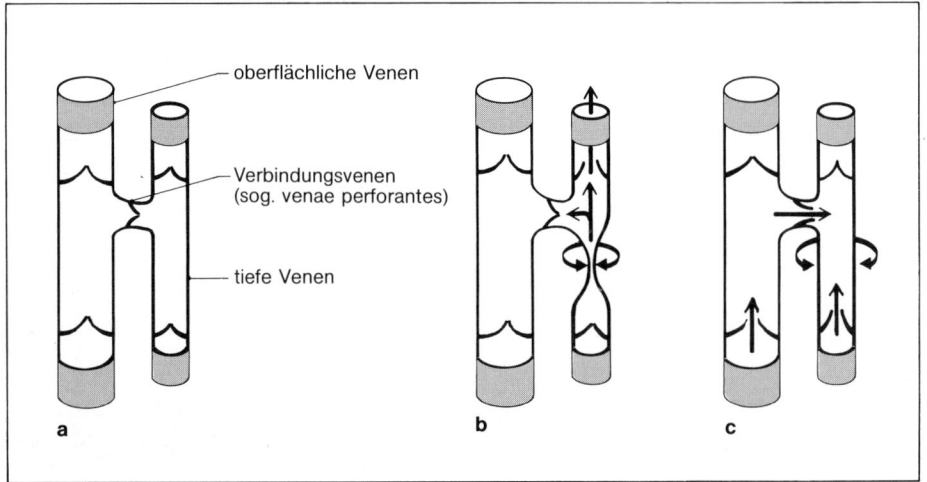

oberflächliche Venen

Verbindungsvenen
(sog. venae perforantes)

tiefe Venen

a   b   c

Abb. 2-2   Die Venenpumpe
a) Alle Klappen geschlossen (Druck im oberen Gefäßabschnitt höher als im unteren)
b) Druck der Beinmuskulatur auf die tiefen Venen
c) Nachlassen des Druckes, Dilatation der tiefen Venen und damit Erzeugung eines Unterdruckes

es wird also auf diese Weise zum Herzen gepumpt (Abb. 2-2). Bei Bewegung der Beinmuskulatur wird also der venöse Rückstrom aus den Beinen gefördert. *Bei Insuffizienz der Venenklappen ist diese äußere Muskelpumpe wirkungslos,* und Blut staut sich in der Peripherie an. Die *Atembewegungen üben die gleiche Wirkung aus* wie die Beinmuskulatur. Bei Inspiration steigt der Druck im Bauchraum durch Senken des Zwerchfelles. Da die Beinvenenklappen verschlossen sind, kann Blut nur in den Brustraum ausweichen, wo der Druck ohnehin gesenkt ist. Das gesteigerte Blutangebot erhöht die Auswurfleistung des rechten Ventrikels. Bei Exspiration sinkt der Druck im Bauchraum und Blut wird aus den Beinvenen „angesogen". Die Beinmuskulatur und die Druckschwankungen im Bauch- und Brustraum steuern immerhin etwa 1/3 der Energie zur Bewegung des Kreislaufes bei, 2/3 werden durch das Herz bereitgestellt.

Aus Abb. 2-1 geht hervor, daß etwa 2/3 *des gesamten Blutes im venösen Anteil des Körperkreislaufs und nur etwa 1/6*

auf der arteriellen Seite vorliegt. Die Venen bezeichnet man daher auch als **Kapazitätsgefäße.** Sie stellen einen großen Speicher für Blut dar, welcher bei Blutverlust durch Kontraktion der Gefäßwände mobilisiert werden kann. Insbesondere das Venengeflecht in der Haut und das venöse Blut in der Leber stellen mit je einem Viertel des Blutvolumens ein wichtiges Reservoir dar. Durch Konstriktion der Kapazitätsgefäße in diesen Organen kann bis zu einem Liter Blut und durch Konstriktion der Lungengefäße ein weiterer 1/4 l Blut mobilisiert werden. **Der zentrale Venendruck**, d.h. der Druck in der Nähe und auf der Höhe des rechten Vorhofes, ist für den Arzt ein wichtiges Maß für das Blutvolumen des Patienten. *Verlust von* über 20 % des *Blutvolumens* geht praktisch immer mit einer *Senkung des zentralen Venendruckes* einher, umgekehrt führt Bluttransfusion in erster Linie zu einer Steigerung des Blutdruckes in den zentralen Venen. Erst indirekt, d.h. über eine Änderung der Herzfüllung, tritt bei Änderung des Blutvolumens eine Wirkung auf den arteriellen Blutdruck auf.

Bei der Betrachtung der Druckverhältnisse im Kreislauf darf der **Einfluß der Körperstellung** nicht übersehen werden: Neben dem durch das Herz ausgeübten Druck lastet auf der Blutsäule im Körper noch der durch das Gewicht des Blutes erzeugte hydrostatische Druck. Nimmt man das Herz als den Ausgangspunkt an, so addiert sich in den Beinen zum Blutdruck ein hydrostatischer Druck von beispielsweise einem Meter Wassersäule, das sind etwa 10 kPa (75 mmHg). Durch die Venenklappen wird dieser Druck jedoch auf dem venösen Schenkel nicht voll wirksam. Umgekehrt müssen vom Blutdruck etwa 4 kPa (30 mmHg) abgezogen werden, wenn der Perfusionsdruck des Gehirns ermittelt werden soll. Im Stehen gleicht der Druck im Vorhof etwa dem Atmosphärendruck, die Halsvenen sind kollabiert, und die fest aufgespannten Hirnsinus, die nicht kollabieren können, weisen negative Drucke auf. Die oberen Abschnitte der Lunge sind kaum oder nicht, die unteren Abschnitte sehr gut durchblutet. *Bei plötzlichem Aufstehen* nimmt somit primär die Durchblutung der unteren Extremitäten zu (höherer Druckgradient). Im allgemeinen *staut sich etwa ein halber Liter Blut in der unteren Körperhälfte.* Setzt keine Gegenregulation ein (Konstriktion der Arteriolen und der zentralen Venen, vgl. 2.1.4), so führt das verminderte Blutangebot *zu reduzierter Herzfüllung und Abfall des Herzzeitvolumens.* Folge ist ein Blutdruckabfall, der besonders die Gehirnperfusion in Mitleidenschaft zieht. Es treten Schwindel und Kollaps ein.

Die Abhängigkeit des venösen Angebotes von der Körperlage kann vom Arzt genutzt werden:

Bei **Blutmangel** (Blutverlust, Schock, s. unten) kann das *Anheben der Beine* über das Körperniveau zu einer erheblichen Steigerung des Blutangebotes führen *(Autotransfusion).* Umgekehrt kann bei Vorliegen eines **Lungenödems** wegen Drucksteigerung im Lungenkreislauf das *Senken der Beine* und das Aufrichten des Patienten zu einer erheblichen Erleichterung führen, da durch den verminderten venösen Zustrom zum rechten Herzen der Druck im Lungenkreislauf gesenkt und damit das Lungenödem reduziert wird.

2.1.2 Filtration in den Kapillaren, Ödeme

Durch die Wand der Kapillaren findet ein reger **Stofftransport durch Diffusion** statt, der für kleinere Moleküle wie Sauerstoff, Kohlendioxid, Glucose usw. einen völligen Konzentrationsausgleich zwischen Blut und interstitieller Flüssigkeit erlaubt. Da nicht nur Konzentrationsdifferenzen, sondern auch *Druckdifferenzen* zwischen Kapillarlumen und Interstitium bestehen, tritt auch eine *Flüssigkeitsbewegung durch die Basalmembran auf,* eine **Filtration von Wasser.** Wie unter 13.3.1 näher ausgeführt wird, hängt das filtrierte Volumen von der *hydrostatischen und onkotischen (kolloidosmotischen) Druckdifferenz* ab.

Abb. 2-3 zeigt die Verhältnisse in einer peripheren Kapillare: Zu Beginn überwiegt die hydrostatische Druckdifferenz deutlich die onkotische **Druckdifferenz,** und es wird etwa 1/2 % des Blutplasmas in das Gewebe filtriert. Obgleich die Kapillarwand einen Durchtritt von Proteinen weitgehend verhindert, ist diese Flüssigkeit auch normalerweise nicht ganz frei von Plasmaproteinen. (Ein besonderer Fall liegt in Leber, Knochenmark und Milz vor, wo die Permeabilität der Gefäße für Proteine hoch und das Interstitium proteinreich sind.) *Durch den Druckabfall in der Kapillare dreht sich der Gradient am Ende der Kapillare um,* d.h. der durch die Proteine erzeugte onkotische Druck überwiegt den hydrostatischen Druck. 90 % des filtrierten Wassers wer-

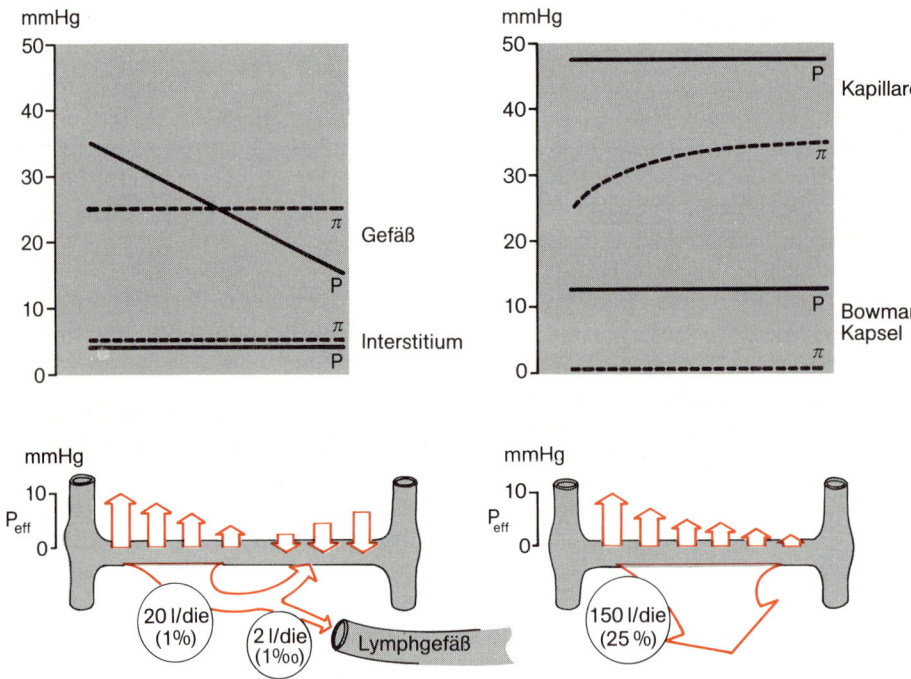

Abb. 2-3 **Filtration in Kapillaren der Peripherie** (links) **und in Glomerula der Niere** (rechts). Das obere Diagramm zeigt jeweils den hydrostatischen (p) und onkotischen (π) Druck in Gefäß und Interstitium (bzw. Bowman'scher Kapsel). In der unteren Bildhälfte sind die effektiven Filtrationsdrucke ($p_{eff} = \Delta p - \Delta \pi$) als Pfeile eingezeichnet. Beachte, daß in der Niere ein wesentlich größeres Volumen pro Tag abfiltriert wird (ca. 25 % des renalen Plasmaflusses) als in der Peripherie (ca. 1 % des peripheren Plasmaflusses). Ursache ist im wesentlichen die hohe Wasserdurchlässigkeit (hydraulische Leitfähigkeit) der glomerulären Kapillaren. Durch den hohen Anteil filtrierter Flüssigkeit steigt der onkotische Druck in Glomerulumkapillaren, während der hydrostatische Druck annähernd konstant bleibt (glomeruläre Gefäßschlingen sind sehr kurz)

den auf diese Weise wieder in die Gefäße aufgenommen. Die restlichen 10% des Wassers und der Großteil der filtrierten Proteine verlassen das Gewebe über blind beginnende Lymphgefäße. Diese Gefäße sind wie die Venen mit Klappen ausgestattet, durch Kompression von außen sowie durch Kontraktion glatter Muskulatur in der Wand größerer Lymphgefäße wird die Lymphe zentralwärts befördert. Bevor die Lymphe in der Nähe des rechten Vorhofes (in den sog. Venenwinkeln) wieder in das Blut mündet, muß sie einige Lymphknoten passieren, Ansammlungen von Lymphozyten (vgl. 4.1.1), die eine Reinigung der Lymphe vornehmen.

Täglich werden etwa 20 Liter Flüssigkeit in das Interstitium abgepreßt *und da-*

von 18 Liter wieder in den venösen Schenkel der Kapillaren aufgenommen. 2 Liter gelangen über das Lymphgefäßsystem in den Blutkreislauf zurück.

Eine Betrachtung von Abb. 2-3 erlaubt eine Aussage darüber, wie sich die **Infusion** bestimmter Lösungen auf das Plasmavolumen auswirkt: eine reine Elektrolytlösung vermindert den onkotischen Druck im Plasma und wird zum größten Teil ins Gewebe abfiltriert. Wegen des Anstieges des hydrostatischen Druckes im Gewebe bleibt ein – allerdings sehr kleiner – Anteil der infundierten Flüssigkeit im Plasma. Eine Lösung mit nicht filtrierbaren Makromolekülen (Plasmaexpander) bleibt dagegen praktisch vollständig im Plasma, da sie den onkoti-

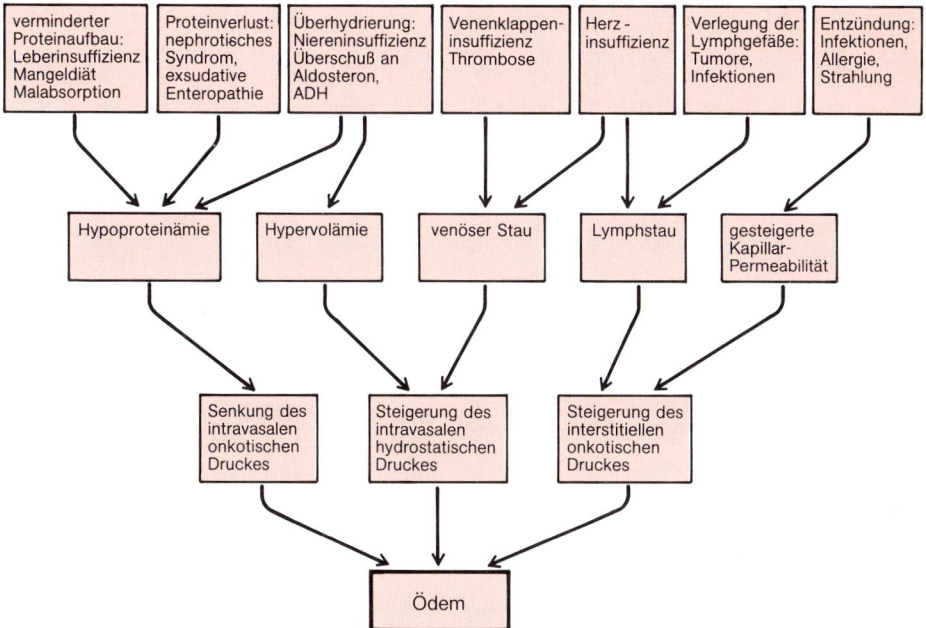

Abb. 2-4 **Die Entstehung von Ödemen**

schen Druck aufrecht erhält. Plasmaexpander können somit bei schweren Blutverlusten zur Aufrechterhaltung des Blutvolumens eingesetzt werden.

Übersteigt die Filtrationsrate den Abtransport, so kommt es zur Ablagerung von Wasser im Gewebe, zu **Ödemen.** Abb. 2-4 faßt die wichtigsten Ursachen für Ödeme zusammen. Die pathophysiologischen Einzelheiten der Grundkrankheiten werden an anderer Stelle besprochen, hier soll lediglich gezeigt werden, daß letztlich alle Ödemkrankheiten über eine Änderung des hydrostatischen oder kolloidosmotischen Druckgefälles bzw. die Permeabilität der Kapillarwand wirken. Die Permeabilität der Kapillarwand wird wesentlich durch die Weite der tight junctions (vgl. 13.3.3) bestimmt. Eine Weitstellung dieser tight junctions (z.B. bei Entzündungen) erlaubt den Durchtritt von Proteinen.

Da täglich etwa 20 Liter Flüssigkeit in das Gewebe abgepreßt werden, ist leicht einzusehen, daß *vor allem plötzlich auf-*

tretende Ödeme zu einer gefährlichen **Reduzierung des Plasmavolumens** führen können. Durch die Ausdehnung des Gewebes beim Ödem kommt es zu einem Druckanstieg, der letztlich die Vergrößerung des Ödems limitiert. Hier spielt die Dehnbarkeit **(Compliance)** des Gewebes eine wesentliche Rolle: Sie ist normalerweise gering, nimmt jedoch bei Übersteigen eines bestimmten Druckes deutlich zu, wodurch die Ödembildung begünstigt wird. Bei Entzündungen ist die Compliance durch Einschmelzen von Bindegewebssubstanzen erhöht. Umgekehrt kann man durch Tragen von elastischen Strümpfen die Compliance „des Gewebes" herabsetzen.

Von ausschlaggebender Bedeutung ist das Verhalten des **Lymphgefäßsystems** bei der Entwicklung von Ödemen. Die gesteigerte Filtration von Flüssigkeit in das Gewebe aufgrund der verschiedenen Ursachen in Abb. 2-4 führt zunächst zur Zunahme des Lymphflusses. Ödeme entwickeln sich erst bei Überforderung des Lymphgefäßsystems. Die Ursache von

Ödemen ist bisweilen primär ein verminderter Lymphfluß (Lymphstau), wie bei Verschluß bzw. Verlegung (Bakterien, Parasiten, Karzinomzellen), Entfernung (Operationen) oder mangelhafter Anlage (angeborener Defekt) von Lymphgefäßen, sowie bei erhöhtem Druck an der Mündungsstelle in die großen Venen (z.B. bei Herzinsuffizienz).

Die **Lokalisation von Ödemen** wird zunächst davon beeinflußt, in welchem Gefäßsystem eine Druckerhöhung auftritt. Bei Linksherzversagen steigt der Druck im kleinen Kreislauf mit Ausbildung eines Lungenödems, bei Rechtsherzversagen treten periphere Ödeme auf, bei Stauung im Pfortaderkreislauf Ödeme in der Darmwand und ein Erguß in die Bauchhöhle (Aszites). Ferner treten dort Ödeme zuerst auf, wo sich Blutdruck und hydrostatischer Druck durch das Gewicht der Blutsäule addieren, also beim Stehen in den Beinen. Auch beim Gesunden wird im Stehen Flüssigkeit ins Interstitium abgepreßt und im Liegen wieder in das Gefäßsystem aufgenommen. Dadurch werden die hämodynamischen Wirkungen eines Lagewechsels (s. oben) verstärkt. Der Effekt ist beim Gesunden vergleichsweise gering, da das Schließen präkapillarer Sphinkter beim Aufstehen die Zahl perfundierter Kapillaren und somit die Filtrationsfläche herabsetzt. Bei Vorliegen von peripheren Ödemen kommt es allerdings nachts bzw. im Liegen zu einer Filtrationsumkehr in den Beinkapillaren bzw. zu einem gesteigerten Abtransport von Ödemflüssigkeit über das Lymphgefäßsystem. Folgen sind Hypervolämie, gesteigerte Perfusion der Niere (u.a. auch durch herabgesetzten Sympathicotonus) und nächtliche Diurese (Nykturie). Am nächsten Tag werden die Ödeme wieder nachgebildet, und die Hypovolämie führt zur Antidiurese (vgl. 6.1.7).

2.1.3 Regulation der Durchblutung

Eine vom systemischen Blutdruck weitgehend unabhängige Durchblutung verschiedener Organe (v.a. Niere, Gehirn, Herz, Leber) wird durch die sogenannte **Autoregulation** erzielt. Eine *Steigerung des arteriellen Blutdruckes* zieht eine *reflektorische Konstriktion der Arteriolen* nach sich, das stärkere Druckgefälle wird somit durch einen größeren Widerstand kompensiert. Umgekehrt werden die Lungengefäße bei Zunahme des intravaskulären Druckes passiv gedehnt, wobei ihr Widerstand abnimmt.

Eine überragende Rolle kommt bei der Durchblutungsregelung fast aller Organe dem **Sauerstoff** zu: Ein Abfall der Sauerstoffkonzentration führt fast überall zu einer Erweiterung der Arteriolen und ggf. zu einer Öffnung von präkapillaren Sphinktern. Auch eine Steigerung der CO_2-Konzentration und **pH**-Abfall führen zur Gefäßdilatation. Die CO_2-Konzentration spielt vor allem bei der Gehirndurchblutung eine überragende Rolle: Ein *Anstieg der CO_2*-Konzentration im Blut, z.B. wegen eines eingeschränkten Gasaustausches in der Lunge, zieht eine *Dilatation der Gehirngefäße* nach sich, welche zu gefährlichen *Hirndrucksteigerungen* führen kann. Umgekehrt kann gesteigerte Abatmung von CO_2 auch Konstriktion der Gehirngefäße auslösen mit folgender Mangeldurchblutung des Gehirns. In der Lunge hingegen führen O_2-Abfall und CO_2-Anstieg zu Vasokonstriktion, wie unter 3.1.7 näher ausgeführt wird.

Eine lokale Vasodilatation wird vor allem im Herzen bei Ansteigen der Konzentration von **Adenosin** und seiner Phosphate AMP, ADP und ATP ausgelöst. In der Niere wirkt Adenosin freilich vasokonstriktorisch. Auch Ionen beeinflussen die Aktivität der Gefäßmuskulatur: Ein Ansteigen der lokalen **Kalium**konzentration, wie sie bei Muskeltätigkeit auftritt, führt zur Vasodilatation, gleichfalls ein Abfall der **Calcium**konzentration im Gewebe. Schließlich hat eine Steigerung der **Osmolarität** Vasodilatation zur Folge. Die genannten Mechanismen werden bei Mangeldurchblutung eines Gewebes wirksam und erlauben eine Anpassung der Durchblutung an den Sauerstoffbedarf, solange der systemische Blutdruck ausreicht.

Darüber hinaus existiert eine Reihe von weiteren Mechanismen, welche die lokale Durchblutung beeinflussen können. Reizung einer **Schmerz**faser führt häufig zur Dilatation eines benachbarten Gefäßes.

Tabelle 2-2 Faktoren, welche zur lokalen **Gefäßdilatation** führen

---

Stoffwechselgrößen

- O_2-Mangel (außer im Gehirn überall wichtigster Reiz)
- CO_2-Anstieg (im Gehirn wichtigster Reiz)
- pH-Abfall (Acidose)
- K^+-Anstieg
- Osmolaritätsanstieg
- Ca^{++}-Abfall
- Adenosin und seine Phosphate
- Stickoxid

Sympathische Innervation

- β-Rezeptoren-Stimulation (Herz)
- cholinerge oder β-sympathische Innervationen (Skelettmuskel)

Gewebshormone

- Bradykinin
- Prostaglandine
- Histamin

Ferner stehen die Gefäße unter dem Einfluß des **sympathischen Nervensystems,** wie in Kapitel 8.1.5 noch näher ausgeführt wird. Gefäße in Herz, Leber und Skelettmuskel enthalten vorwiegend β_2-Rezeptoren, über die Adrenalin vasodilatierend wirkt. Andererseits liegen in anderen Gefäßen (Niere, Darm, Haut, etc.) vorwiegend α_1-Rezeptoren vor, deren Reizung durch Adrenalin oder Noradrenalin zur Vasokonstriktion führt (vgl. 8.1.5). In den Drüsen des Magen-Darm-Traktes werden Enzyme freigesetzt **(Kallikrein),** welche aus dem in der Leber gebildeten Globulin Kininogen das Polypeptid Kallidin abspalten, aus dem das gefäßerweiternde Bradykinin ent-

steht. Bradykinin wird schließlich durch sogenannte Kininasen abgebaut (vgl. 11.7.3).

Von Thrombozyten wird bei Gefäßläsionen das vasokonstriktorisch wirksame **Serotonin** freigesetzt (vgl. 4.5.1), von basophilen Granulozyten und Gewebsmastzellen bei Aktivierung das vasodilatierende **Histamin** (vgl. 11.7.1). Praktisch überall im Körper werden **Prostaglandine** (PG) und Thromboxane (Tx) aufgebaut, die z.T. vasokonstriktorisch (TxA_2), z.T. vasodilatatorisch (PGE_2) wirksam sein können (vgl. 11.7.4). PGE_2 wird unter anderem bei Gewebsischämie freigesetzt. Schließlich wirken Angiotensine, Aldosteron und Cortisol vasokonstriktorisch sowie Schilddrüsenhormone und der atriale natriuretische Faktor (vgl. 2.1.4) vasodilatatorisch.

Eine entscheidende Rolle in der Regulierung des Gefäßtonus wird dem **Endothel** zugeschrieben: Hypoxie, ATP, ADP, Acetylcholin, Bradykinin, Histamin, Serotonin, etc. stimulieren die Ausschüttung eines EDRF (endothelium derived relaxant factor = Stickoxid). EDRF bewirkt im glatten Gefäßmuskel über cGMP (vgl. 11.1.1) eine Hyperpolarisation sowie eine Senkung des intrazellulären Calciums und erzwingt auf diese Weise eine Vasodilatation. Die Bildung von cGMP im glatten Gefäßmuskel wird durch den atrialen natriuretischen Faktor direkt stimuliert. Das Endothel bildet ferner ein stark vasokonstriktorisch wirkendes Peptid (Endothelin).

2.1.4 Kreislaufregulation

Der Körper verfügt über eine Reihe von Mechanismen, welche den Blutdruck kurz- und langfristig konstant halten.

In Carotissinus und Aortenbogen liegen **Pressorezeptoren,** die durch Dehnung der Gefäßwand erregt werden. Ihre Erregung wird zu kreislaufregulierenden Neuronen in der Medulla oblongata geleitet, welche über das sympathische und parasympathische Nervensystem Herz (vgl. 1.1.2) und Gefäße (vgl. 2.1.3) beeinflussen.

Bei **plötzlichem Blutdruckabfall** erlischt die Aktivität der Rezeptoren, das sympathische Nervensystem wird enthemmt und das parasympathische Nervensystem unterdrückt. Die Wirkung auf das Herz äußert sich in Zunahme von Herzkraft (vgl. 1.1.2), Herzfrequenz (vgl. 1.1.1) und Herzminutenvolumen. Die durch den Sympathicus vermittelte Kontraktion der Widerstandsgefäße v.a. in Haut, Magendarmtrakt und Nieren (vgl. 2.1.3) steigert den peripheren Widerstand und stützt auf diese Weise den systemischen Blutdruck. Darüber hinaus führt die periphere Vasokonstriktion zu einer Abnahme des Filtrationsdruckes und somit zu einer Mobilisierung interstitieller Flüssigkeit. Eine durch den Sympathicus erzeugte Kontraktion der Kapazitätsgefäße v.a. in Haut, Leber und Lunge (vgl. 2.1.1) steigert das venöse Angebot zum Herzen und erzwingt auf diese Weise eine Zunahme des Herzminutenvolumens (vgl. 1.1.2).

Bei **plötzlicher Zunahme des Blutdruckes** werden die Pressorezeptoren erregt, der Sympathicus gehemmt und der Parasympathicus gefördert, und es kommt zu Bradykardie und Vasodilatation. Bei Überempfindlichkeit der Pressorezeptoren kann durch Druck auf den Carotissinus ein Herzstillstand provoziert werden. Eine Sinustachykardie kann auf der anderen Seite durch Druck auf den Carotissinus unterbrochen werden. Eine starke Reizung der Pressorezeptoren dämpft im übrigen die Atmung und mindert den Muskeltonus. Die Pressorezeptoren sind sog. Proportional-Differentialfühler (vgl. 8.1.1), d.h. sie reagieren viel heftiger auf schnelle als auf langsame Blutdruckänderungen.

Volumenrezeptoren in den Vorhöfen (sog. B-Rezeptoren) und in den Pulmonalarterien lösen bei ihrer Erregung wieder über die kreislaufregulierenden Neurone eine Stimulation des Vagus und eine Hemmung des Sympathicus aus. Dehnung des Vorhofes stimuliert ferner die Ausschüttung des atrialen natriuretischen Faktors (ANF, Atriopeptin), der renale Durchblutung, glomeruläre Filtration und Natriumausscheidung steigert und peripher die Gefäße dilatiert (vgl. 6.1.7).

Bei **Abnahme des zentralen Venendruckes** werden in etwa die gleichen Reaktionen ausgelöst wie bei Druckabfall im arteriellen System (s. Pressorezeptoren). Dabei kommt es freilich zu einer relativ starken Einschränkung der Nierendurchblutung. Die Abnahme der Nierendurchblutung zieht ihrerseits eine herabgesetzte Natriumausscheidung (Antinatriurese) nach sich. Die Entdehnung der Vorhöfe stimuliert ferner die Freisetzung von antidiuretischem Hormon (ADH), das die Wasserausscheidung der Niere senkt und in hohen Konzentrationen vasokonstriktorisch wirkt (vgl. 11.2.1).

Bei Blutdruckabfall kommt es ferner zu **Ischämie des ZNS,** zu Hypoxie, zu CO_2- und H^+-Anstieg, die eine direkte Stimulation medullärer Kreislaufzentren und auf diese Weise massive Vasokonstriktion auslösen können.

Einer Änderung des Blutdruckes wirkt auch die sogenannte **stress relaxation** bzw. ,,langsame Plastizität" entgegen, die Eigenschaft v.a. der Kapazitätsgefäße, bei Zunahme des intravaskulären Druckes allmählich zu dilatieren sowie bei Abnahme des intravaskulären Druckes sich allmählich zu kontrahieren (reverse stress relaxation).

Eine herabgesetzte Durchblutung der **Niere,** wie sie z.B. durch die Vasokonstriktion bei vermindertem Vorhofdruck (s.o.) oder bei starkem Blutdruckabfall zustande kommt, stimuliert die renale Ausschüttung von **Renin,** wie in Kapitel 6.1.7. näher ausgeführt wird. Renin spaltet aus dem in der Leber gebildeten Angiotensinogen Angiotensin I ab, welches durch ein vor allem in der Lunge vorkommendes „converting enzyme" in Angiotensin II überführt wird. Angiotensin II wirkt stark vasokonstriktorisch, stimuliert die Ausschüttung von ADH, Aldosteron und Noradrenalin und löst Durst aus. ADH fördert die renale Wasser-, Aldosteron die renale Natriumresorption (vgl. 6.1.7). Auf diese Weise wird dem Extrazellulärraum Volumen erhalten, das sich – wegen des Filtrationsgleichgewichtes in den peripheren Kapillaren – auch auf den intravaskulären Raum verteilt. Die Volumenzunahme erreicht über eine stärkere Herzfüllung einen Blutdruckanstieg, der durch die vasokonstriktorische Wirkung von Angiotensin II (direkt und über Noradrenalin) potenziert wird. Auch ohne Vermittlung des Renin-Angiotensin-Aldosteron-Mechanismus ist die Niere in der Lage, auf Steigerungen des Blutdruckes mit Natriurese und Diurese zu reagieren (Druckdiurese vgl. 6.1.7). Ob hier außer dem atrialen natriuretischen Faktor und hämodynamischen Faktoren noch andere – vasokonstriktorisch wirkende – natriuretische Faktoren im Spiel sind, ist immer noch umstritten.

Die Kreislaufreflexe, welche von Presso- und Volumenrezeptoren ausgehen bzw. durch Hirnischämie ausgelöst werden und über das autonome Nervensystem Herz und periphere Gefäße beeinflussen, erlauben eine **kurzfristige Blutdruckregulation,** die binnen Sekunden einsetzt. Bei länger dauernden bzw. „schleichenden" Blutdrucksteigerungen „gewöhnen" sich die Pressorezeptoren an das neue Niveau und wirken sogar einer plötzlichen Normalisierung des Blutdruckes entgegen. Flüssigkeitsverschiebungen vom interstitiellen zum intravaskulären Raum, die stress relaxation und die Gefäßwirkungen von Angiotensin II sind **mittelfristig,** d.h. binnen Minuten bis Stunden wirksam. Die **langfristige Blutdruckregulation** wird durch die renale Natrium- und Wasserausscheidung sowie deren Regulation u.a. durch Aldosteron und ADH diktiert. Es wurde gezeigt, daß eine Steigerung des Blutvolumens um nur 1–4 % binnen 2 Wochen eine Blutdrucksteigerung um 30 % nach sich ziehen kann.

Neben diesen sicher wichtigsten Regelkreisen beeinflussen noch weitere Reflexe den Kreislauf. Neben den oben genannten Vorhofrezeptoren (B-Rezeptoren) gibt es eine zweite Gruppe von Rezeptoren im Vorhof (**A-Rezeptoren**), deren Reizung eine *Steigerung der Sympathicusaktivität* bewirkt. Auf diese Weise wird durch ein gesteigertes Blutangebot im rechten Vorhof (Inspiration bei Jugendlichen) eine Tachykardie ausgelöst. Im Gegensatz zu den B-Rezeptoren werden die A-Rezeptoren v.a. während der aktiven Vorhofkontraktion erregt. Ferner gibt es **Dehnungsrezeptoren in den Herzkammern,** deren Reizung zur *Hemmung des Sympathicus* führt. Eine plötzliche, starke Reizung, z.B. durch Schlag gegen das Herz, kann wie beim Carotissinus einen Herzstillstand provozieren oder zu einem starken Blutdruckabfall führen. Schließlich führen Hypoglykämie sowie Erregung von **Chemorezeptoren** für CO_2 und O_2, die in erster Linie der Atemregulation dienen (vgl. 3.1.6), zu einer Aktivierung des Sympathicus.

Zentralnervöse Reize, die vor allem durch psychische Erregung ausgelöst werden, üben einen starken Einfluß auf die Kreislauf-regulierenden Neurone aus. *Angst* bzw. *Streß* können zu massiven Blutdruckerhöhungen führen, im Sinne einer „Sollwertverstellung". Der angehobene Blutdruck erlaubt bei Dilatation der entsprechenden Arteriolen eine optimale Durchblutung von Muskeln, die der Abwehr einer Gefahr durch Flucht oder Kampf (fight and flight reaction) dienen können (vgl. 8.1.5). Beim Streß des „zivilisierten" Menschen ist diese Blutdrucksteigerung sinnlos geworden, da einer Bedrohung nur mehr selten durch Tätigkeit von Muskeln ausgewichen wird. Im Gegensatz zur Sollwerterhöhung tritt eine zentralnervöse Sollwertverstellung nach unten (Hypotonie) relativ selten auf. Immerhin können starke Schmerzen einen Blutdruckabfall auslösen.

Der Blutdruck unterliegt schließlich **rhythmischen Schwankungen**, welche durch die Atmung (Inspiration → Blutdruckabfall), durch periodische Änderungen des peripheren Gefäßtonus (Frequenz ca. 6/min) und durch die circadiane Periodik (Blutdruckminimum in der Nacht, Blutdruckmaxima am Vormittag und/oder am Nachmittag) aufgezwungen werden.

Außer durch das Renin-Angiotensin-Aldosteron-System wird der Blutdruck noch durch Cortisol, Schilddrüsenhormone und einige „Gewebshormone" beeinflußt. **Cortisol** sensibilisiert Herz und Gefäße für Adrenalin, fördert die renale Natriumresorption und steigert damit sowohl den systolischen als auch den diastolischen Blutdruck. **Schilddrüsenhormone** steigern Herzfrequenz und Herzkraft und führen andererseits zu peripherer Vasodilatation. Damit steigern sie den systolischen Blutdruck und die Blutdruckamplitude. Auch **Histamin, Bradykinin, Serotonin** und **Prostaglandine** können über ihre Wirkung auf die Gefäße (vgl. 2.1.3) den Blutdruck beeinflussen. Die genannten Hormone sind jedoch keine Glieder der Blutdruckregulation.

Die Effizienz der Blutdruckregulation kann durch den sog. **Orthostase-Versuch** geprüft werden. Bei Lagewechsel vom Liegen zum Stehen nehmen venöser Rückstrom, zentraler Venendruck und Schlagvolumen ab. Der Abfall des systolischen Blutdruckes führt über Pressorezeptoren und Sympathicus zu peripherer Vasokonstriktion und Tachykardie (ca. 20% nach 10 Min.). Damit steigt der diastolische Blutdruck normalerweise geringfügig (< 5 mmHg) und der systolische Blutdruck erreicht wieder in etwa den Wert vor dem Aufstehen (± 5%).

Ein Abweichen von diesem Verhalten wird als **orthostatische Dysregulation** bezeichnet: Bei der sog. hyperdiastolischen bzw. hypersympathicotonen Regulationsstörung nimmt das Schlagvolumen so massiv ab, daß trotz besonders ausgeprägter Steigerung von peripherem Widerstand (diastolischer Blutdruckanstieg > 5 mmHg) und Herzfrequenz (> 20%) ein Abfall des systolischen Blutdruckes nicht verhindert werden kann. Bei der sog. hypodiastolischen bzw. hyposympathicotonen Regulationsstörung ist die Aktivierung des Sympathicus und damit die Zunahme von peripherem Widerstand und Herzfrequenz weniger ausgeprägt als bei normaler Regulation. Folgen sind eine deutliche Reduzierung des Herzminutenvolumens sowie ein Abfall von systolischem und diastolischem Blutdruck. In einigen Fällen nimmt sogar die Herzfrequenz ab (sog. vagovasale Reaktion). Im Gegensatz zu den bisher genannten hypotonen Dysregulationen kommt es bei der hypertonen Regulationsstörung zu einem Anstieg des systolischen Blutdruckes durch zu starke Aktivierung der Kreislaufregulation.

2.1.5 Ischämie

Im folgenden sollen die Wirkungen einer Mangeldurchblutung (Ischämie) geschildert werden. Eine Ischämie tritt auf, *wenn das Blutangebot den Bedarf nicht decken kann.* Dabei kann die Durchblutung teilweise oder auch völlig unterbrochen sein. Die Ischämie kann ein bestimmtes Gewebe (z.B. Coronarinsuffizienz) oder den ganzen Körper (Kreislaufstillstand) in Mitleidenschaft ziehen.

Die Folgen werden in erster Linie vom **Mangel an Sauerstoff** diktiert, da die Zellen wohl Brennstoff und Aufbaustoffe, nicht aber Sauerstoff in nennenswerten Mengen speichern können. Der im Herzen an Myoglobin gebundene Sauerstoff reicht beispielsweise nur für etwa 4 Sekunden. Der Sauerstoffgehalt im Gewebe fällt, dadurch wird auch mehr Sauerstoff vom Blut abgegeben, wodurch das venöse Blut Sauerstoff-ärmer wird. Es steigt somit die Differenz zwischen *der Sauerstoffkonzentration* im arteriellen (normalerweise 20 Vol%, das heißt 20 ml/100ml Blut) und venösen Blut (normalerweise 15 Vol%).

Die Zellen sind bei Sauerstoffmangel in der Lage, Glucose zu *Milchsäure* abzubauen, wozu kein Sauerstoff benötigt wird **(anaerobe Glykolyse)**. Der Energiegewinn beträgt jedoch nur etwa 5% der Energie, welche durch oxidativen Abbau der Glucose (zu CO_2 und H_2O) gewonnen wird. Soll also der Energiebedarf durch anaerobe Glykolyse gedeckt werden, so muß wesentlich mehr Glucose verbrannt werden, die Reserven werden also schnell aufgebraucht sein.

Der verzögerte Abtransport führt auf der anderen Seite zu einer *Anhäufung von CO_2 (bzw. Kohlensäure) und Milchsäure.* Die **Ansäuerung des Gewebes** schädigt wiederum die Zellen und führt zu einer Reizung der Nervenendigungen von Schmerzfasern und damit zur *Schmerzempfindung.*

Beim Untergang der Zellen kommt Störungen an der Zellmembran eine überragende Bedeutung zu: Die Unfähigkeit, die ungleiche Ionenverteilung an der Zellmembran aufrecht zu erhalten, führt zu Kaliumverlusten der Zellen mit Zunahme extrazellulärer Kaliumkonzentration, Membranpotentialabfall, Zunahme intrazellulärer Natrium-, Chlorid- und Calciumkonzentration und zur **Schwellung der Zellen** (s. 13.3.6), Änderungen, die zunächst zur Freisetzung intrazellulärer Enzyme führen können (vgl. 10.1.12) und schließlich durch Strukturzerstörung den irreversiblen Tod einleiten.

Das Auftreten von Störungen hängt freilich nicht nur von der Durchblutung

und dem Sauerstoffmangel des Blutes ab, sondern auch vom **Sauerstoffbedarf**, d.h. der Stoffwechselaktivität des Gewebes.

Bei einem **Kreislaufstillstand** wird zunächst das *Gehirn* in Mitleidenschaft gezogen: Bereits *nach 8 Sekunden* ist der lokale Sauerstoff verbraucht, und es kommt zur *Bewußtlosigkeit*. Nach *fünf Minuten* ist Glucose völlig aufgebraucht, und es treten *irreversible Schädigungen* der Zellen ein. Die Wiederbelebungszeit beträgt für die Hirnrinde ca. 8 Minuten, für den Hirnstamm ca. 10 Minuten. Das Herz stellt seine Funktion nach 4 Minuten ein, nach 30 Minuten erfolgt der irreversible Herztod. Leber und Nieren können nach ca. 3 Stunden wiederbelebt werden. Andere Gewebe wie die Haut „überleben" wesentlich länger.

Auch in einem bestimmten Gewebe wird die **Energiebilanz** durch Änderungen des Stoffwechsels beeinflußt. Oft macht sich daher eine *Mangeldurchblutung erst bei gesteigertem Sauerstoffverbrauch bemerkbar.* Eine Coronarinsuffizienz mäßigen Grades z.B. erzeugt nur unter Belastung eine Ischämie des Herzmuskels. Maßnahmen, welche die Stoffwechselaktivität senken, bessern die Energiebilanz des minderdurchbluteten Gewebes. So führt Senkung der Temperatur über einen herabgesetzten Sauerstoffverbrauch zu einer Besserung der Bilanz, bzw. verzögert bei völligem Kreislaufstillstand das Eintreten irreversibler Schädigung.

2.2 Spezielle Pathophysiologie

2.2.1 Arterielle Durchblutungsstörungen

Arterielle Stenosen und Verschlüsse (z.B. Herzinfarkt) bilden die häufigste Todesursache in einer hochzivilisierten Gesellschaft.

Ursache können – z.T. vorüberge-hende – Gefäßspasmen sein, wie sie unter der Einwirkung von Kälte, Verletzungen oder einigen Medikamenten auftreten können (z.B. anfallsweise Kontraktion der Fingergefäße beim sog. Morbus Raynaud). Auch Entzündungen können zum Gefäßverschluß führen wie bei der Periarteriitis nodosa (vgl. 5.2.3) oder dem Aortenbogensyndrom (Verschluß der vom Aortenbogen ausgehenden Gefäße).

In den allermeisten Fällen liegt jedoch eine **Atherosklerose** vor. Eine Vielzahl von sogenannten *„Risikofaktoren"* begünstigt das Auftreten von Atherosklerose. Die wichtigsten sind *Hypercholesterinämie, Rauchen, Hypertonie, Diabetes mellitus, Hyperlipidämie und Alter.* Über die Entstehung der Atherosklerose existiert eine Reihe von z.T. widersprüchlichen Theorien, die hier nicht alle geschildert werden können. Stark vereinfacht kann man sich die Entstehung der Atherosklerose folgendermaßen vorstellen: Begünstigt durch starre Gefäßwände (Arteriosklerose) im Alter, durch Hypertonie bzw. lokale Wirbelbildung kommt es zu umschriebenen Läsionen der Endothelschicht. Dadurch passieren Plasmaproteine die Endothelschicht, und es kommt zur Entwicklung eines Intimaödems. Unter anderem gelangen Lipoproteine (vgl. 10.1.5) in die Arterienwand. Die Akkumulation von Lipiden führt zur sogenannten lipoiden Plaque. Nun wandern Monozyten ein, welche sich in der Arterienwand zu Makrophagen umwandeln und Wachstumsfaktoren bilden sowie Heparanase, ein Enzym, das die Bindegewebsgrundsubstanz Heparansulfat (vgl. 5.1.1) abbaut. Folge ist eine Entdifferenzierung der glatten Muskelzellen, die nunmehr selbst Wachstumsfaktoren abgeben, sich vermehren, in gesteigertem Maße Bindegewebsgrundsubstanz (v.a. Proteoglykane, vgl. 5.1.1) bilden und Lipoproteine phagozytieren. Während Proteine und Fettsäuren in den Zellen

sehr leicht aufgespalten werden, ist den Muskelzellen und Makrophagen der Abbau des in einigen Lipoproteinen (v.a. LDL, VLDL) hoch konzentrierten Cholesterins nicht möglich (vgl. 10.1.5). Die mit Cholesterin und Cholesterinestern völlig überladenen Zellen werden nach ihrem Aussehen Schaumzellen genannt. Die Anhäufung von Cholesterin führt letztlich zur Zellschädigung. Dabei werden intrazelluläre Substanzen frei bzw. treten *Verletzungspotentiale* auf. Durch Schädigung der Endothelzellschicht wird die Blutgerinnung in Gang gesetzt. Die Protcoglykane können mit Calcium und Lipoproteinen unlösliche Komplexe bilden (Verkalkung).

Durch die Bildung großer Mengen wenig funktionstüchtiger Proteoglykane entsteht einerseits eine erhöhte Durchlässigkeit für Makromoleküle, andererseits eine Zunahme der Diffusionsstrecken, z.B. für O_2. Die Hypoxie zwingt subendotheliale Zellen zu gesteigerter anaerober Glykolyse. Das in der Glykolyse gewonnene $NADH + H^+$ stimuliert in diesen Zellen die Bildung und Verlängerung von Fettsäuren, wozu ja H_2 benötigt wird.

Die Verdickung der Arterienwand (Ödem, Einwanderung und Vermehrung von Zellen, gesteigerte Bildung und Ablagerung von Substanzen wie Proteoglykane) sowie die Bildung von Blutgerinnseln (**Thromben**) engen das Volumen bis zum völligen Verschluß ein. Bisweilen löst sich ein Thrombus (z.B. von der Aorta), wird in die Peripherie verschleppt und verschließt dort ein kleines Gefäß (**Embolie**). Bei Embolien im großen Kreislauf stammt der Thrombus allerdings häufig vom linken Vorhof (bei Vorhofflimmern, vgl. 1.2.1), vom linken Ventrikel (bei Herzinfarkt, vgl. 1.2.3) oder von Herzklappen (bei Endokarditis, vgl. 5.2.1).

Die **Auswirkungen** auf das betroffene Gewebe wurden bereits im Absatz 2.1.5 beschrieben. Die Wirkungen für den übrigen Organismus hängen in erster Linie davon ab, welches Organ betroffen ist. Die Folgen werden schließlich von Faktoren

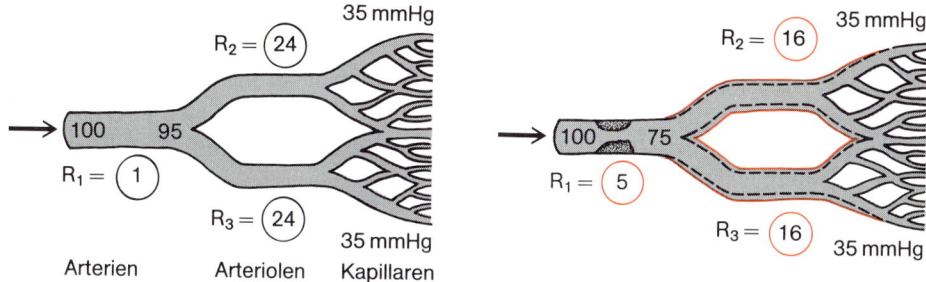

Abb. 2-5 **Druckverlauf hinter einer kompensierten Stenose** (rechts) im Vergleich zur normalen Situation (links). Durch den hohen Widerstand an der Stenose besteht ein erheblicher Druckabfall. Er wird durch Dilatation und Verminderung des Druckabfalles an den Arteriolen kompensiert, so daß Perfusionsdruck und Stromstärke in den Kapillaren konstant bleiben

bestimmt, welche das Auftreten einer Ischämie verhindern oder begünstigen können. Ein wesentlicher Faktor ist das Auftreten einer *Dilatation von Arteriolen hinter einer Arterienstenose* und die Öffnung präkapillarer Sphinkter (Abb. 2-5). Diese Dilatation wird vorwiegend durch den relativen Sauerstoffmangel im versorgten Gewebe hervorgerufen. Auf diese Weise kann auch eine hochgradige Stenose ausgeglichen werden. Dabei ist jedoch die Durchblutungsreserve ausgeschöpft. Bei Belastung kann der gesteigerte Bedarf nicht durch weitere Dilatation gedeckt werden, und es kommt zur Ischämie (z.B. *Belastungsischämie* des Herzens).

Eine Gefäßstenose im Bereich der **Beinarterien** löst zunächst eine schmerzhafte Hypoxie der Beinmuskulatur nur bei Muskelbewegung aus, während in Ruhe die Durchblutung ausreicht. Dadurch entsteht das Bild der **„Claudicatio intermittens"** (periodisches Hinken), da die durch das Gehen auftretende Hypoxie zu wiederholtem Stehenbleiben zwingt. Den Grad einer Stenose kann man in diesem Fall an der Wegstrecke abschätzen, die der Patient zurücklegen kann, bis ihn die Ischämie zum Stehenbleiben zwingt.

Ein weiteres Phänomen, die **„Diversion"**, kann bei diesen Patienten beobachtet werden, wenn die stenosierte Arterie gleichzeitig einen Muskel und ein Hautareal versorgt: Die Dilatation im Muskel führt zu einem Druckabfall hinter der Stenose und damit zu einer Verschlechterung der Hautdurchblutung. Bei Tätigkeit der Beinmuskulatur wird somit die Haut blaß.

Ein besonderer Fall liegt beim **„Subclavian-steal"-Syndrom** vor: Ihm liegt ein Verschluß der Arteria subclavia vor Abgang der Arteria vertebralis zugrunde. Die Arteria subclavia gibt neben der Arteria brachialis die Arteria vertebralis ab, welche mit der Arteria vertebralis der Gegenseite in die Arteria basilaris am Hirnstamm mündet. Nach dem Verschluß der Arteria subclavia erhält die Arteria brachialis Blut aus der Arteria vertebralis, in der die Strömung umgekehrt ist. Damit fällt der Druck in der Arteria basilaris. Wird nun mit dem Arm gearbeitet, so führt die Dilatation der Muskelgefäße im Arm zu einer Mangeldurchblutung im Gehirn mit Anfällen von Schwindel.

Ein wesentlicher Faktor in der Kompensation einer Stenose oder eines Verschlusses ist die Ausbildung von **Kollateralen**. In den meisten Gefäßabschnitten bestehen kleine Verbindungen zwischen verschiedenen Arterien, welche bei Verschluß einer Arterie genützt werden, um das von der verschlossenen Arterie versorgte Gebiet nun mit Blut aus der Nachbararterie zu versorgen. Darüber hinaus wachsen bei Strömungsstillstand neue Gefäße aus, die schließlich Kontakt zum abgeschnittenen Gefäßgebiet gewinnen können. Die volle Ausbildung eines solchen Umgehungskreislaufes kann jedoch einige Monate in Anspruch nehmen.

Auf die Kompensation der Mangeldurchblutung durch **stärkere Ausschöpfung von Sauerstoff** und durch Ausweichen auf **anaerobe Glykolyse** wurde bereits hingewiesen (vgl. 2.1.5).

Erkennbar sind Gefäßstenosen häufig an **Strömungsgeräuschen**, welche durch die turbulente Strömung des Blutes hervorgerufen werden. Bisweilen ist sogar ein Vibrieren der Haut (Schwirren) tastbar, z.B. bei Aortenisthmusstenose (am Rücken).

Die Auswirkungen von Mangeldurchblutungen auf Funktionen **einzelner Organe**, wie Herz (vgl. 1.2.3), Niere (vgl. 6.1.3, 6.2.3, 6.2.6) und Gehirn (vgl. 8.1.12), werden im Zusammenhang mit diesen Organen besprochen.

2.2.2   Veneninsuffizienz

Vor allem in den Beinvenen ist die Rückkehr des Blutes aus der Peripherie oft durch Schädigung der Gefäße erschwert.

Ursache ist entweder eine *Einengung des Gefäßlumens* oder eine *Klappeninsuffizienz*. Eine Einengung des Lumens kann von außen erfolgen (Gebärmutter einer Schwangeren), oder ein Blutgerinnsel (Thrombus, vgl. 4.6.5) kann das Gefäß verlegen. Eine Klappeninsuffizienz kann auf einen minderwertigen Bau, auf eine Dehnung der Vene (relative Insuffizienz analog der relativen Insuffizienz von Herzklappen) oder auf Zerstörung durch ein großes Druckgefälle bzw. einen Thrombus zurückzuführen sein.

Die **Auswirkungen** hängen vom Ausmaß der Strömungsbehinderung und von

den Möglichkeiten eines Umgehungskreislaufes ab: Liegt ein völliger Verschluß einer großen Extremitätenvene vor, und sind keine adäquaten Kollateralen vorhanden, so kommt es wie beim Arterienverschluß zur äußerst *schmerzhaften Ischämie* des versorgten Gebietes. Im Gegensatz zum arteriellen Verschluß (blasse Ischämie) staut sich das venöse Blut zurück *(blaue Ischämie).* Der hohe Kapillardruck führt zur *Filtration von Flüssigkeit* ins Gewebe (Ödeme). Auf diese Weise kann ein erheblicher Teil des Blutvolumens dem Kreislauf entzogen werden und eine ernste *Hypovolämie* auftreten.

Zwar weisen gerade Extremitätenvenen vielfache Querverbindungen auf, so daß die Bedingungen für eine Ausbildung von Kollateralen günstiger sind als im arteriellen System. Dabei müssen freilich z.T. Venenklappen gegen die Öffnungsrichtung (retrograd) überwunden werden, wozu ein erheblicher Druckgradient erforderlich ist. Die Veränderungen durch einen Rückstau tragen dann selbst nach Rekanalisation eines Thrombus zum erneuten Auftreten von Gefäßverschlüssen bei: Häufig bleiben insuffiziente Klappen zurück, eben vor allem deshalb, weil der Umgehungskreislauf ein retrogrades Passieren von Klappen erfordert. Der Rückstau des Blutes führt schließlich zur Erweiterung und Verlängerung der Venen (**Varikose**), was die Ausbildung weiterer – relativer – Klappeninsuffizienzen begünstigt. Der Rückstau und die Stase des Blutes provozieren wiederum die Ausbildung von **Thromben,** so daß ein Circulus vitiosus entsteht.

Die Einschränkung der Durchblutung führt schließlich zu **trophischen Störungen** des Gewebes, die Haut wird glatt, haarlos, und Nekrosen führen zu Geschwüren. Am häufigsten ist das sog. Ulcus cruris, eine offene Wunde am Unterschenkel, welche meist durch eine Nekrose oder Verletzung entstanden ist und wegen der mangelnden Durchblutung nicht abheilt.

Bei Vorliegen einer Varikosis der Beine wird der Arzt vor die Frage gestellt, ob die **Entfernung der varikösen oberflächlichen Venen** dem Patienten nützt. Bei Verschluß der tiefen Venen dienen die oberflächlichen Venen als Umgehungskreislauf, und die Varikosis ist notwendiges Übel. Entfernung der oberflächlichen Venen hätte katastrophale Folgen. Ein Verschluß der tiefen Venen kann z.B. daran erkannt werden, daß bei Abdrücken der oberflächlichen Vena saphena sich diese nicht entleert, wenn das Bein gehoben wird.

Die Auswirkungen von Verschlüssen der **Pfortader** (vgl. 10.2.2) und der **Hirnvenensinus** (vgl. 8.1.13) werden an anderer Stelle besprochen.

2.2.3 Hypertonie

Von einer Hypertonie spricht man ab einem diastolischen Blutdruck von über 95 mmHg (13 kPa) und einem systolischen Blutdruck von über 160 mmHg (22 kPa). Entscheidend ist dabei das Ansteigen des arteriellen Mitteldruckes. Es sollte freilich nicht vergessen werden, daß der *Blutdruck vor allem nach oben großen Schwankungen unterworfen ist* (vgl. 2.1.4). Wegen Elastizitätsverlust der Gefäße steigt v.a. der systolische Blutdruck im Alter. Unter Bedingungen psychischer Anspannung (Angst, Streß) erreicht der Blutdruck auch bei Gesunden Werte, die weit über der genannten Grenze liegen. Bei einem Teil der Patienten bleibt der Blutdruck jedoch auch in Ruhe über der Norm.

Die wichtigsten **Ursachen** einer solchen Blutdruckerhöhung sind in Abb. 2-6 zusammengestellt. Aus der Kreislaufmechanik läßt sich ableiten, daß eine Steigerung des Blutdruckes nur über eine Zu-

nahme des Herzzeitvolumens, des peripheren Widerstandes oder beider Größen möglich ist.

Eine *Zunahme des Herzzeitvolumens* liegt bei der **Hyperthyreose** vor, die zu einer gesteigerten Herzmuskelaktivität führt (s. 11.5.3). Auch eine *Zunahme des Plasmavolumens* führt durch vermehrtes venöses Angebot zum Ansteigen des Herzzeitvolumens. Hier sind der **Morbus Cushing** (Überschuß an Nebennierenrindenhormonen, s. 11.3.2), das **Conn-Syndrom** (Überproduktion von Aldosteron) und eine Form des **Adrenogenitalen Syndroms** (Defekt in der Produktion von Nebennierenrindenhormonen, wobei sich Aldosteron-artige Vorstufen anhäufen, s. 11.3.3) einzureihen. Die vermehrt produzierten Hormone bewirken in der Niere eine Retention von Kochsalz und Wasser und damit eine Zunahme des Plasmavolumens.

Auch bei einigen **Nierenerkrankungen** (ca. 10% aller Hypertonien, vgl. 6.2.6) werden weniger Kochsalz und Wasser ausgeschieden, wodurch die Entwicklung eines Hochdruckes begünstigt wird. Beim renalen Hochdruck steht jedoch meist eine Zunahme des peripheren Widerstandes im Vordergrund: Mangeldurchblutung der Niere führt zur Ausschüttung von Renin und damit über Angiotensin und Aldosteron zum Widerstands- und Volumenhochdruck, wie unter 6.2.6 noch näher ausgeführt wird. Dem renalen Hypertonus verwandt ist die *Aortenisthmusstenose:* Hier liegt eine Verengung der Aorta zwischen Abgang der Gefäße zur oberen Körperhälfte und zur Niere vor. Bei normalem Blutdruck in der unteren Körperhälfte ist dabei der Blutdruck in der oberen Körperhälfte gesteigert. Die Blutdrucksteigerung wird dabei in erster Linie durch die Nieren erzwungen, die ja sonst unterversorgt würden.

Beim **Phäochromozytom,** einem Adrenalin und Noradrenalin produzierenden Tumor meist im Nebennierenmark, liegt gleichfalls eine Steigerung von Widerstand und Herzzeitvolumen vor, da durch Reizung von β-Rezeptoren die Herztätigkeit gesteigert und durch Reizung von α-Rezeptoren eine periphere Vasokonstriktion ausgelöst wird.

Ähnliche Wirkungen kann eine **zentralnervöse Reizung des Sympathicus** nach sich ziehen. Ursächlich kommen hier Entzündungen (Encephalitis) und Hirndrucksteigerungen (Hirnödem, Hirnblutung) in Frage, die zu massiven Blutdrucksteigerungen führen können. Schließlich ist auch das sogenannte *hyperkinetische Herzsyndrom* mit Tachykardie und Zunahme des Herzzeitvolumens auf eine gesteigerte β-Rezeptorenstimulation durch die Kreislauf-regulierenden Neurone zurückzuführen.

Isolierte Steigerungen des systolischen Blutdruckes liegen bei der **Arteriosklerose** (vgl. 2.1.1), bei **Aortenklappeninsuffizienz** (vgl. 1.2.2) und bei großen, kompensierten **arteriovenösen Shunts** (vgl. 2.1.1) vor. Da der diastolische Blutdruck eher niedrig und der Mitteldruck im Normbereich ist, liegt keine Hypertonie im eigentlichen Sinne vor.

Bei ca. 90% der Hypertonien kann keine der oben genannten Ursachen gefunden werden, sondern es liegt vielmehr eine *genetische Veranlagung* vor. Man spricht daher von **primärer (oder essentieller) Hypertonie.** Hier steht, vor allem im fortgeschrittenen Stadium, eine Erhöhung des peripheren Widerstandes im Vordergrund (vor allem Niere, Haut, Splanchnikusgebiet). Zur Frage, wie diese Widerstandserhöhung zustande kommt, können heute nur umstrittene Hypothesen angeboten werden. Prinzipiell werden drei Möglichkeiten diskutiert:

1. Die primäre Ursache liegt in einer gesteigerten Kochsalzresorption in der **Niere.** Die Volumenretention führt zu Hypervolämie, Steigerung des Herzminutenvolumens und Vasokonstriktion.

Es wurde spekuliert, daß die Vasokonstriktion durch ein natriuretisches Hormon ausgelöst wird, das die Natrium/Kalium-ATPase hemmt. In der Niere soll dadurch die Natrium-Resorption vermindert, in glatten Muskelzellen die intrazelluläre Natrium-Konzentration gesteigert werden. Ein Anstieg der intrazellulären Natrium-Konzentration beeinträchtigt den Calciumtransport aus der Zelle im Austausch gegen Natrium (vgl. 13.3.6). Die Calciumkonzentration in der Zelle steigt und löst Vasokonstriktion aus. Die Suche nach einem Natrium/Kalium-ATPase hemmenden vasokonstringierenden Hormon blieb freilich bislang erfolglos. Der atriale natriuretische Faktor wirkt eher gefäßdilatierend. Sicher ist allerdings, daß Hypervolämie – über welchen Mechanismus auch immer – zur Hypertonie führt.

2. Die primäre Ursache liegt in einer gesteigerten zentralnervösen Aktivierung des **Sympathicus.** Dadurch steigen Herzminutenvolumen, peripherer Widerstand und renale Kochsalzresorption. Letzteres trägt dann zur Entwicklung der Hypertonie bei (s. Ursache 1).

3. Die primäre Ursache liegt in einer gesteigerten Empfindlichkeit der **Gefäßmuskulatur** für vasokonstriktorische Einflüsse.

Die gesteigerte Empfindlichkeit könnte Folge gestörter Regulation von Rezeptoren für Katecholamine sein. Ferner wurde eine gesteigerte Natriumkonzentration in der Zelle als mögliche Ursache angesehen, die über gesteigertes intrazelluläres Calcium (s.o.) zur Vasokonstriktion führen sollte. Die erhöhte intrazelluläre Natriumkonzentration wurde auf einen gesteigerten Natrium-Einstrom über die Zellmembran oder eine herabgesetzte Natrium/Kalium-ATPase-Aktivität zurückgeführt. Die Theorie ist nicht unwidersprochen geblieben.

Welche der genannten primären Ursachen zur sog. essentiellen Hypertonie führt, ist unsicher. Möglicherweise spielen alle drei Ursachen eine Rolle.

Meist setzt die Entwicklung einer Hypertonie nicht nur das Vorliegen einer genetischen Veranlagung, sondern auch die Wirkung **begünstigender exogener Fak-**

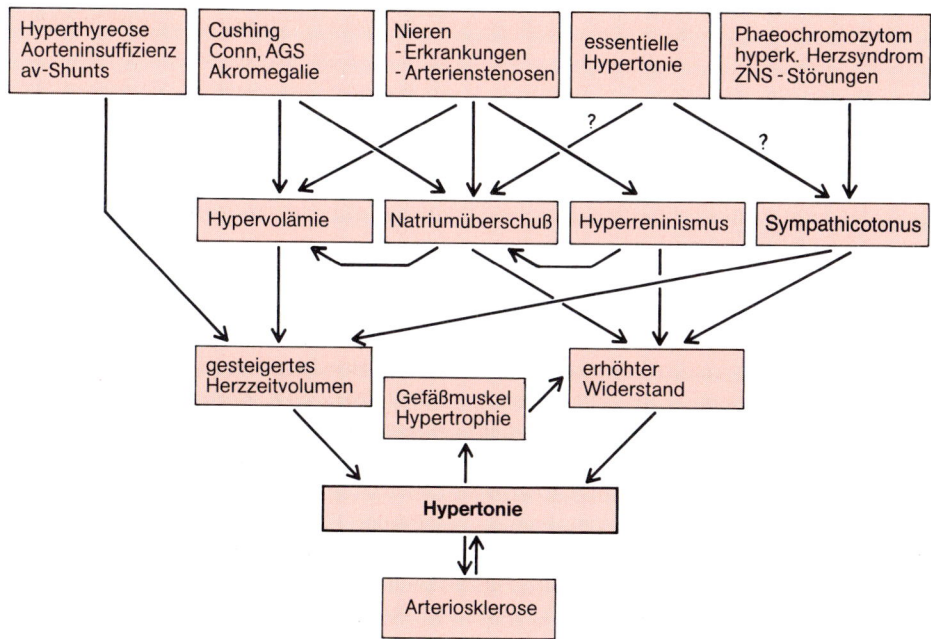

Abb. 2-6 **Die verschiedenen Ursachen einer Hypertonie.** Die primären Ursachen werden im Verlauf der Krankheit dadurch verwaschen, daß Hypertonie zur Gefäßschädigung führt. So wird der vorläufige Volumenhochdruck eines Conn-Syndroms (primärer Hyperaldosteronismus, vgl. 11.3.3) schon nach Wochen zum Widerstandshochdruck. Hyperreninismus bedeutet eine verstärkte Reninausschüttung durch die Niere (vgl. Kapitel 6.2.6). Ca. 90 % aller Hypertoniefälle sind primär oder essentiell, ca. 10 % sind auf Nierenerkrankungen, ca. 1 % auf primär endokrine Ursachen zurückzuführen (AGS = adrenogenitales Syndrom, vgl. Tab. 11-5)

toren voraus. Die bei uns übliche massive Kochsalzzufuhr ist ein solcher Faktor: Über Hypervolämie kann sie zur Hypertonie führen, v.a. dann, wenn die Kochsalzausscheidung durch die Niere behindert ist (s. primäre Ursachen 1 und 2). Calciumzufuhr hingegen senkt geringgradig den Blutdruck möglicherweise über eine Stimulierung der Natrium-Kalium-ATPase. Ein weiterer, wichtiger Faktor für die Entwicklung einer Hypertonie ist Streß, der über die Aktivierung des Sympathicus wirkt: Auch hier kann man sich vorstellen, daß die Sympathicus-vermittelte Vasokonstriktion bei einem der genannten Defekte besonders stark ausfällt.

Die **Auswirkungen** einer Hypertonie betreffen in erster Linie das Gefäßsystem:

Ein länger dauernder Hochdruck führt zu einer **Schädigung der Gefäßwände.** Die Muskulatur der Widerstandsgefäße hypertrophiert. Damit führen Kontraktionen der Gefäßmuskulatur zu stärkerem Anstieg des Widerstandes. Auf diese Weise wird ein *Circulus vitiosus* unterhalten, der das mitunter rasche Fortschreiten einer Hypertonie erklärt. Die Mechanismen im Dienste der kurzfristigen Blutdruckregulation passen sich an und können daher den schleichenden Blutdruckanstieg nicht verhindern (vgl. 2.1.4). Die langfristige Blutdruckregulation der Niere versagt, da die Nierengefäße von den genannten Veränderungen ebenso betroffen sind wie die übrigen Gefäße, die Entwicklung der Hypertonie also nicht zu einer gesteigerten Nierenperfusion führt. Umgekehrt stößt eine therapeutische Senkung des überhöhten Blutdruckes auf den Widerstand der Kreislaufregulation.

Die allmähliche Zerstörung der Nierengefäße und die folgende **Niereninsuffizienz** diktieren häufig den späteren Verlauf der Hochdruckkrankheit. Eine wesentliche Gefahr bietet die Ausbildung kleiner **Aneurysmen,** Ausbuchtungen der Gefäßwand unter dem hohen intravaskulären Druck. Solche Aneurysmen entstehen vor allem im Gehirnkreislauf. Platzen eines Aneurysmas führt zur Gehirnblutung mit dem klinischen Bild eines **Schlaganfalles** (vgl. 8.1.12). Oft tritt auch eine Schädigung der Retina mit **Sehverlusten** auf. Eine weitere Folge der Hypertonie ist die **Belastung des Herzens,** das eine Druckhypertrophie entwickelt. Die Gefahren für die Blutversorgung des Herzmuskels und die Möglichkeit der Entwicklung einer Herzdilatation wurden bereits besprochen (vgl. 1.1.2, 1.1.3).

Durch die Wirkung der Hypertonie auf die Gefäße bleibt ein **sekundärer Hochdruck** oft auch dann noch bestehen, wenn die primäre Ursache aufgehoben ist, z.B. durch Entfernung eines Tumors beim Phäochromozytom oder beim Conn-Syndrom. Aus diesem Verhalten wird deutlich, daß eine Hypertonie früh erkannt und *ohne Verzögerung therapiert* werden muß.

2.2.4 Hypotonie

Liegt der systolische Blutdruck unter 100 mmHg (13 kPa) und der diastolische Blutdruck unter 60 mmHg (8 kPa), so spricht man von einer Hypotonie.

Als **Ursachen** kommen ein vermindertes Herzzeitvolumen oder ein geringer peripherer Widerstand in Frage (vgl. Tab. 2-3). Eine Hypovolämie kann durch reduzierte diastolische Herzfüllung eine Senkung des Herzzeitvolumens hervorrufen. Auf diese Weise führt ein *Mangel an*

Nebennierenrinden-Hormonen zur Hypotonie (vgl. 11.3.6). Bei einer Form des *Adrenogenitalen Syndroms* ist die Bildung auch von Vorstufen mit Aldosteron-artiger Wirkung unterbunden. Ein reduziertes venöses Angebot kann auch durch einen *erhöhten intrathorakalen Druck* hervorgerufen werden, wie bei Pressen, Husten und Asthma. Mangelnde Auswurfleistung des Herzens kann bei *Hypothyreose,* bei *Klappenfehlern* (z.B. Mitralstenose, Aortenstenose) oder *Störungen der Erregungsausbreitung im Herzen* (Adams-Stokes-Anfälle) vorliegen. Eine *Überempfindlichkeit des Carotissinus* (Carotissinussyndrom) ist in seltenen Fällen Ursache von Herzstillstand bei Druck auf den Carotissinus. Auch zentralnervöse Einflüsse auf das Kreislaufzentrum können bei starken Schmerzen oder Erschrecken plötzlichen Blutdruckabfall zur Folge haben.

Schließlich kann eine Reihe von *Erkrankungen des Nervensystems* (Parkinsonsche Krankheit, s. 8.1.4, Tabes dorsalis, s. 8.2.3, Polyneuropathie s. 8.2.2) Hypotonie auslösen, oder sie liegt – genetisch bedingt – im Zusammenhang mit anderen *Störungen des vegetativen Nervensystems* vor (familiäre Dysautonomie). Oft, wie bei der Hypertonie, ist keine Ursache erkennbar, und man spricht von *essentieller oder primärer Hypotonie.*

Auswirkung der Hypotonie ist in erster Linie die Mangeldurchblutung von Organen. Dabei treten fast ausschließlich Beschwerden beim Stehen oder Sitzen auf (Orthostase), und zwar in Form einer *Mangeldurchblutung des Gehirns* mit Schwindel bis zur Bewußtlosigkeit. Häufig wird jedoch eine Hypotonie toleriert. Da die Gefäße durch den geringen Blutdruck geschont werden, tritt keine Arteriosklerose auf. Somit *verbietet* sich die Therapie einer Hypotonie, wenn sie keine nennenswerten Beschwerden hervorruft.

Tabelle 2-3 **Ursachen der Hypotonie.** (Bei plötzlichem Auftreten können die aufgezählten Ursachen auch Schock auslösen.)

A Hypovolämie	**B Herzversagen**
a) Flüssigkeitsverluste durch die Niere Hypoaldosteronismus (11.3.6) Adrenogenitales Syndrom (11.3.6) Salz-Verlust-Niere (6.2.3) Diuretica (6.1.5) Diabetes insipidus (6.1.7) Diabetes mellitus (osmotische Diurese 11.6.2)	a) primär kardial Herzinfarkt (1.2.3) Adams-Stokes-Anfall (1.2.1) Klappenfehler (1.2.2) Herzinsuffizienz (1.2.4) b) sekundär kardial Lungenembolie (1.2.5) Einflußstauung (z.B. gesteigerter intrathorakaler Druck bei obstruktiven Lungenerkrankungen, s. 3.2.1)
b) Sonstige Flüssigkeitsverluste Exzessives Schwitzen Durchfälle Erbrechen Verbrennungen	Carotissinussyndrom (2.2.4) Hypothyreose (11.5.2) Hyperparathyreoidismus (Hypercalcämie 7.2.2)
c) Verlagerung von Flüssigkeit Ileus (Flüssigkeitsaustritt in das Darmlumen 10.4.4) Aszites (Flüssigkeitsaustritt in die Peritonealhöhle 10.2.2) Ödeme (Ursachen s. Abb. 2-4)	**C Periphere Vasodilatation** Hyperthyreose (11.5.3) Schwangerschaft Allergie, Anaphylaxie (4.1.3) Sepsis (Überschwemmung des Körpers mit Infektionserregern), Fieber (9.2.1)
d) Blutverluste nach innen Frakturen blutendes Darmgeschwür (Ulkus 10.4.1) Riß von Ösophagusvarizen (bei Pfortaderverschluß 10.2.2) Riß eines Aneurysmas Operationen Milz- oder Leberruptur Riß einer Eileiterschwangerschaft	Hyperthermie (9.2.1) Schädigung des ZNS, Anästhesie intensive Schmerzen, Schreck (Stimulation des Vagus) Ausfall des peripheren Sympathicus (Anästhesie, Nervenkrankheiten, Ganglienblocker)
e) Blutverluste nach außen äußere Verletzungen Geburt	

2.2.5 Kreislaufversagen, Schock

Bei der Kreislaufinsuffizienz reicht das Herzzeitvolumen nicht mehr aus, um eine genügende Durchblutung der Körperorgane zu gewährleisten.

Die **Ursachen** sind in Tab. 2-3 zusammengestellt. Pathophysiologische Besonderheiten der einzelnen Ursachen werden an anderer Stelle besprochen, hier soll nur ihre Wirkung auf den Kreislauf erörtert werden. Eine erste Betrachtung läßt drei Gruppen erkennen:

● Eine **Hypovolämie** führt zu einem herabgesetzten Blutangebot und damit zu einer Minderung von Vorhofdruck, diastolischer Herzfüllung, Schlagvolumen (flacher Puls) und damit Herzminutenvolumen. Eine Hypovolämie kann sowohl durch *Blutverlust,* als auch durch *Verlust von Flüssigkeit* auftreten. Besonders tückisch sind plötzliche Blut- oder Flüssigkeitsverluste in den Körper selbst, da sie mitunter erst durch das Auftreten einer Kreislaufinsuffizienz erkennbar werden. Ein *Schock tritt* meist erst *bei Blutverlust von über 25 % des Blutvolumens auf.*

● Ein **Herzversagen,** z.B. als Folge eines Herzinfarktes, führt notwendigerweise auch zum Kreislaufversagen.

● Eine plötzlich auftretende **Dilatation peripherer Gefäße** kann den peripheren Widerstand und damit den Blutdruck senken. Hier kommt vor allem eine *entzündliche, allergische* oder *toxische Ursache* in Frage. Wegen der gesteigerten Durchblutung ist bei dieser im Gegensatz zu den anderen Schockformen die periphere Sauerstoffdifferenz erniedrigt.

Die unmittelbaren **Auswirkungen** werden durch das *Einsetzen der Kreislaufregulation* bestimmt. Der Blutdruckabfall wird durch die Pressorezeptoren registriert, die innerhalb von Sekunden einen **Sympathicotonus** auslösen. Folge ist auf der einen Seite eine Stimulierung des Herzens mit *Tachykardie* und *Steigerung der Kontraktionskraft*. Auf der anderen Seite werden die *Blutgefäße konstringiert* (v.a. Haut, Niere, Splanchnikusgebiet). Eine Konstriktion der Kapazitätsgefäße steigert den *zentralen Venendruck* und damit die diastolische Füllung des Herzens, eine Konstriktion der Arteriolen hebt den *Blutdruck*. Die Konstriktion der Arteriolen senkt den hydrostatischen Druck in den Kapillaren. Dadurch wird *weniger Flüssigkeit in das Interstitium filtriert* und umgekehrt Flüssigkeit aus dem Interstitium in die Kapillaren aufgenommen. Auf diese Weise ist innerhalb von Stunden eine spürbare Steigerung des Blutvolumens möglich (gleichzeitig sinkt der Hämatokrit).

Durch den Druckabfall und die periphere Vasokonstriktion, welche auch die Niere einbezieht, wird die *Ausschüttung von* **Renin** stimuliert. Das durch Mitwirkung von Renin gebildete Angiotensin II löst *Vasokonstriktion, Durstgefühl* und die *Ausschüttung von* **ADH** und **Aldosteron** aus. Die Ausschüttung von ADH wird bei Hypovolämie ferner durch die Abnahme des Vorhofdruckes stimuliert. Zudem wird Cortisol ausgeschüttet, als Folge der Sekretion von Corticotropin (ACTH) aus dem Hypophysenvorderlappen, welches indirekt unter dem Einfluß

des vegetativen Nervensystems steht. ADH und Aldosteron bewirken eine Retention von Wasser und Kochsalz durch die Niere. Dadurch werden weitere Flüssigkeitsverluste unterbunden.

Das äußere Erscheinungsbild des Patienten im Schock ist durch den **Sympathicustonus** charakterisiert: Die *blasse, kalte Haut* weist auf periphere Vasokonstriktion, der *dünnflüssige Schweiß* und die *weiten Pupillen* auf weitere Wirkungen des Sympathicus.

Alle genannten Mechanismen zielen darauf ab, eine adäquate Durchblutung der unmittelbar lebenswichtigen Organe, Herz und Gehirn, zu sichern (**Zentralisation des Kreislaufes**).

Die *massive Vasokonstriktion* vor allem in der *Niere* und im *Magen-Darm-Trakt* auf bis zu 10 % des Normalwertes kann eine erhebliche **Schädigung der betroffenen Organe** herbeiführen, wie in den entsprechenden Kapiteln noch näher ausgeführt wird. An dieser Stelle sei bereits vorweggenommen, daß sich die genannten Organe bisweilen auch nach erfolgreicher Bekämpfung des Schocks nicht erholen, und ihr Funktionsausfall auch dann noch zum Tode führen kann.

Ähnlich verhält es sich mit der *Lunge,* die oft erheblichen Veränderungen im Schock unterworfen ist. Vor allem beim Herzversagen treten *Blutstauung in den Kapillaren, interstitielles Ödem* (gesteigerte Gefäßpermeabilität) *und Kollabieren von Alveolen* (Mangel an Surfactant, vgl. 3.1.2) auf. Die resultierende Atemnot kann die Situation des Patienten erheblich verschlechtern (,,**adult respiratory distress-syndrome**").

Auch im übrigen Gewebe werden durch die Kreislaufinsuffizienz weitgehende Veränderungen eingeleitet: Bereits hingewiesen wurde (vgl. 2.1.5) auf die Folgen für die **ischämischen Gewebe**, wie Elektrolytverschiebungen an Zellmembranen (Hyperkaliämie), Freiwerden intrazellulärer Enzyme, auf die *verstärkte Aus-*

schöpfung des angebotenen Sauerstoffes, das *Ausweichen auf anaerobe Glykolyse* und die Entwicklung einer Lactacidose (metabolische Acidose; vgl. 3.1.5). Wichtig ist, daß die anaerobe Glykolyse unter anderem zu einem starken Abfall des Blutzuckers führen kann, und daß die *Infusion von Glucose die Aussichten auf Überleben eines Schocks wesentlich bessert.*

Bei **Strömungsverlangsamung** in den peripheren Kapillaren kommt es zur meßbaren Zunahme der Kreislaufzeit und durch *Viskositätserhöhung* zu weiterer Einschränkung der Durchblutung (vgl. 2.1.1). Bei Strömungsstillstand können sich *Mikrothromben (s. 4.6.5) und Erythrozytenaggregate* (sludge, vgl. 4.3.4) bilden. Dadurch werden die Kapillaren verstopft und eine Erholung selbst nach Aufhebung der Schockursache erschwert (*refraktärer bzw. irreversibler Schock*).

Die Mangeldurchblutung des peripheren Gewebes und damit der Abfall des Sauerstoffdruckes, die Acidose und die gesteigerte Konzentration von ADP und Adenosin kann schließlich eine **Dilatation der Arteriolen** und der präkapillaren Sphinkter erzwingen. *Bleiben die Venolen konstringiert,* so folgt eine Druckerhöhung in den Kapillaren mit *Filtration von Flüssigkeit* ins Gewebe. Zudem kann eine Schädigung der Kapillarwände die Permeabilität steigern und den Austritt von Proteinen und sogar Blut nach sich ziehen.

Die periphere Vasodilatation und der Verlust von Blutvolumen in das Interstitium leiten den endgültigen **Zusammenbruch des Blutdruckes** ein. Die Ischämie des Gehirns führt zu Bewußtlosigkeit, der Sympathicotonus kann sich in eine Lähmung umkehren, u.a. bringt dann die Dilatation der Kapazitätsgefäße (venöses Pooling) den venösen Rückstrom zum Erliegen. Eine Ischämie des Herzens schränkt die Förderleistung zusätzlich ein, und ein Durchbrechen des Circulus vitiosus ist nicht mehr möglich.

3 Atmung

Aufgabe der Lunge ist in erster Linie die Aufnahme von Sauerstoff sowie die Abgabe von CO_2. Da CO_2 als Kohlensäure Wasserstoffionen abgeben kann, ergibt sich die hervorragende Bedeutung der Lunge für den Säure-Basenhaushalt.

Der **Austausch der beiden Gase** erfolgt im Körper in vier Phasen.

● Durch **Konvektion** werden die Gase zwischen Außenluft und Lunge hin- und herbewegt.

● Der Gasaustausch in der Lunge wird durch **Diffusion** bewerkstelligt.

● Im Kreislauf erfolgt wiederum der Transport zum Gewebe durch **Konvektion.**

● Zwischen Kapillaren und Zellen erfolgt der Transport schließlich wieder durch **Diffusion.**

Der Transport durch Konvektion ermöglicht die Überbrückung relativ großer Distanzen in kurzer Zeit, der Nachteil ist, daß er ein verhältnismäßig aufwendiges Transportsystem erfordert. Der Atemapparat umfaßt die zuführenden Atemwege (Nase, Mund, Trachea, Bronchien, Bronchiolen und Ductuli alveolares), das dem Gasaustausch zur Verfügung stehende Gewebe (Ductuli alveolares und Alveolen) und ein System, das den konvektiven Transport der Gase ermöglicht (Thorax, Atemmuskulatur).

Die **Atemwege** sind mit **Flimmerepithel** ausgekleidet. Das Epithel ist mit Schleim bedeckt, welcher in Schleimhaut und seromucösen Drüsen gebildet wird. Durch Sekretion seröser „Spülflüssigkeit" wird der Schleim vom Epithel abgehoben. Dadurch ist die Beweglichkeit der Flimmerhaare gewährleistet, die den Schleim in Richtung Rachenraum transportieren. Inhalierte Fremdkörper bleiben im zäh-flüssigen Schleim hängen und werden auf diese Weise eliminiert. Übermäßige Schleimproduktion (z.B. bei Entzündung der Bronchialschleimhaut), herabgesetzte Sekretion seröser „Spülflüssigkeit" (z.B. bei Asthma, vgl. 3.2.1 und bei Mucoviscidose, vgl. 13.3.6), sowie Lähmung der Flimmerbewegungen (z.B. durch Rauchen) führen zu Rückstau von Schleim, welcher dann die Atemwege verlegen kann.

3.1 Physiologie und allgemeine Pathophysiologie

3.1.1 Die Lungenvolumina

In der Lunge lassen sich gedanklich mehrere Volumina gegeneinander abgrenzen (Abb. 3-1). Dabei wird die Summe von zwei oder mehreren Volumina als *Kapazität* bezeichnet. Klinisch bedeutsam ist vor allem der *Totraum,* die *Residualkapazität* und die *Vitalkapazität.*

Der **anatomische Totraum** ist das Volumen der zuführenden Atemwege. Er beträgt etwa 150 ml. Die Bezeichnung Totraum drückt aus, daß die Atemwege am Gasaustausch nicht beteiligt sind. Sie dienen lediglich der Erwärmung, Säuberung und dem Anfeuchten der Atemluft (s.o.).

Bei **Atemspende** (Mund-zu-Nase- bzw. Mund-zu-Mund-Beatmung) ist die Totraumluft des Spenders besonders wertvoll, da sie praktisch Inspirationsluft darstellt.

Der **funktionelle Totraum** ist das gesamte, vom Gasaustausch ausgeschlossene Volumen. Neben den zuführenden Atemwegen sind hier Alveolen einbezogen, in denen kein Gasaustausch stattfin-

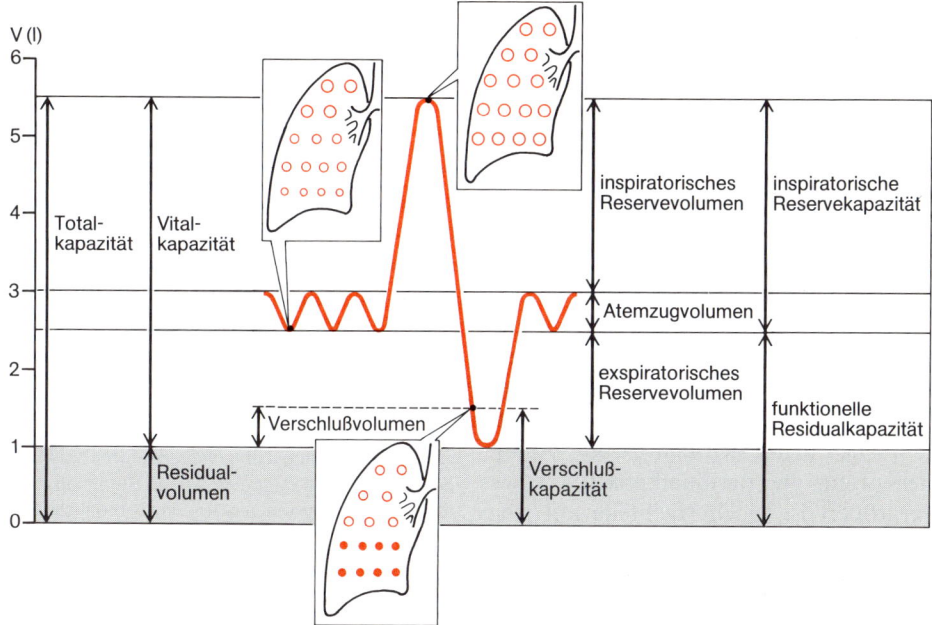

Abb. 3-1 **Die verschiedenen Lungenvolumina.** Bei maximaler Inspiration sind apikale und basale Alveolen gleichermaßen entfaltet. Bei Exspiration entleeren sich vorwiegend die basalen Alveolen und kollabieren bereits 300–600 ml vor maximaler Exspiration (Verschlußvolumen). Verschlußvolumen + Residualvolumen = Verschlußkapazität

det. Solche „tote" Alveolen weisen entweder keinen Kontakt mit Lungenkapillaren auf *(Verteilungstörung,* s. unten), oder die Diffusion von Gasen zwischen Alveolen und Kapillaren ist behindert *(Diffussionsstörung,* s. unten). Beim Gesunden decken sich anatomischer und funktioneller Totraum fast vollständig. In diesem Fall nimmt der Totraum etwa 1/3 eines normalen Atemzugvolumens (V_{AZ} = 500 ml) ein. Bei flacher Atmung (V_{AZ} < 500 ml) nimmt der relative Anteil des Totraumes am Atemzugvolumen (Totraumbelüftung) zu und die Atmung wird weniger wirkungsvoll. Zunahme der Atemtiefe führt dagegen zur Steigerung der alveolaren Belüftung. Wird bei Arbeit ein gesteigerter Gasaustausch erforderlich, so kommt der Steigerung des Atemzugvolumens eine wesentliche Bedeutung zu.

Eine **Zunahme des funktionellen Totraumes** bei einer Reihe von Krankheiten muß durch größere Atemtiefe ausgeglichen werden, wenn eine adäquate Belüftung der funktionierenden Alveolen sichergestellt werden soll. Das ist in weiten Grenzen möglich, schränkt aber die Leistungsreserve ein *(Arbeitsdyspnoe).*

Nach einer normalen Ausatmung stellt sich die sogenannte Atemmittellage ein (Atemruhelage). Bei dieser Atemmittellage ist noch die sogenannte **funktionelle Residualkapazität** in der Lunge. Sie setzt sich aus dem **exspiratorischen Reservevolumen** und dem Volumen zusammen, das auch nach maximaler Exspiration noch in der Lunge verbleibt (**Residualvolumen).** Das Residualvolumen bzw. die Residualkapazität erfüllen eine wichtige Aufgabe: Sie dämpfen *den Einfluß der einzelnen Atemzüge* auf die Zusammensetzung des Alveolargasgemisches. Bei minimalem Residualvolumen würde zwar die Sauerstoffkonzentration in den Alveolen nach

Inspiration auf Werte im Bereich der Inspirationsluft ansteigen, nach der Exspiration würde jedoch die Konzentration schnell absinken, und das zu diesem Zeitpunkt die Lunge passierende Blut würde Sauerstoff-arm bleiben. Der wechselnde Sauerstoffgehalt des Blutes wäre ungünstig für die Versorgung der Gewebe, die ja nur wenig Sauerstoff speichern können. Darüber hinaus müßte die Tatsache, daß die Transportfähigkeit des Blutes ein Maximum aufweist, bei wechselndem Angebot die vom Blut im Mittel aufgenommene Sauerstoffmenge mindern (s. unten). Die Puffereigenschaft kann, besonders wenn die Residualkapazität stark vergrößert ist, auch Nachteile mit sich bringen, nämlich dann, *wenn eine schnelle Änderung des alveolaren Gasgemisches* erwünscht ist. So kann die Aufnahme von Narkosegasen zu Beginn, bzw. ihre Abgabe gegen Ende der Narkose durch eine vergrößerte funktionelle Residualkapazität deutlich verzögert sein. Auch wenn bei einer Kohlenmonoxidvergiftung (s. unten) schnell eine hohe Sauerstoffkonzentration in den Alveolen erreicht werden soll, stört das Vorliegen einer großen Residualkapazität. Das trifft vor allem dann zu, wenn sich das Atemzugvolumen nicht gleichmäßig mit der Residualkapazität vermischt und somit Anteile des Lungenvolumens wesentlich länger brauchen, um die gewünschte Zusammensetzung zu erreichen.

Die **Vitalkapazität** ist dasjenige Volumen, das nach maximaler Inspiration maximal ausgeatmet werden kann. Sie ist bei einer Vielzahl von Lungenerkrankungen eingeschränkt und wird, wegen ihrer leichten Bestimmbarkeit, häufig als erstes Maß für eine Funktionseinschränkung der Lunge benützt. Die Größe der Vitalkapazität hängt jedoch nicht nur von der Lunge selbst, sondern in hohem Maße auch von der Beweglichkeit des Thorax ab. Mit dem Alter nimmt dementsprechend die Vitalkapazität kontinuierlich ab.

Bei massiver Exspiration kollabieren die Atemwege der basalen Lungenabschnitte vor den Atemwegen der apikalen Lungenabschnitte. Das Volumen, welches nach Kollabieren der Atemwege basaler Lungenabschnitte noch ausgeatmet werden kann, bezeichnet man als Verschlußvolumen (ca. 300–600 ml), die Summe von **Verschlußvolumen** und Residualvolumen als Verschlußkapazität.

Die Bestimmung der meisten in Abb. 3-1 abgegrenzten Volumina ist ohne weiteres durch Messung des bis zu einer bestimmten Atemstellung ausgeatmeten bzw. eingeatmeten Volumens möglich. Die Totraumluft und das Residualvolumen entziehen sich freilich einer direkten Bestimmung. Ihre Größe kann nur durch indirekte Verfahren, wie **Heliumverdünnungsmethoden** und **Ganzkörperplethysmographie**, ermittelt werden (vgl. 13.6.4). Von der eigentlichen funktionellen Residualkapazität müssen Lungenvolumina abgegrenzt werden, die nicht oder nur so wenig ventiliert werden (z.B. durch Verengung der zuführenden Atemwege), daß sie für den Gasaustausch praktisch ausfallen. Sie treten z.B. auf, wenn der zuführende Bronchus fast vollständig verschlossen ist. Ein Tumor oder ein aspirierter Gegenstand bzw. eine benachbarte überdehnte Alveole beim Emphysem (s. 3.2.2) können den Bronchus von innen oder außen komprimieren. Ein völliger Verschluß führt freilich zur Resorption des alveolaren Gasgemisches und damit zum Kollabieren des betroffenen Lungenareales (Atelektase, vgl. 3.1.4). Bei Untergang von Lungengewebe durch entzündliche Zerstörung können Hohlräume entstehen (Kavernen), die gleichfalls nicht ventiliert werden. Schließlich liegt bei Eindringen von Luft in den Thorax (Pneumothorax, s. Abb. 3-2) intrathorakales Volumen vor, das gleichfalls an der Ventilation nicht teilnimmt. In einem solchen Volumen verteilt sich Helium nicht, wenn das Gas eingeatmet wird, es wird also bei der Heliumverdünnungsmethode zur Bestimmung von Lungenvolumina nicht miterfaßt. Bei der Ganzkörperplethysmographie wird es dagegen mitbestimmt (vgl. 13.6.4).
Zur Ermittlung des Verschlußvolumens läßt man den Patienten maximal ausatmen, dann maximal reinen Sauerstoff einatmen und mißt während der nun folgenden maximalen Exspiration die Stickstoffkonzentration in der Exspirationsluft. Die Stickstoffkonzentration ist während der Exspiration des Totraumvolumens null, erreicht dann bei weiterer Exspiration einen etwa konstanten Wert,

da nun eine Mischung aus den gut ventilierten basalen und den schlecht ventilierten apikalen Lungenabschnitten ausgeatmet wird. Sobald die basalen Atemwege kollabieren, wird nur mehr aus den apikalen Lungenabschnitten ausgeatmet und die Stickstoffkonzentration im exspirierten Gasgemisch steigt steil an. Das Verschlußvolumen ist bei gesunden Jugendlichen etwa 10% der Vitalkapazität, steigt jedoch normalerweise bei Erreichen des 65. Lebensjahres auf etwa 40% der Vitalkapazität. Das Verschlußvolumen nimmt ferner bei Verengung der Bronchien (Rauchen!!!, obstruktiven Lungenerkrankungen, vgl. 3.2.1) sowie bei Abnahme der Retraktionskraft der Lunge zu.

3.1.2 Atemmechanik

Der konvektive Transport von Gasen zwischen Umgebung und Lungenalveolen erfordert ein *Druckgefälle.* Bei der Einatmung muß der Alveolardruck unter, bei der Ausatmung über dem atmosphärischen Druck liegen.

Die Druckschwankungen in den Alveolen werden *durch* **Volumenänderung des Thorax** erzielt: Kontraktion der Mm. scaleni und der äußeren Zwischenrippenmuskeln *(Mm. intercostales externi)* führt zum Heben der Rippen. Da die Rippen schräg nach vorn unten verlaufen, führt das Anheben zur Vergrößerung des Brustraumes. Gleiche Wirkung erzielt eine Verkürzung des *Zwerchfellmuskels,* dessen Wölbung nach oben bei Kontraktion abnimmt. Gegenspieler der genannten Muskeln sind die inneren Zwischenrippenmuskeln *(Mm. intercostales interni),* welche die Rippen senken, und die *Bauchmuskulatur,* die durch Druckerhöhung im Bauchraum das Zwerchfell nach oben wölbt.

Da nur ein dünner (nicht dehnbarer) Flüssigkeitsfilm **(Pleuraspalt)** die Lunge von der Thoraxwand trennt, muß die Lunge den Volumenbewegungen des Brustraumes folgen. Die Dehnung der Lunge führt zum Druckabfall in den Alveolen. Das auf diese Weise erzeugte Druckgefälle von der Außenluft in die Lunge schafft die Voraussetzung für das Eindringen der Luft.

Das Zwerchfell wird vom Nervus phrenicus innerviert. Läsion dieses Nerven führt zu **Zwerchfellhochstand** und erheblicher Beeinträchtigung der Atemtätigkeit.

Bei der Atmung sind mehrere **Widerstände** zu überwinden:

Der **Strömungswiderstand** (Resistance) hängt wie im Blutgefäßsystem (vgl. 2.1.1) in erster Linie vom Radius der einzelnen Atemwege ab. Er ist somit in einzelnen kleinen Bronchien und Bronchiolen wesentlich größer als in der Trachea oder in einzelnen großen Bronchien. Durch die große Zahl parallel geschalteter kleinlumiger Atemwege ist deren Gesamtwiderstand normalerweise dennoch gering.

Der Radius wird durch das **vegetative Nervensystem** reguliert: Die Bronchien und Bronchiolen werden von Muskeln umspannt, die bei Stimulation von β_2-Rezeptoren (z.B. durch Adrenalin, vgl. 8.1.5) erschlaffen und sich bei Stimulation des Parasympathicus (Acetylcholin) kontrahieren. Darüber hinaus gibt es Hinweise für ein drittes autonomes System, das vasoaktives intestinales Peptid **(VIP)** als Transmitter einsetzt und die Bronchialmuskulatur erschlafft. Adrenalin und VIP wirken über cAMP (vgl. 11.1.1). Hemmung des cAMP-Abbaues durch Xanthinderivate erschlafft gleichfalls die Bronchialmuskulatur. Erschlaffung der Bronchialmuskulatur hat Zunahme des Radius und Abnahme des Strömungswiderstandes zur Folge, während Bronchokonstriktion den Strömungswiderstand steigert.

Neben dem Strömungswiderstand unterscheidet man noch plastische von elastischen **Gewebswiderständen.** Die *plastischen Gewebswiderstände* setzen einer Verformung von Gewebe eine Kraft entgegen, die bei *Stillstand der Bewegung erlischt,* unabhängig davon, ob die Atembewegung in Inspiration oder in Exspiration innehält. Im Gegensatz dazu bewirken die *elastischen Gewebswiderstände* eine „Rückstellkraft", die mit dem Dehnungsgrad elastischer Fasern zunimmt und *solange wirkt,* bis die Fasern entdehnt werden.

Plastischer Gewebswiderstand und Strömungswiderstand werden auch als **visköser Widerstand** zusammengefaßt. Der Anteil des Strömungswiderstandes am viskösen Widerstand (Viscance) ist dabei normalerweise über 80%.

Im elastischen Widerstand ist die **Oberflächenspannung** enthalten, sie folgt aus der Tendenz des Wassers, durch Adhäsionskräfte die Oberfläche so klein wie möglich zu gestalten. Theoretisch sollten die Adhäsionskräfte mit Abnehmen des Durchmessers von Alveolen immer größer werden. Auf diese Weise müßte es unweigerlich zu einem Kollabieren von Alveolen kommen, wenn in der Lunge nicht Lipoproteine (**Surfactants**) gebildet würden, welche die Oberflächenspannung herabsetzen (auf ca. 10%). Bei Abnahme des Radius einer Alveole nimmt die Dichte der Surfactants zu und damit die Oberflächenspannung ab. Umgekehrt nimmt die Oberflächenspannung bei Vergrößerung der Alveole durch Verdünnung der Surfactants zu. Auf diese Weise wird die Einhaltung einer mittleren Größe der Alveolen sichergestellt. Bei manchen unreifen Neugeborenen liegt offenbar ein Mangel an Surfactants vor bzw. die Wirkung der Surfactants wird durch Fibrinablagerungen in Form von sog. hyalinen Membranen unterbunden. Dadurch ist die Entfaltung der Lunge beeinträchtigt. Auch im Schock (vgl. 2.2.5) kann es durch Schädigung der Surfactant produzierenden Zellen zu Mangel an Surfactant und Kollabieren von Alveolen kommen.

Nach einer normalen Exspiration sind die elastischen Rückstellkräfte in der Lunge immer noch relativ groß, d.h. sie würden eine weitere Exspiration begünstigen. Gleichzeitig sind jedoch die elastischen Elemente des Brustkorbes in einer Weise gespannt, daß ihre Rückstellkräfte eine Inspiration unterstützen würden. Insgesamt heben sich die elastischen Kräfte nach einer normalen Exspiration auf (**Atemruhelage**). Aufgrund dieser *entgegengesetzten Rückstellkräfte* entsteht ein *negativer* (d.h. subatmosphärischer) Druck im Pleuraraum (vgl. Abb. 3-2).

Besteht eine Verbindung zwischen dem Pleuraraum und der Außenluft (Verletzung der Thoraxwand) oder den Alveolen (Platzen einer Alveole), so strömt Luft bzw. alveolares Gasgemisch, dem Druckgradienten folgend in den Pleuraraum ein, und der *Lungenflügel auf der betroffenen Seite kollabiert* (**Pneumothorax**). Gleichzeitig wird das *Mediastinum auf die unverletzte Seite verzogen,* da dort immer noch ein Unterdruck herrscht, also ein Druckgefälle entsteht. Die Verschiebung des Mediastinums ist vom Druckgradienten zwischen verletzter und unverletzter Seite abhängig. Bei Inspiration steigt der Gradient durch Druckabfall im Pleuraraum der intakten Seite. Dadurch verschiebt sich das Mediastinum stärker als während der Exspiration. Dieses „**Mediastinalflattern**" *behindert zusätzlich die Atmung auf der intakten Seite. Die Verschiebung des Mediastinums kann darüber hinaus zur teilweisen Abklemmung der Vena cava inferior* führen und auf diese Weise das venöse Angebot für das Herz einschränken. Ferner nimmt durch den Kollaps der Lunge auf der verletzten Seite das Kapillarbett ab, der *Widerstand im kleinen Kreislauf nimmt zu.* Das rechte Herz muß also zur Aufrechterhaltung des Herz-Zeit-Volumens einen höheren Druck aufwenden. Die **Druckbelastung des rechten Herzens** kann zu einer Herzinsuffizienz führen.

Ein Pneumothorax ist besonders gefährlich, wenn sich ein Ventilmechanismus ausbildet, welcher das Eindringen nicht aber das Austreten von Luft zuläßt.

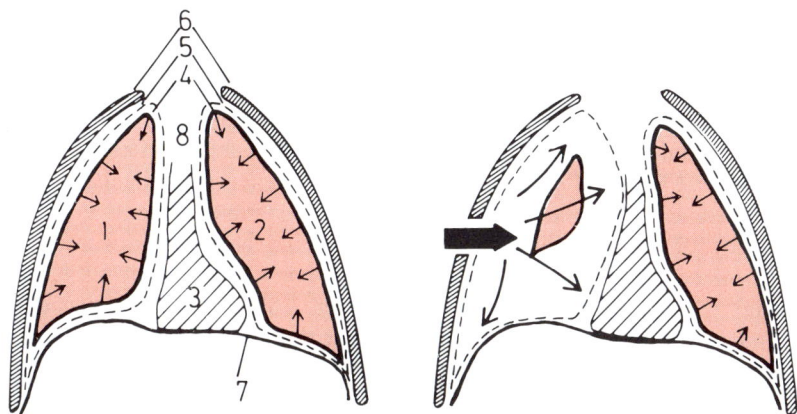

Abb. 3-2 **Entstehung des Pneumothorax.** Links normale Situation, die Pfeile deuten die Rückstellkräfte elastischer Fasern der gedehnten Lungenflügel an. Rechts: Pneumothorax: Das Eindringen von Luft erlaubt ein Kollabieren der ipsilateralen Lunge. Da die Rückstellkräfte der kontralateralen Lunge weiter wirken, kommt es zu einer Verschiebung des Mediastinums auf die kontralaterale Seite. 1 = rechter Lungenflügel (von visceraler Pleura umgeben), 2 = linker Lungenflügel (mit visceraler Pleura), 3 = Herz, 4 = Pleuraraum (flüssigkeitsgefüllt), 5 = parietale Pleura, 6 = Brustkorb, 7 = Zwerchfell

Versucht der Patient zu inspirieren, so sinkt der Druck im Thorax, und Luft dringt ein. Beim folgenden Versuch auszuatmen, kann die intrathorakale Luft nicht entweichen, und es entsteht ein Überdruck, welcher das Mediastinum massiv verlagert (**Spannungspneumothorax**).

Die zur Überwindung elastischer Widerstände bei der Inspiration geleistete **Arbeit** geht zunächst nicht verloren, sondern wird als „potentielle" Energie der gedehnten Fasern gespeichert. Normalerweise muß von den Atemmuskeln nur die Inspiration geleistet werden. Die bei der Inspiration gedehnten Fasern bewirken bei Nachlassen des Muskeltonus die Exspiration. Indirekt müssen also die Inspirationsmuskeln über die Dehnung der elastischen Fasern in der Lunge auch die Arbeit für die Exspiration leisten. Erst wenn die Rückstellkraft der elastischen Fasern in der Lunge *nicht ausreicht,* treten die Exspirationsmuskeln in Aktion. Beim Gesunden ist das dann der Fall, wenn die Ausatmung besonders schnell erfolgen soll (z.B. *bei Arbeit).* Bei krankhafter Er-

höhung des Strömungswiderstandes (Resistance) ist die zur Ausatmung erforderliche Kraft gesteigert (*obstruktive Lungenkrankheiten,* s. unten), bei anderen Krankheiten die Rückstellkraft der elastischen Elemente vermindert (*Emphysem,* s. unten). In beiden Fällen muß die Exspiration von den Exspirationsmuskeln unterstützt werden und der *intrathorakale Druck über den Außendruck steigen.*

Die elastischen Widerstände werden im allgemeinen mittels einer Compliancemessung quantifiziert. Die **Compliance** *beschreibt die Dehnbarkeit der Lunge bzw. des Thorax,* also die Zunahme des Volumens (ΔV) pro Zunahme des Druckes (ΔP). Im Prinzip kann man eine Compliance des gesamten Brustkorbes (inklusive Lunge) von derjenigen der Lunge abgrenzen. Für die Compliance des Brustkorbes ist der Druckgradient zwischen Außenluft (P_O) und Alveolarraum (P_A) entscheidend:

$$C_{total} = \frac{\Delta V}{\Delta(P_A - P_O)},$$

für die Compliance der Lunge muß der Druckgradient zwischen Alveolarraum und Pleura (P_{Pl}) eingesetzt werden:

$$C_L = \frac{\Delta V}{\Delta(P_A - P_{Pl})}.$$

Die Compliance der Lunge ist umgekehrt proportional zum elastischen Widerstand, also zur Rückstellkraft der elastischen Fasern. Eine Verminderung der Rückstellkraft führt somit zu einer gesteigerten Compliance (Emphysem, s. 3.2.2), eine gesteigerte Rückstellkraft (Fibrose, vgl. 3.2.3) zu einer Abnahme der Lungencompliance. Die Compliance des gesamten Brustkorbes kann durch Thoraxdeformierungen erheblich vermindert sein. Teilt man die Compliance der Lunge durch die funktionelle Residualkapazität, so erhält man die spezifische Compliance. Dieser Wert ist dann erforderlich, wenn die Dehnbarkeit unterschiedlich großer Lungen (z.B. Kinder) beurteilt werden soll.

Abb. 3-3 stellt die Druckverhältnisse im Pleuraraum und in den Alveolen beim Gesunden, bei gesteigerter Resistance und bei verminderter Compliance zusammen. Gleichzeitig ist das Verhalten des sogenannten **Druck-Volumendiagrammes** gezeigt. In einem solchen Diagramm ist die Zunahme des Lungenvolumens (V) gegen den zur gleichen Zeit herrschenden Pleuradruck (P_{Pl}) aufgezeichnet. Da die zur Atmung erforderliche Arbeit durch $P \cdot V$ gegeben ist, stellt sie auf dem Druckvolumendiagramm jeweils eine Fläche dar. Die Arbeit, welche zur Überwindung der elastischen Widerstände und die Arbeit, welche zur Überwindung der viskösen Widerstände (Strömungswiderstand und plastischer Gewebswiderstand) erforderlich sind, wurden getrennt dargestellt. Es zeigt sich, daß ein Teil der Arbeit zur Überwindung der elastischen Widerstände bei der Inspiration für die Überwindung der viskösen Widerstände bei der Exspiration verwendet werden kann, so daß die insgesamt geleistete Arbeit weniger ist, als die Summe der einzelnen Arbeiten.

Abb. 3-3 B zeigt den Fall einer **verminderten Compliance,** wie sie z.B. bei einer bindegewebigen Verhärtung des Lungengewebes (Fibrose) oder bei Verlust von Lungenparenchym auftritt (sog. restriktive Lungenerkrankungen, vgl. 3.2.3). Hier sind stärker negative Drucke im Pleuraraum bei Inspiration nötig. Der Alveolardruck verhält sich dagegen normal. In der Abbildung nicht berücksichtigt wurde der bei Fibrose gleichzeitig zunehmende plastische Gewebswiderstand, der sich in einem gesteigerten viskösen Widerstand niederschlägt. *Die herabgesetzte Compliance erzwingt eine Zunahme der Arbeit zur Überwindung der elastischen Widerstände.*

Auch eine **Zunahme der Compliance** (im Bild nicht dargestellt, z.B. Emphysem, vgl. 3.2.2) kann eine Beeinträchtigung der Atmung zur Folge haben: Die maximale, bei der Exspiration erreichbare Stromstärke hängt letztlich vom Verhältnis der elastischen Rückstellkraft zum Atemwegswiderstand ab. Wird bei herabgesetzter Rückstellkraft der Lunge versucht, eine Beschleunigung der Exspiration durch Steigerung des intrathorakalen Druckes zu erzwingen (aktive Exspiration), so besteht die Gefahr, daß die *intrathorakalen Atemwege durch den intrathorakalen Druckanstieg komprimiert* werden, und der Exspiration ein gesteigerter Strömungswiderstand entgegengesetzt wird.

Aus Abb. 3-3 C wird deutlich, daß bei **Zunahme des Strömungswiderstandes** *der Alveolardruck wesentlich größeren Druckschwankungen unterworfen* ist, da ja der Druckgradient gegen die Außenluft größer werden muß. Dabei ist im aufgezeichneten Fall sowohl der inspiratorische als auch der exspiratorische Widerstand erhöht. Im allgemeinen ist jedoch vorwiegend eine Atemphase betroffen. Liegt der gesteigerte Widerstand *innerhalb des Thorax* (bei obstruktiven Lungenerkrankungen, vgl. 3.2.1), so ist vor

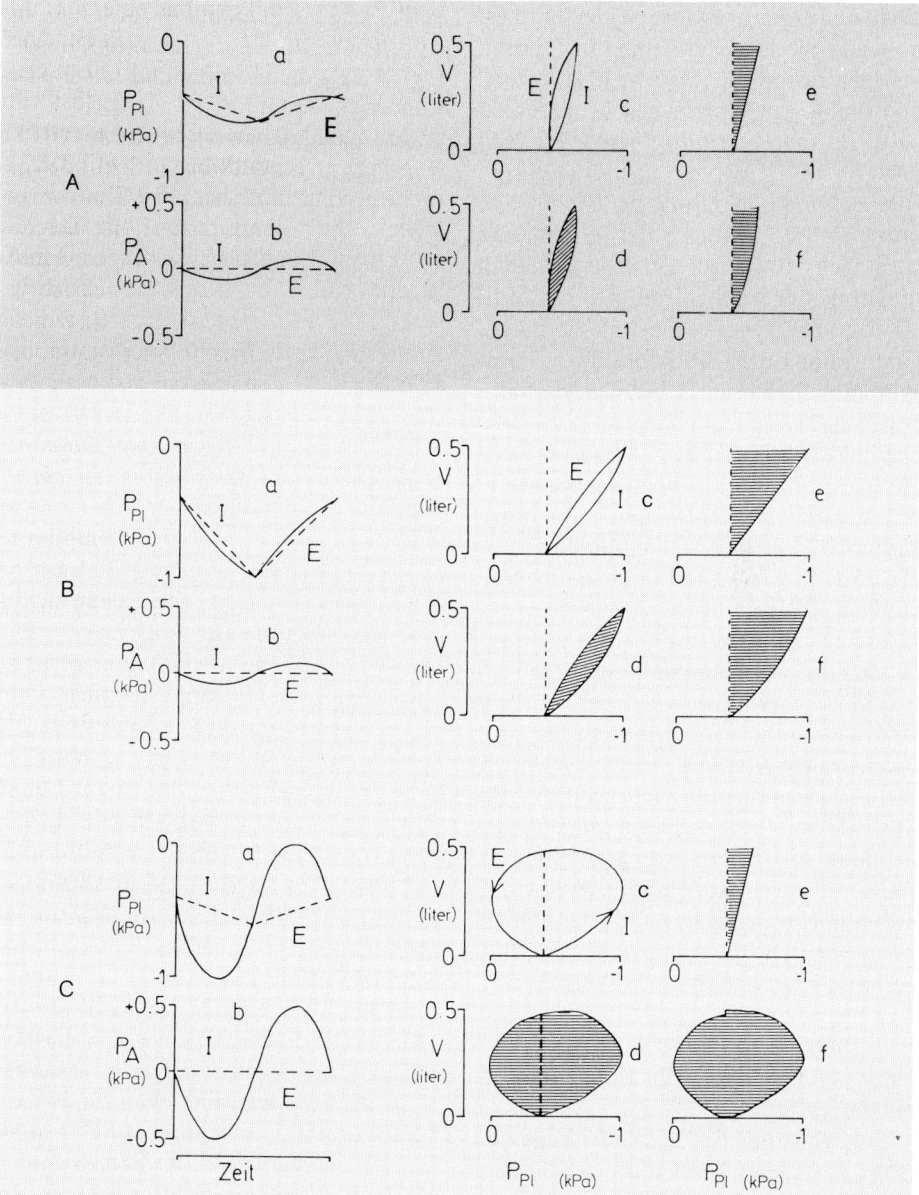

Abb. 3-3 **Atemmechanik beim Gesunden** (A), bei **verminderter Compliance** (restriktive Lungenerkrankungen, B) und bei **gesteigerter Resistance** (obstruktive Lungenerkrankungen, C)

a) Der Druckverlauf im Pleuraraum bei Inspiration (I) und Exspiration (E). Die unterbrochene Gerade zeigt den Druckverlauf, der zur Überwindung elastischer Widerstände notwendig wäre; die durchgezogene Kurve zeigt den tatsächlichen Druckverlauf, wie er zur Überwindung von elastischen und viskösen Widerständen erforderlich ist

b) Druckverlauf in den Alveolen. Eine Druckänderung ist hier nur zur Überwindung von viskösen Widerständen (Strömungswiderstand) erforderlich

c–f) Der Verlauf von Druck und Volumen während eines Atemzuges. Die schraffierten Flächen stellen in „e" die Arbeit zur Überwindung elastischer Widerstände, in „d" die Arbeit zur Überwindung der viskösen Widerstände, und in „f" die gesamte Atemarbeit (ohne Berücksichtigung der Arbeit zur Durchführung der Thoraxbewegungen) dar allem der exspiratorische Widerstand erhöht, da die Druckabnahme im Thorax bei Inspiration die Atemwege erweitert, und damit der Widerstand herabgesetzt wird. *Bei der Exspiration werden jedoch die verengten Atemwege durch den gesteigerten thorakalen Druck bei Exspiration komprimiert,* wodurch der Widerstand zusätzlich zunimmt. Außerdem werden die Bronchien bei Inspiration durch Aktivierung des Sympathicus erweitert, bei Exspiration durch Aktivierung des Parasympathicus verengt. Liegt das Atemhindernis *außerhalb des Thorax* (z.B. Tracheomalazie = Erweichung der Luftröhre, vgl. 11.5.4), so bleibt der die Atemwege umgebende Druck gleich. Bei Inspiration sinkt jedoch der luminale Druck zwischen Stenose und Lunge und begünstigt ein Kollabieren der Atemwege.

Sowohl bei inspiratorischem als auch bei exspiratorischem Hindernis ist die Arbeit zur Überwindung der viskösen Widerstände erhöht. Normalerweise verbrauchen die Atemmuskeln nur etwa 2 % des aufgenommenen Sauerstoffes. Bei obstruktiven Lungenerkrankungen steigt der **Sauerstoffbedarf** jedoch auf ein Vielfaches, so daß eine behinderte Sauerstoffaufnahme mit einem gesteigerten Bedarf zusammenfällt. Es entsteht also ein Mißverhältnis zwischen Angebot und Bedarf.

Eine Reihe von **Tests** wird zur Erkennung von Störungen der Lungenmechanik eingesetzt:

Zur Messung der **Sekundenkapazität** (sog. Tiffeneau-Test) muß der Patient maximal einatmen und dann möglichst schnell ausatmen. Das innerhalb einer Sekunde ausgeatmete Volumen wird in Litern (absolute Sekundenkapazität, normalerweise ca. 3 Liter) oder in % der Vitalkapazität (relative Sekundenkapazität, normalerweise ca. 75 %) angegeben. Sowohl absolute als auch relative Sekundenkapazität nehmen im höheren Alter ab. Bei „restriktiven Lungenerkrankun-

gen" (vgl. 3.2.3) nimmt die absolute, bei „obstruktiven Lungenerkrankungen" (vgl. 3.2.1) die absolute und relative Sekundenkapazität ab.

Der **Atemgrenzwert** ist die maximale Ventilation. Er wird über 10 Sekunden gemessen, aber in Litern pro Minute angegeben. Der Atemgrenzwert ist bei obstruktiven Lungenerkrankungen herabgesetzt.

Tabelle 3-1 Einige **Begriffe aus der Atmungsphysiologie**

Begriff:	Definition:
Hyperpnoe	verstärkte Atembewegungen
Hypopnoe	verminderte Atembewegungen
Eupnoe	normale Atembewegungen
Tachypnoe	erhöhte Atemfrequenz
Bradypnoe	verminderte Atemfrequenz
Apnoe	Stillstand der Atembewegungen
Dyspnoe	Atemnot
Orthopnoe	Atmung erfordert aufrechten Oberkörper
Hyperventilation	alveoläre Belüftung größer als Bedarf
Hypoventilation	alveoläre Belüftung kleiner als Bedarf
Asphyxie	Lähmung des Atemantriebes

Tabelle 3-1 stellt einige **Definitionen** zusammen, welche die Atemtätigkeit beschreiben. Die Nachsilbe „pnoe" beschreibt in der Regel Atembewegungen ohne Berücksichtigung der jeweiligen Effizienz oder des Bedarfs. So kann eine Hyperpnoe Ausdruck gesteigerten Bedarfes an Sauerstoff sein oder eben zur Hyperventilation führen. Hyper- und Hypoventilation bezeichnen das Verhältnis von effektiver alveolärer Belüftung zum Bedarf. Von Asphyxie spricht man bei Lähmung des zentralen Atemantriebes (z.B. bei Schädigung des Gehirns).

3.1.3 Gasaustausch

Der Gasaustausch zwischen den Alveolen und dem Blut der Lungenkapillaren sowie zwischen dem Blut der Körperkapillaren und den Zellen geschieht durch Diffusion. Treibende Kraft ist dabei eine **Konzentrationsdifferenz** (Δc) bzw. ein Unterschied im Partialdruck (vgl. 13.1) eines Gases, deren Ausgleich durch Diffusion angestrebt wird. Die Anzahl der Teilchen, welche pro Zeiteinheit von den Alveolen in das Blut bzw. vom Blut in die Zellen diffundiert ($\Delta n/\Delta t$), ist eine Funktion der **Durchlässigkeit** (K) der Trennschicht zwischen beiden Räumen (Kompartimenten). $\Delta n/\Delta t$ nimmt ferner mit der **Diffusionsfläche** (F) zu und mit der **Dicke der Trennschicht** (Δx) ab. Somit gilt:

$$\frac{\Delta n}{\Delta t} = -K \cdot F \frac{\Delta p}{\Delta x}$$

Die Diffusionsfläche in der Lunge beträgt über 50 m^2, die Trennschicht zwischen Alveolarraum und Blutplasma ist dünner als 1μm. Daraus folgt eine große **Diffusionskapazität** ($D_L = K \frac{F}{\Delta x}$) der Lunge, so daß selbst bei der kurzen Kontaktzeit von etwa 0,3 Sekunden die *Gaskonzentrationen im Blut den Gaskonzentrationen in den Alveolen praktisch vollständig angeglichen* werden. Eine Zunahme der Trennschicht (z.B. bei Lungenödem), oder eine Verminderung der Diffusionsfläche (Entfernung einer Lunge oder Ausfall durch Lungenentzündung, bzw. Pneumothorax) können jedoch die Diffusionskapazität der Lunge in einem Maße einschränken, daß ein Konzentrationsausgleich nicht mehr gewährleistet ist.

Die *Durchlässigkeit der Alveolen* ist nicht für alle Substanzen gleich. Sie ist z.B. *für Kohlendioxid zwanzigmal größer als für Sauerstoff*. Aus diesem Grunde wird bei Einschränkung der Diffusionskapazität vor allem der Sauerstofftransport in Mitleidenschaft gezogen. Eine mäßige **Einschränkung der Diffusionskapazität** führt freilich in Ruhe noch zu keiner spürbaren Hypoxämie. Erst wenn bei gesteigertem Herzzeitvolumen die Kontaktzeit des Blutes in den Alveolen weiter reduziert ist, wird eine arterielle Hypoxämie erkennbar (Belastungshypoxämie). Das Ausmaß der Hypoxämie hängt ferner vom O$_2$-Gehalt des venösen Mischblutes ab. Bei stark desoxigeniertem Mischblut muß mehr Sauerstoff diffundieren, um das arterielle Blut mit Sauerstoff zu sättigen.

Während der **Passage durch die Körperkapillaren** gibt das Blut Sauerstoff ab und nimmt Kohlendioxid auf. Der venöse Schenkel einer Kapillare zeichnet sich somit durch einen niederen Sauerstoffgehalt aus. Die Gaskonzentrationen im Gewebe ändern sich jedoch nicht nur entlang der Gefäße. Vielmehr nimmt die Sauerstoffkonzentration mit dem Abstand vom Gefäß ab und die CO$_2$-Konzentration zu. Die *Versorgung einer einzelnen Zelle wird somit umso kritischer, je weiter sie von der nächsten Kapillare entfernt und je venöser das Blut in dieser Kapillare ist*. Die Zellen in dieser Randzone sind naturgemäß durch eine Mangelversorgung am meisten gefährdet.

Eine **Mangelversorgung der Zellen** kann im Grunde durch jedes Glied der Transportkette ausgelöst werden:

- **Hypoventilation,** also eine mangelhafte Belüftung der Alveolen, vermindert den Diffusionsgradienten zum venösen Blut und führt somit zu einer reduzierten Sauerstoffaufnahme und Kohlendioxidabgabe. Wird nur ein Teil der durchbluteten Alveolen hypoventiliert, spricht man von Verteilungsstörung (vgl. 3.1.7).
- **Reduzierte Diffusionskapazität** der Lunge verhindert den Konzentrationsausgleich zwischen Alveolen und Kapillarblut. Auch diese Störung zieht bisweilen nur einen Teil der Alveolen in Mitleidenschaft (vgl. 3.1.7).

- Eine **herabgesetzte Aufnahmefähigkeit** des Blutes spielt beim Sauerstofftransport eine große Rolle (z.B. Anämie).

- **Kreislaufinsuffizienz** mindert die Transportfähigkeit im Gefäßsystem. Eine längere Verweildauer des Blutes in den Kapillaren führt zur Sauerstoffverarmung und Kohlendioxidbeladung des Blutes, bevor es den venösen Schenkel erreicht.

- **Behinderung der Diffusion im Gewebe** kann vor allem als Folge einer Vergrößerung des Abstandes einer Zelle zur nächsten Kapillare auftreten (Ödem oder Konstriktion des präkapillaren Sphinkters der nächstgelegenen Kapillare, so daß die Versorgung aus der übernächsten Kapillare erfolgen muß).

Die meisten Zellen tolerieren eine erstaunlich niedere Sauerstoffkonzentration, zum Überleben genügt ein Partialdruck von etwa 0,1 kPa (ca. 1 mmHg).

3.1.4   Transport von Sauerstoff im Blut

Sauerstoff liegt im Blut zu weniger als 2 % *physikalisch gelöst* vor. Der überwiegende Teil (98 %) des Sauerstoffes ist an den Blutfarbstoff der roten Blutkörperchen, das *Hämoglobin, chemisch gebunden*. **Hämoglobin** besteht aus einer tetrazyklischen Gruppe (Häm), in deren Zentrum ein zweiwertiges Eisen gebunden ist (vgl. Abb. 10-22), und aus langen Eiweißketten (Globin). Jedes Hämoglobinmolekül (MG 64000) besteht aus vier Untereinheiten, die je ein Häm enthalten und somit jeweils ein Sauerstoffmolekül binden können.

Die Fähigkeit des Blutes, Sauerstoff zu transportieren, hängt in erster Linie von seinem Gehalt an Hämoglobin und dessen Bindungseigenschaften ab. Die Bindungseigenschaften des Hämoglobins

lassen sich am besten durch eine Graphik beschreiben, die den Sauerstoffgehalt des Hämoglobins in Abhängigkeit vom Sauerstoffpartialdruck wiedergibt. Abb. 3-4 zeigt den normalen Verlauf einer solchen **Sauerstoffbindungskurve.** Der S-förmige Verlauf der Kurve kann auf uneinheitliche Sauerstoffaffinität des Hämoglobins zurückgeführt werden. Der Verlauf der Sauerstoffbindungskurve hat hervorragende Bedeutung für die Sauerstoffaufnahme in der Lunge und die Abgabe im Gewebe. *Im Bereich des Alveolardruckes der Lunge* nämlich *ist Hämoglobin praktisch vollständig mit Sauerstoff gesättigt.* Steigerung der Sauerstoffkonzentration in den Alveolen (z.B. durch Hyperventilation) führt praktisch zu keiner gesteigerten Sauerstoffaufnahme in das Blut. Umgekehrt wird die Sauerstoffaufnahme durch mäßige Reduzierung der Sauerstoffkonzentration in den Alveolen (Sauerstoff-arme Inspirationsluft in mäßiger Höhe, leichte Hypoventilation)

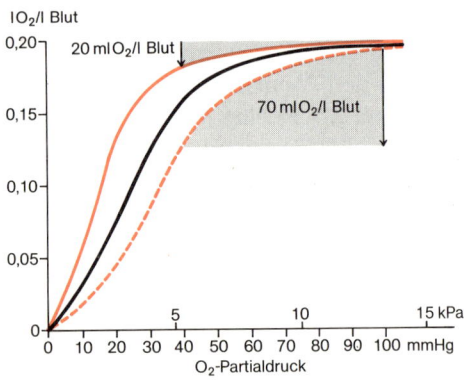

Abb. 3-4 Die **Abhängigkeit des Sauerstoffgehaltes im Blut vom Sauerstoffpartialdruck:** Die schwarze Linie beschreibt den normalen Verlauf, die rechts verschobene, rote unterbrochene Kurve den Verlauf bei Abnahme der Sauerstoffaffinität. Die linksverschobene, rote durchgezogene Kurve beschreibt den Verlauf bei gesteigerter Sauerstoffaffinität. Sinkt der Sauerstoffpartialdruck im peripheren Kapillarblut z.B. von 100 auf 40 mmHg (von ca. 13 auf 5 kPa), so wird bei Rechtsverschiebung wesentlich mehr Sauerstoff an das Gewebe abgegeben als bei Linksverschiebung der Kurve

oder durch geringfügige Einschränkung der Diffusionskapazität kaum beeinträchtigt.

Der Verlauf der Sauerstoffbindungskurve macht die **Sauerstoffaufnahme** somit in gewissen Grenzen vom Sauerstoffangebot unabhängig. *Im Bereich der Gewebskonzentrationen* (Gewebspartialdruck) *verläuft die Sauerstoffbindungskurve dagegen steil,* das bedeutet: Bei nur geringem Abfall der Sauerstoffkonzentration wird relativ viel Sauerstoff an das Gewebe abgegeben. Auf diese Weise kann bei konstanter Durchblutung ein gesteigerter Sauerstoff-Bedarf des Gewebes gedeckt werden (durch Vergrößerung der arteriovenösen Sauerstoffdifferenz), ohne daß der Sauerstoffdruck im Gewebe stark abfallen muß.

Normalerweise sinkt in der Peripherie der Sauerstoffpartialdruck von ca. 13 kPa (100 mmHg) auf ca. 5 kPa (40 mmHg). Der Kohlendioxid-Partialdruck steigt dabei gleichzeitig von ca. 5 kPa (40 mmHg) auf ca. 6 kPa (48 mmHg) (vgl. 3.1.5). Die Summe der Partialdrucke im Blut nimmt demnach während der Gewebepassage ab, vorwiegend wegen des unterschiedlichen Sauerstoff- und CO_2-Bindungsverhaltens von Blut. Der relativ niedere Gasdruck im venösen Blut kann für die Lunge Konsequenzen haben: Wenn die Ventilation eines Lungenareales z.B. durch Verlegung des Bronchus völlig unterbunden wird, so wird die Alveolarluft vom durchströmenden Blut resorbiert und die Alveolen kollabieren (**Atelektase**). Die Resorptionsgeschwindigkeit ist von der Zusammensetzung der Alveolarluft abhängig: Ist der Anteil an Sauerstoff, z.B. durch Beatmen mit reinem Sauerstoff vor Verschluß des Bronchus, hoch, so stellt sich die Atelektase relativ schnell ein, während ein hoher Anteil an im Blut schlecht löslichem Stickstoff die Entwicklung einer Atelektase eher verzögert.

Eine Reihe von Faktoren beeinflußt die **Affinität des Hämoglobins für Sauerstoff:**

Senkung der **Temperatur,** Abnahme der **Kohlendioxidkonzentration,** Steigerung des **pH** und Verminderung der Konzentration an **Diphospho-Glycerat** (DPG) steigern die Affinität des Hämoglobins. Umgekehrt führen Temperaturanstieg, Abnahme des pH und Zunahme des pCO_2 sowie der DPG-Konzentration zu einer Abnahme der Sauerstoffaffinität. Bei normalem Sauerstoffdruck in der Außenluft und ausreichender Ventilation der Alveolen spielt die *Änderung der Affinität für die Sauerstoffaufnahme praktisch keine Rolle.* Auf die Sauerstoffabgabe im Gewebe wirkt sich jedoch eine *Steigerung der Sauerstoffaffinität* negativ aus, da bei gleichem Sauerstoffdruck *weniger Sauerstoff abgegeben* wird.

Der Effekt des Kohlendioxid und des pH (**Bohr-Effekt**) wirkt sich nicht nur positiv auf die Sauerstoffabgabe im Gewebe, sondern auch positiv auf die Aufnahme in der Lunge aus: Ein hoher pH und eine geringe Kohlendioxidkonzentration, wie sie in der Lunge vorliegen, steigern die Affinität des Hämoglobins für O_2, begünstigen also die Sauerstoffaufnahme in der Lunge. Niedriger pH und hohe Kohlendioxidkonzentration, wie sie im Gewebe vorliegen, mindern die Affinität und fördern damit die Sauerstoffabgabe. Dieser Mechanismus kommt vor allem dann zum Tragen, wenn das Gewebe besonders acidotisch ist, und damit auch meist einen gesteigerten Sauerstoffbedarf aufweist.

Transfusion gealterten Blutes kann sich auf die Sauerstoffversorgung des Gewebes vorübergehend nachteilig auswirken, da bei Lagerung von Blutkonserven die DPG-Konzentration stark abfällt und das DPG-verarmte Blut eine hohe Affinität für Sauerstoff aufweist. Junge Erythrozyten haben hingegen einen relativ hohen Gehalt an 2,3-DPG. Gesteigerte

Erythropoese (z.B. nach Blutverlusten) geht somit meist mit einer herabgesetzten Sauerstoffaffinität einher.

Das zweiwertige Eisen des Häm kann zu dreiwertigem Eisen oxidiert werden. Als Resultat entsteht das **Methämoglobin** (Ferrihämoglobin, Hämiglobin), das keinen Sauerstoff transportieren kann. Methämoglobin wirkt bräunlich, die Patienten sehen cyanotisch (bläulich) aus. Methämoglobin kann von den Erythrozyten unter Mitwirkung des Enzyms „*NADH-Methämoglobinreductase*" (bzw. NADH-cytochrome-b5-Reductase) wieder in Hämoglobin (Ferrohämoglobin) überführt werden. Dazu wird *NADH* oxidiert, das im Erythrozyten in der Glykolyse (vgl. 10.1.4) ständig durch Reduktion nachgebildet wird. Oxidierende Substanzen, wie Nitrite und einige Medikamente (z.B. das Schmerz-hemmende Phenacetin), können den Mechanismus überfordern und Methämoglobinämie auslösen. Methämoglobinämie tritt ferner bei genetisch bedingtem Mangel an NADH-Methämoglobulinreduktase oder Defekt im Hämoglobinmolekül auf (vgl. 4.3.1). Methämoglobinämie kann durch reduzierende Substanzen wie Ascorbinsäure bekämpft werden.

Hämoglobin bindet auch **Kohlenmonoxid** (CO). Die *Affinität von CO zu Hämoglobin ist etwa 300mal größer als die von* O_2. CO-Häm kann keinen Sauerstoff mehr binden und steigert die O_2-Affinität (beeinträchtigte O_2-Abgabe) der anderen 3 Häm eines Hämoglobins. Da CO-Hämoglobin kirschrot ist, sehen CO-vergiftete Patienten rosig aus. Kohlenmonoxid kann aus der Hämoglobinbindung nur durch hohe Konzentrationen Sauerstoff (reine Sauerstoffbeatmung) verdrängt werden. Ferner kann bei CO-Vergiftung eine Transfusion lebensrettend wirken (Zufuhr nicht vergifteten Hämoglobins).

Bei Behinderung des Sauerstofftransportes von der Außenluft zur Zelle kommt es zur **Hypoxie**. Dabei können alle unter Absatz 3.1.3 genannten Störungen des Gasaustausches eine Hypoxie auslösen. Eine besondere Art von Hypoxie ist die Unfähigkeit der Zelle, Sauerstoff zu „verbrennen", was z.B. bei Vergiftung mit Cyanid der Fall ist. Die Auswirkungen der Hypoxie gleichen denen der Ischämie (vgl. 2.1.5).

Die meisten Formen von Hypoxie sind für den Kliniker an der **Cyanose** erkennbar: Eine *Cyanose* (Blaufärbung der Haut) *tritt dann zutage, wenn die Konzentration an (,,blau gefärbtem") desoxigeniertem Hämoglobin in den Kapillaren im Mittel auf ca. 0,7 mmol/l (5 g/100 ml) ansteigt.* Es muß betont werden, daß *Cyanose nicht immer mit Hypoxie* einhergeht. Bei gesteigerter Hämoglobinkonzentration im Blut tritt relativ leicht eine Cyanose auf, ohne daß eine Hypoxie zugrunde liegen muß (Pseudocyanose). Umgekehrt kann bei Hämoglobinmangel (Anämie) eine Hypoxie vorliegen, ohne daß die zur Cyanose erforderliche Konzentration an desoxigeniertem Hämoglobin erreicht wird.

Nicht nur eine Hypoxie, sondern auch eine **Hyperoxie** *kann für den Menschen gefährlich sein.* Eine Hyperoxie (z.B. durch tagelange Beatmung mit reinem Sauerstoff) kann in den Zellen paradoxerweise zu einer Hemmung der Oxidation von Glucose, Fructose und Pyruvat führen. Klinische Folgen sind Schwindel und Krämpfe, Vagotonus, Abnahme von Herzminutenvolumen sowie von Gehirn- und Nierendurchblutung. In der Lunge tritt Reizung der Atemwege und Schädigung (durch Oxidierung) der Alveolarwände auf, die zu einer Permeabilitätssteigerung (Lungenödem) führen. Bei Neugeborenen können bereits Gemische mit über 40 % Sauerstoff retrolentale Fibroplasie (Gefäß- und Bindegewebswucherungen in Glaskörper und Netzhaut, die zum Erblinden führen können) zur Folge haben, sowie Ausbildung von hyalinen Membranen in der Lunge, die den Gasaustausch behindern. Bei Vorliegen einer Ateminsuffizienz kann gesteigertes Sauerstoffangebot in der Inspirationsluft Hypoventilation und damit verminderte Kohlendioxid-Abatmung nach sich ziehen (vgl. 3.1.6). Schließlich begünstigt Sauerstoff das Auftreten von Atelektasen (s.o.).

3.1.5 CO₂-Transport, Säure-Basen-Haushalt

Kohlendioxid wird durch die „Verbrennung" von Kohlenstoffverbindungen ständig gebildet (ca. 20 mol/Tag), und muß daher laufend durch die Lunge abgegeben werden. Normalerweise führt die Ventilation der Lunge zu einer weitgehend konstanten Konzentration von CO_2 in der Alveolarluft, die einem Partialdruck von etwa 5 kPa (40 mmHg) entspricht. Auf diese Weise wird auch das arterielle Blut auf diesen Partialdruck eingestellt, der Überschuß des venösen Blutes an CO_2 wird abgeatmet. CO_2 erlangt seine biologische und klinische Bedeutung vor allem durch die Fähigkeit, mit Wasser **Kohlensäure** zu bilden, die wiederum zu **Wasserstoffionen** und **Bicarbonat** zerfällt:

$$CO_2 + H_2O \rightleftarrows H_2CO_3 \rightleftarrows HCO_3^- + H^+$$

Auf die in der Reaktionsgleichung beschriebene Weise bestimmt Kohlendioxid den pH, da Anstieg der CO_2-Konzentration zur Zunahme der Wasserstoffionenkonzentration (Acidose), Abfall jedoch zur Verminderung der Wasserstoffionenkonzentration (Alkalose) führen muß.

Die Wasserstoffionenkonzentration beeinflußt wiederum eine Vielzahl von Funktionen, wie Bindungseigenschaften von Proteinen, Enzymaktivitäten, chemische Reaktionen, Ionenleitfähigkeiten der Zellmembranen, etc. (s.u.).

Während die Dissoziation von Kohlensäure praktisch sofort erfolgt, laufen die Hydrierung von CO_2 zu H_2CO_3 und die Dehydrierung von Kohlensäure zu CO_2 spontan nur sehr langsam ab, sie werden allerdings im Körper durch das Enzym **Carboanhydrase** beschleunigt, das auf diese Weise die schnelle Umwandlung von Bicarbonat in CO_2 und umgekehrt ermöglicht. Im Blut liegt Carboanhydrase nur in den Erythrozyten vor.

Bei **Passage des Blutes durch die Lunge** spielt sich nun folgende Kette der Ereignisse ab: CO_2 diffundiert in die Alveolen, die CO_2-Konzentration im Plasma sinkt, CO_2 diffundiert aus den Erythrozyten, CO_2 im Erythrozyten sinkt, aus Bicarbonat wird unter Mitwirkung von Carboanhydrase CO_2 gebildet, die Bicarbonatkonzentration im Erythrozyten sinkt, und Bicarbonat gelangt im Austausch gegen Chlorid aus dem Plasma in den Erythrozyten. Die Reaktionen laufen blitzschnell ab und erlauben die Abatmung von ca. 2 mmol/l CO_2 (in Ruhe) während der Lungenpassage, obgleich die Konzentration von CO_2 im Blut nur 1 mmol/l beträgt. Hemmung der erythrozytären Carboanhydrase unterbindet die Nachlieferung von CO_2 und führt zu massiver Behinderung der CO_2-Abatmung in der Lunge.

CO_2 kann fast ungehindert in Zellen eindringen oder durch Membranen diffundieren, welche verschiedene Flüssigkeitsräume des Körpers trennen. Ist eine schnelle Umwandlung in Kohlensäure durch intrazelluläre Carboanhydrase gewährleistet, so *beeinflussen Änderungen des extrazellulären CO_2 den intrazellulären pH schneller als Änderungen des extrazellulären pH selbst.*

Die Konzentrationen von HCO_3^-, CO_2 und H_2CO_3 im Plasma sind normalerweise 24, 1,2 und 0,05 mmol/l. Ein Anstieg der CO_2-Konzentration wird als **Hyperkapnie,** ein Abfall als **Hypokapnie** bezeichnet. Durch die Möglichkeit der schnellen Abgabe von CO_2 in der Lunge ist der Körper beim Gesunden in der Lage, die CO_2-Konzentration im Plasma weitgehend konstant zu halten. Bei **Hypoventilation** führt die Steigerung der CO_2-Konzentration indirekt auch zu einer Zunahme der Konzentrationen von Wasserstoffionen und Bicarbonat (vgl. 13.2.1) und damit zu einer respiratorischen Acidose. Umgekehrt wird durch **Hyperventilation** eine respiratorische Alkalose ausgelöst (s. unten).

Die **Konzentration der Wasserstoffionen im Blut** wird durch eine Reihe anderer Faktoren zusätzlich beeinflußt:

● Im Blut vorliegende **Puffersysteme,** vor allem *Hämoglobin,* aber auch Plasmaproteine und Phosphat, puffern bei Zunahme der Wasserstoffionenkonzentration diese ab und wirken somit einer weiteren Zunahme entgegen (vgl. 13.2.1).

● Der **Magen** bildet aus Kohlensäure (H_2CO_3) und Kochsalz (NaCl) Salzsäure (HCl) und Natriumbicarbonat ($NaHCO_3$). HCl wird in das Lumen abgegeben und $NaHCO_3$ an das Blut. Bei der weiteren Darmpassage wird allerdings aus den **Verdauungsdrüsen** *des Darmes* und aus der Bauchspeicheldrüse $NaHCO_3$-reiches Sekret abgegeben, so daß im Darmlumen eine $NaHCO_3$-reiche, alkalische Lösung entsteht. *Verlust von Mageninhalt (Erbrechen) hinterläßt* somit im Körper einen HCO_3^--Überschuß und Alkalose, *Verlust von Darminhalt (Durchfall) führt* dagegen zur Acidose.

● Im **Knochen** werden alkalische Calciumverbindungen (Calcium-Hydroxid [$Ca(OH)_2$], -Bicarbonat [$Ca(HCO_3)_2$]. -Carbonat [$CaCO_3$] und -Phosphat [$CaHPO_4$]) abgelagert. Dabei werden Wasserstoffionen in das Blut abgegeben. Ein gesteigerter *Aufbau von Knochen* kann somit zur *Acidose,* ein *Abbau zur Alkalose* führen.

● Im Körper werden bei Verbrennung von Glucose nicht nur Kohlendioxid, sondern v.a. bei Sauerstoffmangel im Gewebe auch *Milchsäure* gebildet. Bei der Mobilisierung von Fett (Fasten, Diabetes mellitus) entstehen freie Fettsäuren, aus denen die Leber z.T. *β-Hydroxybuttersäure* und *Acetessigsäure* bildet (s. 10.1.5). Die genannten Säuren sind beim Blut pH fast völlig dissoziiert (vgl. 13.2.1). Da sie nicht wie CO_2 über die Lunge abgeatmet werden können, werden sie auch als „fixe" Säuren bezeichnet, obwohl sie keineswegs fix sind. Die freien Wasserstoffionen werden z.T. durch Bicarbonat gebunden, das zu CO_2 reagiert und als solches abgeatmet werden kann. Dadurch wird auf der einen Seite die Entwicklung einer Acidose verzögert, auf der anderen Seite sinkt jedoch die Bicarbonatkonzentration im Plasma.

● Beim Abbau der Aminosäuren entstehen HCO_3^- (aus der Carboxylgruppe) und NH_4^+ (aus der Aminogruppe): Bei der Bildung von **Harnstoff** in der Leber werden umgekehrt HCO_3^- und NH_4^+ verbraucht. Bei Acidose wird die Glutaminase in der Leber gehemmt, und die Harnstoffsynthese wird herabgesetzt. Dadurch fällt beim Abbau von Aminosäuren vermehrt Glutamin an, das in der Niere zu NH_4^+ und HCO_3^- abgebaut wird. NH_4^+ wird mit dem Urin ausgeschieden und HCO_3^- in das Blut abgegeben. Bei Leberinsuffizienz führt u.a. die Beeinträchtigung der Harnstoffsynthese zur Alkalose (vgl. 10.2.4).

● Der Abbau schwefelhaltiger Aminosäuren (Methionin, Cystein, Cystin, vgl. 10.1.6) führt zur Bildung von

Sulfat. Die dabei entstehenden Wasserstoffionen müssen durch die Niere ausgeschieden werden.

- Die **Niere** scheidet meist einen sauren Urin aus. Die mit dem Urin ausgeschiedenen Wasserstoffionen liegen fast ausschließlich gebunden vor und zwar vorwiegend in Form von NH_4^+ (ca. 40 mmol/Tag) und saurem Phosphat: $H_2PO_4^-$ (20 mmol/Tag). Im Plasma (pH 7,4) überwiegt das alkalische Phosphat (HPO_4^{2-}), also die dissoziierte Form des sauren Phosphates (vgl. 13.2.1). Bei Acidose ist die Niere in der Lage, die Produktion und Ausscheidung von NH_4^+ erheblich zu steigern (s.o.). Ein Vergleich der durch Niere und Lunge (ca. 20 mol/Tag) ausgeschiedenen Säureäquivalente verleitet zur irrtümlichen Auffassung, daß die Niere neben der Lunge für den Säure-Basen-Haushalt praktisch keine Rolle spielt. Die Lunge kann jedoch Säure nur in Form von CO_2 eliminieren. Fällt z.B. ein Überschuß an fixen Säuren an, so kann die Lunge nur das von HCO_3^- und H^+ gebildete CO_2 abatmen, also nur Wasserstoffionen auf Kosten von Bicarbonat entfernen. Limitierende Größe ist der HCO_3^--Gehalt im Extrazellulärraum (25 mmol/l), ein Bruchteil dessen, was die Lunge täglich an Säure abatmet. Die Niere kann dagegen fixe Säuren ausscheiden und dadurch HCO_3^- „einsparen". Umgekehrt sind bei einer metabolischen Alkalose der respiratorischen Kompensation durch Hypoventilation wegen des Sauerstoffbedarfes enge Grenzen gesetzt (s. unten); die Niere kann jedoch große Mengen Bicarbonat ausscheiden und damit eine metabolische Alkalose adäquat kompensieren (s. unten). Die Funktionen von Lunge und Niere im Dienste des Säure-Basen-Haushaltes sind somit komplementär, der Körper ist für eine ausgeglichene Bilanz auf die In-taktheit beider Organe angewiesen. Störungen der Nierenfunktion sind daher nicht selten Ursachen von Störungen im Säure-Basen-Haushalt: Bei der renal tubulären Acidose ist durch einen genetisch bedingten tubulären Defekt die Säureausscheidung durch die Niere vermindert oder die tubuläre Bicarbonatresorption eingeschränkt (vgl. 6.2.8). Auch bei globaler Niereninsuffizienz (vgl. 6.2.4) führt der Wegfall renaler Säureausscheidung zur Acidose. Schließlich kann ein Mangel an Phosphat die renale Säureausscheidung einschränken.

- Oxigeniertes **Hämoglobin** (HbO_2) ist eine stärkere Säure als desoxigeniertes Hämoglobin (Hb). *In der Lunge führt somit die Oxigenierung des Hämoglobins zur Ansäuerung des Blutes.* Dadurch wird die Dissoziation von Kohlensäure zurückgedrängt, die Konzentration von Kohlensäure und damit von CO_2 steigt an und CO_2 wird vermehrt in den Alveolen abgegeben. Umgekehrt führt die Desoxigenierung von HbO_2 zu Hb zur gesteigerten Aufnahme von CO_2 ins Blut. Dieser Mechanismus *(Haldane-Effekt)* begünstigt also die CO_2-Abgabe in den Alveolen und die CO_2-Aufnahme aus dem Gewebe. Vor allem desoxigeniertes Hämoglobin kann darüber hinaus CO_2 an NH_2-Gruppen binden (Carbaminobindung). Immerhin werden etwa 10% des im Gewebe aufgenommenen CO_2 auf diese Weise zur Lunge transportiert.

- Ein pathophysiologisch wichtiger Zusammenhang besteht schließlich zwischen dem Säure-Basen-Haushalt und der **Kalium**konzentration im Plasma (vgl. 13.4): Hyperkaliämie fördert über Depolarisation eine zelluläre Akkumulation von Bicarbonat und begünstigt damit die Entwicklung einer extrazellulären Acidose (bei intrazellulärer Alkalose). Hypokaliämie führt

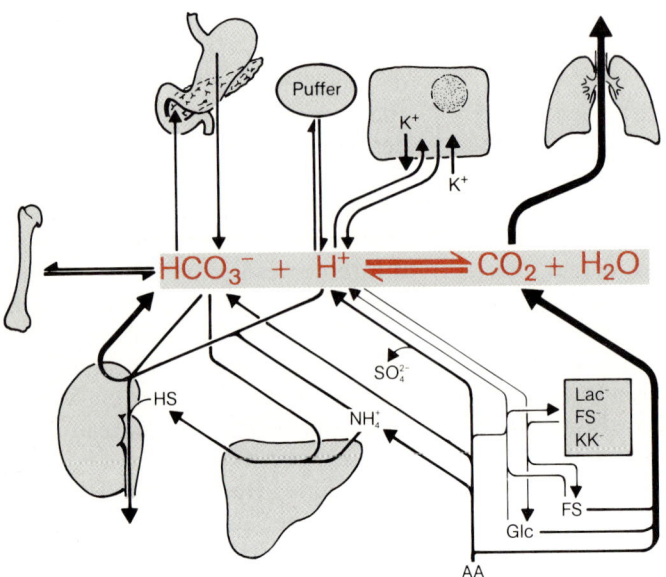

Abb. 3-5 **Faktoren, welche den Säure-Basen-Haushalt beeinflussen** HS − Harnstoff, Glc = Glucose, FS = Fettsäuren, Lac⁻ = Lactat, FS⁻ = dissoziierte Fettsäuren, KK⁻ = Acetacetat, Ketobutyrat

umgekehrt zu extrazellulärer Alkalose (bei intrazellulärer Acidose). Darüber hinaus werden durch die Niere bei Hypokaliämie mehr, bei Hyperkaliämie weniger Wasserstoffionen ausgeschieden (vgl. 6.1.4).

Nach dem **Massenwirkungsgesetz** muß das Verhältnis zwischen der Konzentration von CO_2 ($[CO_2]$) und dem Produkt der Konzentration von Bicarbonat ($[HCO_3^-]$) und Wasserstoffionen ($[H^+]$) konstant sein (vgl. 13.2.1):

$$K = \frac{[HCO_3^-][H^+]}{[CO_2]}$$

oder: $$pH = pK + \lg \frac{[HCO_3^-]}{[CO_2]}$$

Diese Beziehung (Henderson-Hasselbalch-Gleichung) erlaubt einige Aussagen über das Verhalten der Konzentrationen von H^+, HCO_3^- und CO_2. Es lassen sich drei – theoretische – **Grenzfälle** konstruieren:

● Bleibt die **Wasserstoffionenkonzentration konstant**, so ist das Verhältnis

von $[HCO_3^-]$ zu $[CO_2]$ konstant, das heißt, eine Verdoppelung von $[CO_2]$ muß eine Verdoppelung von $[HCO_3^-]$ nach sich ziehen (Abb. 3-6, Isohydren). Das wäre zum Beispiel dann der Fall, wenn alle bei Steigerung der CO_2-Konzentration entstehenden Wasserstoffionen durch die Puffersysteme des Blutes abgefangen würden.

● Bei **konstanter Bicarbonatkonzentration** (bei Konstanthaltung durch die Niere, z.B.) steigt die Wasserstoffionenkonzentration proportional mit der Konzentration von CO_2.

● Bei **konstantem CO_2** (durch konstante Atmung) muß ein HCO_3^--Verlust (Niere, Darm) zum Anstieg der Wasserstoffionenkonzentration (Acidose), ein Bicarbonatüberschuß zur Alkalose führen (vgl. auch 13.2.1).

Meist ändern sich jedoch alle drei Größen gleichzeitig. Eine *Zunahme der CO_2-Konzentration muß durch Dissoziation der gleichfalls erhöhten Kohlensäure die Konzentration sowohl von HCO_3^- als auch von H^+ steigern. Trägt man die*

Konzentration von HCO_3^- gegen die von CO_2 auf (Abb. 3-6), so resultiert eine gekrümmte Funktion, da die Steigung wegen der Zunahme von $[H^+]$ ständig abnimmt $([HCO_3^-] = \dfrac{K}{[H^+]} [CO_2])$. Je nach Säuregehalt und Puffervermögen des Blutes erfolgt somit ein steiler oder flacher Anstieg der Bicarbonatkonzentration.

Abb. 3-6 stellt die Möglichkeiten einer **Störung im Säure-Basen-Haushalt** graphisch dar:

● Eine **respiratorische Acidose** (pH < 7,36) ist gekennzeichnet durch einen Anstieg der CO_2-Konzentration im Blut (Partialdruck > 6 kPa bzw. 45 mmHg). Ursache kann eine zentrale Atemdämpfung (Narkose, Schlafmittelvergiftung, Alkohol, Schädigung des Atemzentrums durch Entzündung oder Verletzung, vgl. Tab. 3-2 und 8-7), eine Lähmung der Atemmuskulatur (z.B. Myasthenia gravis, s. 8.1.2) bzw. ihrer α-Motoneurone (z.B. Poliomyelitis, vgl. Tab. 8-7) sowie eine *Behinderung der Ventilation oder des Gasaustausches* in der Lunge sein (Pneumothorax, Lungenödem, obstruktive oder restriktive Lungenveränderungen, vgl. 3.2). Auch Hemmung erythrozytärer Carboanhydrase führt zum Bild der „respiratorischen" Acidose (s.o.). Die respiratorische Acidose kann durch eine gesteigerte Säureausscheidung in der Niere kompensiert werden *(renale Kompensation)*.

● Einer **metabolischen Acidose** können mehrere Ursachen zugrunde liegen: Sie tritt bei gesteigerter Bildung bzw. vermindertem Abbau von Säuren auf, wie Milchsäure (Sauerstoffmangel, Kreislaufinsuffizienz, schwere Muskelarbeit, Fieber, Tumoren, Leberinsuffizienz, Diabetes mellitus, Enzymdefekte) oder Fettsäuren, β-Hydroxybuttersäure und Acetessigsäure (Fasten, Diabetes mellitus, Hyperthyreose, Enzymdefekte). Weitere Ursachen sind herabgesetzte Säureausscheidung oder Basenverluste durch die Niere (Niereninsuffizienz, Hypoaldosteronismus, Transportdefekte, Hemmung renaler Carboanhydrase), Bicarbonatverluste durch den Darm (Erbrechen von Darminhalt, Durchfälle) oder z.B. über eine Pankreasfistel (offene Verbindung des Pankreasganges mit der Haut, durch die alkalischer Pankreassaft verlorengeht). Eine gesteigerte *Aufnahme von Säuren* liegt z.B. vor, wenn NH_4Cl infundiert wird. NH_3 wird zum Teil in Harnstoff eingebaut und es bleibt H^+Cl^- übrig. Unter Umständen kann auch Infusion großer Mengen NaCl zur Acidose führen, da die dadurch ausgelöste Mehrausscheidung von Natrium durch die Niere auch zu HCO_3^--Verlusten führen kann. Bei *Infusionen von $CaCl_2$* wird Calcium in Form alkalischer Salze im Knochen eingelagert und es resultiert eine Acidose. Außerdem behindert enteral nicht resorbiertes Calcium die Phosphatresorption, der Phosphatmangel führt dann zu herabgesetzter renaler Ausscheidung von titrierbarer Säure. Die metabolische Acidose kann in weiten Grenzen durch eine *gesteigerte Abatmung von CO_2* kompensiert werden.

● Eine **respiratorische Alkalose** (pH > 7,44) tritt bei *Hyperventilation* auf (vgl. Tab. 3-2). Sie ist meist eine Folge *psychischer Erregung,* ist jedoch auch typisch für eine *Intoxikation mit Salicylaten* (Analgetika). Eine Hyperventilation kann auch durch *Sauerstoffmangel* erzwungen werden, z.B. bei rechts-links-Shunts (vgl. 1.2.2), bei großen Höhen in Sauerstoff-armer Luft oder bei einer Diffusions- oder Verteilungsstörung in der Lunge, die ja vor allem die Sauerstoffdiffusion beeinträchtigen (vgl. 3.1.3, 3.1.7).

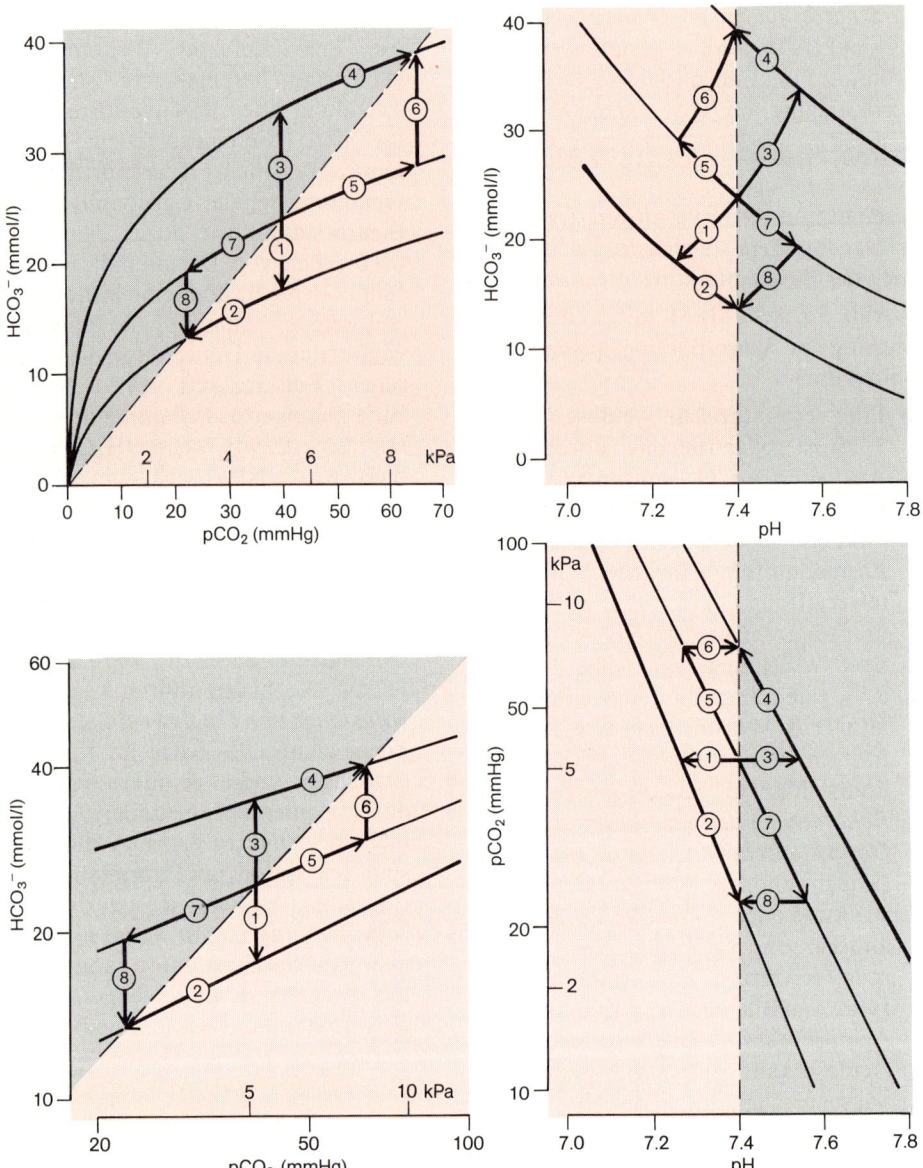

Abb. 3-6 **Verhalten von pCO$_2$, HCO$_3^-$ und pH bei verschiedenen Störungen des Säure-Basen-Haushaltes.** Rot: pH < 7.4, grau: pH > 7.4, 1 = metabolische Acidose, 2 = respiratorische Kompensation, 3 = metabolische Alkalose, 4 = respiratorische Kompensation, 5 = respiratorische Acidose, 6 = renale Kompensation, 7 = respiratorische Alkalose, 8 = metabolische Kompensation. Die unterbrochenen Geraden verbinden Punkte mit pH 7.4. Die Abb. rechts unten entspricht dem Siggaard-Andersen-Nomogramm

Schließlich kann auch eine *Schädigung der atemregulierenden Neurone* (Entzündungen, Verletzungen, Leberinsuffizienz, vgl. 10.2.4) zu Hyperventilation führen, oder unkontrollierte künstliche Beatmung respiratorische Alkalose hervorrufen. Die respiratorische Alkalose wird durch verminderte Bicarbonatresorption in der Niere kompensiert.

- Die **metabolische Alkalose** entsteht in erster Linie bei *Säureverlusten* durch den Magen (Erbrechen von Mageninhalt). Auch Kaliumverluste (z.B. bei chronischer Anwendung von Abführmitteln [Laxantien]) haben Alkalose zur Folge, wie oben ausgeführt wurde. Ferner können gesteigerte *Aufnahme alkalischer Salze* oder Mobilisierung von alkalischen Salzen aus dem Knochen zu Alkalose führen. Eine vermehrte *renale Säureausscheidung* kann Folge eines Hypoparathyreoidismus (vgl. 7.1.2) sein sowie eines Hyperaldosteronismus (vgl. 6.1.4), wie er bei Volumenmangel z.B. durch Behandlung mit Diuretica (vgl. 6.1.5) auftritt. Liegt bei einer metabolischen Alkalose gleichzeitig ein Kochsalzmangel vor (z.B. nach Erbrechen), so wird der Niere eine Antidiurese aufgezwungen, und die zur renalen Kompensation erforderliche Bicarbonaturie bleibt aus (sog. Volumendepletions-Alkalose). Theoretisch kann die metabolische Alkalose respiratorisch kompensiert werden. Durch die Notwendigkeit, genügend Sauerstoff aufzunehmen, sind dieser Kompensation jedoch enge Grenzen gesetzt.

Eine **Unterscheidung respiratorischer von metabolischen Störungen** erlaubt u.a. die Bestimmung des Standardbicarbonates, d.h. der Bicarbonatkonzentration im Blut bei normalem pCO_2 (5,3 kPa bzw. 40 mmHg) und bei vollständiger Sättigung des Blutes mit Sauerstoff. Heute wird in der Klinik jedoch der Basenüberschuß bzw. das Basendefizit bestimmt, d.h. diejenige Menge Säure bzw. Base (in mmol), welche pro Liter Blut benötigt wird, um den Blut-pH (bei 5,3 kPa pCO_2) zu normalisieren. Der Wert ist ein genaueres Maß für das Ausmaß der Störung und läßt eine bessere Schätzung der für die Therapie erforderlichen Säure- bzw. Basenmengen zu.

Die **Auswirkungen** der respiratorischen und metabolischen **Acidose** decken sich weitgehend. Der Einfluß auf den Kalium/Natrium-Austausch in der Zelle führt zur *Hyperkaliämie* (vgl. 13.3.6) mit der Gefahr von Störungen der Erregung im Herzen (vgl. 1.1.1, 6.1.8). Darüber hinaus führt intrazelluläre Acidose zu einer Verminderung der Kaliumleitfähigkeit und hat eine *negativ inotrope Wirkung* auf den Herzmuskel. In den peripheren Gefäßen begünstigt sie eine *Vasodilatation* mit drohendem Blutdruckabfall. Die Vasodilatation kommt z.T. durch verminderte Ansprechbarkeit der Gefäße für Catecholamine (Noradrenalin) bei Hyperkapnie zustande. Acidose bzw. ein *Ansteigen der CO_2-Konzentration* im Blut führt auch zu einer Gefäßerweiterung im Gehirn (vgl. 2.1.3), welche eine gefährliche Hirndrucksteigerung, Krämpfe und Bewußtseinsverlust hervorrufen kann (vgl. 8.2.1). Ein Abfall des intrazellulären pH hemmt die Schrittmacherenzyme der Glykolyse und hat somit verminderten Abbau von *Glucose im Gewebe* und gleichzeitig *gesteigerten Aufbau von Glucose in Leber und Niere* zur Folge. Damit steigt die Konzentration von Glucose im Blut. Acidose hemmt schließlich die Zellteilung.

Eine **Alkalose** zieht eine *Hypokaliämie* nach sich (vgl. 13.3.6) und führt dadurch unter anderem (vgl. 6.1.8) zu Störungen der Erregung im Herzen. Bei Alkalose wird ferner mehr *Calcium* an Plasmaproteine gebunden. Dadurch sinkt die Konzentration an freiem Calcium im Plasma. Da ein Teil des Blutcalciums auch an HCO_3^- gebunden wird, fällt das freie

Calcium bei metabolischer Alkalose (hohes HCO_3^-) stärker ab als bei respiratorischer Alkalose. Andererseits führt vor allem respiratorische Alkalose zu gesteigerter Erregbarkeit der Muskulatur. Diese Wirkung kann daher nur zum Teil auf die Abnahme extrazellulären Calciums zurückgeführt werden (vgl. 13.4). Eine *verminderte CO_2-Konzentration* hat *Konstriktion der Gehirngefäße* mit drohender Mangeldurchblutung zur Folge. Des weiteren kann ein CO_2-Abfall zur *Konstriktion der Bronchiolen* führen, also zur Erhöhung des Atemwiderstandes. Unter Alkalose ist ferner die Glykolyse und Lactatbildung stimuliert. Ein Anstieg des intrazellulären pH steigert schließlich die Kaliumpermeabilität der Zellmembran und fördert die Zellteilung.

Bei Vorliegen einer Störung des Säure-Basen-Haushaltes muß vor einer **Korrektur des pH-Wertes** die Art der Abweichung berücksichtigt werden. Eine metabolische Acidose kann durch Zufuhr $NaHCO_3$-haltiger Infusionslösungen gut bekämpft werden. Bei einer respiratorischen Acidose würde das gleiche Vorgehen zu weiterer Steigerung der CO_2-Konzentration führen. Da CO_2 schneller in das Gehirn gelangt als H^+ oder HCO_3^-, droht dabei vorübergehend eine weitere Azidifizierung und Vasodilatation des Gehirns. Hier muß in erster Linie versucht werden, die Atmung zu verbessern, und wenn das nicht möglich ist, sollten Bicarbonat-freie, alkalische Pufferlösungen (z.B. Trispuffer) infundiert werden. Eine respiratorische Alkalose kann, liegt kein Sauerstoffmangel vor, durch Vorhalten einer Tüte (Rückatmen) bekämpft werden. Bei einer aufgrund von Sauerstoffmangel hervorgerufenen Alkalose kann eine Korrektur durch Sauerstoffangebot in der Atemluft vorgenommen werden.

3.1.6   Atemregulation

Die Atemmuskulatur steht unter der Kontrolle von **Neuronen in der Medulla oblongata.** Dabei unterscheidet man mehrere Neuronenklassen. Die sog. spätexspiratorischen Neurone (E) sind v.a. in der Exspirationsphase aktiv, die frühinspiratorischen (e-I), die ramp-inspiratorischen (IR) und die spätinspiratorischen Neurone (L-I) vorwiegend während der aktiven Inspiration sowie die postinspiratorischen Neurone (p-I) nach erfolgter Inspiration. Die IR-Neurone stimulieren über Aktivierung von bulbospinalen inspiratorischen Neurone (IBS) die α-Motoneurone der Inspirationsmuskulatur. Zu Beginn der Inspiration hemmen die e-I-Neurone die L-I-Neurone, die p-I-Neurone und die E-Neurone. Gegen Ende der Inspiration werden die p-I-Neurone und die L-I-Neurone enthemmt und hemmen ihrerseits die IR-Neurone bzw. die IBS-Neurone, wodurch die Inspiration limitiert wird. Die E-Neurone bleiben zunächst durch die p-I-Neurone gehemmt und leiten erst nach Schwinden der p-I-Neuronenaktivität die aktive Exspiration ein. Die Inspiration wird ferner über Beeinflussung der atmungsregulierenden Neurone durch Dehnungsrezeptoren in der Lunge und Muskelspindeln in der Atemmuskulatur begrenzt.

Die atemregulierenden Neurone werden durch die **Formatio reticularis** im Hirnstamm aktiviert. Die Rhythmik der Atembewegungen läßt sich durch alternierende Aktivierung der Neuronenpopulationen erklären. Allerdings ist hierzu eine gewisse generelle Aktivierung der Formatio reticularis im Hirnstamm erforderlich. Im Schlaf ist diese Aktivierung vermindert, die Atmung dementsprechend gedämpft. Umgekehrt aktivieren Muskelarbeit, Angst und Schmerzen über die Formatio reticularis die Atemaktivität.

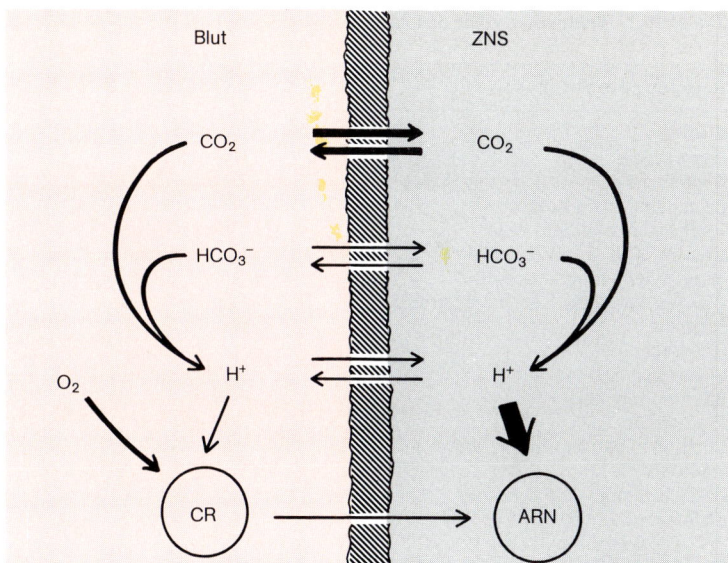

Abb. 3-7 **Einfluß von H$^+$, CO$_2$, HCO$_3^-$ und O$_2$ auf die Atmung.** ARN = Atemregulierende Neurone, CR = Chemorezeptoren

Eine Reihe weiterer Faktoren beeinflußt über Aktivierung bzw. Hemmung der atemregulierenden Neurone Atemtiefe und Atemfrequenz. Wichtigster Stimulus für die Atmung ist ein Abfall des **pH** im Bereich der atemregulierenden Neurone. Wie im Blut, wird dieser pH durch das Verhältnis von CO$_2$ zu Bicarbonat diktiert (vgl. 3.1.5). Nun kann **CO$_2$** wesentlich leichter die Blut-Hirn-Schranke (vgl. 8.1.13) überschreiten als HCO$_3^-$ oder H$^+$ (Abb. 3-7). Somit wird die Atmung bei Anstieg des pCO$_2$ im Blut wesentlich schneller stimuliert als bei Abfall der Plasmabicarbonatkonzentration. Eine akute metabolische Acidose steigert die Ventilation zunächst durch Stimulation von Chemorezeptoren im Glomus caroticum und in den Glomera aortica. Der Abfall des pCO$_2$ führt jedoch zu einer paradoxen Alkalinisierung des Liquors, so daß der Atemantrieb gedämpft wird. Mit erheblicher Verzögerung sinkt auch die Bicarbonatkonzentration im Liquor auf die Blutwerte ab und ermöglicht die erforderliche Mehrventilation. Die volle respiratorische Kompensation einer metabolischen Acidose kann daher mehr als einen Tag in Anspruch nehmen.

Auf die Regulation der Atmung nimmt der **Sauerstoffpartialdruck** des Blutes unter Normalbedingungen weit weniger Einfluß als die CO$_2$-Konzentration. Er wird ausschließlich im *Glomus caroticum* und in den *Glomera aortica* gemessen, zentrale O$_2$-Fühler gibt es nicht. Der geringe Einfluß der O$_2$-Konzentration ist sinnvoll, da die Sauerstoffaufnahme von der Ventilation in weiten Grenzen unabhängig ist (vgl. Abb. 3-4) und somit O$_2$ zur Regulation der Ventilation ungeeignet ist. Erst bei deutlichem Mangelangebot an Sauerstoff (Höhenluft, massive Diffusionsstörungen) spielt die Atemstimulation durch Sauerstoffmangel eine wichtige Rolle.

Wie bei der metabolischen Acidose ist die Ventilationssteigerung bei mäßigem **Sauerstoffmangel** zunächst gering, da die sich entwickelnde Alkalinisierung des Liquors die atemregulierenden Neurone dämpft. Erst die Senkung der Bicarbonatkonzentration in Plasma und Liquor durch renale Kompensation der respiratorischen Alkalose erlaubt die vollständige Anpassung der Ventilation an das Sauerstoffangebot. Bei Neugeborenen führt Hypoxie überhaupt nur zu einer

Tabelle 3-2   **Faktoren, welche den Atemantrieb beeinflussen**

Steigerung der Ventilation	Herabsetzung der Ventilation
Acidose	Alkalose
Hyperkapnie	Hypokapnie
Hypoxie	zentrale Hypoxie,
Calciumabfall im Liquor	periphere Hyperoxie
Magnesiumabfall im Liquor	Calcium-Anstieg im Liquor
intensive Kalt- und Warmreize Haut	Magnesiumanstieg im Liquor
Anstieg der Körpertemperatur	tiefe Hypothermie
mäßiger Abfall der Körpertemperatur	Blutdruckanstieg
Schmerz	Ganglienblocker
Blutdruckabfall	hohe Konzentrationen an Atropin
Blutadrenalin	ZNS-Catecholamine
Blutnoradrenalin	ZNS-Endorphine
Progesteron	ZNS-Glycin
Cortison, Testosteron, Corticotropin	ZNS-GABA
Serotonin	Schlaf
ZNS-Histamin	
ZNS-Acetylcholin	
ZNS-Prostaglandine	
Muskelarbeit (Mitinnervation)	

vorübergehenden Steigerung der Ventilation.

Ein plötzliches Aussetzen des Atemantriebes im Schlaf kann bei Kleinkindern zum sog. plötzlichen Kindstod (**sudden infant death**) führen. Für den Arzt ist es ferner wichtig zu wissen, daß **Barbiturate** *(Schlafmittel) die CO_2-empfindlichen Rezeptoren inaktivieren*, wobei die Atmung nur durch Stimulation der Sauerstoffrezeptoren aufrecht erhalten bleibt. Bei **chronischer Ateminsuffizienz** erlaubt die Zunahme der Bicarbonatkonzentration (renale Kompensation einer respiratorischen Acidose) ein weiteres Ansteigen des pCO_2, und die chronische Erhöhung der CO_2-Konzentration führt zur Unempfindlichkeit der CO_2-Rezeptoren. Unter dem Einfluß von Barbituraten und bei chronischer Ateminsuffizienz führt daher *Angebot Sauerstoff-reicher Inspirationsluft zur Hypoventilation mit Entwicklung einer respiratorischen Acidose.*

Bei der Innervation von Muskeln (**Muskelarbeit**) werden gleichzeitig die inspiratorischen Neurone mitinnerviert und somit die gleichzeitige Steigerung der Atmung gewährleistet, bereits bevor es zum CO_2-Überschuß, zum Sauerstoffmangel oder zur Acidose kommt. O_2, CO_2 und pH sowie die Erregung von mechanischen Rezeptoren in den Muskeln während der Tätigkeit (Rückmeldung) führen dann zu weiterer Atemsteigerung.

Tabelle 3-2 stellt eine Reihe **weiterer Faktoren** zusammen, welche einen hemmenden oder fördernden Einfluß auf die Atmung ausüben.

Neben Hypo- und Hyperventilation kann sich bei Beeinträchtigung der Atemregulation auch der Rhythmus in kennzeichnender Weise ändern. Abb. 3-8 stellt einige **pathologische Atemtypen** der normalen Atmung gegenüber:

● Die **Kußmaulsche Atmung** ist die adäquate Reaktion der Atemregulation auf eine *metabolische Acidose:* Die Atemzüge sind stark vertieft, die Atmung jedoch regelmäßig.

● Die **Cheyne-Stokes'sche Atmung** ist dagegen unregelmäßig. Die Atemtiefe wird periodisch tiefer und flacher. Sie ist Ausdruck einer verspäteten Reaktion der Atemregulation auf die Änderungen der Blutgase, wodurch eine

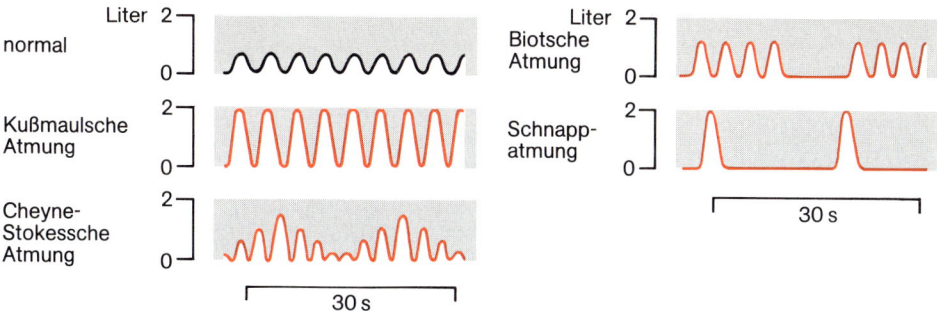

Abb. 3-8 **Atemtypen.** Änderungen des Lungenvolumens in Litern sind gegen die Zeit aufgetragen

überschießende Reaktion erforderlich wird. Das ist dann der Fall, wenn eine *Mangeldurchblutung des Gehirns* vorliegt, oder wenn die Atmung durch *Sauerstoffmangel* diktiert wird, wie z.B. in großen Höhen oder bei Diffusionsstörungen. Verstärkt wird diese Tendenz durch Dämpfung der atemregulierenden Neurone, durch *Pharmaka, Urämie* oder im *Schlaf.*

● Die **Biot'sche Atmung** ist durch Atempausen unterbrochen. Sie ist Ausdruck einer *Schädigung der atemregulierenden Neurone.* Das gleiche trifft bei der **Schnappatmung** zu, welche eine massive Störung der Atemregulation signalisiert.

3.1.7 Verhältnis von Perfusion und Ventilation, Verteilungsstörungen

Die pro Zeiteinheit **aufgenommene Sauerstoffmenge** ist in hohem Maße *von der Lungendurchblutung (Perfusion) abhängig,* da die Aufnahme durch die Bindungskapazität des Blutes begrenzt ist. Änderungen des Sauerstoffpartialdruckes in den Alveolen oberhalb von 10 kPa (75 mmHg) beeinflussen die Sauerstoffaufnahme nur wenig (vgl. Abb. 3-4). Erst eine Abnahme des Sauerstoffpartialdruckes unter 5 kPa (40 mmHg) hat massive

Einschränkung der Sauerstoffaufnahme zur Folge (steiler Bereich der Sauerstoffbindungskurve) (vgl. Abb. 3-4).

Die **CO_2-Abgabe** wird in jedem Bereich durch dessen Partialdruck in den Alveolen bestimmt (vgl. Abb. 3-6), sie ist also eine *Funktion v.a. der Ventilation.* Bei einer geringgradigen Hypoventilation bleibt die Sauerstoffaufnahme normal, die verminderte Abgabe von CO_2 führt jedoch zu Hyperkapnie und respiratorischer Acidose.

Steigt umgekehrt der Sauerstoffbedarf bei Arbeit stärker als das Herz-Zeit-Volumen, so entsteht eine **Hypoxie**, die durch mehr Ventilation nicht ausgeglichen werden kann. Die Hypoxie tritt nur peripher auf, da ja arterielles Blut vollständig mit Sauerstoff abgesättigt wird. Eine ähnliche Situation ergibt sich, wenn das Herz-Zeit-Volumen z.B. durch eine Pulmonalstenose herabgesetzt ist. Der periphere Sauerstoffmangel führt zur Milchsäureproduktion, die Acidose wird durch mehr Ventilation ausgeglichen. Ergebnis ist das Nebeneinander von peripherer Hypoxie und Hypokapnie.

Ein Mißverhältnis zwischen Ventilation und Perfusion kann auch auf dem Niveau der einzelnen Alveolen auftreten. Die einzelnen Alveolen der Lunge werden bei der Atmung keineswegs gleichmäßig belüftet. Vielmehr wird nur ein relativ kleiner Teil der Alveolen bei einem normalen Atemzug gut belüftet, während das Gasgemisch im größeren Teil der Alveolen weniger erneuert wird. Die bevorzugten Alveolen wechseln unter anderem mit der Körperlage und der Atemtiefe. Normalerweise sind in der Atemmittellage die Alveolen der **basalen Lungenabschnitte** deutlich kleiner als die Alveolen der Lungenspitze. Bei Inspiration entfalten sich vorwiegend die basalen Alveolen, sie werden demnach wesentlich besser ventiliert (vgl. 3.1.1).

In Ruhe sind die **apikalen Lungenabschnitte** nicht nur relativ schlecht ventiliert, sondern auch sehr schlecht perfundiert. Das Verhältnis von Ventilation zu Perfusion ist in den apikalen Lungenabschnitten daher sogar höher als in den basalen Lungenabschnitten. Bei Arbeit nimmt freilich die Perfusion apikaler Lungenabschnitte zu.

Blut, welches die schlecht belüfteten Alveolen passiert, wird eine geringe Sauerstoffsättigung aufweisen. Dieses Defizit kann durch Blut, das aus überventilierten Alveolen stammt, nicht ausgeglichen werden, da dieses Blut die bereits bei normaler Ventilation erreichte Sauerstoffsättigung nicht überschreiten kann. Große *Unterschiede in der Ventilation durchbluteter Alveolen müssen* somit *zur Konzentrationsabnahme von Sauerstoff im Mischblut aus den Lungenvenen* (arterialisiertes Blut) führen. Im Gegensatz dazu wird die CO_2-Konzentration im Mischblut durch eine solche **Verteilungsstörung** primär *nicht beeinträchtigt,* da in einer überventilierten Alveole mehr CO_2 abgegeben und damit die geringe Abgabe in unterventilierten Alveolen kompensiert werden kann. Der Sauerstoffmangel bei einer Verteilungsstörung führt oft zu einer Stimulation der Ventilation, so daß der CO_2-Gehalt im Mischblut sogar vermindert sein kann.

Um überflüssige Durchblutung der schlecht belüfteten Alveolen zu vermeiden, führt v.a. *Sauerstoffmangel in einer Alveole zur Konstriktion des zugehörigen Gefäßes.* Auf diese Weise wird gewährleistet, daß Blut vor allem mit gut belüfteten Alveolen in Kontakt tritt. Das Verhalten der Lungengefäße bringt eine wesentliche pathophysiologische Begleiterscheinung mit sich: Bei Sauerstoffmangel in allen Alveolen *steigt* durch die Konstriktion der Lungengefäße der **Widerstand im kleinen Kreislauf,** es kommt also zur Druckbelastung des rechten Ventrikels. Dadurch kann die Förderleistung des rechten Herzens sinken, Blut staut sich vor dem rechten Herzen, während das venöse Angebot für das linke Herz und damit Herzzeitvolumen und Blutdruck abfallen. Die genannte Kette von Ereignissen kann bei Hypoventilation verschiedenster Ursachen zum Kreislaufversagen führen. Wird in einem solchen Fall reiner Sauerstoff zur Inspiration angeboten, so kann mitunter eine dramatische Besserung des Kreislaufes erzielt werden. Die Gabe von Sauerstoff ist daher auch dann gerechtfertigt, wenn ein Lungengefäß durch einen Embolus verschlossen und damit der Widerstand des kleinen Kreislaufes erheblich gesteigert ist (Lungenembolie, vgl. 2.2.1). *Sauerstoff* führt zu einer maximalen Erweiterung der durchlässigen Gefäße und *vermindert* auch hier den *Widerstand des kleinen Kreislaufes wirkungsvoll.*

Die Konstriktion der Gefäße zu hypoventilierten Alveolen ermöglicht beim Gesunden eine fast vollständige (ca. 96 %) **Absättigung des arteriellen Mischblutes.**

Das ausgeglichene **Verhältnis von Perfusion und Ventilation** kann bei Krankheiten auf zwei Arten gestört werden:
● *Pulmonalarterien oder -kapillaren* können durch Blutgerinnsel, Fett-Tröpfchen (Fettembolie), oder durch Thrombose *verschlossen* werden, ohne daß die Belüftung der Alveolen

beeinträchtigt ist. Folge ist eine **Vergrößerung des funktionellen Totraumes.**

● Die *Ventilation von Alveolen* kann *eingeschränkt* sein, ohne daß genügende Drosselung ihrer Gefäße eintritt. Durch Verlegung ganzer Bronchien können einzelne Volumina völlig von der Ventilation ausgeschlossen werden. Weiterhin kann Blut den kleinen Kreislauf passieren, ohne in Kontakt mit Alveolen zu treten. Diese **funktionellen arteriovenösen Shunts** sind daran erkennbar, daß ein Angebot von reinem Sauerstoff in der Inspirationsluft und tiefe Atemzüge, also Maßnahmen, die auch in schlecht belüfteten Alveolen einen genügenden Sauerstoffpartialdruck erzeugen sollten, zu keiner vollständigen Sauerstoffsättigung des arteriellen Mischblutes führen. Eine Minderbelüftung wird meist durch Erhöhung der Atemwiderstände hervorgerufen. Bei Inspiration von Helium verteilt sich das Gas nur verzögert auf die hypoventilierten Alveolen.

Beide Störungen treten auf, wenn die Diffusion in einzelnen Alveolen unterbunden ist, ohne daß Ventilation oder Perfusion eingeschränkt werden. Dabei tritt sowohl eine Vergrößerung des funktionellen Totraumes als auch ein arteriovenöser Shunt auf.

3.2 Spezielle Pathophysiologie

3.2.1 Obstruktive Lungenerkrankungen

Bei den obstruktiven Lungenerkrankungen sind die Strömungswiderstände erhöht (vgl. 3.1.2).

Ursache ist eine Verengung der Atemwege. Das ist durch Kompression von au-

ßen, durch Kontraktion der Bronchialmuskulatur, Verdickung der die Atemwege auskleidenden Schleimhaut und durch Verlegung des Lumens mit Schleim möglich. Meist sind die genannten Veränderungen auf **Asthma** oder **chronische Bronchitis** zurückzuführen. Bei Asthma tritt anfallsweise eine Verengung der Atemwege auf. Ursache kann eine Allergie gegen inhalierte Substanzen (Antigene) sein, wie in 4.1.3 noch näher beschrieben wird. Die Antigene (Blütenstaub, Pollen) induzieren die Bildung von Antikörpern durch das Abwehrsystem des Körpers. Folge ist eine Entzündung in der Bronchialschleimhaut, die u.a. durch Histamin- und Leukotrienausschüttung aus Leukozyten zur Permeabilitätserhöhung der Gefäße und damit zum Ödem in der Schleimhaut führt. Gleichzeitig wird die Bildung von Schleim und die Kontraktion der Bronchialmuskulatur angeregt. Neben inhalierten Antigenen können auch in der Schleimhaut sitzende Mikroorganismen antigen wirken (infektallergisches Asthma). Hier bestehen fließende Grenzen zur chronischen Bronchitis, bei der eine chronische Infektion der Atemwege vorliegt, die gleichfalls Schleimhautschwellung, Schleimproduktion und Kontraktion der Bronchialmuskulatur hervorruft. Bronchokonstriktion wird durch körperliche Anstrengung begünstigt, vermutlich durch Abkühlung und Austrocknung der Atemwege als Folge der Mehrventilation.

Die **Mucoviscidose** ist eine angeborene Erkrankung (vgl. 10.3.1 und 13.3.6), bei der in verschiedenen Drüsen (u.a. Bronchialschleimhaut, Pankreas) die Sekretion seröser „Spülflüssigkeit" herabgesetzt ist. Der zähflüssige Schleim verlegt u.a. die kleinen Atemwege und führt auf diese Weise zu einer obstruktiven Lungenerkankung.

Ein gesteigerter intrathorakaler Atemwegswiderstand kann schließlich Folge **herabgesetzter Retraktionskraft** der

Lunge sein, welche ein Kollabieren der Atemwege begünstigt (vgl. 3.1.2).

Extrathorakale Atemwegshindernisse sind z.B. Stimmbandlähmung, Glottisödem und Kompression der Trachea von außen (z.B. durch Tumore, Struma, vgl. 11.5.4). Bei der Tracheomalazie (Erweichung der Tracheawand) kann die Trachea während der Inspiration (Unterdruck im Lumen) kollabieren.

Bedeutendste **Auswirkung** einer obstruktiven Lungenerkrankung ist die *Hypoventilation* der betroffenen Alveolen. Sind alle Alveolen in Mitleidenschaft gezogen, so erfolgt *eine* **globale Hypoventilation.** Dabei kommt es vor allem zu einer *Hyperkapnie,* da das Sauerstoffbindungsverhalten des Blutes in gewissen Grenzen eine Hypoventilation ohne Beeinträchtigung der Sauerstoffaufnahme ins Blut zuläßt.

Meist ist jedoch nur ein Teil der Alveolen betroffen *(partielle Hypoventilation)* bzw. die Alveolen sind unterschiedlich in Mitleidenschaft gezogen. Dabei kann die Hyperkapnie – jedoch nicht die *Hypoxie* – durch Hyperventilation in den unbehinderten Alveolen verhindert werden (**Verteilungsstörung**, vgl. 3.1.7).

Je nach Grad der Atemeinschränkung entwickelt sich eine mehr oder weniger ausgeprägte **Dyspnoe.** Bei starren Atemwegswänden an der Engstelle beeinträchtigt die Atembehinderung gleichermaßen Inspiration und Exspiration. Bei geringer Wandstabilität wird eine extrathorakale Engstelle während der Inspiration (Unterdruck im Lumen), eine intrathorakale Engstelle während der Exspiration (Nachlassen des umgebenden Unterdruckes) zusätzlich komprimiert (vgl. 3.1.2). Folgen sind im einen Fall inspiratorischer Stridor (z.B. bei Tracheomalazie), im anderen Fall eine massive Behinderung der Exspiration (bei Verengung kleiner Bronchien, Bronchiolen etc.).

Die Behinderung der Exspiration führt zu einer Überblähung der Ductuli alveolares (zentrilobuläres Emphysem, s. Abb. 3-9). Die chronische Überdehnung der Ductuli alveolares mindert schließlich die Rückstellkraft der Lunge. Damit *wandert die Atemruhelage in Richtung Inspiration,* der Thorax nimmt also in der Atemruhelage die Inspirationsstellung des Gesunden ein (**Faßthorax**). Dadurch ist die funktionelle Residualkapazität erhöht. Die Zunahme von Compliance und Resistance erfordert einen intrathorakalen Überdruck zur Exspiration, wodurch die Kompression der durch die Dehnung schlaffen Ductuli alveolares gefördert und der Strömungswiderstand weiter erhöht wird.

Die Obstruktion führt schließlich zur Einschränkung des **Atemgrenzwertes** und der Sekundenkapazität. Der Atemzeitquotient (Exspirationsdauer/Inspirationsdauer) nimmt bei intrathorakalen Obstruktionen zu.

Gefürchtete Komplikation einer obstruktiven Lungenerkrankung ist die Entwicklung einer pulmonalen Hypertonie und eines **chronischen Cor pulmonale** (vgl. 3.2.4). Die Widerstandserhöhung im kleinen Kreislauf kommt v.a. durch Konstriktion der Gefäße zu hypoventilierten und daher hypoxischen Alveolen zustande.

3.2.2 Das Emphysem

Das Emphysem ist gekennzeichnet durch Volumenzunahme der Lufträume distal der Bronchioli (s. Abb. 3-9). Man unterscheidet ein **zentrilobuläres Emphysem** mit vorwiegender Überblähung der Ductuli alveolares und Bronchioli respiratorii von einem **panlobulären Emphysem,** bei dem vor allem die endständigen Alveolen erweitert sind. Bei der „**schlaffen Lunge**" liegt lediglich ein Verlust an Retraktionskraft vor. Durch das Emphysem kann ein

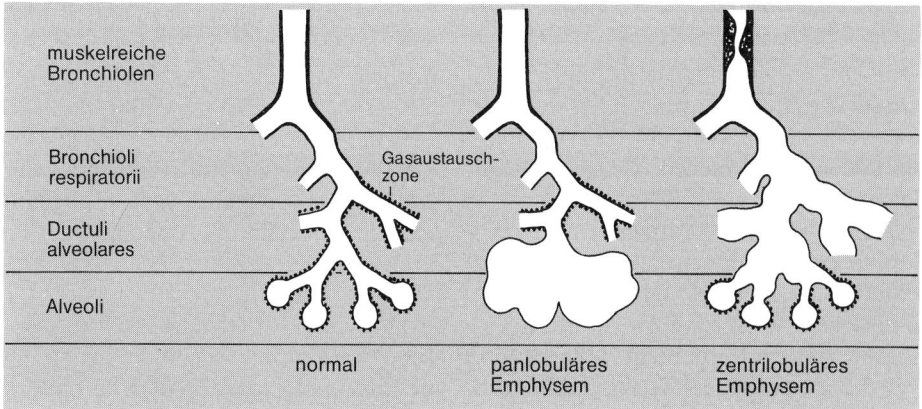

muskelreiche
Bronchiolen

Bronchioli
respiratorii

Gasaustausch-
zone

Ductuli
alveolares

Alveoli

normal   panlobuläres
Emphysem   zentrilobuläres
Emphysem

Abb. 3-9 **Emphysemformen**

umschriebener Lungenbezirk (lokales Emphysem) oder die gesamte Lunge (generalisiertes Emphysem) befallen sein.

Ursache vor allem des zentrilobulären Emphysems ist die *Dehnung der Ductuli alveolares und Bronchioli respiratorii* durch die Exspirationsbehinderung bei *obstruktiven Lungenerkrankungen* (v.a. apikale Lungenabschnitte). Bei der „schlaffen Lunge" liegt eine *Verarmung an Bindegewebe* ohne erkennbare Ursache, beim panlobulären Emphysem ein zusätzlicher *Untergang von Alveolarscheidewänden* vor. Im Alter tritt regelmäßig eine Zunahme des Alveolarvolumens und eine Abnahme der Alveolaroberfläche auf. Bei einigen Patienten mit Emphysem liegt ein Mangel an α_1-Antitrypsin vor. Das Plasmaprotein hemmt normalerweise die Wirkung von Proteasen (aus Blut, Leukozyten, Makrophagen, Bakterien), welche den Abbau von Gewebsproteinen (u.a. der Alveolarscheidewände) katalysieren.

Die **Auswirkungen** hängen zum Teil von der Art des Emphysems ab.

Vor allem panlobuläres Emphysem und schlaffe Lunge zeichnen sich durch **Verlust an Retraktionskraft** aus. *Dadurch und durch die erschwerte Exspira-* *tion beim zentrilobulären Emphysem wandert die Atemruhelage in Richtung Inspiration.* Folge ist die Entwicklung eines „Faßthorax". Die funktionelle Residualkapazität ist vergrößert, bisweilen auch die Totalkapazität. Die Vitalkapazität ist aber wegen Beschränkung der Exspiration reduziert. Wegen der verminderten Retraktionskraft der Lunge ist eine Exspiration nur unter Druckerhöhung im Thorax möglich. Dadurch werden die Ductuli alveolares komprimiert, und wegen ihrer geringen Wandkonsistenz kollabieren diese kleinsten Atemwege. Folge ist eine Behinderung der Exspiration, auch wenn keine Stenose der Bronchien vorliegt.

Bei zentrilobulärem und bei panlobulärem Emphysem werden durch die Erweiterung der Alveolen Blutkapillaren verdrängt und komprimiert. Folgen sind eine **Abnahme der Diffusionsfläche** zwischen Blut und Alveolen, eine *Zunahme des funktionellen Totraumes* und eine *Erhöhung des Gefäßwiderstandes* im kleinen Kreislauf (vgl. 3.2.4), was schließlich zur Entwicklung eines **Cor pulmonale** führt. Der Unterschied zwischen dem panlobulären und dem zentrilobulären Emphysem fußt im wesentlichen auf der obstruktiven Lungenerkrankung, welche dem zentrilobulären Emphysem zugrunde liegt.

Die *Obstruktion von Bronchien führt zu einer* **Verteilungsstörung,** unabhängig von der Entwicklung des Emphysems. Diese Verteilungsstörung führt zu einer Sauerstoff-Untersättigung des Mischblutes in den Lungenvenen, also zur zentralen Cyanose.

Daher werden die Patienten mit zentrilobulärem Emphysem auch als ,,**blue bloater**'' bezeichnet. Die Hypoxie der minderbelüfteten Alveolen führt zu Vasokonstriktion (pulmonale Hypertonie, vgl. 3.2.4), der Sauerstoffmangel im Blut zu gesteigerter Erythropoese (Polyglobulie, vgl. 4.4.5).

Beim panlobulären Emphysem — ohne Verteilungsstörung — steht die Vergrößerung des funktionellen Totraumes im Vordergrund, die den Patienten zu vertiefter Atmung (Hyperpnoe) zwingt. Die Verminderung der Diffusionsfläche führt nur bei gesteigertem Herzminutenvolumen zur Hypoxie (,,**pink puffer**'').

3.2.3   Restriktive Lungenerkrankungen

Erkrankungen, die zu einer *Einschränkung funktionierenden Lungengewebes* führen, werden als restriktiv bezeichnet (vgl. auch 3.1.2).

Ursache kann Lungenfibrose sein, d.h. ein Überhandnehmen von Bindegewebe in der Lunge. Die Veränderungen in der Lunge können ohne erkennbare Ursache auftreten (idiopathische Lungenfibrose Hamman-Rich), *Folge einer systemischen Bindegewebserkrankung* sein (Sklerodermie, Lupus erythematodes, rheumatoide Arthritis), oder sie werden durch eine *lokale Entzündung* ausgelöst. Einige Formen der Pneumonie (infektiöse Lungenentzündung), Schädigung durch Strahlen oder Sauerstoff und allergische Entzündung durch Inhalation von Antigenen (Silikose, bei Inhalation von Silikaten) sind hier zu nennen. Auch der

Lungenfibrose beim sogenannten Morbus Boeck liegt wahrscheinlich eine Antigen-Antikörperreaktion zugrunde. Neben der Lungenfibrose führt natürlich auch der *anatomisch faßbare Verlust von Lungengewebe* zur Restriktion, also Zerstörung von Lungengewebe (Lungentuberkulose, Karzinome, Pneumonien), ein Kollaps von Lungengewebe wegen Verschluß des zuführenden Bronchus (Atelektase), oder Entfernung von Lungengewebe (Resektion). Auch der Ausfall und die Einengung von Alveolen durch Lungenödem könnte hier eingereiht werden. Schließlich können Verformungen des Thorax (Kyphoskoliose), Verklebungen der Lunge mit dem Thorax (Verschwartung, als Folge einer Pleuritis) eine normale Entfaltung der Lunge verhindern und auf diese Weise die Funktion einschränken.

Auswirkung ist bei allen Prozessen die *Einschränkung der Totalkapazität,* der *Vitalkapazität* und der *funktionellen Residualkapazität.* Die *Compliance* der Lunge ist vor allem bei Lungenfibrose *vermindert,* da das Bindegewebe wenig dehnbar ist. Bei Verlust von Lungengewebe erfolgt eine proportionale Abnahme der Compliance. Die auf die funktionelle Residualkapazität bezogene Compliance (spezifische Compliance) bleibt dabei allerdings gleich. Die Abnahme der Diffusionsfläche äußert sich in einer *Reduzierung der Diffusionskapazität* der Lunge, die ja vor allem den Sauerstofftransport in Mitleidenschaft zieht (vgl. 3.1.3). Folge ist Hypoxämie bei Belastung. Mit dem Untergang von Lungengewebe kommt es schließlich zur Einschränkung der Zahl der Kapillaren. Daraus kann eine *Widerstandserhöhung im kleinen Kreislauf* und auf diese Weise eine *pulmonale Hypertonie* entstehen. Neben dem Verschluß droht bei Lungenfibrose das Abdrängen von Kapillaren durch das Bindegewebe, so daß die Kapillaren den

Kontakt zu den Alveolen verlieren. Es entstehen somit *arteriovenöse Shunts* mit Abnahme der Sauerstoffsättigung im arterialisierten Mischblut (Verteilungsstörung vgl. 3.1.7). Der Atemgrenzwert und die Sekundenkapazität nehmen im allgemeinen proportional mit der Vitalkapazität ab, so daß die relative — auf die Vitalkapazität bezogene — Sekundenkapazität (ca. 70%) normal bleibt. Ein Funktionsausfall von über der Hälfte des Lungengewebes kann toleriert werden, ohne daß bei Ruhe Atemnot auftritt. Allerdings ist dabei die Leistungsreserve eingeschränkt, so daß es relativ bald zur Belastungsdyspnoe kommt.

3.2.4 Pulmonale Hypertonie

Steigt der arterielle Mitteldruck im kleinen Kreislauf über 3 kPa (25 mmHg), spricht man von einer pulmonalen Hypertonie.

Ursache ist eine Erhöhung des Widerstandes im kleinen Kreislauf. Theoretisch kann auch eine Steigerung des Herzzeitvolumens (HZV) zur Druckerhöhung führen. Da bei akuter Steigerung des HZV der Widerstand im kleinen Kreislauf abnimmt, kann eine akute Steigerung des HZV allein keine pulmonale Hypertonie erklären. Chronische Steigerung der Lungenperfusion zieht jedoch eine allmähliche Zunahme des Lungengefäßwiderstandes nach sich. Der Widerstand im kleinen Kreislauf kann ferner durch *Konstriktion von Lungengefäßen* (Sauerstoffmangel der Alveolen), durch *Untergang von Lungengewebe* (restriktive Lungenerkrankungen, Emphysem), durch *Kompression der Kapillaren* und schließlich durch *Verschluß* (Lungenembolie) oder Verengung (z.B. Periarteriitis nodosa) von Lungengefäßen ansteigen. Dabei muß ein erheblicher Teil des Kapillarbettes untergehen, damit eine klinisch relevante pulmonale Hypertonie auftritt. Schließlich können chronische Linksherzinsuffizienz und eine Reihe von Herzfehlern mit chronisch gesteigerter Perfusion der Lunge zu pulmonaler Hypertonie führen (vgl. 1.2.2).

Auswirkung der pulmonalen Hypertonie ist in erster Linie die Druckbelastung des rechten Herzens. Der Bau des rechten Herzens erlaubt keine stärkere Druckbelastung (vgl. 1.1.2), es kommt somit bei chronischer Widerstandserhöhung im kleinen Kreislauf relativ bald zu einer Dilatation des rechten Herzens (Cor pulmonale), die schließlich zur Rechtsherzinsuffizienz führen kann. Folgen sind auf der einen Seite Stauung im großen Kreislauf mit Ödemen, Hyperaldosteronismus, usw. (vgl. 1.2.4, 2.1.2, 11.3.3). Auf der anderen Seite reduziert die verminderte Förderleistung des rechten Herzens die Lungenperfusion. Die verminderte Sauerstoffaufnahme führt zur Hyperventilation, wobei sich eine Hypokapnie entwickeln kann (vgl. 3.1.7). Häufig wird jedoch durch die Grundkrankheit (s. oben) eine Hypoventilation mit Hyperkapnie und respiratorischer Acidose aufgezwungen.

3.2.5 Das Lungenödem

Bei der Lungenstauung ist der Druck in den Lungenvenen gesteigert, vom Lungenödem spricht man bei einem Austreten von Flüssigkeit aus den Kapillaren in das Interstitium (interstitielles Lungenödem) oder die Alveolen (alveolares Lungenödem). Normalerweise ist das Alveolarepithel wesentlich weniger durchlässig als das Kapillarendothel.

Ursache des Lungenödems kann, analog zum peripheren Ödem (vgl. 2.1.2) ein *erhöhter hydrostatischer Druck* in den Kapillaren, eine gesteigerte *Permeabilität* der Kapillaren oder ein zusätzlich verminderter onkotischer Druck im Plasma sein.

Wie im großen Kreislauf, kann ein Teil der abfiltrierten Flüssigkeit durch die **Lymphbahnen** abtransportiert werden. Die Kapazität des Lymphgefäßsystems im kleinen Kreislauf ist freilich gering. Tritt – z.B. bei globaler Herzinsuffizienz – zusätzlich ein Stau am Mündungspunkt des Lymphgefäßsystems im Venendreieck auf, so kann sich bei relativ wenig Filtratvolumen in den Lungenkapillaren ein Lungenödem entwickeln. Die Lymphdrainage ist auch bei Lungenfibrose eingeschränkt.

Der **hydrostatische Druck** in den Lungenkapillaren ist bei Myocardinsuffizienz des linken Herzens, bei Mitralstenose und -insuffizienz erhöht. Bei langsamer Drucksteigerung (z.B. chronischer Herzinsuffizienz) ist ein deutlich höherer Gefäßdruck zur Auslösung eines Lungenödems erforderlich als bei akuter Drucksteigerung (Anpassung).

Die **Permeabilität** der Gefäßwand ist bei Schädigung durch Inhalation ätzender Gase, aber auch bei lang dauernder Beatmung mit reinem Sauerstoff gesteigert.

Auch Infusion zu großer Volumina kann v.a. bei vorgeschädigtem Herzen ein Lungenödem auslösen. Ursache ist dabei eine Abnahme des onkotischen bei gleichzeitigem Anstieg des hydrostatischen Druckes (vgl. 6.1.7, **Hyperhydration**).

Die Ursache des bisweilen bei **Höhenaufenthalt** auftretenden Lungenödems ist umstritten.

Auswirkungen einer Lungenstauung sind *herabgesetzte Lungenperfusion, Verengung der Bronchien* durch gestaute Gefäße sowie geringe Abnahme der Lungenvolumina und der Lungendehnbarkeit. Atemgrenzwert, Sekundenkapazität und maximale Sauerstoffaufnahme nehmen dementsprechend ab. Bei einem Lungenödem tritt in erster Linie der *Ausfall Flüssigkeits-gefüllter Alveolen* für die Atmung dazu. Auf diese Weise entstehen funktionelle arteriovenöse Shunts mit Abnahme der Sauerstoffsättigung im arteriellen Mischblut *(zentrale Cyanose)*. Die Einschränkung der Sauerstoffdiffusion kann bereits bei interstitiellem Ödem auftreten, also bevor Flüssigkeit in die Alveolen austritt. Neben dem Austritt von Flüssigkeit in Alveolen kann beim Lungenödem auch ein Erguß in den Pleuraraum auftreten und zusätzlich die Atmung beeinträchtigen.

4 Blut

Wie bereits beschrieben, ist die **Aufgabe** des Blutkreislaufes in erster Linie der *Transport* von Sauerstoff, Kohlendioxid, Metaboliten, Nährstoffen, Stoffwechselendprodukten, Hormonen und Wasser. Darüber hinaus sind Bestandteile des Blutes wesentlich an der *Abwehr* von Krankheitserregern beteiligt. Schließlich erfordert das Kreislaufsystem einen *Schutz vor Blutverlusten.* Da die für die verschiedenen Aufgaben des Blutes zuständigen Elemente wenig Gemeinsamkeiten aufweisen, werden sie im folgenden getrennt besprochen.

Zum Blut im weiteren Sinn gehören die **Bildungsstätten** der im Blut enthaltenen Zellen, d.h. das Knochenmark und das sogenannte reticulohistiozytäre System, welches vor allem in Lymphknoten, Tonsillen, Appendix, Thymus, Milz, Leber und Knochenmark seinen Sitz hat.

Insgesamt verfügt der Körper über ein Blutvolumen von 6–8 % des Körpergewichtes. Der Hämatokrit, also der Anteil korpuskulärer Elemente am Blutvolumen, beträgt im Mittel 45 % (♂) bzw. 42 % (♀). Einige wichtige **Bestandteile** des Blutes sind in Tabelle 4-1 zuammengestellt.

4.1 Physiologie und allgemeine Pathophysiologie der Abwehrsysteme des Blutes

4.1.1 Die Leukozyten

Die weißen Blutkörperchen (Leukozyten) dienen der Abwehr bzw. der *Beseitigung von Krankheitserregern* (Bakterien, Vi-

ren, Pilzen, usw.) und *Schadstoffen* (Toxinen). Um diese Aufgabe zu erfüllen, können die Leukozyten die Blutbahn verlassen *(Leukodiapedese).* Sie werden von einer Reihe von Substanzen (z.B. Bakterientoxinen) angelockt *(Chemotaxis)* und nehmen solche Substanzen bzw. ganze

Tabelle 4-1 **Bestandteile des Blutes** mit gerundeten Normalwerten der Konzentrationen (* = Vollblut)

Korpuskuläre Elemente*		
Erythrozyten	$5 \cdot 10^6/\mu l$	
Leukozyten	$7 \cdot 10^3/\mu l$	
● neutrophile Granulozyten	60 %	
● eosinophile Granulozyten	3 %	
● basophile Granulozyten	1 %	
● Lymphozyten	30 %	
● Monozyten	6 %	
Thrombozyten	$0,3 \cdot 10^6/\mu l$	
Plasmaproteine	7g/100 ml bzw. ca. 2 mmol/l	
● Albumine	60 %	
● α_1-Globuline	4 %	
● α_2-Globuline	8 %	
● β-Globuline	12 %	
● γ-Globuline	16 %	
Elektrolyte	280 mmol/l (vgl. Tab. 6-1)	
sonstige Substanzen	mmol/l	mg/100 ml
Hämoglobin	2,5	16 000
Aminosäuren	2	5
Glucose	5	90
Fettsäuren (frei)	1	30
Triglyceride	1	100
Cholesterin (gesamt)	5	200
Cholesterin (frei)	2	80
Harnstoff	4	25
Harnsäure	0,3	5
Kreatinin	0,1	1
Bilirubin (gesamt)	0,01	0,5
Ammoniak	0,06	0,1
Eisen	0,02	0,1
Osmolarität	300 mosmol/l	

Erreger in sich auf *(Phagozytose)* und bauen sie ab.

Nach morphologischen Kriterien werden mehrere Typen unterschieden. Die Mehrzahl der Leukozyten enthält kleine Granula im Zytoplasma (Granulozyten), welche sich durch verschiedene Farbstoffe färben lassen (Eosin, neutrale oder basische Farbstoffe). Etwa 2/3 der Leukozyten sind **neutrophile Granulozyten.** Sie spielen bei der *Abwehr von Bakterien* eine wichtige Rolle, da sie die Bakterien phagozytieren und intrazellulär zerstören. Die neutrophilen Granulozyten werden *zu Beginn bakterieller Infekte* vermehrt in die Blutbahn geworfen, um die Erreger zu entfernen.

Ca. 2 % der Leukozyten sind **eosinophile Granulozyten.** Sie sind gleichfalls zur Phagozytose befähigt (v.a. Antigen-Antikörperkomplexe, s.u.). Auffällig ist eine Vermehrung (Eosinophilie) bei *Wurmbefall* und bei *Allergie,* d.h. bei Überempfindlichkeit des Immunsystems gegenüber bestimmten Substanzen (z.B. Pollen beim Heuschnupfen, s. unten).

Die **basophilen Granulozyten** enthalten *Heparin* und *Histamin.* Heparin greift in die *Blutgerinnung* ein (s. unten) und fördert die Abspaltung von freien Fettsäuren aus Triglyceriden *(Klärfaktor* s. 10.1.5). Histamin löst u.a. *Kontraktion glatter Muskulatur* (Bronchien, Darm, Uterus) aus, *erweitert Blutgefäße* und *steigert die Permeabilität* der Kapillarwand (vgl. 11.7.1). Dadurch führt es zur Ansammlung von Flüssigkeit im Gewebe (Ödem).

Außer den Granulozyten sind im Blut noch Monozyten und Lymphozyten nachweisbar. Die **Monozyten** haben einen gelappten Zellkern. Auch sie sind zur *Phagozytose* befähigt, im Gewebe bilden sie die Makrophagen. Die Monozyten gehen aus der gleichen hämopoetischen Vorläuferzelle wie die neutrophilen Granulozyten hervor, treten bei Entzündungen jedoch später auf.

Der Zellkern von **Lymphozyten** ist rund oder oval. Nach Herkunft, Funktion und Membraneigenschaften unterscheidet man zwei große Gruppen: Die T-Lymphozyten erfahren ihre Differenzierung zu reifen Zellen im Thymus (daher T), die B-Lymphozyten dagegen v.a. in Leber und Knochenmark (beim Vogel in der sog. Bursa Fabricii, daher B). Schließlich gibt es noch sog. Null-Zellen bzw. K-Zellen (K wie Killer), die keiner der beiden Gruppen zugeordnet werden können. B- und T-Lymphozyten sowie K-Zellen erfüllen ganz unterschiedliche Funktionen bei der Immunabwehr (s.u.).

Die sogenannten **Plasmazellen,** deren Kern einem Speichenrad gleicht, werden normalerweise nicht im Blut, sondern v.a. im Knochenmark sowie in Milz und Lymphknoten gefunden. Sie entstehen aus B-Lymphozyten und erfüllen gleichfalls eine wesentliche Aufgabe bei der spezifischen Abwehr.

Alle verschiedenen Arten von Leukozyten entwickeln sich aus einer **pluripotenten Stammzelle im Knochenmark.** Dieses stellt für bestimmte Zellen jedoch nicht nur Bildungsstätte, sondern auch einen Reservepool dar. So liegen *über 95 % der Granulozyten im Knochenmark.* Daraus wird verständlich, daß erhebliche Steigerungen der Leukozytenzahl im Blut allein durch Mobilisierung aus dem Knochenmark auftreten können. Bei einer Verdrängung des Knochenmarkes durch Bindegewebe (Myelofibrose) kommt es z.B. zum Ansteigen der Leukozytenzahl (Leukozytose), obgleich die Neubildung vermindert ist.

Granulozyten, welche das Knochenmark verlassen haben, halten sich nur relativ kurz im Blut auf (mittlere **Halbwertszeit** etwa 7 Stunden), bevor sie in die verschiedensten Gewebe einwandern.

4.1.2 Abwehrsysteme

Bei der Immunabwehr unterscheidet man eine spezifische von einer unspezifischen Abwehr.

Die **spezifische Abwehr** richtet sich immer gegen eine bestimmte Substanz, ein *Antigen*. Dabei handelt es sich um eine beliebige höhermolekulare Substanz (MG > ca. 4000), deren Struktur körperfremd ist, bzw. vom Immunsystem als körperfremd angesehen wird. Moleküle, die Polysaccharid- oder Proteinanteile enthalten, sind im allgemeinen starke Antigene, während reine Lipide, Steroide oder Nucleinsäuren nur schwach oder überhaupt nicht antigen wirksam sind.

Der erste Kontakt mit einem Antigen führt zur sog. Primärreaktion und zur Etablierung des „immunologischen Gedächtnisses". Darunter versteht man die Fähigkeit des Immunsystems, bei jedem weiteren Zusammentreffen mit diesem Agens mit einer verstärkten und für die betreffende antigene Struktur spezifischen Immunreaktion (Sekundärreaktion) zu antworten. Diese Eigenschaft wird durch sogenannte „**Gedächtniszellen**" (B- und/oder T-Lymphozyten) vermittelt.

B- und T-Lymphozyten haben an ihrer Zelloberfläche einen Rezeptor für Antigen, dessen Struktur innerhalb des **Clons** (Zellen einer „Familie", also Tochterzellen, Enkelzellen usw. der gleichen Zelle) identisch ist. Lagert sich ein Antigen (z.B. eines Bakteriums) an, dessen Struktur in den Rezeptor paßt, so wird eine *Vermehrung der Lymphozyten* induziert.

Ein Teil der Lymphozyten (*T-Lymphozyten, s. unten*) bildet dann Tochterzellen, die sich zu Effektorzellen, z.B. zu zytotoxischen T-Zellen spezialisieren. Die Tochterzellen weisen die gleichen Rezeptoren an der Oberfläche auf wie ihre „Stammzellen". Mit Hilfe des Antigenrezeptors haften die zytotoxischen T-Zellen *an der jeweiligen „Zielzelle"* (z.B. Bakterium oder virusinfizierte Zelle) und töten diese dann ab (**spezifische zelluläre Abwehr**).

Ein Teil der T-Lymphozyten entwickelt sich zu sog. **Immunregulatorzel-** len, welche sowohl T-Zellantworten (zelluläre Zytotoxizität, Transplantatabstoßung u.a.) als auch B-Zell-vermittelte humorale Immunantworten (s.u.) entweder in Gang bringen bzw. verstärken (Inducer- bzw. Helfer-Zellen) oder unterdrücken (Suppressorzellen) können. Diese „Regulatorzellen" wirken über lösliche Faktoren (sog. Lymphokine). Derzeit sind insgesamt 8 Interleukine bekannt und identifiziert (Interleukin 1, 2, vgl. Abb. 4-3).

Die verschiedenen funktionellen Untergruppen von T-Lymphozyten können aufgrund bestimmter antigener Oberflächenmerkmale in **T4$^+$-Lymphozyten** (Helfer- bzw. Inducerzellen) und **T8$^+$- Lymphozyten** (zytotoxische und Suppressorzellen) unterschieden werden. Lymphozyten benötigen zu ihrer Aktivierung nicht nur den Kontakt mit Antigen, sondern auch mit bestimmten körpereigenen Oberflächenantigenen des sog. Haupthistokompatibilitätssystems (englisch: major histocompatibility complex, MHC), wobei T4$^+$- und T8$^+$-Lymphozyten für ihre Aktivierung jeweils verschiedene MHC-Determinanten benötigen.

Die **Lymphozyten des B-Systems** haben an ihrer Oberfläche Immunglobulin als Antigenrezeptoren. Sie reifen im Rahmen der Immunantwort zu Plasmazellen, welche **humorale Antikörper** produzieren und an das Blut abgeben (Abb. 4-1). Diese sezernierten Antikörper weisen die gleiche Antigenbindungsstelle auf wie das Oberflächenimmunglobulin der B-Zelle. Somit passen sie zu dem Antigen, welches die Vermehrung der B-Lymphozyten und die Antikörperbildung induziert hat. Die Antikörpersynthese wird durch den Antikörper im Sinne eines negativen Feedbacks gehemmt. Außerdem werden normalerweise im Rahmen einer humoralen Immunantwort Antikörper gegen den variablen Teil (vgl. Abb. 4-1) des für das betreffende Antigen spezifischen, neu gebil-

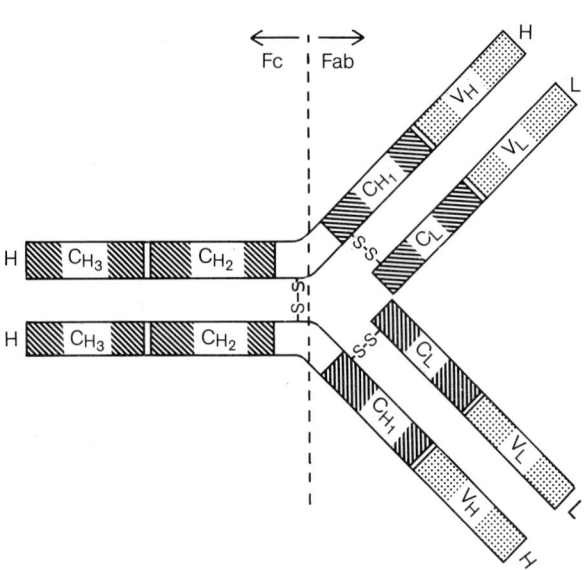

Abb. 4-1 **Struktur von Immunglo-bulinen:** Sie bestehen aus zwei schweren (H = heavy) und zwei leichten (L) Ketten, die untereinander mit Disulfid-Brücken (–S–S–) verbunden sind. Die Ketten enthalten variable (V_L, V_H) und konstante (C_L, $C_{H\,1-3}$) Abschnitte. V_L, V_H ist für die Bindung von Antigen verantwortlich, der konstante Teil für die biologischen Wirkungen des Antikörpers. Bei Spaltung des Immunglobulins mit Papain (gestrichelte Linie) entstehen zwei Antigen bindende Fragmente (Fab) und ein konstantes Fragment (Fc; c = crystallisable).
Die Abbildung gibt den Aufbau von IgG wieder, IgA liegt dimer, IgM liegt pentamer vor, d.h. fünf der gezeigten Immunglobuline sind durch eine I-Kette miteinander verbunden, wobei die Fab-Segmente sternförmig nach außen zeigen

deten Antikörpers gebildet (anti-idiotypische Antikörper), denen in der Regulation der Immunantwort wahrscheinlich eine wichtige Bedeutung zukommt.

Durch Verbindung des Antigens mit dem Antikörper können verschiedene Reaktionen ausgelöst werden (**spezifische humorale Abwehr**):

Durch Anlagerung von Antikörpern kann z.B. ein von Bakterien gebildeter Schadstoff (Toxin) seine Giftigkeit verlieren (**Neutralisation**). Weist der Antikörper mehrere Rezeptoren für das Antigen auf, so kann eine Verkettung von Antikörpern und Antigenen auftreten und das Konglomerat ausfallen (**Präzipitation**). Sitzt das Antigen auf einer Zelloberflä-

Tabelle 4-2 **Immunglobuline** (humorale Antikörper), vgl. auch Tab. 4-5; HWZ = Halbwertszeit

	Placenta-gängig	HWZ Tage	Eigenschaften
IgG	+	20	neutralisierend, Komplement fixierend, präzipitierend, agglutinierend; bei weitem wichtigster Antikörper bei der Sekundärantwort
IgM	–	5	Opsonisierend, Komplement fixierend, agglutinierend; bei Primärantwort zunächst wichtigster Antikörper
IgA	–	6	neutralisierend, agglutinierend, wird durch Drüsen (z.B. Milch, Tränen, Galle) sezerniert und verhindert Eindringen von Antigenen durch Schleimhäute des Respirations-Gastrointestinal-Genital- und Harntraktes
IgD	–	3	bildet Oberflächenrezeptor von B-Lymphozyten Funktion weitgehend ungeklärt
IgE (= Reagine)	–	2	bewirken Ausschüttung von Histamin etc. aus Mastzellen und basophilen Granulozyten

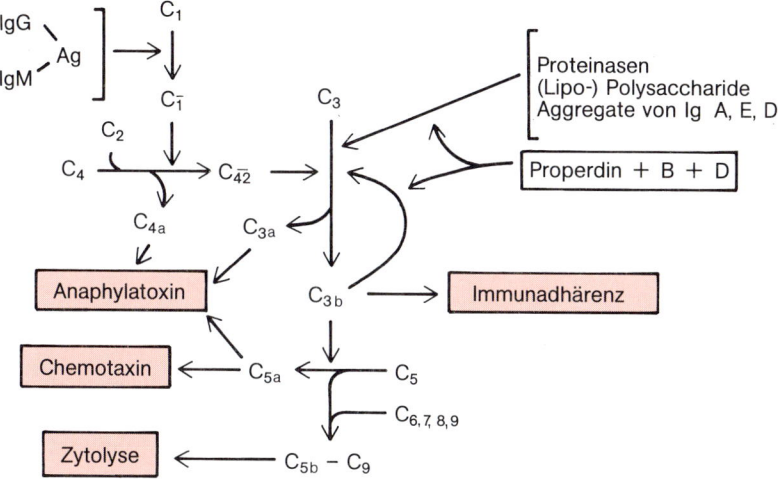

Abb. 4-2 **Aktivierung von Komplement:** Links klassischer Weg, d.h. Aktivierung durch IgG- bzw. IgM-Antigenkomplexe. Rechts alternativer Weg, der eine Komplementaktivierung auch ohne die Vermittlung von Immunkomponenten zuläßt. (Properdin, B und D sind bestimmte Serumproteine; Beispiele für Komplement aktivierende Proteinasen sind Plasmin und Trypsin). Die Wirkung von aktivierendem C_1 wird durch C_1-Esterase-Inhibitor gehemmt. Fehlen dieses Plasmaproteins (aus der Leber) führt zum sporadischen Auftreten von Ödemen (hereditäres Angioödem)

che, so können in analoger Weise mehrere antigene Zellen aneinandergeheftet werden (**Agglutination**). Die Konglomerate werden dann schließlich **phagozytiert**. Eine Phagozytose wird dadurch begünstigt, daß Phagozyten durch Antigen-Antikörper-Komplexe über Aktivierung bestimmter Komponenten von Komplement (s.u.) angezogen werden (**Chemotaxis**). Haften an der Oberfläche von Zellen (z.B. Bakterien) Antikörper, so wird die Phagozytose bzw. die Bakteriolyse begünstigt (**Opsonisierung**). Sowohl die Makrophagen als auch die Killerzellen (vgl. 4.1.1) verfügen an ihrer Membranoberfläche über Rezeptoren für Fc-Abschnitte von Immunglobulinen (vgl. Abb. 4-1). Mit diesen Rezeptoren können sich die genannten Zellen an Antikörper-beladene Bakterien heften und diese phagozytieren (Makrophagen) bzw. abtöten (Killerzellen). Auch freie Antikörper können sich mit ihrem Fc-Segment an die Killerzellen oder Makrophagen anlagern und sie auf diese Weise „bewaffnen".

Schließlich können Antikörper selbst zur *Bakteriolyse* bzw. **Zytolyse** führen.

Diese Wirkung ist von der Anlagerung und Aktivierung von sogenanntem **Komplement** abhängig (vgl. Abb. 4.2), ein System von Glykoproteinen, das in mehreren Geweben (u.a. Leber) gebildet und in das Blut abgegeben wird. Aktivierung dieses Systems ist auch ohne Vermittlung von Antikörpern möglich, z.B. durch Kontakt von C_3 mit Lipopolysacchariden der Bakterienmembran. Die Bindung von Komplement an eine solche Membran und seine Aktivierung zu C_{3b} begünstigt die Anlagerung von Monozyten, neutrophilen und eosinophilen Granulozyten, da diese über C_{3b}-Rezeptoren verfügen (Immunadhärenz bzw. Opsonisierung). Auf diese Weise wird die Phagozytose begünstigt. Bei der Komplement-Aktivierung werden ferner C_{4a}, C_{3a} und C_{5a} frei, welche als Anaphylatoxin die Ausschüttung von Histamin aus basophilen Granulozyten und Gewebsmastzellen stimulieren (Folgen s. 4.1.3). C_{5a} wirkt zusätzlich chemotaktisch. Komplement kann sich an Leukozyten anlagern und diese aktivieren. Die eigentliche zytotoxische Komponente ist C_8.

Auch ohne die Vermittlung von Antikörpern oder Komplement können **Makrophagen** Fremdstoffe in ihren Zellkörper aufnehmen. Die Fremdstoffe werden z.t. im Makrophagen modifiziert und an der Zelloberfläche in einer wesentlich stärker antigen wirkenden Form präsentiert. Häufig vermag erst das modifizierte Antigen die Lymphozyten zu stimulieren. Die Makrophagen bilden ferner eine Vielzahl von Faktoren, welche bei der Immunabwehr eine bedeutende Rolle spielen, wie *Proteasen, Hydrolasen, Lysozym, Komplement C_1–C_5, Interferon, Prostaglandine* und *Pyrogen* (vgl. unspezifische Abwehr, s.u.) und bestimmte *Mediatoren (Monokine),* welche die Lymphozyten aktivieren. Ein solches Monokin ist Interleukin 1 (IL 1), welches u.a. die Sekretion von IL 2 durch aktivierte T-Helferzellen induziert (Lymphokinkaskade, vgl. Abb. 4-3). Umgekehrt bilden die Lymphozyten Lymphokine, welche auf Makrophagen chemotaktisch und aktivierend wirken (Kooperation der verschiedenen Komponenten an der Immunabwehr, vgl. Abb. 4-3).

Makrophagen und das Komplementsystem spielen auch bei der **unspezifischen Abwehr** eine entscheidende Rolle, da sie ja – im Gegensatz zu den spezifischen T- und B-Lymphozyten – gegen jegliche Fremdkörper aktiv werden können (s.o.). Sie gewährleisten ebenso wie die *phagozytierenden Granulozyten* einen ersten Schutz des Organismus vor eingedrungenen Erregern, noch bevor die spezifische Abwehr einsetzt. Schließlich begünstigt das bei Infektionen bzw. Entzündungen vermehrt im Plasma nachweisbare *C-reaktive Protein* die Präzipitation, Agglutination, Opsonisierung und Phagozytose von Bakterien. *Lysozym*

greift die Bakterienwand an, so daß sie durch Proteasen (Eiweiß-spaltende Enzyme) abgebaut werden kann. Eine Reihe basischer Polypeptide, wie *Spermin, Spermidin, Protamin, Histone,* können sich mit sauren Oberflächen von Bakterienmembranen verbinden und die Bakterien dadurch abtöten bzw. an einer Vermehrung hindern. *Interferone* hemmen die Vermehrung von Viren sowie die Proliferation von transformierten Zellen. Es handelt sich dabei um Glykoproteine, welche von virusinfizierten Leukozyten (α-Interferon), Fibroblasten (β-Interferon) und aktivierten Lymphozyten (γ-Interferon) gebildet werden. γ-Interferon stimuliert Makrophagen und sogenannte *natürliche Killerzellen* (NK, s. Abb. 4-3), die unspezifisch (= ohne Immunisierung) verschiedene Zellen abtöten können. Sie scheinen in der „Immunüberwachung" gegen maligne Zellen eine wichtige Rolle zu spielen. Eine Vielzahl weiterer Mediatoren gewährleistet die Aktivierung des Immunsystems. Sie fördern die Mobilisierung von Leukozyten aus dem Knochenmark (Leukorekrutine), die Einwanderung von Leukozyten in ein entzündetes Gebiet (Leukokinesine, Leukotaxine) sowie die Vermehrung der Leukozyten (Leukomitogene).

Die unspezifische Abwehr ist gegen die verschiedensten Fremdstoffe bzw. Erreger wirksam, unabhängig davon, wie oft der Körper vorher mit ihnen in Kontakt gekommen war. Das „Gedächtnis" des spezifischen Abwehrsystems hingegen erlaubt die Entwicklung einer dauernden **Immunität** gegen einzelne Krankheitserreger.

Während der embryonalen Phase werden B- und T-Lymphozyten angelegt, die sich jeweils durch den Antigenrezeptor an der Oberfläche unterscheiden. Die Vielzahl der Rezeptoren wird dadurch erreicht, daß die DNA des den Rezeptor bestimmenden Gens mehrfach aufgespalten

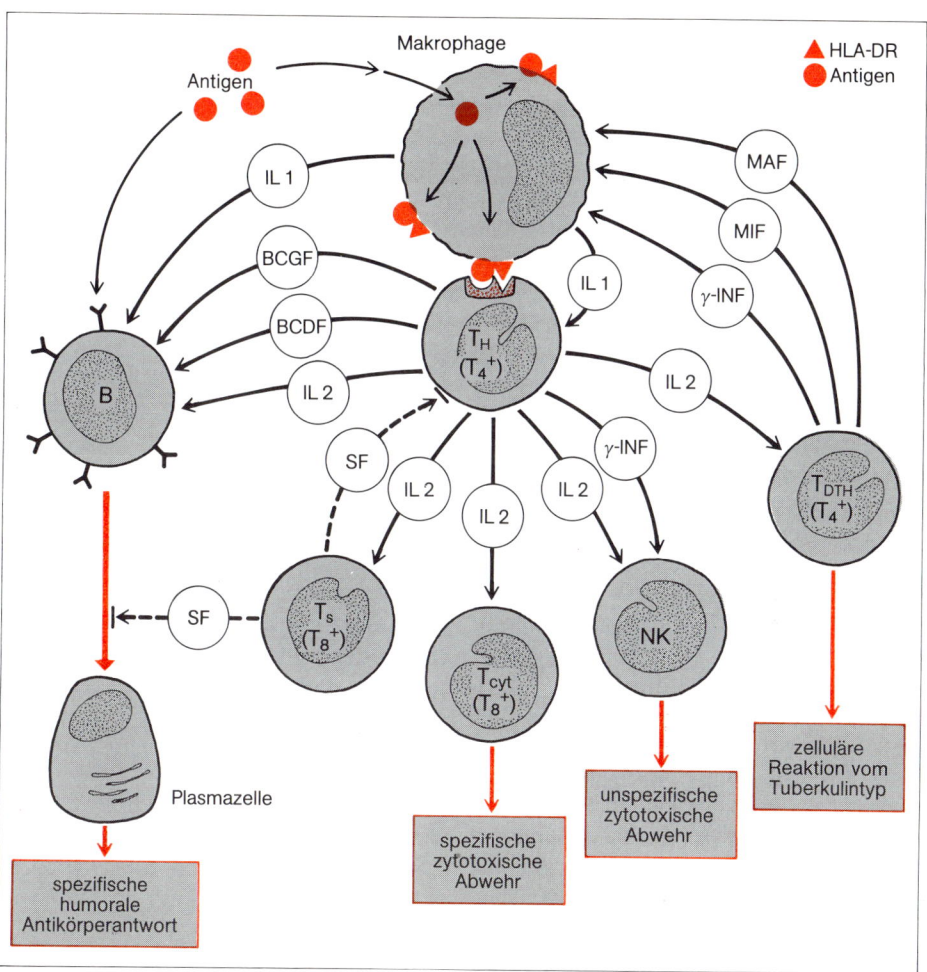

Abb. 4-3 **Kooperation von Zellen des Immunsystems:** Abkürzungen: B = B-Lymphozyt, BCDF = B-cell differentiation factor, BCGF = B-cell growth factor, γ-INF = γ-Interferon, HLA-DR = körpereigenes „Transplantations"-Antigen, IL1, IL2 = Interleukin 1, 2, MAF = macrophage activating factor, MIF = migration inhibiting factor, NK = natural killer cell, SF = Suppressor-Faktoren, T_{cyt} = zytotoxische T-Zelle, T_{DTH} = delayed type Hypersensitivity, T_H = Helferzelle, T_s = T-Suppressor-Zelle, T_4^+ = aktivierter T_4-Lymphozyt, T_8^+ = aktivierter T_8-Lymphozyt

und neu kombiniert wird. Dabei entstehen praktisch unbegrenzte Kombinationsmöglichkeiten, welche die erforderliche Vielfalt der Rezeptorstruktur sichern. Kontakt von *Rezeptoren mit „passenden" Antigenen während der fetalen Phase* führt zu **Immuntoleranz** gegen das betreffende Antigen. Auf diese Weise werden Lymphozyten ausgeschalten, die Rezeptoren gegen körpereigene Antigene aufweisen. Nach anderer Auffassung be-

wirkt der Kontakt von Antigen mit dem embryonalen Immunsystem die Induktion von spezifischen Suppressorzellen, welche die Immuntoleranz aktiv aufrechterhalten. Die Toleranz kann freilich im Verlauf bestimmter Krankheiten verloren gehen (4.2.1 Autoimmunerkrankungen).

Für eine **Immunisierung** ist nur der Kontakt mit dem Antigen, nicht etwa die Erkrankung erforderlich. Auf diese

Weise ist es möglich, mit abgetöteten Erregern, die ihre antigene Eigenschaft beibehalten haben, bzw. mit antigen verwandten, aber harmlosen Erregern, Immunität zu erreichen (**aktive Immunisierung** oder *Impfung, z.B.* gegen Pocken, Kinderlähmung, Wundstarrkrampf). Um eine stärkere Stimulierung des Immunsystems zu erzielen, versetzt man das Antigen mit sogenannten Adjuvantien, z.B. Emulsionen von Bakterienmembranen. Eine sogenannte *passive Immunisierung* kann dadurch erzielt werden, daß Antikörper von anderen Menschen (z.B. γ-Globuline) oder von Tieren injiziert werden (z.B. Hepatitis, Wundstarrkrampf). Die Injektion von Tierantikörpern hat den Nachteil, daß die Antikörper im menschlichen Körper antigen wirken. Die wiederholte Injektion von Antikörpern der gleichen Spezies kann somit zu heftigen allergischen Symptomen (vgl. 4.1.3) führen. Daher sind, wenn möglich, humane Antikörper vorzuziehen.

Für die Abstoßung von transplantierten Organen sind hauptsächlich T-Effektorzellen verantwortlich. Wie schnell und wie heftig diese Abstoßung erfolgt, ist vor allem davon abhängig, wie sehr sich Transplantat und Empfänger in ihren antigenen Eigenschaften unterscheiden. Je mehr Ähnlichkeit Empfänger und Spender in ihren sog. Transplantationsantigenen (HLA beim Menschen) aufweisen, desto besser wird das Transplantat toleriert (**Histokompatibilität**). Bei eineiigen Zwillingen findet keine Transplantatabstoßung statt. Am schlechtesten halten sich im menschlichen Körper naturgemäß transplantierte Tierorgane.

Bei nicht völliger Histokompatibilität von Spender und Empfänger kann versucht werden, die Vermehrung der an der Abstoßungsreaktion beteiligten Zellen *(immunkompetente Zellen)* zu hemmen (**Immunsuppression**). Dazu werden u.a. Glucocorticoide (vgl. 11.3.1) und das Antibioticum Cyclosporin A eingesetzt.

Die Immunreaktion muß sich nicht immer gegen das Transplantat richten. Nach Transplantation immunkompetenter Zellen (Knochenmarkstransplantation) kann bei Inkompatibilität das Transplantat auch eine Immunreaktion gegen Wirtgewebe zeigen (**graft versus host reaction**).

Die **HLA-Antigene** haben ihre klinische Bedeutung auch dadurch erlangt, daß einige Autoimmunerkrankungen (z.B. Typ I Diabetes mellitus) bei Trägern bestimmter HLA-Antigene gehäuft auftreten.

4.1.3 Allergie

Allergie tritt bei einer *Überempfindlichkeit* gegenüber bestimmten Antigenen auf. Ursache ist ein wiederholter bzw. länger dauernder Kontakt mit dem Antigen bei gleichzeitig verstärkter Reaktionsbereitschaft (s. unten). Nach Ursache und Wirkung können vier Allergietypen unterschieden werden:

● **Typ I** (Humorale Allergie vom anaphylaktischen Typ) beruht vor allem auf einer **gesteigerten Produktion von IgE-Antikörpern** (vgl. Tab. 4-2) als Antwort auf einen Kontakt mit Antigenen (Pollen, Hausstaub, Medikamente, Nahrungsmittel wie Erdbeeren, Fische, usw.). IgE lagert sich mit seinem Fc-Stück u.a. an basophile Granulozyten und Mastzellen. Geraten diese sensibilisierten Zellen in Kontakt mit dem Antigen, so setzen sie eine Reihe von Mediatoren (v.a. Histamin, vgl. 11.7.1) frei. Auch C_{3a}, C_{4a} und C_{5a} können die Ausschüttung der Mediatoren auslösen.

Die **Histaminausschüttung** führt zu lokaler oder generalisierter Vasodilatation, zu lokalen oder generalisierten Ödemen, und, wenn das Antigen in die Luftwege gelangt, zur Kontraktion der Bronchialmuskulatur. Klinische

Folgen sind, je nach Lokalisation, Rötung und Schwellung der Haut (*Urticaria*), Schwellung der Nasenschleimhaut mit verstärkter Schleimproduktion *(Heuschnupfen)*, Verengung der Bronchien durch Kontraktion der Muskulatur und Schwellung der Bronchialschleimhaut mit gleichfalls gesteigerter Schleimproduktion (*Bronchialasthma*). Gefürchtete Komplikation einer generalisierten Vasodilatation ist massiver Blutdruckabfall mit Entwicklung des allergischen *(anaphylaktischen) Schocks* (vgl. 2.2.5).

Neben Histamin kommt den **Leukotrienen** (früher SRSA = slow reacting substance in anaphylaxis, vgl. 11.7.4) eine wesentliche Rolle zu, die u.a. eine lang anhaltende Kontraktion der Bronchialmuskulatur (Asthma) hervorrufen und die Gefäßpermeabilität steigern können. Darüber hinaus setzen die basophilen Granulozyten und Mastzellen einen Plättchen aktivierenden Faktor (stimuliert die Aggregation von Blutplättchen, vgl. 4.5.1), und chemotaktisch wirksame Mediatoren frei. Die Ausschüttung wird durch Adrenalin (β-Rezeptor, vgl. 8.1.5) gehemmt.

Die Bereitschaft zur Ausbildung der Allergie Typ I kommt familiär gehäuft vor und wird als **Atopie** bezeichnet. Der chronische Kontakt mit Parasiten (z.B. Würmer) begünstigt das Auftreten von Anaphylaxie gegen andere Antigene (Adjuvans-Effekt).

Eine Allergie Typ I kann durch **Desensibilisierung** behandelt werden: Hierbei werden steigende Dosen des Antigens injiziert. Dadurch kann die Bildung von IgG-Antikörpern induziert werden, welche die Antigene neutralisieren, bevor es zum Kontakt mit IgE kommt. Allerdings läuft man u.U. Gefahr, eine noch stärkere Sensibilisierung zu bewirken.

- **Typ II** (Humorale Allergie vom zytotoxischen Typ) beruht auf einer Reaktion von **humoralen Antikörpern** (IgG, IgM) gegen *antigene Zellen*. Medikamente können sich an körpereigene Erythrozyten, Thrombozyten oder Granulozyten anlagern und auf diese Weise ein „körperfremdes" Antigen bilden. Die Reaktion des Immunsystems führt zur Zerstörung der beladenen Zellen. Folgen sind hämolytische Anämie (vgl. 4.4.1), Thrombopenie (s. 4.6.2) und Agranulozytose (vgl. 4.2.3). Weitere Beispiele einer Typ II Reaktion sind die Immunthyreoiditis und das Goodpasture-Syndrom (vgl. Tab. 4-3).

Die humorale Allergie vom zytotoxischen Typ ist auch für **Transfusionszwischenfälle** und den sog. **Morbus hämolyticus neonatorum** verantwortlich:

Die Erythrozyten können an ihrer Oberfläche bestimmte Antigene $A_{1,2}$, B, C, D, E (u.a.) aufweisen, welche die **Blutgruppen**zugehörigkeit des jeweiligen Individuums bestimmen. Gegen diejenigen Antigene A-E, welche auf dem Erythrozyten eines Individuums fehlen, kann der Körper Antikörper bilden: Bei Fehlen von A oder B liegen immer – auch ohne erkennbare Sensibilisierung – IgM-Antikörper vor (Anti-A oder Anti-B), bei Fehlen von A und B (Blutgruppe 0) somit Anti-A und Anti-B. Bei Fehlen der sogenannten Rhesusfaktoren C, D, E (rhesus negativ) treten dagegen erst nach einem Kontakt mit dem Antigen IgG-Antikörper auf. Zur Allergie Typ II kommt es, wenn bei Bluttransfusionen die Blutgruppenzugehörigkeit von Empfänger und Spender nicht übereinstimmen.

Der Morbus haemolyticus neonatorum entsteht, wenn die Blutgruppenzugehörigkeit des intrauterinen Keimlings und der Mutter voneinander abweichen (**Inkompatibilität**).

Große praktische Bedeutung erlangt dabei die Konstellation, wenn die Erythrozyten des Keimlings das im Vergleich zu C und E stark wirksame D-Antigen aufweisen und die Mutter D-negativ ist (**D-Rhesusinkompatibilität**). Liegt bei der Mutter bereits eine Sensibilisierung gegen D vor, so können die IgG-Antikörper durch die Placenta in das Blut des Keimlings gelangen und dort die Erythrozyten hämolysieren. Eine Sensibilisierung der Mutter während der Schwangerschaft ist selten, da die intakte Placenta kaum den Durchtritt von Erythrozyten zuläßt. Bei der Geburt kommt es allerdings meist zu einer massiven Einschwemmung von Erythrozyten in die mütterliche Blutbahn, so daß eine Sensibilisierung erfolgt. Die Leidtragenden sind dann die folgenden rhesuspositiven Kinder. Eine Sensibilisierung der Mutter wird heute durch Injektion von Anti-D vermieden: Das injizierte Anti-D deckt die Antigene der fetalen Erythrozyten zu und hemmt die weitere Bildung von Anti-D (negatives Feedback s.o.).

In einigen Fällen führt auch eine **Inkompatibilität im AB0-System** zum Morbus hämolyticus neonatorum. Zwar können IgM-Antikörper die Placenta nicht passieren, jedoch kann auch gegen A und B IgG gebildet werden.

● **Typ III** (Humorale Allergie vom Arthus-Typ) wird durch **Antigen-IgG-Antikörper-Komplexe** ausgelöst. Zu kleinen, löslichen Immunkomplexen kommt es vor allem bei ungünstigem Verhältnis der beiden Reaktionspartner, also bei starkem Antigen- oder Antikörperüberschuß. Die Komplexe werden in Kapillaren abgelagert. Die Aktivierung von Komplement führt zu Permeabilitätserhöhung mit loka-

lem Ödem, Vasodilatation und Chemotaxis. Die Einwanderung von Leukozyten und das Freiwerden intrazellulärer Enzyme kann eine erhebliche Zerstörung des Gewebes nach sich ziehen. Eine Allergie Typ III wird vor allem *nach einer Infektion mit Streptokokken* beobachtet. Klinische Folgen sind Urticaria, Gelenkentzündung (Arthritis), Fieber und die Entwicklung einer *Glomerulonephritis* (Immunkomplexnephritis), die unter der speziellen Pathophysiologie der Niere noch näher besprochen wird (vgl. 6.2.1). An weiteren Beispielen sei der *systemische Lupus erythematodes* erwähnt (vgl. Tab. 4-3), sowie die *Farmerlunge,* bei welcher der Patient hohe Antikörperkonzentrationen gegen Schimmelantigene aufweist und etwa 6–8 Stunden nach Exposition mit schimmligem Heu Asthma-ähnliche Symptome entwickelt.

● **Typ IV** (Zelluläre Allergie vom Tuberkulintyp) beruht auf einer Immunreaktion der **T-Zellen.** Da die Reaktion erst nach 24–48 Stunden ihr Maximum erreicht, wird sie als **verzögerter Typ** bezeichnet. Sie tritt bei einer Reihe von *Infektionskrankheiten* (v.a. Tuberkulose) oder bei Kontakt der Haut mit allergenen Substanzen (*Kontaktdermatitis*) auf. Lokal kommt es zu einer massiven Einwanderung von T-Lymphozyten und Makrophagen, an der Haut z.B. entsteht dadurch eine gerötete, derbe Schwellung. Die Reaktion vom Typ IV ist für die *Abstoßung eines transplantierten Organes* verantwortlich. Auch *Tumorzellen,* die durch Entartung ihre antigene Eigenschaft ändern, werden v.a. durch die Reaktion Typ IV vernichtet. Eine verminderte Bereitschaft zur Reaktion Typ IV kann daher gesteigerte Tumoranfälligkeit zur Folge haben.

4.2 Spezielle Pathophysiologie der Abwehrsysteme

4.2.1 Autoimmunerkrankungen

Wendet sich das Abwehrsystem gegen körpereigene Substanzen, so spricht man von Autoimmunerkrankungen.

Ursache kann eine *Veränderung entweder der körpereigenen Antigene oder der funktionellen Eigenschaften von Lymphozyten* (Verlust der Toleranz gegen Autoantigene) sein. Letzteres könnte z.B. als Folge eines *Virus-Befalles* von Lymphozyten auftreten. Die *Änderung eines körpereigenen Antigens* kann vielfache Ursachen haben:

- Durch Zerstörung von Zellen (z.B. Herzinfarkt, Hepatitis) können **intrazelluläre Antigene** frei werden, mit denen Lymphozyten nie in Kontakt waren und gegen die sie daher nicht tolerant sind. Folge ist die Bildung von Antikörpern gegen das Gewebe. Auch Thyreoglobulin (vgl. 11.5), Hirngewebe, Spermien und die Augenlinse treten normalerweise nicht in Kontakt mit dem Immunsystem und können zu einem späteren Zeitpunkt Ziel von Autoimmunprozessen werden.
- **Medikamente** *oder* **Krankheitserreger**, bzw. Endotoxine, können sich *an körpereigenen Zellen* anheften und dadurch *neue Antigene* bilden. Die Antikörper richten sich dann gegen dieses neue Antigen und damit auch gegen die Zellen (z.B. hämolytische Anämien).
- Im Laufe einer Erkrankung können **körpereigene Stoffe** z.B. durch Proteasen so **modifiziert** werden, daß sie antigen wirken, z.B. treten bei der rheumatoiden Arthritis (vgl. 5.2.2) Antikörper gegen immunogene Fragmente von IgG auf. Virusinfizierte Zellen können wiederum **Virusantigene** produzieren, an ihrer Oberfläche präsen-

tieren und damit zur Zielscheibe der Immunabwehr werden (z.B. Hepatitis).

- **Tumorzellen**, also Zellen, die sich unkontrolliert vermehren, weisen häufig antigene Unterschiede zu normalen Körperzellen auf. Meist werden unreife Zellen gebildet, die Proteine aufbauen, welche bei normalem erwachsenem Gewebe nicht mehr vorkommen. Sie wirken dadurch antigen und werden durch Autoantikörper oder autoreaktive T-Zellen vernichtet. Dieser Vorgang spielt bei der Tumorabwehr eine bedeutsame Rolle. (vgl. 12.1.4).
- Bei der Bildung von Antikörpern gegen körperfremde Antigene können **Kreuzreaktionen** gegen körpereigenes Material auftreten, das heißt, die Antikörper reagieren, wenn auch mit geringerer Affinität, mit körpereigenen Substanzen. Beispiele sind rheumatisches Fieber (A-Streptokokken und Endokardgewebe), und Colitis ulcerosa (Escherichia coli und Epithelzellen des Dickdarmes).
- Im Serum existieren Substanzen, die eine Autoimmunreaktion verhindern. Mangel an solchen Substanzen bzw. ein Versagen der **Suppressor-T-Zellen** könnte eine Autoimmunerkrankung begünstigen.
- Auch **genetischen Faktoren** kommt eine Rolle zu. Autoimmunerkrankungen treten familiär gehäuft auf.
- Aus nicht geklärter Ursache erkranken **Frauen** *häufiger als Männer* an Autoimmunkrankheiten.
- Schließlich weisen einige Autoimmunkrankheiten eine starke Abhängigkeit vom **psychischen Zustand** des Patienten auf; der kausale Zusammenhang dabei ist noch nicht hinreichend geklärt.

Die **Auswirkungen** einer Autoimmunerkrankung hängen natürlich davon ab,

Tabelle 4-3   **Einige Erkrankungen, bei denen Autoimmunprozesse als Ursache diskutiert werden**

Erkrankung	Antikörper gegen	Wirkungen
Morbus Basedow	Thyrotropin-Rezeptor an der Membran der Schilddrüsenzelle	gesteigerte Ausschüttung von Schilddrüsenhormonen (vgl. 11.5.3)
Immunthyreoiditis (Hashimoto)	Thyreoglobulin, Schilddrüsenzellen	Zerstörung der Schilddrüse (vgl. 11.5.2)
idiopathischer Morbus Addison	NNR-Zellen	NNR-Insuffizienz (vgl. 11.3.5)
Colitis ulcerosa	Schleimzellen im Colon	Geschwürbildung im Colon mit blutigen Durchfällen
Chronisch atrophische Gastritis	Belegzellen, Intrinsic factor	Atrophie der Magenschleimhaut, Ausfall der Salzsäureresektion im Magen, Vitamin B_{12}-Mangel (vgl. 10.1.8, 10.1.9)
Chronische Hepatitis	Mitochondrien, Kernmaterial, glatte Muskulatur	Entzündliche Zerstörung des Lebergewebes mit bindegewebigem Ersatz (Leberzirrhose), Leberinsuffizienz (vgl. 10.2.4)
Myasthenia gravis	Acetylcholinrezeptoren	Leichte Ermüdbarkeit quergestreifter Muskulatur (vgl. 8.1.2)
Multiple Sklerose	Myelinscheide	Entmyelinisierung von Nervenfasern (kreisrunde Herde), dadurch lokalisierte neurologische Ausfälle
Hämolytische Anämien	Erythrozytenmembran	Hämolyse (vgl. 4.4.1)
Agranulozytose	Leukozyten	Leukopenie (vgl. 4.2.3)
Thrombozytopenie	Thrombozyten	Blutungen
Encephalomyelitis	Myelin	rasch zum Tode führende Erkrankung des Nervensystems
Sklerodermie	Kollagen, Kernmaterial	Verhärtung Unterhautbindegewebe, Schluckbeschwerden, Schädigung Lunge, Herz, Niere
Dermatomyositis	Muskelgewebe	Muskelschmerzen, -schwäche
Periarteriitis nodosa	Endothel	Entzündung mit Verengung der Gefäße u.a. in Herz, Lunge, Niere, Leber, Peripherie
Lupus erythematodes	Kernmaterial, Erythrozyten, Leukozyten, Thrombozyten	Entzündungen der Gelenke (Arthritis), Endokarditis, hämolytische Anämie, Immunkomplex-Nephritis, Leukopenie, Rötung der Gesichtshaut (Schmetterlingserythem) (vgl. 5.2.3)
Rheumatoide Arthritis	Immunglobulin G, Zellmembranen	Arthritis, Schädigung von Herz, Nieren, Schleimhäuten (vgl. 5.2.2)
Sjögren-Syndrom	Kernmaterial, Speicheldrüsenepithel, Belegzellen	Entzündung der Speicheldrüsen, Tränendrüsen und Magenschleimhaut, Arthritis (vgl. 5.2.3)
Goodpasture-Syndrom	Basalmembran	Lungenblutungen, Zerstörung der Nierenglomerula (vgl. 6.2.1)
Pemphigus vulgaris	Stachelzellen der Haut	Blasenbildung der Haut
rheumatisches Fieber	Endokard	Herzklappenfehler (vgl. 5.2.1)

welches Organ betroffen ist. Relativ häufig befallen sind Schilddrüse *(Immunthyreoiditis,* Hyperthyreose), Dickdarm *(Colitis ulcerosa),* Magen (*chronisch-atrophische Gastritis),* Leber *(chronische Hepatitis),* Nervensystem *(Multiple Sklerose),* Muskulatur *(Myasthenia gravis),* Gelenkkapseln *(primär chronische Polyarthritis)* und Niere *(Glomerulonephritis).* Auf die *hämolytischen Anämien* wurde bereits hingewiesen. Beim sogenannten Lupus erythematodes disseminatus acutus sind Haut, Gelenke, Niere, Herz und weitere Organe in Mitleidenschaft gezogen (vgl. Tab. 4-3). Es muß betont werden, daß der Nachweis von Autoantikörpern keineswegs deren kausale Rolle bei einer Erkrankung beweist. Beim Herzinfarkt sind Autoantikörper sehr wahrscheinlich ohne Bedeutung für Krankheitsentstehung und -verlauf.

Äußerst ermutigende Therapieerfolge wurden bei Autoimmunerkrankungen durch **Plasmapherese** erzielt, d.h. durch Entnahme von Blut und Reinfusion der zellulären Bestandteile. Auf diese Weise werden die Autoantikörper entfernt.

4.2.2 Leukozytose

Von einer Leukozytose spricht man bei einem Ansteigen der Leukozyten über $10^4/\mu$l.

Ursache ist eine *gesteigerte Ausschüttung von Leukozyten* in das Blut. Dabei kann die Bildung im Knochenmark bzw. im lymphatischen System gesteigert sein, oder es wird der extravaskuläre Pool entleert. Eine Entleerung des Knochenmarks liegt z.B. bei der *Myelofibrose* vor, bei der Knochenmark durch Bindegewebe verdrängt wird. Eine gesteigerte Ausschüttung tritt auch bei *Streß* (u.a. auch durch massive Stoffwechselentgleisungen, Epilepsie) auf, bei *Schmerzen, Verletzungen usw.* Eine Leukozytose tritt häufig als Ausdruck einer Immunantwort auf. *Bak-*

terielle Infektionen und *Gewebszerfall* (z.B. Herzinfarkt, maligne Tumoren, Hämolyse) lösen vor allem zu Beginn eine Vermehrung neutrophiler Granulozyten aus, während in späteren Phasen und bei Virusinfektionen die Zahl der Lymphozyten und Monozyten gesteigert ist. Bei *allergischen Reaktionen* und bei *Wurmbefall* sind die eosinophilen Granulozyten vermehrt. Schließlich kann ein Leukozyten-Tumor (*Leukämie*) Ursache einer Leukozytose sein.

Die **Auswirkungen** der Leukozytose selbst sind meist von den Auswirkungen der Grundkrankheit überschattet. Hämodynamische Veränderungen sind nur bei extremer Leukozytose zu erwarten. Durch die gesteigerte Produktion von Leukozyten im Knochenmark kann die Bildung anderer Blutbestandteile vermindert sein. Folgen sind Anämie und Thrombozytopenie. Ist durch die einseitige Vermehrung eines Leukozytentyps (z.B. Leukämie) die Bildung anderer Leukozyten beeinträchtigt, besteht eine gesteigerte Infektanfälligkeit.

4.2.3 Leukopenie

Fällt die Leukozytenkonzentration unter $4 \cdot 10^3/\mu$l im peripheren Blut, so spricht man von einer Leukopenie.

Ursache kann gesteigerte *Auswanderung* von Leukozyten in von Krankheitserregern befallene Gewebe (Emigration), verstärkter *Untergang* oder eine verminderte *Produktion* sein. Einige *Infekte* (z.B. Miliartuberkulose, Typhus, einige Virusinfektionen) können sowohl die Emigration als auch den Untergang fördern. Eine *Vergrößerung der Milz* führt zum vermehrten Abbau aller Blutzellen. Darüber hinaus wird vermutet, daß die Milz eine Substanz erzeugt, welche die Zellneubildung im Knochenmark hemmt. Einige Medikamente (*Zytosta-tika*), Gifte (Benzol) sowie ionisierende Strahlen (*radioaktive und Röntgenstrahlung)* zerstören die Stammzellen im Knochenmark, welche für die Leukozyten-Neubildung verantwortlich sind (Knochenmarksaplasie). Andere Medikamente *(z.B. Amidopyrin)* können mit Leukozyten Antigene bilden, so daß die betroffenen Leukozyten von der eigenen Immunabwehr vernichtet werden (vgl. Allergie, 4.1.3). Im Extremfall kann sich eine Agranulozytose entwickeln. Sehr selten ist sie genetisch bedingt.

Auswirkung der Leukopenie *ist die Unfähigkeit, Infekte abzuwehren;* der Körper läuft somit Gefahr, von Krankheitserregern überschwemmt und zerstört zu werden.

4.2.4 Hyperimmunglobulinämie

Ursache einer Zunahme von Immunglobulinen kann eine Vielzahl vor allem lang dauernder (chronischer) Entzündungen (z.B. Tuberkulose) sein. Häufig ist sie auch bei chronischen *Lebererkrankungen* anzutreffen. Bei Tumoren von Plasmazellen (multiples Myelom bzw. Plasmozytom) werden bestimmte Immunglobuline exzessiv gebildet (z.B. IgM bei der sog. Makroglobulinämie). Die Tumorzellen produzieren bisweilen nur Bruchteile, wie z.B. die leichten Ketten (Bence Jones Proteine), die filtriert und im Urin ausgeschieden werden (vgl. 6.2.5). Oft ist das gebildete Globulin so abgeändert, daß es seine Funktion als Antikörper nicht erfüllen kann. Außerdem stammt es nur von einem einzigen Zelltyp (monoclonal). Die übrigen Immunglobuline werden gleichzeitig vermindert gebildet. Trotz Hyperglobulinämie kommt die Situation daher funktionell einem Antikörpermangel gleich.

Eine gesteigerte Bildung von IgM kann auch genetisch bedingt sein (X-chromosomal vererbt). Das Auftreten eines untypischen Proteins wird dabei als *Paraproteinämie* bezeichnet.

Die Hyperglobulinämie selbst zieht geringe negative **Auswirkungen** nach sich; bei chronischen Entzündungen ist sie Ausdruck der erforderlichen Immunabwehr. Bei Lebererkrankungen wirkt sie sich gleichfalls günstig aus: Wegen der verminderten Albuminproduktion bei den meisten Lebererkrankungen würde der onkotische Druck des Plasmas stark abfallen, wenn nicht gleichzeitig mehr Globuline gebildet würden. Die Bedeutung des onkotischen Druckes für die Verhinderung von Ödemen wird unter 2.1.2 dargelegt. Bei sehr hohen Globulinkonzentrationen kann die *Viskosität des Blutes gesteigert* sein (vgl. 4.3.4). Bei **Paraproteinämie** kann die Filtration kleinerer Proteine zur Schädigung der Niere führen (vgl. 6.2.5).

4.2.5 Immunmangel

Ursache eines Mangels an Immunglobulinen (Antikörpern) kann Proteinmangelernährung sein, ein gesteigerter Proteinumsatz (z.B. bei Tumoren) oder der *Verlust* von Globulinen über Niere, Darm (vgl. 10.4.3) oder Haut (Verbrennungen, vgl. 4.8.1). In seltenen Fällen liegt eine *reduzierte Bildung* aufgrund eines *genetisch bedingten Defektes* in der Antikörper-Bildung bzw. der Bildung oder Entwicklung von B-Lymphozyten bzw. Plasmazellen vor.

Die **primären Immundefektsyndrome** (IDS) werden zumeist autosomal rezessiv oder X-chromosomal vererbt. Störungen der B-Zellen oder Plasmazellen äußern sich in Fehlen bzw. Verminderung eines (selektiver Mangel an IgA, IgM, IgD, IgE oder sehr selten IgG) oder mehrerer Immunglobuline (X-chromosomale Agammaglobulinämie, infantile transitorische Hypogammaglobulinämie). Bei genetisch bedingter Thymushypoplasie (beim di George-Syndrom im Verein mit anderen Mißbildungen) ist die Bildung von T-Lymphozyten und damit die zelluläre Abwehr in Mitleidenschaft gezogen. Störungen sowohl der T- als auch der B-Lymphozyten führen zu kombinierten Immundefektsyndromen mit z. T. schwerster Beeinträchtigung der gesamten Immunabwehr (z.B. reticuläre Dysgenesie). Die kombinierten Immundefektsyndrome können mit Thrombozytopenie (Wiskott-Aldrich-Syndrom) oder anderen Mißbildungen kombiniert sein (z.B. Louis-Bar-Syndrom). Einige Fälle von genetisch bedingter Immunschwäche können auf Enzymdefekte des Purinstoffwechsels (Purinnucleosidphosphorylase, Adenosindesaminase; vgl. Tab. 10-3) zurückgeführt werden. Schließlich existieren Defekte der Phagozyten und des Komplementsystems.

Sehr viel häufiger als die primären Immundefekte sind die **erworbenen Immundefekte,** wobei die humorale und die zelluläre Abwehr sowie die Tätigkeit der Makrophagen in Mitleidenschaft gezogen sein können. Man beobachtet sie bei verschiedenen Virusinfektionen, bei Verbrennungen, generell im Alter sowie bei malignen Erkrankungen des lymphoreticulären Systems. In vielen Fällen sind erworbene Immunmängel iatrogen bedingt (Strahlentherapie, Zytostatika, Corticosteroide, Antibiotika).

In den letzten Jahren hat das acquired immune deficiency syndrome (**AIDS**) zunehmende Bedeutung erlangt. Ursache von AIDS ist die Infektion mit einem Virus, das vorwiegend T4-Zellen befällt und damit zu einer Dezimierung von Helfer- und Inducer-Zellen führt. Darüber hinaus stimulieren die Viren die Synthese einer Substanz, welche die Funktion der T4-Lymphozyten beeinträchtigt. In der Folge ist das Immunsystem lahmgelegt.

Auswirkung des Antikörpermangels ist in erster Linie die *gesteigerte Infektanfälligkeit* wegen verminderter Abwehrbereitschaft, sowie gehäuftes Auftreten von Allergien. V.a. bei IgA-Mangel kommt es zu Asthma (vgl. 4.1.3) und Zöliakie (vgl. 10.4.3). Eine Störung von T-Lymphozyten (z.B. bei AIDS) führt zum Auftreten von Tumoren (vgl. 12.1.4) sowie von Infektionen auch mit Erregern, welche normalerweise keine Erkrankung auslösen können. Typisch sind multiple Lymphknotenschwellungen im frühen Stadium der Erkrankungen. Letztlich erliegen die Patienten den Infektionen und Tumoren.

4.3 Physiologie und allgemeine Pathophysiologie der Erythrozyten

Die Erythrozyten erfüllen v.a. die Aufgabe des Transportes von Sauerstoff im Blut. Trägermolekül für O_2 ist das Hämoglobin, welches etwa 1/3 des Erythrozytenvolumens einnimmt.

4.3.1 Hämoglobinaufbau und seine Störungen

Das Hämoglobin (MG = 64000) besteht aus vier Untergruppen, die je ein Sauerstoff-bindendes **Häm** (vgl. Abb. 10-22) und eine Eiweißkette (**Globin**) aufweisen. Störungen der Hämoglobinsynthese können sowohl im Aufbau des Häms (Porphyrie) als auch in der Synthese des Globins (Hämoglobinopathie) auftreten.

Bei den Syntheseschritten für das **Häm** ist eine ganze Reihe von Enzymdefekten bekannt. Dabei fehlt jedoch nicht ein Enzym völlig – ein solcher Defekt wäre mit dem Leben nicht vereinbar –, sondern einzelne Enzyme liegen lediglich in verminderter Aktivität vor. Folge ist die Anhäufung von Vorstufen, welche die Empfindlichkeit der Haut gegen Sonnenlicht wesentlich steigern (Photosensibilisierung). Durch die hohen Konzentrationen der Vorstufen wird auf der anderen Seite erreicht, daß die Bildungsrate dem Bedarf angeglichen wird. Auf diese Weise sind Struktur und meist auch Bildungsrate des Hämoglobins normal; die Enzymdefekte werden daher unter den Stoffwechselerkrankungen besprochen (vgl. 10.1.7).

Im Gegensatz zum Häm sind Strukturveränderungen in der Eiweißkette **(Globin)** mit dem Leben vereinbar.

Die vier Untereinheiten des Hämoglobins bestehen normalerweise aus zwei sogenannten α-Ketten mit je 141 Aminosäuren und aus zwei β-Ketten mit je 146 Aminosäuren ($Hb\alpha_2\beta_2 = $ **Hb A**). Etwa 2–3 % der Hämoglobinmoleküle enthalten statt der β-Ketten sogenannte ϑ-Ketten ($Hb\alpha_2\vartheta_2 = $ **Hb A$_2$**). Während des intrauterinen Lebens enthalten die Erythrozyten ein Hämoglobin, welches eine besonders hohe Sauerstoffaffinität aufweist; statt der β-Ketten enthält es sogenannte γ-Ketten ($Hb\alpha_2\gamma_2 = $ **Hb F**, fetales Hämoglobin). Die Eigenschaften des Hämoglobins (z.B. Löslichkeit, Sauerstoffaffinität, Oxidierbarkeit) sind von der Aminosäurensequenz abhängig. Eine Änderung dieser Sequenz durch einen genetischen Enzymdefekt kann das Verhalten des Hämoglobins und damit der Erythrozyten wesentlich beeinträchtigen.

Beim sogenannten HbS ist in der β-Kette lediglich eine Aminosäure vertauscht (Valin statt Glutaminsäure). Folge der reinerbigen (homozygoten) Veranlagung ist die – fast nur bei Negern auftretende – **Sichelzellanämie.** Bei dieser Krankheit aggregiert desoxigeniertes Hämoglobin und führt auf diese Weise zu einer sichelförmigen Deformierung des Erythrozyten (*Drepanozytose*). Dadurch verliert der Erythrozyt seine Verformbarkeit, bleibt in Kapillaren hängen und bildet mit anderen Erythrozyten Konglomerate, welche schließlich zum Verschluß kleiner Gefäße führen. Die Aggregation des Hämoglobins erfolgt nicht unmittelbar nach Desoxigenierung, sondern nimmt einige Sekunden in Anspruch. Eine Blockierung der Strömung ist daher v.a. in Kapillaren mit langer Passagezeit zu erwarten, also in den Vasa recta des Nierenmarkes und in der Milz. Bei Hypoxie (Höhenaufenthalt, Narkose) oder bei Verlangsamung der peripheren Strömung (Schock) sind auch andere Organe in Mitleidenschaft gezogen (z.B. Herz). Die Blockierung der betroffenen Kapillaren führt zu weiterer Strömungsverlangsamung und zusätzlicher Abnahme des Sauerstoffpartialdruckes. Auf diese Weise entsteht ein Circulus vitiosus (Krise). Die genannten Störungen treten nur bei homozygoter Veranlagung auf, heterozygote Merkmalsträger bleiben praktisch symptomlos.

Eine wichtige Hämoglobinopathie ist ferner die β-**Thalassämie,** bei der die Produktion der β-Ketten eingeschränkt ist. Der Mangel an HbA wird z. T. durch gesteigerte Bildung von HbF und HbA$_2$ kompensiert. Dennoch kann dadurch der Ausfall von β-Ketten nicht ausgeglichen werden. In die Erythrozyten aufgenommenes Eisen bleibt liegen, da sein Einbau in Hämoglobin vermindert ist *(Sideroachresie)*. Die Erythrozyten weisen einen verminderten Gehalt an Hämoglobin auf *(Hypochromie)*. Auffällig ist ihre gesteigerte *osmotische Resistenz,* d.h. sie hämolysieren erst bei stark verminderter Osmolarität. Auf der anderen Seite ist die mechanische Resistenz der Erythrozyten herabgesetzt. Sie werden in der Milz schneller abgebaut, und ihre *Lebensdauer ist verkürzt* (hämolytische Anämie, vgl. 4.4.1). Bei einer heterozygoten Anlage liegen meist geringe klinische Symptome vor, da ja noch β-Ketten gebildet werden *(Thalassaemia minor)*. Dabei fällt ein relativ hoher Anteil an HbA$_2$ auf. Die homozygote Form führt meist bereits vor der Pubertät zum Tode *(Thalassaemia major).*

Die seltene α-**Thalassämie** führt im übrigen (meist) bereits intrauterin zum Absterben der Frucht, da die Unfähigkeit zur Bildung von α-Ketten schon die Produktion von HbF unterbindet. Intrauterin wird Hbγ$_4$, nach der Geburt Hbβ$_4$ gebildet.

Malariaerreger können sich nicht in Erythrozyten von (heterozygoten oder homozygoten) Trägern der Thalassämie oder Sichelzellenanämie vermehren. Damit bieten diese Erkrankungen interessanterweise in Malaria-Gegenden einen Selektionsvorteil.

Außer der klassischen Sichelzellanämie und der Thalassämie sind inzwischen eine Vielzahl weiterer **Hämoglobinopathien** entdeckt worden, bei denen ein defektes Hämoglobin (in den meisten Fällen durch Austausch einer einzigen Aminosäure) vorliegt. Die verschiedenen Hämoglobinformen werden meist nach der Stadt benannt, wo sie zum ersten Mal entdeckt wurden (u.a. Freiburg, Köln, Zürich). Folgen solcher Hämoglobinopathien sind z.B. die leichte Oxidierbarkeit des Hämoglobins zu Methämoglobin (vgl. 3.1.4), die mehr oder weniger ausgeprägte Neigung zu Drepanozytose, die Begünstigung von Hämolyse oder die gesteigerte Sauerstoffaffinität, welche zu Sauerstoffmangel im Gewebe führt. Viele der Anomalien bleiben jedoch ohne klinische Konsequenzen und werden nur zufällig entdeckt.

4.3.2 Eisenstoffwechsel

Dem Eisenstoffwechsel kommt eine wesentliche Bedeutung bei der Bildung von Hämoglobin zu. *Mangel an Eisen ist die häufigste Ursache für einen ungenügenden Hämoglobinaufbau.*

Für den **Eisenstoffwechsel** spielt die Eisenresorption im oberen Dünndarm die entscheidende Rolle. Dabei wird bevorzugt zweiwertiges Eisen (Ferro-, Fe^{2+}) in die Zellen des Darmepithels aufgenommen. Die Reduktion und damit die Resorption von Eisen wird durch die Salzsäure des Magens und reduzierende Substanzen wie Cystein und Ascorbinsäure begünstigt. Andererseits wird die Resorption durch Anionen behindert, welche mit Eisen schwer lösliche Komplexe bilden (z.B. Gerbsäure im Tee, Phosphat). Die Mucosazellen geben Eisen (als Fe^{3+}) an das Plasmaprotein *Transferrin* ab. Eisen, welches nicht in das Blut aufgenommen werden kann, wird in den Mucosazellen an ein Trägerprotein *(Ferritin)* gebunden. An Transferrin gebundenes Eisen steht im Gleichgewicht mit Eisen im Ferritin von Zellen aus Leber, Milz und Knochenmark. Die Darmzellen sind um so eher in der Lage, Eisen an das Blut abzugeben, je mehr freies Transferrin vorliegt. Damit ist gewährleistet, daß die Eisenresorption dem Bedarf angeglichen wird. Normalerweise ist nur ein Drittel der zur Verfügung stehenden Transferrinbindungsstellen für Eisen (totale Eisenbindungskapazität) besetzt. Der mit Eisen nicht abgesättigte Transferrinanteil stellt die „latente Eisenbindungskapazität" dar. Bei Eisenmangel im Knochenmark gibt Transferrin dort Eisen ab und nimmt daher begieriger Eisen von den Mucosazellen auf. Der Eisenstoffwechsel wird *fast nur über den Darm reguliert.*

Das in der Nahrung angebotene Eisen übersteigt den Bedarf meist um ein Vielfaches. Der Bedarf wird wiederum von geringen Eisenverlusten durch Blutungen, Urin oder die Abschilferung von Haut bestimmt. Im Gegensatz zum geringen Umsatz nach außen (1–2 mg/Tag) ist der **Umsatz** *im Körper erheblich.* Normalerweise werden etwa 25 mg täglich in Hämoglobin eingebaut. Das an Ferritin (ca. 1 g) und Hämoglobin (ca. 3 g) gebundene Eisen stellt eine erhebliche Eisenreserve dar.

Eisenmangel entsteht daher bei mangelhafter Zufuhr oder Resorption erst nach Jahren. Umgekehrt wird ein klinisch manifester Eisenmangel nur durch lang-dauernde Eisenzufuhr wieder ausgeglichen. Wegen des hohen Eisengehaltes von Blut (0,5 g/l) entwickelt sich dagegen Eisen bei Blutverlusten (z.B. Menstruationsblutungen, gastrointestinale Blutungen) sehr schnell zum limitierenden Faktor der Hämoglobinsynthese. Auch der gesteigerte Bedarf durch Aufbau des fetalen Blutes führt während der Schwangerschaft fast regelmäßig zu Eisenmangel. Zum Eisenmangel durch gesteigerten Bedarf kommt es ferner relativ häufig beim Neugeborenen und in der Wachstumsphase. Weitere Ursachen eines Eisenmangels sind ungenügende Zufuhr (Vegetarier), vermehrte Komplexierung im Darmlumen (z.B. durch Bestandteile in Kleie und im Tee) sowie Malabsorption (vgl. 10.4.3). Auch bei Transferrinmangel (vgl. Tab. 4-5) ist die Plasmaeisenkonzentration herabgesetzt und der Hämoglobinaufbau entsprechend beeinträchtigt. Bei chronischen Infektionen kommt es zu gesteigerter Aufnahme von Eisen in Zellen des sog. reticuloendothelialen Systems und zum Absinken des Plasmaeisens trotz nach außen ausgeglichener Bilanz. Umgekehrt steigt die Konzentration von Eisen im Blut bei Hämolyse durch folgenden Hämabbau sowie bei Schädigung der Leber durch Freisetzen des gespeicherten Eisens.

4.3.3 Erythropoese

Neben der Hämoglobinsynthese spielen noch andere Faktoren eine bedeutsame Rolle beim Aufbau der roten Blutkörperchen (Erythropoese). Beim Erwachsenen werden täglich etwa 150 Milliarden Erythrozyten neu gebildet. Diese enorme Bildungsrate ist nur durch entsprechend viele Zellteilungen möglich. Dadurch wird verständlich, daß die *Erythropoese in hohem Ausmaß vom Stoffwechsel der Nucleinsäuren abhängt*. Für die Bildung

von Nucleinsäuren sind wiederum zwei Vitamine von besonderer Bedeutung, **Vitamin B$_{12}$** und **Folsäure**. Beide Vitamine wirken als Koenzyme bei der Synthese von Pyrimidin- und Purinbasen mit (vgl. 10.1.8). Ein Mangel an einem der beiden Vitamine führt zu einer *Verzögerung der Zellteilungen*. In der Folge werden weniger Erythrozyten gebildet, obgleich genügend Hämoglobin vorhanden wäre.

Die **Erythropoese** steht unter dem Einfluß einer Reihe von Faktoren. Im Mittelpunkt steht der *„Sauerstoffmangel des Gewebes"*, der möglicherweise über Prostaglandin E die Ausschüttung von Erythropoetin fördert.

Erythropoetin wird vorwiegend – aber nicht ausschließlich – in der Niere gebildet. Es *stimuliert die Neubildung von Erythrozyten*. Bei Aufenthalt in Sauerstoff-armer Luft (z.B. über 2 000 m Höhe) wird auf diese Weise die Zahl der Erythrozyten erheblich gesteigert. Beim Untergang von Nierengewebe (vgl. 6.2.4) tritt durch einen Mangel an Erythropoetin regelmäßig Anämie auf.

Auch andere Hormone wirken auf die Erythropoese ein. **Testosteron** stimuliert (im Gegensatz zu den Östrogenen) die Erythropoese und fördert die Ausschüttung von Erythropoetin. Möglicherweise spielt hier die Senkung des *DPG* (vgl. 3.1.4) eine Rolle, die eine Erhöhung der Affinität des Hämoglobins für Sauerstoff zur Folge hat und damit zu einem Sauerstoffmangel im Gewebe führen könnte.

Auch die Erythropoese-stimulierende Wirkung von **Thyroxin** könnte auf einen durch *gesteigerten Verbrauch* bedingten Sauerstoffmangel im Gewebe zurückzuführen sein.

Schließlich vermögen **Somatotropin** und **Nebennierenrindenhormone** die Erythropoese zu fördern. Über diese Hormone und wahrscheinlich auch direkt kann das zentrale Nervensystem Einfluß auf die Erythropoese nehmen.

Die Stimulation der Erythropoese durch Erythropoetin stellt sicher, daß bei einem Blutverlust oder beim Untergang von Erythrozyten durch Hämolyse der entstandene Mangel schnell behoben wird. Die Erythropoese kann dabei auf das 6-8fache ansteigen. Bei dieser kompensatorischen Mehrleistung werden häufig noch unreife, RNA-haltige Erythrozyten in das Blut ausgeschüttet (sog. polychromatische Erythrozyten oder **Reticulozyten**). Bei Blutverlusten nach außen kann sich dabei ein *Eisenmangel* schnell zum limitierenden Faktor der Erythropoese entwickeln, und die fehlenden Erythrozyten werden durch Hämoglobin-arme und daher kleine Erythrozyten ersetzt **(Mikrozyten)**. Das Nebeneinander unterschiedlich großer Erythrozyten wird als **Anisozytose** bezeichnet. Schließlich werden bei gesteigerter Erythropoese vielgestalte Erythrozyten ausgeschüttet **(Poikilozytose)**. Ist die Erythropoese nicht in der Lage, den Verlust auszugleichen, so entsteht ein Mangel an Erythrozyten *(Anämie),* erkennbar an dem sinkenden Hämatokrit (d.h. Volumenanteil zellulärer Bestandteile, also normalerweise der Erythrozyten, am Gesamtblut).

Massive Stimulation der Erythropoese (z.B. bei hämolytischen Anämien) führt zur Knochenmarkshyperplasie, die sogar **Knochendeformierungen** (Turmschädel, Bürstenschädel) nach sich ziehen kann.

4.3.4 Eigenschaften der Erythrozyten

Reife Erythrozyten sind nicht zur Enzymsynthese befähigt und sind bei der Energiegewinnung auf Glucose angewiesen (v.a. **Glykolyse**, vgl. 10.1.4). Über den **Pentosephosphatzyklus** (vgl. 10.1.4) gewinnen Erythrozyten reduziertes Glutathion, welches zur Reduktion von -S-S-Gruppen am Hämoglobin, an Enzymen und in der Zellmembran (vgl. 4.4.1) eingesetzt wird. Eine Reihe von Enzymdefekten der Glykolyse und des Pentosephosphatzyklus (vgl. 10.1.4) können die Energieversorgung bzw. die Bildung von reduziertem Glutathion in den Erythrozyten beeinträchtigen und zur Hämolyse (vgl. 4.4.1) führen.

Die **Form** der Erythrozyten entspricht der einer bikonkaven Linse. Diese Form ermöglicht *kurze Diffusionsstrecken für Sauerstoff* zum Hämoglobin. Der rote Blutfarbstoff nimmt ein Drittel des Erythrozytenvolumens ein.

Der hohe Gehalt an kolloidosmotisch wirksamem Hämoglobin würde die Erythrozyten zum Platzen bringen, wenn nicht durch aktive **Transportvorgänge** die Konzentration von Elektrolyten niedrig gehalten würde. Wie bei anderen Zellen wird aktiv Natrium im Austausch gegen Kalium nach außen transportiert. Die Kaliumpermeabilität ist höher als die von Natrium. Somit entsteht ein außen positives Potential von etwa 10 mV, das Chlorid nach außen treibt. Die Permeabilität der Erythrozytenzellmembran ist für Chlorid um mehrere Zehnerpotenzen größer als für die Kationen.

Eine *Hemmung der Natrium/Kalium-ATPase* (z.B. Energiemangel) oder eine *Steigerung der Membranpermeabilität* (Seifen, Antikörper) führen zu einem Konzentrationsausgleich für Natrium und Kalium. Der auf diese Weise erzeugte *Zusammenbruch des Potentials* zieht folgende Kausalkette nach sich: *Chlorideinstrom, Steigerung der intrazellulären Osmolarität, Wassereinstrom, intrazelluläre Volumenzunahme,* **Hämolyse** (vgl. 13.4). Bevor Hämolyse auftritt, führt die Volumenzunahme dabei zunächst zur Ausbildung von *Kugelzellen* (Sphärozyten). Eine Hämolyse wird bei Intaktheit der Membran auch dann erzwungen, wenn die Osmolarität des umgebenden Plasmas um mehr als die Hälfte (150 mosm/l) abfällt. Verdünnung von einem ml Blut mit einem ml destilliertem Wassers löst somit Hämolyse aus. Das ist auch dann der Fall, wenn in dem Wasser Substanzen (z.B. Harnstoff) gelöst sind, welche frei in die Erythrozyten eindringen können, d.h. auch Mischung von 1 ml Blut mit einem ml 300 milliosmolarer Harnstofflösung bringt die Erythrozyten zum Platzen. Umgekehrt hat eine Erhöhung der extrazellulären Osmolarität ein Schrumpfen des Erythrozytenvolumens zur Folge; solche Erythrozyten werden als *Echinozyten* (Stechapfelform, Akanthozytose) bezeichnet.

Die normale Form der Erythrozyten erlaubt relativ *leicht* Deformierungen (Vergleich eines fast leeren mit einem aufgepumpten Fußball) und verbessert auf diese Weise die Strömungseigenschaften des Blutes. In engen Kapillaren (Durchmesser $< 10~\mu m$) wird die Strömung der im Durchmesser $7,5~\mu m$ großen Erythrozyten durch Raupenketten-förmige Bewegungen der Membran erleichtert. Sphärozytose, Drepanozytose, Akanthozytose, unterschiedliche Verformungen (Poikilozytose) oder Vergrößerung (Megalozytose) von Erythrozyten, aber auch Acidose und Hypercholesterinämie schränken die Beweglichkeit der Membran ein und führen auf diese Weise zu einer empfindlichen Steigerung der **Viskosität** des Blutes.

Bei *hohem extrazellulärem CO_2-Druck* dringt CO_2 in die Zelle, reagiert dort mit Hilfe zellulärer Carboanhydrase zu Bicarbonat, das im Austausch gegen Chlorid die Zelle verläßt. Resultat dieses „**Hamburger Shifts**" ist eine Zunahme der Osmolarität (durch Chlorideinstrom) und damit des Volumens eines Erythrozyten. Eine respiratorische Acidose steigert auf diese Weise die Viskosität des Blutes.

Eine pathophysiologisch wichtige Einschränkung der Erythrozytenbeweglichkeit tritt bei **Aggregation** auf, d.h. beim Verkleben von Erythrozyten. Die direkte Anlagerung wird durch negative Festla-

dungen an der Erythrozytenoberfläche und damit durch gegenseitige Abstoßung verhindert. Die negativen Ladungen an der Membran dürfen nicht verwechselt werden mit dem – außen positiven – transmembranalen Diffusionspotential. Verminderung der negativen Wandladungen, wie sie bei *Alterung* von Erythrozyten auftritt, begünstigt die Aggregation.

Die eigentliche Aggregation ist jedoch nur durch einen sogenannten **makromolekularen Brückenschlag** möglich: Makromolekulare Plasmaproteine können sich an die Membranoberfläche anlagern. Sind die Moleküle groß genug, so kann sich ein Makromolekül mit einem Ende an einen und mit dem anderen Ende an einen zweiten Erythrozyten anlagern und auf diese Weise beide Erythrozyten aneinanderheften. Daher wird das *Aggregationsverhalten der Erythrozyten wesentlich von den Plasmaproteinen beeinflußt.* Vor allem *großmolekulare Proteine* (z.B. Fibrinogen, s. unten) *fördern die Aggregation,* während niedermolekulare Proteine (z.B. Albumin) sich zwar an Erythrozyten anheften, aber keine Brücken ausbilden können und auf diese Weise Aggregation verhindern.

Der makromolekulare Brückenschlag steigert die sog. **Blutkörperchensenkungsgeschwindigkeit** (BSG, BKS): wird frisch entnommenes und ungerinnbar gemachtes Blut stehen gelassen, so sinken die roten Blutkörperchen ab. Die BKS ist unter anderem bei Albuminmangel (vgl. 4.8.1) oder bei Zunahme von Immunglobulinen (vgl. 4.1.2) gesteigert. Neben der Wirkung auf die Aggregation erhöhen die makromolekularen Plasmaproteine selbst die Viskosität des Plasmas.

Auch bei **Infusion von Lösungen mit Makromolekülen** muß die Wirkung auf die Aggregation berücksichtigt werden: Lösungen mit Dextranen (Polysaccharide) werden z.B. bei Blutverlust zur Steigerung des kolloidosmotischen Druckes im Plasma eingesetzt. *Hochmolekulare*

Dextrane (MG > 60 000) *fördern, niedermolekulare Dextrane* (MG ≈ 40 000) *hemmen die Aggregation* von Erythrozyten.

Im Blut kommen normalerweise ständig Aggregationen vor. Durch die beim Strömen des Blutes auftretenden **Scherkräfte** werden die Erythrozyten jedoch immer wieder getrennt. *Bei Strömungsverlangsamung* (Schock, vgl. 2.2.5) *werden die Scherkräfte geringer und damit die Aggregationen begünstigt.* Es entstehen ganze Serien hintereinander angelagerter Erythrozyten *(Rouleau-Bildung),* die wegen Einschränkung ihrer Beweglichkeit zu erheblicher *Viskositätserhöhung* des Blutes führen. Damit wird die Strömungsverlangsamung weiter begünstigt, und es entwickelt sich ein Circulus vitiosus.

Die Viskosität des Blutes wird schließlich durch den Gehalt an Erythrozyten beeinflußt. Zunahme des **Hämatokrits** begünstigt nicht nur die Aggregation, sondern steigert auch durch die Zunahme des zellulären Anteiles die Viskosität des Blutes. Auf diese Weise sind einer Steigerung der maximalen Sauerstoffaufnahme durch Vermehrung von roten Blutkörperchen enge Grenzen gesetzt.

4.3.5 Lebensdauer und Abbau von Erythrozyten

Reife Erythrozyten haben ihr Kernmaterial verloren. Dadurch ist ihnen die Möglichkeit zur Zellteilung und zur Enzymsynthese genommen. Die **Lebensdauer** eines Erythrozyten ist daher begrenzt und beträgt im Mittel etwas mehr als *100 Tage.*

Durch **Alterung** ändern sich einige Parameter der Erythrozyten: In der Zellmembran sinkt der Gehalt an Sialinsäure (bzw. Neuraminsäure) und damit die Zahl der Festladungen. Die Bindung von Immunglobulinen nimmt zu. Die Konzentrationen an Enzymen der Glykolyse und des Pentosephosphatzyklus nehmen ab. Damit sinken ATP, DPG und reduziertes Glutathion (GSH). Der Gehalt an Methämoglobin steigt, womit die Sauerstoffaufnahme absinkt. Auf der anderen Seite nimmt die Sauerstoffaffinität zu; die Sauerstoffabgabe an das Gewebe wird auf diese Weise beeinträchtigt (vgl. 3.1.4). Mit zunehmendem Erythrozytenalter nimmt ferner die Aktivität der Natrium/Kalium-ATPase ab. Folglich sinkt die intrazelluläre Kaliumkonzentration, und es nehmen die intrazellulären Konzentrationen für Natrium und Calcium zu (vgl. 13.3.6). Die Erythrozytenmembran verliert ihre *Flexibilität.*

Eine Reihe von **Faktoren beschleunigt den Alterungsprozeß** von Erythrozyten: Zunächst kann eine Zunahme der Stoffwechselrate (z.B. bei *Hyperthyreose)* die Lebensdauer von Erythrozyten verkürzen. Ursache ist wohl die *gesteigerte mechanische Beanspruchung,* da das Herzzeitvolumen gesteigert ist und daher die Erythrozyten pro Zeiteinheit häufiger das Kapillarbett passieren müssen. Auch mechanische Schädigung durch *künstliche Herzklappen, intensive Sonnenbestrahlung* und *Röntgenstrahlung* führt zur Verkürzung des Erythrozytenlebens. Schließlich ist die Überlebenszeit bei den meisten *Deformierungen* (Drepanozytose, Megalozytose, Sphärozytose, Akanthozytose, Poikilozytose) erheblich eingeschränkt.

Der **Abbau** von Erythrozyten wird v.a. durch das reticuloendotheliale System des Knochenmarkes, der Leber und der Milz bewerkstelligt. Der Abbau von Erythrozyten mit herabgesetzter Beweglichkeit (z.B. Sphärozyten) geschieht vor allem in der Milz, in der die Erythrozyten enge Endothelschlitze passieren müssen. Gesteigerte Hämolyse in der Milz führt zu einer Vergrößerung des Organes (Splenomegalie), die wiederum den Abbau von

Erythrozyten in der Milz begünstigt. Folge ist ein circulus vitiosus. Die vergrößerte Milz übt darüberhinaus einen hemmenden Einfluß auf das Knochenmark aus, der neben einer Anämie auch Thrombozytopenie und Leukopenie nach sich zieht.

Das beim Abbau der Erythrozyten frei werdende Eisen wird als Ferritin gespeichert bzw. wieder zum Hämoglobinaufbau verwendet. Der Hämoglobinabbau führt u.a. zum **Bilirubin,** das eine gelbliche Farbe aufweist. Der Hämoglobinabbau wird noch ausführlich in 10.1.7 besprochen. An dieser Stelle sei erwähnt, daß alle Blutkrankheiten, die zum *gesteigerten Hämoglobinabbau* führen (hämolytische Anämie, vgl. 4.4.1), eine *Erhöhung der Bilirubinkonzentration* in Blut, Haut und Skleren nach sich ziehen. Die Gelbfärbung der Haut wird als Gelbsucht bzw. Ikterus bezeichnet (vgl. 10.1.7). Die hohen Konzentrationen dieser Substanzen können zu Ausfällungen in der Galle führen (*Gallensteine,* s. 10.2.1).

Da aber eine Reihe anderer Krankheiten Hyperbilirubinämie erzeugt, ist bei Verdacht auf Hämolyse eine **Messung der mittleren Erythrozytenlebensdauer** erforderlich. Dazu kann man Erythrozyten eines Patienten mit radioaktivem Chromat (^{51}Cr) inkubieren. Chromat geht dabei eine Bindung mit Globin ein, die bei Untergang der Zellen gelöst wird. Freies ^{51}Cr wird schnell durch die Niere ausgeschieden. Die Abnahme der Radioaktivität im Blut ist dann ein Maß für den Untergang der Zellen. Die Abnahme der Aktivität wird freilich nicht nur durch Zelluntergang, sondern auch durch Lösen der Bindung bei intakter Zelle beeinflußt. Bei anderen Substanzen, wie radioaktivem Diisopropylfluorphosphat (DF ^{32}P) ist die Radioaktivitätsabnahme ohne vorhergehenden Zelluntergang wesentlich geringer und die Methode daher genauer.

Einer besonderen Form von Alterung unterliegt *Blut, das dem Organismus entnommen wurde* (**Blutproben, Blutkonserven**). Zur Aufrechterhaltung der Elektrolytgradienten braucht der Erythrozyt Energie, die er aus dem Abbau der *Plasmaglucose* bezieht. Nach mehreren Stun-

den kommt es wegen zunehmenden Glucosemangels schließlich zum *Ausstrom von Kalium* und *Einstrom von Natrium* und Chlorid. Nach längerem Stehen von Vollblut werden daher im Serum zu hohe Kalium- und zu niedere Glucosekonzentrationen gemessen. Bei Blutkonserven versucht man durch Aufbewahrung des Blutes bei niederen Temperaturen den Erythrozytenstoffwechsel zu dämpfen und damit die Überlebenszeit der Erythrozyten zu verlängern. Außerdem kann man durch Zusatz von Substraten die Energiezufuhr sichern. Durch diese Maßnahmen kann die Überlebenszeit ausgedehnt werden. Im konservierten Blut sinkt der Spiegel an Diphosphoglycerat (DPG) stark ab, was die Sauerstoffaffinität des Hämoglobins deutlich erhöht. Transfusion älterer Blutkonserven hat daher den Nachteil, daß durch den DPG-Mangel die Sauerstoffabgabe an das Gewebe relativ schlecht ist.

4.4   Spezielle Pathophysiologie der Erythrozyten

4.4.1   Hämolytische Anämien

Die **Ursachen** einer hämolytischen Anämie können entweder in den Erythrozyten selbst oder in extrazellulären Faktoren liegen.

Bei der erblichen *Sphärozytose* liegt ein Defekt im Aufbau der **Erythrozyten-Membran** vor, ebenso bei der *Elliptozytose* und der *paroxysmalen nächtlichen Hämoglobinurie* (PNH): PNH-Erythrozyten hämolysieren jedoch nur in saurem Milieu; nächtliche Hypoventilation während des Schlafes (vgl. 3.1.6) begünstigt daher die Hämolyse.

Der *Sichelzellanämie* und der *Thalassämie* liegen **defekte Hämoglobine** zugrunde (vgl. 4.3.1).

Bei einer anderen Gruppe liegt ein **Mangel an Enzymen** *der Glykolyse vor* (vgl. 10.1.4); Folge ist eine Beeinträchtigung der Energieversorgung.

Schließlich kann bei *Mangel an reduziertem* **Glutathion** (vgl. 10.1.4) die Einnahme von einigen Medikamenten (z.B. das Chemotherapeuticum Furadantin) oder von Favabohnen Hämolyse auslösen. Die Hämolyse tritt dabei auf, weil SH-Gruppen der Zellmembran zu S-S oxidiert werden, und auf diese Weise Poren entstehen, welche den Durchtritt von Ionen erlauben.

An **extrazellulären Faktoren** kommen *Antikörper, Autoantikörper,* einige *Medikamente* (z.B. Sulfonamide), *Gifte* (z.B. von Schlangen), *Phosphatmangel* (vgl. 7.2.3), *Niereninsuffizienz* (vgl. 6.2.4), sowie mechanische Faktoren, wie *künstliche Herzklappen* oder *Splenomegalie,* in Frage. Bei verminderter mechanischer Resistenz der Erythrozyten können sogar ausgedehnte Fußmärsche zu geringgradiger Hämolyse führen *(Marschhämoglobinurie).*

Schließlich können einige **Erreger** (z.B. Plasmodium malariae) in die Erythrozyten eindringen und diese hämolysieren.

Die **Auswirkungen** hängen natürlich vom Ausmaß der Hämolyse ab. Bei ausgeprägter *Anämie* kommt es zu *verminderter Leistungsfähigkeit,* Blässe von Haut und Schleimhäuten, Tachykardie und Atemnot. Der bei Hämolyse gesteigerte Abbau von Hämoglobin führt zu vermehrtem Anfall von *Gallenfarbstoffen, was die Bildung von Gallensteinen* (vgl. 10.2.1) nach sich ziehen kann. Die gesteigerte Konzentration von Bilirubin färbt Haut und Skleren gelb. Die Bluteisenkonzentration ist gleichfalls gesteigert, und die latente Eisenbindungskapazität entsprechend herabgesetzt. Durch die Hämolyse frei werdendes Hämoglobin wird an die Plasmaproteine Haptoglobin und Hämopexin (vgl. 4.7.1) gebunden. Die Komplexe werden dann vom reticuloendothelialen System aufgenommen und metabolisiert. Bei Übersteigen der Bindungskapazität kann Hämoglobin in den Glomerula der Nieren filtriert werden und die Tubuli verstopfen (vgl. 6.2.3).

Werden die Erythrozyten vorwiegend in der Milz abgebaut (z.B. Sphärozytose, Elliptozytose, Thalassämie), so kommt es zu einer mitunter massiven Vergrößerung der Milz (Splenomegalie, vgl. 4.3.1).

4.4.2 Hypochrome Anämie

Von einer hypochromen Anämie spricht man, wenn der Anämie ein Mangel an Hämoglobin zugrunde liegt.

Ursache ist in der überwiegenden Zahl der Fälle **Eisenmangel.** Der Eisenmangel wiederum kann durch *ungenügende Zufuhr* (v.a. beim Säugling), mangelhafte Resorption im Dünndarm *(Malabsorption),* gesteigerten Bedarf (z.B. Schwangerschaft), *Verluste* (Blutungen nach außen, Lactation) oder durch gesteigerte Aufnahme in Zellen des reticuloendothelialen Systems bei chronischen Infekten bzw. bei Tumoren auftreten. Frauen sind wegen ihrer Periodenblutungen (im Schnitt 100 ml/Monat; das entspricht ca. 50 mg Eisen) wesentlich häufiger betroffen als Männer.

Eine hypochrome Anämie entsteht auch bei der sogenannten **sideroachrestischen Anämie.** Bei dieser Erkrankung ist der Eisengehalt des Körpers eher hoch, Eisen wird in die Vorstufen der Erythrozyten aufgenommen, kann aber nicht in Hämoglobin eingebaut werden. Das Eisen bleibt im Erythrozyten als solches liegen und kann entsprechend angefärbt werden (Sideroblasten). Ursache der Verwertungsstörung ist ein genetischer oder erworbener (Vitamin B_6-Mangel, Blei, Alkoholismus, einige Medikamente) Defekt in der Synthese von Häm (vgl. 10.1.7) oder Globin (vgl. 4.3.1).

Von den **Auswirkungen** ist primär die Erythropoese betroffen: Es werden kleine Erythrozyten *(Mikrozyten)* gebildet, die wegen der geringen Hämoglobinkonzentration in der Mitte auffällig hell sind *(Anulozyten).* Die Zellen haben eine *verkürzte Lebensdauer,* der gesteigerte Abbau führt zur Hyperbilirubinämie. Die Haut ist demnach gelb-blaß. Die reduzierte Sauerstofftransportkapazität des Blutes macht sich durch *leichte Ermüdbarkeit* (s.o.) bemerkbar; bisweilen treten bei Eisenmangelanämie trophische Störungen an den Nägeln (Brüchigkeit) und – selten – in Mund- und Rachenepithel auf. Wunde Mundränder (Rhagaden) und Schluckbeschwerden sind die Folgen (Plummer Vinson-Syndrom).

4.4.3 Megaloblastische Anämie

Bei der megaloblastischen Anämie liegt primär kein Mangel an Hämoglobin, sondern eine Bildungsstörung der Erythrozyten vor (hyperchrome Anämie).

Ursache ist ein Mangel an *Vitamin B$_{12}$* oder *Folsäure* (vgl. 10.1.8). In seltenen Fällen (meist bei Alkoholikern, Vegetariern oder Bewohnern von Entwicklungsländern) kann eine ungenügende Zufuhr verantwortlich sein, wesentlich häufiger liegt eine *gestörte enterale Resorption* (z.B. Malabsorption, Magenschleimhautatrophie, vgl. 10.1.8) oder ein gesteigerter Bedarf (vgl. 10.1.8, z.B. Schwangerschaft) vor. Die Vitamin-B$_{12}$-Reserven des Körpers sind jedoch im allgemeinen so groß (das über 1000fache des täglichen Bedarfes), daß erst nach jahrelanger Resorptionsstörung Anämie auftritt. Bei Folsäure reicht der Vorrat für etwa 50 Tage; Symptome treten wesentlich früher auf als beim Vitamin-B$_{12}$-Mangel. Vitamin B$_{12}$ und Folsäure sind für die DNA-Synthese erforderlich (vgl. 10.1.8). Bei einem Mangel sind vor allem diejenigen Gewebe betroffen, welche eine hohe Neubildungsrate aufweisen, also v. a. Blut und Epithelien.

Auswirkung des Mangels an Vitamin B$_{12}$ oder Folsäure ist die Bildung *weniger, großer* (Megalozytose), vielgestalter (Poikilozytose) *Hämoglobin-reicher Erythrozyten.* Gleichzeitig ist die Neubildung von *Thrombozyten, Leukozyten* und *Epithelzellen* eingeschränkt. Auch bei diesen Zellen werden übergroße Typen gebildet. Wegen ihrer Größe ist die *Lebensdauer* der Erythrozyten *verkürzt* (vgl. 4.3.5). Der gesteigerte Abbau von Erythrozyten führt zur *Hyperbilirubinämie.* Die Haut ist daher nicht nur blaß (Anämie), sondern auch gelblich. Typische Begleiterscheinungen des Vitamin-B$_{12}$-Mangels sind Durchfälle und eine Atrophie des Epithels der Zunge mit *Zungenbrennen* (Hunter Glossitis).

Schließlich treten bei Vitamin-B$_{12}$-Mangel Störungen in der Myelinisierung von Nervenfasern auf, wodurch neurologische Beschwerden ausgelöst werden (vgl. Tab. 8-7). Die Symptome verschwinden nach Gabe von B$_{12}$ und Folsäure. Bei einer Resorptionsstörung muß B$_{12}$ natürlich injiziert werden. Die überstürzte Neubildung von Erythrozyten bei Behandlung einer megaloblastischen Anämie kann im übrigen vorübergehend zu Eisenmangel führen.

4.4.4 Normozytäre Anämie

Bei dieser Erkrankung ist die Zahl der Erythrozyten herabgesetzt, wobei die Zellen jedoch eine normale Größe aufweisen (normozytäre, normochrome Anämie).

Ursache ist ein Mißverhältnis zwischen Abbau und Aufbau von Erythrozyten. Der Abbau kann durch *Hämolyse* (vgl. 4.4.1) oder durch *Blutverlust* in den eigenen Körper gesteigert sein (kein Eisenverlust). Der Aufbau ist bei Erkrankungen des Knochenmarkes (Verdrängung durch *Leukämie,* Schädigung durch *Strahlen, Infektion, Medikamente, Toxine wie z.B. Blei)* oder bei Mangel an Erythropoetin *(Niereninsuffizienz)* vermindert (aplastische Anämie). In vielen Fällen aplastischer Anämie kann die Ursache nicht gefunden werden (idiopathische Form). Möglicherweise spielen Antikörper gegen Erythroblasten eine Rolle. Sehr selten sind genetische Defekte (Diamond-Blackfan-Anämie, Fanconi-Anämie) für reduzierte Erythropoese verantwortlich.

Auswirkungen sind in erster Linie *Blässe* und *Einschränkung der Leistungsfähigkeit* (s.o.). Im übrigen werden die klinischen Folgen meist von der Grundkrankheit diktiert.

4.4.5 Polyglobulie

Ursache ist eine gesteigerte Produktion von Erythrozyten. Oft ist sie Folge gesteigerter Erythropoetin-Ausschüttung bei *Sauerstoffmangel* (Höhenaufenthalt, Lungenerkrankungen, Herzklappenfehler mit Rechts-links-Shunt, Hämoglobinopathien mit herabgesetztem Sauerstofftransport) oder gesteigerter Stimulation der Erythropoese durch Nebennierenrindenhormone oder Testosteron. Gelegentlich können Nierenerkrankungen (z.B. Zystennieren, Nierentumore) zu gesteigerter Erythropoetin-Synthese führen. Bisweilen tritt Polyglobulie ohne erkennbaren Grund bei gleichzeitiger Vermehrung anderer Blutzellen auf (*Polycythaemia vera).*

Auswirkung ist die zum Teil erhebliche Steigerung der *Blutviskosität* vgl. 4.3.4).

4.4.6 Hämochromatose

Von Hämochromatose spricht man bei krankhafter Speicherung von Eisen im Körper.

Ursache ist eine gesteigerte *enterale Resorption*. Bisweilen führt gesteigerte enterale (Rotwein!) oder parenterale (Transfusionen, Eisen-„Therapie") Zufuhr von Eisen zu Überschuß und Ablagerung im Gewebe (Hämosiderose). Bei Transferrinmangel wird resorbiertes Eisen an andere Plasmaproteine gebunden und bleibt im Gewebe liegen.

Auswirkung der *Ablagerung von Eisen* ist eine Schädigung mehrerer Organe mit den Organ-spezifischen Funktionsausfällen *(Bronzediabetes* bei Befall des Pankreas, *Pigmentzirrhose* bei Mitleiden-

schaft der Leber, *Arrhythmien* bei Beteiligung des Herzens). Die Haut der Patienten erscheint durch Melaninablagerung graubraun. Wegen der stärkeren Eisenverluste durch Regelblutungen und Schwangerschaft ist die Hämochromatose bei Frauen seltener. Die Erkrankung kann durch Aderlässe behandelt werden.

4.5 Physiologie und allgemeine Pathophysiologie der Blutungsstillung

4.5.1 Blutungsstillende Mechanismen

Verletzung eines Gefäßes löst eine Kaskade von Reaktionen aus, die normalerweise zu einem Abdichten des Gefäßes führen und somit den Blutverlust begrenzen.

Als erstes setzt bei den meisten Gewebsverletzungen eine **Konstriktion des versorgenden Gefäßes** ein. Auf diese Weise wird der intravaskuläre Druck gesenkt und eine Blutungsstillung begünstigt. Nach einigen Minuten erzwingt freilich die Ischämie des Gewebes wieder eine Eröffnung des Gefäßes. Ist bis zu diesem Zeitpunkt kein Verschluß der Gefäßverletzung erfolgt, so kann die Blutung erneut auftreten. Der Verschluß des Gefäßes wird durch Thrombozyten und das sogenannte humorale Gerinnungssystem bewerkstelligt.

Thrombozyten sind kernlose Scheiben von 1–4 μm Durchmesser und weniger als 1 μm Dicke. Sie entstehen aus Knochenmarkriesenzellen durch Abschnürung eines Teiles vom Zelleib. Sie sind zur *Phagozytose* befähigt, ihnen kommt freilich keine wesentliche Bedeutung bei der Immunabwehr zu. Die Thrombozyten weisen an ihrer Membranoberfläche Glykoproteine (u.a. Ib, IIb, IIIa) auf sowie Bindungsstellen für den Gerinnungsfaktor X (s.u.). In sog. dichten Granula speichern Thrombozyten u.a. ATP, ADP, Serotonin und Calcium, in sog. α-Granula u.a.

den Wachstumsfaktor PDGF (vgl. Tab. 11.1), den sog. Plättchenfaktor IV (PF4, s.u.), sowie Fibrinogen (s.u.).

Bei Kontakt mit Kollagenfasern (v.a. Typ III–V, vgl. 5.1.1), die bei Gefäßverletzung (Abschilferung von Endothelzellen) frei werden, bleiben Thrombozyten an der verletzten Stelle haften. Diese *Adhäsion* wird durch den sog. v. Willebrand-Faktor (ein Glykoprotein) vermittelt, der eine Verbindung herstellt zwischen subendothelialen Strukturen und dem Glykoprotein Ib an der Thrombozytenmembran. In der Folge wird in den Thrombozyten die Phospholipase A2 (vgl. 11.7.4) aktiviert und damit Arachidonsäure gebildet. Arachidonsäure wird in Thromboxan A2 (vgl. 11.7.4, Tab. 11-1) umgewandelt, das über Steigerung des intrazellulären Calcium die dichten Granula entleert. ADP leitet die Thrombozytenaggregation ein, bei der durch Fibrinogen Brücken zwischen den Glykoproteinen IIb/IIIa benachbarter Thrombozyten gebildet werden. Die Thrombozyten geben schließlich den sog. Plättchenfaktor 3 (PF 3) ab, Lipoproteine, die v.a. bei der humoralen Gerinnung eine Rolle spielen (vgl. Abb. 4-4). Thrombozytenaggregation und -adhäsion werden des weiteren durch Thromboxan, ADP, PF3 und Serotonin stimuliert sowie durch cAMP, Adenosin, Prostaglandin E_1 und v.a. durch das in Endothelzellen gebildete Prostacyclin gehemmt. Bei Verletzung des Gefäßes entfällt die Hemmung durch Prostacyclin.

Die Anlagerung der Plättchen dichtet zunächst das Gefäß ab, so daß es bei geringeren Verletzungen zum Blutungsstillstand kommt. Der Thrombozytenpfropf ist jedoch reversibel und bedarf des Thrombins, um in einen stabilen Status überzugehen. *Thrombin* wird durch Faktor X unter Mitwirkung von Faktor V, Calcium und Phospholipiden aktiviert (humorales Gerinnungssystem, vgl. Abb. 4-4 und Tab. 4.4). Faktor X kann auf zwei Wegen aktiviert werden: Die Aktivierung über das sogenannte „*extrinsic system*" (vgl. Abb. 4-4) benötigt *Sekunden,* die Ak-

tivierung über das „*intrinsic system*" (vgl. Abb. 4-4) setzt erst nach *Minuten* ein. Das extrinsische System kann durch Aktivierung des Gerinnungsfaktors IX (vgl. Abb. 4-4) auch das intrinsische System in Gang setzen. Thrombin stabilisiert den Thrombozytenpropf und induziert die Bildung von *Fibrin.* Dabei werden u.a. vasokonstriktorisch wirkende Fibrinbruchstücke (Fibrinopeptide A und B) frei.

Thrombozyten, Fibrin und Blutzellen bilden dann einen **Thrombus**. Ein durch die Thrombozyten freigesetztes Enzym, *Thrombosthenin,* führt schließlich unter Energiebereitstellung durch ATP zur *Retraktion,* d.h. zum Zusammenziehen des Thrombus. Dadurch gewinnt der Thrombus Festigkeit und kann bei Eröffnung des Gefäßes nicht mehr weggespült werden.

Der Gerinnungsablauf kann durch Hemmstoffe (**Inhibitoren**) verzögert werden. Das sog. *Antithrombin III* lagert sich an das v.a. in basophilen Granulozyten und Gewebsmastzellen (vgl. 4.1.1) gebildete Polysaccharid Heparin an, welches auch Thrombin bindet. Beide hemmen dann die Wirkung von Thrombin, von Plasmin (s.u.) und der Faktoren IX, X, XI und XII. Die Wirkung von Heparin wird durch PF4 gehemmt. Weitere Koagulationshemmer sind das sog. Protein C (hemmt die Faktoren V und VIII), sog. Protein S, α_1-Antitrypsin, α_2-Makroglobulin und C_1-Inaktivator (vgl. Tab. 4-5). Auch *Fibrin* bindet Thrombin und wurde daher als Antithrombin I bezeichnet. *Fibrin-* und *Fibrinogen-Spaltprodukte,* wie sie unter der Wirkung von Plasmin (s. unten) entstehen, behindern die Polymerisation von Fibrinmonomeren zu Fibrin. Pathophysiologische Bedeutung hat ferner das Auftreten von *Antikörpern* gegen Gerinnungsfaktoren: Die Antikörper inaktivieren die betroffenen Faktoren und unterbinden somit einen normalen Ablauf der Blutgerinnung.

Störungen der Blutungsstillung können praktisch an jeder der genannten Komponenten ansetzen: In einigen Fällen ist eine

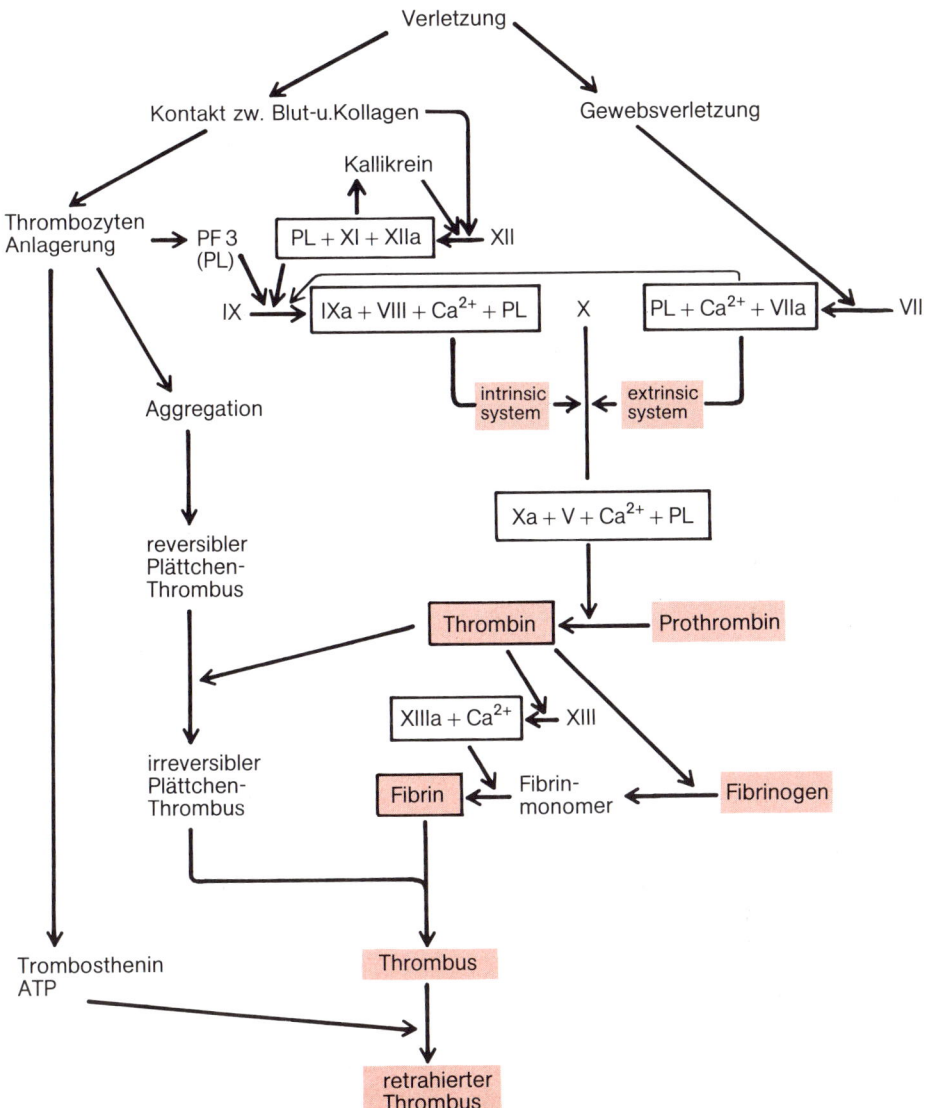

Abb. 4-4 **Der Gerinnungsablauf:** Jeweils aktivierte Faktoren wurden umrahmt. PL = Phospholipide; PF3 = Plättchenfaktor 3. Das extrinsic system, Faktor V und X werden auch als Gewebsthrombokinase, das intrinsic system, Faktor V und X als Blutthrombokinase bezeichnet. Die Aktivierung von X durch das „extrinsic system" wird durch einen Gewebefaktor potenziert, der möglicherweise mit VIIa auch IX aktivieren kann. Die Faktoren V und VIII werden durch Thrombin aktiviert und sind selbst nur Cofaktoren ohne selbständige enzymatische Aktivität; zu Kallikrein, vgl. 11.7.3

Blutungsneigung auf schadhafte Gefäße zurückzuführen **(Angiohämophilie).** Bisweilen liegt ein Mangel an *Thrombozyten* vor bzw. die Thrombozyten sind nicht voll funktionstüchtig, wie in 4.6.2 näher ausgeführt wird. Relativ häufig ist Blut-

ungsneigung auch Folge von Mangel an humoralen Gerinnungsfaktoren. Neben der seltenen angeborenen **Hämophilie** kann hier ein Leberschaden (s. 10.2.4) oder ein Vitamin K-Mangel zugrunde liegen (Tab. 4-4). Neben dem Mangel an ein-

Tabelle 4-4 **Gerinnungsfaktoren**
(Bei III („Thrombokinase"), IV (Calcium) und VI (aktivierter V) handelt es sich um keine eigentlichen Faktoren)
Alle, außer VIII, werden v.a. in der Leber gebildet. HWZ = Halbwertszeit in Tagen (d); LS = Leberschaden, -K = Vitamin K-Mangel, VKP = Verbrauchskoagulopathie, PP = Paraproteinämie; AD = autosomal dominant, AR = autosomal recessiv, XR = X-chromosomal recessiv

Faktor	Bezeichnung	HWZ (d)	Mangel angeboren	erworben
I	Fibrinogen	5	A-, Hypo-, Dysfibrinogenämie (AR, AD)	VKP
II	Prothrombin	2	Hypoprothrombinämie (AR)	LS, -K
V	Proaccelerin Acceleratorglobulin	1	Parahämophilie (AR)	LS, VKP
VII	Proconvertin	0,2	Faktor VII-Mangel (AR)	LS, -K
VIII	Antihämophiles Globulin	0,5	Hämophilie A (XR)	VKP, PP
IX	Christmas-Faktor	1	Hämophilie B (XR)	LS, -K
X	Stuart-Prower-Faktor	2	Faktor-X-Mangel (AR)	LS, -K
XI	Plasmathromboplastin antezedant (PTA)	2	PTA-Mangel (AR)	LS
XII	Hageman Faktor	2	Hageman-Faktor-Mangel (AR)	LS
XIII	Fibrin-stabilisierender F.	4	FSF-Mangel (AR)	LS

zelnen Faktoren und dem Überschuß an Hemmstoffen (s.o.) kann auch das Vorliegen defekter Faktoren oder ein Mißverhältnis zwischen einzelnen Faktoren den normalen Gerinnungsablauf stören.

Umgekehrt begünstigt ein Überschuß an Thrombozyten (Thrombozytose, z.B. nach Milzentfernung) oder Überaktivität des Gerinnungssystems die Ausbildung intravasaler Blutgerinnsel oder die Entwicklung lokaler Thromben an der Gefäßwand (**Thrombose**). Dadurch treten letztlich Gefäßverengungen und -verschlüsse auf (vgl. 2.2.1 und 2.2.2).

Somit stellt sich dem Arzt häufig die Aufgabe, die Gerinnungsbereitschaft des Blutes herabzusetzen. Hier kommt v.a. **Vitamin-K-Antagonisten** (Cumarinen) große praktische Bedeutung zu. Vitamin K wird zur Synthese (bzw. „Fertigstellung" durch Karboxylierung) der Faktoren VII, IX, X und von Prothrombin benötigt. Cumarine verdrängen Vitamin K kompetitiv aus dem Syntheseort, ohne die Funktion von Vitamin K übernehmen zu können. Von Vitamin K abhängig ist andererseits auch die Synthese des Gerinnungshemmers Protein C. Zur Gerinnungshemmung wird ferner **Heparin** eingesetzt (s.o.): Im Gegensatz zu Cumarinen ist es sofort und auch in vitro wirksam und wird daher auch zur Verhinderung der Blutgerinnung bei Blutentnahmen verwendet. Letzteres kann schließlich auch dadurch erreicht werden, daß **Calcium** durch Zugabe von Citrat, EDTA, Oxalat oder Fluorid gebunden wird und damit alle Calcium-abhängigen Reaktionen unterbunden werden.

4.5.2 Fibrinolyse

Neben den Inhibitoren der Gerinnungsfaktoren (s.o.) und einer Entfernung aktivierter Gerinnungsfaktoren durch Zellen des sog. reticuloendothelialen Systems verhindert die Fibrinolyse ein generalisiertes Überhandnehmen der Blutgerinnung: Das Enzym **Plasmin** kann sowohl *Fibrinogen* als auch *Fibrin aufspalten* und damit zerstören. Die Fibrinspaltprodukte hemmen die Polymerisation von monomerem Fibrin zu Fibrinpolymer, so daß zusätzlich die Fibrinbildung eingeschränkt wird. Die Bildung von Plasmin wird durch Enzyme im Gewebe (**Gewebsaktivatoren**) wie Prostata, Leber, Pankreas, Lunge, Uterus sowie in verschiedenen Sekreten wie Tränen, Milch, Urin (Freihaltung von Kanälen!) stimuliert. Die Aktivatoren werden bei Zellschädigung (mechanisch, Hypoxie, etc.) freigesetzt.

Pathophysiologisch bedeutsam ist die Tatsache, daß die Plasminbildung auch durch Faktor XIIa und Thrombin stimuliert werden kann (Blutaktivatoren). *Aktivierung der Gerinnung aktiviert somit auch die Fibrinolyse.* Gesteigerter Blutverlust kann daher auch Hyperfibrinolyse nach sich ziehen. Die Wirkung der Blutaktivatoren wird u.a. durch Kallikrein unterstützt, das bei Gewebsverletzungen aktiviert wird (vgl. 11.7.3). Schließlich werden intravasale Blutgerinnsel phagozytiert und auf diese Weise entfernt. Auch bei der Fibrinolyse bietet sich dem Arzt die Möglichkeit, therapeutisch einzugreifen. Durch Verabreichung der aus Streptokokken gewonnenen **Streptokinase** oder durch den normalerweise im Urin ausgeschiedenen Gewebsaktivator Urokinase kann ein frischer Thrombus aufgelöst (z.B. bei Gefäßverschluß) sowie durch ε-Aminocapronsäure oder den Proteinasen-Hemmstoff Aprotinin eine gesteigerte Fibrinolyse unterbrochen werden. Auch Heparin stimuliert die Fibrinolyse. Andererseits liegen im Blut auch **Hemmstoffe** der Fibrinolyse vor. Die Wirkung von Plasmin wird von α_2-Antiplasmin und den gleichzeitig Gerinnungs-hemmenden α_1-*Antitrypsin,* α_2-*Makroglobulin* und *Antithrombin III* abgeschwächt.

4.6 Spezielle Pathophysiologie der Blutungsstillung

4.6.1 Angiohämophilie

Ursachen schadhafter Gefäße können fortgeschrittenes Alter (Purpura senilis), Vitamin-C-Mangel (Skorbut), Entzündungen (z.B. Purpura rheumatica) und das Vorliegen von mangelhaftem Bindegewebe (z.B. Ehlers-Danlos-Syndrom, vgl. 5.1.1) sowie angeborene Gefäßmißbildungen (z.B. hereditäre hämorrhagische Teleangiektasie) sein.

Auswirkung sind meist kleinfleckige Blutungen, die durch geringe mechanische Beanspruchung (z.B. Kneifen, Saugen, Klopfen) ausgelöst werden können. Sticht man in eine Fingerbeere, so ist die Zeit bis zum Stillstand der Blutung (Blutungszeit) verlängert.

4.6.2 Thrombozytopenie und Thrombopathie

Ursache einer **Thrombozytopenie** (Mangel an Thrombozyten) kann eine *verminderte Bildung im Knochenmark* sein. Als primäre Ursachen kommen in Frage: *Mangel an Stammzellen* (z.B. Zerstörung durch Strahlen und Infekte oder Verdrängung durch Leukämien oder Myelofibrose), *Hemmung der Zellteilung* (Vitamin-B_{12}- oder Folsäure-Mangel, Zytostatika), *Hemmung der Zelldifferenzierung* oder ein Defekt in der Abschnürung von Thrombozyten aus Megakaryozyten. Eine Vergrößerung der Milz *(Splenomegalie)* kann auf der anderen Seite einen gesteigerten Abbau (Verbrauch) von Thrombozyten bewirken. Bei der disseminierten intravasalen Gerinnung bzw. „Verbrauchskoagulopathie" (vgl. 4.6.4) gehen neben Gerinnungsfaktoren auch Thrombozyten verloren. Zu Thrombozytenverlusten kommt es ferner bei Blutverlusten, bei Dialyse (vgl. 6.2.4), Urämie und Leberinsuffizienz. Ein Verlust von Thrombozyten kann schließlich durch Autoantikörper auftreten. So können Medikamente mit Thrombozyten *komplette Antigene* bilden, das Auftreten von Antikörpern führt dann zum Untergang der Thrombozyten. Sehr selten ist eine Thrombozytopenie angeboren.

Auch bei normaler Thrombozytenzahl kann die Funktion der Thrombozyten eingeschränkt sein: (**Thrombopathie**). Zu gestörter Adhäsion kommt es bei Mangel an von Willebrand-Faktor (angeboren oder erworben) oder von Glykoprotein Ib (angeboren). Die Aggregation ist beeinträchtigt bei Mangel an dichten Granula (angeboren), herabgesetzter Aktivität der Cycloxygenase (Pharmaka, extrem selten angeboren), bei Fehlen der Glykoproteine IIb/IIIa (angeboren, sog. Thrombasthenie) sowie Mangel an Fibrinogen (angeboren oder erworben).

Auswirkungen sind typischerweise *kleinfleckige Blutungen* (Purpura). Sticht man in eine Fingerbeere, so ist die Zeit bis zum Stillstand der Blutung (Blutungszeit) verlängert. Bei massiver Thrombopenie kann sich der Mangel an PF3 auch durch Störungen in der humoralen Gerinnung bemerkbar machen, und es kommt zu großen Hämatomen.

Auswirkung ist die Unfähigkeit, Wunden dauerhaft zu verschließen. Die Zeit, welche entnommenes venöses Blut zur Gerinnung im Reagenzglas benötigt (Gerinnungszeit), ist verlängert.

Die *Blutungszeit* kann bei intakten Plättchen *normal* sein, bei größeren Wunden sind die Plättchen jedoch nicht in der Lage, einen festen Gefäßverschluß zu bewerkstelligen. Nach Aufhebung der Vasokonstriktion kommt es, oft erst nach Stunden, zur erneuten Blutung, die zu *großen Hämatomen* führt.

Eine Vielzahl von **Tests** erlaubt die genaue Bestimmung der defekten Faktoren. Beim am meisten verwendeten Quicktest z.B. mißt man die Zeit, welche entnommenes Citratplasma nach Zugabe von Gewebsthrombokinase und Calcium benötigt, um Fibringerinnsel zu bilden. Die Zeit ist bei einem Mangel an II, V, VII und X, also z.B. bei Leberschäden, Vitamin-K-Mangel und Cumarintherapie, verlängert.

4.6.3   Hämophilie

Ursache ist meist ein *Mangel* an einem oder mehreren der in Tabelle 4-4 aufgezählten *humoralen Faktoren*. Weitere Möglichkeiten sind Vorliegen eines defekten und somit *nicht aktivierbaren Faktors* oder die Existenz von Substanzen im Blut, die diesen Faktor inaktivieren (z.B. Heparin). Meist liegt ein *angeborenes Leiden,* ein *Vitamin-K-Mangel* oder eine *Schädigung der Leber* zugrunde. Neben einer verminderten Bildung kommt bisweilen auch einem gesteigerten Verbrauch pathophysiologische Bedeutung zu (vgl. auch 4.6.4). Hämophilie-Patienten bilden bisweilen Antikörper gegen substituierte Gerinnungsfaktoren, da diese ja körperfremd sind. Dabei bleibt der Mangel auch nach Substitution bestehen (Hemmkörper-Hämophilie).

4.6.4   Disseminierte intravasale Gerinnung, „Verbrauchskoagulopathie"

Ursache der disseminierten intravasalen Gerinnung bzw. Verbrauchskoagulopathie ist die gleichzeitige *maximale Aktivierung von Gerinnung und Fibrinolyse,* die zu einem Verbrauch von Gerinnungsfaktoren (v.a. Fibrin) und damit letztlich zu diffusen Blutungen führt. Ausgelöst wird die disseminierte intravasale Gerinnung durch primäre *Aktivierung des Gerinnungssystems* (massive Blutungen), durch primäre *Stimulierung der Fibrinolyse* oder durch *beides.* Disseminierte intravasale Gerinnung tritt bei schweren Hämolysen, Tumoren, Infektionen (Antigen-Antikörperkomplexe), akuter Pankreatitis, Schlangenbissen und im

Schock auf, sowie bei Operationen in Prostata, Lunge, Pankreas und Leber (vgl. 4.5.2). Besonders häufig wird eine disseminierte intravasale Gerinnung bei Komplikationen der *Schwangerschaft* beobachtet. Das liegt vor allem daran, daß im Uterusgewebe und in der Placenta besonders hohe Konzentrationen fibrinolytisch aktiver Substanzen enthalten sind. Fruchtwasser wirkt ferner wie Gewebsthrombokinase; Übertritt von Fruchtwasser in das mütterliche Blut setzt daher die Blutgerinnung in Gang. Schließlich gehen bei den meisten dieser Komplikationen (Placentaablösung z.B.) auch große Mengen Blut verloren.

Auswirkungen sind einerseits die Bildung multipler intravasaler Gerinnsel und entsprechende Gefäßverschlüsse, andererseits die Unfähigkeit zur Abdichtung der Gefäße, also diffuse Blutungen (hämorrhagische Diathese). Der Ablauf wurde in Stadien eingeteilt: Im ersten Stadium besteht aufgrund der jeweiligen Ursache Hyperkoagulabilität, im zweiten Stadium führt die gesteigerte Aktivierung des Gerinnungssystems zu Hypofibrinogenämie, Thrombozytopenie, und Abnahme der Gerinnungsfaktoren V, VIII, XIII, im dritten Stadium steht dann die gesteigerte Fibrinolyse im Vordergrund. Aufgrund pathophysiologischer Überlegungen ist dabei neben dem Ersatz von Fibrinogen der Einsatz von Heparin und Aprotinin sinnvoll, da auf diese Weise beide überaktivierten Systeme, Gerinnung und Fibrinolyse, gestoppt werden können. Im Gegensatz zu den Bildungsstörungen (z.B. Hämophilie A) ist die disseminierte intravasale Gerinnung eine Umsatzstörung des Gerinnungssystems.

4.6.5 Thrombose

Ursachen von Thrombosen sind *Läsionen in der Gefäßwand* (Abschilferung von Endothelzellen), wie sie z.B. durch Hyperto-

nie, mechanisches Trauma, Infektionen hervorgerufen werden können (vgl. 2.2.1). Ein wesentlicher Faktor ist die *Strömungsgeschwindigkeit* des Blutes an der lädierten Stelle. Langsame Strömung oder Wirbel begünstigen die Anheftung von Thrombozyten an die Gefäßwand. Auch der *Aktivierbarkeit des Gerinnungssystems* kommt natürlich eine wichtige Rolle zu. So ist die Thromboseneigung bei Thrombozytose (z.B. nach Splenektomie) gesteigert und kann durch Gabe von Vitamin K-Antagonisten (Cumarine) herabgesetzt werden. Selten liegt bei Thromboseneigung ein Mangel an Protein C, Protein S oder Antithrombin III vor. Auch ein gesteigerter Hämatokrit begünstigt die Bildung von Thrombosen. Die wichtigsten weiteren Risikofaktoren wurden bereits unter 2.2.1 beschrieben.

Auswirkung ist die *Einengung des betroffenen Gefäßes,* oder, wenn sich der Thrombus löst, die Verschleppung in kleinere Gefäße, die dann verlegt werden *(Embolie).* Thrombosen an Herzkranzgefäßen führen schließlich zum *Herzinfarkt,* Thrombosen an Beinarterien zur *Claudicatio intermittens* (vgl. 2.2.1). Thromben im venösen System werden, wenn sie sich lösen, durch das rechte Herz in den kleinen Kreislauf verschleppt *(Lungenembolie).*

4.7 Physiologie und allgemeine Pathophysiologie der Plasmaproteine

4.7.1 Einteilung und Funktionen der Plasmaproteine

Neben zellulären Elementen, Elektrolyten und kleinen Molekülen (Glucose, Aminosäuren usw.) liegt im Plasma eine Reihe von Proteinen vor, die in Tabelle

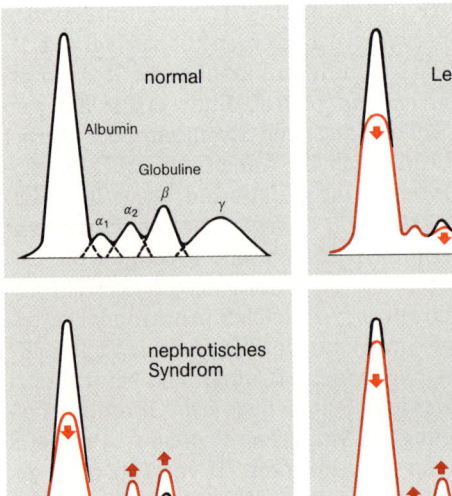

Abb. 4-5 **Die Plasmaprotein-fraktionen** nach elektrophoretischer Trennung. Die Plasmaproteine wandern dabei von rechts nach links; Albumine sind somit am schnellsten

4-5 näher aufgeschlüsselt sind. Die **Einteilung** der Proteine erfolgt nach deren Auftrennung durch Elektrophorese. Dabei wird eine bestimmte Gleichspannung angelegt, welche die bei pH 8,6 negativ geladenen Proteine zum positiven Pol treibt. Je mehr Ladungen ein Proteinmolekül aufweist und je kleiner es ist, desto schneller wandert es im elektrischen Feld. Abb. 4-4 zeigt die Konzentrationsverteilung von Eiweißen nach elektrophoretischer Auftrennung. Am schnellsten und daher in einer bestimmten Zeit am weitesten wandern die Albumine, es folgen α_1-, α_2-, β- und γ-Globuline. Es muß betont werden, daß die Trennung durch Elektrophorese zunächst nichts mit der Funktion der einzelnen Plasmaproteine zu tun hat; Tabelle 4-5 zeigt, daß in einer Fraktion recht unterschiedliche Proteine auftauchen können. Da Proteine mit ähnlicher Funktion auch häufig ähnliche Gestalt und ähnliche elektrische Eigenschaften besitzen, erfolgt durch die elektrophoretische Trennung jedoch auch eine grobe Trennung nach funktionellen Gesichtspunkten. Nur aus diesem Grund erlaubt die Elektrophorese in der Klinik bereits

wichtige Rückschlüsse auf funktionelle Störungen.

Wie aus Tabelle 4-5 ersichtlich ist, erfüllen die Plasmaproteine eine Vielzahl von **Funktionen.** Auf die Bedeutung der *Immunglobuline* und der *Gerinnungsfaktoren* wurde bereits eingegangen. Das Blut enthält darüber hinaus eine Reihe von Enzymen und Proteinen, welche Enzyme hemmen.

Eine Vielzahl von Plasmaproteinen vermittelt ferner den **Transport von Substanzen.** Transferrin wurde bereits beschrieben. Transportiert werden u.a. auch Hormone (vgl. Tab. 11-4), Lipide (vgl. Tab. 10-8), *Hämoglobin* und *Calcium.* Die Bindungsfähigkeit für Calcium ist pH-abhängig, bei Alkalose nimmt sie zu, und demnach die Konzentration an freiem Calcium ab. Eine Reihe von *Pharmaka* werden, z.T. zu über 90 %, an Plasmaproteine gebunden. Der an Proteine gebundene Anteil kann die Gefäße nicht verlassen, übt somit keine pharmakologische Wirkung aus, wird aber auch nicht durch die Niere ausgeschieden, nicht durch die Leber abgebaut usw.

Tabelle 4-5   **Plasmaproteine** (s. auch Tab. 4-2, 4-4, 10-8)
(hinter einigen Proteinen ist in Klammern ihre Halbwertszeit in Tagen angegeben)

Elektrophore-tische Fraktion	Bestandteil	Molgewicht in kg	Konzentration in μmol/l	g/l	Funktion bzw. Bindung (B) von	Zunahme (Z) bzw. Abnahme (A) bei
Albumin	Präalbumin (2)	50	5	0,3	B: Thyroxin, Retinol	A: Leberinsuffizienz, Entzündungen
	Albumin (20)	69	600	45	onkotischer Druck, B: z.B. Bilirubin, Gallensäuren, Hämatin, Fett-säuren, Histamin	A: Leberinsuffizienz nephrotisches Syndrom, Entzün-dungen, genetisch (Analbuminämie)
α₁-Globuline	α₁-Fetoprotein	74	≪1	≪1	?	Z: Hepatom, Schwangerschaft
	SAA (Serum-amyloid A)	≈200	–	–	?	Z: Entzündung, Amyloidose
	saures α₁-Glyko-protein (5)	44	20	1	?	Z: Entzündungen, Tumore
	α₁-B-Glykoprotein	50	4	0,2		
	α₁-T-Glykoprotein	60	2	0,1		
	Retinol-bindendes Protein (2)	21	≪1	≪1	B: Vitamin A	
	α₁-Lipoprotein	≈200	20	4	B: Lipide (v.a. Phospholipide)	Z: Hyperlipidämie (s. Tab. 10-9, 10-10) A: genetisch (Tan-gier-Krankheit)
	α₁-Antitrypsin (4)	54	50	3	Proteasenhemmer	Z: Entzündungen, Tumore A: genetisch (Emphysem)
	α₁-Antichy-motrypsin	68	7	0,5	Proteasenhemmer	Z: Entzündungen
	Prothrombin	72	≪1	≪1	Gerinnung	A: Leberinsuffizienz
	Transcortin	56	1,3	0,1	B: Cortisol	A: genetisch
	Gc Globulin	51	8	0,4		A: Leberschaden
	Thyroxin-bindendes Globulin	37	0,5	≪1	B: Thyroxin	A: genetisch
	Transcobalamin	56	≪1	≪1	B: Vitamin B₁₂	A: genetisch
	Inter-α-Trypsin-Inhibitor	160	3	0,5	Proteasenhemmer	

Tabelle 4-5   Fortsetzung

Elektrophore-tische Fraktion	Bestandteil	Molgewicht in kg	Konzentration in μmol/l	g/l	Funktion bzw. Bindung (B) von	Zunahme (Z) bzw. Abnahme (A) bei
α_2-**Globuline**	Antithrombin III	65	3,5	0,2	Thrombininhibitor	A: Leberinsuffizienz nephrotisches Syndrom, genetisch Z: Cholestase, Hepatitis
	Coeruloplasmin	160	2	0,3	Oxidase, B: Kupfer	A: genetisch (Morbus Wilson) Z: Schwangerschaft, Tumore, Entzündung
	Zn-α_2-Glyko-protein	41	2	0,1		
	α_2-Hs-Glyko-protein	50	12	0,6		A: Tumore
	C 1 Inaktivator	104	2	0,2	Inhibitor von C 1 Plasminogen, Kallikrein und F. XII	A: Angioödem, hereditäres
	C 1 s Komponente	80	<1	≪1	Immunabwehr	
	C 9 Komponente	80	<1	≪1	Immunabwehr	
	Erythropoetin	30	≪1	≪1	Hormon	A: Niereninsuffizienz Z: Anämie
	α_2-Hapto-globin (5)	100	15	2	Peroxidase, B: Hämoglobin	Z: Entzündung, Cholestase A: Leberinsuffizienz, hämolytische Anämie, genetisch
	α_2-Glykoprotein	350				Z: Entzündung, Schwangerschaft
	α_2-Makro-globulin (8)	725	3	2	Plasmininhibitor, B: Hormone	Z: nephrotisches Syndrom, Diabetes, Leberkrankheiten
	Pseudo-Cholin-esterase (10)	350	≪1	≪1	Spaltung von Acetylcholin	A: Leberinsuffizienz
	Plasminogen	81	2	0,1	Fibrinolyse	A: Fibrinolyse

Tabelle 4-5 Fortsetzung

Elektrophore-tische Fraktion	Bestandteil	Molgewicht in kg	Konzentration in µmol/l	g/l	Funktion bzw. Bindung (B) von	Zunahme (Z) bzw. Abnahme (A) bei
β-Globuline	β-Lipoprotein	240	2	0,5	B: Lipide (v.a. Cholesterin)	Z: Hyperlipidämie (s. Tab. 10-9, 10-10) A: genetisch (A-β-Lipoproteinämie)
	Steroid-bindendes Globulin	65	0,1	—	B: 17-Hydroxy-Steroide	Z: Schwangerschaft
	Hämopexin (10)	57	13	1	B: Häm	A: hämolytische Anämie
	Komplement (C 1 — C 5) (2)	≈200	5	1	Immunabwehr	A: Autoimmun-krankheiten
	Transferrin (8)	80	40	3	B: Eisen	Z: Schwangerschaft A: Entzündungen, Tumore, nephro-tisches Syndrom, genetisch (Atrans-ferrinämie)
	Fibrinogen (5)	341	10	3	Blutgerinnung	A: Leberinsuffizienz, Fibrinolyse, genetisch (Afibrinogenämie) Z: Entzündung
	Faktor XIII	340	≪1	≪1	Blutgerinnung	A: genetisch, Leber-insuffizienz, Leukämie, gestörte Wundheilung
	C-reaktives Protein	140	≪1	≪1	stimuliert Phagozytose	Z: akute Entzündung
	β_2-Mikroglobulin	12	0,1	≪1	? spezifisches Antigen	Z: Immunkrank-heiten, Nieren-insuffizienz
	C3-Proaktivator	80	3	0,2	Immunabwehr	
	β_2-Glyko-protein 1	40	5	0,2	Proteinase	A: genetisch
	C3-Aktivator	60	3	0,2	Immunabwehr	
	Komplement C6–C10	100–400	≪1	≪1	Immunabwehr	
	Properdin	184	≪1	≪1	Immunabwehr	

Tabelle 4-5   Fortsetzung

Elektrophore- tische Fraktion	Bestandteil	Molgewicht in kg	Konzentration in μmol/l	g/l	Funktion bzw. Bindung (B) von	Zunahme (Z) bzw. Abnahme (A) bei
γ-**Globuline** (s. Tab. 4-2)	Immun- globulin G (20)	150	80	12	Immunabwehr	Z: chronische Entzündungen
	Immun- globulin A (6)	160	10	2	Immunabwehr	Leberkrankheiten Plasmozytom A: genetisch
	Immun- globulin M (5)	900	2	2	Immunabwehr	Z: chronische Entzündungen, Plasmozytom A: genetisch
	Immun- globulin D (3)	170	≪1	≪1	Immunabwehr	Z: Plasmozytom
	Immun- globulin E (2)	190	≪1	≪1	Immunabwehr	Z: Allergie, Plasmozytom
	Lysozym	15	≪1	≪1	Immunabwehr	Z: Monozytose

Somit kann als eine allgemeine Regel aufgestellt werden, daß bei Pharmaka, die zum größten Teil an Proteine gebunden werden, zur Erzielung eines bestimmten Effektes eine höhere Dosis verabreicht werden muß, und daß die Wirkung wesentlich länger anhält als bei wenig gebundenen – aber sonst identischen – Pharmaka. Die Bindung an Proteine ist allerdings reversibel. Besteht für die gebundene Substanz ein renaler Sekretionsmechanismus, so sinkt durch Aufnahme der freien Substanz in die Nierenzellen die Plasmakonzentration, die Proteinbindung wird gelöst, und letztlich kann auch die ursprünglich Protein-gebundene Fraktion sezerniert werden. Dabei ist allerdings die Konzentration an freier Substanz niedrig und somit die Sekretion durch die Plasmaproteinbindung behindert. Analoge Überlegungen gelten auch für Leber und Wirkort der Substanz.

Neben den an spezifische Proteine gebundenen Funktionen erfüllen die Plasmaproteine noch **allgemeine Aufgaben:**

Da sie das Gefäßsystem nur in geringem Ausmaß verlassen können, kommt dem von ihnen ausgeübten kolloidosmotischen bzw. **onkotischen Druck** wesentliche Bedeutung für die *Konstanterhaltung des Blutvolumens* zu. Hauptträger des onkotischen Druckes sind dabei die Albumine. Ein Mangel an Albumin (vgl. 4.8.1)

hat daher besonderen Einfluß auf den onkotischen Druck des Plasmas.

Ferner stellen die Plasmaproteine als schwache Säuren eine **Pufferkapazität** dar, welche stärkere pH-Schwankungen des Blutes verhindern hilft. Pathophysiologisch bedeutsam ist schließlich, daß Plasmaproteine die Viskosität des Blutes steigern.

4.7.2   Synthese der Plasmaproteine

Die meisten Plasmaproteine werden in der **Leber** gebildet. Die Immunglobuline werden durch die **Plasmazellen** aufgebaut. Voraussetzung für eine adäquate Synthese ist das Vorhandensein von *Bausteinen* (Aminosäuren).

Die **Syntheserate** von Albumin in der Leber richtet sich offensichtlich nach dem onkotischen Druck in den Lebersinus, welcher dem onkotischen Druck im Plasma nahe kommt. Massive *Überproduktion von Immunglobulinen,* z.B. als Folge eines chronischen Infektes, führt somit über die Änderung des onkotischen Druckes zu einem *Albuminmangel.* Der Abbau von Plasmaproteinen nimmt im übrigen bei Überschuß zu. Auf diese Weise versucht der Körper, den Proteingehalt im Plasma konstant zu halten.

Störungen im Gleichgewicht zwischen Aufbau und Abbau von Plasmaproteinen machen sich auf der anderen Seite sehr schnell bemerkbar, da die **Halbwertszeit** der Albumine ca. 20, die der Globuline im Mittel sogar nur 5 Tage beträgt.

Außer den üblichen Plasmaproteinen werden bisweilen **Proteinvarianten** gebildet (z.B. Albuminvarianten), die in ihrer Struktur voneinander etwas abweichen. Häufig ist die Funktion der Proteinvarianten (z.B. Enzym, vgl. 10.1.1) nicht beeinträchtigt. Wird statt des „normalen" Proteins jedoch ein nicht funktionsfähiges oder gar kein Protein gebildet (vgl. 10.1.1), so spricht man von einem Proteindefekt (vgl. 4.8.1).

4.8 Spezielle Pathophysiologie der Plasmaproteine

4.8.1 Hypoproteinämie

Von einer Hypoproteinämie spricht man bei einer Senkung der Plasmaproteinkonzentration unter 60 g/l.

Ursache kann eine verminderte Synthese oder ein gesteigerter Verlust sein:
● Die Unfähigkeit, bestimmte Proteine bzw. Proteinfraktionen zu bilden, kann **genetisch** bedingt sein.
● **Substratmangel,** d.h. Mangel an Aminosäuren (v.a. essentielle, vgl. 10.1.10), kann durch Unterernährung (vgl. 10.1.10), Störungen in der enteralen Verdauung oder Resorption (vgl. 10.1.9) oder durch renale Verluste von Aminosäuren (vgl. 6.2.8) verursacht werden.

● *Nicht ausreichende* **Bildungsorte** liegen z.B. vor, wenn die Leber geschädigt ist.
● Ein Mangel an Plasmaproteinen entsteht auch, wenn die Proteine zwar gebildet, aber **nicht in das Plasma abgegeben** werden (beim α_1-Antitrypsin-Mangel).
● Ein Mißverhältnis von Abbau und Aufbau von Proteinen liegt bei Überwiegen **kataboler Hormone** (vgl. Tab. 10-13), bei Fieber, Infekten oder Tumoren vor. Bei Infekten und Tumoren wandern Proteine außerdem z.T. ins Interstitium ab.
● **Eiweißverluste in den Darm** treten auf bei gesteigerter Permeabilität durch Entzündungen (z.B. Zöliakie, vgl. 10.4.3) oder durch Lymphstau (exsudative Enteropathie, vgl. 10.4.3). Die Proteine werden im Lumen abgebaut und die Aminosäuren resorbiert.
● Bei Schädigung des glomerulären Filters der Niere entsteht ein Eiweiß-Verlust in den **Urin**, bei großen Wundflächen (ausgedehnte Verbrennungen, nässende Hauterkrankungen) über die **Haut.** Ferner kann die Entnahme eiweißhaltiger Flüssigkeit, z.B. aus einem **Aszites** (vgl. 10.2.2) zu erheblichen Eiweißverlusten führen.

Eine Hypoproteinämie kann schließlich bei fehlendem Eiweißmangel einen *Volumenüberschuß* (Überwässerung, z.B. bei Überinfusion von Flüssigkeit) reflektieren. In diesem Fall spricht man von **relativer Hypoproteinämie.**

Auswirkung eines Plasmaeiweißmangels ist zunächst die Beeinträchtigung der unter 4.7.1 angeführten Funktionen.

Regelmäßig führt die **Abnahme des onkotischen Druckes** bei schwerer Hypoproteinämie zu *Ödemen.* Das Plasmavolumen und damit das Blutvolumen sind dabei vermindert. Das Absinken der Proteinkonzentration bedingt zwar primär eine Abnahme der Viskosität des Plasmas, die Reduzierung des Plasmavolumens kann jedoch eine *Steigerung des Hämatokrits* und damit eine *Viskositätserhöhung* nach sich ziehen.

Sind **spezifische Proteine** in Mitleidenschaft gezogen, kann es zu entsprechenden Funktionsstörungen kommen, wie z.B. *Gerinnungsstörungen, Abwehrschwäche* und *Störungen der Transportaufgaben.* Bei der *Analbuminämie* sind (gerringgradige) *Ödeme die Folge. Bei der Atransferrinämie* und bei der *Atranscobalaminämie* tritt Anämie auf, beim α_1-*Antitrypsinmangel* greift Trypsin u.a. das Bindegewebe der Lunge an. Wesentliche Konsequenz ist die Entwicklung eines Emphysems bereits im Jugendalter. Ein *Coeruloplasminmangel* ist verantwortlich für den Morbus Wilson, bei dem Kupferablagerungen zu Leberinsuffizienz, erheblichen neurologischen Störungen (v.a. Motorik), Hämolyse und Nierenschädigung (Fanconi-Syndrom) sowie am Kornealrand zum sog. Kayser-Fleischer-Ring führen.

4.8.2 Hyperproteinämie

Von einer Hyperproteinämie spricht man bei einer Plasmakonzentration von über 80 g/l.

Ursache ist praktisch immer eine *Überproduktion von Immunglobulinen*, als eine Antwort auf einen *Infekt*, bei Autoimmunerkrankungen, als Begleiterscheinung eines Plasmazelltumors (vgl. 4.2.4) oder ohne erkennbare Ursache (idiopathische Gammopathie). Dabei wird das Auftreten großer Mengen eines monoklonalen (vgl. 4.1.2) Immunglobulins bzw. Immunglobulinfragmentes als Paraproteinämie bezeichnet. Schließlich kann eine relative Hyperproteinämie bei Volumenmangel auftreten.

Auswirkung ist der *gesteigerte onkotische Druck* des Plasmas bei gleichzeitiger Hypervolämie. Die Viskosität des Plasmas ist gesteigert. Durch die Überproduktion von Immunglobulinen kann ein *Substratmangel für die Synthese anderer Proteine* auftreten, wodurch Störungen in der Transportfunktion, Gerinnung oder in der Infektabwehr gegen Erreger entstehen, gegen die keine Immunglobuline gebildet werden. Bei Überproduktion relativ kleiner Immunglobulin-Fragmente (z.B. L-Ketten, vgl. Abb. 4-1), die das glomeruläre Filter z.T. passieren können, ist eine Nierenschädigung zu befürchten (vgl. 6.2.5).

4.8.3 Dysproteinämie

Von Dysproteinämie spricht man bei einer untypischen Verteilung der Proteine (vgl. Abb. 4-5).

Ursache ist entweder ein Mangel oder ein Überschuß eines oder mehrerer Plasmaproteine. So sind bei akuten Entzündungen einige α-Globuline und das C-reaktive Protein vermehrt (vgl. Tab. 4-5). Der Anstieg von Immunglobulinen bei chronischen Entzündungen schlägt sich dagegen in einer γ-Globulinämie nieder. Eine besonders massive Dysproteinämie liegt bei *entzündlichen Lebererkrankungen* vor: Der Untergang von Leberzellen führt zur Einschränkung der Albuminsynthese. Gleichzeitig ist die Immunglobulinfraktion wegen der Entzündung erhöht. Auch Permeabilitätsstörungen der Gefäße führen zu einem Verlust von Albuminen und damit neben der Hypoproteinämie auch zur Dysproteinämie (v.a. beim nephrotischen Syndrom). Ferner kann Paraproteinämie (vgl. 4.8.2) eine Dysproteinämie hervorrufen. Schließlich kann eine Reihe von Erkrankungen zu einem erheblichen Anstieg der Lipoproteine führen (vgl. Tab. 10-9, 10-10). Von einer Defektdysproteinämie spricht man bei genetisch bedingtem Fehlen einzelner Plasmaproteine (s.o.).

Die Auswirkungen der Dysproteinämie hängen davon ab, ob gleichzeitig Hypo- oder Hyperproteinämie vorliegt. Ein *relativer Albuminmangel* fördert die *Aggregation von Erythrozyten* (vgl. 4.3.4). Dieser Effekt trägt zur *beschleunigten Blutsenkung* bei Entzündungen, Leberinsuffizienz etc. bei (vgl. 4.3.4).

5 Bindegewebe

Die Aufgaben des Bindegewebes liegen im wesentlichen in der Strukturerhaltung von Organen. Spezialisierte Bindegewebe (Sehnen, Gelenke, Knochengrundsubstanzen) schaffen die mechanischen Voraussetzungen für die Funktion des Bewegungsapparates.

Die Tatsache, daß Bindegewebe überall im Körper vorkommt, hat pathophysiologische Relevanz: Erkrankungen des Bindegewebes sind häufig nicht nur auf einzelne Organe beschränkt, sondern ziehen praktisch den ganzen Körper in Mitleidenschaft, wie z.B. Herzklappen, Lungengewebe, Gefäße, Niere, Leber und Zentralnervensystem. Wegen seiner besonderen Beziehung zum Mineralhaushalt wird das Knochengewebe erst später besprochen.

5.1 Physiologie und allgemeine Pathophysiologie

5.1.1 Aufbau des Bindegewebes

Bestandteile des Bindegewebes sind die Zellen, die Fasern und die Grundsubstanz.

Die **Zellen** des Bindegewebes weisen große Verwandtschaft mit den Blutzellen auf: Die *Histiozyten* sind Phagozyten. Sie können u.a. aus Monozyten entstehen. Die *Mastzellen* sind den basophilen Granulozyten sehr ähnlich und enthalten wie diese Heparin und Histamin. Schließlich kommen im Bindegewebe noch *Lymphozyten, Monozyten,* neutrophile und eosinophile *Granulozyten* vor. Besondere Bedeutung für das Bindegewebe haben die *Fibrozyten* bzw. *Fibroblasten* (junge Formen): Sie bilden Fasern und Grundsubstanz. Der Aufbau von Grundsubstanz steht einem vergleichbaren Abbau gegenüber. Der Umsatz ist beträchtlich, so beträgt die Halbwertszeit von Bestandteilen der Grundsubstanz nur einige Tage. Ein erheblicher Teil der dafür erforderlichen Energie wird durch anaerobe Glykolyse gewonnen. Fibroblasten bilden ferner Fibronektin, ein Protein, das sich sowohl an die Zellmembran, als auch an Bindegewebsfasern anlagert. Fibronektin vermittelt damit die Bindung von Zellen an extrazelluläre Strukturen.

An **Faserbestandteilen** des Bindegewebes unterscheidet man Kollagenfasern, elastische Fasern und Reticulinfasern. Die Fasern sind aus Polypeptiden aufgebaut, wobei etwa ein Drittel der Aminosäuren *Glycin* ist.

Der übrige Anteil wird bei **Kollagenfasern** vorwiegend von *Prolin* und *Hydroxyprolin* eingenommen, andere wichtige Aminosäuren sind Lysin und basische Aminosäuren. Bei der Synthese von Kollagenfasern wird zunächst die Eiweißkette (Pro-α-Kette) gebildet, wobei verschiedene sehr ähnliche Typen bekannt sind (z.B. α_1I, α_1III, α_2). Hydroxyprolin wird nicht als solches eingebaut, sondern entsteht durch Oxidation von Prolin (Schritt 2 in Abb. 5-1) nach dessen Einbau in die Pro-α-Kette. Das Enzym (Peptidyl-) Prolinhydroxylase wird durch Vitamin C aktiviert. Lysin wird z.T. zu Hydroxylysin (Peptidyl-Lysinhydroxylase, Schritt 2 in Abb. 5-1) oxidiert und teilweise mit Glucose bzw. Galaktose verknüpft (Schritt 3). Jeweils drei Eiweißketten lagern sich bis auf ein Ende spiralig aneinander (Tripelhelix), wodurch das Prokollagen entsteht (Schritt 4 in Abb. 5-1).

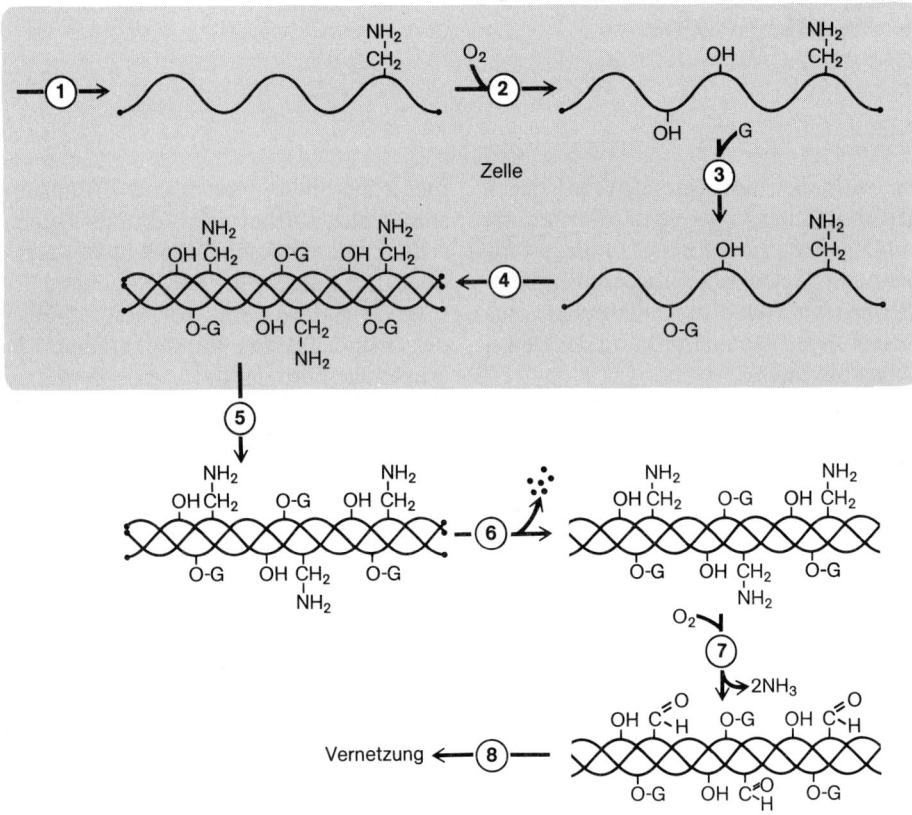

Abb. 5-1 **Synthese von Kollagen.** Die Zelle ist schattiert dargestellt. Störungen der Schritte 1–8
s. Tabelle 5-1

Je nach verwendeten Pro-α-Ketten entstehen dabei unterschiedliche Typen von Prokollagen bzw. Kollagen (Typ I–V), die in verschiedenen Geweben eingesetzt werden (vgl. Tab. 5-2). Durch Querverbindungen erlangt das Prokollagen Festigkeit. Die Ausbildung einer stabilen Tripelhelix erfordert die Anwesenheit von Hydroxyprolin. Nur „fertiges", d.h. als stabile Tripelhelix vorliegendes Prokollagen kann aus der Zelle ausgeschleust werden. Außerhalb der Zelle wird das nicht spiralig angeordnete Ende des Prokollagens abgespalten (Prokollagenpeptidase, Schritt 6 in Abb. 5-1), wodurch ein Kollagenmonomer entsteht. Ein Teil der Lysinreste wird – nach Ausschleusen des Prokollagens aus der Zelle – durch Des-

aminierung zum Aldehyd oxidiert. Das Enzym Lysyloxidase ist von Kupfer abhängig (Schritt 7, Abb. 5-1). Die Kollagenmonomere lagern sich schließlich zum Kollagen zusammen.

Die **elastischen Fasern** haben im Prinzip einen den kollagenen Fasern ähnlichen Aufbau. Ihr Gehalt an Glycin und Prolin ist gleichfalls sehr hoch, ihr Gehalt an Hydroxyprolin, sauren und basischen Aminosäuren jedoch gering. Dafür weisen sie relativ hochmolekulare Aminosäuren (Desmosin und Isodesmosin) auf. Aufgrund der unterschiedlichen Zusammensetzung verfügen elastische Fasern über eine andere Tertiärstruktur. Die Moleküle sind weniger zopfartig verflochten, sondern mehr *geknäuelt*. Daraus resultieren geringere Festigkeit und höhere Dehnbarkeit der elastischen Fasern.

Reticulinfasern sind von der chemischen Zusammensetzung und makromolekularen Struktur her den kollagenen Fasern ähnlich, jedoch weniger spezialisiert und reißfest.

Vor allem durch Fibroblasten werden die Bindegewebsfasern ständig umgebaut. Auf diese Weise wird ständig eine Anpassung der Faserzahl und des Fasertyps an mechanische Erfordernisse gesichert. Der jeweilige Gehalt an kollagenen oder elastischen Fasern wird durch das Gleichgewicht von Aufbau und Abbau bestimmt. Kollagen abbauende Enzyme **(Kollagenasen)** werden von Pankreas, Leukozyten, Fibroblasten, einigen Karzinomzellen und Erregern (Gasbrand) gebildet, Elastin abbauende Enzyme **(Elastasen)** werden im Pankreas nachgewiesen, kommen aber wohl im ganzen Körper vor. Ein gesteigerter *Abbau von Kollagenfasern* führt zu gesteigerter Ausscheidung von Prolin und Hydroxyprolin im Urin, welche somit zu einem wichtigen Meßparameter für den Umsatz von Bindegewebe werden.

Kollagen und elastische Fasern sind am Aufbau verschiedener Gewebe unterschiedlich stark beteiligt und bestimmen auf diese Weise die **mechanischen Eigenschaften der Gewebe.** Bereits besprochen wurden die elastischen Eigenschaften der **Aorta** und der großen Gefäße, welche als „Windkessel" die Herzarbeit herabsetzen und einen kontinuierlichen Fluß in der Peripherie sichern (vgl. 2.1.1). In diesen Gefäßen dominieren normalerweise elastische Fasern. Das gleiche trifft für die **Lunge** zu, deren Retraktionskraft bei elastischer Dehnung Voraussetzung für eine normale Exspiration ist. Elastische Elemente müssen – in geringerem Ausmaß – auch die **Haut** stützen, die einer Scherkraft von außen nachgeben und danach wieder ihre Ausgangslage einnehmen muß. Auf der anderen Seite müssen **Seh-**nen eine unmittelbare Übertragung der Muskelverkürzung in Bewegung sichern. Auch **Bänder** können einem Gelenk nur Festigkeit verleihen, wenn sie unnachgiebig sind. Sehnen und Bänder weisen somit nur kollagene Fasern auf (vgl. Tab. 5-2). Es muß freilich an dieser Stelle hervorgehoben werden, daß auch normale kollagene Fasern einen, wenn auch geringen Grad an Dehnbarkeit aufweisen. Sie besitzen nur ein sehr hohes Elastizitätsmodul, d.h. die zur Dehnung um eine bestimmte Längeneinheit erforderliche Kraft ist sehr groß. Bei einer Elastizitätsabnahme von kollagenen Sehnenfasern führt die völlig ungedämpfte Übertragung der Muskelkraft auf den Knochen zu Muskel-, Sehnen- oder Knochenansatz-Riß. Reticuläre Fasern sind vor allem am Aufbau der **Herzklappen** beteiligt. Die Klappen müssen gut beweglich sein, dürfen jedoch einer Kraft nur in geringem Maße elastisch nachgeben.

Bindegewebsfasern können Ursachen von **Störungen** werden, wenn der Aufbau eines Fasertypus defekt ist, oder wenn der Anteil von kollagenen bzw. elastischen Faseranteilen nicht den Anforderungen des betroffenen Gewebes entspricht.

Störungen im Aufbau der Fasern sind unter anderem bei der *Vernetzung* möglich: *Vitamin C* fördert die Oxidierung v.a. von Prolin (s. oben). Mangel an Vitamin C schränkt die Bildung von „reifem" Prokollagen ein, womit auch die Bildung von Kollagen eingeschränkt ist. Folgen sind z.B. Minderung der Widerstandsfähigkeit von Gefäßen (Blutungen) und Lockerung des Zahnhalteapparates (Zahnausfall). Auch bei Eisen- und Sauerstoffmangel ist die Hydroxylierung von Prolin bzw. Lysin eingeschränkt. β-Propionitril, ein Gift aus dem Lathyrussamen, hemmt die Lysyloxidase, womit die Oxidation von Lysin unterbunden ist *(Lathyrismus)*. Gleiche Wirkung hat

Tabelle 5-1   **Erbliche Erkrankungen der Bindegewebsfasern** (betroffene Schritte 1–5, 6, 7, s. Abb. 5-1)

Krankheit	betroffener Schritt	Wirkung
Ehlers-Danlos-Syndrom Typ I–IX	Pro-α-Kette Typ III Synthese Lysinhydroxylase (2) Prokollagenpeptidase (6) Lysyloxidase (7)	Überstreckbarkeit von Gelenken, Dehnbarkeit und Zerreißbarkeit der Haut, Aneurysmen, Gefäßrupturen, Ausbuchtungen der Bauchwand (Hernien) und des Darmkanales (Divertikel) Zwergwuchs (nur Typ VII)
Marfan-Syndrom	Herabgesetzte Vernetzung von Kollagen (8) Pro-α-Typ I Synthese ?	Überstreckbarkeit von Gelenken, Aneurysma der Aorta, Aortenklappeninsuffizienz, Hernien, Lockerung der Augenlinse, Spinnenfinger
Pseudoxanthoma elasticum	instabiles Kollagen Elastinüberschuß	Gefaltete Haut, ausgeweitete Arterien, Blutungen im Magen-Darm-Trakt
Osteogenesis imperfecta Typ I-IV	Pro-α-Kette Typ I-Synthese (1)	instabile Gelenke, Knochenbrüchigkeit, bläuliche Skleren, Taubheit
Menke-Syndrom	Cu^{++}-Resorptionsstörung $\rightarrow$ Lysyloxidase (7)	(Schwere ZNS-Störung) Skelettmißbildungen, Aneurysmen
Homocystinurie	vgl. Tab. 10-12 $\rightarrow$ Kollagenvernetzung (8)	(ZNS-Störungen), Osteoporose, Augenlinsenektopie
Epidermolysis bullosa	Galaktosyl-Hydroxylysin-Galaktosyl-Transferase (3); gesteigerter Kollagenabbau	Blasenbildung Haut, schwere gastrointestinale Störungen
Buschke-Ollendorff-Syndrom	Besonders Desmosin-reiches Elastin	Hautläsionen
Cutis laxa	Lysyloxidase (7) ?	schlaffe Haut, Hernien, Divertikel, Emphysem

Kupfermangel. *D-Penicillamin* und Homocystein verbinden sich mit Aldehydgruppen. Die genannten Substanzen vermindern somit Vernetzungsgrad und Festigkeit kollagener Fasern. Störungen im Aufbau von Bindegewebsfasern können auch durch einen erblichen Enzymdefekt auftreten (vgl. Tab. 5-1). Beim Menke-Syndrom ist der primäre Defekt eine Kupferresorptionsstörung im Darm. Unter anderem ist davon die Kupfer-abhängige Lysyloxidase betroffen.

Der **Mangel an kollagenen Fasern** führt zu erheblichen Störungen. Die Dehnbarkeit von Sehnen und Bändern führt zur Instabilität und Überdehnbarkeit von Gelenken, der Mangel an kollagenen Anteilen in Gefäßen führt zur Dehnung, bis-

weilen zur Ausbuchtung (Aneurysma), wobei es bis zum Gefäßriß kommen kann. Die Dehnung der Gefäße kann eine relative Insuffizienz von Herzklappen nach sich ziehen (z.B. eine Aortenklappeninsuffizienz beim Marfan-Syndrom). Die genannten Störungen sind wesentliche Folgen von erblichen Bindegewebserkrankungen, welche einen gestörten Aufbau kollagener Fasern aufweisen (Tab. 5-1).

Doch nicht nur einem Mangel, sondern auch der **Zunahme kollagener Fasern** kommt eine überragende pathophysiologische Bedeutung zu: Sie führt auf der einen Seite zu einer größeren Festigkeit und Härte, auf der anderen Seite zu geringerer Dehnbarkeit (Fibrosierung, Sklerosie-

Tabelle 5-2 **Zusammensetzung verschiedener Gewebe**
(KF I, II, III, etc. = Kollagenfasern Typ I, II, III, etc., EF = elastische Fasern, RF = reticuläre Fasern, ChS = Chondroitinsulfat, DS = Dermatansulfat, HS = Heparansulfat, KS = Keratansulfat, HY = Hyaluronsäure)

Gewebe	vorherrschende Fasern	vorherrschende Grundsubstanz
Haut	KF I, III, VI, VII, EF	DS, HY, HS
Knochen	KF I	KS, ChS
Knorpel	KF II, IX, X, XI, EF	ChS, KS
Synovia		HY
Sehnen	KF I	DS, ChS, HY
Bandscheibe		
Anulus fibrosus	KF II	ChS, KS
Nucleus pulposus	KF II, RF	KS
Basalmembran	KF IV, V, VII	HS ?
Arterien	KF III, EF, RF	ChS, HY, DS, HS
Herzklappen	RF	HY, ChS, DS
Leber	KF I, III, RF	HS, DS
Lunge	KF I, II, III, EF, RF	KS, HS, DS
Cornea	KF II, RF	KS, Ch(S)
Glaskörper Auge	KF II, RF	HY

rung). Die Folgen einer Lungenfibrose wurden bereits geschildert (vgl. 3.2.3), die Wirkung verminderter Gefäß-Dehnbarkeit auf Blutdruckamplitude und Herzarbeit wurden gleichfalls erläutert. Eine Sklerosierung des Unterhautgewebes führt zum „Einfrieren" von Mimik, zur Behinderung von Bewegungen und – wegen der geringeren Nachgiebigkeit – zu leichterer Verletzbarkeit durch Scherkräfte. Ein Überschuß an Kollagenfasern in der Folge von Entzündungen (vgl. 5.1.3) kann zur Entwicklung von Herzklappenfehlern (vgl. 1.2.2) beitragen. Eine massiv gesteigerte Bildung von kollagenem Bindegewebe kennzeichnet schließlich auch die Leberzirrhose, eine Erkrankung, welche zur völligen Zerstörung der Leber führt (vgl. 10.2.4).

Die **Grundsubstanz** wird vorwiegend von sog. Glykosaminoglykanen gebildet. Die **Glykosaminoglykane** (saure Mucopolysaccharide) enthalten als Grundelement jeweils ein Disaccharid, dessen Zusammensetzung aus Abb. 5-2 hervorgeht. Die Monosaccharide müssen dabei zunächst an Uridinphosphat gebunden werden. Meist liegen die Polysaccharide sulfatiert vor, d.h. die Hydroxylgruppe an C_4 oder C_6 des Aminozuckers ist mit Sulfat verestert. Auf diese Weise entstehen *Dermatansulfat, Heparansulfat, Keratansulfat* und *Chondroitinsulfat. Hyaluronsäure* bleibt unverestert. Wegen der freien COOH- und Sulfatgruppen reagieren die Glykosaminoglykane stark *sauer,* sie können *Kationen binden* und *Hydrathüllen* bilden. Die Glykosaminoglykane haben die Eigenschaft, unter Wasseranlagerung zu *quellen,* sie *beeinflussen* den *Wassergehalt* und die *Permeabilität* des Gewebes. Der Quellzustand entscheidet somit auch über den Gewebedruck (Turgor), Abnahme des Quellzustandes von Unterhautbindegewebe führt z.B. zu schlaffer, faltiger Haut. Die Glykosaminoglykane erreichen im allgemeinen Molekulargewichte von 10 000–50 000, Hyaluronsäure bis zu 8 000 000.

Die **Proteoglykane** bestehen aus einem zentralen Proteinfaden, an den eine Vielzahl von Glykosaminoglykanen mit ihren Enden gebunden ist. Der Glykosaminoglykananteil beträgt dabei 80% und mehr. Die Proteine können wiederum mit ihrem Ende an Hyaluronsäure geknüpft werden, und die Glykosaminoglykane an Kollagenfasern. Auf diese Weise entsteht eine sehr komplexe Vernetzung des Bindegewebes.

Ferner liegen im Bindegewebe noch **Glykoproteine** vor. Sie sind aus Proteinen und Zucker (D-Glucose, D-Galaktose, D-Mannose, N-Acetyl-hexosamin, L-Fucose, Neuraminsäure) aufgebaut, wobei der Proteinanteil überwiegt.

Glykosaminoglykane bzw. Proteoglykane sind für die **Fließeigenschaften des Gewebes** verantwortlich. Zunahme von Polymerisation und Vernetzung führt zu Viskositätsanstieg.

Eine überragende Rolle spielen Glykosaminoglykane bzw. Proteoglykane bei der **Funktion von Knorpel und Gelenken.** Jugendlicher Knorpel enthält zu 90% Chondroitinsulfat. Ein hoher Sulfatierungsgrad sichert guten Quellungszustand, der wesentliche Voraussetzung für die federnden Eigenschaften des Knorpels ist.

Die Gelenkflüssigkeit **(Synovia)** enthält vorwiegend Hyaluronsäure. Ein hoher Polymerisationsgrad sichert hohe Viskosität, dadurch weicht die Synovia auch bei hohem Druck nicht aus und setzt somit die gegenüberliegenden Gelenkflächen keiner Reibung aus. Trotz ihrer hohen Viskosität ermöglicht die Synovia auf diese Weise relativ reibungsarme Bewegungen. Interessant ist die Tatsache, daß bei hohen Drucken Flüssigkeit aus dem Knorpel in den Gelenkspalt abgepreßt und dadurch seitliches Ausweichen *von* Synovia kompensiert wird.

Die *Viskosität der Synovia nimmt* – wie die des Blutes – *mit steigender Temperatur und mit zunehmender* **Scherkraft** ab. Werden ihr jedoch sehr schnelle Bewegungen aufgezwungen – extrem hohe Scherkräfte –, so nimmt die Viskosität wieder zu. Steht die Gelenkflüssigkeit eine Zeitlang still, so findet eine spontane Polymerisation in der Synovia statt und die Viskosität steigt. Durch Bewegungen werden diese Bindungen wieder gelöst und die Viskosität sinkt wieder auf den Ausgangswert. Dieses Phänomen (Thixotropie) erklärt die Unbeweglichkeit eines Gelenkes nach längerer Ruhigstellung (Gips). Die Gelenksteifigkeit am Morgen wird durch Thixotropie und Abkühlung von Gelenken in der Nacht hervorgerufen.

Störungen im Aufbau der Grundsubstanz führen zur Beeinträchtigung der Funktion des Bindegewebes. Auf die Bedeutung des **Quellungsgrades** für Hautturgor, Geschmeidigkeit von Sehnen und Knorpeln wurde bereits hingewiesen. Abnahme des **Polymerisationsgrades** von Synovia hat eine geringere Viskosität zur Folge. Bei Druck auf das Gelenk weicht die Synovia aus und verhindert nicht mehr den Kontakt der gegenüberliegenden Knorpelflächen. Abrieb der Knorpelflächen und größere Stoßbelastung der angrenzenden Knochen sind die Folgen. Die genannten Störungen treten vor allem im Alter auf, wie noch besprochen wird.

Auch beim **Abbau von Bindegewebsgrundsubstanz** ist eine Reihe von erblichen Störungen bekannt. Die wichtigsten der insgesamt seltenen Erkrankungen sind in Tabelle 5-3 zusammengestellt. Es liegt jeweils ein *Enzymdefekt* zugrunde, der den Abbau der Grundsubstanz verhindert. Die Glykosaminoglykane (Mucopolysaccharide) werden unter anderem in Leber und Milz (Hepatosplenomegalie), im Knochen und ZNS abgelagert bzw. mit dem Urin ausgeschieden.

Den **Mucolipidosen** liegt entweder der Mangel an Neuraminidase (Abspaltung von Neuraminsäure aus Glykoproteinen) oder ein Defekt zugrunde, bei welchem Fibroblasten lysosomale Enzyme verlieren, die für den Abbau von Glykoproteinen, Glykosaminoglykanen und Glykolipiden (vgl. 10.1.5) erforderlich sind. Folge ist die Anhäufung von Glykosaminoglykanen und Glykolipiden.

Bei **Vitamin-A-Mangel** ist der Sulfatierungsgrad herabgesetzt. Dadurch nimmt

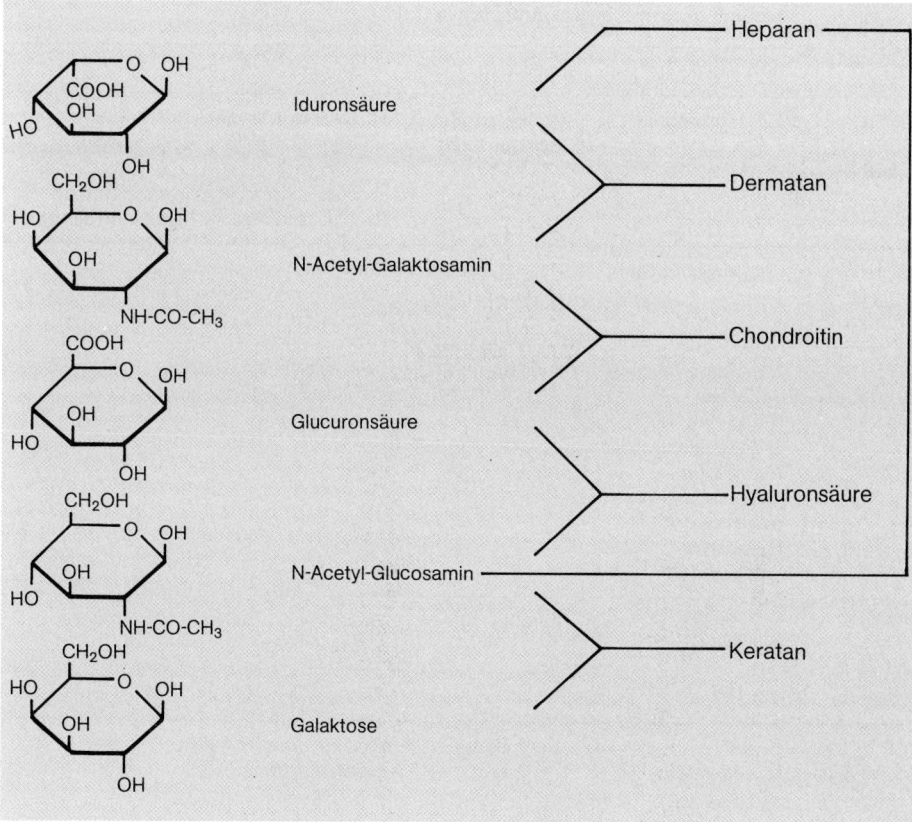

Abb. 5-2 **Die Zusammensetzung der wichtigsten Glykosaminoglykane**

der Quellungsgrad des Gewebes ab. Unter anderem trocknet die Haut aus und verhornt (Keratinisierung). Besonders schwerwiegend ist dabei der Befall der Hornhaut des Auges (Xerophthalmie). Auch ein **Vitamin-A-Überschuß** zieht das Bindegewebe in Mitleidenschaft: Die Bildung von Grundsubstanz ist gehemmt, wobei u.a. der Knorpel betroffen ist. Hohe Dosen von *Vitamin A* aktivieren ferner lysosomale Enzyme in Knorpelzellen und der Knorpel wird durch die Enzyme zerstört. Folgen sind Gelenk- und Knochenschmerzen sowie die Entwicklung trockener, rissiger Haut und Mundschleimhaut.

Bei der erblichen **Alkaptonurie** häuft sich Homogentisinsäure an (vgl. 10.1.6), welche die Hyaluronidase und die Lysinhydroxylase hemmt. Folgen sind auf der einen Seite Überpolymerisation von Glykosaminoglykanen, auf der anderen Seite mangelhafte Vernetzung von Kollagen. Ferner bildet Homogentisinsäure einen braunschwarzen Farbstoff, welcher u.a. die Gelenke anfärbt (Ochronose).

Ein wichtiger **Meßparameter** für den Umsatz an Grundsubstanz ist der Einbau von radioaktivem Sulfat (^{35}S) in Glykosaminoglykane. Ferner kann die Ausscheidung von Glykosaminoglykanen im Urin einen Hinweis auf das Vorliegen einer Störung bieten.

5.1.2 Alterung, Degeneration

Das Bindegewebe erfährt erhebliche Veränderungen mit zunehmendem Alter,

Tabelle 5-3   **Mucopolysaccharid-Speicherkrankheiten** (MPS)

Typ	Enzymdefekt	Speicherung von	Wirkungen
MPS I Hurler (H) Scheie (S)	α-L-Iduronidase	Dermatansulfat, Heparansulfat	H: Zwergwuchs, Skelettdeformierungen, Entstellung des Gesichtsschädels (Gargoylismus), Trübung der Cornea, Schwachsinn, Hepatosplenomegalie S: Gelenksteifigkeit, Hornhauttrübung
MPS II Hunter	Iduronidsulfatase	Dermatansulfat, Heparansulfat	Zwergwuchs, Skelettdeformierungen, Gargoylismus, eingeschränkte Intelligenz, Hepatosplenomegalie
MPS III Sanfilippo (A–D)	Heparansulfatsulfamat- Sulfatase N-acetyl-α-N- Glucosaminidase (B) Acetyl-CoA-α- glucosamid-N-acetyl- transferase (C) Heparan-N- Sulfatase (D)	Heparansulfat	Schwachsinn bei relativ geringer Skelettbeteiligung
MPS IV Morquio Brailsford (A, B)	N-Acetylgalaktosamin- 6-sulfatase	Keratansulfat	Zwergwuchs, Skelettdeformierungen, Corneatrübung
MPS VI Maroteaux Lamy	N-acetyl- Galaktosamin-4- sulfatase	Dermatansulfat	Skelettdeformierungen, Hornhauttrübung
MPS VII	β-Glucuronidase (weiterer Abbau von Dermatan)	Dermatansulfat Heparansulfat	Hepatosplenomegalie, Intelligenzverlust
MPS VIII	N-acetyl- Glucosamin-6- sulfatase	Keratansulfat Heparansulfat	Hepatomegalie, Kleinwuchs, Intelligenzverlust

welche schließlich zu Funktionseinschränkungen führen können. Sogenannte **degenerative Erkrankungen** des Bindegewebes entsprechen im wesentlichen einem *beschleunigten Alterungsprozeß*. Änderungen treten sowohl in der Grundsubstanz als auch im Fasermaterial auf.

Allgemein nimmt der Quellungsgrad und damit der Wassergehalt des Bindegewebes ab. Folge ist eine **Abnahme des Turgors.** Das perikapilläre Bindegewebe wird für gelöste Substanzen weniger durchlässig. Diese Permeabilitätsabnahme wird zum Teil durch eine kleinere Diffusionsstrecke kompensiert, da mit Abnahme des Quellungszustandes auch das Volumen des perikapillären Bindegewebes abnimmt.

Durch den Alterungsprozeß besonders in Mitleidenschaft gezogen sind die Gelenke, deren degenerative Veränderung als **Arthrose** bezeichnet wird: Mit dem Alter, bzw. bei Arthrose, nimmt im Knorpel der Gehalt von *Chondroitin-4-sulfat* zugunsten von Keratansulfat ab, ferner sinkt die Kettenlänge von Chondroitinsulfaten. Dadurch wird die Wasserbindungsfähigkeit herabgesetzt, und der Knorpel wird hart und spröde. Darüber hinaus wird der *Polymerisationsgrad* und damit die *Viskosität der Synovia* geringer. Stöße auf das Gelenk werden nun ungedämpft auf das angrenzende Knochengewebe übertragen, wo eine Vielzahl von Mikrofrakturen entsteht. Dadurch wird die Kallusbildung stimuliert, d.h. der Aufbau von mineralisiertem Knochen. Die dünnflüssige Synovia kann einen Kontakt der gegenüberliegenden Gelenkflächen nicht verhindern, und die *Gelenkknorpel reiben sich gegenseitig ab.* Dadurch entstehen kleine *Hohlräume* im Knorpel, die mit der Gelenkflüssigkeit in Verbindung stehen. Druck auf das Gelenk erhöht auch den Druck in diesen Hohlräumen, welche letztlich den Knorpel aufsprengen können. Als „reaktive Abstützversuche" des anliegenden Knochengewebes entstehen osteophytäre Neubildungen und bilden Randzacken an peripheren Gelenken und Wirbelkörpern.

Die Vorgänge im Gelenk, vor allem die ungedämpften Stöße auf das benachbarte Knochengewebe, führen zu **Schmerzen.** Durch den Schmerz wird eine Tonuszunahme der an diesem Gelenk wirkenden Muskeln ausgelöst. Die Folgen sind eine weitere Druckerhöhung im Gelenk und eine Einschränkung der Bewegung. Dadurch wird vor allem in der Nacht die *Thixotropie* unterstützt, und die Gelenke sind am Morgen in besonderem Maße steif.

In etwa analoge Veränderungen sind mit zunehmendem Alter an den **Bandscheiben** der Wirbelsäule zu beobachten: Die Bandscheiben bestehen aus einer Hülle von kollagenen Fasern (Anulus fibrosus) und einem Kern, vorwiegend aus Grundsubstanz (Nucleus pulposus). Ein plötzlicher Schlag auf die Wirbelsäule wird durch die federnde Verformung der hochviskösen Nuclei pulposi gedämpft. Mit dem Alter wird das jugendliche Gemisch von Chondroitinsulfat und Keratansulfat durch Dermatansulfat ersetzt.

Dadurch sinkt offensichtlich die *Viskosität* des Nucleus pulposus. Darüber hinaus nehmen Wassergehalt und damit *Turgor* des Nucleus pulposus ab, die Bandscheibe wird härter. Der Verlust an dämpfenden und federnden Eigenschaften des Kernes belastet auf der einen Seite die Hülle, auf der anderen Seite die angrenzenden Flächen der Wirbelkörper (Deckplatten). Nachgeben des Anulus fibrosus (Bandscheibenvorfall) und Deckplatteneinbrüche sind die Folgen.

Von besonderer Tragweite sind Veränderungen an den elastischen Gefäßen mit zunehmendem Alter **(Arteriosklerose).** Ein gradueller Verlust an elastischen Fasern zugunsten von Kollagenfasern führt zur Verhärtung der Gefäße. Die pathophysiologische Bedeutung des Bindegewebes für das Entstehen der Atherosklerose (s. 2.2.1) wurde bereits angedeutet. Durch die Grundsubstanz schwillt das subendotheliale Gewebe an, das Lumen wird eingeengt und die Diffusionsstrecken in der Wand nehmen zu (z.B. für O_2). Eine weitere (hypoxische) Schädigung der Zellen ist die Folge. Die Zunahme der Kollagenfasern führt zu einer Verhärtung (Sklerose). Eine Schädigung des Endothels legt subendotheliale Kollagenfasern frei und stimuliert die Blutgerinnung (vgl. 4.5.1).

Eine Reihe von Erkrankungen kann die Entwicklung degenerativer Bindegewebsschäden fördern: Beim **Diabetes mellitus** (vgl. 11.6.2) werden weniger Glykosaminoglykane gebildet. Folge sind unter Umständen degenerative Veränderungen von Gelenken.

5.1.3 Entzündung, Wundheilung und Narbenbildung

Die Mechanismen des Immunsystems wurden bereits beschrieben (vgl. 4.1.2). Stimulation durch körperfremde oder körpereigene Substanzen führt in dem betroffenen Gewebe zur Entzündung. Die **Entzündung** dient dabei

- der *Lokalisierung* einer Gefahr, d.h. dem Schutz des übrigen Körpers vor einer Verbreitung der als schädlich erkannten Stoffe;
- der *Entfernung* dieser Stoffe aus dem Körper, d.h. dem Abbau von Substanzen und der Vernichtung von Erregern.

Wird bei einer Wunde die schützende Hautoberfläche unterbrochen, so zielt die Reaktion des Körpers im wesentlichen ebenfalls darauf ab, den übrigen Körper zu schützen und Gewebetrümmer, Schadstoffe und eingedrungene Erreger zu beseitigen. Daher weisen Ablauf einer Entzündung und Vorgänge bei der Wundheilung viele Gemeinsamkeiten auf, die hier besprochen werden sollen.

Auslöser einer Entzündung kann Gewebszerstörung mit Freilegen von *Gewebstrümmern* sein, in Frage kommen ferner *Erreger,* von *Erregern erzeugte* (Ektotoxine) bzw. bei ihrem Untergang freiwerdende Substanzen (Endotoxine), *Fremdkörper* (z.B. Holzsplitter), aber auch *körpereigenes Material,* das antigen wirkt (vgl. 4.1.2). Schließlich kann eine Entzündung durch *Präzipitate* von Substanzen ausgelöst werden, welche im Körper gebildet werden und deren Konzentrationen an einer bestimmten Stelle (z.B. in der Gelenkflüssigkeit) die Löslichkeit übersteigt (Harnsäure, Calciumoxalat, Calciumphosphat, Cholesterin). Schließlich löst extravasales Blut (z.B. Blutgefülltes Gelenk bei Bluterkrankheit) entzündungsähnliche Reaktionen aus.

Die **Lokalisation** einer Entzündung richtet sich nach dem Sitz des auslösenden Agens. Es können somit praktisch alle Gewebe betroffen sein. Manche Entzündungsformen greifen bereits primär auf mehrere Gewebe über, wie z.B. bei Auto-

immunkrankheiten, die gegen Bestandteile des Bindegewebes gerichtet sind, oder bei Auftreten von Immunkomplexen, die mit dem Gefäßsystem verschleppt werden. In diesem Fall sind im ganzen Körper Entzündungsherde verstreut.

Aber auch bei einer lokalisierten Entzündung bleiben **systemische Reaktionen** nicht aus. Durch Aktivierung des Immunsystems (vgl. 4.1.2) kommt es zur Freisetzung von Interleukin I, das (neben anderen Faktoren) eine Ausschwemmung von Leukozyten aus dem Knochenmark bewirkt (Leukozytose) sowie über Stimulation der Prostaglandin *E-Bildung* den Sollwert der Temperatur verstellt (Fieber) und Gliederschmerzen hervorruft. Fieber wird ferner durch Bakterientoxine direkt ausgelöst (Pyrogene). Bei einer akuten Entzündung steigt der Anteil von einer Reihe von Globulinen (vgl. Tab. 4-5), wie C-reaktives Protein, Serumamyloid A, saures α_1-Glykoprotein, α_1-Antitrypsin, α_1-Antichymotrypsin, α_2-Haptoglobin und Fibrinogen (vgl. 4.1.2). Später kommt es durch die Vermehrung von Immunglobulinen zur γ-*Globulinämie*. Die Zunahme dieser Globuline führt zu einer Beschleunigung der Blutsenkungsgeschwindigkeit (vgl. 4.3.4).

Am Ort der Entzündung wird ein bestimmter **Ablauf** eingehalten:

Die Reaktion von **Leukozyten** mit dem auslösenden Agens führt durch Freisetzung von *Leukotrienen, Prostaglandinen, Histamin, Bradykinin und Serotonin* zur Steigerung der Gefäßpermeabilität und (außer Serotonin) zu Gefäßdilatation. An der defekten Stelle kommt es zum Austritt von Plasmaproteinen (*Exsudation)* und von Leukozyten. Die Exsudation von Plasmaproteinen führt zum *Ödem.* Erlaubt die Permeabilitätssteigerung nur den Durchtritt kleinerer Plasmaproteine, so spricht man von seröser Entzündung. Verläßt auch Fibrin die Gefäße, so lagert es sich an Kollagenfasern an (,,fibrinoide Verquellung") und bildet an Oberflächen membranartige Beläge (pseudomembranöse Entzündung). Massive Herabsetzung der Gefäßpermeabilität führt zum Austreten von Blut (hämorrhagische Entzündung). Die Leukozyten und ortsständigen *Phagozyten* versuchen das schädliche Agens zu vernichten. Das Agens wird dabei phagozytiert und intrazellulär (in Lysosomen) abgebaut, oder die Eindringlinge werden durch *Killerzellen* extrazellulär vernichtet (vgl. 4.1.2). Ist ein intrazellulärer Abbau des Fremdkörpers nicht möglich, kommt es zur Freisetzung lysosomaler Enzyme. Die Leukozyten bilden einen Saum um die „Gefahrenquelle" und zerstören das umliegende Gewebe durch diese lysosomalen Enzyme *(Demarkation)*. Der Energieverbrauch ist in dem betroffenen Gebiet stark gesteigert.

Die Hyperämie und die Umsatzsteigerung haben eine **Erwärmung** *des betroffenen Areals* zur Folge. Der Sauerstoffbedarf ist gesteigert. Auf der anderen Seite sind die Diffusionswege durch Ödeme verlängert. Darüber hinaus kommt es durch Aktivierung des Gerinnungssystems zum Verschluß benachbarter Kapillaren.

Dadurch entsteht ein **Sauerstoffmangel**. Die Konzentration an energiereichem Phosphat (ATP) fällt ab, die Zellen müssen ATP durch anaerobe Glykolyse gewinnen. Milchsäure häuft sich an, der pH fällt. Der pH-Abfall verändert u.a. die Eigenschaften der Nucleinsäuren, welche sich verklumpen. Dadurch wird die Enzymsynthese beeinträchtigt, die Zellen sind nicht mehr in der Lage, die Ionengradienten an den Membranen aufrecht zu erhalten. Die Zellen schwellen, die Membranen verlieren ihre Eigenschaften als Trennwände zwischen verschiedenen Zellräumen (Kompartimenten). Enzyme, welche normalerweise auf eigene Kompartimente in der Zelle beschränkt sind, werden frei. Vor allem die in den Lysosomen gespeicherten Enzyme greifen nun die eigene Zellsubstanz an. Der Zelltod, d.h. die Unfähigkeit der Zelle, selbst bei Aufhebung der Noxe und des Sauerstoffmangels ihren Stoffwechsel aufrecht zu erhalten, wird gefolgt von der Autolyse, d.h. der Zerstörung von Zellbestandteilen durch die eigenen Enzyme (Nekrose).

Der Untergang von Zellen des betroffenen Gewebes ist notwendiges Übel bei der Beseitigung schädlicher Agentien. Die Beseitigung ist wiederum Voraussetzung für den Erfolg der **Reparationsprozesse**.

Bereits zu Beginn der Entzündung kommt es zu einer gesteigerten Bildung von **Glykosaminoglykanen** durch die sich stark vermehrenden Fibroblasten. Die Fibroblastenvermehrung wird durch Wachstumsfaktoren, z.B. durch PDGF (platelet derived growth factor) aus aggregierten Thrombozyten, sowie durch Interleukin und durch Proteasen stimuliert, die ein an der Zelloberfläche sitzendes Protein (Fibronektin) abspalten (vgl. 5.1.1). Neben der lokalen Vermehrung kommt es auch zur gesteigerten Einwanderung von Fibroblasten, stimuliert durch eine chemotaktische Wirkung von Interleukin I, PDGF, Fibronektin(fragmenten), Fibrinogen(fragmenten), Kollagenpeptiden, Elastinpeptiden, Glykosaminoglykanen und weiteren Faktoren (z.B. Lymphokine, vgl. 4.1.2; aktiviertes Komplement, vgl. 4.1.2; Leukotriene, vgl. 11.7.4, Kallikrein, vgl. 11.7.3). Die von den Fibroblasten gebildeten Glykosaminoglykane quellen, das entzündete Areal schwillt an. Die Glykosaminoglykane lagern sich auch an im Gewebe bereits vorhandene kollagene Fasern an, lockern sie auf und quellen sie. Dadurch wird die Festigkeit von z.B. Sehnen oder Bändern stark vermindert und bei Belastung besteht die Gefahr eines Sehnenrisses. Zusatz von Glykosaminoglykanen zu Wunden beschleunigt andererseits die Heilung durch Stimulation der Einwanderung von Fibroblasten.

Im Laufe der Wundheilung können schließlich neue **Blutgefäße** einwachsen, deren Bildung durch sogenannte Angiotropine stimuliert wird.

Bereits nach einigen Tagen setzt die **Bildung von Kollagen** ein. Zunächst ist das Kollagen noch unstrukturiert, ordnet sich aber zunehmend zu Fibrillen und Fasern. Dadurch gewinnt die verletzte Stelle an Festigkeit. Die kollagenen Fasern verkürzen sich nach etwa zwei Wochen durch *Schrumpfung,* die Wundränder werden somit aneinandergezogen und das durch die Entzündung in Mitleidenschaft gezogene Gebiet verkleinert. Schließlich beginnt die Resorption von kollagenen Fasern, das Bindegewebe weicht allmählich dem an dieser Stelle üblicherweise lokalisierten Gewebe (z.b. Haut).

Nicht immer kommt es freilich zu einer vollständigen Wiederherstellung des Gewebes (Restitutio ad integrum). In dem eben geschilderten Ablauf kann vielmehr eine Reihe von **Störungen** auftreten:

Die Unfähigkeit, das Agens zu beseitigen, kann zur totalen Zerstörung dieses Gebietes durch die Enzyme der Leukozyten führen, es entsteht flüssiger **Eiter.** Die Bildung von kollagenen Fasern in der Randzone kann eine Höhle schaffen, in welcher der Eiter abgekapselt wird *(Abszeßhöhle).*

Schließlich kann sich ein Gleichgewicht einstellen zwischen destruktiven (Entzündungsstoffwechsel) und konstruktiven (Reparationsstoffwechsel) Vorgängen **(chronische Entzündung).** Dabei ist gleichfalls eine Beseitigung des schädlichen Agens nicht möglich. Die lokale Vermehrung von Entzündungszellen bei chronischen Entzündungen kann zur Bildung von Granulomen (granulomatöse Entzündung), die reaktive Bildung von Bindegewebsfasern zur Fibrose (fibrosierende Entzündung) führen. Durch Fusion mehrerer Makrophagen entstehen bisweilen Riesenzellen (z.b. bei Tuberkulose).

Auch nach Entfernung des Agens bzw. dem Stillstand des Entzündungsstoffwechsels können sich noch Störungen einstellen: *Ungenügende Vernetzung* der kollagenen Fibrillen (z.b. Vitamin C-Mangel) oder *Hemmung der Synthese* von Kollagen (durch das Nebennierenrindenhormon Cortisol, vgl. 11.3.1) hat die Bildung **nicht widerstandsfähiger Narben** zur Folge. Bei Belastung kommt es dabei zur erneuten Öffnung der Wunde, z.b. fürchten die Chirurgen das Auftreten eines ,,Platzbauches'' nach Bauchoperationen an Patienten unter Corticoid-Behandlung. Aus ungeklärten Gründen wird bei manchen Patienten ein wenig vernetztes Kollagen gebildet. Folge ist die übermäßige Bildung mechanisch wenig widerstandsfähiger Narben **(Keloid).**

Schließlich kann die **Resorption einer Narbe ausbleiben.** Eine Narbe auf der Hornhaut des Auges kann zu Sehstörungen, eine Narbe im Herzmuskel zur Behinderung der Kontraktion, eine Narbe an den Herzklappen zu mangelhaftem Verschluß (Insuffizienz) oder Stenose führen. Entzündungen im Bauchraum können Faserverbindungen zwischen Darmschlingen (Adhäsionen) oder geschrumpfte Narben in der Darmwand (Strikturen) zurücklassen, die eine normale Darmpassage behindern. Ausgedehnte Narben auf der Haut über einem Gelenk können die Beweglichkeit des Gelenkes einschränken.

Eine Besonderheit liegt bei der **Dupuytrenschen Kontraktur** vor: Hier entsteht – ohne sichtbare äußere Verletzung – hartes, kollagenes Bindegewebe in den Handflächen. Das Bindegewebe neigt zur Schrumpfung, wodurch zunächst die ulnaren Finger gebeugt werden. Die *Koinzidenz mit der Leberzirrhose,* bei der eine Entzündung oder sonstige Schädigung der Leber in fast vollständigem Ersatz durch kollagenes Bindegewebe (,,Narbe'') endet, deutet auf eine allgemeine Alteration des Bindegewebes bei diesen Patienten.

Tabelle 5-4 **Wirkung von einigen Hormonen auf das Bindegewebe**

Hormon	Glykosaminoglykane Aufbau	Abbau	Kollagen Aufbau	Abbau	Wundheilung
Cortison	↓		↓		↓
Thyroxin	↓	↑	↓		↓
Aldosteron	↑		↑		↑
Somatotropin (STH)	↑		↑		↑
Östrogene	↑		↑	↓	↑
Androgene	↑		↑		↑
Parathyrin (PTH)	↑		↑	↓	

5.1.4 Wirkung von Hormonen auf das Bindegewebe

Eine Reihe von Hormonen beeinflußt das Bindegewebe, die Wirkungen sind in Tabelle 5-4 zusammengestellt. Ihr Einfluß auf den Umbau von Kollagen und Glykosaminoglykanen erklärt auch die Wirkung der Hormone auf Entzündung und Wundheilung.

5.2 Spezielle Pathophysiologie des Bindegewebes

5.2.1 Akutes rheumatisches Fieber

Ursache dieser Krankheit ist wahrscheinlich das Entstehen eines *Autoimmunprozesses* durch kreuzreagierende Antikörper auf Streptokokkenantigene. Dem rheumatischen Fieber geht immer ca. 2–3 Wochen ein Infekt mit *β-hämolysierenden Streptokokken* der Gruppe A voraus. Typischerweise handelt es sich dabei um eine Mandelentzündung (Angina). Allerdings führen weniger als 3 % der Infektionen mit dem genannten Erreger zu rheumatischem Fieber.

Auswirkung ist die Ausbildung von multiplen Entzündungsherden in bindegewebigen Strukturen. Typisch ist eine *akute exsudative Polyarthritis*, d.h. eine Entzündung mehrerer Gelenke mit Austritt proteinreicher Flüssigkeit (Exsudat) in den Gelenkhohlraum („Synovialitis"). Gefürchtet ist die Beteiligung des Herzmuskels (Myokarditis) und der Herzklappen (Endokarditis mit Valvulitis). Ferner kann eine Entzündung der Basalganglien im Gehirn zu den Symptomen des „Veitstanzes" (Chorea, vgl. 8.1.4) führen. Eine Beteiligung der Haut äußert sich im sog. Erythema anulare (Leiner). Es kann schließlich das Gefäßsystem (Angiitis) mit Schädigung einer Vielzahl von Organen (Niere, Lunge, Herz) betroffen sein. Schließlich kann eine Blutungsneigung (Purpura) zu Tage treten. Während die Gelenkentzündung, die Chorea und die Hauterscheinungen wieder vollständig abheilen, führt die Endokarditis in vielen Fällen (5–10 %) zu schwerwiegenden *Klappenfehlern* (v.a. Mitralstenose).

5.2.2 Primär chronische Polyarthritis bzw. rheumatoide Arthritis

Ursache dieser relativ häufigen Erkrankung (1–2 % der Durchschnittsbevölkerung) ist wohl ebenfalls ein *Autoimmunprozeß*. Die allgemeinen Möglichkeiten des Entstehens einer solchen Erkrankung wurden bereits besprochen (4.2.1). Welchem der Prozesse eine kausale Rolle bei

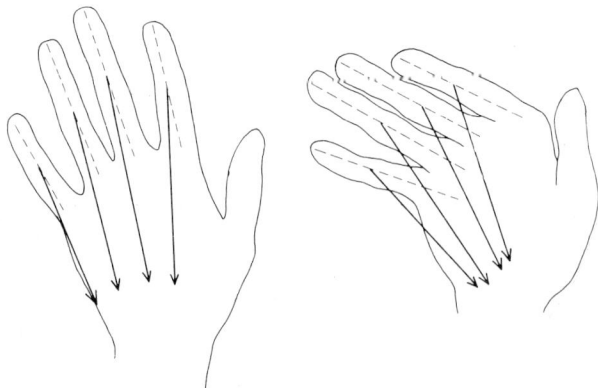

Abb. 5-3 **Ulnardeviation bei rheumatoider Arthritis.** Die Kraftlinien der Strecker (Pfeile) verlaufen ulnar von den Fingergrundgelenken. Chronische Tonuszunahme der Strecker führt somit zur Ulnardeviation

rheumatoider Arthritis zukommt, ist ungewiß. Es sind meist sogenannte *Rheumafaktoren* (Globuline der γM- und γG-Klasse) nachweisbar, die Antikörper gegen menschliche Antikörper (wie körpereigenes γG-Globulin), also „Antiantikörper" darstellen. Werden Antigen-Antikörperkomplexe in Gelenken abgelagert, so folgen Komplementaktivierung (vgl. 4.1.2), Histaminausschüttung und Einwanderung von Leukozyten (Chemotaxis). Es werden lysosomale Enzyme freigesetzt, welche unter anderem die Glykosaminoglykane der Gelenkflüssigkeit spalten und damit deren Viskosität herabsetzen (vgl. 5.1.2, Arthrose). Sie greifen ferner Knorpel- und Knochengewebe an, welche durch die herabgesetzte Viskosität der Synovia ohnehin geschädigt werden. Im Verlauf der Entzündung wird eine Reihe schmerzauslösender Transmitter frei, wie Bradykinine und Prostaglandine.

Auswirkung der Erkrankung ist die langsame, in Schüben fortschreitende Zerstörung der Gelenke durch den chronischen Entzündungsprozeß. Die Schmerzen an den Gelenken führen zu einer Tonuszunahme der entsprechenden Muskulatur, vor allem der Strecker. Dieser Effekt ist möglicherweise für die nach ulnar

abknickenden Finger (Flossenhände) verantwortlich, ein Befund, der für die rheumatoide Arthritis typisch ist. Die Kraftlinie der Strecker zieht nämlich ulnar vom Grundgelenk vorbei, begünstigt also ein Abknicken nach außen. Die Verkalkung des aggressiven entzündlichen Granulationsgewebes in den Gelenken kann zur knöchernen Versteifung *(Ankylose)* führen. *Fehlstellung von Gelenken* und Schrumpfung von Bindegewebe und Muskeln machen den Patienten oft völlig hilfs- und pflegebedürftig.

5.2.3   Weitere Kollagenosen

Unter dem Begriff „Kollagenosen" wurden neben *rheumatischem Fieber* und *rheumatoider Arthritis* noch andere Erkrankungen mit Beteiligung des Bindegewebes zusammengefaßt (u.a. *Sklerodermie, Lupus erythematodes, Sjögren-Syndrom, Goodpasture-Syndrom,* Periarteriitis nodosa vgl. auch Tab. 4-3).

Ursachen dieser Erkrankungen sind mit großer Wahrscheinlichkeit *Autoimmunprozesse* (vgl. 4.2.1).

Auswirkungen sind z.T. in Tabelle 4-3 zusammengefaßt.

5.2.4 Amyloidose

Ursache der Amyloidose ist die Ablagerung eines „Stärke-ähnlichen" Proteins in einer Vielzahl von Geweben. Das Protein kann vorwiegend Bruchstücke von leichten Ketten der Immunglobuline enthalten (so beim Plasmozytom) oder Bruchstücke von SAA, dem serum amyloid A related protein (vgl. Tab. 4-5). SAA wird bei Kontakt mit Endotoxin vermehrt gebildet, wie bei Infekten. Amyloidose tritt ferner familiär und im Alter gehäuft auf, sowie bei Diabetes mellitus und medullärem Schilddrüsenkarzinom (Ablagerung der Prohormone von Calcitonin, Insulin oder Glucagon?)

Auswirkungen sind einerseits die Volumenzunahme (Makroglossie, Hepatosplenomegalie), andererseits die Funktionseinschränkung befallener Organe (Proteinurie und Niereninsuffizienz, Herzinsuffizienz, Neuropathie, Funktionsstörungen im Gastrointestinaltrakt, der Lunge und der Gelenke).

6 Niere, Salz- und Wasserhaushalt

6.1 Physiologie und allgemeine Pathophysiologie

6.1.1 Die Flüssigkeitsräume des Körpers, Umsatz und Bedeutung von Wasser und Elektrolyten

Der menschliche Körper besteht zu ca. 60% aus Wasser, welches sich auf verschiedene **Flüssigkeitsräume** im Körper (= Kompartimente, Tab. 6-1 a) verteilt. In diesen Kompartimenten sind die Konzentrationen der im Körper vorkommenden Elektrolyte z.T. recht verschieden (Tab. 6-1 b). Die Flüssigkeitsräume sind jeweils durch *Membranen* voneinander getrennt: Der intrazelluläre vom extrazellulären Raum durch die Zellmembran (vgl. 13.4), der interstitielle Raum vom Plasmaraum durch eine Endothelzellschicht (vgl. 2.1.2) und der transzelluläre

Tabelle 6-1 a **Flüssigkeitsräume des Körpers**

Gesamtkörperwasser: ca. 60 % des Körpergewichtes
(Säugling ca. 75 %, ältere Frauen ca. 50 %, bei stark adipösen Personen weniger)

- 35 % Intrazellulärraum
- 25 % Extrazellulärraum
  - 18 % Interstitieller Raum
  - 5 % Plasmawasser
  - 2 % transzelluläres Wasser

Tabelle 6-1 b **Elektrolytkonzentrationen in den Flüssigkeitsräumen des Körpers**

	Plasma[a]		Interstitielle Flüssigkeit		Intrazelluläre Flüssigkeit	
	mval/l	*mmol/l*	*mval/l*	*mmol/l*	*mval/l*	*mmol/l*
Na^+	141	141	143	143	15	15
K^+	4	4	4	4	140	140
Ca^{++}	5	2,5	2,6	1,3	0,0002[b]	0,0001[b]
Mg^{++}	2	1	1,4	0,7	30	15
	152		151		185	
Cl^-	103	103	115	115	8	8
HCO_3^-	25	25	28	28	15	15
HPO_4^{2-}	2	1	2	1	85[c]	60[c]
SO_4^{2-}	1	0,5	1	0,5	20	10
org. Säuren	4	4	5	5	2	2
Proteine	17	2	<1	≪1	60	6
	152		151		185	
pH	7,4		7,4		7,1	
Volumen (l)	3[a]		10		20	

[a] davon nur 94 % Wasser, 6 % Proteinvolumen
[b] freies Calcium im Zytosol
[c] davon der größte Teil organisch (Hexose-, Kreatin-, Adenosinphosphat etc.)

Tabelle 6-2 **Die physiologische und klinische Bedeutung von Wasser und einzelnen Elektrolyten**
(in Klammern die Zahlen der Abschnitte, in denen die Störungen besprochen werden)

Substanz	klinisch bes. relevante *physiologische Bedeutung*	wichtigste klinische Folgen eines *Mangels*	*Überschusses*
H_2O	Intrazellulärvolumen	Störungen des ZNS, Koma	Hämolyse (4.4.1), Hirnödem (8.2.1)
	Extrazellulärvolumen	Hypovolämie Blutdruckabfall (2.2.4)	Ödeme (2.1.2, 3.2.5) Hypertonie (2.2.3)
	Thermoregulation	Überhitzung (9.2.1)	–
	Lösungsraum für Urin	Nierensteine (6.2.9)	–
Natrium	determiniert Osmolarität des Extrazellulärvolumens Na^+/Ca^{++}-Austausch	Expansion des Intrazellulärvolumens (6.1.7) Hypovolämie, Hypotonie	Expansion des Extrazellulärvolumens (s.o.) Hypertonie
Bicarbonat	Säure-Basen-Haushalt	Acidose (3.1.5)	Alkalose (3.1.5)
Kalium	Ruhemembranpotential	Herzrhythmusstörungen, Ileus (10.4.4), Blasenlähmung (6.1.8), Adynamie (8.1.3)	Hyperreflexie (6.1.8), Herzrhythmusstörungen (1.1.1)
Chlorid	extrazelluläres Anion	s. Natriummangel und Bicarbonatüberschuß	s. Natriumüberschuß und Bicarbonatmangel
Calcium	elektromechanische Kopplung, Membranstabilisierung,	Adynamie, Verminderung der Herzkraft, Tetanie (7.2.1), Störungen in der Erregung des Herzens (1.1.1),	– Störungen in der Erregung des Herzens (1.1.1),
	Knochen-Calcifizierung	Osteomalazie (7.2.7)	ubiquitäre Ausfällungen (7.2.2)
Magnesium	Membranstabilisierung	Krämpfe, Hyperreflexie, Tachykardie (6.1.9)	Erbrechen, Muskelschwäche, ZNS-Störungen (6.1.9), Bradykardie, Atemstillstand
Phosphat	Membranaufbau, Substrat für die Herstellung energiereicher Phosphate Knochenmineralisierung	Krampf-Muskelschwäche (7.2.3), Herzinsuffizienz (7.2.3), Osteomalazie (7.2.7)	– – Calcium-Phosphat-Ausfällung mit Hypocalcämie (7.2.4)

Raum (Peritonealflüssigkeit, Pleuraraum, Liquor, Kammerwasser im Auge, Darminhalt und Tubulusflüssigkeit der Niere) vom übrigen Extrazellulärraum durch eine Epithelzellschicht.

Tabelle 6-2 faßt einige klinisch relevante **physiologische Funktionen** des Wassers und der Elektrolyte zusammen und stellt sie den Folgen einer Verschiebung gegenüber. Die Tabelle illustriert die Notwendigkeit für den Körper, Wassergehalt und Elektrolytkonzentrationen der einzelnen Kompartimente konstant zu halten.

Die Wasser**bilanz** des Körpers wird normalerweise durch Trinken auf der einen und durch renale Wasserausschei-

Tabelle 6-3   Täglicher **Wasser- und Elektrolytumsatz des Körpers** (beim Erwachsenen; Säuglinge tauschen täglich ca. 10 % des Körpergewichtes an Wasser aus

Täglicher Wasserumsatz

Aufnahme (1/24 h)		*Abgabe (1/24 h)*	
Nahrungsmittel	0,7	Verdunstung (Haut und Lunge)	0,8
Oxidationswasser	0,3	Kot	0,1
Trinkmenge	>0,6	Harn	>0,7
		Schweiß	0—10

Elektrolytumsatz

	Gesamtumsatz (mmol/24 h)	*Ausscheidung in % der Gesamtausscheidung*		
		Urin	*Kot*	*Schweiß*
Natrium:	*150*	*95*	*4*	*1*
Kalium:	*100*	*90*	*10*	*–*
Chlorid:	*100*	*98*	*1*	*1*
Calcium:	*20*	*30*	*70*	*–*
Magnesium:	*15*	*30*	*70*	*–*

dung auf der anderen Seite aufrecht erhalten. Die Elektrolyte werden oral aufgenommen, wobei die Resorption durch den Darm für Calcium eine wichtige Regelgröße darstellt. Das im Kot ausgeschiedene Calcium ist im Grunde nicht resorbiertes Calcium; das gleiche gilt für Magnesium. Für die anderen Elektrolyte stellt die Harnausscheidung praktisch die einzige Regelgröße dar (Tab. 6-3), und die Ausscheidung durch den Darm spielt nur bei Durchfall, Mißbrauch von Abführmitteln o.ä. eine wesentliche Rolle.

Eine **Störung im Wasser- und Elektrolythaushalt** liegt vor, wenn eine Änderung des Volumens bzw. der Elektrolytkonzentration in einem Kompartiment auftritt. Dabei ist es für die in diesem Kompartiment ausgelösten Wirkungen gleichgültig, ob die Veränderung durch einen Austausch mit einem anderen Körperkompartiment oder mit der Umwelt erfolgt ist.

Mengenmäßig wesentlich größer als der Austausch mit der Umwelt ist jedoch die **Verschiebung von Wasser und Elektrolyten zwischen den einzelnen Körperkompartimenten.** Tabelle 6-4 zeigt, welche Flüssigkeitsmengen pro Tag die Nierentubuli und welche das Darmlumen passieren. Normalerweise erscheinen nur 1–3 % davon im Harn bzw. Stuhl. Die Zahlen weisen deutlich darauf hin, daß eine Störung der Resorption in der Niere (*Salzverlustniere* vgl. 6.2.3, Diuretica vgl. 6.1.5) oder im Darm (*Erbrechen* 10.1.9., *Diarrhöen* 10.4.3, *Ileus* 10.4.4) zu massiven Flüssigkeits- und Elektrolytverlusten führen muß. Auch zwischen Plasmaraum und Interstitium besteht ein bedeutender Austausch von Flüssigkeit (20 l/d, 2.1.2). Hier kann eine Störung des Gleichgewichts zwischen Abgabe und Aufnahme (Ödeme, 2.1.2) schnell zu lebensbedrohlichen Situationen führen. Eine Störung im Gleichgewicht von Zufuhr und Abgabe bei einem einzelnen Kompartiment kann somit erhebliche Auswirkungen nach sich ziehen, auch ohne daß die Bilanz des gesamten Körpers gestört ist. Natürlich ist eine ausgeglichene Bilanz des Körpers notwendige Voraussetzung für die Konstanz seiner Kompartimente.

Tabelle 6-4 Mittlere Konzentrationen (mmol/l) von **Elektrolyten in einigen transzellulären Flüssigkeiten** (die Werte unterliegen im allgemeinen großen Schwankungen)

	Glome-rulum-Filtrat	Urin	Speichel	Magen-saft	Pan-kreas-saft	Leber-Galle	Darm-Sekrete	Stuhl-wasser	Schweiß	
Na^+	142	150	80	60	140	140	120	30	5—80	
K^+	4	60	20	20	5	5	5	70	10	
Ca^{++}	1,3	1	1,5	1,5	1,5	2	1,5	70	1	
Cl^-	115	150	40	100	60	90	100	10	5—70	
HCO_3^-	28	—	60	—	70	40	30	—	—	
pH	7,4	5,8	7,8	2	7,8	7,7	7,5	—	—	
Volumen	170	1,5	1	2	1	1	3	0,2	1	1/24 h

6.1.2 Aufgaben der Niere

- Die Niere *kontrolliert Flüssigkeitsvolumen* und *Elektrolytkonzentrationen* im Körper.

- Darüber hinaus *scheidet* die Niere eine Reihe von *Substanzen aus,* die für den Körper *unnütz* (z.B. Harnstoff) oder *schädlich* (z.B. Harnsäure) sind und

nicht weiter abgebaut werden können.

- Die Niere wirkt bei der *Regulation des Säure-Basen-Haushaltes* mit.

- Die Niere nimmt an der *Blutdruckregulation* teil.

- Die Niere bildet Hormone, wie *Erythropoetin* (vgl. 4.3.3), *1,25 (OH)₂D₃* (vgl. 7.1.2), *Prostaglandine* (vgl. 11.7.4) und *Kinine* (vgl. 11.7.3).

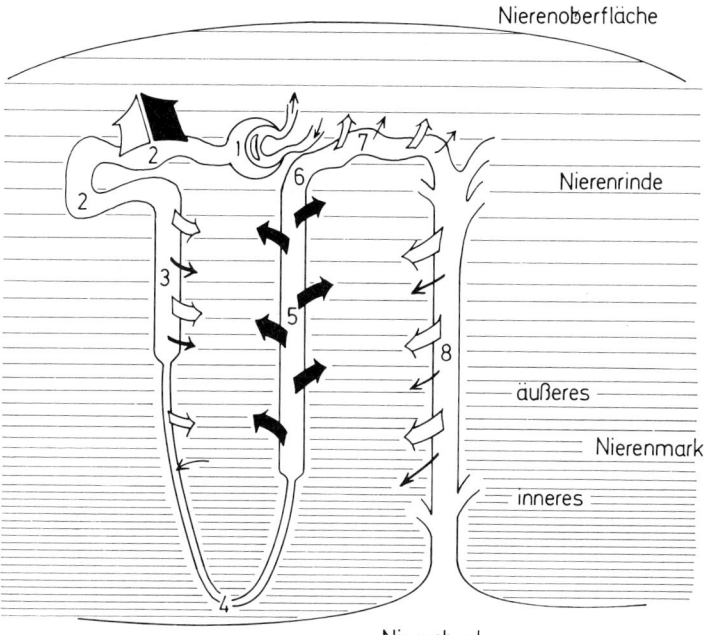

Abb. 6-1 **Das Nephron.** 1 = Glomerulum, 2 = proximaler Tubulus, 3 = Pars recta, 4 = Dünner Teil der Henleschen Schleife, 5 = Aufsteigender dicker Teil der Henleschen Schleife (Pars ascendens), 6 = Macula densa, 7 = Distaler Tubulus, 8 = Sammelrohr. Geschlossene Pfeile bezeichnen Kochsalz- und Harnstoff-, offene Pfeile Wassertransport. Die Querstriche deuten die zum Nierenmark zunehmende Osmolarität an

Durch *Renin* stimuliert sie die Bildung von Angiotensin und Aldosteron (vgl. 6.1.7). Andererseits baut die Niere Hormone ab.

● Die Niere erfüllt eine Reihe von *Stoffwechselaufgaben, wie Gluconeogenese* aus Aminosäuren und Lactat (vgl. 10.1.10, Abb. 10-26) und Abbau von filtrierten Oligopeptiden (v.a. Hormone).

6.1.3 Renale Durchblutung und Filtration

Die **Gefäßversorgung der Niere** läuft über die Arteria renalis, Aa. arcuatae, Aa. interlobulares zu den Vasa afferentia. Diese teilen sich innerhalb der Glomerula in Kapillarschlingen, welche zum Vas efferens zusammenlaufen. *Vas efferens* und *afferens* sind Arteriolen mit kontraktiler Wand. Die Vasa efferentia verzweigen sich in peritubuläre Kapillaren, welche die proximalen und distalen Tubuli versorgen: Somit sind in der Niere zwei Kapillarnetze hintereinandergeschaltet. Aus den relativ weiten Vasa efferentia der tiefen Nephrone zweigen die *Vasa recta* ab, welche bis zur Papillenspitze reichen.

Die **Durchblutung** beider Nieren beträgt ca. 1 l pro Minute, das sind 20 % des Herzminutenvolumens. Praktisch das gesamte Blut wird über die Vasa afferentia in die glomerulären Kapillaren geleitet. Dort werden etwa 25 % des Plasmavolumens in den sogenannten Kapselraum abgepreßt.

Der **Filtrationsprozeß** gleicht im Prinzip der Filtration von Flüssigkeit in sonstigen Kapillaren des Körpers (vgl. Abb. 2-3). In den glomerulären Kapillarschlingen sind allerdings hydrostatischer Druck und Permeabilität höher, es findet praktisch kein Abfall des hydrostatischen Druckes entlang der Kapillaren statt und ein weitaus größerer Anteil des Plasmas wird abfiltriert (Abb. 2-3). Der glomeruläre Filter erlaubt fast vollständige Filtration von Molekülen unter 10 000 Molekulargewicht und verhindert fast vollstän-

dig den Durchtritt von Molekülen größer als 50 000. Entscheidend für die Durchlässigkeit des Filters sind neben der Porengröße negative Wandladungen an Endothelzellen und Basalmembran, welche die Filtration von negativ geladenen Plasmaproteinen behindern.

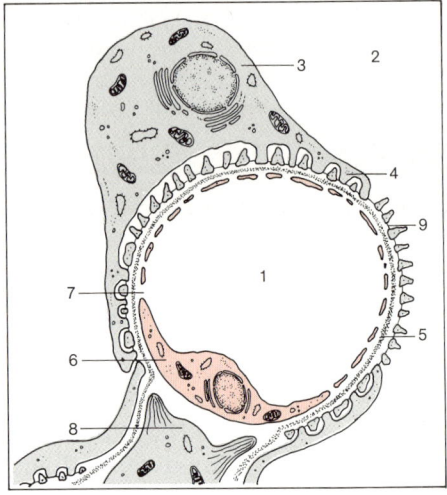

Abb. 6-2 Querschnitt durch eine Kapillare im **Glomerulum.** 1 = Gefäßlumen, 2 = glomerulärer Kapselraum, 3 = Podozyten, 4 = Podozyten-Fortsatz (angeschnitten), 5 = Basalmembran, 6 = Endothelzelle, 7 = Endothelzellpore, 8 = Mesangiumzelle, 9 = Schlitzmembran (porenhaltige, zwischen Podozyten aufgespannte Membran)

Entzündliche Schädigung von Glomerula führt zu einem Verlust der negativen Wandladungen, wodurch der Durchtritt negativ geladener Plasmaproteine ermöglicht wird (vgl. Abb. 6-3). Folge ist eine **glomeruläre Proteinurie** (vgl. 6.2.5).

Auch bei intaktem Glomerulum wird ein kleiner Teil (ca. 0,2 %) der Plasmaproteine mitgerissen. Diese Proteine werden dann von den proximalen Tubuluszellen aufgenommen und z. T. intrazellulär abgebaut. Fällt der Resorptionsmechanismus durch *Schädigung der Tubuluszellen* aus, so erscheinen die filtrierten Proteine im Urin und täuschen eine Schädigung der Glomerula vor. Im Gegensatz zur glomerulären Proteinurie sind jedoch bei der **tubulären Proteinurie** fast nur niedermo-

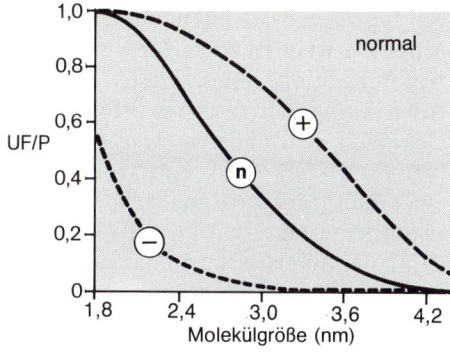
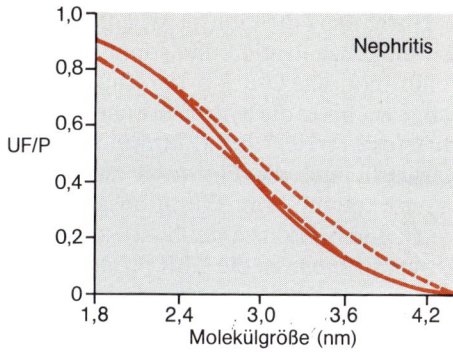

Abb. 6-3 **Permselektivität des glomerulären Filters.** Ein normaler Filter (links) läßt anionische (−) Makromoleküle (in diesem Fall Polysaccharide) wesentlich schlechter durch als neutrale (n) oder kationische (+) Makromoleküle. Bei entzündlicher Schädigung der Glomerula (Nephritis) geht die Permselektivität verloren, und der Filter erlaubt den Durchtritt negativ geladener Plasmaproteine (UF/P = Verhältnis der Konzentration eines Makromoleküls in Ultrafiltrat und Plasma)

lekulare Proteine im Urin nachweisbar. Besonders typisch verhält sich dabei das β_2-*Mikroglobulin,* das wegen seiner geringen Molekülgröße (12000, Tab. 4-5) fast vollständig filtriert wird. Eine Zunahme der Mikroglobulinausscheidung weist auf eine Schädigung der Tubuluszellen, eine Abnahme der Eliminierung (Zunahme der Plasmakonzentration) auf eine Filtratabnahme, also auf eine glomeruläre Schädigung hin.

Bei einigen Formen von *Plasmozytom* werden große Mengen niedermolekularer Proteine in das Plasma abgegeben (vgl. 4.2.4). Die Proteine passieren z. T. das normale glomeruläre Filter. Übersteigt die filtrierte Menge die Resorptionskapazität des proximalen Tubulus, erscheinen die Proteine im Urin (**prärenal ausgelöste Proteinurie**). Die Proteine können im Tubuluslumen ausfallen und auf diese Weise die Niere schädigen. Auch ein Teil des nicht an Haptoglobin gebundenen Hämoglobins (Tab. 4-5) kann filtriert werden und erscheint bei *Hämolyse* (vgl. 4.4.1) im Urin. Eine Proteinurie kann schließlich auch bei venöser Drucksteigerung (durch Herzinsuffizienz oder bei der harmlosen orthostatischen Proteinurie, die nur im Stehen auftritt) zustande kommen. Auch bei Fieber und schwerer Ar-

beit kann Proteinurie auftreten. Diese Proteinurien geben bisweilen Anlaß zu Verwechslungen mit Schädigungen der Glomerula.

Kleine Moleküle (MG < 5000) können die Basalmembran leicht passieren. Ihre Konzentration im Ultrafiltrat ist fast mit der Plasmakonzentration identisch. Substanzen, die an **Proteine gebunden** sind, werden dagegen nicht filtriert. Eine Reihe von Pharmaka ist zu einem großen Teil an Proteine gebunden. Werden diese Pharmaka nicht sezerniert, ist ihre renale Eliminierung entsprechend langsam (4.7.1).

Das in den Glomerula **pro Zeiteinheit filtrierte Volumen (GFR)** ist folgenden drei Größen proportional:

● der *Basalmembranfläche.* Verminderung der Fläche, z. B. beim Ausfall von Glomerula, führt zu proportionaler Abnahme des Filtrates

● der *Durchlässigkeit der Membran.* Ablagerung von Substanzen in der Membran führt zu Filtratminderung

● der *Druckdifferenz* zwischen Kapillaren und Kapselraum. Sie setzt sich aus hydrostatischer und kolloidosmotischer Druckdifferenz zusammen (Abb. 2-3).

Durch den Filtrationsprozeß nimmt die Eiweißkonzentration und somit der kolloidosmotische Druck in der Kapillare so lange zu, bis er die hydrostatische Druckdifferenz erreicht hat (**Filtrationsgleichgewicht**), und die Filtration zum Stillstand kommt. Im Filtrationsgleichgewicht und bei konstanter hydrostatischer Druckdifferenz ist die GFR proportional zur renalen Durchblutung, da ja ein bestimmter Anteil des die Glomerula passierenden Plasmavolumens abgepreßt werden muß, um den nötigen onkotischen Druckgradienten aufzubauen. Die Kontaktzeit in den Kapillaren reicht bisweilen jedoch nicht aus, um dieses Gleichgewicht zu erreichen.

Änderungen in der Druckdifferenz treten in erster Linie durch Änderung des hydrostatischen Druckes in der Kapillare auf. Konstriktion der afferenten Arteriole führt zum Abfall, Konstriktion der efferenten Arteriole zum Anstieg des glomerulären Druckes. Die renale Durchblutung wird durch die Weite beider Gefäße bestimmt.

Renale Durchblutung und glomeruläre Filtrationsrate bleiben durch Widerstandsänderungen der afferenten Arteriolen konstant, wenn der systemische Druck zwischen 11 und 25 kPa (90–190 mmHg) schwankt. Diese **Autoregulation** wird auf der einen Seite durch reflektorische Konstriktion der Arteriolen bei Druckerhöhung bewerkstelligt, auf der anderen Seite wird sie teilweise durch den Macula densa-Mechanismus vermittelt: Ein gesteigertes Angebot von Kochsalz im Lumen der Macula densa führt über Konstriktion des Vas afferens zur Filtratabnahme (vgl. 6.1.7). Eine Verminderung des renalen Perfusionsdruckes führt im übrigen auch zur Freisetzung von vasodilatatorisch wirksamen *Prostaglandinen* im Nierenmark, wodurch dessen Durchblutung aufrecht erhalten wird. Ist die Prostaglandinsynthese gehemmt (Wirkungsweise einiger Analgetika, vgl. 11.7.4), kann Blutdruckabfall zu massi-

ver Ischämie des Nierenmarkes führen. Möglicherweise ist auch *Adenosin* an der Autoregulation maßgeblich beteiligt: Adenosin wirkt in den Vasa afferentia im Gegensatz zu anderen Gefäßgebieten (vgl. 2.1.3) stark vasokonstriktorisch. Bei einer Blutdruckzunahme steigt die Nierendurchblutung, mit ihr die GFR, und damit das tubuläre Natriumangebot. Der Tubulus resorbiert mehr, verbraucht mehr ATP und bildet daher mehr Adenosin. Adenosin bewirkt Vasokonstriktion und führt die Nierendurchblutung und GFR wieder zum Ausgangswert zurück. Adenosin hemmt im übrigen die Reninausschüttung.

Eine **Filtratabnahme** tritt ein, wenn der Blutdruck unter den Bereich der Autoregulation fällt (z.B. bei Blutverlust, Hypovolämie). Eine Zunahme des Tubulusdruckes, wie er bei massiver Diurese auftritt (s.u.), senkt gleichfalls die Filtrationsrate. Durch Erhöhung der kolloidosmotischen Druckdifferenz kann in geringem Ausmaß auch eine Hyperproteinämie die Filtrationsrate einschränken.

Die GFR unterliegt einer ausgeprägten **circadianen Rhythmik** mit Spitzenwerten vormittags und am frühen Abend und wird durch **Zufuhr von Kohlenhydraten und Proteinen** gesteigert.

6.1.4 Tubulärer Transport

Der größte Teil filtrierter Substanzen wird im nachfolgenden Tubulussystem **resorbiert** (Tab. 6-5). Darüber hinaus werden einige Substanzen in das Tubuluslumen **sezerniert**.

Im **proximalen Tubulus** werden etwa 2/3 des filtrierten Volumens und der darin gelösten Substanzen resorbiert. Allgemein gesprochen geschieht *im proximalen Tubulus ein Transport großer Substanzmengen* ohne Aufbau erheblicher elektrochemischer Gradienten. Dementsprechend sind die Permeabilitäten und der Anteil von Diffusion (vgl. 13.3.3) und solvent drag (vgl. 13.3.2) relativ hoch.

Tabelle 6-5 **Transport von Wasser und Substanzen in verschiedenen Tubulusabschnitten**
Transport in % von der filtrierten Menge in den einzelnen Tubulusabschnitten (Henlesche Schleife inklusive Pars recta und aufsteigendem dicken Teil). Die Zahlen sind nur Anhaltswerte. Die mit einem * versehenen Urinwerte unterliegen starken Schwankungen

Substanz	Resorption bzw. Sekretion (−) in proximalem Tubulus	Henlescher Schleife	distalem Nephron	Urinaus- scheidung	beteiligte Transport- Mechanismen
Wasser	60	20	15	5*	osmotischem Gradienten folgend
Kreatinin	0	0	0	100	−
Natrium	60	34	6	0,5*	aktiv, Diffusion, solvent drag
Chlorid	55	38	6	1*	Diffusion, solvent drag, aktiv
Kalium	60	25	−5	20*	aktiv, Diffusion, solvent drag
Bicarbonat	90	0	10	0,1*	aktiv
Calcium	60	30	9	1	aktiv, Diffusion
Phosphat	70	10	0	20	aktiv
Magnesium	30	60	0	10	aktiv, Diffusion
Glucose	99	1	0	0	aktiv
Glycin, Histidin weitere	90	5	0	5	aktiv
Aminosäuren	99	0	0	1	aktiv
Harnstoff	50	−60	60	50	Diffusion, solvent drag, aktiv (?)
Harnsäure	60	30	0	10	aktiv, Diffusion
Oxalat	−20	−10	0	130	aktiv, Diffusion

Im **distalen Nephron** wird relativ wenig Substanz resorbiert. Die Resorption geschieht hier jedoch gegen einen hohen Gradienten; solvent drag und Diffusion spielen daher eine geringere Rolle für die Resorption. Im *distalen Nephron geschieht die Feineinstellung* der Urinzusammensetzung.

Die wichtigste Aufgabe der **Henle'schen Schleife** ist der Aufbau einer hohen Osmolarität im Nierenmark durch die NaCl-Resorption in der Pars ascendens. Das hypertone Mark entzieht den Sammelrohren Wasser, und der Urin wird konzentriert.

Natrium wird *in allen Nephronsegmenten resorbiert*. Der Transport ist z.T. *aktiv* (vgl. Abb. 6-4). Dabei dringt Natrium passiv durch die luminale Membran in die Tubuluszelle, da wegen der niederen intrazellulären Natriumkonzentration und wegen des Membranpotentials (vgl. 13.4) ein *hoher elektrochemischer Gradient* besteht. An der peritubulären, dem Lumen abgewandten Zellmembran wird Natrium *aktiv* aus der Zelle gepumpt (Natrium/Kalium-ATPase, vgl. 13.3.4). Der Natriumeinstrom an der luminalen Membran liefert die Energie für eine Reihe weiterer Transportprozesse, z.B. für die Resorption von Phosphat, Aminosäuren und Glucose und die Sekretion von Wasserstoffen im proximalen Tubulus, die Resorption von Chlorid und Kalium im aufsteigenden Teil der Henle'schen Schleife sowie von Chlorid im frühdistalen Tubulus (vgl. Abb. 6-4, 6-5, 6-6). Dadurch wird der Transport dieser Substanzen z.T. von der Natriumresorption abhängig. Umgekehrt fördern Glucose und Aminosäuren die Natriumresorption. In den Hauptzellen von distalem Tubulus und Sammelrohr gelangt Natrium durch Natriumkanäle über die luminale Zellmembran. Dadurch wird ein Lumen-negatives Potential erzeugt. Dieses Potential stellt eine treibende Kraft für die distal-tubuläre Kaliumsekretion dar (vgl. Abb. 6-6). Natrium wird nicht nur aktiv resorbiert, sondern kann, v.a. im proximalen Tubulus und im dicken Teil

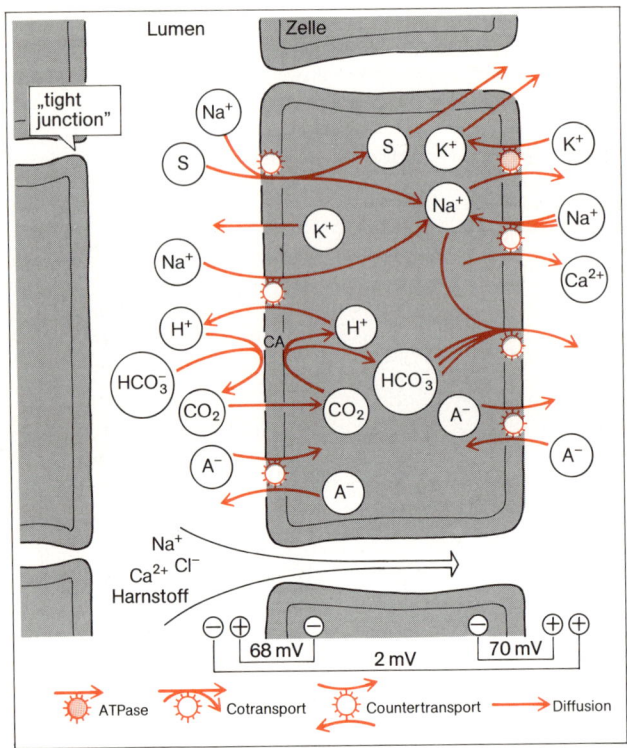

Abb. 6-4 **Transportprozesse im proximalen Nephron.** S = Substrate für den Na^+-Cotransport (z.B. Glucose, Aminosäuren, Phosphat, Sulfat, Lactat, Cholin). A^- = Anionen wie Phosphat, Sulfat, Chlorid, Lactat, Harnsäure, PAH, Fettsäuren, etc. CA = Carboanhydrase. Das transepitheliale Potential ist im frühen proximalen Tubulus lumen-negativ (durch den Einfluß der Natrium-gekoppelten Transporte), im späten proximalen Tubulus lumen-positiv (durch den Einfluß der Chloriddiffusion: Die luminale Chloridkonzentration steigt entlang des proximalen Tubulus als Folge der Wasserresorption an und schafft das für die Diffusion erforderliche chemische Gefälle)

der Henlé'schen Schleife auch *passiv* an den Zellen vorbei (parazellulär) durch die Tubuluswand diffundieren und mit resorbiertem Wasser durch *solvent drag* mitgerissen werden (vgl. Abb. 6-4 und 6-5). Die Diffusion wird durch den elektrochemischen Gradienten bestimmt (vgl. 13.3.3). Ist das Lumen negativ oder die Natriumkonzentration im Lumen geringer als im Interstitium, so diffundiert Natrium aus dem Intersitium in das Lumen. Folge ist eine Abnahme der Natriumnettoresorption. Eine Verminderung der Natriumkonzentration im Lumen tritt v.a. dann auf, wenn die Wasserresorption durch nicht resorbierbare, osmotisch wirksame Teilchen verhindert wird (osmotische Diurese, vgl. 6.1.5).

Eine Vielzahl von Hormonen greift in die **Regulation renaler Natriumausscheidung** ein. *Aldosteron* (vgl. 11.3.1) fördert die Natriumresorption vor allem im distalen Nephron durch Aktivierung von Natriumkanälen, Natrium/Kalium-ATPase und gesteigerte Energiegewinnung. Eine

Verminderung des Blutvolumens oder des Extrazellulärvolumens (sog. Volumenkontraktion) führt auch ohne Aldosteron zu einer gesteigerten Natriumresorption im gesamten Nephron. Umgekehrt löst Expansion des Blutvolumens Natriurese aus. Diese Wirkung ist zum Teil auf atriale natriuretische Faktoren zurückzuführen (vgl. 6.1.7). Ob darüber hinaus ein weiteres natriuretisches Hormon, Prostaglandine oder ein gesteigerter Filtrationsdruck zur Natriurese beitragen, ist noch ungewiß. Die Natriumresorption wird ferner durch Adrenalin, Cortisol, Insulin, Thyroxin, Somatotropin und Östrogene gefördert, durch Parathyrin und Gestagene gehemmt. Die proximal-tubuläre Natriumresorption wird durch gesteigertes Angebot an Substrat für den Natrium-gekoppelten Transport (u.a. Aminosäuren, Glucose) stimuliert, die Natriumresorption in der Pars ascendens durch ADH. Die Natriumresorption kann schließlich durch Pharmaka, sog. *Diuretica,* gehemmt werden (vgl. 6.1.5). Die Tätigkeit des NaCl/KCl-Cotransportes in der pars ascendens erfordert die Anwesenheit von Kalium im Tubuluslumen, Kaliummangel senkt die Transportrate. Die passive Natriumresorption in proximalem Tubulus und pars ascendens hängt von der Durchlässigkeit der tight junctions ab. Sie ist bei Hypercalcämie herabgesetzt.

Die Resorption von **Wasser** wird durch einen *osmotischen Gradienten* getrieben. Im proximalen Tubulus wird der Gradient durch die *Natriumresorption* geschaffen. Über Pars recta und Henle'sche Schleife gelangt die Tubulusflüssigkeit in das *hyperosmolare Mark,* und – dem Gradienten folgend – fließt Wasser aus dem Tubuluslumen in das Interstitium. Die Hyperosmolarität des Markes wird hauptsächlich durch die Kochsalzresorption im dicken Teil der Henle'schen Schleife aufrecht erhalten. Dieses Tubulussegment ist für Wasser impermeabel, resorbiert aber große Mengen NaCl (Abb. 6-1). Dadurch wird das Interstitium hyperosmolar und die Tubulusflüssigkeit bis zum Beginn des distalen Tubulus hypoosmolar. Der distale Tubulus ist bei Anwesenheit von ADH (s.u.) wieder für Wasser permeabel; da die Tubulusflüssigkeit hypoton ist, und somit ein Gradient zum isotonen Interstitium existiert, verläßt Wasser das Tubuluslumen. Am Ende des distalen Konvolutes ist die Tubulusflüssigkeit durch die Wasserresorption meist wieder isoton. Der folgende Weg führt im Sammelrohr erneut durch das hypertone Mark, und somit kann wiederum Wasser, einem osmotischen Gradienten folgend, den Tubulus verlassen.

Distaler Tubulus und Sammelrohr stehen unter dem Einfluß von **Antidiuretischem Hormon** (ADH = Adiuretin = Vasopressin, vgl. 11.2.1). Nur bei Anwesenheit von ADH ist die Tubuluswand für Wasser permeabel, und Wasser kann resorbiert werden. Hemmung der ADH-Ausschüttung (z.B. durch Alkohol) führt zu Wasserimpermeabilität von distalem Tubulus und Sammelrohr und damit zu vermehrter Wasserausscheidung (s. auch 6.1.5). In seltenen Fällen ist das distale Nephron gegen ADH unempfindlich (familiärer renaler Diabetes insipidus). Bei dieser Krankheit werden ca. 20 l/d hypotonen Urins ausgeschieden.

Bicarbonat wird vorwiegend im *proximalen Tubulus,* zum kleinen Teil aber auch im distalen Konvolut und im Sammelrohr resorbiert. Die Bicarbonatresorption ist *eng an die Wasserstoffionen-Sekretion gekoppelt:* Im Tubuluslumen reagiert Bicarbonat mit sezernierten Wasserstoffionen zu H_2O und CO_2. CO_2 diffundiert in die Zelle und reagiert dort wieder zu Bicarbonat und H^+. H^+ wird erneut in die Tubulusflüssigkeit sezerniert (im Austausch gegen Natrium). HCO_3^- wird (im Verhältnis 3:1 an Natrium gekoppelt) durch die peritubuläre Membran ins Interstitium transportiert. Die Reaktion $H^+ + HCO_3^- \rightleftarrows CO_2 + H_2O$ läuft in vitro sehr langsam ab, wird aber im proximalen Tubulus durch das Enzym Carboanhydrase beschleunigt. Erhöhung des CO_2-Druckes steigert die Wasserstoffionensekretionsrate, wodurch eine respiratorische **Acidose** renal kompensiert wird. Umgekehrt vermindert eine **Alkalose** die Wasserstoffionensekretion. Als Folge wird vermehrt Bicarbonat ausgeschieden und dadurch die Alkalose kompensiert. *Hemmung* der Carboanhydrase z.B. durch Acetazolamid vermindert die HCO_3^--Resorption um bis zu 50%, so daß vermehrt Bicarbonat und Natrium, sowie vermindert H^+ ausgeschieden werden.

Die **Wasserstoffionensekretion** erlaubt nicht nur die Bicarbonatresorption. Sie führt auch zur Ansäuerung des Urins, der dadurch normalerweise einen pH-Wert von 6,5 (Extremwerte 4,7-8,2) hat. Die Acidifizierung des Urins ist in erster Linie eine Leistung der Zwischenzellen (Typ A) im distalen Tubulus und Sammelrohr. Sie verfügen über eine H^+-ATPase und eine K^+/H^+-ATPase in der luminalen Zellmembran. Bei Alkalose können andere Zwischenzellen (Typ B) Bicarbonat sezer-

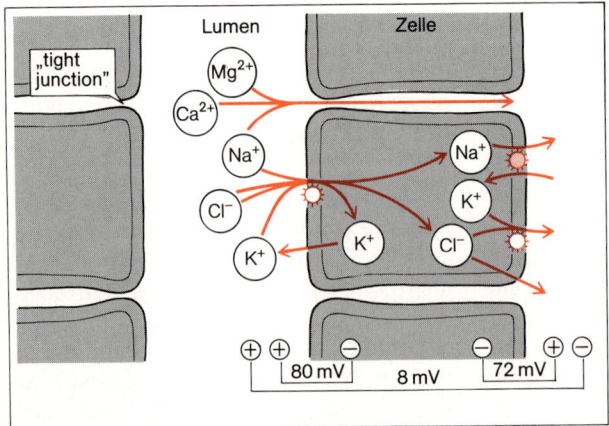

Abb. 6-5 **Transportprozesse im dicken aufsteigenden Teil der Henleschen Schleife** (Bedeutung der Symbole siehe Abb. 6-4). Möglicherweise führt Aldosteron zusätzlich zum Einbau eines Natrium/Wasserstoffionen-Austauschers in die luminale Zellmembran der pars ascendens, steigert damit die Natriumresorption und löst eine intrazelluläre Alkalose aus, welche die Kaliumkanäle in der luminalen Zellmembran aktiviert.

nieren. Die Menge an Säure, welche in Form *freier* Wasserstoffionen ausgeschieden wird (vgl. 13.2.1), ist für den Säure-Basen-Haushalt zwar unerheblich. Der Urin pH beeinflußt jedoch das Ausmaß der Säureausscheidung in Form von Ammoniumionen und von einfach dissoziiertem Phosphat. Die proximale H^+-Sekretion wird durch Parathyrin, intrazelluläre Alkalose und Hyperkaliämie gehemmt. Hyperkaliämie depolarisiert die Zellen (vgl. 13.4), bremst dadurch den Ausstrom des negativ geladenen Bicarbonat (s. Abb. 6-4) und erzeugt auf diese Weise eine intrazelluläre Alkalose. Die distale H^+-Sekretion wird durch Aldosteron stimuliert.

Chlorid wird im *gesamten Nephron* resorbiert. In der Pars ascendens ist die Resorption sekundär aktiv (vgl. Abb. 6-5). Sonst erfolgt die Chloridresorption hauptsächlich durch *passive Diffusion* und solvent drag.

Glucose wird im *proximalen Tubulus aktiv* resorbiert. Die Resorption ist *sättigbar* und Natrium-abhängig. Die Nierenschwelle liegt bei Plasmakonzentrationen um 10 mmol/l. Wird diese Konzentration z.B. bei Diabetes mellitus überschritten, kommt es zur Glucosurie (vgl. 6.1.6).

Aminosäuren werden gleichfalls im *proximalen Tubulus aktiv resorbiert. Auch der Aminosäurentransport ist sättig-*

bar und Natrium-abhängig. Es gibt mehrere parallele Transportprozesse, z.B. einen für *basische* (Arginin, Lysin, Ornithin), einen für *saure* (Glutaminsäure, Asparaginsäure), mehrere für *neutrale* Aminosäuren (z.B. Phenylalanin), einen für Cystin/Cystein, einen für Glycin und zwei für die sog. *Iminosäuren* (Prolin und Hydroxyprolin).

Kalium wird im proximalen Tubulus passiv resorbiert. Auch der distale Tubulus ist bei Kaliummangel zur Kaliumresorption befähigt. Normalerweise bewirkt jedoch dort das durch die Natriumresorption geschaffene lumen-negative Potential eine passive „Sekretion" von Kalium (vgl. Abb 6-6). Eine gesteigerte *Natriumresorption* im distalen Tubulus, z.B. bei gesteigerter Ausschüttung von Aldosteron (vgl. 11.3.3), führt somit zu einer vermehrten Kaliumsekretion. Die Kaliumsekretion nimmt ferner bei großer luminaler Stromstärke zu. Acidose steigert die Wasserstoffionensekretion und senkt dadurch die Kaliumsekretion. Bei *Kaliumüberschuß* ist die Konzentration von Kalium in allen Zellen, auch in den Epithelzellen des distalen Tubulus erhöht. Die hohe *intrazelluläre Konzentration* begünstigt die Kaliumsekretion, wodurch der Kaliumüberschuß ausgeglichen wird. Die gleichzeitige Fähigkeit zur Kaliumresorption und -sekretion ermöglicht die ungewöhnliche Regelbreite

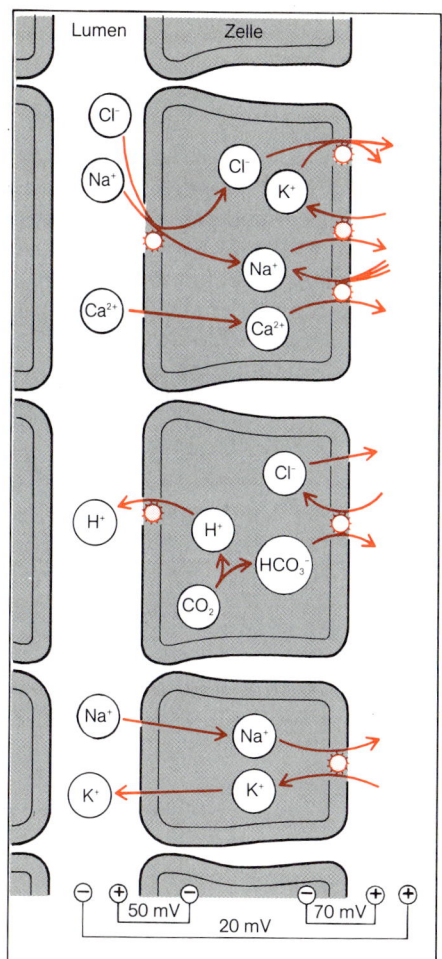

Abb. 6-6 Einige **Transportprozesse im distalen Nephron** (Bedeutung der Symbole s. Abb. 6-4). Oben: Distale-Konvolut-Zelle; Mitte: Schaltzelle, Typ A (die nicht gezeigte Schaltzelle Typ B sezerniert Bicarbonat statt Wasserstoffionen); unten: Hauptzelle.

für die Kaliumausscheidung (3–150% der filtrierten Menge).

Calcium wird im *gesamten Nephron* außer dem Sammelrohr – vorwiegend *aktiv – resorbiert,* und zwar weitgehend der Natriumresorption parallel. Im dicken Teil der Henle'schen Schleife und zum Teil im proximalen Tubulus ist die Resorption passiv (durch die sog. tight junctions). Hohe Calciumkonzentrationen setzen die Durchlässigkeit der tight junctions herab.

Dadurch wird die passive Calcium- (und Magnesium-)Resorption bei Hypercalcämie eingeschränkt. Folge ist Calciurie. *Parathyrin* (Parathormon, PTH) fördert die Resorption von Calcium. Dennoch löst Hyperparathyreoidismus Calciurie aus: Die extrarenalen Wirkungen von Parathyrin (Steigerung enteraler Resorption, Mobilisierung von Knochenmineralien) führen zur Hypercalcämie, die trotz gesteigerter renaler Resorption Calciurie nach sich zieht. Auch Vitamin D, Acidose und Somatotropin steigern über Hypercalcämie die Calciumausscheidung trotz Stimulation der Calciumresorption. Die renale Calciumausscheidung wird ferner durch Calcitonin, Volumenexpansion, Glucose, Magnesiumüberschuß, Phosphatmangel, Schilddrüsenhormone und Diuretica (außer Thiazide) gesteigert. Thiazide hemmen selektiv die Natriumresorption (im distalen Nephron), der Volumenmangel zwingt das proximale Nephron zu gesteigerter Natrium- (und Calcium-)Resorption. Dieser Effekt kann bei Calciumurolithiasis (vgl. 6.2.9) zur Senkung der renalen Calciumausscheidung therapeutisch ausgenützt werden.

Phosphat wird im *proximalen Konvolut* und in der Pars recta aktiv resorbiert. Die Resorption ist *sättigbar* und Natriumabhängig. Nicht resorbiertes Phosphat ist ein wichtiger *Puffer* für die Wasserstoffionenausscheidung. Etwa 1/3 der renal ausgeschiedenen Säure wird in Form von Phosphat ausgeschieden *(titrierbare Säure).* Phosphatmangel führt daher zu Acidose, Phosphaturie zu Alkalose. *Calcitonin* und *Parathyrin* hemmen die Resorption von Phosphat durch Reduzierung der maximalen Transportrate. Die Phosphatresorption wird durch Phosphatmangel, Thyroxin, Somatotropin und Magnesium gefördert, durch Parathyrin, Calcitonin, Volumenexpansion, Diuretica, Phosphatüberschuß, Hypocalcämie und Glucose gehemmt. Chronische Acidose steigert, chronische Alkalose mindert die renale Phosphatausscheidung. Bei akuten Störungen des Säure-Basen-Haushaltes sind die Effekte unterschiedlich.

Magnesium wird im proximalen Tubulus und vor allem in der Pars ascendens, vorwiegend passiv, resorbiert. Die Resorption wird durch Parathyrin, Glucagon, Calcitonin, ADH, Magnesiummangel, Hypocalcämie und Volumenmangel stimuliert, die renale Eliminierung von Magnesium wird durch Magnesiumüberschuß, Hypercalcämie, Aldosteron, Volumenexpansion, Diuretica (v.a. Schleifendiuretica), Acidose, Kohlenhydrat- oder Proteinzufuhr, Alkohol und Hypoparathyreoidismus gesteigert.

Sulfat wird im *proximalen Tubulus aktiv* resorbiert. Die Resorption ist *sättigbar.*

Ammoniak kann als NH_3 leicht durch die Tubulusmembran diffundieren. Bei dem normalerweise sauren Tubulus-pH reagiert es im Lumen zu NH_4^+ und wird als solches ausgeschieden. Natürlich ist auch in der Zelle und im Plasma das Gleichgewicht im wesentlichen bei NH_4^+ (pK 9), aber bei einem pH im Tubuluslumen von 6,4 ist die NH_4^+-Konzentration im Tubuluslumen um den Faktor 10 höher als im Plasma, wenn die NH_3-Konzentrationen gleich sind. Auf diese Weise eliminiert der Körper Ammoniak und saure Valenzen (etwa 2/3 der renalen Säureausscheidung). Die Niere kann Ammoniak aus Glutamin abspalten und somit NH_3 zur Pufferung sezernierter H^+-Ionen bereitstellen. Normalerweise werden etwa 3/4 des renal ausgeschiedenen NH_3 in der Niere selbst gebildet. Bei einer **Acidose** kann die NH_3-Produktion in der Niere auf etwa das 10fache ansteigen. Durch die NH_4^+-Ausscheidung werden bei Acidose zwei Fliegen mit einer Klappe geschlagen: Ammoniak und H^+ werden ausgeschieden. *Bei* **Alkalose** *muß dagegen die NH_3-Produktion gestoppt werden,* da bei Bildung eines alkalischen Urins durch die Tubulusflüssigkeit kein NH_3 gebunden werden kann, also NH_3 ins Blut übertreten würde. NH_4^+ kann statt Kalium durch den NaCl/KCl-Cotransport in der pars

ascendens transportiert werden. Die NH_4^+-Resorption in diesem Segment führt zu einer Akkumulierung von NH_4^+ im Nierenmark, die eine effiziente Ausscheidung gewährleistet.

Harnstoff wird im *gesamten Nephron* durch Diffusion und *solvent drag* transportiert. Auf diese Weise verläßt er auch im Nierenmark das Sammelrohr und tritt in das Interstitium des Nierenmarks. Ein wesentlicher Bestandteil der Markhyperosmolarität ist somit auf Harnstoff zurückzuführen. Vom Interstitium des Nierenmarks diffundiert Harnstoff in die Henle'sche Schleife, erreicht wiederum den distalen Tubulus, von wo er mit dem Sammelrohr erneut ins Mark gelangt (Rezirkulation von Harnstoff). Die Harnstoffresorption sinkt mit zunehmender Diurese.

Organische Säuren werden im späten *proximalen Tubulus aktiv sezerniert.* Die Sekretion wird durch mehrere parallele Transportsysteme mit überlappender Spezifität vermittelt.

Die Sekretion ist insofern bedeutsam, da eine Vielzahl von **Pharmaka** auf diesem Weg eliminiert wird (u.a. das Antibioticum Penicillin, das Uricosuricum Probenecid, das Analgeticum Salicylat, das Diureticum Furosemid). Die Substanzen können sich gegenseitig beim Transport hemmen. So ist es möglich, die Ausscheidung von Penicillin durch Probenecid wesentlich zu verlangsamen.

Die Sekretion von *Para-Amino-Hippursäure* (**PAH**) über diesen Prozeß ist so effektiv, daß fast das gesamte PAH, welches in die Niere gelangt, über den Urin ausgeschieden wird. Das ermöglicht die Bestimmung des renalen Plasmaflusses aus der PAH-Clearance (vgl. 13.6.2). Das gilt jedoch nur für niedere PAH-Konzentrationen. Bei hohen PAH-Konzentrationen ist der PAH-Sekretionsmechanismus gesättigt und nur mehr ein Teil des von der Blutseite angebotenen PAH wird sezerniert. Die ausgeschiedene PAH-Menge hängt unter dieser Bedingung im wesentlichen von der maximalen Sekretionsrate für PAH (Transportmaximum) ab und ist somit ein Maß für die Intaktheit des Tubulusapparates. Auch **Phenolrot** wird durch diesen Transportprozeß sezerniert. Somit ist auch die Eliminierung von Phenolrot ein Indikator für die Tubulusfunktion.

Die meisten schwachen organischen Säuren können auch resorbiert werden. Allerdings können viele Säuren nur in der nicht-dissoziierten Form die Tubuluswand passieren *(non-ionic-diffusion)*. Bei alkalischer Tubulusflüssigkeit liegen die Säuren hauptsächlich in dissoziierter Form vor, können den Tubulus nicht verlassen und werden ausgeschieden. Die renale Eliminierung wird daher durch eine Alkalisierung der Tubulusflüssigkeit beschleunigt. Bei Überdosierung von **Barbituraten** (z.B. Schlafmittelintoxikation) kann durch Gabe von $NaHCO_3$ somit eine schnellere Ausscheidung erzwungen werden.

Über den Sekretionsmechanismus für organische Säuren werden auch **Oxalat** und **Harnsäure** sezerniert. Während Oxalat kaum resorbiert wird, verläßt der überwiegende Teil der Harnsäure das Nephron wieder. Die Harnsäureresorption ist stark von der tubulären Stromstärke abhängig: Eine Abnahme der proximal-tubulären Stromstärke führt zur Steigerung der Harnsäureresorption. Somit zieht die verstärkte Natriumresorption bei Volumenkontraktion eine verminderte Harnsäureausscheidung nach sich. Die Verabreichung von *Diuretica*, die an der Pars ascendens wirken (sog. Schleifendiuretica) führt durch den Natriumverlust zur Volumenkontraktion und auf diese Weise zu verminderter renaler Harnsäureeliminierung. Alkohol führt über Hemmung der ADH-Ausschüttung (s.o.) gleichfalls zu Flüssigkeitsverlusten und Harnsäureretention. Folge ist ein Ansteigen der Plasmakonzentration von Harnsäure (Hyperuricämie). Die Harnsäuresekretion kann wahrscheinlich durch freie Fettsäuren, Milchsäure, Acetacetat, β-Hydroxybuttersäure oder Acidose gehemmt werden.

Daher ist die renale Harnsäureeliminierung bei *Streß, Fasten,* acidotischem *Diabetes mellitus* (Hyperlipidacidämie, vgl. 10.1.5) sowie bei *Alkoholismus* (Hyperlactacidämie, vgl. 10.2.3) eingeschränkt. Folge ist wiederum Hyperuricämie mit der Gefahr der Ausfällung von Harnsäure im Gewebe (Gicht, vgl. 10.1.3). Umgekehrt setzen Östrogene die Harnsäureresorption herab, so daß Hyperuricämie bei Frauen vor der Menopause selten ist. Bei gesteigerter Harnsäureproduktion (vgl. 10.1.3) wird die Niere über eine Zunahme der Plasmakonzentration gezwungen, mehr Harnsäure auszuscheiden (vgl. 6.1.6). Harnsäure kann u.a. im Nierenmark *(Gichtniere)* oder im Urin *(Urolithiasis,* vgl. 6.2.9) ausfallen. Eine gesteigerte Produktion von Oxalat (vgl. 10.1.6) führt gleichermaßen zu Oxalatausfällungen in Niere und Harn (vgl. 6.2.9).

Organische Basen (u.a. einige Medikamente) werden gleichfalls im proximalen Nephron sezerniert. Die Rückresorption durch nonionic diffusion wird für die Basen durch alkalisches Tubuluslumen begünstigt.

Über die Ausscheidung von **Giftstoffen** durch die Niere ist relativ wenig bekannt. Eine Reihe von Substanzen wird in der Leber z.B. an Glucuronsäure gebunden (vgl. 10.1.11) und in dieser Form renal ausgeschieden. Möglicherweise kommt hier dem renalen Sekretionsmechanismus für organische Säuren eine wesentliche Rolle zu.

Kreatinin wird im distalen Tubulus (?) geringgradig sezerniert. Die Sekretionsrate fällt jedoch praktisch nicht ins Gewicht, daher kann Kreatinin als *Indikator für die glomeruläre Filtration* herangezogen werden (vgl. 6.1.6).

Proteine werden im proximalen Tubulus durch *Pinozytose* resorbiert. Bei exzessiver Filtration von Proteinen wird jedoch die Resorptionskapazität überschritten, und es kommt zur Proteinurie.

Kurze Aminosäurenketten (Peptide) werden im Tubuluslumen gespalten und als Aminosäuren resorbiert.

6.1.5 Diurese-Formen

Beim Gesunden führt ein Volumenüberschuß (vgl. 6.1.7) zur Diurese, d.h. zur gesteigerten Wasserausscheidung (> 1 ml/min). Diurese wird ferner durch eine Reihe von Medikamenten ausgelöst, die zur „Entwässerung" des Körpers eingesetzt werden. Darüber hinaus tritt eine Diurese bei einigen Nierenkrankheiten auf.

Bei **ADH-Mangel** sind distaler Tubulus und Sammelrohr für Wasser impermeabel, und es kommt zur Ausscheidung von bis zu 20 l/d hypoosmolaren Urins (Abb. 6-7 D). Mit dem Wasser wird auch vermehrt Harnstoff ausgeschieden, da der solvent drag im distalen Tubulus ausfällt. Die Natriumresorption ist bei ADH-Mangel ebenfalls geringgradig eingeschränkt, da die Natriumkonzentration im Lumen durch die fehlende Wasserresorption stark absinkt (vgl. 6.1.4). Da **Alkohol** die ADH-Ausschüttung hemmt, liegt auch bei chronischem Alkoholismus meist ein ausgeprägter Wasser- und Salzmangel vor.

Eine Einschränkung der Wasserresorption kann auch Folge eines Mangels an osmotischem Gradienten sein. Ein verminderter osmotischer Gradient kann durch eine gesteigerte luminale oder eine herabgesetzte interstitielle Osmolarität hervorgerufen werden. Die luminale Osmolarität steigt an, wenn in der Tubulusflüssigkeit Substanzen enthalten sind, die nicht, oder nur zum Teil, resorbiert werden können. Durch Flüssigkeitsresorption während der Tubuluspassage werden diese Substanzen konzentriert und halten Wasser zurück. Man spricht dabei von **osmotischer Diurese** (Abb. 6-7 F). Die eingeschränkte Wasserresorption führt sekundär zu einer Einschränkung der Natrium- und Harnstoffresorption. Dadurch wird die Osmolarität im Nierenmark herabgesetzt und die Harnkonzentrierung eingeschränkt. Therapeutisch wird eine osmotische Diurese durch *Mannitol,* einem schwer resorbierbaren Zucker, ausgelöst. Eine osmotische Diurese tritt aber auch bei einer gesteigerten Ausscheidung von *Harnstoff, Phosphat, Bicarbonat* und *Glucose* (Diabetes mellitus!) auf.

Eine Abnahme der Osmolarität im Interstitium des Nierenmarkes wird u.a. durch **gesteigerte Durchblutung der Vasa recta** hervorgerufen. Über den Blutweg werden dabei vermehrt Natriumchlorid und Harnstoff abtransportiert. Ursache kann eine *Hypertonie* (gesteigerter Perfusionsdruck) oder eine Dilatation der Vasa recta sein. Letztere wird z.B. durch *Coffein* oder durch eine Entzündung bei einer *Pyelonephritis* (vgl. 6.2.2) erzeugt. Durch Abnahme der Osmolarität im Nierenmark fehlt die treibende Kraft für die Wasserresorption aus dem Sammelrohr (Abb. 6-7 E).

Über Hemmung der Kochsalzresorption in der Pars ascendens mindern **Hypercalcämie** und **Kaliummangel** die Osmolarität im Nierenmark und schränken auf diese Weise die Konzentrierungsfähigkeit der Niere ein.

Die für den Arzt wichtigste Möglichkeit, eine Diurese zu erzwingen, ist die *Hemmung der tubulären Natriumresorption* durch die sogenannten **Saluretica.** Dabei unterscheiden sich die einzelnen Saluretica vor allem im Wirkort.

Saluretica, welche die Natriumresorption im **proximalen Tubulus** hemmen (z.B. Carboanhydrase-Hemmer Acetazolamid), haben nur eine mäßige Wirkung auf die Kochsalz- und Wasserausscheidung im Endurin, da die Pars ascendens der Henle'schen Schleife und das di-

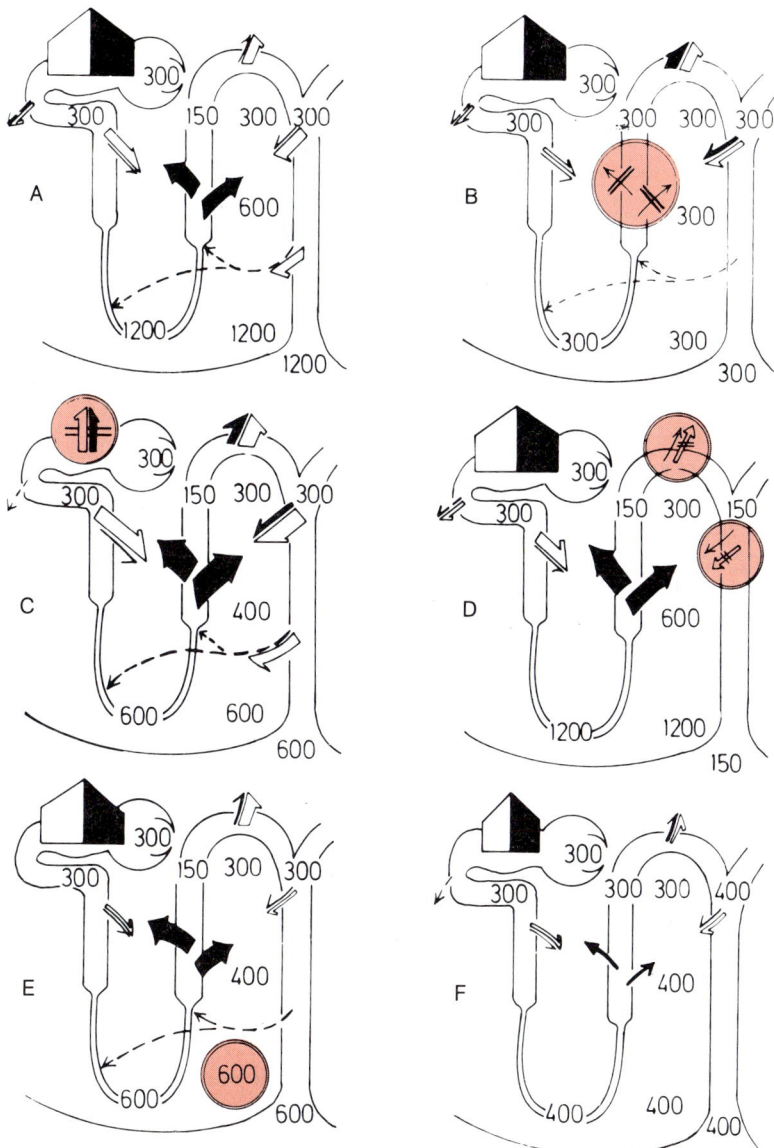

Abb. 6-7 Verschiedene **Diureseformen.** Schwarze durchgezogene Pfeile bezeichnen Transport von NaCl, schwarze unterbrochene Pfeile Transport von Harnstoff, weiße Pfeile Transport von Wasser. Die Zahlen geben die Osmolarität in mol/l wieder. Primäre Veränderungen sind durch Kreise hervorgehoben

A = Normalfall
B = Wirkungen von Diuretica, welche den Kochsalztransport an der Pars ascendens hemmen (Furosemid, Ethacrynsäure)
C = Wirkungen von Diuretica, welche den Kochsalztransport im proximalen Tubulus hemmen (z.B. der Carboanhydrasehemmer Acetazolamid)
D = ADH-Mangel (Diabetes insipidus)
E = Auswaschen des Interstitiums (Hypertonie, Pyelonephritis, Coffein)
F = Osmotische Diurese (Mannitol, Glucosurie, Phosphaturie). Da die osmotische Diurese am gesamten Nephron wirkt, wurde kein Kreis eingezeichnet

stale Nephron bei dem gesteigerten Angebot mehr NaCl resorbieren und einen wesentlichen Teil der Natriurese und Diurese abfangen (vgl. Abb. 6-7C). Dabei geht vermehrt Kalium durch distale Sekretion verloren (vgl. 6.1.4).

Am effektivsten sind *Saluretica,* welche die NaCl-Resorption in der **Pars ascendens** der Henle'schen Schleife hemmen (sog. Schleifendiuretica, z.B. Furosemid). Das distale Nephron ist in diesem Fall trotz vermehrter Resorption *(Kaliumverlust!)* nicht dazu in der Lage, das gesteigerte NaCl-Angebot zu bewältigen (vgl. Abb. 6-7 B). Der größte Teil des in der Pars ascendens nicht resorbierten NaCl wird daher im Urin ausgeschieden und mit ihm ein entsprechendes Volumen Wasser. Durch Hemmung der NaCl-Resorption in der Pars ascendens verliert das Nierenmark seine Hyperosmolarität, wodurch die Wasserresorption aus dem Sammelrohr weiter eingeschränkt wird. Durch ihre besondere Effektivität können die an der Pars ascendens ansetzenden Saluretica eine erhebliche *Abnahme des Extrazellulärvolumens* hervorrufen. Folge ist eine gesteigerte NaCl-Resorption im proximalen Tubulus. Dabei wird auch vermehrt Harnsäure resorbiert, was zu Hyperuricämie und Gicht führen kann. Ähnliche Auswirkungen haben Diuretica, welche den NaCl-Cotransport in **frühdistalen Tubuli** hemmen (sog. Thiazide).

Saluretica, welche die Natriumresorption im späteren **distalen Tubulus** *und* **Sammelrohr** *hemmen* (z.B. der Aldosteronantagonist Spironolacton, Natrium-Kanalblocker Amilorid, Triamteren), können nur eine geringe Diurese erzeugen. Im Gegensatz zu den anderen Saluretica setzen sie die Kaliumausscheidung herab.

6.1.6 Beziehung zwischen Plasmakonzentration, renaler Clearance und Ausscheidung

Die Plasmakonzentration einer beliebigen Substanz wird durch das **Gleichgewicht von Zufuhr und Abgabe** bestimmt.

Produktion und *Aufnahme* heben, *Ausscheidung, Abbau* und *Ablagerung* senken den Plasmaspiegel. Umgekehrt kann der Plasmaspiegel Produktion, Aufnahme bzw. Umbau, Ablagerung und Ausscheidung einer Substanz beeinflussen. Bevor wir uns mit der Frage beschäftigen, in welcher Weise Plasmakonzentration und renale Ausscheidung sich gegenseitig beeinflussen, soll noch hervorgehoben werden, daß die Höhe der Plasmakonzentration keineswegs ausschließlich durch die renale Ausscheidung, sondern durch alle oben genannten Faktoren beeinflußt wird. Das gilt auch für Substanzen, deren Plasmakonzentrationen vorwiegend über die renale Ausscheidung reguliert werden.

Die Aufgabe der Niere ist es unter anderem, die Plasmakonzentration einer Reihe von Elektrolyten (z.B. Kalium, Calcium, Phosphat, pH) konstant zu halten. Das ist nur möglich, wenn die Niere auf ein Ansteigen der Plasmakonzentration mit einer Zunahme, auf ein Absinken mit einer Abnahme der Ausscheidung reagiert, wenn also die *Plasmakonzentration die renale Ausscheidung beeinflußt.* Ein solcher Einfluß wird bei einigen Substanzen über die Vermittlung von **Hormonen** gewährleistet. Die Rolle von Parathyrin (6.1.4, 7.1.2), Aldosteron (6.1.4, 11.3.1) und antidiuretischem Hormon (ADH, 6.1.5, 11.2.1) für die renale Ausscheidung von Phosphat und Calcium, Natrium und Kalium bzw. Wasser wird an anderer Stelle erörtert.

Auch ohne Vermittlung von Hormonen ist eine Beeinflussung der renalen Ausscheidung durch die Plasmakonzentration möglich. Ein Ansteigen der Plasmakonzentration führt bei freier Filtration zwangsläufig zu einer Zunahme der **filtrierten Menge** (M_f = GFR x P, vgl. 13.6.2). Wird die Substanz nicht durch den Tubulus resorbiert oder sezerniert, so muß die ausgeschiedene Menge in glei-

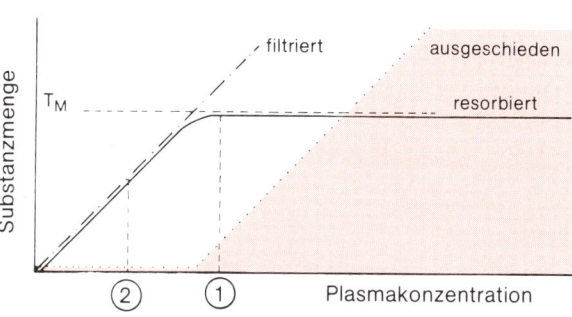

Abb. 6-8 Abhängigkeit der in der Niere filtrierten, resorbierten und durch die Niere ausgeschiedenen Substanzmenge von der Plasmakonzentration bei einem Resorptionsprozeß mit **hoher Affinität.** Fall 1: Filtrierte Menge ist größer als die maximale Transportrate (T_M) (z.B. Phosphat). Fall 2: Filtrierte Menge ist kleiner als die maximale Transportrate (z.B. Glucose, einige Aminosäuren, z.B. Phenylalanin, Glutaminsäure, Arginin). Rot: ausgeschiedene Menge

chem Maße zunehmen. Auf diese Weise bleiben die Änderungen der Plasmakonzentration von Kreatinin gering, ohne daß ein besonderer Regelmechanismus eingreift (was bei dieser ungiftigen Substanz ohnehin überflüssig ist). Auch wenn eine bestimmte Fraktion der filtrierten Menge resorbiert wird (z.B. 50% beim Harnstoff), nimmt die Ausscheidung mit steigender Menge filtrierter Substanz zu.

Bei Vorliegen einer **sättigbaren Resorption** hängt die renale Ausscheidung bei Zunahme der Plasmakonzentration von der *Affinität* und der *maximalen Resorptionsrate* des Resorptionsprozesses ab.

Bei **hoher Affinität** wird die gesamte filtrierte Menge der Substanz resorbiert und nichts ausgeschieden, solange die filtrierte Menge noch unter der maximalen Transportrate liegt (Abb. 6-8, Fall 2). In diesem Fall reguliert die renale Ausscheidung die Plasmakonzentration nicht (Beispiele: Glucose, einige Aminosäuren). Liegt die Plasmakonzentration in einem Bereich, in welchem die filtrierte Menge die maximale Resorption übersteigt, so wird der Überschuß quantitativ ausgeschieden. In diesem Bereich ist die renale Ausscheidung ein hervorragendes Regulativ für die Plasmakonzentration (Fall 1, z.B. Phosphat, Glucose bei Hyperglykämie).

In Abb. 6-9 sind die Verhältnisse bei Transportprozessen **niederer Affinität** dargestellt. Hier muß die maximale Re-

sorptionsrate ein Vielfaches der filtrierten Menge betragen, soll fast alles resorbiert und nichts ausgeschieden werden (Fall 3, z.B. einige Aminosäuren). Selbst wenn die filtrierte Menge beispielsweise nur ein Drittel der maximalen Transportrate beträgt, wird ein Teil bereits ausgeschieden. Die renale Ausscheidung ist in diesem Bereich ein Regulativ der Plasmakonzentration (Fall 4, z.B. Harnsäure). Da die Ausscheidung bei steigender Plasmakonzentration nur gering zunimmt, ist die Regulation durch die Niere weniger effektiv als in Fall 1.

In der Klinik wird die **Plasmakonzentration** von Kreatinin, Harnstoff und Harnsäure oft als erster Hinweis für eine Änderung der Nierenfunktion herangezogen. Da die Plasmakonzentration aber auch vom Ausmaß der *Produktion* beeinflußt wird, läßt sie keine sichere Beurteilung der Nierenfunktion zu. Das trifft vor allem bei Harnstoff zu, dessen Bildung im Körper vom Eiweißabbau abhängt und starken Schwankungen unterworfen ist.

Keineswegs ist die durch die Niere **ausgeschiedene Menge** der betroffenen Substanz ein Indikator für die Nierenfunktion. Wird beispielsweise vermehrt Kreatinin im Körper gebildet (vgl. 8.1.3), so steigt die Plasmakonzentration, und es wird – bei unveränderter Nierenfunktion – mehr Kreatinin ausgeschieden. Wird umgekehrt die renale Ausscheidung durch eine Filtratabnahme gesenkt, so

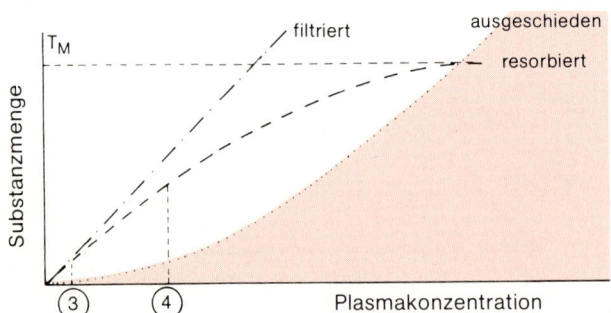

Abb. 6-9 Abhängigkeit der in der Niere filtrierten, resorbierten und durch die Niere ausgeschiedenen Substanzmenge von der Plasmakonzentration bei einem Resorptionsprozeß mit **geringer Affinität.** Fall 3: Filtrierte Menge ist sehr viel kleiner als die maximale Transportrate (einige Aminosäuren, z.B. Glycin, Serin, Histidin). Fall 4: Filtrierte Menge ist nicht sehr viel kleiner als die maximale Transportrate (z.B. Harnsäure). Rot: ausgeschiedene Menge

steigt die Plasmakonzentration an, da mehr Kreatinin gebildet als ausgeschieden wird. Die Plasmakonzentration wird demnach solange ansteigen, bis die Ausscheidung der Produktion gleichkommt. Somit ist die renale Ausscheidung ein Maß für die Kreatinin-Produktion, nicht aber für die Funktion der Niere. Analoge Überlegungen gelten für Harnstoff und Harnsäure.

Teilt man die ausgeschiedene Menge (M_a) einer Substanz durch die Plasmakonzentration (P), resultiert die **renale Clearance** (C), ein besseres Maß für die Nierenfunktion als Plasmakonzentration oder ausgeschiedene Menge. Die Kreatininclearance ist praktisch mit der glomerulären Filtrationsrate identisch, die PAH-Clearance mit dem renalen Plasmafluß (vgl. 13.6.2). Bei Substanzen, die sättigbar resorbiert werden (z.B. Phosphat) ist auch die renale Clearance von der Plasmakonzentration und damit von renalen und extrarenalen Faktoren abhängig.

6.1.7 Die Regulation des Extrazellulärvolumens und ihre Störungen

Da Kochsalz (Natriumchlorid) wesentlicher osmotischer Bestandteil der extrazellulären Flüssigkeit ist, wird das extrazelluläre Volumen nicht nur vom Wassergehalt, sondern auch vom Kochsalzgehalt bestimmt.

Eine wesentliche Rolle in der Regulation des Extrazellulärvolumens spielt der **Renin-Angiotensin-Mechanismus.** Ihm kommt die Aufgabe zu, einen NaCl-Verlust durch die Niere zu verhindern und die gefährlichste Komplikation eines solchen Verlustes, den Blutdruckabfall durch Hypovolämie, zu bekämpfen.

Das Enzym **Renin** wird an der Macula densa gebildet. Renin wird in erster Linie dann ausgeschüttet, wenn die Niere ihre Durchblutung nur durch Dilatation des Vas afferens aufrecht erhalten kann (s. Autoregulation. 6.1.3). Die Ausschüttung von Renin wird ferner durch die Kochsalzkonzentration an der Macula densa reguliert. Schließlich steht die Reninausschüttung unter der Kontrolle des *sympathischen Nervensystems*. Reizung von β-Rezeptoren fördert, Reizung der α-Rezeptoren hemmt die Ausschüttung von Renin.

Renin setzt aus *Angiotensinogen Angiotensin I* frei, das durch ein im Plasma vorhandenes *converting enzyme* in **Angiotensin II** gespalten wird. Angiotensin II hat eine stark *vasokonstriktorische* Wirkung. Lokal führt es zur Konstriktion des Vas afferens, und damit zur Abnahme der glomerulären Filtrationsrate. Außerdem stimuliert es die intrarenale Freisetzung von Gefäß-erweiternden *Prostaglandinen*. Schließlich fördert es die *Natriumresorption* im proximalen Tubulus direkt. (Bei extrem hohen Konzentratio-

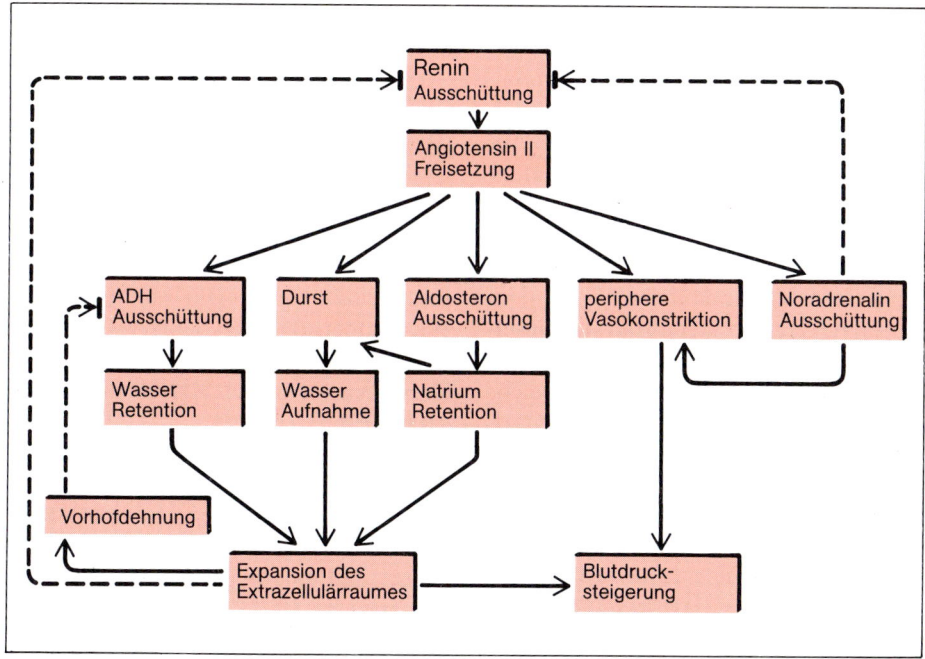

Abb. 6-10 Extrarenale **Wirkungen von Angiotensin** (unterbrochene Pfeile bedeuten Hemmung)

nen hemmt es umgekehrt die Natriumresorption). Außerhalb der Niere ruft Angiotensin II direkt und über Freisetzung von Noradrenalin aus Nervenendigungen und Nebennierenmark eine Vasokonstriktion hervor. Darüber hinaus stimuliert es die Ausschüttung von **Aldosteron** und **ADH** und löst Durst aus. Ein Teil der Angiotensinwirkungen wird heute einem weiteren Spaltprodukt – dem Angiotensin III – zugeschrieben.

Es muß betont werden, daß die eigentliche **Regelgröße** für das Renin-Angiotensinsystem nicht das Extrazellulärvolumen sondern die Perfusion der Nieren ist. Auf diese Weise wird verständlich, daß Ödeme zu einem Hyperaldosteronismus führen, da durch die Ödeme das Plasmavolumen abnimmt. Salz und Wasser werden retiniert, obwohl das Extrazellulärvolumen mitunter massiv erhöht ist.

Der Renin-Angiotensin-Mechanismus ist wahrscheinlich verantwortlich für die Entwicklung der **renalen Hypertonie**:

Eine Drosselung der Arteria renalis mindert die Gefäßfüllung im Vas afferens und stimuliert auf diese Weise die Ausschüttung von Renin. Die Bildung von Angiotensin II führt schließlich zur Ausbildung eines Hypertonus. Durch den Hypertonus wird die Gefäßfüllung im Vas afferens wiederhergestellt und ein weiterer Anstieg von Renin verhindert (vgl. 2.1.4, 2.2.3).

Das Extrazellulärvolumen wird nicht ausschließlich durch den Renin-Angiotensin-Mechanismus reguliert. Ein wichtiger Faktor sind die *Dehnungsrezeptoren* im rechten Vorhof und in den großen Venen. Sie werden bei Expansion des Gefäßvolumens gereizt und hemmen die **ADH-***Ausschüttung* (Gauer-Henry-Reflex). *Osmorezeptoren* an der Carotis interna, in der Leber und im Hypothalamus des Gehirns stimulieren die Freisetzung von ADH, wenn die Osmolarität der extrazellulären Flüssigkeit ansteigt. Gleichzeitig wird ein gleichfalls im Hypothalamus gelegenes *Durstzentrum* gereizt. ADH erhöht die Wasserpermeabilität im distalen Tubulus und im Sammelrohr und ermöglicht dadurch die Wasserresorption (vgl. 6.1.4). Darüber hinaus steigert es den Anteil der tiefen Nephrone am Glomerulumfiltrat. Die tiefen Nephrone sind vor allem am Aufbau hoher Osmolaritäten im Nierenmark beteiligt.

Bei einem Volumenüberschuß wird im Vorhof des Herzens der **atriale natriuretische Faktor** ausgeschüttet, eine Gruppe von vasodilatierenden Peptiden, welche in der Niere die GFR steigern und Natriurese auslösen. Ob bei Volumenüberschuß noch ein weiterer, vasokonstringierender Faktor ausgeschüttet wird, ist umstritten. Tatsache ist, daß Volumenüberschuß zu Hypertonie führt. Eine Blutdrucksteigerung könnte ihrerseits Natriurese auslösen.

Eine Reihe **weiterer Hormone** haben natriuretische *(Progesteron, Parathyrin, Bradykinin, Prostaglandin E₂)* oder antinatriuretische *(11-Desoxycorticosteron, Somatotropin, Östrogene, Catecholamine)* Eigenschaften. Überproduktion von Somatotropin, 11-Desoxycorticosteron oder Östrogenen kann daher Hypertonie oder Ödeme auslösen (Catecholamine führen v.a. aus anderen Gründen zur Hypertonie, vgl. 2.2.3). Normalerweise spielen diese Substanzen jedoch bei der Regulation des Extrazellulärvolumens eine untergeordnete Rolle.

Störungen können im Wasserhaushalt, im Kochsalzhaushalt oder in beiden gemeinsam auftreten. Die Wirkungen auf das Volumen des intra- und extrazellulären Raumes können abgeleitet werden, wenn man berücksichtigt, daß Wasser jeweils dem osmotischen Gradienten folgt, Natriumchlorid den wesentlichen Bestandteil extrazellulärer osmotischer Teilchen ausmacht, und die intrazellulären osmotischen Teilchen (im wesentlichen Kalium) von den genannten Störun-

gen primär nicht betroffen sind (Tab. 6-6).

Ein Wasserüberschuß muß zwangsläufig zur Vergrößerung eines Körperkompartiments führen. Liegt gleichzeitig ein Überschuß an Natrium vor (**isotone** oder **hypertone Hyperhydration),** so wird der Extrazellulärraum vergrößert sein. Bei einer hypertonen Hyperhydration ist der Extrazellulärraum nicht nur durch den Wasserüberschuß des Körpers, sondern auch durch Verschiebung von intrazellulärem Wasser in den Extrazellulärraum vergrößert.

Ist der Natriumbestand normal oder liegt gar ein Natriummangel vor (**hypotone Hyperhydration),** so ist vorwiegend der Intrazellulärraum vergrößert. Wichtig ist, daß eine hypotone Hyperhydration auch bei Infusion isotoner Glucoselösungen auftreten kann, da die Glucose vom Körper verbrannt oder als osmotisch wenig aktives Glykogen gespeichert wird, und Wasser zurückbleibt.

Bei einem Wassermangel ist der Extrazellulärraum vor allem dann vermindert, wenn gleichzeitig ein Salzmangel vorliegt (**isotone** bzw. **hypotone Dehydration).**

Der intrazelluläre Raum ist bei einem isolierten Wassermangel vermindert (**hypertone Dehydration),** bei einem isolierten Salzmangel erhöht (*hypotone Dehydration).*

Die **Verminderung des Extrazellulärraums** ist vor allem wegen der Abnahme des Plasmavolumens (*Hypovolämie)* gefährlich. Klinische Zeichen sind verminderter zentraler Venendruck, Tachykardie und Kollapsneigung.

Umgekehrt drohen bei **Vergrößerung des Extrazellulärvolumens** *Ödeme,* im gefährlichsten Fall ein *Lungenödem.* Der zentrale Venendruck ist gesteigert, das klinische Bild gleicht einer Herzinsuffizienz.

Bei **Vergrößerung des intrazellulären Volumens** ist vor allem die Entwicklung des *Hirnödems* bedrohlich. Eine Expan-

Tabelle 6-6 **Störungen im Haushalt von Wasser und Kochsalz**

Störung	Volumen EZV	IZV	Osmolarität EZV	IZV	Blutwerte HKT	Na	VE	Ursachen
A Hyperhydration								
a) hypotone	(↑)	↑	↓	↓	(↑)	↓	↑	*Überschuß an Wasser* – NaCl-arme Infusionen (z.B. Glucose) – exzessive Wasseraufnahme (Magenspülung) – ADH-Überschuß (inadäquate ADH-Sekretion)
b) isotone	↑	–	–	–	↓	–	–	*Überschuß an Wasser und Kochsalz* – isotone NaCl-Infusionen – Ödeme (Ursachen s. Abb. 2-4) mit sekundärem Hyperaldosteronismus und ADH-Ausschüttung
c) hypertone	↑	↓	↑	↑	↓	↑	↓	*Überschuß an Kochsalz* – hypertone Kochsalzinfusionen – Trinken von Meerwasser – Sondennahrung – Hyperaldosteronismus
B Dehydration								
a) hypotone	↓	↑	↓	↓	↑	↓	↑	*Mangel an Kochsalz* – ausschließlicher Ersatz von Wasser nach isotonen Flüssigkeitsverlusten (s. isotone Dehydration)
b) isotone	↓	–	–	–	↑	–	–	*Mangel an Wasser und Kochsalz* – Verlust isotoner Flüssigkeit durch Erbrechen, Durchfälle, Fisteln, Blutverluste, Verbrennungen, Schwitzen, Diuretica, Hypoaldosteronismus, Salzverlustniere, Alkoholismus
c) hypertone	(↓)	↓	↑	↑	(↓)	↑	↓	*Mangel an Wasser* *Mangelhafte Wasserzufuhr bei Verlusten durch:* – exzessives Schwitzen (Fieber!) – osmotische Diurese (Diabetes mellitus!) – ADH-Mangel – natriumarme Durchfälle

(EZV = Extrazellulärvolumen, IZV = Intrazellulärvolumen, HKT = Hämatokrit, Na = Natriumkonzentration im Plasma, VE = Volumen des Einzelerythrozyten)

sion der Hirnzellen muß durch die Un-
nachgiebigkeit der knöchernen Hülle zu
Hirndrucksteigerungen führen, wodurch
eine unmittelbar lebensbedrohliche Situation entsteht (8.2.1). Warnende klinische Zeichen sind Übelkeit, Erbrechen,
Kopfschmerzen, Bradykardie, Blässe,
Bewußtlosigkeit (Koma).

Auch eine **Verminderung des Intrazel-
lulärraums** zieht in erster Linie Störungen
im ZNS nach sich, die bis zur Bewußtlosigkeit führen können.

Die klinische Unterscheidung der verschiedenen Störungen ist durch Bestimmungen der Osmolarität, der Natriumkonzentration und des Erythrozytenvolumens möglich (Hämatokrit/Zahl der
Erythrozyten pro Volumeneinheit). Dabei kann aber z.B. eine mikrozytäre Anämie (vgl. 4.4.2) ein vermindertes Intrazellulärvolumen vortäuschen. Teilt man
jedoch das Erythrozytenvolumen durch
den Hämoglobingehalt (bzw. den Hämatokrit durch die Hämoglobinkonzentration im Blut), so erhält man einen Wert,
der die Größe des freien Lösungsraums
im Erythrozyten und daher den Intrazellulärraum gut widerspiegelt.

Die **Behandlung** von Störungen im
Salz-Wasserhaushalt ist nach richtiger
Diagnose einfach. Bei einer hypotonen
Dehydration muß lediglich hypertone
Kochsalzlösung infundiert werden, bei einer isotonen Dehydration isotone Kochsalzlösung und bei einer hypertonen Dehydration hypotone Kochsalzlösung.
Liegt eine hypertone oder isotone Hyperhydration vor, wird mit Saluretica (z.B.
Furosemid) eine gesteigerte renale Salz-
und Wasserausscheidung erzwungen. Bei
einer hypotonen Hyperhydration wird
durch Infusion einer hypertonen Manni-
tollösung (Mannitol kann nicht in die Zellen eindringen) zunächst das Intrazellulärvolumen zugunsten des Extrazellulärvolumens vermindert und dann über die

einsetzende osmotische Diurese (vgl.
6.1.5) das überschüssige Wasser ausgeschieden.

6.1.8 Störungen im Kaliumhaushalt

Da der distale Tubulus in Abhängigkeit
von der intrazellulären Kaliumkonzentration Kalium resorbiert oder sezerniert,
kann die gesunde Niere starke Änderungen der Kaliumzufuhr kompensieren. Gefährdet ist der Organismus jedoch dann,
wenn eine Niereninsuffizienz vorliegt (Gefahr der Hyperkaliämie), wenn die Regulation der Kaliumausscheidung durch den
distalen Tubulus behindert ist (Aldosteron, Diuretica), oder wenn bei schnellen
Änderungen der Plasmakonzentration
die langsame Regulation durch die Nieren
zu spät einsetzt.

Tabelle 6-7 faßt die **Ursachen** von
Hyper- und Hypokaliämie zusammen.

Neben Besonderheiten in der Nahrung
kommt vor allem der inadäquaten **Kaliumzufuhr** durch den Arzt eine wichtige
Rolle zu. Die intravenöse Zufuhr erfolgt
zunächst über ein Kompartiment
(Plasma), in dem die Konzentration niedrig ist. Schnelle Zufuhr hoher Kalium-
mengen kann daher selbst bei Kaliummangel zu mitunter tödlichen Hyperkali-
ämien führen.

Die Mechanismen einer gestörten **renalen Ausscheidung** von Kalium (6.1.4,
6.2.3, 6.2.4, 11.3) werden an anderer
Stelle diskutiert (vgl. Tab. 6-7).

Treten größere Flüssigkeitsverluste aus
dem **Magen-Darm-Kanal** auf (Erbrechen, Diarrhöen, Fisteln), muß man immer an den damit verbundenen Kalium-
verlust denken, da die Kaliumkonzentration im Stuhl über 50 mmol/l betragen
kann.

Wegen der hohen intrazellulären Kaliumkonzentrationen kommt es bei ausge-
dehntem **Zelluntergang** (z.B. Hämolyse)
zum Ansteigen der extrazellulären Ka-

Tabelle 6-7 **Ursachen für Störungen im Kaliumhaushalt**

Hyperkaliämie	Hypokaliämie
1. Gesteigerte Aufnahme (Infusionen, Injektionen)	1. Reduzierte Zufuhr
2. Reduzierte renale Ausscheidung	2. Gesteigerte renale Ausscheidung
• Niereninsuffizienz (6.2.3, 6.2.4)	• Hyperaldosteronismus (6.1.4, 11.3.3)
• „distale" Saluretica (6.1.5)	• „proximale und pars ascendens" Saluretica (6.1.5)
• Hypoaldosteronismus (6.1.4, 11.3.6)	• Salz-Verlust-Niere (6.2.3)
• Acidose (3.1.5)	• Alkalose (3.1.5)
3. Freiwerden zellulären Kaliums	3. Enterale Verluste
• Zelluntergang	• Diarrhoeen (10.4.3)
• Acidose (3.1.5)	• Fisteln
• Schwere körperliche Arbeit	4. Vermehrte Aufnahme in Zellen
• Insulin-Mangel (11.6.2)	• Alkalose (3.1.5)
	• Insulin (11.6.1)

liumkonzentration. Auf der anderen Seite kann eine Hämolyse bei der Blutabnahme die Kaliumkonzentration im abgenommenen Plasma erheblich steigern und dem Arzt so eine Hyperkaliämie vortäuschen. Transfusion länger gelagerter Blutkonserven kann wegen der erythrozytären Kaliumverluste gleichfalls zur Hyperkaliämie führen.

Bei **schwerer körperlicher Arbeit** kann vermehrt Kalium aus den Muskelzellen in das Blut gelangen und eine Hyperkaliämie erzeugen.

Pathophysiologisch bedeutsam ist ferner der Zusammenhang zwischen Kaliumplasmakonzentration und **Säure-Basen-Haushalt** (vgl. 13.3.6, 13.4): Steigt die H^+-Ionen-Konzentration im Plasma an *(Acidose),* so kommt es zu Kaliumverlusten der Zelle. Bei *Alkalose* wird dagegen mehr Kalium in die Zellen aufgenommen. Darüberhinaus werden im distalen Tubulus bei Acidose weniger und bei Alkalose mehr Kaliumionen sezerniert.

Klinisch bedeutsam ist ferner die Abhängigkeit des zellulären K^+-Transportes von **Insulin.** Kaliumionen werden unter dem Einfluß von Insulin in die Zelle transportiert. Bei Insulinmangel oder Hypoglykämien (Fasten) kommt es daher

zu Kaliumverlusten der Zelle. Die Gabe von Insulin bei diabetischer Hyperglykämie (11.6.2) führt umgekehrt zu einer plötzlichen Aufnahme von Kalium in die Zellen und dadurch zu mitunter gefährlichen Hypokaliämien.

Über β-Rezeptoren fördern, über α-Rezeptoren hemmen **Catecholamine** die Aufnahme von Kalium in Zellen.

Aldosteron senkt die Plasmakaliumkonzentration nicht nur durch Steigerung distal tubulärer Kaliumsekretion, sondern auch durch Stimulation zellulärer Kaliumaufnahme.

Auswirkungen einer Störung des Kaliumhaushaltes können in erster Linie durch die Auswirkungen auf das **Membranpotential** erklärt werden. Einerseits mindert Hypokaliämie die Kaliumleitfähigkeit der Zellmembranen, wodurch der hyperpolarisierende Einfluß von Kalium auf das Membranpotential herabgesetzt wird (vgl. 13.4). Damit kann die Begünstigung von heterotoper Automatie am Herzen erklärt werden, welche unter Umständen Kammerflimmern auslöst. Andererseits nimmt bei Hypokaliämie das Kaliumgleichgewichtspotential zu, selektiv Kalium-permeable Membranen hyperpolarisieren somit (vgl. 13.4) und werden schwerer erregbar. Hypokaliämie kann somit zu einer *Dämpfung erregbarer Strukturen* führen, was Adynamie von Skelettmuskeln sowie Lähmungen der Blasen- und Darmmuskulatur nach sich zieht. Umgekehrt löst Hyperkaliämie *gesteigerte Erregbarkeit,* Hyperreflexie und Erregungsausbreitungsstörungen am Herzen aus, die letztlich im Herzstillstand bzw. Kammerflimmern (vgl. 1.2.1) enden können. Sowohl Hypo- als auch Hyperkaliämie beeinflussen die Aktionspotentialdauer im Herzmuskel, und führen zu charakteristischen Veränderungen im EKG (vgl. 1.2.5). Es muß betont werden, daß nicht die Plasmakonzentration von Kalium allein über die Änderung des Membranpotentials und ihre klinischen Konsequenzen entscheidet, sondern das Verhältnis von intra- und extrazellulärem Kalium, sowie die Konzentrationsverhältnisse von anderen Ionen, v.a. Calcium und Chlorid. Schließlich sind tiefgreifendere Störungen bei plötzlichen als bei schleichenden Änderungen der Plasmakaliumkonzentration zu erwarten.

Neben der z.T. renal bedingten **Alkalose** (vgl. 3.1.5) führt Hypokaliämie zu **Polyurie**. Sie ist v.a. auf eine Unempfindlichkeit des distalen Nephrons gegen ADH unter Kaliummangel und auf eine verminderte Hypertonizität im Nierenmark zurückzuführen (vgl. 6.1.5). Schließlich kann andauernde Hypokaliämie zu irreversibler Schädigung der Tubuluszellen führen.

Hyperkaliämie führt umgekehrt zur extrazellulären Acidose (vgl. 3.1.5, 13.4).

Bei Kaliummangel ist schließlich die Ausschüttung einer Reihe von **Hormonen** (v.a. Insulin vgl. 11.6.1; Aldosteron vgl. 11.3.1) beeinträchtigt, Folgen sind z.B. Glucoseintoleranz (Insulinmangel) und Diurese (u.a. Aldosteronmangel).

6.1.9 Störungen im Magnesiumhaushalt

Magnesium liegt im Körper zur Hälfte im Skelett vor, der Rest hält sich vorwiegend in den Zellen auf (vgl. Tab. 6-1 b). Magnesium ist für die Aktivität einer Vielzahl von Enzymen erforderlich. Klinisch besonders wichtig ist die Fähigkeit von Magnesium, die synaptische Übertragung im Nervensystem zu hemmen (vgl. 8.1.2). Wie für Kalium gilt, daß die Plasmakonzentration ein unzuverlässiger Indikator des Magnesiumhaushaltes ist.

Ein **Magnesium-Mangel** tritt bei unzureichender *Zufuhr,* bei *Verlusten* über Darm (Malabsorption, vgl. 10.4.3) und Niere auf (v.a. durch Schleifendiuretica, Salzverlustniere, Alkoholismus, Volumenüberschuß z.B. durch primären Hyperaldosteronismus, Hypercalcämie z.B. durch Hyperparathyreoidismus vgl. 6.1.4). Da Insulin auch die Aufnahme von Magnesium in die Zellen stimuliert (vgl. Kalium), treten bei *Diabetes mellitus* auch Magnesiumverluste auf, und Substitution von Insulin führt dann zur Hypomagnesiämie. Auswirkungen eines Magnesium-Mangels sind gesteigerte Erregbarkeit des ZNS, Hyperreflexie, *Krämpfe,* Blutdrucksteigerungen, Tachykardie und Herzrhythmusstörungen bis zum Kammerflimmern. Die Krämpfe gleichen bisweilen einem Ausfall von Basalganglien (vgl. 8.1.4). Die Symptome werden (wenn nicht Hypercalcämie Ursache ist) durch eine *Hypocalcämie* verstärkt, die möglicherweise durch herabgesetzte Parathyrinausschüttung zustande kommt (vgl. 7.1.2). Meist ist ein Magnesium-Mangel mit einem *Kalium-Mangel* vergesellschaftet (gemeinsame Ursachen, vgl. 6.1.8), wodurch sich die Symptome der Hypokaliämie addieren.

Ein **Magnesium-Überschuß** ist meist Folge einer *Niereninsuffizienz.* Eine Hypermagnesiämie (ohne Magnesiumüberschuß) tritt ferner bei Diabetes mellitus auf. Auswirkungen des Magnesium-Überschusses sind *Hyporeflexie,* eingeschränkte Erregbarkeit des ZNS bis zum *Atemstillstand,* Erregungsbildungs- und ausbreitungsstörungen am *Herzen, Erbrechen* und *Obstipation.*

6.2 Spezielle Pathophysiologie der Niere

6.2.1 Glomerulonephritis

Die Glomerulonephritis ist eine entzündliche Erkrankung der Glomerula. Von den Glomerulonephritiden werden Schädigungen der Glomerula abgegrenzt, bei denen keine Entzündung im Bereich der Glomerula vorliegt (z.B. Amyloidose, vgl. 5.2.4, diabetische Glomerulosklerose, vgl. 11.6.2).

Ursachen der Glomerulonephritiden sind Antigen-Antikörper-Reaktionen mit lokaler Stimulation der Immunabwehr (u.a. Komplementaktivierung, vgl. 4.1.2). Bei der Immunkomplexnephritis bleiben lösliche Antigen-Antikörper-Komplexe in den Glomerula hängen (vgl. 4.1.3), bei der eher seltenen „Masugi"-Nephritis werden Antikörper gegen die glomeruläre Basalmembran selbst gebildet (z.B. Goodpasture-Syndrom, vgl. 4.2.1).

Unmittelbare **Auswirkungen** sind eine *Schädigung der Basalmembran* und ein Wuchern *(Proliferation)* von Zellen des Glomerulums. Eine Schädigung der Basalmembran führt zu gesteigerter Durchlässigkeit *(Proteinurie, Hämaturie).* Dabei kann bereits eine Verminderung der negativen Wandladungen in der glomerulären Basalmembran den Durchtritt der negativen Plasmaproteine begünstigen. Proteinurie führt über Hypoproteinämie zu Ödemen. Die Entwicklung von Ödemen wird ferner durch entzündliche Schädigung auch peripherer Kapillaren (generalisierte Kapillaritis) begünstigt (vgl. 6.2.5). Folgen einer Proliferation von Zellen der Glomerula, einer Ablagerung von Plasmaproteinen bzw. Fibrin sowie einer Bildung von Thromben sind Einengung der Kapillaren, *Filtratabnahme* durch Minderung von Filtrationsdruck und -fläche (vgl. 6.1.3), sowie *Hypertonie* durch renale Ischämie (vgl. 6.2.6). Eine Ischämie in den Glomerula kann ihrerseits die Durchlässigkeit des glomerulären Filters für Proteine steigern.

Die Beteiligung von Membrandefekten oder Proliferation kann sehr unterschiedlich sein; man grenzt daher nach dem **histologischen Bild** mehrere Formen der Glomerulonephritiden voneinander ab. Die **minimal changes Glomerulonephritis** weist nur ein Verschmelzen von einigen Podozyten (Abb. 6-2) auf, die mitunter massive Proteinurie zeigt die Besonderheit, daß vorwiegend das niedermolekulare Albumin ausgeschieden wird (selektive Proteinurie). Bei der **(peri-)membranösen Glomerulonephritis** ist die Basalmembran durch die Ablagerung von Antigen-Antikörper-Komplexen verdickt; klinisch steht gleichfalls eine Proteinurie im Vordergrund. Eine **Proliferation** kann die Endothelzellen und die Mesangiumzellen *(endokapillär proliferativ, mesangioproliferativ, membranoproliferativ)* sowie die Kapselepithelzellen *(extrakapillär)* des Glomerulums erfassen. Klinische Folgen sind in erster Linie eine Verminderung der glomerulären Durchblutung mit einem *Abfall der glomerulären Filtrationsrate* (GFR) und Entwicklung einer *Hypertonie* (z.B. akute diffuse Glomerulonephritis). Eine gleichzeitig extra- und intrakapilläre Proliferation kann als *perakute*

Glomerulonephritis rasch zum Tode führen.

Schließlich kann die Glomerulonephritis zur **Sklerosierung der Glomerula** führen, d.h. zum Ersatz von glomerulären Strukturen durch Bindegewebe (proliferativ sklerosierend). Auch hier stehen klinisch eine *verminderte GFR* und *Hypertonie* im Vordergrund.

Im akuten Stadium können die Glomerula im übrigen von neutrophilen Granulozyten überschwemmt sein (**exsudative Glomerulonephritis**).

Die Erkrankung kann die Glomerula **diffus**, nur einige Glomerula (**herdförmig fokal**) oder in den Glomerula nur einzelne Schlingen (herdförmig segmental) in Mitleidenschaft ziehen.

Die verschiedenen Glomerulonephritiden lassen sich schließlich noch nach der Geschwindigkeit einteilen, mit der eine Verschlechterung des Krankheitsbildes eintritt (**Progredienz**). Bei abnehmender Progredienz werden die Begriffe perakut, rasch progressiv, akut, subakut und chronisch verwendet. Ganz allgemein läßt sich sagen, daß membranöse Glomerulonephritiden vorwiegend Proteinurie erzeugen und einen chronischen Verlauf nehmen, während proliferierende Glomerulonephritiden hauptsächlich Hypertonie hervorrufen und akut verlaufen.

Störungen der **Tubulusfunktion** stehen bei der Glomerulonephritis zunächst ganz im Hintergrund. Untergang eines Glomerulums führt allerdings zum Untergang des gesamten Nephrons.

Sind mehr als 3/4 der Nephren zerstört, entwickelt sich eine **Niereninsuffizienz,** bei der dann sehr wohl auch Änderungen der Tubulusfunktion vorliegen (vgl. 6.2.4). Die Auswirkungen werden durch eine kompensatorische Filtratsteigerung (Hyperfiltration) in den überlebenden Glomerula verzögert. Die Hyperfiltration fördert allerdings die Sklerosierung auch dieser Glomerula.

6.2.2 Interstitielle Nephritis

Ursache einer interstitiellen Nephritis kann unter anderem eine *Ablagerung von Konkrementen* (Calciumsalze, Harnsäure) im Nierenmark sein. Sie kann *toxisch* (Phenacetin-Niere), *allergisch* (Penicillin) oder als *Abstoßungsreaktion* einer transplantierten Niere auftreten. Weitaus am häufigsten ist die *bakterielle Nephritis (Pyelonephritis)*. Je nachdem, ob die Infektion vom Harnweg (Blase → Ureter → Niere) aus oder von der Blutseite her erfolgt, spricht man von aszendierender oder deszendierender Pyelonephritis. Praktisch immer ist das *Nierenmark zuerst* befallen, da bei dessen hoher Acidität, Tonicität und Ammoniakkonzentration die Abwehrmechanismen des Körpers weniger wirksam sind. Auswaschen des Nierenmarks (durch Diurese, vgl. 6.1.5) vermindert somit die Gefahr einer Infektion. Die Infektion wird durch eine Harnabflußstörung (Harnleiterstein, Prostatahypertrophie, Schwangerschaft, vesicouretraler Reflux) und durch herabgesetzte Immunabwehr (Diabetes mellitus) sehr begünstigt.

Entsprechend der Lokalisation der Entzündungsvorgänge werden die ersten **Auswirkungen** durch Läsion des distalen Nephrons ausgelöst. Die verminderte distale Kaliumsekretion kann eine *Hyperkaliämie* verursachen, eine verminderte Natriumresorption *Hypovolämie*. Ein dadurch ausgelöster *sekundärer Hyperaldosteronismus* (vgl. 6.1.7) kann wiederum zu vermehrter Kaliumausscheidung mit *Hypokaliämie* führen. Die Säureausscheidung kann eingeschränkt sein, wodurch eine renale *Acidose* ausgelöst wird.

Bereits relativ früh wird eine **Einschränkung der Urinkonzentrierung** festgestellt: Die Ursache liegt zunächst in der entzündlichen Hyperämie des Nierenmarks, welche die Hypertonizität des Nierenmarks auswäscht, in einer Unempfindlichkeit des geschädigten distalen Nephrons für ADH bzw. in einer verminderten Anreicherung von Kochsalz im Nierenmark durch eine Schädigung der Pars ascendens (vgl. 6.1.5).

Die Funktionen des proximalen Tubulus (Glucoseresorption, Aminosäurenresorption, PAH-Sekretion) und der Glomerula (GFR) werden erst bei sehr fortgeschrittener Pyelonephritis gestört.

6.2.3 Das akute Nierenversagen

Das akute Nierenversagen ist eine plötzlich eintretende Störung mit (fast) völligem Erliegen der Nierenfunktion.

Als **Ursachen** kommen eine perakut verlaufende *Glomerulonephritis* oder *Pyelonephritis,* sowie Zerstörung von Nierengewebe durch Nephrotoxine (z.B. Schwermetalle, Butazolidin, Kohlenwasserstoffe, Pilzvergiftung, nephrotoxische Antibiotica) in Frage. Bei massiver Hämolyse und bei Muskelzelluntergang kommt es zur Filtration von Hämoglobin bzw. Myoglobin. Die Proteine werden im Tubuluslumen konzentriert, fallen im sauren Milieu aus und verstopfen die Tubuli. Bisweilen wird das akute Harnverhalten bei Verlegung der ableitenden Harnwege durch Harnkonkremente (vgl. 6.2.9) als „postrenales" akutes Nierenversagen bezeichnet. Die größte Bedeutung erlangt jedoch das akute Nierenversagen durch **Ischämie** („prärenal", Ursachen s. Abb. 6-11). Sie ist die weitaus häufigste Ursache des akuten Nierenversagens. Beim Schock (Ursachen, vgl. 2.2.5) ist die Niere deshalb gefährdet, da sie bei der Zentralisation des Kreislaufs zu den „peripheren Organen" zählt, das heißt, ihre Durchblutung wird bis auf ein Zehntel der Normaldurchblutung herabgesetzt. Die Ischämie führt zur Schädigung der Niere, so daß sie auch nach erfolgreicher Bekämpfung des Schocks ihre Funktion nicht wieder aufnimmt *(oligurische*

Phase der Schockniere). Auch das akute Nierenversagen bei Leberinsuffizienz (sog. hepatorenales Syndrom) wird z.t. durch Hypovolämie ausgelöst, eine Folge gesteigerter Filtration von Plasmawasser in Bauchraum (Aszites) und Peripherie (Ödeme). Darüberhinaus könnten eine Regulation der Nierenfunktion durch die Leber (Hormon?, Reflex?) oder vasoaktive Substanzen eine Rolle spielen, deren Metabolismus bei Leberinsuffizienz gestört ist (vgl. 10.2.4, 11.7.4).

Welcher pathophysiologische Mechanismus Oligurie bzw. Anurie auch nach Behebung der primären Ursache unterhält, ist nicht eindeutig geklärt. Diskutiert wurden intraglomeruläre Fibrinablagerungen und Erythrozytenkonglomerate, Versiegen der filtrierten Flüssigkeit in den geschädigten Tubuli, Verstopfen der Tubuli durch abgeschilferte Tubuluszellen (oder Kristalle?), der Renin-Angiotensin-Mechanismus, welcher bei gesteigertem luminalem Salzangebot an der Macula densa zur Konstriktion des Vas afferens führen sollte, Bildung von Adenosin, das eine Konstriktion des Vas afferens erzwingt (vgl. 6.1.3) sowie Verlegung der Nierengefäße v.a. an der Mark-Rindengrenze durch aggregierte Erythrozyten.

Die **Auswirkungen** des akuten Nierenversagens hängen davon ab, ob sich die Niere nach der akuten Phase wieder erholt. Die Niere kann nach einigen Tagen (24–72h) ihre Funktion wieder aufnehmen. Dabei bleibt zunächst eine Schädigung der Tubuluszellen zurück. Die Resorptionsleistung der Tubuluszellen in allen Nephronsegmenten ist herabgesetzt, und *die Nieren verlieren vermehrt Kochsalz, Kalium und Wasser.* Da auch die Resorption in der Pars ascendens eingeschränkt ist, bleibt die Osmolarität des Nierenmarks niedrig. Damit ist die Wasserresorption im Sammelrohr unterbunden, und die Niere scheidet auch unter ADH-Einfluß einen wenig konzentrierten Urin aus *(polyurische Phase* oder *Salzverlustniere).* Ist die Plasmakonzentration von Harnstoff hoch, so trägt auch eine osmotische Diurese durch Harnstoff zur Diurese bei. Im polyurischen Stadium, das wenige

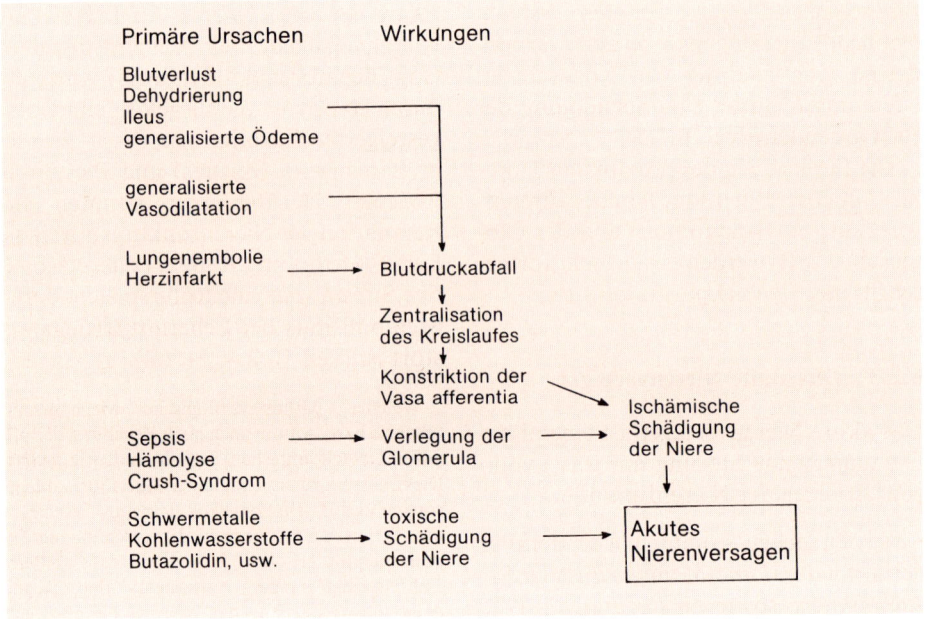

Abb. 6-11 Ursachen des vaskulären und toxischen **Nierenversagens** (Crush-Syndrom = ausgedehnter Gewebszerfall bei Verbrennungen, Quetschungen, usw.)

Wochen anhält, kann das zum Teil erhebliche Urinvolumen über die Funktionseinschränkung der Niere hinwegtäuschen. Auch die Harnstoffclearance kann relativ hoch sein, da die Harnstoffresorption wegen der verminderten Wasserresorption gleichfalls eingeschränkt ist (fehlender solvent drag). Die Bestimmung der Kreatininclearance wird freilich Klarheit über den wahren Funktionszustand der Niere schaffen. Nach Überwindung der polyurischen Phase kann sich die Funktion der Niere wieder völlig normalisieren.

Im *akuten* Stadium bedrohen im wesentlichen drei **Gefahren** das Leben des Patienten:

● Eine **Hyperkaliämie** ist vor allem dann zu befürchten, wenn die fehlende Ausscheidung von Kalium mit einem vermehrten Zellzerfall zusammentrifft (Hämolyse, Crush-Syndrom). Die Hyperkaliämie kann durch Herzstillstand zum Tode führen.

● Die **hypotone Hyperhydration** (s. Tab. 6-6) wird durch Zufuhr von Wasser (oral) oder Kochsalz-freien Infusionslösungen (Glucoselösungen) heraufbeschworen.

● Die **isotone Hyperhydration** (vgl. Tab. 6-6) entsteht bei Infusionen isoosmolarer Kochsalzlösungen. Praktisch den gleichen Effekt erzielen Mannitolinfusionen (s. osmotische Diurese, 6.1.5), da Mannitol nicht in Zellen eindringen kann. Die Expansion des Extrazellulärraums kann zum Lungenödem führen (vgl. 3.2.5), v.a. wenn zusätzlich eine Schädigung des linken Herzens vorliegt.

Schließlich entwickelt sich das volle Bild einer **Urämie** mit den weiteren Elektrolytstörungen (Acidose, Hyperphosphatämie, Hypocalcämie), wie sie im folgenden Abschnitt noch näher besprochen werden.

Während der oligurischen Phase kann im übrigen leicht eine Pyelonephritis auftreten.

In der *polyurischen Phase* kann Kochsalz- und Wasserverlust zu einer isotonen bzw. hypotonen Dehydration führen (vgl. 6.1.7), der Kaliumverlust zur Hypokaliämie (vgl. 6.1.8). Bisweilen bildet sich das akute Nierenversagen nicht zurück, und es entwickelt sich eine chronische Niereninsuffizienz (Auswirkungen s. unten).

6.2.4 Chronische Niereninsuffizienz

Bei der chronischen Niereninsuffizienz liegt eine lang andauernde Einschränkung aller Nierenfunktionen vor.

Ursache einer chronischen Niereninsuffizienz kann eine Vielzahl von Nierenerkrankungen sein, welche zur Zerstörung des Nierengewebes führen (vor allem Glomerulonephritis, Glomerulosklerose, interstitielle Nephritis, akutes Nierenversagen, Nephrosklerose durch Hypertonie, vgl. 6.2.6). Den Endzustand einer solchen Gewebszerstörung nennt man Schrumpfniere.

Die **Auswirkungen** der chronischen Niereninsuffizienz werden verständlich, wenn man berücksichtigt, daß im wesentlichen die Zahl der funktionierenden Nephrone herabgesetzt ist. Die „überlebenden" Nephrone bleiben weitgehend intakt. Dabei machen sich die ersten Zeichen einer Niereninsuffizienz erst bemerkbar, wenn mehr als die Hälfte der Nephrone zugrunde gegangen ist. Erst bei einem Ausfall von über 90% der Nephrone tritt das volle Bild der Urämie (vgl. Tab. 6-8) auf.

Die späte Entwicklung der Urämie ist auf eine Anpassung der noch intakten Nephrone zurückzuführen (**kompensierte Niereninsuffizienz**): Die noch funktionierenden Nephrone steigern ihr Filtrat (Hyperfiltration) und vermindern ihre Natriumresorption vor allem im proximalen Tubulus. Der Mechanismus dieser Anpassung ist zum Teil noch ungeklärt. Wahrscheinlich spielen der atriale natriuretische Faktor und die Prostaglandine eine vermittelnde Rolle. Die Hyperfiltration kann ihrerseits zur Schädigung der Glomerula führen. Der Untergang noch intakter Nephrone bei Niereninsuffizienz ist wahrscheinlich bei reichlicher Zufuhr von Eiweiß sowie bei Hyperglykämie (Diabetes mellitus, vgl. 11.6.2) beschleunigt, möglicherweise durch Verstärkung der Hyperfiltration.

Die tubuläre Anpassung und der Einfluß von Hormonen führen dazu, daß die Plasmakonzentrationen verschiedener Substanzen ganz unterschiedlich ansteigen, wenn die Nierenfunktion eingeschränkt ist (Abb. 6-12):

Da die im Körper gebildete **Kreatininmenge** durch die Niereninsuffizienz nicht beeinflußt wird, muß auch die ausgeschiedene Kreatininmenge konstant bleiben (vgl. 6.1.6). Die Plasmakonzentration von Kreatinin (P) muß daher im selben Ausmaß ansteigen, wie die glomeruläre Filtrationsrate (GFR) abnimmt (M_a = P x GFR). Erst bei starker Einschränkung der GFR (10% der Norm) spielt die in den Tubulus sezernierte Kreatininmenge eine Rolle, so daß die ausgeschiedene die filtrierte Menge übersteigt.

Beim Anstieg der **Harnstoff**konzentration im Plasma kommt es zur osmotischen Diurese, die ihrerseits die Harnstoffresorption einschränkt. Auf diese Weise wird ein größerer Teil filtrierten

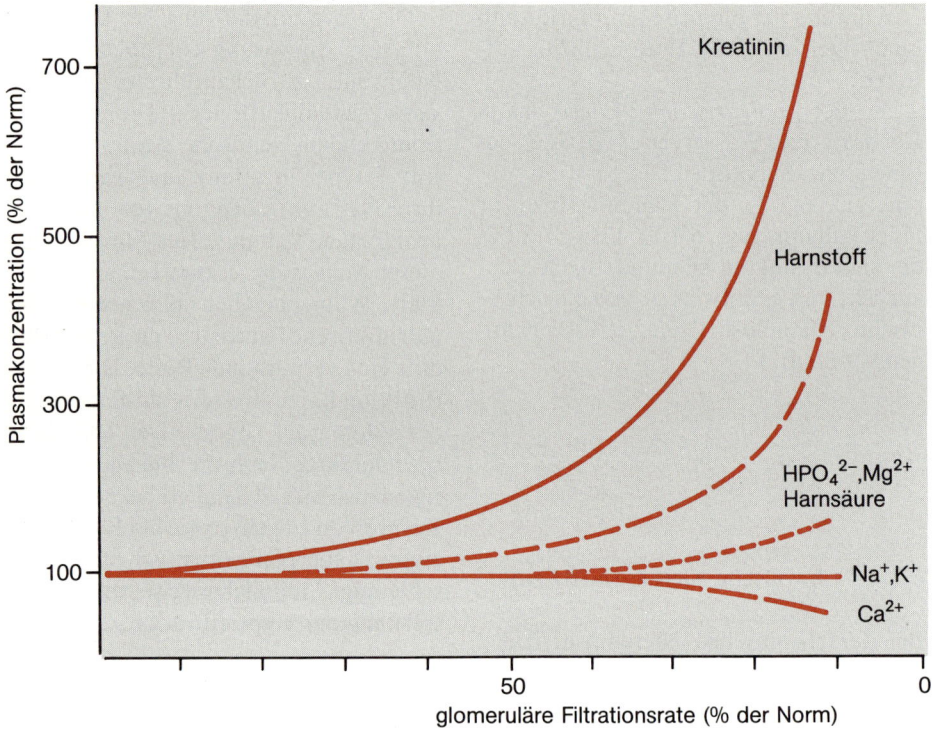

Abb. 6-12   Beziehung zwischen den Plasmakonzentrationen einiger Substanzen und der glomerulären Filtrationsrate bei **chronischer Niereninsuffizienz**

Harnstoffs ausgeschieden, und die Plasmakonzentration steigt weniger steil an als bei Kreatinin. Bei der fortgeschrittenen Niereninsuffizienz kann freilich zusätzlich eine gesteigerte Harnstoffproduktion durch vermehrten Proteinabbau auftreten. In diesen Fällen ist eine massive Zunahme der Plasmaharnstoffkonzentration zu befürchten. Die osmotische Diurese hemmt natürlich auch die Resorption von Natrium und Wasser.

Die renale **Harnsäure**resorption wird wesentlich von der Kontaktzeit mit dem resorbierenden Epithel beeinflußt. Der Anstieg der tubulären Stromstärke führt somit zu einer gesteigerten Ausscheidung von Harnsäure, so daß deren Plasmakonzentration erst bei erheblicher Einschränkung der Nierenfunktion ansteigt.

Die Störung der tubulären Resorption führt bisweilen soweit, daß **Glucose** und **Aminosäuren** nicht mehr vollständig resorbiert werden und Aminoacidurie und Glucosurie auftreten (Pseudodiabetes).

Auch bei **Phosphat** kommt es relativ spät zu einem permanenten Anstieg der Plasmakonzentration, da auch die Phosphatresorption vermindert ist. Ein Ansteigen der Phosphatplasmakonzentration ist jedoch spätestens dann zu erwarten, wenn die GFR unter die normale Phosphatclearance fällt (ca. 20 ml/min), und die Niere selbst bei völliger Unterbindung der Phosphatresorption nicht in der

Lage ist, die erforderliche Phosphatmenge auszuscheiden.

Bei einem Anstieg der Phosphatkonzentration im Plasma gelangt Phosphat in das Darmlumen und bildet mit **Calcium** schwer resorbierbare Komplexe. Dadurch wird die *Calciumresorption im Darm eingeschränkt.* Darüber hinaus kommt es bei Überschreitung des Löslichkeitsproduktes von Calciumphosphat (s. 13.2.2) zur *Ausfällung von Calciumphosphat im Gewebe* (vor allem Haut und Konjunktiven). Folge ist ein Absinken der Plasmakonzentration von *Calcium.* In der gesunden Niere wird unter Mitwirkung von Parathyrin (Parathormon) aus **Vitamin D₃** das biologisch wirksame *1,25-Dihydroxycholecalciferol (1,25 (OH)₂D₃)* gebildet. Bei Untergang von Nierengewebe ist diese Bildung vermindert. Der Mangel an 1,25 (OH)₂D₃ führt wiederum zu verminderter Calciumresorption im Darm.

Die **Hypocalcämie** ist der physiologische Stimulus für die Ausschüttung von Parathyrin und führt somit zum **Hyperparathyreoidismus.** Parathyrin hemmt die Resorption von Phosphat im Nierentubulus und trägt dazu bei, daß die Plasmakonzentration von Phosphat erst später ansteigt. Auf der anderen Seite stimuliert Parathyrin die Mobilisierung von Calciumphosphat aus den Knochen.

Natrium wird im proximalen Tubulus der noch funktionierenden Nephrone nur in geringem Ausmaß rückresorbiert. Auch in der Pars ascendens ist die Natriumresorption stark eingeschränkt, so daß die Konzentrierung im Nierenmark ausfällt. Die verminderte Natriumresorption zieht eine gesteigerte Ausscheidung von *Wasser* nach sich. Auf diese Weise werden normale Volumina wenig konzentrierten Harns ausgeschieden. Durch das gesteigerte Natrium-Chlorid-Angebot resorbiert der distale Tubulus mehr Natrium und sezerniert größere Mengen **Kalium- und Wasserstoffionen.** Auf diese Weise (und wegen gesteigerter Kaliumausscheidung durch den Darm) tritt erst bei extremer Einschränkung der Nierenfunktion eine Hyperkaliämie auf. Allerdings ist die Bildung von NH₄⁺ in der insuffizienten Niere entsprechend der geringen Zahl funktionierender Nephrone vermindert, d.h. es kommt im allgemeinen zur **metabolischen Acidose** (vgl. 3.1.5). Darüber hinaus trägt eine Herabsetzung der *Bicarbonatresorption* (im proximalen Tubulus) zur Acidose bei.

Unklar ist bis heute die Ausscheidung und Bedeutung der sogenannten **Urämietoxine.** Bekannteste Vertreter sind *Acetoin, Butylenglykol, Guanidinbernsteinsäure, Methylguanidin, Indikan, Phenole* und einige Peptide. Soweit sie durch das Tubulussystem vorwiegend sezerniert bzw. im Tubuluslumen abgebaut werden, ist zu erwarten, daß die Ausscheidung mit der Zahl sezernierender Tubuluszellen bzw. der GFR abnimmt.

Auch der Abbau von **Hormonen,** der sich bei Peptidhormonen z.T. intraluminal nach Filtration abspielt, ist verzögert.

Das tubuläre Transportmaximum für **PAH** (vgl. 13.6.2) nimmt gleichfalls parallel zur Masse sezernierender Tubuluszellen ab. Die PAH-Clearance im ungesättigten Bereich sinkt proportional zum renalen Plasmafluß. Bemerkenswert ist dabei, daß weder tubuläres Transportmaximum noch PAH-Clearance der glomerulären Filtrationsrate parallel laufen müssen.

Die Herabsetzung tubulärer Resorption erlaubt der Niere über einen weiten Bereich den Ausfall funktionierender Nephrone auszugleichen. Damit sind jedoch die **Kompensationsreserven** weitgehend *ausgeschöpft.* Eine zusätzliche Belastung durch größere Zufuhr von Kochsalz, Kalium (!), Magnesium, Phosphat,

Eiweiß (Harnstoff, Ammoniak) oder Purinkörper (Harnsäure) kann durch die Niere nicht mehr ausgeglichen werden, und die Konzentrationen der entsprechenden Substanzen steigen im Plasma an. So kommt es schon bei einer Halbierung des Filtrats zu nahrungsbedingten Konzentrationsspitzen von Phosphat im Plasma, welche über Hypocalcämie und Parathyrin den Mineralhaushalt in Mitleidenschaft ziehen (s.o.).

Die *Folgen* eines Kochsalz- und Wasserüberschusses (vgl. 6.1.7), einer Hyperkaliämie (vgl. 6.1.8), einer Acidose (vgl. 3.1.5), eines Magnesiumüberschusses (vgl. 6.1.9), einer Hyperphosphatämie bzw. Hypocalcämie (vgl. 7.2) und einer erhöhten Harnsäurekonzentration im Plasma (vgl. 10.1.3) werden an anderer Stelle genannt. Ein großer Teil der in Tabelle 6-8 aufgezeigten **klinischen Symptome** können freilich noch nicht pathophysiologisch erklärt werden. *Harnstoff* allein ist wohl relativ ungiftig. Immerhin scheint er die Gerinnbarkeit des Blutes herabzusetzen. Im Darmkanal wird er von Bakterien zu *Ammoniak* gespalten und die Alkalisierung des Darmlumens könnte zur Diarrhoe und Dyspepsie beitragen. Ammoniak gelangt ins Blut und muß in der Leber erneut zu Harnstoff aufgebaut werden, wenn es seine toxische Wirkung (vgl. 10.1.6) nicht entfalten soll. Ein Teil der klinischen Symptomatik weist jedoch keinen Bezug zu den bekannten Blut-chemischen Veränderungen auf. Andere (z.B. Infektanfälligkeit v.a. durch Störung der zellulären Abwehr) sind mit Sicherheit auf mehr als eine Ursache zurückzuführen. Vielleicht kommt der verminderten Eliminierung von sogenannten *Urämietoxinen* eine gewisse Rolle zu.

Sicherlich spielen Änderungen intrazellulärer Elektrolytaktivitäten eine Rolle. So wurden Hinweise für eine **Hemmung der Natrium/Kalium-ATPase** gefunden (vgl. 13.3.4), eine Wirkung, welche die intrazellulären Elektrolytkonzentrationen und indirekt Membranpoten-

tial und Membranleitfähigkeiten in Mitleidenschaft ziehen muß (vgl. 13.3.6). Ob diese Wirkung durch ein noch nicht identifiziertes natriuretisches Hormon (gesteigerte Ausschüttung durch Volumenüberschuß, vgl. 6.1.7) oder durch herabgesetzte Ausscheidung des ATPasenhemmenden Spurenelements Vanadat (vgl. 10.1.8) hervorgerufen wird, ist noch ungewiß.

Schließlich darf man nicht übersehen, daß die Niere neben der reinen Ausscheidungsfunktion eine Reihe **biochemischer Aufgaben** erfüllt, insbesondere Gluconeogenese, Abbau von toxischen Substanzen und Hormonen sowie Spaltung von Peptiden (v.a. mittlerer Molekülgröße). Diese Aufgaben werden bei Zugrundegehen von Nierengewebe nicht ausreichend erfüllt.

Die gestörte Nierenfunktion führt direkt zu verminderter Bildung (z.B. 1,25 $(OH)_2D_3$, Erythropoetin, Prostaglandine), gesteigerter Ausschüttung (z.B. Angiotensin, Parathyrin, sehr selten Erythropoetin) und herabgesetztem Abbau (z.B. Insulin, Somatotropin) von **Hormonen**. Indirekt und pathophysiologisch weniger leicht ableitbar sind weitere Störungen der Hormon-Ausschüttung (sekundäre Hypothyreose, vgl. 11.5.2, reduzierte Ausschüttung von Sexualhormonen) und -Wirkung (Insulinresistenz). Die Störungen im Hormonhaushalt können wiederum eine Vielzahl von Funktionen in Mitleidenschaft ziehen. Die Folgen gestörter Ausschüttung von Erythropoetin (häufig Anämie, sehr selten Polyglobulie) oder Angiotensin und Prostaglandinen (Hypertonien) sind leicht ableitbar. Die gestörte Ausschüttung von 1,25 $(OH)_2D_3$ und Parathyrin beeinträchtigt nicht nur den Calcium-Phosphat-Haushalt (vgl. 7.1.2), sondern auch Glucose- und Lipidstoffwechsel, sowie Nervensystem, Herz, Muskulatur, Gonaden, Erythrozyten, Lymphozyten und Blutplättchen. So scheint Parathyrin den Calciumtransport über die Blut-Hirnschranke in das Gehirn zu stimulieren. Entfernung

Tabelle 6-8   **Symptomatik der fortgeschrittenen, chronischen Niereninsuffizienz (Urämie)**

Symptome	Ursachen
Nervensystem	
Polyneuropathie	?, Elektrolytstörungen?, Urämietoxine?, Parathyrin
Verwirrtheit, Koma,	
Krampfanfälle	Elektrolytstörungen?, Urämietoxine, Parathyrin
Pruritus	Calcium-Phosphat-Ausfällungen in der Haut, Urämietoxine?
Hirnödem	hypotone Hyperhydration
Magen-Darm-Trakt	
Übelkeit	?, Elektrolytstörungen?, Urämietoxine
Magenulcera, Parotitis,	?, Parathyrin, Elektrolytstörungen?, Urämietoxine,
Pankreatitis	Hypergastrinämie
Diarrhoe	?, Harnstoff, Elektrolytstörungen, Urämietoxine
Blut	
Anämie	Erythropoetinmangel, Hämorrhagien, Hämolyse, Parathyrin
Leukozytose	?
Hämorrhagie	Harnstoff, Guanidinbernsteinsäure?, Thrombopenie
Acidose	verminderte NH_3-Produktion, Bicarbonatresorption
Hämolyse	Acidose, Harnstoff, Urämietoxine, Parathyrin
Kreislauf	
Ödeme (v.a. Lungenödem)	isotone Hyperhydration
Hypertonie	Renin-Angiotensin, isotone Hyperhydration, Prostaglandinmangel?, natriuretisches Hormon?
andere	
Hyperlipidämie	herabgesetzte Lipoproteinlipase-Aktivität durch Insulinresistenz, Parathyrin
(Kardio-)Myopathie	Elektrolytstörungen, Parathyrin
Hypogonadismus	1,25-Dihydroxycholecalciferol, Parathyrin
Osteomalazie, Osteofibrose	Hypocalcämie, Mangel an 1,25-Dihydroxicholecalciferol, Acidose, Hyperparathyreodismus
Osteosklerose	Hyperphosphatämie
Arthritis, Pseudogicht,	
Calcinose	Calcium-Phosphatausfällungen
Gicht	Harnsäureausfällungen
Perikarditis, Pleuritis	?, Harnstoff?
Pseudodiabetes	verminderte Glucoseresorption
Infektionsanfälligkeit	?, Parathyrin

der Nebenschilddrüsen führt scheinbar zum Verschwinden vieler – v.a. zentralnervöser – Störungen bei Niereninsuffizienz. Die vorliegenden Befunde lassen freilich noch kein abschließendes Urteil zu.

Zur **Behandlung** der Niereninsuffizienz kann künstliche Dialyse eingesetzt werden. Bei der sog. Hämofiltration (Blutdialyse) wird Blut des Patienten über Filter geleitet, auf deren anderer Seite künstliche Flüssigkeit mit gewünschter Elektrolytzusammensetzung vorbeiströmt. Damit wird eine Normalisierung der filtrierbaren Bestandteile des Blutes erzielt. Langfristig wird meist die Durchführung einer Nierentransplantation angestrebt.

6.2.5 Nephrotisches Syndrom

Ein nephrotisches Syndrom ist charakterisiert durch *Ödeme, Proteinurie* ($>$ 3,5 g/d), *Hypoproteinämie* ($<$ 6g/100 ml) mit vorwiegender Abnahme der Albumine und in schweren Fällen auch der Globuline (außer α_2-Globulin) sowie *Hyperlipidämie*.

Ursachen des nephrotischen Syndroms sind Nierenerkrankungen (membranöse Glomerulonephritis, Glomerulonephrosen) und systemische Erkrankungen, welche den glomerulären Filter in Mitleidenschaft ziehen (Amyloidose, chronische Infektionen, venöser Stau bei Herzinsuffizienz oder Nierenvenenthrombose). Beim *Plasmozytom* (vgl. 4.2.4) werden bisweilen in großen Mengen relativ kleinmolekulare Proteine (Bence-Jones-Proteine) gebildet, welche das glomeruläre Filter passieren können. Das hohe Angebot überfordert die Resorptionskapazität der proximalen Tubuli. Dabei entgeht nicht nur ein Teil der pathologischen Eiweiße, sondern auch ein Teil der üblicherweise filtrierten (1 g/d) „normalen" Plasmaproteine einer tubulären Resorption und wird ausgeschieden. Folge ist auch bei dieser Krankheit ein nephrotisches Syndrom. Auch andere, eher niedermolekulare Proteine (Hämoglobin bei *Hämolyse,* Myoglobin bei Muskelschädigungen) können im Blutplasma frei vorliegen, zum Teil filtriert werden und Proteinurie auslösen.

Abb. 6-13 stellt die **Auswirkungen** der Membranschädigung und die wesentlichen pathophysiologischen Zusammenhänge dar. Die Proteinurie führt zu Hypoproteinämie, wobei vor allem die niedermolekularen Proteine (z.B. Albumine) erniedrigt sind. Folge ist eine Abnahme des intravasalen kolloidosmotischen Druckes, die zum *Ödem* führt. Eine – wenn auch geringe – Rolle kommt der gesteigerten extravasalen Proteinkonzentration zu. Die durch die Ödeme hervorgerufene *Hypovolämie* stimuliert die *Ausschüttung von ADH und Aldosteron.* Dadurch kommt es neben Kochsalz- und Wasser-Retention meist zu einem vermehrten *Kaliumverlust* durch die Niere. Der Abfall des onkotischen Druckes im Plasma stimuliert in der Leber die Proteinsynthese, unter anderem die Synthese von *Lipoproteinen* (vgl. 10.1.5). Darüber hinaus könnte der renale Verlust von Lipoproteinlipasen den peripheren Abbau von Lipoproteinen verzögern. Folgen sind Hyperlipoproteinämie, Hyperlipidämie und Hypercholesterinämie (vgl. 10.1.5). Möglicherweise spielt auch ein verminderter Fettabbau durch die erkrankten Nieren eine Rolle bei der Entstehung der Hyperlipidämie. Ein renaler Verlust von Antithrombin III und eine gesteigerte Fibrinogensynthese in der Leber begünstigen die Entwicklung von Thrombosen (vgl. 4.6.5).

Es soll hier noch darauf hingewiesen werden, daß Eiweißverluste auch durch den Darm auftreten können. Dadurch entsteht eine Symptomatik, die dem nephrotischen Syndrom gleicht (**exsudative Enteropathie,** vgl. 10.4.3).

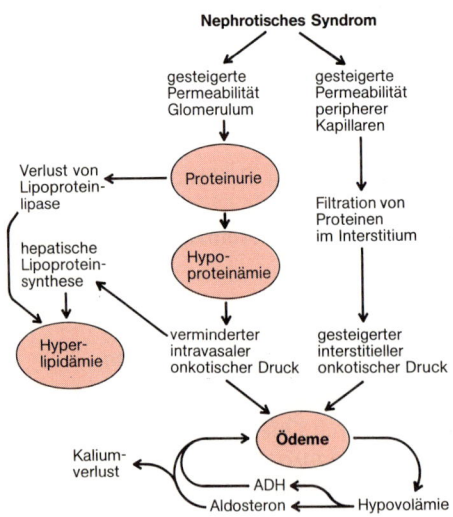

Abb. 6-13 Entstehung der wichtigsten Störungen beim **nephrotischen Syndrom**

6.2.6   Renale Hypertonie

Die meisten Nierenerkrankungen können eine Hypertonie auslösen und immerhin sind etwa 10 % aller Hypertonien auf Nierenerkrankungen zurückzuführen. Darüber hinaus spielt die Niere bei Entwicklung und Verlauf von Hochdruckerkrankungen eine entscheidende Rolle (s.u.), auch wenn primär keine Nierenerkrankung vorliegt (sog. extrarenale Hypertonie, vgl. 2.2.3).

Die **Ursachen** der renalen Hypertonie sind in Tabelle 6-9 zusammengestellt. Dabei sind drei Gruppen erkennbar:

● Eine **Mangeldurchblutung der Niere** kann, z.B. wegen der geringeren Füllung der Vasa afferentia, über die Stimulierung des Renin-Angiotensin-Mechanismus zur Hypertonie führen (vgl. 6.1.7). Eine Drosselung der Nierendurchblutung führt auch im Tierexperiment zur Hypertonie (Goldblattniere). Im Prinzip ist es gleichgültig, wo die Behinderung der renalen Durchblutung zustande kommt. Eine länger andauernde Hypertonie führt umgekehrt zu einer Schädigung der renalen Arteriolen (vgl. 2.2.3) und Glomerula (Nephrosklerose) und in der Folge zur renalen Ischämie. Über die Entwicklung einer Nephrosklerose kann sich somit eine primär *extrarenal ausgelöste Hypertonie zur renalen Hypertonie* entwickeln. Ein besonderer Fall liegt vor, wenn durch die Stenose einer Nierenarterie eine Hypertonie hervorgerufen wird, welche die – ursprünglich gesunde – kontralaterale Niere schädigt. Nach Beseitigung der Stenose kann die Hypertonie durch die kontralaterale Niere aufrecht erhalten bleiben.

● Eine Retention von Natrium und Wasser kann über eine **Hypervolämie** Hypertonie erzeugen. Eine solche Retention kann einmal durch eine *gesteigerte Aldosteronausschüttung* (vgl. 11.3.3), aber auch bei *Niereninsuffizienz* vorliegen. Schließlich läßt sich nachweisen, daß *exzessive Kochsalzaufnahme* die Entwicklung einer Hypertonie begünstigt (vgl. 2.2.3).

● Es gibt Hypertonien bei renalen Erkrankungen, bei welchen keine der genannten primären Ursachen entscheidend ist. Ein Renin-produzierender Nierentumor oder – auf ungeklärte Weise – eine Zystenniere kann auch ohne Ischämie zum **Hyperreninismus** führen.

Der Wegfall renaler Produktion vasodilatierender **Prostaglandine** (vgl. 11.7.4) spielt wahrscheinlich für die Entwicklung der renalen Hypertonie keine übergeordnete Rolle.

Das Wissen um die Ursache einer Hypertonie ist wichtige Voraussetzung für eine erfolgreiche Therapie. Spielt zum Beispiel eine **Retention von Natrium** und Wasser die überragende Rolle, so kann man mit Senkung der Salz- und Flüssigkeitszufuhr eine Normalisierung des Blutdrucks erzielen. Bei einer **Renininduzierten Hypertonie** könnte die gleiche Maßnahme eine weitere Steigerung des Blutdrucks nach sich ziehen, da der Renin-Angiotensin-Mechanismus durch Hypovolämie sensibilisiert wird (vgl. 6.1.7).

Besonders problematisch ist die Frage, ob bei Hypertonie eine **ischämische Schädigung** der Niere vorliegt, ohne daß anatomische Ursachen (Nierenarterienstenose) erkennbar sind, ob also eine operative Entfernung des Organs gerechtfertigt ist. Als Kriterium für eine renale Hypertonie durch renale Ischämie wird oft der Reningehalt im Plasma oder im Nierengewebe herangezogen. In der Tat ist ein exzessiv gesteigertes Renin im Plasma ein fast sicherer Hinweis für eine renale Hypertonie. Umgekehrt jedoch liegen bei den meisten Patienten mit renaler Ischämie normale Plasma-Renin-Werte vor. Die *Plasmakonzentration ist somit nur ein schlechter Indikator für intrarenales Renin.* Eine weitere diagnostische Möglichkeit ist die Gabe von *Saralasin,* welches dem Angiotensin ähnlich ist und dessen Wirkung blockiert. Der Blutdruckabfall nach Saralasin ermöglicht daher eine

Aussage über die Aktivität des Renin-Angiotensin-Systems. Einen Hinweis kann die *seitengetrennte Urinanalyse* bieten, da bei „ischämischen" Nieren eine gesteigerte Natrium- und Wasserrückresorption stattfindet und auf diese Weise Kreatinin und Kontrastmittel stärker konzentriert werden. Noch wertvollere Ergebnisse liefert die seitengetrennte Reninbestimmung im Nierenvenenblut (über Katheter gewonnen).

Tabelle 6-9   **Ursachen der renalen Hypertonie**

Ischämie der Niere

- durch Verengung der Aorta (Koarktation)
- Verengung der Nierenarterie (Stenose, Thrombose, Embolie, Aneurysma)
- Verengung der Arteriolen und glomerulären Kapillaren (Glomerulonephritis, Glomerulonephrosen, Pyelonephritis, länger bestehende Hypertonie)
- durch Verengung der Nierenvene (Thrombose)

Hypervolämie

- Glomerulonephritis
- Niereninsuffizienz
- Hyperaldosteronismus
- exzessive Salzzufuhr
- Schwangerschaftsnephropathie

andere

- Zysten-Niere
- Renin-produzierender Nierentumor

Auswirkungen der Hypertonie sind unter 2.2.3 beschrieben. Hier soll lediglich nochmals betont werden, daß jede Form der Hypertonie zur Schädigung und Einengung der Arteriolen auch in der Niere führt. Dadurch kommt es zu einem Circulus vitiosus, in dem sich renale Ischämie und Hypertonie gegenseitig fördern. Eine Niere mit Nierenarterienstenose oder beide Nieren bei Aorten-Isthmusstenose sind von diesem Circulus vitiosus verschont, da ja hinter der Stenose ein normaler Blutdruck herrscht und die Arteriolen nicht geschädigt werden.

6.2.7   Schwangerschaftsnephropathie

Bei ca. 5 % aller Schwangeren treten **Ödeme, Proteinurie** und **Hypertonie** auf, eine Symptomentrias (**EPH-Gestose:** edema, proteinuria, hypertension), die sehr an eine Glomerulonephritis erinnert. In der Tat sind bei den Patientinnen Verdickungen der Basalmembran, Fibrinablagerungen sowie Schwellungen der Endothel- und Epithelzellen in den Glomerula nachweisbar.

Die **Ursache** der EPH-Gestose ist freilich noch unklar. Die Fibrinablagerungen könnten auf die Freisetzung von Thrombokinase in der Placenta zurückzuführen sein. Eine Rolle spielen möglicherweise auch *Gefäßspasmen,* die auch in anderen Organen vorkommen sollen, so auch im Gehirn, wo sie in einigen wenigen Fällen zu Krampfanfällen und Koma führen können (*Eklampsie*). Immerhin sind bisweilen einige Tage vor Ausbruch der Eklampsie Gefäßverengungen am Augenhintergrund nachweisbar. Dabei ist der periphere Gesamtwiderstand jedoch normal. Wodurch die Gefäßspasmen zustande kommen, ist unklar, ebenso die Frage, ob die Niere kausal an der Symptomatik beteiligt oder nur Opfer der Gefäßveränderungen ist. Auffallend ist, daß eine EPH-Gestose vor allem dann auftritt, wenn eine *Ischämie der Placenta* vorliegt. Einiges spricht dafür, daß die Placenta bei Mangeldurchblutung einerseits vasodilatatorisches Prostaglandin E_2 bildet, das den eigenen Gefäßwiderstand herabsetzt, andererseits vasokonstriktorisch wirkende Substanzen (Angiotensin?), welche den Blutdruck steigern und dadurch die Placentadurchblutung verbessern sollen. Eine herabgesetzte Fähigkeit zur Prostaglandin E_2-Bildung, – wie sie in Placenten von Frauen mit EPH-Gestose gefunden wurde – zwingt die Placenta bei Ischämie zu gesteigerter Produktion vasokonstriktorisch wirksamer Peptide.

Tabelle 6-10 **Die wichtigsten tubulären Transport-Defekte**

Krankheit	Defekt	Ursache	wichtigste Wirkung
Diabetes insipidus renalis	ADH-Unempfindlichkeit	genetisch, Nierenerkrankungen	hypertone Dehydration (vgl. 6.1.7)
renaler Diabetes mellitus	erniedrigte maximale Resorptionsrate (Typ A) oder Affinität (Typ B) der Glucoseresorption	genetisch, toxisch	Glucose-Verlust, osmotische Diurese mit Dehydration (vgl. 6.1.7)
Phosphat-Diabetes	reduzierte Phosphatresorption	genetisch	Vitamin-D-resistente Rachitis (vgl. 7.2.7)
Pseudohypoaldosteronismus	Aldosteronunempfindlichkeit	genetisch	Dehydration, Hyperkaliämie, Acidose (vgl. 11.6.3)
Pseudohypoparathyreoidismus	gesteigerte Phosphatresorption	genetisch	Hypocalcämie (vgl. 7.2.1)
idiopathische renale Hypercalciurie	verminderte Calciumresorption	genetisch (?)	Calciumsteine (vgl. 6.2.9)
Liddle-Syndrom	verstärkte distale Natrium-Resorption	genetisch	Hypokaliämie (vgl. 6.1.8), Hypertonie (vgl. 2.2.3)
Bartter Syndrom	reduzierter NaCl-Transport Pars ascendens	genetisch	Hypokaliämie Alkalose, Reninismus
renal tubuläre Acidose (RTA)	Defekt der proximalen oder distalen Wasserstoffionensekretion	genetisch, toxisch	Hypokaliämie, nur bei distaler RTA: Nierensteine, Rachitis, Osteomalazie (vgl. 6.2.9, 7.2.7)
Spitzer-Weinstein-Syndrom	herabgesetzte Kaliumsekretion	genetisch	Hyperkaliämie, Acidose
Fanconi-Syndrom	gestörte Resorption von Glucose, Phosphat, Aminosäuren, Bicarbonat und Harnsäure	genetisch, toxisch, Nierenerkrankungen	Osteomalazie (vgl. 7.2.7) Hypokaliämie (vgl. 6.1.8) Hypovolämie (vgl. 6.1.7)
Cystinurie (klassische Form)	gestörte Resorption von Lysin, Arginin, Ornithin, Cystin	genetisch	Nierensteine (vgl. 6.2.9)
isolierte Cystinurie	gestörte Cystinresorption	genetisch (sehr selten)	Nierensteine (vgl. 6.2.9)
Hartnup-Syndrom	gestörte Resorption neutraler Aminosäuren	genetisch	Schwachsinn, cerebellare Ataxie, Nicotinsäuremangel (vgl. 10.1.8)
Iminoglycinurie	gestörte Resorption von Glycin, Prolin, Hydroxyprolin	genetisch	Keine Symptome
Familiäre Proteinintoleranz	gestörte Resorption basischer Aminosäuren	genetisch	Erbrechen, Diarrhoe
Lowe Syndrom	gestörte Resorption neutraler und basischer Aminosäuren	genetisch	Schwachsinn, Katarakt, Azidose
Carnosinurie	gestörte Resorption von Carnosin	genetisch	Schwachsinn

6.2.8   Tubuläre Defekte

Tabelle 6-10 faßt die wichtigsten Defekte von tubulären Partialfunktionen zusammen.

Die **Ursachen** sind meist genetisch oder toxisch bedingt. Viele Fremdstoffe werden von den proximalen Tubuluszellen aufgenommen (akkumuliert) und in das Tubuluslumen sezerniert, erreichen also in der Niere sehr hohe Konzentrationen. Bei vielen Vergiftungen ist daher die Niere (v.a. der proximale Tubulus) in besonderem Maße betroffen (z.b. Schwermetalle, einige Antibiotica, Kohlenwasserstoffverbindungen, Pilzgifte).

Die pathophysiologischen Mechanismen, welche die **Auswirkungen** nach sich ziehen, werden z.T. an anderer Stelle besprochen.

Ergänzt werden muß, daß beim **Fanconi-Syndrom** offensichtlich eine generelle Transporteinschränkung des proximalen Tubulus vorliegt, die Phosphaturie führt zur Osteomalazie (7.2.7), das gesteigerte distale Angebot von Natrium zu vermehrter Kaliumausscheidung (6.1.4) und die trotz gesteigerter distaler Natriumresorption vermehrte Salz- und Wasserausscheidung zu Hypovolämie.

Bei der **distalen tubulären Acidose** kann der distale Tubulus nur einen geringen Wasserstoffionengradienten aufbauen; der Urin kann also nicht unter einen pH von etwa 6,0 gesenkt werden. Die verminderte Wasserstoffionensekretion geht mit einer reduzierten Natriumresorption und einer gesteigerten Kaliumsekretion einher (Mechanismus s. 6.1.4). Folgen sind Hypovolämie und Hypokaliämie. Die Acidose bewirkt eine gesteigerte Resorption von Calciumphosphat aus dem Knochen (vgl. 7.1.2). Folgen sind Osteomalazie bzw. Rachitis und – wegen der gesteigerten Calciumphosphatausscheidung durch die Niere – Ausfällungen im Urin. Möglicherweise ist auch eine primäre Hypercalciurie für die Störungen des Calcium-Phosphat-Stoffwechsels bei distaler Acidose mitverantwortlich.

Die **proximale tubuläre Acidose** wird durch eine mangelhafte proximale Bicarbonatresorption ausgelöst. Bei niedriger Plasmakonzentration von Bicarbonat kann ein normal saurer Urin ausgeschieden werden, bei normaler Bicarbonatplasmakonzentration kommt es jedoch zur Bicarbonaturie. Störungen des Calcium-Phosphat-Stoffwechsels bestehen nicht.

Bei der **klassischen Cystinurie** ist das Transportsystem für Lysin, Arginin und Ornithin defekt. Diese Aminosäuren häufen sich im Tubuluslumen an und hemmen den Cystintransport, wodurch neben den genannten Aminosäuren auch Cystin vermehrt ausgeschieden wird. Die schlechte Löslichkeit von Cystin führt schließlich zu Ausfällungen im Urin (vgl. 6.2.9).

Wichtig ist bei allen „tubulären Defekten" die Unterscheidung von **ähnlichen Bildern bei normaler Tubulusfunktion**. So führen z.B. *Hyperglykämie* zur Glucosurie, *Hyperparathyreoidismus* zur Phosphaturie. Die Ausscheidung alkalischen (vgl. 3.1.5) oder hypotonen (vgl. 6.1.7) Urins und Hypercalciurie (vgl. 7.2.2) können viele Ursachen haben. Aminoacidurien sind häufig sogenannte *„Überlaufaminoacidurien"* bei gesteigerter Produktion (Abbau von Proteinen im Gewebe), fehlendem Abbau (vgl. 10.1.6) aber normaler Resorption.

6.2.9   Nephrolithiasis

Nierensteine entstehen durch Ausfällung bestimmter, schlecht löslicher Substanzen (s. Tab. 6-11).

Ursache ist letztlich eine *erhöhte Konzentration* der Substanz im Urin. Ein *reduziertes Harnvolumen* fördert die Steinbildung und psychischer Streß kann z.B. über ADH-Ausschüttung (vgl. 11.2.1) und Antidiurese das Auftreten von Steinen begünstigen. Im allgemeinen liegt eine *gesteigerte Ausscheidung* vor. Diese kann, wie im Falle der Cystinurie, renal bedingt sein. Eine Calciurie z.B. kann durch massive Glucosezufuhr oder Dia-

Tabelle 6-11 **Ursachen der häufigsten Nierensteine**
Die meisten Nierensteine (ca. 80 %) enthalten Calciumoxalat, ca. 30 % Calcium-Magnesium-Phosphat. 10 % Harnsäure, nur wenige Cystin oder Xanthin

Steine	Ursachen	begünstigte Faktoren (außer geringem Harnvolumen)
Ca-Oxalat	Überproduktion von Oxalsäure (vgl. Tab. 10-12) gesteigerte Ausscheidung von Calcium (vgl. Tab. 7-1)	verminderte Ausscheidung von Phosphat oder Citrat (Calciumbinder) oder Pyrophosphat
Ca-CO$_3$-PO$_4$ Mg-NH$_4$-PO$_4$	gesteigerte Ausscheidung von Calcium (vgl. Tab. 7-1)	alkalischer Urin (Harnwegsinfekte)
Harnsäure	Überproduktion von Harnsäure (vgl. Tab. 10-3)	saurer Urin
Natrium-Urat	Überproduktion von Harnsäure (vgl. Tab. 10-3)	alkalischer Urin, hohe Natriumkonzentration
Cystin	renaler Resorptionsdefekt (vgl. Tab. 6-10)	saurer Urin
Xanthin	gestörter Abbau (vgl. Tab. 10-3)	

betes mellitus hervorgerufen werden, da Glucose die Calciumresorption hemmt.

Meist ist jedoch primär die **Bildung** (Harnsäure, vgl. 10.1.3, Oxalat, vgl. 10.1.6), **enterale Resorption** (Oxalat, vgl. 10.1.6, Calcium, vgl. 7.2.2) oder **Mobilisierung** (Phosphat, vgl. 7.2.4, Calcium, vgl. 7.2.2) der Substanz im Körper gesteigert, so daß es über eine Erhöhung der Plasmakonzentration zu einer vermehrten Ausscheidung kommt. Ein möglicherweise wichtiger Faktor ist die Bildung von **Schutzkolloiden** durch die Niere, welche das Ausfallen von übersättigten Lösungen verhindern soll.

Bei Harnsäure-, Cystin- und Phosphatsteinen kommt dem **Urin-pH** eine wichtige Rolle zu. Harnsäure liegt in saurem Milieu in der schlecht löslichen, undissoziierten Form vor, Phosphat in alkalischem Milieu in der zweifach dissoziierten Form, die schwer lösliche Salze bildet. Bei Cystin nimmt die Löslichkeit oberhalb von pH 7,2 zu. Das Auftreten von Phosphatsteinen ist häufig auf das Vorliegen von Harnwegsinfekten zurückzu-

führen: Harnstoff-spaltende Bakterien bilden Ammoniak (NH$_3$), der ja unter Bindung eines Wasserstoffions (Alkalinisierung!) zu NH$_4^+$ reagiert (vgl. 6.1.4). Umgekehrt trägt eine herabgesetzte renale Ammoniakproduktion häufig zur Bildung von Harnsäuresteinen bei, da sie die Niere zu stärkerer Ansäuerung des Urins zwingt.

Bei Salzen muß noch beachtet werden, daß die Ausfällung vom **Löslichkeitsprodukt** der beteiligten Ionen abhängt (vgl. 13.2.2), sowie durch andere Ionen beeinflußt werden kann: So begünstigt eine Zunahme der Harnsäurekonzentration im Urin das Ausfallen von Calciumoxalat (sog. **Aussalzen**).

Auswirkung der Nephrolithiasis ist die Verlegung der Ureteren (äußerst schmerzhafte Nierenkoliken), welche zum Ausfall der betroffenen Niere führen kann. Selbst bei Entfernung der Steine kommt es bei wiederholter Nephrolithiasis wegen des Urinstaus zur bakteriellen Infektion der Niere *(Pyelonephritis)*. Da die Besiedlung der Harnwege mit Harnstoff-spaltenden Erregern zur Alkalinisierung des Urins und diese zu Phosphatsteinen führen kann, droht die Entwicklung eines Circulus vitiosus. Die tubuläre Schädigung durch Stau und Pyelonephritis führt zu Defekten in der Natrium-, Kalium- und Wasserresorption. Vor allem Calcium und Harnsäure bilden intrarenale Ablagerungen, die als Nephro-Calcinose bzw. Gichtniere zu entzündlichen bzw. degenerativen Veränderungen im Nierenmark führen und auch ohne bakterielle Infektion das Bild einer interstitiellen Nephritis hervorrufen können.

7   Skelett und Mineralhaushalt

7.1   Physiologie und allgemeine Pathophysiologie

7.1.1   Stoffwechsel des Knochengewebes

Im gesunden Knochengewebe halten sich ständiger Abbau und Aufbau die Waage. Eine Störung des Gleichgewichts führt zu Erkrankungen des Knochengewebes. Sie sind zuerst dort erkennbar (im spongiösen Knochen), wo der Umsatz am größten ist (Wirbelsäule > Becken > Rippen > Extremitäten > Schädel).

Der **Knochenaufbau** ist Aufgabe der *Osteoblasten:* Sie bilden die Knochengrundsubstanz, das sogenannte *Osteoid* aus Sulfat-haltigen Proteoglykanen, Glykoproteinen und Kollagenfasern.

Die Kollagenfasern sind Hydroxyprolin-haltige Polypeptide. Daher ist die Ausscheidung von *Hydroxyprolin* und von Hydroxyprolin-haltigen Polypeptiden bei gesteigertem Knochenabbau und -umbau, aber auch bei gesteigertem Kollagenumsatz anderer Lokalisation (z.B. Haut) erhöht.

Die **Mineralisation** des Osteoids geschieht durch Einlagerung von Calcium-Phosphat in einem stöchiometrischen Verhältnis, das dem Hydroxylapatit entspricht (komplexe Verbindung von Calciumhydroxid und Phosphat: $Ca_{10}(PO_4)_6(OH)_2$), sowie von Natrium, Carbonat, Magnesium, Kalium, und Fluorid. Insgesamt sind die Salze stark alkalisch. Die Mineralisation wird durch Pyrophosphat (zwei veresterte Phosphorsäuren) gehemmt. Nach einer gegenwärtig diskutierten Theorie wird die Mineralisation eingeleitet von einer Spaltung des Pyrophosphats durch die *alkalische Phosphatase,* einem Enzym, das in den Osteoblasten gebildet wird und dessen Konzentration im Serum ein gutes Maß für die Osteoblastenaktivität ist.

Allerdings ist die alkalische Phosphataseaktivität im Serum auch bei Erkrankungen der Leber und Gallenwege erhöht. Bei Erkrankungen dieser Organe treten jedoch im Serum andere Isoenzyme der alkalischen Phosphatase auf, die durch entsprechende Methoden getrennt erfaßt werden können.

Der **Knochenabbau** wird durch die *Osteoklasten,* eine spezielle Form der Makrophagen, bewerkstelligt. Mit Hilfe von proteolytischen Enzymen wird die Grundsubstanz abgebaut. Durch Acidifizierung des Milieus (Lactat, Citrat) werden die Mineralien aufgelöst.

Neben Osteoblasten und Osteoklasten liegen im Knochen auch *Osteozyten* vor, die aus Osteoblasten entstehen und am Knochenumbau beteiligt sind. Für den **Umbau** spielt der Reiz durch die mechanische Beanspruchung eine große Rolle. Auf diese Weise wird die Stärke und die Architektur ständig den mechanischen Anforderungen angepaßt, und die Stabilität des Knochens optimiert. Aus dem Gesagten folgt, daß bei Inaktivität, d.h. bei Fehlen mechanischer Beanspruchung, der Knochenabbau den Knochenaufbau überwiegt, und der Knochen resorbiert wird.

Während des Wachstums geht die Verlängerung des Knochens von den **Epiphysenfugen** aus, d.h. von den Knorpelzonen am Ende des Knochenschaftes der Röhrenknochen. Sind die Epiphysenfugen geschlossen, ist kein Längenwachstum mehr möglich. Sexualhormone führen zur Schließung der Epiphysenfugen und damit zum Stillstand des Längenwachstums. Im Alter nimmt der Knochenumsatz ab. Dabei ist die Osteoblastentätigkeit mehr eingeschränkt als die der Osteoklasten. Auf diese Weise kommt es zur Verminderung des Knochengewebes im fortgeschrittenen Alter.

Eine Reihe von Hormonen und anderen Faktoren beeinflussen Knochenbildung und Knochenabbau, wie im folgenden Absatz diskutiert werden soll.

7.1.2   Der Calciumphosphat-Haushalt

Calcium und Phosphat wirken bei einer Vielzahl von physiologischen und biochemischen Reaktionen mit.

Phosphat ist Bestandteil vieler Verbindungen, wie von Nucleotiden (z.B. ATP, vgl. 10.1.2), Nucleinsäuren (vgl. 10.1.3), Kreatinphosphat (vgl. 8.1.3), intermediären Substraten des Kohlenhydratstoffwechsels (vgl. 10.1.4), Phospholipiden (vgl. 10.1.5). Ferner dient Phosphat der Aktivierung bzw. Inaktivierung einer Reihe von Enzymen und ist wesentlicher Puffer in den Zellen und im Urin.

Calcium wird in der Zelle an ein Protein (Calmodulin) gebunden und vermittelt – meist in dieser Form – als „intrazellulärer Transmitter" die elektromechanische Kopplung (vgl. 1.1.2), die Ausschüttung von Neurotransmittern (vgl. 8.1.2) und Hormonen (vgl. 11.1), stimuliert die Sekretionstätigkeit exokriner Drüsen (vgl. 10.3.2), beeinflußt Natrium-, Chlorid- und Kaliumkanäle (vgl. 13.4) sowie die Zellteilung und stimuliert eine Reihe von Enzymen (u.a. Glykogenolyse im Muskel, Phospholipase A, vgl. 10.3.2, Adenylatzyklase und Phosphodiesterase, vgl. 11.1.1). Darüber hinaus setzt es die Durchlässigkeit von tight junctions herab (vgl. 13.3.3) und ist an der Blutgerinnung (vgl. 4.5.1) beteiligt.

Beide, Calcium und Phosphat, sind wesentliche Bestandteile des **Knochens**.

Während die Phosphat-abhängigen Funktionen nur bei massivem Phosphat-Mangel beeinträchtigt werden (s.u.), sind die *Calcium-abhängigen Reaktionen eine Funktion der intrazellulären Calciumkonzentration,* die ihrerseits u.a. von der extrazellulären Calciumkonzentration abhängt. Daher zieht auch eine geringe Änderung der Plasmacalciumkonzentration eine Vielzahl von Störungen nach sich (s.u.). Die **Konstanterhaltung der Plasmacalciumkonzentration** *hat somit absoluten Vorrang* bei der Regulation des Calcium-Phosphatstoffwechsels.

Der Calciumphosphatgehalt des Körpers wird durch das Gleichgewicht zwischen der Resorption im **Darm** und der Ausscheidung durch die **Niere** aufrecht erhalten (je ca. 2 mmol/d). Über 99 % des Körpercalciums (ca. 5 mol) sind im **Knochen** eingelagert. Eine Mobilisierung von Calcium aus dem *Knochen* kann über lange Zeit eine verminderte Aufnahme durch den Darm bzw. eine gesteigerte renale Ausscheidung ausgleichen.

Im **Plasma** liegt Calcium nur zur Hälfte frei vor, der Rest ist an Proteine (40 %), Citrat, Phosphat und Bicarbonat (zusammen 13 %) gebunden. Der an Proteine gebundene Anteil nimmt bei Alkalose zu, die Konzentration an freiem Calcium entsprechend ab. Bei respiratorischer Alkalose wird die gesteigerte Bindung von Calcium an Plasmaproteine jedoch zum größten Teil durch herabgesetzte Komplexierung an Bicarbonat ausgeglichen.

Unter **freiem Calcium** verstehen wir ionisiertes, nicht komplex gebundenes Calcium. Es muß betont werden, daß nur freies Calcium in die Zellen gelangen und die Calcium-abhängigen Reaktionen in Gang setzen kann, und nur freies Calcium konstant gehalten wird.

Die Konstanterhaltung des Plasmacalciums ist Aufgabe von **Parathyrin**, wel-

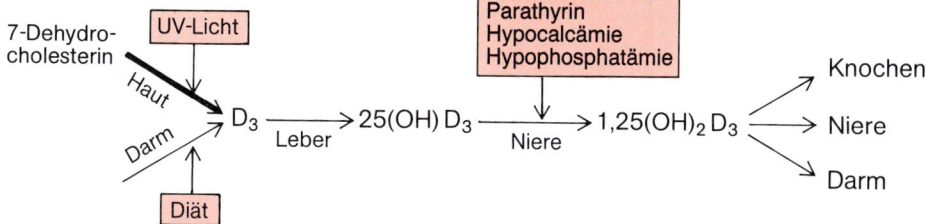

Abb. 7-1 **Bildung des Hormons 1,25 (OH)₂D₃** aus den inaktiven Vorstufen. Der Hauptanteil des im Organismus vorhandenen D_3 entstammt der photochemischen Umwandlung von Dehydrocholesterin bei UV-Bestrahlung der Haut, während diätetische Zufuhr von D_3 quantitativ eine untergeordnete Rolle spielt

ches die dominierende Rolle im Calcium-Phosphatstoffwechsel spielt. Parathyrin (Parathormon, PTH, vgl. Tab. 11-1) wird in den Nebenschilddrüsen gebildet und bei Erniedrigung des freien Calciums im Plasma ausgeschüttet. Eine gewisse Stimulation der Parathyrin-Freisetzung wird auch durch andere sekretorische Agonisten, z.B. Adrenalin (vgl. 8.1.5) bewirkt. Massiver Magnesium-Mangel schränkt die Parathyrinausschüttung ein.

Die **Wirkungen des Parathyrins** zielen in erster Linie auf eine *Erhöhung der Plasma-Calciumkonzentration* ab. Parathyrin erhöht durch vermehrten Knochenabbau (Osteoklasten) den Einstrom von Calcium in die Extrazellulärflüssigkeit, erhöht durch vermehrte renaltubuläre Rückresorption die Konservierung von Calcium und fördert indirekt (durch Stimulation der 1,25(OH)₂D₃-Bildung, s.u.) die Calcium-Absorption im Darm. Die Gesamtheit dieser drei Wirkungen erhöht die Plasma-Calcium-Konzentration. Die Phosphatresorption in der Niere wird dagegen gehemmt. Auf diese Weise senkt Parathyrin den Plasmaphosphatspiegel trotz Mobilisierung von Calcium-Phosphat aus dem Knochen. Ein Anstiegen der Calcium- und Phosphatkonzentration im Blut würde sonst dazu führen, daß das Löslichkeitsprodukt für Calciumphosphat (vgl. 13.2.2) überschritten wird, und Calciumphosphat im Gewebe ausfällt. Parathyrin hemmt schließlich die renale Bicarbonatresorption und ver-

hindert damit eine metabolische Alkalose, welche sonst bei der Mobilisierung der alkalischen Knochensalze auftreten müßte. Die genannten Wirkungen von Parathyrin halten die Plasmacalciumkonzentration auf Kosten des Skelett-Mineralgehaltes konstant. Andererseits stimuliert Parathyrin *langfristig* die Bildung von aktivem Vitamin D_3 (1,25 (OH)₂D₃), steigert so die intestinale Calcium-Absorption (s.u.) und wirkt damit indirekt der Verminderung des Skelett-Mineralbestandes entgegen.

Vitamin D₃ (D₃ = Cholecalciferol) ist streng genommen gar kein Vitamin, da es unter UV-Bestrahlung im menschlichen Körper selbst gebildet werden kann. Cholecalciferol selbst übt keinen Einfluß auf den Mineralhaushalt aus. Es wird jedoch in der Leber zu 25(OH)D₃ hydroxyliert. In physiologischen Konzentrationen ist die Wirkung dieser Substanz auf die 1,25(OH)₂D₃-Rezeptoren der Zielorgane gering. 25(OH)D₃ wird jedoch in der Niere zu 1,25(OH)₂D₃ (Calcitriol, D-Hormon) hydroxyliert. Der Hydroxylierungsschritt ist sehr fein reguliert und wird dem jeweiligen Calciumbedarf des Organismus angepaßt. Die Hydroxylierung wird stimuliert durch Parathyrin, Calciummangel, Phosphatmangel, in geringerem Maße durch Östrogene, Prolactin, Calcitonin und Somatotropin und erfordert die Anwesenheit von Insulin. Sie wird gehemmt durch 1,25 (OH)₂D₃, Acidose und möglicherweise Corticosteroide.

Calcitriol (1,25(OH)$_2$D$_3$) bewirkt eine *gesteigerte Resorption von Calcium und Phosphat* im Darm und – bei chronischer Gabe des Hormons – gesteigerte Calciumresorption auch in der Niere. Calcitriol (1,25(OH)$_2$D$_3$) hat zwei unterschiedliche Wirkungen am Knochen: Einerseits fördert es – möglicherweise über Steigerung der Plasmakonzentrationen von Calcium und Phosphat – die Mineralisation der unverkalkten Knochengrundsubstanz. Andererseits führt 1,25(OH)$_2$D$_3$ jedoch sowohl in der Gewebekultur als auch in hohen Dosen in vivo zum Abbau von Knochen durch Osteolyse. Letztere Wirkung wird klinisch zum Beispiel zur Behandlung der Hypocalcämie bei Hypoparathyreoidismus (s.u.) genutzt.

Bei Calcium- und Phosphatüberschuß werden aus 25(OH)D$_3$ statt 1,25(OH)$_2$D$_3$ die weitgehend unwirksamen 24,25(OH)$_2$D$_3$ und 25,26(OH)$_2$D$_3$ gebildet.

Anstelle des D$_3$ wird für therapeutische Zwecke häufig das billigere D$_2$ pflanzlichen Ursprungs verwendet, das im menschlichen Körper wie D$_3$ hydroxiliert wird und ähnliche Wirkungen entfaltet.

Sowohl für Parathyrin als auch für Calcitriol (1,25(OH$_2$)D$_3$) finden sich Rezeptoren in Zellen, welche nicht direkt im Dienste des Mineralhaushaltes stehen (u.a. Hypophyse, Gonaden, Blutzellen, Haut, Muskel). Die physiologische Bedeutung dieser Rezeptoren ist unklar, pathophysiologische Bedeutung kommt ihnen möglicherweise bei der Niereninsuffizienz zu (vgl. 6.2.4).

Störungen im Vitamin-D-Haushalt können durch (1) Mangel an UV-Licht, (2) mangelhafte diätetische Aufnahme oder Malabsorption sowie (3) gestörte Vitamin-D-Metabolisierung (Leber- oder Niereninsuffizienz) auftreten. Folge ist, wegen Ausfalls der oben beschriebenen Wirkungen, eine negative Calcium- und Phosphatbilanz mit Hypocalcämie, Hypophosphatämie, Rachitis und Osteo-

malazie (vgl. 7.2.7). Bemerkenswert ist, daß nach langdauerndem Vitamin-D-Mangel mit Osteomalazie (vgl. 7.2.7) die Vitamin-D-Zufuhr zu einem plötzlichen Abfall der Calcium-Konzentration mit Auslösung einer Tetanie führen kann, wenn Calcium vermehrt in die Knochengrundsubstanz eingelagert wird (Recalcifizierungstetanie, durch Anstieg des Plasmaphosphatspiegels?).

Die gefährliche **Vitamin-D-Intoxikation** ist – wegen besserer Kenntnis der Dosiswirkungsbeziehung und wegen gewissenhafter Vitamin-D-Dosierung – selten geworden. Sie führt u.a. zu Hypercalcämie, Hyperphosphatämie, Weichteilverkalkungen (Niere!, Gefäße!) und Niereninsuffizienz.

Eine **gesteigerte Parathyrinausschüttung** kann entweder ohne erkennbaren Sekretionsreiz (*primärer Hyperparathyreoidismus*) oder als Reaktion auf eine Senkung des freien Calciums im Plasma auftreten (*sekundärer* Hyperparathyreoidismus). Bei langdauerndem sekundärem Hyperparathyreoidismus (Beispiel: Niereninsuffizienz) kann die Serum-Calcium-Konzentration wieder in den Normbereich ansteigen und der Hyperparathyreoidismus trotz Normocalcämie persistieren (*tertiärer* Hyperparathyreoidismus): Da eine gewisse basale Parathyrin-Sekretionsrate unabhängig von der Serum-Calcium-Konzentration aufrechterhalten wird (sog. „nonsuppressible" secretion), kann ein normocalcämischer Hyperparathyreoidismus auftreten, wenn die Gesamtmasse der Parathyreoideadrüsen stark gesteigert ist. Andererseits ist häufig die Sekretionshemmung durch Calcium in hyperplastischen Parathyreoideadrüsen gestört (sog. „setpoint error"). Im klassischen Fall kann der primäre Hyperparathyreoidismus zum klinischen Bild einer *fibrösen Osteodystrophie* (Morbus Recklinghausen) führen. Sie ist gekennzeichnet durch generalisierte Verminderung

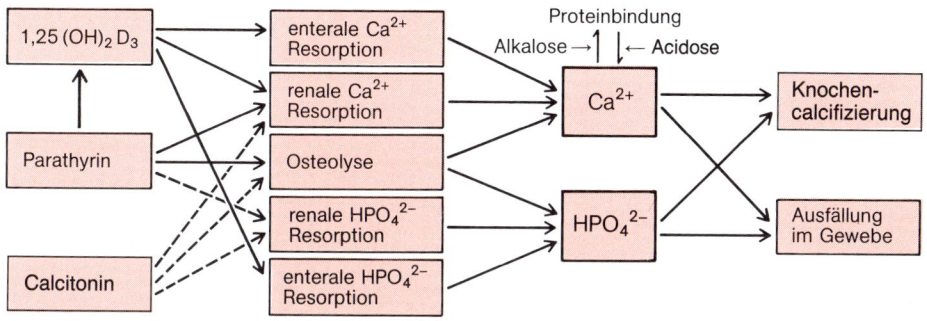

Abb. 7-2 **Regulation der Plasmakonzentration von Calcium (Ca^{2+}) und Phosphat (HPO_4^{2-})** (unterbrochene Pfeile bedeuten Hemmung)

der Knochensubstanz. Bisweilen treten Herde von Osteoklasten auf, die, wenn es zu Blutungen in das zerstörte Knochenareal kommt, als „braune Tumore" imponieren. Obligatorisches *Leitsymptom* des primären Hyperparathyreoidismus ist die *Hypercalcämie*, die zu einer Reihe von klinischen Konsequenzen führt (vgl. 7.2.2). Durch automatische Bestimmung des Serumcalciums wird die asymptomatische oder oligosymptomatische (Nephrolithiasis) Form des primären Hyperparathyreoidismus ohne röntgenologisch oder histologisch erkennbare Knochenbeteiligung immer häufiger erkannt.

Ein **Hypoparathyreoidismus** ist häufig Folge einer Verletzung oder versehentlichen Entfernung der Nebenschilddrüsen bei einer Strumaexstirpation (vgl. 11.5.4) oder einer Autoimmunerkrankung mit entzündlicher Zerstörung des Parathyreoidea-Gewebes. Bei einem sogenannten Pseudohypoparathyreoidismus liegt u.a. eine Parathyrin-Resistenz der Endorgane (Niere und/oder Knochen) bei normaler oder gesteigerter Sekretion von Parathyrin vor. Infolgedessen kommt es zu Hypocalcämie und Kleinwuchs. Beim sogenannten Pseudopseudohypoparathyreoidismus liegen Knochenwachstumsstörungen und eine veränderte renale Ansprechbarkeit auf Parathyrin vor. Es fehlt jedoch die Hypocalcämie.

Eine Reihe **weiterer Hormone und Faktoren** beeinflussen den Calcium-Phosphatstoffwechsel (siehe auch Wirkung von Hormonen auf die Bildung von $1,25(OH)_2D_3$). Die physiologisch bedeutsamsten sollen hier herausgegriffen werden:

● Das in der Schilddrüse gebildete **Calcitonin** (vgl. Tab. 11-1) wird bei Hypercalcämie ausgeschüttet. Auch die Hormone Glucagon und Gastrin steigern die Calcitoninfreisetzung. Calcitonin vermindert die Aktivität der Osteoklasten. An der Niere hemmt Calcitonin die Resorption von Calcium, Phosphat und Natrium, fördert jedoch die Bildung von $1,25(OH)_2D_3$.

● **Somatotropin** (STH, vgl. 11.2.3) stimuliert Osteoblastenaktivität und Knochenumbau. Bei noch offenen Epiphysenfugen stimuliert Somatotropin das Längenwachstum der Röhrenknochen durch gesteigerte Proliferation des enchondralen Wachstumsknorpels (Gigantismus). Nach Epiphysenschluß in der Pubertät führt es lediglich zum periostalen Appositionswachstum und somit zur charakteristischen Verformung der Knochen.

● **Glucocorticoide** (vgl. 11.3.1) hemmen die Entwicklung von Osteoblasten und damit die Bildung von Knochengrundsubstanz. Darüber hinaus hemmen sie

Tabelle 7-1 **Störungen im Calcium-Phosphathaushalt.**
Angegeben sind die jeweils „typischen Veränderungen" einiger Parameter, wie sie jedoch nicht immer nachweisbar sein müssen

Krankheit	Plasmakonzentration		alkalische Phosphatase	Urinausscheidung			Knochen	
	Calcium	Phosphat		Calcium	Phosphat	Hydroxy-prolin	Osteoid	Mineral-Gehalt
primärer Hyperparathyreoidismus	↑	↓	↑	↑	↑	↑	↑↓	↓
primärer Hypoparathyreoidismus	↓	↑	–	↓	↓	↓	↑	↑
Vitamin-D-Mangel	(↓)	↓	↑	↓	↓	↑	↑	↓
Vitamin-D-Intoxikation	↑	↑	–	↑	↑	–	–	–
senile Osteoporose	–	–	–	–	–	↓	↓	↓
Inaktivitätsosteoporose	–	–	–	(↑)	(↑)	–	↓	↓
Phosphat-Diabetes	–	↓	↑	–	↑	↑	↑↓	↓
Niereninsuffizienz	↓	↑	(↑)	↓	↓	↑	–	↓
Milch-Alkali-Syndrom	↑	(↑)	–	(↑)	(↓)	–	↑	–
Malabsorption	(↓)	(↓)	↑	↓	↓	↑	↑	↓
Knochenmetastasen	(↑)	(↑)	(↑)	(↑)	(↑)	(↑)	↓	↓

die enterale Calciumresorption, die renale Phosphatresorption und möglicherweise die Bildung von 1,25 $(OH)_2D_3$. Schließlich stimulieren sie die Parathyrinausschüttung.

- **Östrogene** (vgl. 11.4.2) und **Androgene** (vgl. 11.4.1) beschleunigen das Knochenwachstum, leiten jedoch andererseits den Schluß der Epiphysenfugen ein. Östrogene fördern die Bildung von $1,25(OH)_2D_3$, stimulieren die Calcitoninausschüttung und hemmen die Parathyrinwirkung am Skelett. Bei Ausfall der Östrogene überwiegt die Knochenresorption über die Knochenapposition, so daß eine negative Skelettmineral-Bilanz eintritt (Postmenopausen-Osteoporose). Androgene wiederum steigern die Muskelmasse. Die stärkere Belastung des Knochens führt dann indirekt zur Vermehrung der Knochenmasse.
- **Schilddrüsenhormone** (vgl. 11.5) steigern den Knochenumsatz, bei Kindern beschleunigen sie damit Wachstum und Reifung der Knochen.
- **Insulin** (vgl. 11.6) stimuliert die Bildung von Knochengrundsubstanz und fördert indirekt das Knochenwachstum.
- **Prostaglandine** (PGE_2, vgl. 11.7.4) fördern die Knochenresorption. Sie fördern die Bildung eines Osteoklasten-aktivierenden Faktors (OAF, identisch mit Interleukin I) in Leukozyten. Der OAF spielt eine Rolle für die Entmineralisierung des Knochens bei Leukämien (vgl. 12.1.3) und bei Entzündungen im Bereich des Knochens.
- Eine **Acidose** begünstigt die Resorption von Calciumphosphat aus dem Knochen, durch die Steigerung der Plasmakonzentration sowie Hemmung der renal-tubulären Rückresorption kommt es dann zu einer vermehrten Ausscheidung im Urin.

- **Fluor** stimuliert die Aktivität der Osteoblasten und führt dadurch zu einer gesteigerten Bildung von Knochengrundsubstanz. Die Einlagerung von Fluor führt darüber hinaus zu relativ schwer auflösbaren Kristallen. Diese Effekte werden zur Therapie der Osteoporose mit Natriumfluorid genutzt.
- Von überragender Bedeutung ist **Calcium** für den Phosphathaushalt und **Phosphat** für den Calciumhaushalt, eine Beziehung, die durch das Löslichkeitsprodukt der beiden Ionen zustande kommt (vgl. 13.2.2). Erhöhung der Konzentration jedes der beiden Partner kann zur Überschreitung des Löslichkeitsproduktes und zur Ausfällung von Calcium-Phosphat orthotop (Knochenmineralisation) oder heterotop (Weichteilverkalkung) führen.

7.2 Spezielle Pathophysiologie

7.2.1 Hypocalcämie

Klinische Symptome einer Hypocalcämie treten dann auf, wenn die Konzentration an freiem Calcium im Extrazellulärraum abfällt.

Die wichtigsten **Ursachen** sind herabgesetzte Parathyrin-Sekretion oder -Wirkung (Hypoparathyreoidismus, Pseudohypoparathyreoidismus, Niereninsuffizienz, Magnesiummangel) oder gestörte Vitamin-D-Wirkung (Vitamin-D-Mangel, gestörter Vitamin-D-Metabolismus). Je nach Ursache kann die Hypocalcämie mit Hyperphosphatämie (z.B. bei Hypoparathyreoidismus) oder mit Hypophosphatämie (bei Vitamin-D-Mangel) vergesellschaftet sein. Eine Verminderung von ionisiertem Calcium tritt bei Alkalose und Hyperphosphatämie auf, sowie bei akuter Pankreatitis (Komplexierung von Calcium durch Fettsäuren, vgl. 10.3.2). Mangelhafte Calciumzufuhr begünstigt das Auftreten von Hypocalcämie.

Die klinisch bedeutsamste **Auswirkung** ist eine gesteigerte Erregbarkeit von Muskeln und Nervensystem mit Auftreten unwillkürlicher Muskelspasmen (Tetanie) sowie Parästhesien. In schweren Fällen kann es zu epileptischen Anfällen kommen (vgl. 8.2.6). Im Herz führt die Hypocalcämie zur Verlängerung des Aktionspotentials (vgl. 1.1.1). Wird die Hypocalcämie durch negative Calciumbilanz hervorgerufen, so ist die Mineralisierung des Knochens bedroht (vgl. 7.2.6, 7.2.7).

7.2.2 Hypercalcämie

Der Hypercalcämie liegt immer ein Mißverhältnis zwischen intestinaler Absorption und/oder Skelettmineral-Resorption einerseits und renaler Ausscheidung von Calcium andererseits zugrunde.

Die häufigsten **Ursachen** einer Hypercalcämie sind gesteigerte Mobilisierung von Mineral aus dem Knochen (primärer Hyperparathyreoidismus, Skelettmetastasierung, gelegentlich bösartige Tumore ohne Skelett-Metastasierung [Prostaglandine?], akute Immobilisierung mit Inaktivitätsatrophie des Skeletts) oder gesteigerte enterale Absorption (Vitamin-D-Intoxikation, exzessive Calcium-Zufuhr, z.B. Milch-Alkali-Syndrom, vgl. Tab. 7-1).

Die **Auswirkungen** der Hypercalcämie hängen von Ausmaß und Geschwindigkeit der Erhöhung des Serum-Calcium-Spiegels ab. Bei Calciumspiegeln bis zu 3,5 mmol/l (Gesamtcalcium) werden v.a. gastrointestinale Beschwerden (Übelkeit, Nausea, Obstipation), Polyurie und Polydipsie (vgl. 6.1.4) sowie Störungen der

Psyche beobachtet. Bei längerer Dauer kommt es zur Nephrolithiasis. Bei Calciumkonzentrationen über 3,5 mmol/l (sog. Hypercalcämiesyndrom) treten Coma, Herzrhythmusstörungen und Niereninsuffizienz (v.a. durch Calciumablagerungen im Nierengewebe) auf. Wichtiger klinischer Hinweis auf das Vorliegen eines Hypercalcämiesyndroms ist das Ausfällen von Calciumphosphat in der lokal (durch Abrauchen von CO_2) alkalischen Cornea (sog. ,,Bandkeratitis'').

Von großer klinischer Wichtigkeit ist die *gesteigerte Digitalis-Empfindlichkeit* des Herzens bei Hypercalcämie, da die Digitaliswirkung ja durch Steigerung der intrazellulären Calciumkonzentration vermittelt wird (vgl. 13.3.6).

7.2.3 Hypophosphatämie

Ursache einer Hypophosphatämie kann prinzipiell eine negative Phosphatbilanz oder eine Umverteilung von Phosphat aus der extra- in die intrazelluläre Flüssigkeit sein. Eine negative Phosphatbilanz ist nur möglich, wenn eine herabgesetzte enterale Absorption (z.B. Diät, Malabsorption, Vitamin-D-Mangel, chronische Zufuhr von Phosphat-bindendem Aluminiumhydroxid) oder renale Verluste vorliegen (Phosphatdiabetes, Vitamin-D-Mangel, Hyperparathyreoidismus, Cortisolüberschuß). Eine Aufnahme von Phosphat in die Zellen erfolgt bei Einschleusen von Phosphat in den Stoffwechsel (z.B. Bildung von Glucosephosphat). Besonders massive Aufnahme wird nach Nahrungszufuhr bei ausgehungerten Patienten und Alkoholikern, nach Insulingabe, bei diabetischem Coma sowie in schwerer Alkalose beobachtet.

Die klinischen **Auswirkungen** der Hypophosphatämie hängen von Dauer und Ausmaß der Hypophosphatämie ab. Bei Serumphosphorspiegeln unter 0,3 mmol/l treten Myopathie (Muskelschwäche, Myolyse), Herzinsuffizienz, Hämolyse und Störungen des Nervensystems (Krampfanfälle, Coma) auf. Der Abfall erythrozytären 2,3-DPG's führt zur Abnahme der Sauerstoffabgabe ans Gewebe (vgl. 3.1.4). Bei langdauernder Hypophosphatämie kommt es zur Osteomalazie (vgl. 7.2.7).

7.2.4 Hyperphosphatämie

Ursache der Hyperphosphatämie ist meist eine verminderte Filtration (Niereninsuffizienz) oder eine gesteigerte renaltubuläre Rückresorption (Hypoparathyreoidismus) von Phosphat. Weitere Ursachen sind exzessive orale Zufuhr, gesteigerte enterale Absorption (Vitamin-D-Intoxikation) und Umverteilung von Phosphat aus den Zellen (Acidose, diabetisches Coma, Zelluntergang) oder Knochen (Tumore).

Auswirkungen sind Weichteilverkalkungen in bradytrophen Geweben (z.B. Schleimbeutel, Gelenke, etc.). Das ionisierte Calcium fällt, und die Ausschüttung von Parathyrin wird stimuliert. Bei Niereninsuffizienz entwickelt sich auf diese Weise ein Circulus vitiosus (vgl. 6.2.4).

7.2.5 Osteosklerose

Als Osteosklerose (Hyperostose) wird eine Vermehrung der Masse des Knochens (spongiöser Knochen und/oder kortikaler Knochen) bezeichnet.

Ursache ist ein Ungleichgewicht zwischen Knochenanbau und -abbau. Diese Störung kann entweder angeboren (z.B. Albers Schönberg'sche Knochenerkrankung, Osteopetrose) oder erworben sein, hervorgerufen durch exzessive Fluorzufuhr (Fluorose) oder durch Niereninsuffi-

zienz, wobei die Hyperphosphatämie bei Hyperparathyreoidismus eine Osteosklerose des spongiösen Knochens erzwingen kann.

Auswirkung kann u.a. die Verdrängung von Knochenmark sein (Anämie!).

7.2.6 Osteoporose, Osteopenie

Unter Osteopenie verstehen wir eine Reduktion der Skelettmasse unter den alters- und geschlechtsbezogenen Normalwert durch ein langfristiges Ungleichgewicht zwischen Knochenan- und -abbau. Die Mineralisation der Knochengrundsubstanz ist jedoch normal (im Gegensatz zur Osteomalazie, vgl. 7.2.7). Unter Osteoporose verstehen wir die als Folge der verminderten Skelettmasse auftretenden klinischen Beschwerden (s.u.).

Die **Ursache** dieses Syndroms bleibt meist unbekannt (primäre Osteoporose). Sekundäre Osteoporose kann bei Glucocorticoidüberschuß (vgl. 11.3.2), bei Östrogenmangel (Postmenopause), bei Insulinmangel (Diabetes mellitus, vgl. 11.6.2) und bei akuter Inaktivität auftreten (Gipsverband, Tetraplegie, Schwerelosigkeit). Der gesteigerte Knochenumbau bei Hyperthyreose begünstigt die Entwicklung einer Osteoporose. Eine negative Calciumbilanz, z.B. bei herabgesetzter enteraler Absorption (z.B. bei Lactoseintoleranz) führt über Hyperparathyreoidismus zu einem Überwiegen von Knochenabbau.

Auswirkungen sind statische Skelettschmerzen, Wirbelkörperprolaps, Unterarm- und Schenkelhalsbrüche. In extremen Fällen kann Hypercalcämie auftreten. Je nach Ursache ist die Osteoporose lokalisiert (z.B. Gipsverband) oder generalisiert (z.B. Glucocorticoidüberschuß).

7.2.7 Osteomalazie, Rachitis

Beide Erkrankungen sind gekennzeichnet durch **gestörte Mineralisation** der Knochengrundsubstanz (Osteoid) bzw. der Grundsubstanz des Wachstumsknorpels. Vor Abschluß des Längenwachstums und vor Epiphysenschluß manifestiert sich die Störung vorzugsweise als Rachitis (Erweiterung der Epiphysenfugen und Fehlwuchs). Nach Abschluß des Längenwachstums äußert sich die Störung vorwiegend als Hemmung der Mineralisation der im Rahmen des normalen Skelettumbaus neu gebildeten Knochengrundsubstanz (Osteomalazie).

Ursachen für beide Krankheitsbilder sind
1. Mangel an biologisch aktivem Vitamin D (z.B. Vitamin-D-Mangel, Fehlen aktiver Vitamin-D-Metabolite bei Niereninsuffizienz oder Pseudomangel-Rachitis),
2. Hypophosphatämie (Phosphatdiabetes, Fanconi-Syndrom) oder
3. chronische renal-tubuläre Acidose. Die sog. Dialyse-Osteomalazie tritt bei niereninsuffizienten Patienten mit Aluminium-Intoxikation auf. Schließlich wird ein Rachitis- und Osteomalazieähnliches Krankheitsbild bei dem seltenen genetisch bedingten Mangel an alkalischer Phosphatase beobachtet (Hypophosphatasie).

Auswirkungen der Rachitis sind Zwergwuchs, X- oder O-Beine, Wirbelsäulendeformierungen, Auftreibungen der Rippenknorpel (Rosenkranz) und geringe Härte des Schädelknochens (Craniotabes). Die klinischen Folgen der Osteomalazie sind Knochenschmerzen (Bewegungsschmerz), Ermüdungsfrakturen (sog. Looser-Zonen) sowie Muskelschwäche (Calciummangel).

7.2.8 Störungen im Aufbau der Grundsubstanz

Der Knochenaufbau ist auch dann beeinträchtigt, wenn die Bildung der Knochengrundsubstanz gestört ist.

Ursache kann der Aufbau mangelhafter Glykosaminoglykane (Mucopolysaccharide) sein, wie bei den genetisch bedingten Mucopolysaccharidosen (z.B. „Pfaundler-Hurler-Gargoylismus", „Morquio Ullrich" und „Morquio Brailsford", vgl. 5.1.1). Ferner kann der Aufbau von Kollagenfasern gestört sein. Auch hier kann wieder ein genetisch bedingter Defekt vorliegen (z.B. Osteogenesis imperfecta, Marfan-Syndrom, Ehlers-Danlos-Syndrom, vgl. 5.1.1). Darüber hinaus gibt es auch erworbene Störungen im Kollagenaufbau: Da Askorbinsäure für die Bildung von Kollagen erforderlich ist, führt Vitamin-C-Mangel zu reduziertem Kollagenaufbau. Vitamin-A-Intoxikation wiederum hat die Bildung eines fehlerhaften Kollagens zur Folge.

Auswirkungen sind je nach Erkrankung Knochendeformierungen und/oder gesteigerte Knochenbrüchigkeit.

7.2.9 Lokalisierte Knochenläsionen

Zu lokalisierten Knochenläsionen kommt es bei mangelhafter Durchblutung (z.B. sog. aseptische Knochennekrosen), Trauma und Sepsis. Ein lokal massiv gesteigerter Knochenumbau mit Bildung deformierten, minderwertigen Knochens liegt bei der Osteodystrophia deformans (Morbus Paget) vor. Bei dieser, möglicherweise durch Viren ausgelösten Erkrankung können ferner im befallenen Knochen arteriovenöse Shunts auftreten, die den Kreislauf belasten.

8 Das Nervensystem

8.1 Physiologie und allgemeine Pathophysiologie

8.1.1 Grundlagen der Neurophysiologie

Funktionelle Einheit des Nervensystems ist das **Neuron** (s. Abb. 8-1). Es empfängt über eine Vielzahl von Synapsen (s. unten) an Zellkörper und Dendriten *erregende und hemmende Einflüsse*. Überwiegen erregende Einflüsse, so daß der Schwellenwert (s. 13.4) überschritten wird, so kommt es zu einer *fortgeleiteten Erregung* am Axon (Aktionspotential). Das Axon teilt sich in viele Kollateralen, die jeweils an anderen Nervenzellen mit **Synapsen** oder an Muskeln in der **motorischen Endplatte** enden. Über die Synapsen übt die Nervenzelle wiederum einen erregenden oder hemmenden Einfluß auf andere Nervenzellen aus. Die synaptische Übertragung kann durch direkten elektrischen Kontakt (meist über sog. gap junctions, vgl. 13.3.6) oder durch Freisetzung eines Transmitters erfolgen, der Ionenkanäle im Folgeneuron beeinflußt (chemische Synapse).

Da eine Vielzahl von Einflüssen auf ein Neuron einwirkt, kann ihre Summe zur Erregung führen, auch wenn der einzelne Einfluß allein keine Erregung auslösen kann (**räumliche Summation**). Die Steigerung der Erregbarkeit einer Nervenzelle durch andere Neurone nennt man **Bahnung**. Eine „gebahnte" Nervenzelle ist durch einen zusätzlichen Reiz leichter erregbar als eine nicht gebahnte Nervenzelle. Die Tatsache, daß viele Neurone auf eine Nervenzelle einwirken, wird als **Konvergenz** bezeichnet. Umgekehrt *divergiert* die Erregung einer Nervenzelle auf viele Neurone. Konvergenz und Divergenz sind wesentliche Voraussetzungen für die Informationsverarbeitung im Nervensystem.

Signal im Nervensystem ist eine *Änderung des* **Membranpotentials.** Die Entstehung des Membranpotentials und das Auftreten von Aktionspotentialen wird unter 13.4 besprochen. In den Nerven wird das Aktionspotential durch blitzartige (für weniger als 1 ms) Zunahme der Natriumleitfähigkeit hervorgerufen (vgl. 13.4).

Abb. 8-2 soll darstellen, wie ein **Aktionspotential** weitergeleitet wird. In Abb. 8-2 A ist die Nervenmembran überall permeabel. Durch die Umpolarisierung an der erregten Stelle (Natriumeinstrom) entsteht eine *Potentialdifferenz zwischen erregten und unerregten Stellen* auf beiden Seiten der Membran. Es kommt zu Ionenströmen, welche die noch unerregte Membran depolarisieren (elektrotonische Ausbreitung). Erreicht die Depolarisation den Schwellenwert, so führt der Natriumeinstrom zu einer weiteren Depolarisation, also zum Aktionspotential. Die vormals unerregte Stelle wird dann zum weiteren Ausgangspunkt der Erregung. Die Tatsache, daß eine Membran kurz nach dem Aktionspotential refraktär, also nicht wieder erregbar ist, verhindert ein Zurücklaufen der Erregung.

Abb. 8-2 zeigt, daß die **Reichweite depolarisierender Ionenströme** *wesentlich von den Membraneigenschaften abhängt*.

In Abb. 8-2 B ist die der erregten Stelle unmittelbar benachbarte Membran impermeabel. In Ruhe gleicht sich das Potential eines solchen Membranabschnit-

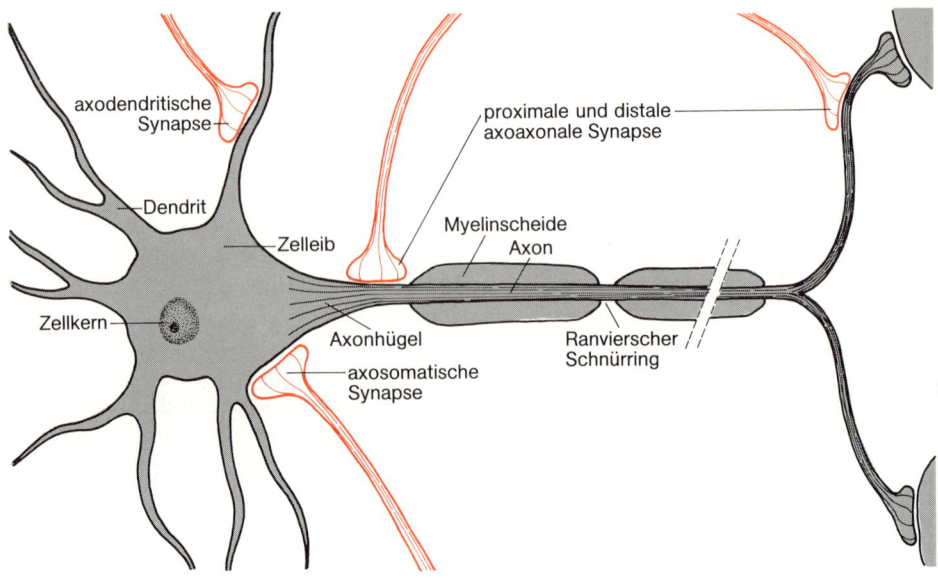

Abb. 8-1 Das **Neuron**

tes den benachbarten Membranpotentialen an. Die *Depolarisation eines solchen Membranabschnittes ist mit relativ geringen Ionenströmen möglich,* da die Entladung des „Kondensators" nicht durch Kaliumausstrom behindert wird. Dementsprechend wird durch die erregte Membran ein größeres Areal in der Nachbarschaft depolarisiert als in Abb. 8-2 A dargestellt (**saltatorische Fortleitung**). Dadurch wird die Ausbreitungsgeschwindigkeit eines Aktionspotentials, also die Leitungsgeschwindigkeit eines Nerven verbessert. Der Nachteil ist jedoch, daß der *impermeable Abschnitt der Membran nicht erregt werden kann,* also selbst kein „aktives" Aktionspotential erzeugt. Die Impermeabilität der Membran verhindert ja nicht nur den repolarisierenden Kaliumausstrom, sondern auch den depolarisierenden Natriumeinstrom. Ist der nur „passiv" erregbare Membranabschnitt zu lang (Abb. 8-2 C), so kommt die Erregung zum Stillstand. In diesem Falle genügen die von der erregten Stelle ausgehenden Ionenströme zwar, um die angrenzenden impermeablen Membranab-

schnitte zu depolarisieren, sie reichen jedoch nicht mehr aus, um beim nächsten erregbaren Membranabschnitt die Schwelle zu erreichen.

Um Abb. 8-2 D zu verstehen, muß man sich vor Augen halten, daß das Potential eines Kondensators nicht nur der *Ladungsdichte* (Anzahl der Ladungsträger pro Flächeneinheit), sondern auch dem *Abstand der beiden Platten* proportional ist. Mit anderen Worten: Die *Ladungsdichte eines Kondensators ist bei konstantem Potential um so kleiner, je größer der Plattenabstand ist.* Ferner muß berücksichtigt werden, daß Substanzen zwischen den Platten die für ein bestimmtes Potential erforderliche Ladungsdichte beeinflussen. *Leicht polarisierbares Material* (z.B. Wasser) *senkt das Potential*; zum Erreichen eines bestimmten Potentials ist also eine *höhere Ladungsdichte erforderlich.* Apolares Material (z.B. Fett) beansprucht hingegen bei gleichem Potential eine geringere Ladungsdichte. Beide Aspekte (Plattenabstand, Material) sind beim Bau **myelinisierter Nerven** berücksichtigt. Die sogenannten

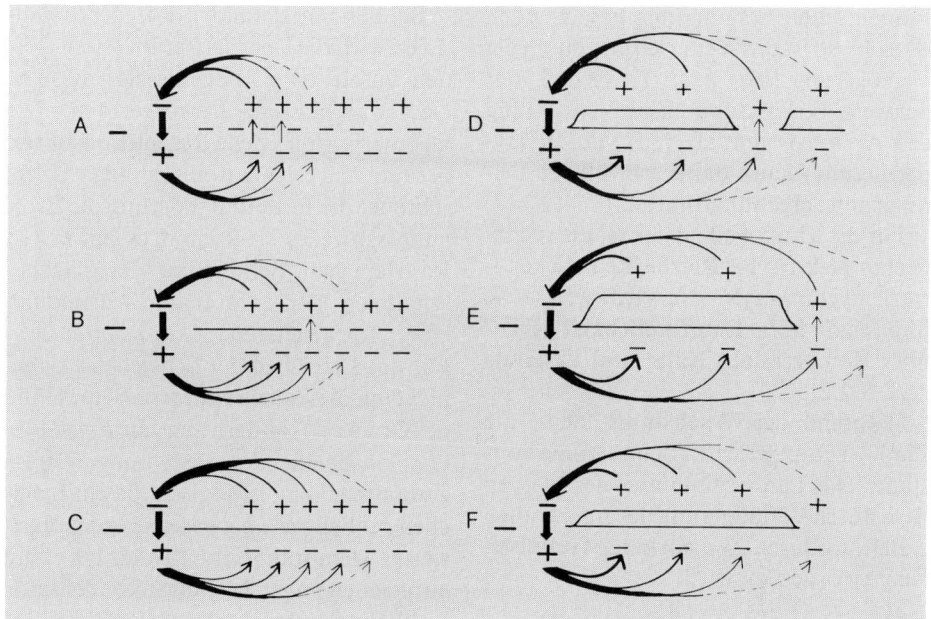

Abb. 8-2 **Erregungsfortleitung:** Am linken Rand jeweils ein erregtes Membranareal. Die Pfeile bedeuten Stromschleifen, unterbrochene Pfeile Stromschleifen, die keine überschwellige Depolarisation mehr auslösen können

A = unmyelinisierte Faser; nur die unmittelbar benachbarten Faserabschnitte werden depolarisiert. B = gering myelinisierte Fasern: Die unmittelbar benachbarten Membranabschnitte sind nicht leitend (aber auch nicht erregbar). Die Stromschleifen greifen weiter aus als in A. C = gering myelinisierte Faser mit zu großem Abstand zwischen leitenden (erregbaren) Abschnitten, die Erregung wird nicht weitergeleitet. D = stark myelinisierte Faser. Die Ladungsdichte am myelinisierten Abschnitt ist gering, die Stromschleifen weiter als in C. Daher können die erregbaren Membranabschnitte weiter voneinander entfernt sein (= lange Internodien). E = sehr stark myelinisierte Nervenfaser, noch längere „Internodien" als in D möglich. F = Nervenfaser mit zu langen Internodien trotz Myelinisierung

Schwannschen Zellen (an peripheren Nerven) oder Oligodendrogliazellen (im zentralen Nervensystem) bilden um die Axone der myelinisierten Nervenfasern eine dicke, lipidhaltige (nicht polarisierbare) Schicht, womit die für ein bestimmtes Potential erforderliche Ionendichte sehr gering ist. Abb. 8-2 D und 8-2 E zeigen, daß mit zunehmender Dicke der Myelinscheide der Abstand von permeablen Membranabschnitten (Internodien) größer werden kann, ohne daß die Weiterleitung der Erregung gefährdet ist. Umgekehrt ist einleuchtend (Abb. 8-2 F), daß ein *Verlust von Markscheidendicke bei vorgegebenem Internodienab-*stand zur Leitungsunterbrechung selbst bei intaktem Axon führen kann.

Auf diese Weise können Krankheiten, welche zum teilweisen Verlust der Myelinscheide führen (**Entmarkungskrankheiten**), nicht nur eine Leitungsverlangsamung, sondern letztlich auch eine Leitungsunterbrechung herbeiführen. Normalerweise ist allerdings ein Sicherheitsfaktor eingebaut. Der Internodienabstand ist üblicherweise nur etwa ein Drittel der Reichweite der Ionenströme. Eine Leitungsunterbrechung tritt somit erst bei erheblichem Myelinverlust auf. Wird bei einem mäßigen Verlust von Myelinscheidendicke die Schwelle des nächsten

Ranvierschen Schnürrings gerade noch erreicht, so ist die Weiterleitung durch die Verzögerung bis zum Erreichen der Schwelle verlangsamt. Eine Verkürzung des Aktionspotentials (z.b. durch Hyperthermie) kann dabei zu völliger Leitungsunterbrechung führen.

Für die Klinik bedeutsam ist die relativ leichte **elektrische Reizbarkeit** dicker – stark myelinisierter – Nervenfasern sowie ihre relativ hohe **Empfindlichkeit gegenüber Kompression, Kälte und Ischämie** (vgl. 8.2.2).

Während des **Wachstums** bleibt die Zahl der Ranvierschen Schnürringe konstant. Die Längenzunahme des Nerven wird durch Verlängerung der Internodien erzielt, wodurch eine stärkere Myelinisierung erforderlich wird.

Die Axone dienen nicht nur der Weiterleitung von Aktionspotentialen, sondern transportieren auch Transmitter, Enzyme und Bauteile der Zellmembran (Lipoproteine, Glykoproteine) mit unterschiedlicher Geschwindigkeit ($<$ 4 m/die bzw. 1 cm/die) vom Zellkörper zur Peripherie. In geringerem Ausmaß existiert ein retrograder **axonaler Transport** (ca. 1 m/die). Bei Durchtrennung des Nerven ist der retrograde axonale Transport unterbunden und damit die Neusynthese von Membranbestandteilen im Zellkörper enthemmt. Dadurch wird das Auswachsen des Nerven beschleunigt. Über den retrograden Transport können auch einige Viren (z.B. Poliomyelitis, vgl. 8.2.2) und Toxine (z.B. Tetanustoxin, vgl. 8.1.2) aus der Peripherie ins Rückenmark gelangen.

Bei der Reizung von **Sinnesrezeptoren** führt der Einfluß eines *spezifischen Reizes* (z.B. Druck, Wärme) zur *Depolarisation* der Rezeptormembran. Lediglich die Photorezeptoren im Auge reagieren auf Licht und Sinneszellen des Vestibularorgans bei spez. Körperbeschleunigungen mit Hyperpolarisation.

Bei depolarisierenden Rezeptorpotentialen wird die Depolarisation durch Öffnen unselektiver Ionenkanäle, die u.a. Na^+ durchlassen, hervorgerufen. Die Depolarisation der Rezeptormembran breitet sich elektrotonisch aus. Überschreitet die Potentialänderung die Erregungsschwelle, so kommt es am ersten Ranvierschen Schnürring der nachgeschalteten Nervenfaser zur Ausbildung eines fortgeleiteten *Aktionspotentials*. Für das Erreichen der Schwelle ist dabei nicht nur die *Reizintensität* (z.B. die Höhe des Druckes), sondern auch die *Reizdauer* von entscheidender Bedeutung. Dieser Zusammenhang ist logisch, da ein Erreichen der Schwelle bei bereits vordepolarisierter Membran leichter ist als bei völlig aufgeladenem Membrankondensator (**zeitliche Summation**).

Die **Schwelle** einer Sinnes-, Nerven- oder Muskelzelle ist keineswegs konstant. Die Depolarisation einer Zellmembran vor Eintreten des Reizes führt zur teilweisen *Blockierung der Natriumkanäle* und kann damit das Auftreten eines Aktionspotentials verhindern (vgl. 13.4). Die Blockierung von Natriumkanälen ist auch für die völlige oder teilweise Unerregbarkeit *(Refraktärität)* der Membran unmittelbar nach einem Aktionspotential verantwortlich.

Die Blockierung der Natriumkanäle beeinträchtigt die Membranempfindlichkeit und kann damit zur **Adaptation** führen: Bei konstanter Einwirkung eines Reizes nimmt die Erregung mit der Zeit ab. Bei stark adaptierenden Rezeptoren ist die Erregung (E) nicht eine Funktion der Reizgröße (R) selbst, sondern eine Funktion der Reizänderung pro Zeiteinheit (t): $E = f(dR/dt)$. Solche Rezeptoren werden daher als *Differentialfühler* (differential empfindliche Fühler) bezeichnet. *Proportionalfühler* (proportional empfindliche Fühler) reagieren dagegen

Tabelle 8-1   **Einteilung und Eigenschaften von Nervenfasern**
(a = Afferent, e = efferent, d = Faserdurchmesser, v = Leitungsgeschwindigkeit)

Bezeichnung		Funktion	d (μm)	v (m/sec)
Aα	(I)	a Muskellänge (Muskelspindel; Ia) Muskelspannung (Sehnenorgane; Ib) e α-Motoneurone	16	100
Aβ	(II)	a Berührung, Druck, Muskelspindeln	8	50
Aγ		e γ-Motoneurone	5	25
Aδ	(III)	a Kälte, scharfer Schmerz	3	15
B		e präganglionär vegetativ	2	6
C	(IV)	a Wärme, dumpfer Schmerz e postganglionär vegetativ	1	1

auf die Reizgröße selbst: E = f(R). Die meisten Rezeptoren des menschlichen Körpers sind Mischtypen (Proportional-Differential- oder *PD-Fühler*). Die Differentialeigenschaft der meisten Fühler des menschlichen Körpers ist dafür verantwortlich, daß Änderungen der zu regelnden Größe oft überschießende Reaktionen zur Folge haben (z.B. Muskellänge und Muskeldehnungsreflex). Umgekehrt können *langsame Änderungen* (z.B. bei chronischen Krankheiten) *zu erheblichen Störungen führen, ohne daß eine entsprechende Gegenreaktion auftritt.* Für die Klinik bedeutsam ist, daß Schmerzrezeptoren nicht adaptieren, daß vielmehr die zeitliche Summation zur Zunahme der Erregung bei konstantem Reiz führt.

Es wurde in diesem Buch bereits mehrmals darauf hingewiesen, daß Störungen im Elektrolythaushalt zu Störungen in der Funktion erregbarer Strukturen führen: Bei Calcium wäre eine Störung an vielen Stellen möglich, klinisch im Vordergrund steht jedoch bei einer **Hypocalcämie** *die Senkung der Schwelle erregbarer Membranen* (vgl. 13.4.). Auch Störungen des Kaliumhaushaltes üben eine Wirkung auf Nervensystem und Muskulatur aus: Eine Zunahme der Kaliumkonzentration im Plasma führt über eine De-

polarisation der Membran zu einer Übererregbarkeit vor allem der Muskeln. Eine massive **Hyperkaliämie** (vgl. 6.1.8) hat jedoch wegen der Depolarisation eine Inaktivierung der Natriumkanäle und Unerregbarkeit der Muskulatur, also Lähmungen zur Folge. Eine **Hypokaliämie** (vgl. 6.1.8) führt wegen der Hyperpolarisation zu Muskelschwäche (vgl. 8.1.3). Durch die Bluthirnschranke (vgl. 8.1.13) wird die Kaliumkonzentration im Liquor cerebrospinalis dabei relativ konstant gehalten. Deshalb betreffen akute Änderungen der Serum-Kalium-Konzentration insbesondere die periphere Muskulatur (Herz-, Skelett-, Darmmuskulatur).

Die Depolarisation einer erregten Nervenzelle steigert das elektrochemische Gefälle für den Kaliumausstrom (vgl. 13.4). Kalium verläßt die Zelle. Nachdem der Extrazellulärraum im Gehirn weniger als ein Viertel des Intrazellulärvolumens einnimmt, muß nur sehr wenig Kalium die Zelle verlassen, um einen erheblichen Anstieg der extrazellulären Kaliumkonzentration hervorzurufen. Ein solcher Anstieg würde das Gleichgewichtspotential für Kalium (vgl. 13.4) senken und damit die Repolarisation der Nervenzelle verhindern. Die Konstanthaltung der extrazellulären Kaliumkonzentration ist Auf-

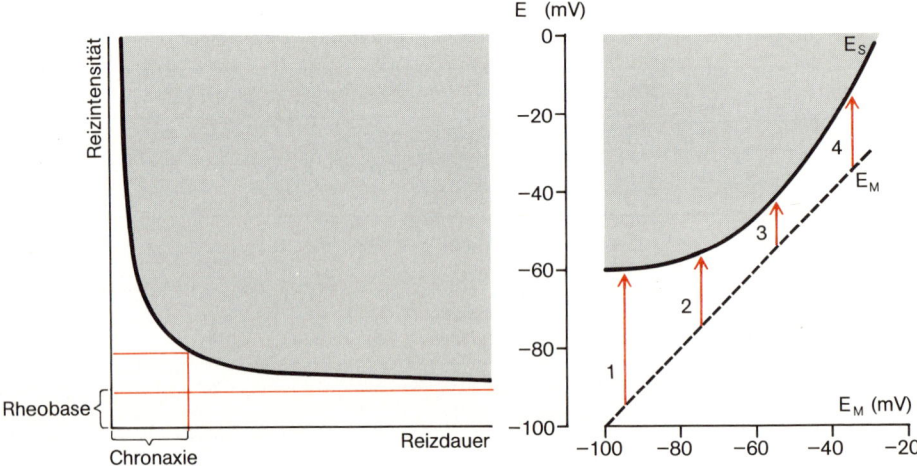

Abb. 8-3   Die **Schwelle erregbarer Strukturen.** Links Abhängigkeit der Reizschwelle (erforderliche Reizintensität) von der Reizdauer. Rechts: Abhängigkeit des Schwellenpotentiales (E_s) vom Ruhemembranpotential (E_M). Alle Reize im schattierten Bereich lösen eine Erregung aus. Die Pfeile 1–4 (rechts) zeigen die Depolarisation, welche bei verschiedenen Ausgangswerten des Ruhemembranpotentiales zur Auslösung eines Aktionspotentiales erforderlich ist

gabe der **Gliazellen** (und der Schwannschen Zellen der Peripherie). Bei Erregung einer Nervenzelle nehmen benachbarte Gliazellen Kalium auf. Für die Kaliumaufnahme wird u.a. das sog. spatial buffering verantwortlich gemacht: Das Membranpotential von Gliazellen liegt beim Kaliumgleichgewichtspotential. Steigt die Kaliumkonzentration an einer Stelle, so diffundiert Kalium, dem elektrochemischen Gefälle folgend, in die anliegende Gliazelle. Der lokale Kaliumeinstrom wirkt depolarisierend, die Depolarisation führt jedoch zu repolarisierendem Kaliumausstrom an den Membranabschnitten, welche normalen extrazellulären Kaliumkonzentrationen ausgesetzt sind. Möglicherweise können zumindest einige Gliazellen auch Kalium durch parallele Aktivität der Natrium/Kalium-ATPase und des NaCl-KCl-Cotransportes (vgl. 13.3.4) aufnehmen. Dabei rezirkuliert Natrium, und KCl wird in die Zelle aufgenommen. Eine Zunahme der extrazellulären Kaliumkonzentration

tritt bei Hemmung der Natrium/Kalium-ATPase auf (z.B. Sauerstoffmangel, Intoxikationen, Lithium). Die Depolarisation der Nervenzellen kann einerseits zur Auslösung von Aktionspotentialen, andererseits zur Inaktivierung von Natriumkanälen und damit letztlich zur Aufhebung neuronaler Aktivität führen (z.B. sog. spreading depression). Gliazellen können neben Kalium auch Transmitter (z.B. GABA) aufnehmen. Sie sind z.T. auch selbst gegenüber Transmittern empfindlich (so steigert GABA die Chloridleitfähigkeit von Astrozyten in Kultur). Schließlich sind Oligodendrogliazellen sowie Schwannsche Zellen in der Peripherie für den Aufbau der Myelinscheide verantwortlich (s.o.). Im Gegensatz zu Nervenzellen sind Gliazellen auch nach der Geburt noch zur Teilung befähigt. Die Volumenzunahme des Gehirns nach der Geburt ist auf Vermehrung von Gliazellen, Auswachsen von Axonen und Dendriten der Nervenzellen, sowie Bildung von Myelinscheiden zurückzuführen.

8.1.2 Übertragung an Endplatten und Synapsen

Abb. 8-4 zeigt eine **motorische Endplatte.** Das Ende der Nervenfaser enthält eine Vielzahl von Acetylcholin-haltigen Bläschen (Vesikel). Erreicht ein Aktionspotential die Endplatte, so führt die *Umpolarisierung der präsynaptischen Membran* u.a. zu einem *Calciumeinstrom* in die Nervenendigung. Die Vesikel treten – unter Mitwirkung von Calcium – mit der präsynaptischen Membran in Kontakt und entleeren ihren Inhalt in den synaptischen Spalt.

Acetylcholin *steigert an der subsynaptischen Membran die Permeabilität für Kalium und Natrium.* Die Permeabilitätserhöhung führt zum Natriumeinstrom und damit zur *Depolarisation* der subsynaptischen Membran. *Die subsynaptische Membran selbst kann kein Aktionspotential ausbilden.*

Die Depolarisation der subsynaptischen Membran führt jedoch zu einer *Entladung der* **postsynaptischen Membran** wie bei der Erregungsfortleitung (Abb. 8-4). Erreicht diese Entladung einen Schwellenwert, so entsteht ein Aktionspotential, das über die gesamte Muskelmembran fortgeleitet wird.

Im Muskel entleeren sich Calciumhaltige Vesikel bei Depolarisation der Zellmembran. Calcium vermittelt die **elektromechanische Kopplung** (s. auch 1.1.2) und leitet somit die Muskelkontraktion ein. Wichtig ist, daß im Skelettmuskel die Kontraktion verzögert einsetzt. Es kommt erst dann zur Kontraktion, wenn die Membran bereits wieder repolarisiert ist (s. Unterschied zum Herzmuskel). Dadurch ist es möglich, daß die Kontraktionskraft von der Impulsfolge einer Nervenfaser beeinflußt und somit willkürlich abstufbar wird. Dieses Verhalten erlangt auch pathophysiologische Bedeutung: Bei Erkrankungen von Nerv (Neuropathie) oder Muskel (Myopathie)

kann der Funktionsausfall bei geringem Defizit durch erhöhte Impulsfolge der nicht betroffenen Nervenfasern kompensiert werden.

Die *Verbindung von Acetylcholin* mit der subsynaptischen Membran ist reversibel und folgt dem *Massenwirkungsgesetz.* Je höher die Konzentration von Acetylcholin im synaptischen Spalt ist, desto mehr Acetylcholinmoleküle treten mit Membranrezeptoren in Interaktion und desto stärker wird die Membran depolarisiert. Die Konzentration von Acetylcholin im synaptischen Spalt wird durch das Enzym **Acetylcholinesterase** beeinflußt: Das Enzym spaltet Acetylcholin in Essigsäure und Cholin, wodurch die Wirkung von Acetylcholin natürlich verloren geht. Cholin und Essigsäure werden z.T. durch die präsynaptische Membran wieder in die Nervenendigung transportiert, dort wieder zu Acetylcholin verestert und als solches in Bläschen gespeichert.

Die Vorgänge in **zentralen Synapsen** sind analog. Bei einem Teil der Synapsen ist gleichfalls Acetylcholin der Transmitter. Besonders im Gehirn kommt jedoch eine Vielzahl von Transmittersubstanzen vor. Einige dieser Substanzen sind in Abb. 8-5 zusammengestellt.

Bei **erregenden Synapsen** wird durch den Transmitter die *Permeabilität der subsynaptischen Membran für Kationen (Na$^+$ und K$^+$) erhöht.* Der überwiegende Einfluß auf Natrium führt zur Depolarisation der subsynaptischen Membran (exzitatorisches postsynaptisches Potential = EPSP). Bei Überwiegen von depolarisierenden Einflüssen bildet sich am Anfang des Axons (Axonhügel) ein Aktionspotential aus. Bei **hemmenden Synapsen** *wird die Permeabilität für Kalium und Chlorid erhöht.* Dadurch wird die Membran hyperpolarisiert, und ihre Depolarisation erschwert (inhibitorisches postsynaptisches Potential = IPSP).

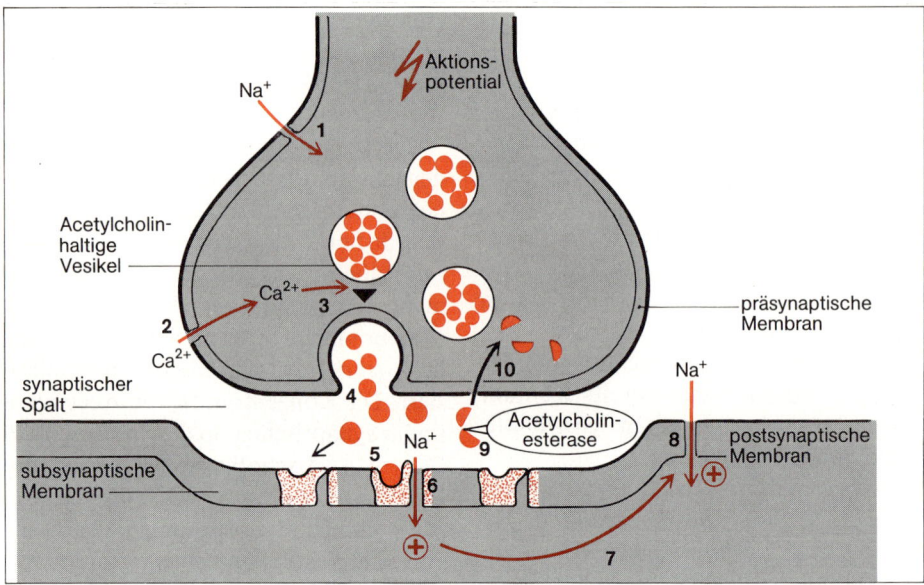

Abb. 8-4 **Motorische Endplatte**: Folgende Sequenz der Ereignisse findet an der motorischen Endplatte bei Erregung des Muskels statt: 1. Ein ankommendes Aktionspotential depolarisiert über Öffnen von Natriumkanälen die präsynaptische Membran. 2. Durch die Depolarisation werden Calciumkanäle geöffnet, und Calcium strömt in die präsynaptische Endigung. 3. Calcium vermittelt die Fusion präsynaptischer, Acetylcholin-haltiger Vesikel mit der präsynaptischen Membran. 4. Die Vesikel entleeren sich in den synaptischen Spalt. 5. Acetylcholin bindet an Rezeptoren der subsynaptischen Membran. 6. Dadurch wird ein unselektiver Kationenkanal geöffnet, durch den Natrium in die Muskelzelle strömt. 7. Durch die Depolarisation der subsynaptischen Membran wird auch die postsynaptische Membran depolarisiert. 8. Die Öffnung von Natriumkanälen löst ein Aktionspotential aus. 9. Acetylcholin wird durch die Acetylcholinesterase gespalten. 10. Die Bruchstücke werden in die präsynaptische Endigung aufgenommen

An Dendriten können ferner sog. schnelle Vorpotentiale durch Natriumeinstrom sowie langsamere Aktionspotentiale auftreten, die durch Calciumeinstrom ausgelöst werden (sog. **Calcium-Spikes**). Durch die starke Depolarisation können sie daher trotz weiterem Abstand zum Axonhügel relativ leicht ein Aktionspotential auslösen. Pathophysiologisch interessant ist dabei die Beobachtung, daß die dendritischen Calciumaktionspotentiale bei chronischer Durchtrennung des Axons gehäuft auftreten können.

Einige Transmitter (z.B. Substanz P, Acetylcholin, Noradrenalin) können Leitfähigkeiten an der postsynaptischen Membran beeinflussen (also der Zellmembran außerhalb der Synapsen).

Durch Herabsetzung der Kaliumleitfähigkeit können sie depolarisieren und die Erregbarkeit der Nervenzelle steigern, durch Herabsetzung der Natriumleitfähigkeit oder Stimulation der Natrium/Kalium-ATPase hyperpolarisieren bzw. die Erregbarkeit mindern (**Neuromodulation**). Schließlich gibt es Hinweise auf eine Regulation der Transmitterempfindlichkeit durch andere Transmitter. So kann die GABA-Empfindlichkeit einiger Neurone durch bestimmte Pharmaka (Benzodiazepine) und möglicherweise auch durch endogene Mediatoren gesteigert werden. Das Auftreten eines Aktionspotentials hängt von der Summe aller hemmenden (Inhibition) und fördernden (Facilitation) Einflüsse ab. Werden

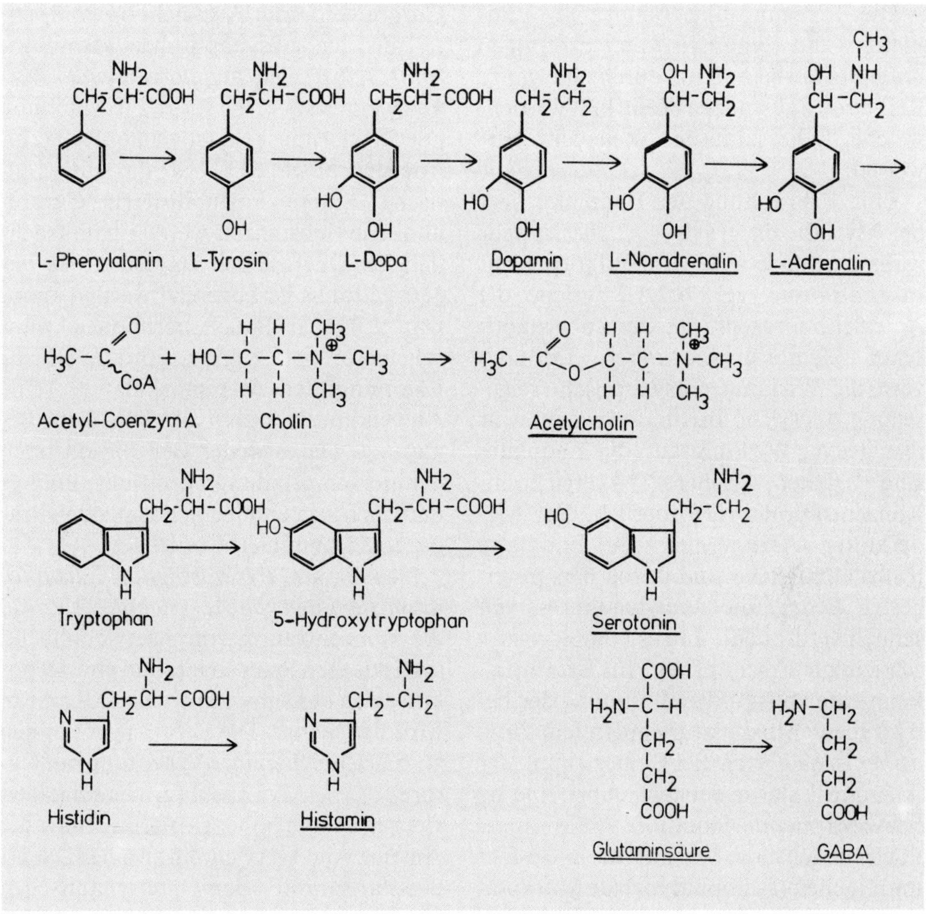

Abb. 8-5 **Neurotransmitter** (unterstrichen) und einige ihrer Vorstufen. Dopa, Dopamin, Noradrenalin und Adrenalin werden auch als Catecholamine zusammengefaßt (GABA = γ-Aminobuttersäure)

fördernde oder hemmende Einflüsse auf ein Neuron unterdrückt, spricht man von Disfacilitation bzw. Disinhibition.

Die Ausschüttung von Transmittern kann durch **axoaxonale Synapsen** reguliert werden: Eine tonische Depolarisation der praesynaptischen Membran durch solche Synapsen inaktiviert die Natriumkanäle, verkürzt damit das ankommende Aktionspotential und mindert auf diese Weise die Transmitterausschüttung. Gleiche Wirkung hat eine Zunahme der Chloridleitfähigkeit (durch GABA) an der Synapse.

Ferner ist eine Vielzahl von Substanzen bekannt, welche die Freisetzung von Transmitter durch Wirkung auf präsynaptische Membranen fördern oder hemmen können. Bisweilen wirkt der Transmitter selbst auf die präsynaptische Membran und hemmt eine weitere Ausschüttung von Transmitter. Schließlich ist die Wirkung von Transmitter auf die postsynaptische Membran nicht nur von der Transmitterkonzentration abhängig. Wiederholte Reizung vegetativer Synapsen z.B. führt zur Empfindlichkeitsabnahme der postsynaptischen Membran für den Transmitter; umgekehrt führt repetitive Reizung corticospinaler Synapsen der Motoneurone zu erhöhter Empfindlichkeit. Von hervorragender klinischer Bedeutung ist die Tatsache, daß bei Untergang von Nervenendigungen die denervierten Zellen ihre Empfindlichkeit gegenüber dem jeweiligen Transmitter steigern (s.u.).

Die Erregungsübertragung an Endplatten und Synapsen kann **Störungen** unterworfen sein, bzw. durch eine ganze Reihe von Substanzen beeinflußt werden, welche hohe klinische Relevanz aufweisen:

Eine Erkrankung der Endplatte liegt bei **Myasthenia gravis** vor: Sie ist sehr wahrscheinlich auf Autoantikörper zurückzuführen (vgl. 4.2.1), welche die Acetylcholinrezeptoren der subsynaptischen Membran blockieren. Dadurch wird die Wirkung präsynaptisch freigesetzten Acetylcholins abgeschwächt. Für die gleiche Wirkung auf die Endplatte sind daher höhere Acetylcholin-Konzentrationen erforderlich. Bei wiederholter Aktivierung der Endplatte (Muskeltätigkeit) sind durch den gesteigerten Bedarf die Acetylcholinreserven schnell verbraucht, und es kommt relativ schnell zur Erschöpfung. Im Extremfall kann eine vollständige Lähmung der betroffenen Muskulatur auftreten *(myasthenische Krise)*. Bei Einbeziehung der Atemmuskulatur entsteht dabei eine lebensbedrohende Situation. Meist ist jedoch zunächst die Muskulatur in Gesicht und Rachen (faciopharyngeale Muskulatur) betroffen. Typisch ist das Auftreten einer verwaschenen Sprache nach dem Essen, da die zur Sprachbildung erforderliche Muskulatur durch den Kauakt erschöpft ist.

Beim **myasthenischen Syndrom** Eaton Lambert ist die Ausschüttung von Acetylcholin vermindert, möglicherweise durch Blockierung der präsynaptischen Calciumkanäle. Folge ist Muskelschwäche, die sich im Gegensatz zur Myasthenie durch Muskelarbeit zumindest vorübergehend bessert (allmähliche Zunahme präsynaptischer Calciumkonzentration). Die Erkrankung tritt relativ häufig bei Karzinomen auf (v.a. kleinzelliges Bronchialkarzinom, vgl. 12.1.3).

Eine Reihe von Substanzen beeinflußt die Übertragung an den Endplatten.

Curare verdrängt Acetylcholin *kompetitiv* aus der subsynaptischen Membran, *ohne selbst eine depolarisierende Wirkung auszuüben*. Es führt zur Lähmung aller Skelettmuskeln (sogenannter Stabilisierungsblock, da Curare das subsynaptische Potential stabilisiert). Curareähnliche Substanzen werden hauptsächlich bei Operationen eingesetzt, da der Muskeltonus herabgesetzt werden kann, was z.B. bei Bauchoperationen wünschenswert ist. Curare führt auch zur Lähmung der Atemmuskulatur, seine Anwendung erfordert also künstliche Beatmung. Da es weder Bewußtsein noch Schmerzempfindung beeinflußt, muß es natürlich immer mit entsprechenden Präparaten kombiniert werden.

Neostigmin, *Pyridostigmin, Edrophonium hemmen die Acetylcholinesterase,* die Konzentration von Acetylcholin im synaptischen Spalt steigt, und eine Depolarisation der subsynaptischen Membran wird begünstigt. Die Substanzen können zum Beispiel bei einer Vergiftung mit Curare oder bei Myasthenia gravis eingesetzt werden. Bei zu hoher Dosierung führt der Anstieg von Acetylcholin zu einer Dauerdepolarisation der subsynaptischen Membran. Die postsynaptische Membran bildet unter diesen Bedingungen keine Aktionspotentiale mehr aus (Inaktivierung der Natriumkanäle), und es kommt wiederum zur Lähmung *(cholinergische Krise)*. Tritt bei Behandlung der Myasthenie eine cholinergische Krise auf, so kann die Abgrenzung zur myasthenischen Krise sehr schwierig sein. Hier kann man das nur Minuten wirksame Edrophonium heranziehen: Liegt eine myasthenische Krise vor, bessert Edrophonium den Zustand und die Anwendung lang wirksamer Cholinesterasehemmer ist indiziert. Bei einer cholinergen Krise verschlechtert sich der Zustand nach Edrophonium und die weitere Gabe von Cholinesterasehemmern muß unterbleiben. Die Acetylcholinesterase wird im übrigen durch einige Insektenvertilgungsmittel (Organophosphate) irreversibel gehemmt.

Succinylcholin kann von der Acetylcholinesterase in der Endplatte nicht abgebaut werden (allerdings von der weniger spezifischen Pseudo-Cholinesterase des Blutes). Die Substanz reagiert mit der Endplatte und führt zu einer *Dauerdepolarisation,* bei welcher kein Aktionspotential gebildet wird (Inaktivierung der Natriumkanäle). Folge ist eine Lähmung der Muskulatur, die nicht durch Neostigmin bekämpft werden kann (Depolarisationsblock).

Das von den anaeroben Botulinuserregern gebildete **Botulinustoxin,** Magnesium, Mangan, Cadmium sowie einige Antibiotica (z.B. Neomycin) hemmen den Calciumeinstrom und damit *die Freisetzung von Acetylcholin an der Endplatte.* Folge ist gleichfalls eine Lähmung (bzw. herabgesetzte Erregbarkeit) der Muskulatur.

Guanidin und **4-Aminopyridin** hemmen die repolarisierende Kaliumleitfähigkeit, verlängern das Aktionspotential und steigern damit die Acetylcholinausschüttung.

Hemicholin hemmt die Aufnahme von Cholin in präsynaptische Nervenendigungen. Dadurch wird die Synthese von Acetylcholin unterbunden.

Unter den Substanzen, die in Synapsen des zentralen Nervensystems eingreifen, sollen Tetanustoxin und Strychnin Erwähnung finden. Beide Substanzen greifen an inhibitorischen Synapsen an, deren Transmitter Glycin ist. **Tetanustoxin** *hemmt die Freisetzung von Glycin,* **Strychnin** *verdrängt den Transmitter kompetitiv* von der subsynaptischen Membran dieser Synapsen. Beide Substanzen führen somit zur Enthemmung z.B. motorischer Neurone und auf diese Weise zu generalisierten Krämpfen.

Die **Beeinflussung vegetativer Synapsen** sowie der Übertragung im zentralen Nervensystem durch eine Reihe von Substanzen soll später besprochen werden (vgl. 8.1.5).

Tabelle 8-2 stellt einige **Transmitter** im Nervensystem zusammen. Weitere Transmitter sind ATP, Histamin und die Aminosäuren Glutamat, Aspartat und Taurin. Schließlich werden im Nervensystem offenbar auch Neurotensin, Bombesin, Cholecystokinin, Gastrin, VIP, Sekretin, Glucagon, Somatotropin, Insulin, Oxytocin, Angiotensin II, Somatostatin, Bradykinin, Calcitonin und ADH gefunden, alles Peptide, die auch als Mediatoren bzw. Hormone in der Peripherie eingesetzt werden (vgl. Tab. 11-1). Die physiologische und pathophysiologische Bedeutung der einzelnen Transmitter für die Funktion des Nervensystems ist erst in Ansätzen bekannt. So spielt z.B. Angiotensin II beim Trinkverhalten sowie Cholecystokinin bei der Regulation der Nahrungsaufnahme eine Rolle. Die Bedeutung von Liberinen und Statinen in der Regulation des Endokriniums wird in 11.1.1 näher diskutiert.

Die Bildung einiger Transmitter im Gehirn wird durch die Verfügbarkeit von Vorstufen beeinflußt, wie Acetylcholin von Cholin (vgl. 10.1.8), Dopamin von L-Dopa (vgl. 8.1.4) und Serotonin von Tryptophan (vgl. 10.1.10).

8.1.3 Muskel

Der zur **Muskelkontraktion** und somit zur Bewegung führende Vorgang wurde bereits beschrieben: Bei Ankunft von Aktionspotentialen an der Nervenendigung kommt es zur Ausschüttung von Acetylcholin in den synaptischen Spalt der Endplatte. Die Potentialänderung an der subsynaptischen Membran löst ein Aktionspotential an der postsynaptischen Membran aus. Calcium strömt aus dem Extrazellulärraum (bzw. aus intrazellulären Speichern) in die Muskelzelle und ermöglicht eine Verbindung von Aktin und Myosin.

Tabelle 8-2 **Einige Transmitter im Nervensystem**
(E*: Endplatte, N*: nicotinartig, M*: muscarinartig, A*: GABA[A], B*: GABA[B])

Transmitter (Antagonist)	Wirkung (Beispiele) auf Membranleitfähigkeit für (Zunahme +, Abnahme −)	Vorkommen (Beispiele) (erregend +, hemmend −)	Einige, z.T. hypothetische Auswirkungen gesteigerter (+) oder herabgesetzter (−) Ausschüttung
Acetylcholin (Curare) (Ganglien- blocker) (Atropin)	E*: unspez. Kationen (+) N*: unspez. Kationen (+) M*: Kalium (+/−) Calcium (−)	motorische Endplatte (+) Interneurone im Striatum (+) Aufsteigendes reticuläres System (+) Hippocampus (+) vegetatives Nervensystem (+/−)	Muskelschwäche (−) Chorea (−) M. Parkinson (+) Dauerschlaf (−) Gedächtnisstörungen (−) Demenz (−) vegetative Störungen (+/−)
GABA (Picrotoxin)	A*: Chlorid (+) B*: Kalium (+)	limbisches System (−) Kleinhirn (−) Großhirnrinde (−) Basalganglien (−)	Schlaflosigkeit (−) Angst (−) Ataxie (−) Epilepsie (−) Chorea (−)
γ-Hydroxy- buttersäure		limbisches System (−)	Schlaf (+)
Glycin (Strychnin)	Chlorid (+)	Interneurone Rücken- mark (−)	Krämpfe (−)
Dopamin (Haloperidol)		nigrostriatale Bahnen (−) tuberohypophyseale Bahnen (−) Bahnen v. Hirnstamm zum limbischen System und zur Rinde	M. Parkinson (−) Ausschüttung Prolactin (−) Gonadotropinmangel (+) Somatoliberin (+) Schizophrenie (+)
Noradrenalin (Phentolamin) (Propranolol)	α: Calcium (+/−) β: Kalium (−) [cAMP]	Locus coeruleus – Formatio reticularis – Thalamus, Hypothalamus, Kleinhirn Rückenmark (+/−)	REM-Schlaflosigkeit (−) Depressionen (−) Appetitsteigerung (−) psychische Erregung (+) Angst (+) Appetitlosigkeit (+)
Serotonin	Kalium (+) Calcium (+)	Raphé-Kerne – Formatio reticularis, Thalamus, Hypothalamus, limbisches System, Striatum, Kleinhirn, Rückenmark, Cortex (−)	Schlaflosigkeit (−) Depressionen (−)
Endorphine (Naloxon)	Kalium (+)	v.a. periaquäductales Grau d. Formatio reticularis, Sub- stantia gelatinosa, Rücken- mark, Basalganglien, Thala- mus, Hypothalamus, Nuc- leus raphé, Locus coeruleus	Schmerzunterdrückung (+) Beruhigung (+) Dopaminmangel (+)
Substanz P	Kalium (−)	Spinalganglienzellen, peri- aquäductales Grau, Basal- ganglien, limbisches System, Hypothalamus (+)	Schmerzen (+)
Glutaminsäure	unspez. Kationen	spinale Motoneurone Cortex, Hippocampus	Erregung (+)

Binnen 1 ms werden die Natriumkanäle inaktiviert, und Kalium sowie Chlorid repolarisieren die Zelle (vgl. 13.4). Der Kaliumausstrom während und nach dem Aktionspotential steigert die extrazelluläre Kaliumkonzentration v.a. in den tiefen Einfältungen der Muskelmembran. Damit nimmt das Gleichgewichtspotential für Kalium ab. Daher ist für eine schnelle, annähernd vollständige **Repolarisation** der Zellmembran auch die Chloridleitfähigkeit erforderlich.

Nach Repolarisation des Muskels wird Calcium wieder aus der Zelle (bzw. in die intrazellulären Speicher) transportiert und der Muskel erschlafft. Bei hochfrequenter Reizung des Muskels kommt es zur sog. **tetanischen Kontraktion** des Muskels, bei der durch Superposition der Kontraktionen maximale Kraft entwickelt wird.

Nach ihren Eigenschaften können mehrere **Typen** von Muskeln unterschieden werden: Typ S (slow, Typ I) ist langsam, hat viele Mitochondrien und Myoglobin, gute Kapillarisierung, arbeitet vorwiegend aerob und ist nicht ermüdbar. Typ FF (fast fatigable, Typ II) vollzieht schnelle Bewegungen, besitzt wenige Mitochondrien und Myoglobin, ist wenig kapillarisiert, arbeitet vorwiegend anaerob und ist daher schnell ermüdbar. Typ FR (fatigue resistant) ist schneller als Typ S, aber auch nicht ermüdbar.

Unmittelbarer Energielieferant für Membrantransport und mechanische Arbeit ist **ATP**. Bei extremer Muskelarbeit kann die ATP-Neubildung aus der oxidativen Verbrennung von Glucose mit dem Abbau nicht Schritt halten, da das Sauerstoffangebot durch die Gefäße nicht ausreicht. In diesem Fall wird zunächst ATP durch **Kreatinphosphat** (Kr.P) regeneriert:

$$Kr.P + ADP \rightarrow Kr + ATP$$

Kreatin wird dann bei genügendem Sauerstoffangebot wieder phosphoryliert. Diese Reaktion wird durch das Enzym **Kreatinkinase** (CK) vermittelt. Kreatin kann jedoch auch das Anhydrid **Kreatinin** bilden, als solches die Muskelzelle verlassen und durch die Niere ausgeschieden werden. Kreatin wird in der Leber aufgebaut, in das Plasma abgegeben und von intakten Muskelzellen aufgenommen. Gesteigerte Plasmakonzentrationen von Kreatin hemmen die Kreatinsynthese in der Leber. Die pro Zeiteinheit *ausgeschiedene Kreatininmenge ist der Masse funktionierender Muskulatur proportional.* Untergang von Muskulatur hat eine Abnahme der Kreatininausscheidung zur Folge. Gleichzeitig nimmt aber die *Ausscheidung von Kreatin und CK* zumindest vorübergehend zu, u.a. da die in den Muskelzellen konzentrierten Substanzen bei Zelluntergang frei werden. Somit liefern Kreatin, Kreatinin und CK wichtige Hinweise auf das Vorliegen einer Muskelkrankheit.

Der Glucosevorrat in der Muskelzelle wird in Form von **Glykogen,** also als osmotisch wenig aktives Polyglykosid, gespeichert (10.1.4). Bei Sauerstoffmangel wird Glucose anaerob abgebaut, die Milchsäureproduktion führt zu lokaler Acidose.

ATP im Muskel liefert nicht nur die Energie für die Kontraktion, sondern vermittelt auch die Lösung der Verbindung von Aktin und Myosin. Bei zellulärem Mangel an ATP, z.B. nach exzessiver Arbeit, bei Muskelerkrankungen oder nach dem Tode, entsteht auf diese Weise eine „Dauerkontraktion" oder Kontraktur („**Rigor mortis**").

Eine Vielzahl von **Erkrankungen** kann die Muskulatur in Mitleidenschaft ziehen.

Der Einfluß von Störungen im Elektrolythaushalt wurde bereits beschrieben (s. 8.1.1). Neben den Störungen, deren

Ursache primär im *Elektrolythaushalt* zu suchen ist, gibt es familiäre, also genetisch bedingte Störungen, bei welchen der Ionentransport an der Muskelmembran verändert ist: Die sogenannte „*familiäre*"hypokaliämische **Lähmung** zeichnet sich möglicherweise durch eine gesteigerte Natrium-gekoppelte Glucoseaufnahme in die Zellen aus. Natrium muß zum Teil im Austausch gegen Kalium aus der Zelle heraustransportiert werden. Folgen sind Energieverlust der Zelle und Hypokaliämie. Lähmungen, also Unfähigkeit, die Muskeln zu bewegen, treten spontan oder bei allen Maßnahmen auf, welche die Hypokaliämie vertiefen können (vgl. 6.1.8), wie z.B. Glucose, Aldosteron und Insulin, aber auch Natriumreiche Diät. Die Hypokaliämie erklärt mindestens zum Teil das Auftreten von Lähmungen.

Bei der familiären **hyperkaliämischen Lähmung** sind die Membranpotentiale der Muskelfasern in Ruhe gleich denen von Gesunden. Bei einer Depolarisation der Muskelfaser durch Anstieg extrazellulären Kaliums antworten die Zellen jedoch mit einem Über-Nernst-Verhalten, d.h. die Depolarisation übersteigt den durch den K^+-Anstieg erwarteten Betrag. Die Erklärung liegt in der spannungsabhängigen Aktivierung einer Natriumleitfähigkeit, die zu der übermäßigen Depolarisation und damit zur Inaktivierung der schnellen Natrium-Kanäle führt.

Bei den meist genetisch bedingten **Myotonien** besteht eine abnorme Erregbarkeit der betroffenen Muskeln, und nach einer Kontraktion setzt erst verzögert die Erschlaffung ein. Ursache ist möglicherweise eine verminderte Chloridleitfähigkeit, wodurch die Repolarisation der Muskelmembran verzögert ist. Die verzögerte Erschlaffung wird durch eine verlangsamte Entfernung von Calcium aus dem Zytosol erklärt.

Bei der sogenannten **Paramyotonie** führt ein Absinken der Temperatur zu ungewöhnlich starker Verzögerung der Inaktivierung von Natriumkanälen.

Die genannten Krankheiten werden als *funktionelle* Störungen den morphologisch nachweisbaren **degenerativen** und **entzündlichen** (Myositis) Muskelerkrankungen gegenübergestellt.

Bei einer Reihe erblicher **Muskeldystrophien** steht ein allmählich fortschreitender Muskelschwund im Vordergrund. Häufigste Form ist die nach *Duchenne,* welche die Hüft- und Beckenmuskulatur zuerst in Mitleidenschaft zieht und meist vor dem 20. Lebensjahr zum Tode führt. Eine der möglichen Ursachen ist eine gesteigerte Dephosphorylierung von ATP zu Adenosin. Der ATP-Mangel führt dann letztlich zum Muskelzelluntergang. In einigen Fällen soll durch Hemmung der Xanthinoxidase eine deutliche Besserung eingetreten sein (vgl. 10.1.3).

Die Muskulatur ist ferner bei einigen (genetisch bedingten) **Lipidspeicherkrankheiten** (vgl. Tab. 10-7) und **Glykogenspeicherkrankheiten** (vgl. Tab. 10-4) in Mitleidenschaft gezogen. Der Energiemangel kann verzögerte Muskelerschlaffung nach sich ziehen (Calcium, s.o.), und führt außerdem zu Muskelschwäche.

Bei endokrinen Erkrankungen ist bisweilen gleichfalls die Muskulatur mitbetroffen. **Hyperthyreose** führt zur Steigerung der Membranpermeabilität der Muskulatur mit Zunahme des intrazellulären Natriums und Abnahme des intrazellulären Kaliums. Die Natrium/Kalium-ATPase muß mehr arbeiten, und es kommt zur Verarmung an ATP. Die Beschwerden des Patienten sind Muskelschwäche und leichte Ermüdbarkeit. Eine **Hypothyreose** führt zu verlangsamter Erschlaffung nach Kontraktion (verzögerte Repolarisation durch herabgesetzte Aktivität der Natrium/Kalium-Pumpe?).

Bei Überproduktion von Cortisol (**Morbus Cushing**) kann der Muskel während eines Sauerstoffmangels weniger Glucose aus Glykogen bilden, der Mangel an Substrat für die anaerobe Glykolyse führt zur Muskelschwäche. Darüber hinaus stimuliert Cortisol den Abbau von Strukturproteinen im Muskel. Aber auch Mangel an Nebennierenrindenhormonen (**Morbus Addison**) kann Muskelschwäche nach sich ziehen.

Hyperparathyreoidismus führt zur Muskeldegeneration, möglicherweise durch Hemmung des Muskelgewebeaufbaues, bei **Hypoparathyreoidismus** kann es durch die Hypocalcämie zu gesteigerter neuromuskulärer Erregbarkeit und zu Muskelschwäche kommen.

Die Störung der Erregungsübertragung an der **motorischen Endplatte** als Folge von Myasthenie, Botulinustoxin, Curare, Neostigmin oder Succinylcholin wurde bereits besprochen (vgl. 8.1.2). Eine Unterscheidung der verschiedenen Muskelerkrankungen und Lähmungen aufgrund von Störungen im Nervensystem (s.u.) wird durch die Bestimmung von Kreatinkinase, Kreatin und Kreatinin (s.o.) sowie durch die Elektromyographie (vgl. 8.2.8) ermöglicht.

8.1.4 Das motorische Nervensystem

Die Muskelfasern werden durch sogenannte α-**Motoneurone** innerviert, welche im Vorderhorn der grauen Substanz im Rückenmark (Abb. 8-6) sowie in den Ursprungskernen motorischer Hirnnerven liegen. Durch ein α-Motoneuron werden mehrere Fasern (z.B. 5–10 in Augenmuskeln, bis zu 1 000 im Musculus glutaeus) eines Muskels innerviert (motorische Einheit). Das α-Motoneuron ist die gemeinsame Endstrecke, über die eine Muskelkontraktion ausgelöst werden kann. An ihm greifen alle – die Muskel-

kontraktion fördernden und hemmenden – Einflüsse aus dem Nervensystem an. Kleine α-Motoneurone sind durch ein EPSP relativ leicht erregbar. Sie innervieren vorwiegend langsame Muskelfasern (Typ S) der Streckermuskulatur und werden während der gesamten Dauer einer (langdauernden) Muskelkontraktion aktiviert (tonische α-Motoneurone). Phasische Motoneurone werden hingegen vorwiegend bei ballistischen Zielbewegungen eingesetzt.

Die Axone der α-Motoneurone geben Kollateralen ab, welche sog. **Renshaw-Zellen** aktivieren. Diese Interneurone hemmen die α-Motoneurone sowie hemmende Interneurone der Antagonisten. Damit hemmen die α-Motoneurone indirekt sich selbst und fördern ihre Antagonisten.

Auf dem Niveau des Rückenmarks spielt ferner die Afferenz aus den **Muskelspindeln** eine wesentliche Rolle. Die Muskelspindeln sind spezialisierte Muskelfasern, deren Dehnung zur Erregung afferenter (sensibler) Nerven führt. Die Nervenzellkörper dieser Spindelafferenzen liegen im Ganglion der Hinterwurzel (Abb. 8-6). *Spindelafferenzen aus einem Strecker führen zur Erregung des α-Motoneurons desselben Streckers und zur Hemmung des antagonistischen Beugers am gleichen Gelenk.*

Die genannten Verknüpfungen sind die strukturelle Basis von **Muskeldehnungsreflexen** (z.T. auch Sehnenreflexe genannt), wie z.B. des sog. Patellarsehnenreflexes: Beklopfen der Patellarsehne führt zur Dehnung des Musculus quadriceps femoris und damit seiner Spindeln; der folgende Reflex ruft eine Kontraktion des Muskels hervor. Ein Muskeldehnungsreflex kann auch durch Beklopfen des Muskels selbst ausgelöst werden (z.B. Masseterreflex zur Prüfung der Innervation durch den Nervus trigeminus). Die bei diesen „propriozeptiven" Reflexen

beteiligten Nervenfasern (Spindelafferenz, α-Motoneuron-Efferenz) sind stark
myelinisiert, und es ist zum Teil nur eine
Synapse beteiligt. Daher erfolgt die Kontraktion bereits nach sehr kurzer Verzögerung (Latenz).

Für den Reflex bedeutsam ist die Tatsache, daß die Muskelspindeln selbst (intra-
fusale Muskulatur) durch Motoneurone
(γ-**Motoneuren**) innerviert werden. Die
Kontraktion der Spindelmuskulatur führt
bei unveränderter Spindellänge, welche
durch die Muskellänge festgelegt ist, zur
Dehnung des sensiblen Areals. Dadurch
wird ein ,,Reflex ohne Dehnung des Muskels'' ausgelöst, und der Muskel (extra-
fusale Muskulatur) kontrahiert sich.

Der Reflex kann mit einem *Regelkreis* verglichen
werden, der die Länge des Muskels konstant hält.
Eine passive Längenänderung (Störgröße) führt über
den Reflex zur Korrektur. Der ,,Sollwert'' wird von
den γ-Motoneuronen festgelegt. Von der theoretischen Möglichkeit, eine Muskelkontraktion durch
Reizung der γ-Motoneurone (Sollwertverstellung)
einzuleiten, wird vom zentralen Nervensystem jedoch
offenbar kein Gebrauch gemacht. Bei einer Willkür-
bewegung werden allerdings neben den α-Motoneu-
ronen immer die γ-Motoneurone innerviert (α-γ-
Koaktivierung). Schließlich gibt es noch Motoneu-
rone, welche gleichzeitig Muskelspindeln und extra-
fusale Muskulatur innervieren (β-Motoneurone).

Offensichtlich gibt es **zwei Arten von
Muskelspindeln** im gleichen Muskel: Die
einen reagieren auf Längenänderung vorwiegend wie *Differentialfühler* (pha-
sisch). Dazu gehören v.a. die sog. Kern-
sackfasern (Zellkerne in der Mitte der Faser akkumuliert), welche efferent v.a.
durch ,,dynamische'' γd-Fasern innerviert werden. Andere Muskelspindeln reagieren vorwiegend wie *Proportionalfühler* (tonisch). Dazu gehören v.a. die sog.
Kernkettenfasern (Zellkerne in Ketten
aufgereiht), welche efferent durch ,,stati-
sche'' γs-Fasern innerviert werden. Afferent werden die Muskelspindeln durch
schnell leitende Ia-Fasern (primäre Endigungen) und langsamer leitende Gruppe-
II-Fasern (sekundäre Endigungen) innerviert. Die Ia-Fasern sprechen v.a. auf
phasische, die Gruppe-II-Fasern auf toni-

sche Längenänderungen an. Die Schwelle
der Gruppe-II-Fasern ist relativ hoch.
Gruppe-II-Fasern fördern – unabhängig
von ihrem Ursprungsmuskel – die Kontraktion von Beugern und die Erschlaffung der Strecker. Erregung von Gruppe-
II-Afferenzen aus Muskelspindeln der
Streckermuskulatur des Beines fördert
paradoxerweise die Kontraktion der Beu-
germuskulatur, also der Antagonisten.

Durch Schlag auf die Sehne oder den
Muskel (sog. **T-Reflex**) werden in erster
Linie die phasischen Muskelspindeln
(und α-Motoneurone) aktiviert (phasische Muskeldehnungsreflexe). **Tonische
Muskeldehnungsreflexe** sind beim Gesunden meist nur während genügender
Vordepolarisation der α-Motoneurone
(z.B. durch deszendierende Bahnen, s.u.)
auslösbar. Muskelreflexe können ferner
durch direkte elektrische Reizung der Ia-
Fasern eines Muskelnerven (**H-Reflex**)
oder durch Vibration ausgelöst werden.

Die Prüfung der Muskeldehnungsreflexe ist ein wichtiges Element in der klinischen Untersuchung. Phasische Muskeldehnungsreflexe fehlen (**Areflexie**) bei
Schädigung des Nerven (Afferenz- und/
oder Efferenz), bei Schädigung oder zu
geringer Bahnung (z.B.: durch deszendierende Bahnen, s.u.) der α-Motoneurone,
bei Störungen der neuromuskulären
Übertragung oder des Muskels, bisweilen
aber auch ohne Vorliegen von Störungen
des Nervensystems (sog. benigne Areflexie). Die Reflexe sind ferner unter anderem bei Hypothyreose verlangsamt, bei
Hyperthyreose, Magnesiummangel, Hyperkaliämie und Alkalose gesteigert.

Neben den Spindelfasern kontrollieren
noch **Sehnenrezeptoren** die Aktivität der
Muskeln. Sie messen vorwiegend die
Muskelspannung. Die Afferenzen laufen
über Ib-Fasern zum Rückenmark. *Dehnung der Sehnenrezeptoren* führt zur
Hemmung des entsprechenden Muskels.
Darüber hinaus haben Ib-Afferenzen
auch exzitatorische Effekte, wobei sie in
der Regel Flexoren fördern.

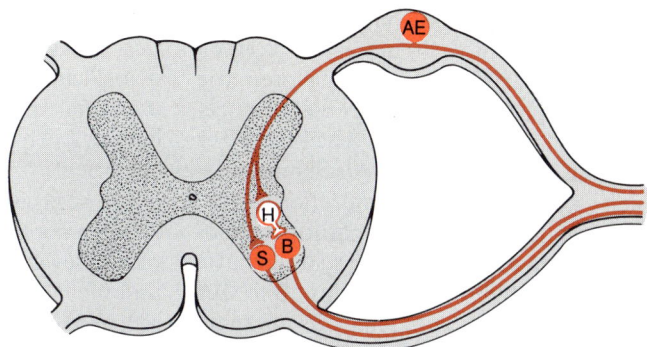

1 Verschaltung einer Erregung von Muskelspindeln eines Extensors (Eigenreflex)

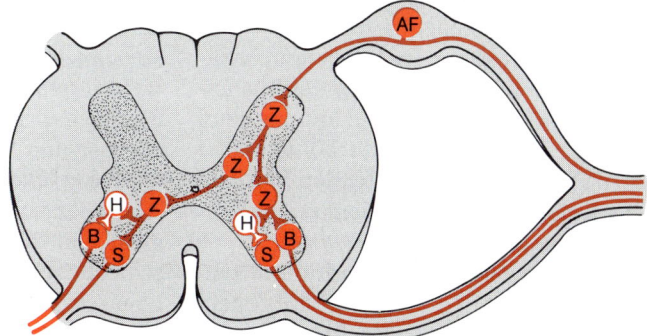

2 Verschaltung einer Erregung z.B. von der Haut (Fremdreflex)

Abb. 8-6 **Zuflüsse zu den** **α-Motoneuronen** im Rücken-mark
B bzw. S = Motoneurone für Beuger bzw. Strecker, H = Hemmneurone, Z = (för-dernde) Zwischenneurone, AE = afferentes Neuron aus Mus-kelspindeln von Extensoren, AF = Afferenz von der Haut

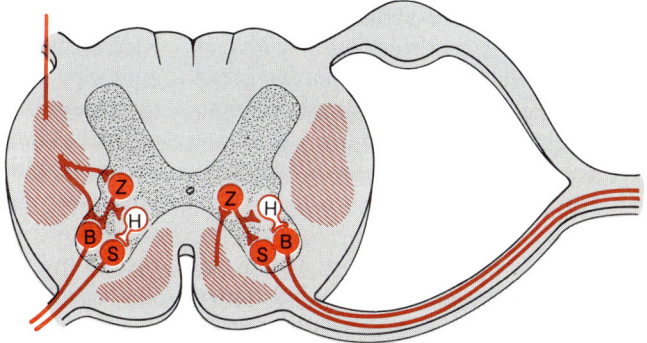

3 Verschaltung deszendierender Bahnen zur unteren Extremität

Die Aktivität der α-Motoneurone wird ferner durch segmentale Afferenzen von *Gelenken, Haut* und *inneren Organen* beeinflußt: So kommt es bei Berührung der Fußsohle zur reflektorischen Aktivie-rung der Strecker des Beines (positive Stützreaktion). Die Reizung, z.B. einer Schmerzfaser des linken Beines, führt umgekehrt zur *Erregung der Beuger des linken und zur Erregung der Strecker des rechten Beines* (vgl. Abb. 8-6). Dieser so-genannte Flucht-Reflex ist polysynap-tisch, weist eine lange Latenz auf und be-zieht mehrere Ebenen des Rückenmarks mit ein. Da der Rezeptor in einem anderen Organ (Haut) sitzt als der Effektor (Beugemuskel), nennt man einen solchen Reflex **Fremdreflex**. Fremdreflexe können sehr komplexe Bewegungen auslösen, wie zum Beispiel der Saugreflex beim Neugeborenen, welcher durch Berührung der Lippen in Gang kommt. Als Schutzreflexen kommt den Fremdreflexen bei schmerzhaften Läsionen pathophysiologische Bedeutung zu: Eine schmerzhafte Entzündung des Peritoneums führt zur massiven Tonuszunahme der Bauchmuskulatur *(Abwehrspannung)*. Bei schmerzhaften Läsionen im Bereich der Wirbelsäule (z.B. Einklemmung eines Nerven durch benachbarte Wirbel) führt die Tonuszunahme der Rückenmuskulatur oft zur Verschlechterung des Zustandes. Bei schmerzhafter Entzündung eines Gelenkes führt die Tonuserhöhung aller an diesem Gelenk angreifenden Muskeln zur Ruhigstellung des Gelenkes.

Abb. 8-6 zeigt ferner den Einfluß **zentraler Bahnen** auf die α- bzw. γ-Motoneurone: Dabei fällt auf, daß für die untere Extremität *Bahnen mit überwiegender Förderung der Strecker und Hemmung der Beuger ventral* verlaufen, während *seitliche Bahnen vorwiegend die Beuger fördern und die Strecker hemmen*. Bei den Armen sind die Verhältnisse genau umgekehrt. Die Strecker der Beine und die Beuger der Arme werden als Antigravitätsmuskeln bezeichnet.

Abb. 8-7 versucht, die verschiedenen **zentralen, an der Motorik beteiligten Strukturen** und ihre gegenseitige Beeinflussung zusammenzustellen:
Der Antrieb für eine Bewegung entspringt aus sogenannten **Motivationsarealen**. Über die Lokalisation dieser Areale läßt sich nichts Genaues berichten. Es scheinen weite Bereiche corticaler (v.a. Frontallappen, mediale Anteile des Parietallappens, sog. supplementär motorische Region) und subcorticaler (v.a. in Hypothalamus, limbischem System, Hirnstamm) Strukturen beteiligt zu sein.

Bereits 800 ms vor einer Bewegung läßt sich praktisch über der ganzen Gehirnoberfläche ein negatives *„Bereitschaftspotential"* registrieren, das wahrscheinlich der Aktivität von Motivationsarealen entspricht.

Im sogenannten **Assoziationscortex**, Arealen der Großhirnrinde, welche komplexe Bewegungsmuster (z.B. Sprache) und nicht einzelne Muskeln repräsentieren, wird der erforderliche *Bewegungsablauf entworfen*.

Dabei wird auf der Höhe der **Basalganglien** (v.a. Striatum und Pallidum) und des **Kleinhirns** *Gebrauch von angeborenen und erlernten, bereits „fertigen" Bewegungsmustern gemacht*. Basalganglien und Kleinhirn sind dem Assoziationscortex nach und zueinander parallel geschaltet. Sie erfüllen jedoch nicht die gleichen Aufgaben, und Ausfälle von Basalganglien und Kleinhirn haben ganz unterschiedliche pathophysiologische Konsequenzen (s.u.). Die *Basalganglien* sind bei Motivation, Planung und Durchführung von Bewegungen beteiligt, sie beeinflussen vor allem Auftreten und „Intensität" (Kraft, Amplitude) von Bewegungen. Die Kleinhirnhemisphären speichern Bewegungsprogramme und stellen sie dem Motorcortex bereit. Die Pars intermedia verarbeitet Afferenzen aus Muskelspindeln und kontrolliert den Motorcortex während der Bewegung. Der Vermis des Kleinhirns, Nodulus, Flocculus und Paraflocculus stehen vor allem im Dienste der Körperhaltung.

Über sog. motorische Kerne (Nucleus ventralis anterior, Nucleus ventralis lateralis) des **Thalamus** teilen Basalganglien und Kleinhirn die fertigen Bewegungsprogramme dem Motorcortex mit.

Der **Motorcortex** ist nach einzelnen Muskelgruppen geordnet, wobei Neurone gleicher Funktion in „Säulen" angeordnet übereinander liegen. Über die **Pyramidenbahn** *innervieren Neurone des Motorcortex die entsprechenden Motoneurone* sowie die Hemmneurone der je-

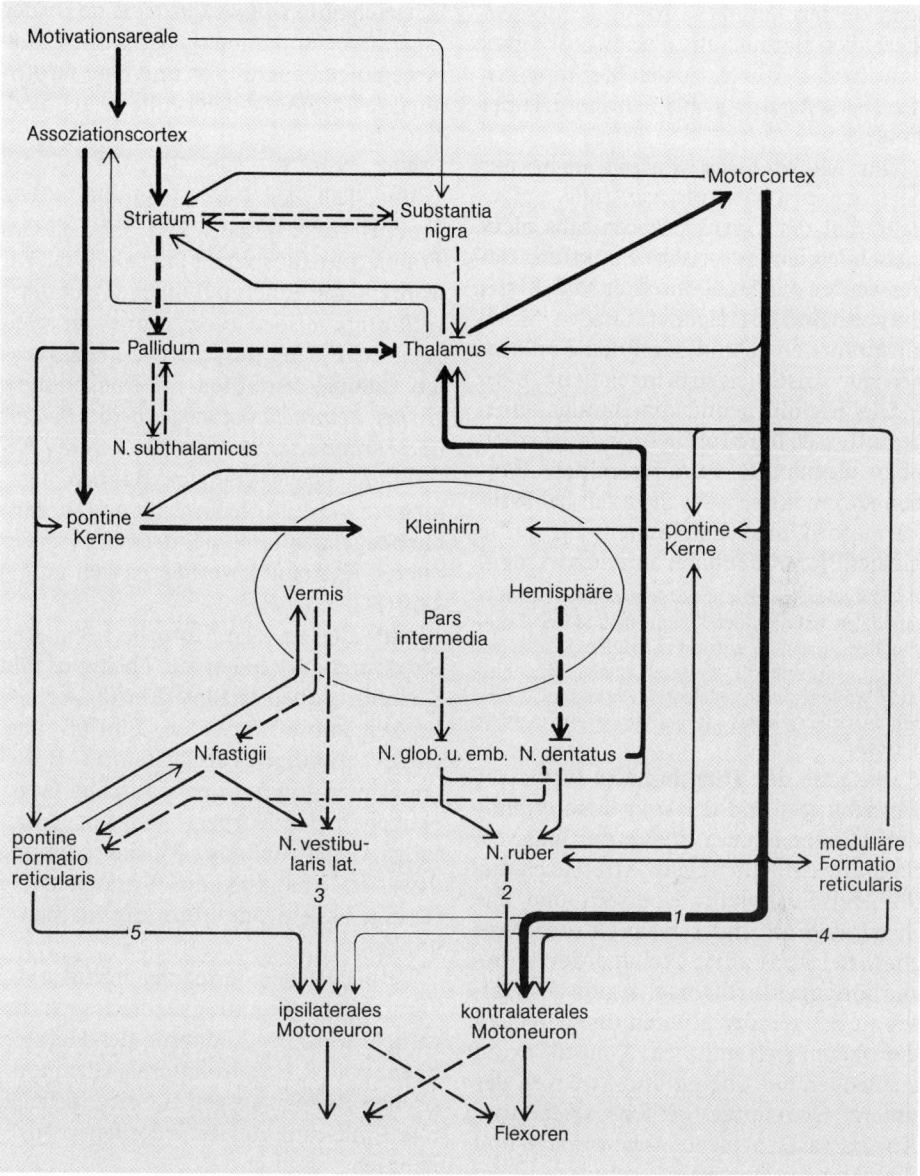

Abb. 8-7 **Verknüpfung motorischer Hirnstrukturen.** Die dick ausgezogenen Linien deuten die Sequenz der Erregung bei willkürlichen Muskelbewegungen an: Motivationsareal-Assoziationscortex-Kleinhirn (bzw. Basalganglien)-Thalamus-Motorcortex-Pyramidenbahn-α-Motoneuron. 1 = Pyramidenbahn, 2 = Tractus rubrospinalis, 3 = Tractus vestibulospinalis, 4 = Tractus reticulospinalis lateralis, 5 = Tractus reticulospinalis medialis. N. glob. u. emb. = Nuclei globosus und emboliformis

weiligen Antagonisten. Die Pyramiden-bahn gibt *Kollateralen an Thalamus, pontine Kerne, Nucleus ruber, Olive, Formatio reticularis* und propriospinale

Systeme des Rückenmarks ab, darüber hinaus bestehen weitere Verbindungen von Motorcortex zu Nucleus ruber und Formatio reticularis. Somit läuft nur ein sehr kleiner Anteil ($<$ 10 %) der deszendierenden Bahnen aus dem Motorcortex (v.a. Area 4 γ) direkt zu den Montoneuronen (bedeutsam v.a. für Feinmotorik der Finger).

Der Motorcortex umfaßt nicht nur Neurone im Gyrus praecentralis, umgekehrt hat der Gyrus praecentralis nicht ausschließlich motorische Funktion. Daher werden die Areale auch als **MsI, MsII, SmI** und **SmII** bezeichnet, um den Anteil an motorischen und sensiblen Funktionen zum Ausdruck zu bringen (Abb. 8-8).

Das Kleinhirn und die Basalganglien beeinflussen die Motoneurone zusätzlich über sogenannte **extrapyramidale Bahnen** (2-5 in Abb. 8-7), die auch bei Willkürmotorik praktisch immer gleichzeitig mit der Pyramidenbahn aktiviert werden.

Die Zusammenfassung der sogenannten extrapyramidalen Bahnen, des Kleinhirns und der Basalganglien zu einem extrapyramidalen System erscheint nicht sinnvoll, da Basalganglien, Kleinhirn und Pyramidenbahn genauso eine funktionelle Einheit darstellen wie das sogenannte extrapyramidale System.

Aufgabe des **Hirnstammes** (bzw. des Mittelhirnes) und der sog. extrapyramidalen Bahnen ist u.a. die Vermittlung von Stellreflexen, für welche Afferenzen aus der Halsmuskulatur einerseits und aus dem Labyrinth andererseits entscheidend sind. Bei konstanter Stellung der Labyrinthorgane führt Dorsalflexion des Halses zu Beugen der unteren und Strecken der oberen Extremitäten, Ventralflexion zu Beugen der oberen und Strecken der unteren Extremität. Seitliches Drehen des Kopfes hat Beugen der abgewandten und Strecken der zugewandten Extremitäten zur Folge. Vorwärtsbeugen des Labyrinths (z.B. Beugen im Rumpf) hat Strecken der oberen und Beugen der unteren Extremität sowie Dorsalflexion des Halses zur Folge. Die Reflexe sind beim gesunden Säugling nachweisbar, verschwinden jedoch normalerweise einige Monate nach der Geburt. Sie können bei Läsionen oberhalb des Hirnstammes wieder auftreten. Das Mittelhirn ist schließ-

lich auch ohne Mitwirken der Rinde in der Lage, über dopaminerge Neurone Laufbewegungen auszulösen und über serotoninerge Fasern die Bewegungen zu unterdrücken.

Aus Abb. 8-7 geht hervor, daß der größte Teil der Pyramidenbahn sowie Tractus rubrospinalis und ein Teil des Tractus reticulospinalis lateralis kreuzen, während die anderen Bahnen ungekreuzt verlaufen, also Motoneurone der gleichen Seite beeinflussen. Die **ungekreuzten Bahnen** verlaufen im Rückenmark *vorne, hemmen* vorwiegend die *Beuger* und *fördern die Strecker der unteren Extremität*. Die **gekreuzten Bahnen** hemmen vorwiegend die Strecker und fördern die Beuger der unteren Extremität (bei der oberen Extremität verhält es sich umgekehrt).

Auf alle an der Motorik beteiligten Strukturen, vor allem auf Thalamus und Kleinhirn, üben **sensible Einflüsse** einen starken modifizierenden Einfluß aus. Dieser ständige Vergleich von Bewegungsintention mit den statischen Gegebenheiten des Körpers, wie Körperhaltung, Gelenkstellung, Muskelspannung usw., ist unabdingbare Voraussetzung für eine sichere Durchführung von Bewegungen.

Ferner werden Bewegungen häufig von **vegetativen Funktionsänderungen** begleitet, wie z.B. Zunahme der Herzfrequenz (vgl. 8.1.5). Kollateralen der motorischen Bahnen sorgen für eine rechtzeitige Einleitung der erforderlichen Maßnahmen.

Störungen im motorischen Nervensystem sind auf jedem Niveau möglich:

Eine **Unterbrechung der motorischen Nervenleitung** oder ein **Untergang des α-Motoneurons** (vgl. Tab. 8-7) ziehen für den betroffenen Muskel die gleiche Konsequenz nach sich: Die sogenannte **periphere Lähmung**. Der Muskel ist *schlaff*, zeigt *keine Reflexe* und der Patient ist na-

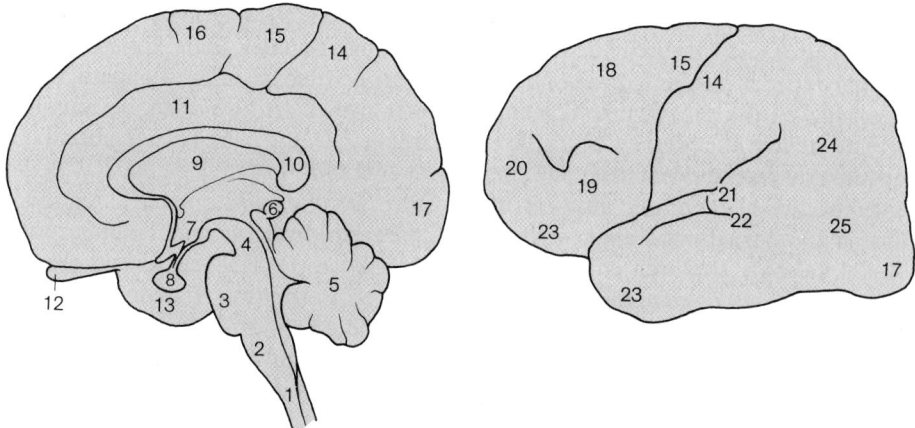

Abb. 8-8 **Gehirntopographie**
1 = Rückenmark, 2 = Medulla oblongata, 3 = Pons, 4 = Bereich des Nucleus ruber, 5 = Kleinhirn, 6 = Vierhügelplatte (colliculi superiores und inferiores), 7 = Hypothalamus, 8 = Hypophyse, 9 = Thalamus, 10 = Corpus callosum, 11 = Gyrus cinguli, 12 = Riechhirn, 13 = Gyrus parahippocampalis, 14 = sensorischer Cortex (Sm), 15 = Motorcortex (Ms), 16 und 18 = sekundärer (prämotorischer) Motorcortex (18 Blickmotorisches Feld), 17 = primäre Sehrinde, 19 = motorisches Sprachzentrum (Broca), 20 = präfrontaler assoziativer Cortex, 21 = primäre Hörrinde, 22 = sekundäre Hörrinde inklusive sensorische Sprachregion (Wernicke), 23 = limbisch assoziativer Cortex, 24 = parietal-temporal-occipital assoziativer Cortex, 25 = sekundäre Sehrinde

türlich nicht in der Lage, den Muskel willkürlich zu bewegen. Nach Absterben der Nervenfaser (was mehrere Tage in Anspruch nehmen kann) geht der Muskel morphologisch in Typ S (I) über und erfährt einige funktionelle Umwandlungen: Die Kapazität der Muskelfasermembran nimmt zu. Daher zeigt der denervierte Muskel bei direkter elektrischer Reizung eine massive *Zunahme der Chronaxie,* d.h. der Muskel ist durch extrem kurze Stromimpulse (faradisch) nicht mehr erregbar. Ferner wird die *gesamte Muskelmembran empfindlich für Acetylcholin.* Die Inaktivierung der Natriumkanäle und das *Ruhepotential nehmen ab.* Der Muskel wird durch längere Stromimpulse (galvanisch) leichter erregbar und neigt zu Spontandepolarisationen einzelner Muskelfasern (*Fibrillationspotentiale*). Die Muskel- „Zuckung" ist dann *träge und wurmförmig.* Da denervierte Muskeln vor allem durch einschleichende Ströme leichter erregbar sind als normale Muskeln, ergibt sich die Möglichkeit für den Arzt, denervierte Muskeln spezifisch

zu reizen. Bei längerer Denervierung nimmt schließlich die Muskelmasse ab, und der Muskel atrophiert.

Beim Untergang eines Motoneurons oder bei Kompression der Nervenfaser können pathologische Spontanentladungen innerhalb des Neurons entstehen und Kontraktionen der von diesem Neuron innervierten Muskelfasern auslösen (**Faszikulationen**).

Hat nur ein Teil der Fasern eines Muskels seine Innervation verloren, so können die denervierten Muskelfasern von anderen, benachbarten Motoneuronen übernommen werden, indem sie Kontakt mit einer Nervenfaser dieses Motoneurons gewinnen. Der Vorgang wird als *kollaterale Innervation* bzw. als **sprouting** bezeichnet. Die Größe der motorischen Einheiten, d.h. die Zahl der von einem α-Motoneuron versorgten Muskelfasern, nimmt dabei zu, die Zahl der motorischen Einheiten innerhalb eines Muskels ab.

Vom sprouting muß die **echte Reinnervation** unterschieden werden. Dabei wächst z.B. nach Durchtrennung eines

Nerven der proximale Nervenfaserstumpf durch die Markscheide nach distal, um dadurch wieder Kontakt mit der alten Muskelfaser zu gewinnen. Häufig verfehlt freilich die Nervenfaser „ihre" alte Markscheide und wächst in die einer benachbarten Nervenfaser aus. Im ungünstigen Fall wird sie zu einem anderen Muskel gelenkt. Dadurch entstehen die sogenannten *Synkinesien:* Beim Versuch, einen Muskel zu bewegen, werden nach einer Nervenläsion andere, vom gleichen Nerven versorgte Muskeln ebenfalls kontrahiert.

Bei **völligem Ausfall deszendierender Bahnen,** z.B. bei traumatischer Durchtrennung des Rückenmarks, tritt eine sogenannte zentrale Lähmung der Muskulatur auf. Der plötzliche Wegfall bahnender Einflüsse von der Hirnrinde führt zunächst zur Hyperpolarisation und völligen Inaktivität des α-Motoneurons. Der Tonus der gesamten Muskulatur kaudal von der Läsion ist *schlaff* und Reflexe sind nicht auslösbar (spinaler Schock). Erst nach Tagen bis Wochen nimmt die Empfindlichkeit der α-Motoneurone soweit zu (Beuger schneller als Strecker), daß die Afferenzen aus dem Rückenmark genügen, um eine Erregung auszulösen. Schließlich werden die Reflexe auf spinalem Niveau überschießend, da sie durch keine zentralen Einflüsse moduliert werden. Die Zunahme der Erregbarkeit von Motoneuronen ist wohl einerseits durch Änderungen in den Zellmembranen (Zahl der Ionenkanäle, Denervierungsüberempfindlichkeit), andererseits dadurch bedingt, daß die zugrunde gegangenen Synapsen deszendierender Bahnen durch spinale Synapsen ersetzt werden. Die Bildung neuer Synapsen wird wahrscheinlich dadurch ermöglicht, daß hemmende humorale Faktoren durch Untergang der deszendierenden Bahnen ausfallen.

Anders als bei totaler Durchtrennung des Rückenmarks bietet sich das Krankheitsbild bei **teilweisem Ausfall deszendierender Bahnen.** Eine Unterbrechung im Bereich der Medulla oblongata, wie sie bei schweren *Hirntraumen,* bei massiven Druckerhöhungen im Hirn (s.unten) und bei *Ischämie* wegen *Verschlusses beider Carotisarterien* vorkommen kann, schaltet Pyramidenbahn und Tractus rubrospinalis, sowie die Aktivierung der medullären Formatio reticularis durch die Pyramidenbahn aus. Das Überwiegen des Tractus vestibulospinalis und des Tractus reticulospinalis medialis führt dabei zu einer Enthemmung der Antigravitätsmuskeln. Folge ist die sog. Decerebrierungsstarre. Nur selten äußert sie sich in einer Decerebrierungsrigidität, d.h. in einem wächsernen Widerstand der Muskulatur. Viel häufiger entwickelt sich eine Spastizität, d.h. ein federnder Widerstand der Muskeln (s.unten). Ist das Kleinhirn intakt, so läßt sich die Decerebrierungsstarre durch Durchtrennung der Hinterwurzeln aufheben, sie wird also in diesem Fall durch Hyperaktivität der γ-Motoneurone aufrecht erhalten, da offensichtlich die Hemmung der Formatio reticularis und des Nucleus vestibularis lateralis durch das Kleinhirn (Abb. 8-7) die direkte Aktivierung der α-Motoneurone in Grenzen hält, jedoch den Muskeldehnungsreflex nicht verhindert. Bei Untergang des Kleinhirns besteht schließlich auch eine direkte α-Starre.

Eine vorwiegende **Unterbrechung des Tractus corticospinalis** ist auf jedem Niveau möglich. Zu beachten ist, daß die Pyramidenbahn im Bereich der Medulla oblongata kreuzt. Alle Läsionen, welche oberhalb auftreten (z.B. Läsion des Motorcortex, Blutung in die Capsula interna, Herd im Mittelhirn, im Bereich der Brücke oder der oberen [oralen] Medulla), ziehen die kontralaterale Seite in Mitleidenschaft. Läsionen unterhalb der Medulla oblongata betreffen Muskeln der gleichen Seite. Bei Läsionen im Bereich der Kreuzung kommt es auf keiner Seite zu ausgeprägten Symptomen. In einigen Fällen entwickelt sich das Bild der *Hemiplegia cruciata*, der gleichzeitigen Lähmung von ipsilateralem Arm und kontralateralem Bein. Der für die Rumpfmuskulatur zuständige Teil der Pyramidenbahn kreuzt zum Teil nicht. Daher sind die Symptome am Rumpf stets weniger ausgeprägt.

Ein **isolierter Ausfall der Pyramidenbahn** ist selten. Folge ist eine schlaffe Lähmung der betroffenen Muskulatur. Die Symptome bilden sich sehr schnell zurück. Meist bleibt lediglich ein Kraftverlust und eine Einschränkung der Feinbeweglichkeit (v.a. erkennbar an den Fingern 1-3).

Ausfall verschiedener deszendierender Bahnen vom Motorcortex (z.B. als Folge einer Blutung in die Capsula interna) hat nach anfänglicher, schlaffer Lähmung ein *Überwiegen der Strecker der unteren Extremität* und ein *Überwiegen der Beuger der oberen Extremität* zur Folge (Abb. 8-7). Für das Überwiegen der Strecker ist v.a. der Ausfall der corticoreticulospinalen Bahn verantwortlich, welche ja als Tractus reticulospinalis lateralis v.a. die Beuger stimuliert. Ferner wird beobachtet, daß Bestreichen der Fußsohle mit Streckung der großen Zehe (Babinskisches Zeichen), anstatt – wie üblich – mit Beugung beantwortet wird (Strecken der Zehen ist nur bei Neugeborenen normal).

Schließlich tritt **Spastizität** auf: Ein betroffener Muskel kann in Ruhe und bei mäßiger Verkürzung schlaff sein. Versucht man jedoch, den Muskel zu dehnen, so steigt der Tonus sofort und setzt der Dehnung einen erheblichen Widerstand entgegen. Bei Steigerung des Zuges gibt der Muskel plötzlich nach (Taschenmesserphänomen). Diesem Verhalten liegt wahrscheinlich eine höhere Empfindlichkeit der α-Motoneurone auf Afferenzen aus phasischen *Muskelspindeln* zugrunde. Die gesteigerte Empfindlichkeit ist Folge der Bildung neuer Synapsen mit Ia Afferenzen oder der herabgesetzten Aktivierung hemmender Interneurone durch deszendierende Bahnen. Die Muskelspindeln reagieren auf eine Längenänderung besonders empfindlich (vgl. 8.1.1). Bleibt der Zug auf den Muskel jedoch gleich, so nimmt die Aktivität der Spindelafferenz ab, die Afferenzen aus den gedehnten Sehnenrezeptoren (Proportionalfühler) überwiegen, und der Muskel gibt nach. Darüber hinaus kommt für das Taschenmesserphänomen sog. sekundären Spindelafferenzen (Gruppe-II-Fasern) eine Rolle zu: Dehnung der in Beugern und Streckern liegenden Muskelspindeln führt zur Hemmung der Extensoren der Beine.

Die **Eigenreflexe** der Muskulatur sind bei Ausfall deszendierender Bahnen aus dem Motorcortex – wahrscheinlich entsprechend der verstärkten γ-Motoneuronaktivität – **gesteigert.** Neben den γ-Motoneuronen sind auch die α-Motoneurone der Strecker (untere Extremität) bzw. Beuger (obere Extremität) enthemmt. Dagegen fällt die Bahnung für die Antagonisten aus. Darauf ist wahrscheinlich die **Abschwächung von Fremdreflexen** zurückzuführen (z.B. Bauchhautreflex). Sind hingegen durch die Läsion auch deszendierende Bahnen betroffen, welche die Flexoren hemmen (s. Abb. 8-7), kann es auch zu Flexorspasmen kommen.

Eine Störung im Bereich der **Basalganglien** kann recht unterschiedliche Konsequenzen haben:

Die häufigste Störung ist der **Parkinsonismus.** Ihm liegt ein *Untergang der Nervenzellen in der* **Substantia nigra** zugrunde. *Diese Nervenzellen hemmen – über dopaminerge Fasern – cholinerge* Interneurone im Striatum. Die Interneurone erregen Nervenzellen im Striatum, welche durch Afferenzen aus der Großhirnrinde (Transmitter Glutamat) erregt werden und selbst Neurone im Pallidum hemmen (Transmitter GABA). Vom Pallidum ziehen wiederum hemmende Efferenzen (GABA) zu den motorischen Thalamuskernen (vgl. Abb. 8-7). Der Thalamus wird zudem direkt von GABAergen Neuronen aus der Substantia nigra gehemmt.

Folge einer Schädigung der Substantia nigra ist zunächst eine **Hypokinesie,** das heißt Bewegungsarmut. Sie soll durch herabgesetzte Aktivität phasischer Motoneurone zustande kommen. Bewegungen werden nur gegen einen erheblichen Widerstand durchgeführt, und Mitbewegungen (z.B. zur Haltung der Balance) fallen weg. Der Patient hat somit die Tendenz, nach hinten (Retropulsion) oder vorn (Propulsion) umzufallen.

Ferner existiert ein **Rigor,** d.h. ein erhöhter Muskeltonus (wächserner Widerstand) v.a. der Beuger von Armen und Beinen. Anders als bei Spastizität ist er auch in Ruhe vorhanden und gibt bei Zug nicht plötzlich nach. An seinem Zustandekommen soll eine *Überaktivierung der* α*-Motoneurone* und/oder der *Muskelspindeln mit Proportionalfühlereigenschaft* beteiligt sein. Die gesteigerte Aktivität der Motoneurone wird auf eine Enthemmung des Striatum (fehlende Wirkung von Dopamin auf Interneurone) zurückgeführt, die über eine Hemmung des Pallidum eine Enthemmung der motorischen Thalamuskerne nach sich ziehen sollte.

Schließlich kommt es zum **Tremor,** der in Ruhe (allerdings nicht bei völliger Erschlaffung, z.B. Schlaf) vorhanden ist und bei Bewegungen eher schwindet. Er wird ausgelöst durch synchronisierte Entladungen der Rinde, welche über Basalganglien, Thalamus, Motorcortex und Pyramidenbahn den α-Motoneuronen mitgeteilt werden, ohne (beim Parkinson-Patienten) unterdrückt zu werden. Dabei werden alternierend Agonisten und Antagonisten innerviert. Die alternierende

Aktivierung von Agonisten und Antagonisten kann dabei durch die Muskelspindelafferenzen (Ia) verstärkt werden. Die Durchführung von Willkürbewegungen unterbricht die rhythmischen Impulse aus dem Motorcortex. Neben dem für den Morbus Parkinson typischen „Ruhetremor" wird noch ein exaggerierter sog. physiologischer Tremor beobachtet, der bei Durchführung von Bewegungen nicht verschwindet und auf eine subcortical entstehende synchrone Erregung von Antagonisten zurückzuführen ist (verschiedene Tremorformen sind in Tabelle 8-3 gegenübergestellt). Die Überlagerung von Rigor und Tremor führt zum sogenannten Zahnradphänomen, das ruckartige Nachgeben des Muskels bei passiver Dehnung.

Bemerkenswert ist allerdings, daß Ruhetremor durch Läsion der Substania nigra *allein* nicht auszulösen ist.

Eine Reihe **weiterer Symptome** läßt sich durch die drei genannten Kardinalsymptome (Hypokinesie, Rigor und Tremor) erklären, wie Sprachstörungen, Einfrieren der Mimik, Haltungsbesonderheiten usw. Andere Symptome, wie vegetative (Schwitzen, Speichelfluß, Diarrhoen, Fieberattacken, Schlaf- und Freßphasen) oder psychische Störungen (Depressionen, Störungen sozialer Anpassung) werden wahrscheinlich durch weitere gestörte dopaminerge Projektionen wie zu limbischem System und Frontalhirn hervorgerufen (vgl. 8.1.5).

Der Parkinsonismus (v.a. die Hypokinesie) läßt sich durch **L-Dopa,** die Vorstufe von Dopamin zumindest vorübergehend bessern (Dopamin selbst gelangt nicht ins Gehirn). Dabei wird die therapeutische Wirksamkeit von L-Dopa durch die Tatsache begünstigt, daß die ihrer normalen Innervierung beraubten Interneurone im Striatum eine gesteigerte Empfindlichkeit gegenüber Dopamin aufweisen. Eine Besserung kann ferner durch anticholinerge Substanzen erzielt werden (sog. Parasympathicolytica).

Tabelle 8-3 **Tremorformen**

Typ	Frequenz (Hz)	Zuckung Synergisten vs Antagonisten	Auftreten
Ruhetremor	3—7	alternierend	Morbus Parkinson
Halte- bzw. Aktionstremor	7—12	synchron	Angst, Müdigkeit, Fieber Alkoholismus, Hyperthyreose Morbus Parkinson, Dystonie
	5—8	synchron	Alter
	2—3	alternierend	Läsion nucleus ruber
	1—4	alternierend	Athetose
Intentionstremor	3—8	alternierend	Kleinhirnschädigung

Hypokinesieen werden auch bei beidseitiger **Schädigung des Pallidum** beobachtet: Bei hepatolenticulärer Degeneration (**Morbus Wilson**, vgl. 4.7.1) kommt es durch Schädigungen im Putamen gleichfalls zu Rigor und Tremor.

Eine **Schädigung der übrigen Basalganglien** hat *Hyperkinesien* zur Folge, unwillkürliche, plötzliche Verrenkungen. Bei der *Chorea* (Unterfunktion des Striatums) sind die Bewegungen schnell, flüchtig, beim Ballismus (Nucleus subthalamicus) schleudernd, bei der Athetose (Striatum und Pallidum) quälend langsam, schraubenförmig und bei Dystonien (Putamen, Pallidum, Thalamus) lang anhaltend. Bei Chorea und Ballismus ist die Muskulatur hypoton, es besteht also zum Teil ein spiegelbildliches Verhalten zum Parkinsonismus. Die Chorea kann Folge eines rheumatischen Fiebers (Sydenham) oder autosomal dominant vererbt (Huntington) sein (vgl. Tab. 8-7). Bei der Chorea Huntington wurde ein Mangel an Cholinacetyltransferase nachgewiesen. Folgen sind eine Degeneration GABAerger Neurone im Striatum (wegen fehlender Aktivierung durch die Interneurone?), sowie Störungen anderer cholinerger Systeme (Gedächtnisstörungen, vgl. Tab. 8.2). Hyperkinesien können ferner durch Dopaüberdosierung ausgelöst werden, also bei Überwiegen der dopaminergen Hemmung des Striatum. Eine lange dauernde Behandlung mit Dopaminantagonisten (bei Schizophrenie, vgl. 8.1.5) kann ebenfalls zur Entwicklung einer Dystonie führen (sog. Spätdystonie, bzw. ,,tardive dyskinesia") vermutlich durch eine allmählich zunehmende Dopaminempfindlichkeit.

Störungen der **Kleinhirn-Hemisphären** und der Pars intermedia äußern sich vor allem bei der Durchführung *zielgerichteter Bewegungen*. Angeborene oder erlernte Bewegungsmuster werden verloren und müssen mühsam unter visueller Kontrolle nachvollzogen werden. Die Kontraktion wird nicht den Erfordernissen angepaßt (Dysmetrie), und die Präzision der Bewegungen ist herabgesetzt (Ataxie). V.a. schnelle Bewegungen werden zu spät gestoppt (Hypermetrie), langsame Bewegungen zu früh (Hypometrie). Bei der Durchführung von Zielbewegungen tritt Zittern auf (Intentionstremor), das zum Verfehlen des Zieles führt. So wird es dem Patienten z.B. unmöglich, einen Faden einzufädeln. In Ruhe verschwindet der Tremor meist, bzw. bessert sich deutlich (vgl. Ruhetremor bei Parkinsonismus). Die Muskulatur ist *hypoton*, geschwächt und leicht ermüdbar. Die Hypotonie ist wahrscheinlich auf eine reduzierte Aktivierung von γ-Motoneuronen zurückzuführen. Bei einseitigen Läsionen treten die Störungen im übrigen meist auf der gleichen Seite auf. Läsionen im Bereich des *Vermis* etc. führen zu Störungen im *Gleichgewicht,* wie unter 8.2.5 näher ausgeführt wird.

Läsionen im **Assoziationscortex** beeinträchtigen komplexe motorische Leistungen, wie z.B. die Sprache (vgl. 8.1.10).

Bei Läsionen in **Motivationsarealen** kann jede motorische Aktivität fehlen (akinetischer Mutismus). Die Erkrankung wurde bei Tumoren bzw. Läsionen im periaquäductalen Höhlengrau des Stammhirnes, des medialen Thalamus, des Hypothalamus oder des limbischen Systems beobachtet. Auch Schädigungen im medialen prämotorischen Cortex (vgl. Abb. 8-8) führen zu Bewegungsarmut. Schließlich kann es bei Läsionen im Frontalhirn zu Apathie mit entsprechend reduzierter motorischer Aktivität kommen.

Störungen in der Motorik können auch durch Beeinträchtigung der **Afferenzen** hervorgerufen werden. Da dem motorischen System auf jedem Niveau Afferenzen zufließen, kann die Symptomatik sehr vielgestaltig sein. Eine pathologische Reizung der *Hinterwurzel* (z.B. Kompression) löst zum Beispiel u.a. eine Kette von Eigenreflexen mit massiver Tonuserhöhung der betroffenen Muskulatur (*Hartspann*) aus. Unterbrechung der Hinterwurzel unterbindet auf der anderen Seite den Eigenreflex (bzw. schwächt ihn ab, wenn die Afferenzen zum Teil über andere Hinterwurzeln eintreten). Die fehlende zentrale Rückmeldung der Bewegungen über die Spindeln führt zur Unsicherheit von Bewegungen (Ataxie). Meist ist die Ataxie bei Ausfall visueller Kontrolle (Verschluß der Augen, Dunkelheit) besonders groß, und die Patienten sind dann nicht mehr in der Lage, das Gleichgewicht zu halten.

8.1.5 Das vegetative Nervensystem

Dem vegetativen Nervensystem obliegt die Aufgabe, die Funktion innerer Organe zu kontrollieren. Man unterscheidet zwei Systeme, **Sympathicus** und **Parasympathicus,** welche zum großen Teil antagonistisch wirken. In Abb. 8-9 ist die Innervation der verschiedenen Organe durch das vegetative Nervensystem aufgezeichnet, in Tab. 8-4 sind die Wirkungen von Sympathicus und Parasympathicus zusammengestellt. Die Efferenz wird jeweils durch zwei Neurone besorgt, ein sogenanntes präganglionäres Neuron, dessen Zelleib im Stammhirn bzw. Rückenmark sitzt, und ein postganglionäres Neuron. Beim Parasympathicus ist das Axon des präganglionären Neurons lang, das Axon des postganglionären Neurons kurz. Im sympathischen Nervensystem sind die Verhältnisse umgekehrt. Das postganglionäre Neuron, dessen Zelleib im Grenzstrang oder in Ganglien des Bauchraums sitzt, hat im allgemeinen lange Fasern. Im Zielorgan ist das Axon mehrfach aufgetrieben, aus jeder dieser Auftreibungen (sog. Varikositäten) kann bei Erregung des Axons Transmitter freigesetzt werden (Terminalreticulum).

Der Darm untersteht zwar der modulierenden Kontrolle von postganglionären sympathischen und parasympathischen Fasern, seine Funktionen werden jedoch durch ein eigenes intramurales Nervensystem aus afferenten und efferenten Neuronen sowie Interneuronen wahrgenommen. Dieses Nervensystem gewährleistet die koordinierten Darmbewegungen auch bei Abwesenheit sympathischer und parasympathischer Innervation. Die Neurone dieses **Darmnervensystems** setzen eine Vielzahl unterschiedlicher Transmitter ein (z.B. Serotonin, ATP, vasoactive intestinal peptide, Substanz P, Somatostatin).

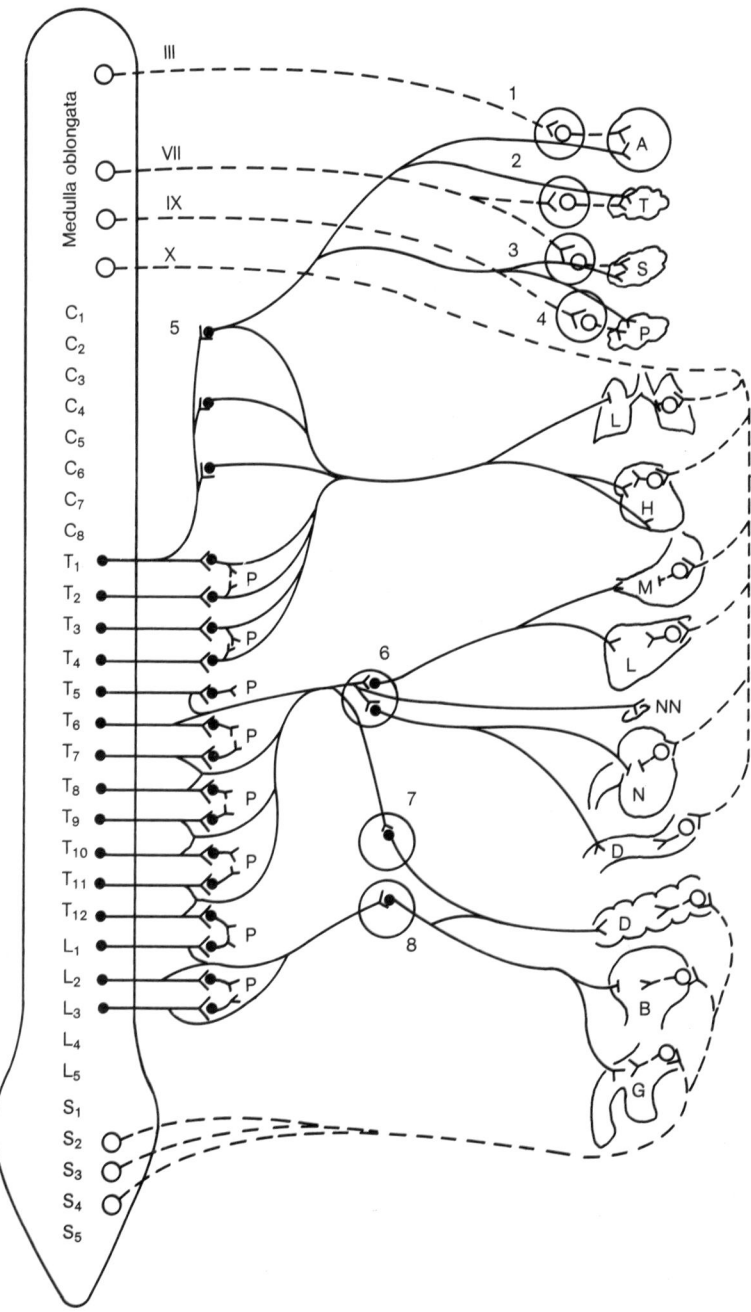

Abb. 8-9 **Vegetatives Nervensystem.** Die sympathischen Neurone sind als gefüllte Kreise mit durchgezogenen Axonen, die parasympathischen als offene Kreise mit unterbrochenen Axonen dargestellt.
Organe: A = Auge, T = Tränendrüse, S = Submandibularis, Sublingualis, P = Parotis, L = Lunge bzw. Leber, H = Herz, M = Magen, NN = Nebennierenmark, N = Niere, D = Dickdarm bzw. Dünndarm, B = Blase, G = Genitale, P = Peripherie, i.e. Gefäße, Schweißdrüsen, Haut
Ganglien: 1 = ciliare, 2 = pterygopalatinum, 3 = submandibulare, 4 = oticum, 5 = Grenzstrangganglien, 6 = coeliacum, 7 = mesentericum superius, 8 = mesentericum inferius

Transmitter ist in den präganglionären Endigungen sowohl bei Sympathicus als auch bei Parasympathicus **Acetylcholin.** Die Bedeutung einiger Neuropeptide (u.a. met-Enkephalin, Substanz P, Neurotensin) in präganglionären Neuronen ist unsicher. Die Wirkung von Acetylcholin auf die Ganglienzellen des zweiten Neurons kann durch Nicotin imitiert werden, sie wird somit *nicotinartig* genannt (Auslösung eines EPSP). Der Transmitter der postganglionären parasympathischen Nervenendigungen ist gleichfalls Acetylcholin. Die Wirkung auf die Erfolgsorgane kann jedoch nicht durch Nicotin, sondern durch das Gift des Fliegenpilzes, Muscarin, imitiert werden (z.T. hemmende Wirkung durch Steigerung der Kaliumleitfähigkeit). Die Wirkung nennt man daher *muscarinartig*. Auch die sympathischen Nerven zu Schweißdrüsen und einigen Muskelgefäßen (Vasodilatation) verwenden Acetylcholin als Transmitter. Die übrigen Fasern verwenden jedoch *Noradrenalin.*

Besondere Verhältnisse existieren im **Nebennierenmark.** An den sogenannten chromaffinen Zellen endigen präganglionäre (acetylcholinerge) Nervenfasern. Die chromaffinen Zellen sind umgeformte postganglionäre Nervenzellen, die ihre Transmitter (90% Adrenalin, 10% Noradrenalin) in das Blut abgeben. Bei einem Tumor dieser Zellen (Phäochromozytom) werden Dopa, Dopamin, Adrenalin und Noradrenalin vermehrt ausgeschüttet (unterschiedlich stark). Folgen sind massive, dauernde oder sporadisch auftretende (paroxysmale) Blutdrucksteigerungen, Hyperglykämien und Hyperlipidacidämien (vgl. Tab. 8.4). Nachweisbar ist die Ursache der Störungen an der vermehrten Ausscheidung der Catecholamine und ihrer Abbauprodukte (3-Methoxy-4-hydroxy-Mandelsäure bzw. Vanillinmandelsäure) im Urin. Ein beidseitiger Ausfall des Nebennierenmarkes bleibt umgekehrt ohne Folgen, soweit das übrige vegetative Nervensystem intakt ist.

Die Empfindlichkeit der Zielorgane für **Noradrenalin, Adrenalin** und eine Reihe von Pharmaka mit Sympathicus-ähnlicher Wirkung (Sympathicomimetica) ist nicht einheitlich. Das hat zur Einführung des Begriffs der α_1-, α_2-, β_1- und β_2-**Rezeptoren** geführt. Noradrenalin wirkt vorwiegend auf α- und β_1-Rezeptoren, während Adrenalin über alle Rezeptoren in etwa gleichem Maße wirken kann. Die Spezifität einiger Pharmaka (z.B. Terbutalin) für β_2-Rezeptoren erlaubt z.B. ihren Einsatz zur Bronchienerweiterung bei Asthma (vgl. 3.2.1), ohne daß nennenswerte Wirkungen auf α- (z.B. Vasokonstriktion) und β_1-Rezeptoren (z.B. Tachykardie) in Kauf genommen werden müssen.

Im Nebennierenmark und im vegetativen Nervensystem werden noch weitere Transmitter ausgeschüttet, wie Substanz P, VIP, Endorphine und Adenosintriphosphat (ATP). Die funktionelle Bedeutung dieser Transmitter ist jedoch derzeit noch weit weniger definiert als die Funktion von Acetylcholin und den Catecholaminen.

Erregung von β-Rezeptoren führt zur Stimulierung, Erregung von α_2-Rezeptoren zur Hemmung der Adenylatcyklase in einer Reihe von Erfolgsorganen. Adenylatcyklase bildet **cAMP** (vgl. 11.1.1), welches einen Teil der Catecholaminwirkungen vermittelt (vgl. Abb. 11-2). Hemmung der Phosphodiesterasen, Enzyme, welche cAMP inaktivieren, potenziert die Wirkung der Catecholamine auf β-Rezeptoren. Auf diese Weise erzielt u.a. Coffein seine Wirkung auf das Herz (z.B. Tachykardie).

Erregung von α_1-Rezeptoren führt intrazellulär zur Bildung von Inositoltrisphosphat (**IP3**, vgl. 11.1.1), welches die intrazelluläre Calciumkonzentration steigert. Calcium löst dann einen Teil der

Wirkungen aus (z.B. Muskelkontraktion). Auch über β_1-Rezeptoren wird intrazelluläres Calcium gesteigert. Auf der anderen Seite kann Adrenalin die intrazelluläre Calciumkonzentration in glatten Muskelzellen über β_2-Rezeptoren (cAMP) senken.

In der Klinik sind einige Substanzen bekannt, welche die **synaptische Übertragung im vegetativen Nervensystem blokkieren.** Sogenannte *Ganglienblocker* verhindern die Übertragung vom 1. auf das 2. Neuron. Sie lagern sich an die subsynaptische Membran, ohne eine Depolarisation zu erzielen (z.B. Tetraäthylammonium). *Atropin* übt die gleiche Wirkung auf postganglionäre parasympathische Synapsen aus. *α-Rezeptorenblocker* (z.B. Phentolamin) und *β-Rezeptorenblocker* (z.B. Propranolol) verhindern die Erregung der entsprechenden Organe durch den Sympathicus. Einige Substanzen (wie der gegen Hypertonie eingesetzte α_2-Rezeptorenagonist Clonidin) beeinträchtigen offensichtlich nicht nur periphere Fasern, sondern auch den zentralen Sympathicus. Die Wirkungen der Substanzen sind aus Tabelle 8-4 abzuleiten.

Die **Transmitterausschüttung unterliegt dem Einfluß** vieler Substanzen: Die Freisetzung und Wirkung von Acetylcholin an sympathischen Ganglien oder parasympathischen Nervenendigungen kann u.a. durch Angiotensin II, Histamin, Serotonin, Bradykinin und β-Rezeptorenstimulatoren gefördert, sowie durch Dopamin, Muscarin und α_2-Rezeptorenstimulatoren, wie Clonidin gehemmt werden (vgl. 8.1.2). Auch die Noradrenalinfreisetzung an der peripheren Nervenendigung wird durch eine Reihe von Substanzen gefördert (β_2-Rezeptorenstimulatoren, Angiotensin, Nicotin) oder gehemmt (α_2-Rezeptorenstimulatoren, Prostaglandine, Bradykinin, Histamin, Serotonin, Adenosin, Acetylcholin [Muscarin-artig]). Daraus läßt sich z.T.

die Wirkung dieser Substanzen ableiten: Die Blutdruck-steigernde Wirkung von *Angiotensin* wird z.T. über das sympathische Nervensystem erklärt. *Nicotin* setzt die periphere Durchblutung herab. *α-Rezeptorenblocker* wirken am Herzen vorwiegend auf die präsynaptische Membran, über eine Steigerung der Noradrenalinausschüttung bewirken sie daher „paradoxerweise" eine Tachykardie. Freisetzung von *Bradykinin, Histamin* und *Prostaglandinen* im Laufe von Entzündungen führt u.a. über lokale Hemmung der Noradrenalinausschüttung zu *Vasodilatation im betroffenen Gebiet.* Die Wirkung von *Adenosin* auf die Noradrenalinausschüttung schützt das Herz vor Überlastung, da bei starker Beanspruchung des Herzmuskels Adenosin aus dem Muskel abgegeben wird.

Nicht nur die Freisetzung, auch die **Bildung von Transmitter kann reguliert** werden. Frequente Aktivierung der sympathischen Neurone fördert, Noradrenalin und Dopamin hemmen die Synthese von Transmitter. Das bisweilen gegen Hypertonie eingesetzte Reserpin hemmt die Aufnahme von Noradrenalin in präsynaptische Vesikel. Bei Reizung des Nerven kann damit weniger Noradrenalin ausgeschüttet werden. Seine zentralen Wirkungen (u.a. Schlaflosigkeit, vgl. 8.1.11) mindern freilich seinen therapeutischen Wert.

Freigesetztes Acetylcholin kann durch **Cholinesterase** (extrazellulär im synaptischen Spalt oder Blut) inaktiviert werden, Noradrenalin und Adrenalin werden durch **Monoaminooxidase** (MAO) und Catechol-O-methyltransferase (COMT) abgebaut, intrazelluläre Enzyme in Neuronen, Zielzellen und Leber. Zu mehr als 90% wird der Transmitter durch Transport in die präsynaptischen Nervenendigungen aus dem synaptischen Spalt entfernt. Hemmung dieses Transports durch einige Pharmaka oder gesteigerte Reizfrequenz erhöhen die Konzentration und damit den Effekt des Transmitters.

Tabelle 8-4   **Wirkungen des Sympathicus und des Parasympathicus auf einige Organfunktionen**
(in runden Klammern die vorwiegend verantwortlichen Rezeptoren, in eckigen Klammern relativ schwache Wirkungen)

Funktion	Sympathicus	Parasympathicus
Muskelaktivität (-Kontraktion)		
Herzmuskel	+ $(\beta_1, [\alpha_1])$	−
Gefäße in Herz, Muskel, Leber	− (β_2), $[+ \alpha_1]$	
Gefäße, Haut, Niere, Darm, Gehirn; Venen	+ (α_1)	
Arterien, Penis, Klitoris, Schamlippen		−
Sphinkteren (Darm, Blase)	+ (α_1), $[-\beta_2]$	−
alle anderen Muskeln in Darm, Blase	− (β_2, α_2)	+
Bronchialmuskulatur	− (β_2), $[+ \alpha_1]$	+
Spincter pupillae (Auge)		+
Dilatator pupillae (Auge)	+ (α_1)	
Musculus tarsalis (Oberlidheber)	+ (α_1)	
Musculus Ciliaris		+
Arrectores pilorum (Haut)	+ (α_1)	
innere Geschlechtsorgane (Mann)	+ (α_1)	
Uterus	− (β_2), $[+ \alpha_1]$	
Muskeltremor	+ (β_2)	
Drüsensekretion		
Schweißdrüsen	+ (ACh)	
Speicheldrüsen	+ (β)	+
alle anderen Drüsen (Tränen, Bronchial, Verdauung)	?	+
Stoffwechselwirkungen		
Abbau von Leberglykogen, Kaliumabgabe	+ (α_1, β_2)	
Abbau von Muskelglykogen, Kaliumaufnahme	+ (β_2)	
Mobilisierung von Fett (Lipolyse)	+ (β_2), $[- \alpha_2]$	
Ausschüttung von Hormonen		
Glucagon, Calcitonin, Parathyrin, Renin, Somatostatin, Gastrin, [Insulin, Thyroxin]	+ (β)	
Somatotropin, Corticotropin, Thyrotropin Histamin, [Corticotropin]	+ (α)	
Somatotropin	− (β)	
Insulin, Thyroxin Prolactin, Renin	− (α)	
Sonstige Wirkungen		
Mobilisierung von Leukozyten (Leukozytose)	+ (β_1)	
Thrombozytenaggregation	+ (α_2)	

Abb. 8-10 zeigt die Verschaltung der sympathischen efferenten Neurone mit Afferenzen aus Eingeweiden und Peripherie (z.B. Haut). In Analogie zu den Reflexen des somatischen Nervensystems (Abb. 8-6) existieren somit **vegetative Reflexe** auf der Ebene des Rückenmarks. Die Steigerung des Innendrucks der *Blase* mit zunehmender Füllung wird über Dehnungsrezeptoren in der Blasenwand registriert. Im Sakralmark erfolgt eine Enthemmung des Parasympathicus und durch aufsteigende Fasern zum Thorakalmark eine Hemmung des Sympathicus. Dadurch wird die Blasenentleerung eingeleitet. Ähnliche Reflexe bewirken

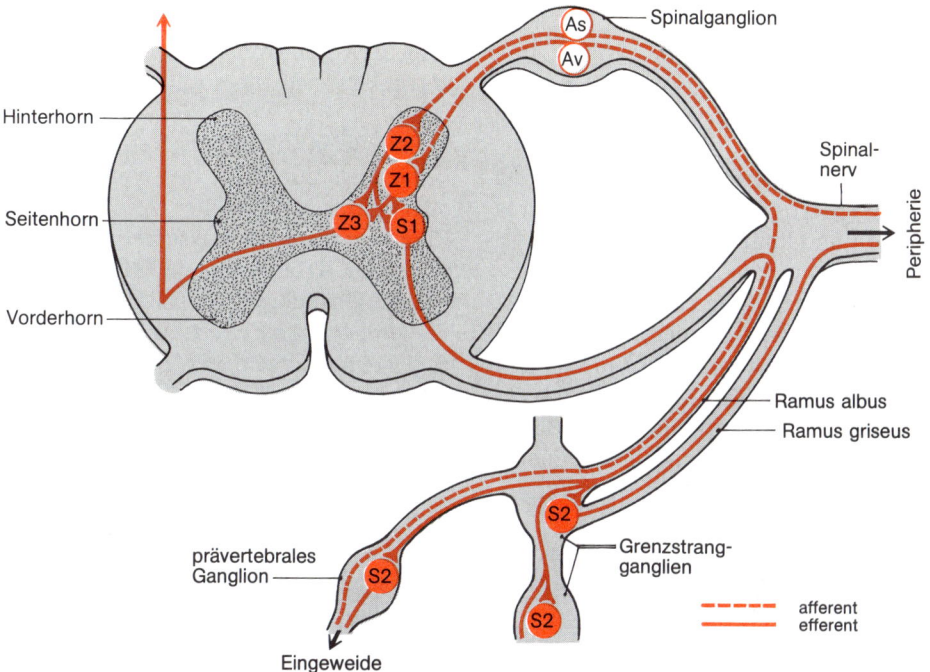

Abb. 8-10 **Verknüpfung von vegetativem und somatischem Nervensystem**
$Z_1 Z_2 Z_3$ = Zwischenneurone, A_v = afferentes Neuron von Eingeweiden, A_s = afferentes Neuron von der somatischen Peripherie, S_1 = präsynaptisches, S_2 = postsynaptisches sympathisches Neuron (afferente Axone sind durchbrochen, efferente durchgezogen)

Erektion (Sakralmark) und *Ejakulation* (Thorakal- und Lumbalmark), *Darmentleerung* (Sakralmark), wirken auf die *Eingeweide des Bauchraums* (Thorakalmark), oder auf *Herz, Lunge* und *Bronchien* (Zervikalmark).

Besondere Bedeutung haben Afferenzen aus Dehnungsrezeptoren im Herzen und *Carotissinus* (vgl. 2.1.4) und von *Chemorezeptoren* (vgl. 3.1.6). Sie laufen in den Nerven Glossopharyngeus (IX) und Vagus (X) zu Kreislauf- und Atmungregulierenden vegetativen Neuronen in der **Medulla oblongata.** Ihre Aufgabe im Dienste der Kreislauf- und Atemregulation (2.1.4, 3.1.6) sowie die Wirkung efferenter sympathischer und parasympathischer (Vagus, X) Nerven (1.1.1) wurden bereits ausführlich besprochen. Eine Läsion im Bereich der Medulla oblongata kann die genannten Neurone in Mitlei-

denschaft ziehen und massive Entgleisungen der Kreislauf- und Atemregulation auslösen.

Der hemmende Einfluß des Sympathicus auf die Blasenentleerung steht im scheinbaren Widerspruch zur Beobachtung, daß psychische Aufregung, z.B. vor Prüfungen, häufig zu Wasserdrang führt, obgleich in solchen Situationen eine massive Aktivierung des Sympathicus vorliegt. Die Erklärung ist wohl darin zu suchen, daß die Aktivierung des Sympathicus u.a. zu Blutdrucksteigerung führt, welche über Erregung des Carotissinus eine Stimulation des Parasympathicus hervorruft. Bei überschießender Aktivierung des Sympathicus muß man demnach auch mit einer Aktivierung des Parasympathicus rechnen.

Sympathicus und Parasympathicus kontrollieren auch die Pupillenweite des Auges und die Wölbung der Linse (M. ciliaris) (Abb. 8-9 und Tab. 8-4). Ausfall der sympathischen Innervation des Auges führt zum sogenannten *Horner'schen*

Symptomenkomplex: Die Pupille ist eng (Miosis), der Lidspalt schmal (Ptosis) und der Augapfel eingesunken (Enophthalmus). Ein **Horner-Syndrom** entsteht z.B.:

● Bei Ausschaltung der postganglionären Fasern (sie begleiten die Arteria carotis und können daher bei einem Carotisangiogramm verletzt werden).

● Bei Ausschaltung des Ganglion cervicale superius (oberstes Grenzstrangganglion). Da es in Nachbarschaft zur Schilddrüse liegt, kann es durch eine massive Vergrößerung der Schilddrüse (Struma) komprimiert und geschädigt, bzw. bei einer Strumektomie mitentfernt werden.

● Bei Verletzung präganglionärer Fasern, zum Beispiel durch Kompression der Vorderwurzel (Th 1).

● Bei Zerstörung präganglionärer Neurone im Rückenmark durch raumfordernde Prozesse (Tumore, Syringomyelie).

● Durch Ausschaltung zentraler sympathischer Bahnen oberhalb des Zervikalmarkes (Durchblutungsstörungen, Tumore, stereotaktische Operationen).

Die Denervierung führt freilich zu einer **Sensibilisierung** der Erfolgsorgane für zirkulierende Catecholamine, so daß sich die Symptome nach Wochen zurückbilden.

Die vegetativen Reflexe sind nicht streng segmental gegliedert und sind Einflüssen *deszendierender Bahnen* unterworfen. Unterbrechungen deszendierender Bahnen (z.B. durch Kompression des Rückenmarks) haben analog zu den Reflexen des somatischen Nervensystems wegen des Wegfalls bahnender Einflüsse zunächst völligen Stillstand der Reflextätigkeit zur Folge (**spinaler Schock**). Auf diese Weise entwickelt sich z.B. eine *völlig atone Blase*, die erst bei extremer Dehnung „überläuft", ohne daß eine Blasenentleerung eingeleitet wird. Erst mit der

Zeit (1–6 Monate) tritt eine Sensibilisierung der vegetativen Neurone auf, und es entwickelt sich die sogenannte *Reflexblase*.

Eine Beeinflussung der Reflexe erfolgt keineswegs nur durch das sympathische oder parasympathische Nervensystem. Eine **Vermaschung von somatischen und visceralen Afferenzen und Efferenzen** ist u.a. die Grundlage für das Phänomen der *Headschen Zonen: Reizung von Afferenzen in einem Organ führt zu Übersensibilität und Vasodilatation in demjenigen Hautbezirk, der vom gleichen Rückenmarksegment innerviert wird.* Bei einem Herzinfarkt z.B. klagt der Patient häufig auch über Schmerzen, „die in den linken Arm ausstrahlen". Die Kenntnis der Headschen Zonen ist somit für den Arzt bisweilen eine wertvolle Hilfe bei der Diagnose von Organerkrankungen. Umgekehrt kann man z.B. durch Massage über Afferenzen aus der Haut einen Einfluß auf innere Organe ausüben. Eine grobe Orientierung über die Lokalisation der einzelnen **Headschen Zonen** erlaubt der Vergleich von Segmenten, durch welche die einzelnen Organe innerviert werden (Abb. 8-9) mit den Dermatomen, d.h. Hautbezirken, welche durch das gleiche Rückenmarksegment versorgt werden (Abb. 8-12).

Die vegetativen Neurone des Rückenmarks stehen unter der Kontrolle des **Hypothalamus**. Die Funktion des Hypothalamus liegt vor allem darin, *vegetatives Nervensystem, endokrines System* und *somatisches Nervensystem* miteinander zu *koordinieren*.

Die Beeinflussung des Endokriniums erfolgt über – in Kernen des vorderen Hypothalamus gebildete – Liberine (releasing factors) und Statine (release inhibiting factors), welche im **Hypophysenvorderlappen** (Adenohypophyse) die Ausschüttung von „glandotropen Hormonen" stimulieren oder hemmen (vgl.

11.1.1). Die glandotropen Hormone wiederum kontrollieren die Hormonausschüttung in *Schilddrüse, Nebennierenrinde* und *Gonaden*. Ferner wird in der Adenohypophyse unter der Kontrolle des Hypothalamus Somatotropin *(STH)* gebildet. Im Nucleus supraopticus und paraventricularis des Hypothalamus werden schließlich die Hormone *ADH* und *Oxytocin* gebildet und in den Hypophysenhinterlappen (Neurohypophyse) abgegeben, von wo sie in die Blutbahn gelangen. Es wird auch postuliert, daß ein hypothetisches *Natriuretisches Hormon* im Hypothalamus gebildet wird. Die Folgen eines Ausfalls der einzelnen Faktoren oder Hormone werden in Kapitel 11 behandelt.

Neurone im Hypothalamus regulieren die Wasseraufnahme, sind also für die **Durst**empfindung zuständig. Faktoren, welche die Ausschüttung von ADH stimulieren (vgl. 11.2.1), lösen auch Durst aus. Beim Trinken wird der Durst durch Afferenzen aus Ösophagus, Magen und Duodenum gelöscht, die Informationen über die Menge und wahrscheinlich Osmolarität der zugeführten Flüssigkeit mitteilen (präresorptive Durststillung). Läsionen im vorderen und mittleren Hypothalamus können die Durstempfindung aufheben.

Im Hypothalamus sind Neurone vertreten, welche die **Nahrungsaufnahme** regulieren. Hunger entsteht v.a. bei herabgesetzter Verfügbarkeit von Glucose sowie durch Leerkontraktionen des Magens. Die Nahrungsaufnahme wird ferner durch niedere Außentemperaturen gefördert sowie normalerweise durch „überfülltes" Fettgewebe gehemmt. Bei der Nahrungsaufnahme tritt Sättigung durch Afferenzen von Mechano- und Chemorezeptoren in Mund, Ösophagus, Magen und Duodenum sowie durch Cholecystokinin ein(vgl. Tab. 10-20) (präresorptive Sättigung). Untergang von Neuronen im ventromedialen Hypothalamus (*Sättigungszentrum*) führt zur ungehemmten Nahrungsaufnahme, während die Zerstörung seitlicher Areale *(Hungerzentrum)* zur Einstellung der Nahrungsaufnahme bis zum Verhungern führt.

Auch die **Temperaturregulation** hat ihre „Zentrale" im Hypothalamus (vgl. 9.12). Störungen können sich daher in Hyperthermie oder Hypothermie äußern.

Neurone im Hypothalamus beeinflussen auch **Wahrnehmung** und **Bewußtsein**. Läsionen im Hypothalamus können zu Gedächtnisstörungen, Schlaflosigkeit oder Schlafsucht führen.

Der Hypothalamus ist offenbar auch der Sitz von einfachen **Instinkten**, z.B. des Sexualverhaltens und der Abwehrreaktionen. Reizung des kaudalen Hypothalamus löst die sogenannte „*fight and flight"Reaktion* aus, massive Aggressivität, welche entweder in Kampf oder Flucht endet. Sie ist, entsprechend den Funktionen des Hypothalamus, von tiefgreifenden motorischen (Muskeltonus), vegetativen (Sympathicotonus) und endokrinen Änderungen begleitet.

Der Hypothalamus steht wahrscheinlich unter der Kontrolle des **limbischen Systems**, dem sowohl Anteile der Hirnrinde (Hippocampus, Gyrus parahippocampalis, Gyrus cinguli, Riechhirn, Anteile von orbitofrontaler, insulärer und temporaler Rinde) als auch subcorticale Kerngebiete (Corpus amygdaloideum, Nuclei septi, Nucleus anterior thalami, Corpora mamillaria) zugerechnet werden. Zwischen Hypothalamus und limbischem System sowie zwischen limbischem System und Thalamus bestehen multiple Verbindungen. Auffällig ist die Anordnung von vielen *anatomisch fixierten Erregungskreisen*. Dem limbischen System wird entscheidende Bedeutung bei der Entstehung von Handlungsantrieb *(Motivation)* zugesprochen. *Störungen im limbischen System* können sich vor allem dadurch bemerkbar machen, daß die Kontrolle über den Hypothalamus wegfällt. Folge kann die *Unfähigkeit* sein, *Affekte und Instinkte zu kontrollieren* (Senkung der „Wutschwelle", Hypersexualität, hemmungslose Nahrungsaufnahme usw.). Teile des limbischen Systems sind ferner für die Abspeicherung von Gedächtnisinhalten erforderlich (vgl. 8.1.11). Das limbische System steht unter der Kontrolle des Frontallappens. Bei Depressionen wurden über dem rechten Frontallappen, bei Manien über dem linken Frontallappen gesteigerte Aktivitäten gemessen. Läsionen im Frontallappen führen wiederum zu Jähzorn, Enthemmung, Unzuverlässigkeit, Antriebsarmut und Witzelsucht (vgl. Abb. 8-14). Die betroffenen Patienten halten an Verhaltungsweisen fest, auch wenn die äußeren Bedingungen eine Änderung des Verhaltens erfordern (Perseveration). Andererseits wurde eine Behandlung massiver Verhaltensstörungen durch neurochirurgische Eingriffe in das limbische System versucht.

Das limbische System steht unter dem Einfluß von noradrenergen (v.a. aus Locus coeruleus), dopaminergen (v.a. aus ventralem Mesencephalon), serotoninergen (v.a. aus Nucleus raphé) und GABAergen Neuronen. Störungen in Stoffwechsel bzw. Ausschüttung dieser Transmitter werden heute aufgrund einer Reihe von – freilich nicht unfehlbaren – Indizien als Ursache **psychischer Erkrankungen** angenommen: So soll Serotonin- und/oder Catecholaminmangel zu Depressionen führen und Dopaminüberschuß zu Schizophrenie, einer endogenen Psychose mit tiefgreifender Persönlichkeitsstörung. Die genannten Erkrankungen lassen sich durch Pharmaka bessern, welche Bildung, Ausschüttung und Wirkung der genannten Transmitter im ZNS beeinflussen:

● Die **antidepressiv** wirkenden *Tricyclide* steigern (durch Hemmung präsynaptischer Aufnahme) die synapti-

sche Konzentration von Serotonin und Noradrenalin. Die gleichen Wirkungen erzielen Hemmstoffe der Catecholamin-spaltenden Monoaminooxidase, wie z.B. *Iproniazid* (allerdings beeinflussen nicht alle Antidepressiva Wiederaufnahme oder Abbau von Serotonin oder Noradrenalin). Die Verwendung von *Reserpin* (entspeichert präsynaptische dopaminerge, serotoninerge und noradrenerge Vesikel) bei der Hypertoniebehandlung kann andererseits zu Depressionen führen.

● Eine **Schizophrenie** bessert sich unter der Behandlung mit *Phenothiazinen* (sog. Neuroleptica), welche die zentralen Dopaminrezeptoren blockieren. Umgekehrt kann Überdosierung von *L-Dopa* bei der Behandlung des Morbus Parkinson (vgl. 8.1.4) zu Schizophrenie-ähnlichen Krankheitsbildern führen.

● Die **beruhigend** wirkenden *Benzodiazepine* potenzieren GABA-Wirkungen durch Modulation der Rezeptorenempfindlichkeit und sind bei der Behandlung von Angstzuständen erfolgreich.

● Die Retina des Auges und die Zirbeldrüse sind über eine Kette von Neuronen (u.a. des Hypothalamus und des zervikalen Sympathicus) miteinander verknüpft. Lichteinfall in das Auge hemmt die Bildung von Melatonin aus Serotonin in der Zirbeldrüse. Durch sog. **Phototherapie** (starke Lichtexposition) wird mit gewissem Erfolg versucht, Depressionen zu bekämpfen. Es wird vermutet, daß diese Wirkung über Serotonin zustande kommt.

8.1.6   Mechanorezeption, Temperatur, Schmerz

Die Tätigkeit der Rezeptoren in Muskeln, Sehnen und Gelenken wurde bereits beschrieben. Sie wird als **Tiefensensibilität** bezeichnet, ermöglicht eine Orientierung über Stellung von Gelenken, Spannung von Muskeln und Sehnen, beschreibt also die Situation des Bewegungsapparates. Darüber hinaus verfügt der Körper über ein System, welches das ZNS über Reize an der Hautoberfläche und über schädigende Reize in Eingeweiden informiert. Für das Nervensystem relevante Eigenschaften eines Reizes sind Qualität, Intensität sowie zeitliche und räumliche Zuordnung.

In der Haut werden **mechanische Reize** (Druck, Berührung, Vibration, Kitzelempfindung), **Kälte** und **Wärme** registriert. Rezeptoren für Druck und Berührung sind z.t. langsam adaptierend (SA = slowly adapting, anatomisch Merkel-Scheiben und Ruffini-Körperchen), z.T. schnell adaptierend (RA = rapidly adapting, anatomisch Meißner-Körperchen sowie Haarfollikelsensoren). Vibrationen werden durch die Pacini-Körperchen (PC = Pacini corpuscle) registriert. Kälte- und Wärmerezeptoren sind Proportional-Differential-Fühler. Die Rezeptoren sind z.t. gegen nicht spezifische Reize empfindlich, so werden einige SA-Fühler auch durch Abkühlen erregt, Kaltfühler durch starke Erwärmung und Warmfühler durch Steigerung der extrazellulären Calciumkonzentration.

Schmerz wird durch spezielle freie Nervenendigungen registriert, die erst bei extremen mechanischen, thermischen und chemischen Reizintensitäten ansprechen. Im übrigen können lokale Zunahme der extrazellulären Kaliumkonzentration und einige Mediatoren (vgl. Tab. 11-1), wie Histamin, Prostaglandine, Serotonin, Kinine und Acetylcholin Schmerz auslösen. In den Eingeweiden existieren Dehnungsrezeptoren in den Hohlorganen. Schmerzen werden bei Überdehnung der Hohlorgane, bei Ischämie oder bei Reizung des Peritoneums, der Pleura oder der Meningen registriert. *Schmerzrezeptoren adaptieren nicht.* Im Gegen-

teil scheint Schmerzempfindung die Rezeptoren bzw. den nachgeschalteten neuronalen Apparat zu sensibilisieren, so daß die gleiche Reizintensität als immer unerträglicher empfunden wird. Bei wiederholtem Auftreten von gleichen Schmerzen (v.a. harmloser Ursache) stellt sich jedoch häufig eine Gewöhnung ein (Habituation). Eine weitere Sinnesmodalität, welche durch freie Nervenendigungen vermittelt wird, ist das Jucken, das v.a. durch Histamin ausgelöst wird.

Die **Nervenfasern,** welche unterschiedliche Rezeptoren innervieren, leiten mit verschiedener Geschwindigkeit (vgl. Tab. 8-1). Die Nervenzellen der Nervenfasern sitzen in den Ganglien der Hinterwurzeln, die Erregung wird an ihnen vorbei in das Rückenmark geleitet. Abb. 8-12 gibt wieder, welche *Rückenmarksegmente* für die sensible Innervation der verschiedenen Hautareale (Dermatome) verantwortlich sind.

Auf die **Vermaschung der Haut- und visceralen Afferenzen** wurde bereits hingewiesen (Abb. 8-10). Einerseits ist diese Vermaschung für das Phänomen des *übertragenen Schmerzes* (s.unten) verantwortlich, andererseits fördert sie das Auftreten von *vegetativen Begleitphänomenen* (z.B. Vasodilatation) bei Schmerzen.

Die Verknüpfung sensibler Afferenzen mit dem motorischen System ermöglicht das Auftreten von **Eigen-** und **Fremdreflexen** und vermittelt tonische Muskelkontraktionen bei schmerzhaften Läsionen im gleichen Segment *(Abwehrspannung* der Bauchmuskulatur bei Reizung des Bauchfells und *Hartspann* der Rückenmuskulatur bei Kompression der Hinterwurzeln).

Die Umschaltung der verschiedenen Sinnesempfindungen im Rückenmark und die **Weiterleitung zum Cortex** sind in Abb. 8-11 dargestellt.

Die Hinterstränge (spezifische Mechanorezeption: Druck, Berührung, Vibra-

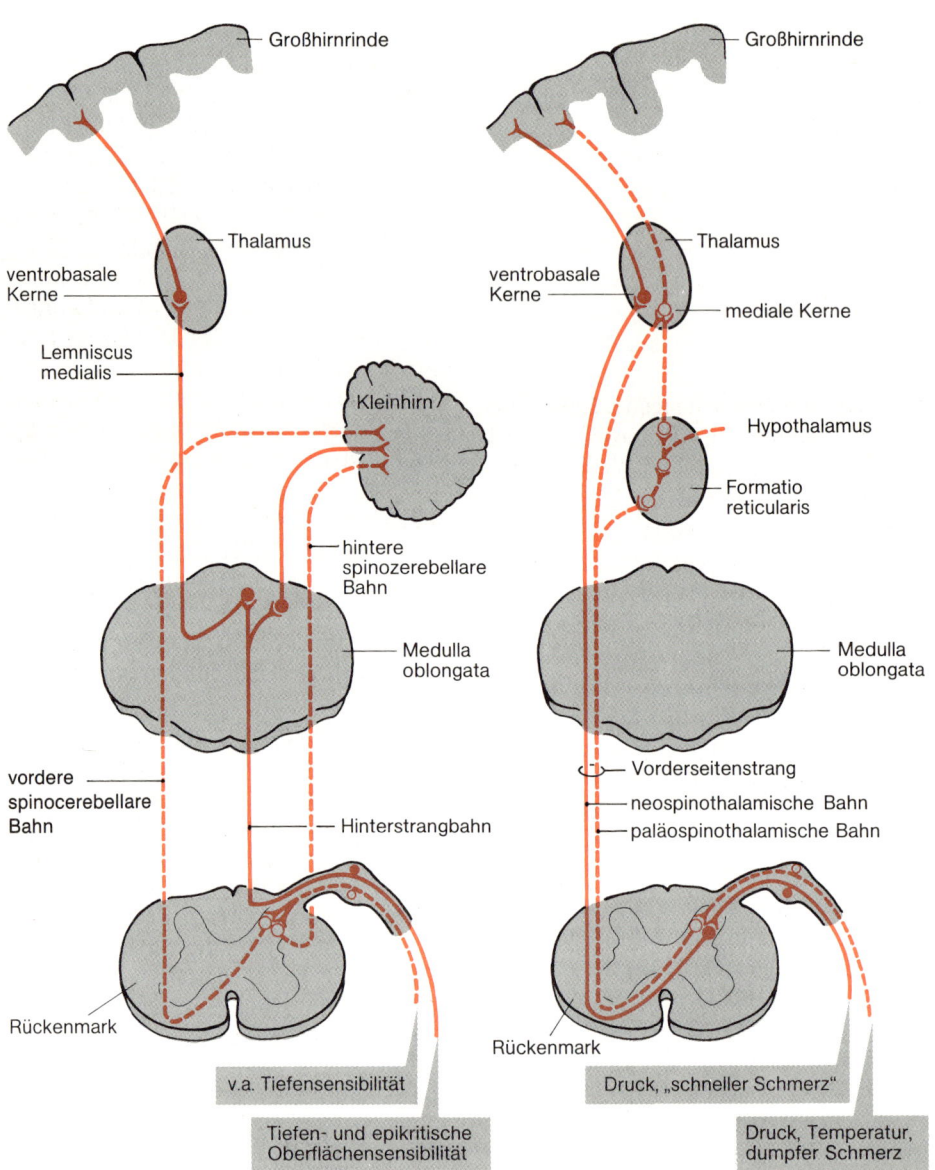

Abb. 8-11 **Aufsteigende sensible Bahnen** und einige ihrer Verschaltungen (stark vereinfachtes Schema, nicht berücksichtigt ist z.B. das Kreuzen von Vorderseitenstrangbahnen und spinocerebellaren Bahnen 2–3 Segmente oberhalb des Eintrittniveaus)

tion, Gelenksstellung) und der für scharfen und schnellen Oberflächenschmerz verantwortliche Tractus neospinothalamicus im Vorderseitenstrang enden als Lemniscus medialis in ventrobasalen Kernen des Thalamus, welche direkte Verbin-

dungen zum primär sensomotorischen Cortex aufweisen. Die Bahnen werden als **lemniscales System** zusammengefaßt. Die hervorstechenden Eigenschaften dieses Systems sind *schnelle Fortleitung* durch wenig Synapsen und *getreue Abbil-*

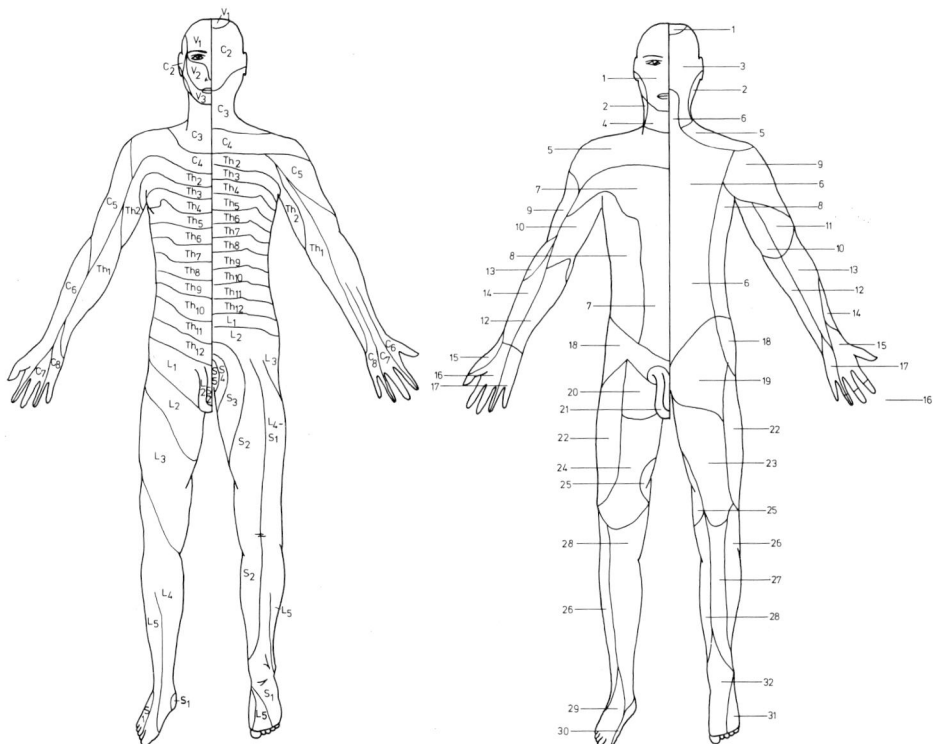

Abb. 8-12 **Dermatome** (linke Abb.) und **Innervationsfelder** (rechte Abb.). Jeweils rechte Körperseite. Dermatome entsprechen den Sensibilitätsausfällen bei Kompression der Hinterwurzeln oder Läsionen im Rückenmark (z.B. „Reithosenanästhesie" bei Ausfall des Sakralmarkes). Nicht berücksichtigt ist die z.T. starke Überlappung der Dermatome, die verhindert, daß bei Ausfall einer Hinterwurzel die Sensibilität des betroffenen Dermatoms völlig ausfällt. Die Innervationsfelder einzelner Nerven sind von diesen Feldern verschieden; entsprechend unterscheiden sich die Ausfälle bei peripheren Nervenläsionen
1. N. trigeminus, 2. N. auricularis magnus, 3. Nn. occipitales maior et minor, 4. N. cutaneus colli, 5. Nn. supraclaviculares, 6. Rr. dorsales nerv. spin., 7. Rr. ventrales nerv. intercost., 8. Rr. laterales nerv. intercost., 9. N. cutaneus brachii lateralis, 10. N. cutaneus brachii medialis, 11. N. cutaneus brachii posterior, 12. N. cutaneus antebrachii medialis, 13. N. cutaneus antebrachii posterior, 14. N. cutaneus antebrachii lateralis, 15. R. superficialis ni. radialis, 16. Nn. digitales ni. mediani, 17. Rr. manus ni. ulnaris, 18. N. iliohypogastricus, 19. Nn. clunium, 20. N. genitofemoralis, 21. N. ilioinguinalis, 22. N. cutaneus femoris lateralis, 23. N. cutaneus femoris posterior, 24. N. femoralis, 25. N. obturatorius, 26. N. cutaneus surae lateralis, 27. N. suralis, 28. N. saphenus, 29. N. peroneus superficialis, 30. N. tibialis, 31. N. plantaris lateralis, 32. N. plantaris medialis

dung der peripheren Reizlokalisation im ZNS durch somatotopische Anordnung der Neurone in ventrobasalen Kernen des Thalamus und im Cortex (in Säulen angeordnet). Das lemniscale System erlaubt somit genaue zeitliche und räumliche Orientierung über den Reiz (*epikritische Bewußtseinsbahn).* Vom primär sensorischen Cortex bestehen Verbindungen zu parietalen Assoziationsfeldern (zur Integration und Verarbeitung von Empfindungen, vgl. 8.1.10), zum Motorcortex (Kontrolle von Bewegungen), zum kontralateralen primär sensorischen Cortex (Verarbeitung bilateraler Tastinformationen) und zu Thalamus, Hinterstrangkernen und Rückenmark (Eingangskontrolle, s.u.). Erst bei Erreichen der Hirnrinde wird der Reiz bewußt (allerdings wird nicht jede Afferenz, welche die Hirnrinde erreicht, bewußt).

Im Gegensatz zum lemniscalen System weist das **extralemniscale System** (Druck, Temperatur und langsamer, quälender Oberflächen- und Tiefenschmerz) nur grobe somatotopische Gliederung auf und ist zum größten Teil durch viele Synapsen unterbrochen. Es bezieht mediale Thalamuskerne ein, welche vorwiegend zur Rinde des Frontallappens (vgl. Abb. 8-11) projizieren. Im extralemniscalen System geht die *räumliche und zeitliche Trennschärfe verloren*. Dafür weist das extralemniscale System vielfache *Verknüpfungen* mit Neuronen in *Formatio reticularis, Hypothalamus, Striatum und limbischem System* auf. Seine Afferenzen rufen daher motorische (z.B. Mimik), hormonelle (z.B. ADH-Ausschüttung) und vegetative Begleitphänomene (z.B. Tachykardie, Schwitzen, Übelkeit, Erbrechen) sowie Emotionen hervor (*protopathische Bewußtseinsbahn*). V.a. viscerale Schmerzen rufen häufig intensive vegetative Begleitreaktionen hervor.

Zu den epikritischen Sinnen werden im übrigen Sehen und Hören, zu den protopathischen Geruch und Geschmack gezählt.

Außer den geschilderten spinocorticalen Projektionen existieren noch Verknüpfungen zwischen verschiedenen Rückenmarksegmenten (**propriospinale Bahnen**) sowie zwischen Rückenmark und Formatio reticularis (**spinoreticuläre Bahnen**, im Vorderseitenstrang des Rückenmarks) bzw. Kleinhirn (**spinocerebellare Bahnen**, lateral im Rückenmark). Sie spielen für Bewegungskontrolle, Fremdreflexe und Auslösung vegetativer Begleitreaktionen eine herausragende Rolle.

An jeder Umschaltstelle (Synapse) kann die Weiterleitung der Afferenz gefördert (*räumliche und zeitliche Summation*) oder *gehemmt* werden. Dabei kommt vor allem der **Unterdrückung von**

Afferenzen überragende Bedeutung zu. Sie verhindert eine Überflutung der Rinde mit Sinneswahrnehmungen. In der Tat wird nur einer aus 1 Million Reizen bewußt. Die sog. *laterale Hemmung* ermöglicht darüber hinaus das bessere Erkennen von Kontrasten: Die Erregung eines Neurons führt nicht nur zur Aktivierung des nachgeschalteten Neurons, sondern auch zur Aktivierung von Hemmneuronen, welche die Übertragung in benachbarten Synapsen unterdrücken. Dadurch werden Reizunterschiede benachbarter Areale deutlich *(räumlicher Kontrast)*. Wirkt die Hemmung auf das erregte Neuron selbst zurück, so wird der *zeitliche Kontrast* verschärft, da nur ein sich ändernder Reiz registriert wird.

Hervorragende klinische Bedeutung kommt der **Hemmung von Schmerzafferenzen** zu. Bereits an der ersten Synapse im Hinterhorn des Rückenmarks kann eine Weiterleitung von Schmerzafferenzen durch gleichzeitige Reizung von Mechanorezeptoren oder über deszendierende Bahnen aus Cortex, Thalamus und Mittelhirn unterbunden werden. Hier kommt v.a. den sog. Nuclei raphé und dem sog. periaquäductalen Höhlengrau eine wesentliche Rolle zu. Über monoaminerge (Serotonin) Bahnen stimulieren sie möglicherweise endorphinerge Neurone, welche die Schmerzempfindung durch Hemmung der Übertragung an der ersten Synapse aufheben. Schließlich kann vom Cortex aus die Weiterleitung im Thalamus verhindert werden. Die genannten Mechanismen erklären die Abhängigkeit der Schmerzempfindung von dem Maß an ,,Zuwendung" oder ,,Ablenkung".

Transmitter für die Schmerzübertragung im Hinterhorn ist das Peptid ,,Substanz P". Seine Ausschüttung wird unter anderem durch Metenkephalin gehemmt, das zu den Endorphinen zählt (vgl. 11.7.5). Auch in anderen Abschnitten der paläospinothalamischen Bahn finden sich Endorphine.

Störungen der Sinneswahrnehmung können als Ausfall auf jedem Niveau auftreten, das heißt *Rezeptoren, peripherer Nerv, Hinterwurzel, Rückenmark, Thalamus* oder *sensorische Rinde*. Alle haben als Wirkung den Verlust der betroffenen Empfindung in dem gegebenen Körperareal gemeinsam. *Typisch sind die einzelnen Läsionen durch die Ausdehnung und Mitbeteiligung anderer sensorischer oder motorischer Funktionen.* Bei Störungen *peripher des Rückenmarks* sind die *Eigenreflexe* mitbetroffen. Bei Störungen *im Rückenmark* kommt der Lokalisation der verschiedenen Bahnen pathophysiologische Bedeutung zu: Wird das Rückenmark z.b. im Hals von vorne komprimiert, so fallen zuerst die „protopathischen" Empfindungen der Beine aus. Umgekehrt sind bei einer Kompression des Vorderseitenstrangs von innen zuerst die Arme betroffen (vgl. Abb. 8-16). Läsionen in *Thalamus* und *sensorischem Cortex* haben immer *kontralaterale Ausfälle* zur Folge. Bei lokalisierten Läsionen im primär sensorischen Cortex kann die Funktion nach einiger Zeit teilweise von benachbarten Rindenarealen übernommen werden.

Die **Auswirkungen** eines Ausfalls der *Tiefensensibilität auf die Motorik* wurden bereits beschrieben. Die Beeinträchtigung der Motorik ist um so diskreter, je zentraler die Läsion ist. Eine Unterbrechung der Hautempfindungen führt zur Hypoästhesie oder Anästhesie. Bei Beeinträchtigung der Schmerzempfindung spricht man von Hypoalgesie bzw. Analgesie (die angeboren sein kann). Sie birgt die Gefahr in sich, daß schädliche Reize nicht erkannt werden und zu erheblichen Gewebszerstörungen führen können. Gefährlich kann auch der Ausfall oder die Abschwächung von Schmerzempfindungen aus inneren Organen sein. Besonders bei Erkrankungen im Bauchraum führt die Abwesenheit von Schmerz zur Unterlassung von therapeutischen Maßnahmen, z.B. bei einer Blinddarmentzündung. Vor allem *Schmerzen im Bauch-*

raum sollten vom Arzt daher erst dann bekämpft werden, wenn ihm die Ursache bekannt ist.

Das vielleicht häufigste medizinische Problem ist jedoch das Auftreten von **Schmerz,** und eine der wichtigsten Aufgaben des Arztes liegt darin, den Patienten von seinen Schmerzen zu erlösen. Natürlich steht an erster Stelle immer die Frage nach der Schmerzursache. In den meisten Fällen liegt einer der eingangs geschilderten *adäquaten Reize* vor.

Eine gesteigerte Schmerzempfindlichkeit (**Hyperalgesie**) tritt z.B. bei Entzündungen oder bei Schädigung von Nerven auf. Dabei kann auch die Empfindlichkeit für andere Sinnesmodalitäten gesteigert sein (Hyperästhesie). Löst nichtnoxische Reizung normaler Haut Schmerzen aus, spricht man von Allodynie.

Die Schmerzursache muß freilich nicht immer dort lokalisiert sein, wo die Schmerzen empfunden werden: Schmerzen aus inneren Organen werden wegen der Vermaschung im Rückenmark oft an den entsprechenden Dermatomen des gleichen Rückenmarksegments empfunden (**übertragener Schmerz** der Headschen Zonen). Die Bahnen der Schmerzen aus einzelnen Organen und die für sie zuständigen Rückenmarksegmente gehen aus Abb. 8-9 hervor. Die afferenten Fasern aus Brust- und Bauchraum folgen im allgemeinen den sympathischen Nerven. Ösophagus, Trachea und Pharynx werden durch den Vagus afferent innerviert. Als Beispiele treten übertragene Schmerzen auf am linken ulnaren Unterarm bei *Herzinfarkt,* im Bereich des rechten Schulterblattes bei *Gallenkoliken* und im Kreuz bei *Erkrankungen im kleinen Becken.*

Eine Schmerzempfindung kann schließlich auch durch direkte Reizung der entsprechenden afferenten Fasern oder nachfolgenden Neurone zustande kommen. Er wird immer dorthin lokali-

Tabelle 8-5   Wichtigste **Kernareale im Thalamus** (stark vereinfachte Einteilung)

Kerne	wichtigste Verknüpfungen	wichtigste Aufgabe
Spezielle Projektionskerne:		
Nucleus ventralis anterior und lateralis	Basalganglien, Kleinhirn – Motorcortex	Motorik
Ventrobasale Kerne	lemniscales System – sensomotorischer Cortex	Sensibilität
Corpus geniculatum mediale	lateraler Schleifenkern, untere Vierhügel-Hörrinde	Gehör
Corpus geniculatum laterale	Auge-Sehrinde	Gesichtssinn
Assoziationskerne:		
Pulvinar, Nuclei laterales	primäre Rindenareale (über Projektionskerne) – assoziative Rindenareale in Parietal- und Temporallappen	Erkennen
generalisierte thalamocorticale Systeme:		
mediale und intra-laminäre Thalamuskerne	Formatio reticularis, extralemniscales System, Rinde (v.a. Frontalhirn), Hypothalamus, limbisches System, Striatum	„Bewertung" von Afferenzen, Vigilanz, Bewußtsein
Nucleus anterior	limbische Systeme	Emotionen

siert, von wo normalerweise die Afferenz kommt **(projizierter Schmerz)**: Kompression einer Hinterwurzel durch *Bandscheiben* z.B. läßt Schmerzen im gesamten betroffenen Dermatom auftreten. Bei Durchtrennung eines Nerven bzw. einer Nervenfaser versuchen die proximalen Axonenden nach distal auszuwachsen, um den Kontakt mit dem distalen Nervenstumpf wiederherzustellen (vgl. 8.1.4). Bei Fehlen des distalen Nervenstumpfes entsteht durch das Auswachsen der Axone eine Verdickung (Neurom). An diesem **Neurom** können besonders leicht (z.B. durch leichten Druck) Aktionspotentiale in Schmerzfasern und damit Schmerzen ausgelöst werden.

Nach Amputation eines Beines können die abgeschnittenen Nerven an der Schnittstelle gereizt werden. Die auftretenden Schmerzen werden dann in der fehlenden Gliedmaße empfunden **(Phantomschmerz)**. Die Reizung des Nervenstumpfes ist z.B. durch Überspringen der Erregung von einer efferenten Nervenfaser möglich *(Ephapse)*. Beim Phantomschmerz könnte der Wegfall anderer Afferenzen aus dem amputierten Gebiet und damit Ausfall hemmender Einflüsse die Schmerzempfindung erleichtern.

Eine *Läsion peripherer Nerven* (u.a. N. medianus und N. tibialis) kann auf analoge Weise zu wiederkehrenden, heftigsten Schmerzen im Innervationsgebiet führen **(Causalgie)**. Dabei werden die Anfälle durch nicht adäquate Reize, wie Berührung, oder selbst Schall oder Licht, ausgelöst. Die Beteiligung vegetativer Efferenzen kann dabei zu Störungen der Vasomotorik, Schweißsekretion und zu Dystrophie führen. Ohne erkennbare Läsion kommt es bei der **Trigeminusneuralgie** zu plötzlich einschießenden heftigsten Schmerzen im Versorgungsgebiet eines der Trigeminusäste. Ob hier ephaptischen Übertragungen oder einem Ausfall hemmender Einflüsse eine Rolle zukommt, ist ungewiß.

Häufig treten quälende Schmerzen als Folge von **Entzündungen an peripheren**

Nerven auf, möglicherweise durch Senkung der Erregungsschwelle und ephaptische Übertragungen.

Dagegen werden die oft quälenden Schmerzen bei Untergang des ventrobasalen Kerns im Thalamus (Ischämie) auf Ausfall der Hemmung des medialen Kerns zurückgeführt (**Thalamussyndrom**).

Im Mittelpunkt der sogenannten **Migräne** stehen heftige Kopfschmerzen, hervorgerufen im wesentlichen durch initiale Vasokonstriktion mit folgender Vasodilatation zerebraler Gefäße. Die zugrunde liegenden pathophysiologischen Mechanismen sind dabei noch umstritten.

In einigen Fällen läßt sich keine organische Ursache von Schmerzen finden. Dann spricht man von **psychogenem Schmerz.**

Ist die Beseitigung einer Schmerz-Ursache nicht oder nicht sofort möglich, so muß der Arzt versuchen, wenigstens die Schmerzempfindung zu verhindern. Eine **Schmerzbekämpfung** ist wiederum auf jedem Niveau möglich:
- Die sogenannten **Lokalanästhetica** blockieren die Natriumkanäle und damit die Nervenleitung. Sie können lokal in die schmerzende Stelle *(Lokalanästhesie),* an die zuführenden Nerven oder in das Rückenmark *(Leitungsanästhesie),* appliziert werden.
- Eine Reihe schmerzstillender Medikamente (**Analgetica**) übt ihre Wirkung über die Hemmung der *Prostaglandinsynthese* im geschädigten Gewebe aus (vgl. 11.7.4). Morphin wiederum hemmt die synaptische Übertragung im ZNS (vgl. 11.7.5),
- **Narkosemittel** und Alkohol schalten das generalisierte thalamocorticale System (vgl. Tab. 8-5) aus und heben das *Schmerzbewußtsein* auf.
- **Sedierende Medikamente** dämpfen die *emotionelle Komponente* von Schmerz. Der Schmerz wird zwar

wahrgenommen, ihm wird jedoch eine geringere Bedeutung beigemessen. Gleichgültigkeit gegenüber Schmerz kann im übrigen auch bei Läsion des Stirnhirns und des Gyrus cinguli auftreten.
- Chirurgische Maßnahmen, wie Durchtrennung des Nerven (**Neurektomie**), der Schmerzbahnen im Rückenmark (**Chordotomie**) und vom Thalamus zum Cortex (**Leukotomie**) wurden wieder weitgehend verlassen, denn die Erfolge waren unbefriedigend.
- Weitere Möglichkeiten bieten sich durch **Abkühlen,** wodurch die Schwelle der Rezeptoren gehoben und die Nervenleitung verzögert wird.
- Bei der **Akupunktur** (Reizfrequenz 1–2 Hertz, Reizstärke bis 40 mA) und der transkutanen Nervenstimulation (Reizfrequenz 40–100 Hertz; Reizstärke wesentlich geringer als bei der Akupunktur) wird durch Reizung eines Nerven mit einer Nadel die Schmerzempfindung vorwiegend aus Arealen des gleichen Segmentes verhindert. Die transkutane Nervenstimulation wirkt wahrscheinlich über Reizung der elektrisch leicht erregbaren dickkalibrigen Afferenzen (u.a. epikritische Mechanorezeption), welche ja die Schmerzafferenzen hemmen (s.o.). Die Akupunktur erzielt ihre Wirkung wahrscheinlich über Aktivierung deszendierender Systeme. Sie wird über Endorphine vermittelt.
- Bei der **Hypnose** führt die psychische „Ablenkung" des Patienten zur Unterdrückung des Schmerzbewußtseins.

8.1.7 Geruchs- und Geschmacksempfindung

Geruchssinn und Geschmackssinn bilden die Kontrolle für aufgenommene Nahrung. Der Geruchssinn ist ferner ein für den Menschen nicht mehr so wichtiges Instrument, Gefahr zu wittern oder Sexualpartner zu finden. Sowohl Geruchs- als auch Geschmacksrezeptoren sind *Differentialfühler:* Längere Exposition zu konstantem Geruch oder Geschmack führt zum Schwinden der Empfindung.

Die Sinneszellen für **Geruch** liegen in der sogenannten Regio olfactoria am Dach des Nasenraumes. Sie können eine Vielzahl von Geruchsqualitäten unterscheiden, die wichtigsten Hauptgruppen sind „blumig", „ätherisch", „moschusartig", „kampferartig", „faulig" und „stechend". Es existiert *keine strenge Korrelation zwischen chemischer Struktur und Geruchsqualität.* Die Sinnesempfindungen für Geruch werden über die Fila olfactoria zum Bulbus olfactorius geführt, wo sie auf Folgeneurone umgeschalten werden. Zentral bestehen enge *Kontakte zum limbischen System* (z.T. Riechhirn), wodurch die stark emotionelle Komponente des Riechens erklärt wird. Von dort bestehen Verbindungen u.a. zu Hypothalamus, Formatio reticularis und Frontalhirnrinde. Geruchsreize werden ferner von freien Nervenendigungen des Trigeminus (V), Glossopharyngeus (IX) und Vagus (X) in der Schleimhaut des Nasenrachenraumes wahrgenommen.

Die **Geschmacks**rezeptoren am seitlichen Zungenrand reagieren auf *sauer, süß* und *salzig,* an der Zungenspitze vorwiegend auf *süß,* am Zungengrund auf *bitter.* Die seitlichen Geschmacksrezeptoren werden afferent durch die Chorda tympani des Nervus facialis (VII), die hinteren Geschmacksrezeptoren durch den Nervus glossopharyngeus (IX) innerviert. Die Neurone liegen in Kernen der Medulla oblongata und geben ihre Erregungen über den Lemniscus medialis (Abb. 8-11) an Thalamus und SmI weiter.

Störungen der Geruchsempfindungen (Hyposmie, Anosmie) sind am häufigsten durch Störungen in der *Luftzirkulation* (Schnupfen) bedingt. Bei *Schädelfrakturen* im Bereich des Siebbeins kann es zum Abriß der Fila olfactoria mit Verlust der Geruchsempfindung kommen. Hyposmie bzw. Anosmie kann ferner genetisch bedingt sein sowie durch entzündliche (Virusinfektionen), chemische oder thermische Schädigung der Area olfactoria auftreten. Die Geruchsempfindlichkeit nimmt schließlich im Alter ab. Ein Ausfall der *Geschmacksempfindung* (Ageusie) ist wiederum häufig Folge einer Läsion des *Nervus facialis* (v.a. durch entzündliche Schwellung und damit Kompression im knöchernen Kanal, vgl. Tab. 8-7). Reizinadäquate Geschmacksempfindungen (Dysgeusie) kommt u.a. bei Karzinomen vor.

8.1.8   Gehör und Gleichgewicht

Schall führt zu Vibrationen des Trommelfells, welche über die Gehörknöchelchen und das Foramen ovale auf die Perilymphe des Innenohres übertragen werden (**Luftleitung**). Entscheidend ist die *Relativbewegung von Steigbügel zu Perilymphe.* Durch Schwingung der knöchernen Hülle des Innenohres kommt es gleichfalls zu einer solchen Relativbewegung, solange der Steigbügel den Schwingungen nicht folgt (**Knochenleitung**).

Vom Foramen ovale nehmen Wanderwellen ihren Ausgang, welche in Richtung **Schnecke** laufen und dabei den Endolymphschlauch komprimieren bzw. die Basilarmembran ausbuchten. Das führt zur mechanischen Deformierung von Sineshaaren der Rezeptoren, die auf der Basilarmembran sitzen (innere Haarzellen). Wie weit die Wanderwellen laufen, bevor sie über den Endolymphschlauch und die Perilymphe der anderen Seite „kurzgeschlossen" werden, hängt von deren Frequenz ab. Unterschiedliche Frequenzen führen somit zur Reizung verschiedener Rezeptorenpopulationen. Die Schwingungen der Basilarmembran werden durch lokale Mechanismen verstärkt, wobei den sog. äußeren Haarzellen möglicherweise eine Funktion zukommt. Diese Zellen enthalten kontraktile Proteine und werden efferent innerviert. Bei Hypoxie im Innenohr nimmt die aktive Komponente der Basilarmembranschwingungen ab und die Auflösung verschiedener Frequenzen leidet. Das Innenohr kann unterschiedliche Frequenzen zusätzlich durch das Entladungsmuster der Neurone erkennen (Periodtätsanalyse).

Während die Zusammensetzung der Perilymphe einer normalen extrazellulären Flüssigkeit entspricht, weist die Endolymphe intrazelluläre Kaliumkonzentrationen auf. Der Endolymphraum ist ferner 80 mV positiv geladen gegenüber der Perilymphe. Potential und Ionenzusammensetzung der Endolymphe werden durch Epithelzellen der sog. Stria vascularis am Rande der Endolymphe erzeugt. Dabei spielt wahrscheinlich ein NaCl-KCl-Cotransport eine Rolle, dessen Hemmung durch hohe Konzentrationen an Schleifendiuretica zu Schädigungen des Innenohres führen kann.

Die Erregungen der Rezeptoren werden über bipolare Neurone im Ganglion spirale an die *Nuclei cochleares ventralis und dorsalis* **weitergeleitet**. Diese sind mit *Kernen der Olive* jeweils auf beiden Seiten verbunden. Von den Oliven werden die Erregungen über den *lateralen Schleifenkern* (Medulla oblongata), die *unteren Hügel* der Vierhügelplatte (Abb. 8-8) und die *Corpora geniculata medialia* des Thalamus zur *primären Hörrinde* (Schläfenlappen) weitergeleitet. Von dort bestehen Verbindungen zur sekundären Hörrinde, wie der sensorischen Sprachregion auf der dominanten Hirnhälfte. Von den unteren Hügeln bestehen Verbindungen zu den oberen Hügeln der Vierhügelplatte (Beeinflussung der Augenmotorik).

Störungen der Schallwahrnehmung können zunächst in der *Schalleitung* begründet sein. Ein Loch im Trommelfell, eine Ansammlung von Flüssigkeit im Mittelohr usw. mindern die Bewegung der Gehörknöchelchen, und die Luftleitung ist unterbrochen (**Mittelohr-Schwerhörigkeit**). Damit ist immer ein Hörverlust verbunden, da die Knochenleitung wesentlich weniger effizient die Schallwellen der Luft in Schwingungen der Perilymphe umsetzt. Wird eine Schallquelle (z.B. Stimmgabel) jedoch auf den Schädel aufgesetzt, so ist die Schallempfindung auf dem geschädigten Ohr stärker als auf dem gesunden Ohr (Weberscher Versuch). Der Grund liegt zunächst darin, daß die Relativbewegungen am Foramen ovale bei Schwingungen der Knochenhülle stärker werden, wenn die Gehörknöchelchen fixiert sind, zum anderen sind die Rezeptoren des geschädigten Ohres durch den Mangel an Erregung wegen Ausfallens der Luftleitung sensibilisiert (die Rezeptoren sind Proportional-Differentialfühler). Auch der sogenannte Rinne-Versuch erlaubt die Aufdeckung einer Schalleitungsschwerhörigkeit: Eine schwingende Stimmgabel wird auf den Warzenfortsatz solange aufgesetzt, bis der Patient gerade nichts mehr hört. Dann wird die Stimmgabel vor das Ohr gehalten. Bei intakter Luftleitung wird die Gabel wieder gehört, da ja Luftleitung normalerweise besser ist als Knochenleitung.

Bei *Schädigungen in den Rezeptoren* selbst (**Innenohrschwerhörigkeit**) und an den nachfolgenden *Neuronen* sind Luftleitung und Knochenleitung in gleichem Maße beeinträchtigt. Bei der im Alter häufig auftretenden Innenohrschwerhörigkeit werden v.a. die hohen Frequenzen schlechter gehört (Presbyacusis). Die Entwicklung von Innenohrschwerhörigkeit wird durch Belastung mit hohen Schallintensitäten begünstigt (Schalltrauma). Im Gegensatz zur Schalleitungsschwerhörigkeit und zur Schwerhörigkeit durch Schäden an nachfolgenden Neuronen tritt bei Innenohrschwerhörigkeit ein Recruitment auf: Auch wenn die Schallempfindung für leise Töne auf dem erkrankten Ohr wesentlich eingeschränkt ist, so werden doch sehr laute Töne auf dem erkrankten Ohr annähernd gleich laut empfunden wie auf dem gesunden. Bei Innenohrschwerhörigkeit leidet ferner die Fähigkeit, Töne unterschiedlicher Frequenz zu unterscheiden, auch wenn sie sehr laut angeboten werden. Aus den genannten Gründen kann die Innenohrschwerhörigkeit oft durch reine Schallverstärkung nicht befriedigend behandelt werden.

Eine *einseitige* **Läsion der nachfolgenden Neurone** nach den Nuclei cochleares führt zu *keiner Einschränkung der Hörfähigkeit* eines Ohres, da jedes Ohr auf beiden Seiten repräsentiert ist, wenn auch vorwiegend auf der kontralateralen Seite. Störungen im Bereich der *primären und sekundären Hörrinde* der dominanten Seite führen zu Einbußen im Sprachverständnis.

Das **Gleichgewichtsorgan** umfaßt jeweils drei aufeinander senkrechte Bogengänge und die Maculaorgane.

In den **Maculaorganen** liegen sogenannte Otolithen (calciumcarbonathaltige Gallerte) auf Sinneszellen, deren Haare in die Gallerte (Glykosaminoglykane) reichen. In den **Bogengängen** sitzen Sinneszellen mit ihren Haaren in einer kristallfreien Gallerte. Bogengänge und Maculaorgane sind mit Endolymphe gefüllt. Drehbewegungen führen zu Flüssigkeitsverschiebungen in den Bogengängen und damit zur Reizung der Rezeptoren. Durch die *Maculaorgane wird die Lage registriert,* da die Otolithen schwerer sind als die Endolymphe und daher bei Neigung des Kopfes absinken.

Die Rezeptoren werden durch Nerven versorgt, deren Zellen im *Ganglion vestibuli* versammelt sind. Sie geben ihre Erregungen an die *Vestibulariskerne* der Medulla oblongata weiter. Von dort bestehen **Verbindungen** zu den *Motoneuronen* des Rückenmarks (Tractus vestibulospinalis, s. Abb. 8-7), zu den *Augenmuskelkernen,* zum *Kleinhirn,* zur *Formatio reticularis,* zum *Hypothalamus,* über den Thalamus zum *sensorischen Cortex* und schließlich zu den *Vestibulariskernen der Gegenseite.*

Störungen der Gleichgewichtsempfindung sind meist Folgen von Mangeldurchblutung *(Verschluß der A. labyrinthi),* von *Tumoren, Drucksteigerungen im Endolymphraum* oder *Schädelverletzungen.*

Bei **akutem Ausfall eines Labyrinths** tritt *Drehschwindel* zur gesunden Seite auf und dadurch Neigung des Patienten, sich zur gesunden Seite zu drehen oder auf die kranke Seite zu fallen. Darüber hinaus treten Augenbewegungen auf *(Nystagmus* zur gesunden Seite), wie im folgenden Abschnitt noch diskutiert wird. Die Symptome verschwinden nach einigen Tagen durch zentrale Kompensation. Es bleibt eine Einschränkung der Standsicherheit, u.a. bei Ausfall visueller Kontrolle (im Dunkeln) oder bei weicher Standunterlage (Matratzen). Bei beidseitigem Ausfall der Labyrinthorgane fehlen Drehschwindel und Nystagmus, und es tritt lediglich Standunsicherheit auf.

Bei pathologischer Reizung des Labyrinths, z.B. durch Überdruck im Endolymphsystem (**Morbus Menière**) kommt es zu Drehschwindel und Nystagmus zur kranken Seite.

Längerdauernde starke Reizung von Bogengängen und Maculaorganen führt zu den sogenannten **Kinetosen** (See-, Auto- bzw. Luftkrankheit). Dabei treten Schwindel, Übelkeit und Erbrechen auf. Die Neigung zur Entwicklung einer Kinetose kann durch psychische oder optische Einflüsse verstärkt werden.

Zu erwähnen ist noch die Reizung eines Gleichgewichtsorgans durch Kälte.

Plötzliches **Abkühlen eines Bogengangs** führt zu Strömungen und damit gleichfalls zur Reizung des Gleichgewichtsorgans, vor allem, wenn der Kopf 60° nach hinten geneigt und damit der dem äußeren Gehörgang nahe liegende sog. horizontale Bogengang vertikal steht. Folgen sind wieder Drehschwindel und Nystagmus zur Gegenseite (kalorischer Nystagmus). Beim Tauchen kann ein Trommelfellriß durch Eindringen kalten Wassers zu Drehschwindel und damit zu einer lebensbedrohenden Situation führen.

8.1.9 Sehen

In das Auge einfallendes Licht wird zunächst an der Hornhaut gebrochen. Eine weitere **Brechung** erfolgt an der Linse, so daß Strahlen von der gleichen Lichtquelle auf der Netzhaut in einem Punkt vereinigt werden. Die Brechkraft der Linse ist im Vergleich zu der Brechung an der Hornhaut gering, erlangt jedoch ihre besondere Bedeutung durch die Verstellbarkeit. Bei einer bestimmten Linsenkrümmung können natürlich nicht alle Gegenstände gleichzeitig auf der Netzhaut scharf abgebildet werden. Die Linsenkrümmung wird so eingestellt, daß der Gegenstand von Interesse in der Fovea scharf abgebildet wird. Je näher der Gegenstand ist, desto stärker muß die Linsenkrümmung sein. Gleichzeitig werden die Achsen beider Augen so ausgerichtet, daß in beiden Augen der gleiche Gegenstand foveal abgebildet wird. Um einen nahen Gegenstand zu fixieren, müssen die Augen konvergieren. Die **Nahakkommodation** wird schließlich von einer Pupillenverengung begleitet, welche die relativ schlecht abzubildenden Randstrahlen abblendet (Erhöhung der Tiefenschärfe). Alle drei Reaktionen – *Linsenkrümmung, Pupillenverengung und Konvergenz – sind miteinander gekoppelt.*

Die **Augenbewegungen** werden von blickmotorischen Neuronen in der Formatio reticularis kontrolliert, welche über die Augenmuskelkerne (oculomotorius, abducens, trochlearis) die Augenmuskeln sowie über entsprechende α-Motoneurone im Halsmark die Halsmuskeln erreichen. Die blickmotorischen Neurone der Formatio reticularis stehen wiederum unter dem Einfluß der Colliculi superiores, der sekundären Sehrinde des parietalen Integrationscortex und des frontalen Blickzentrums (vgl. Abb. 8-8) und weisen Verbindungen zu den Vestibulariskernen sowie zum Kleinhirn auf.

Die **Photorezeptoren** sind stark adaptierende Rezeptoren. Die Netzhaut weist zwei Rezeptortypen auf. Die Stäbchen vermitteln den Eindruck hell-dunkel, adaptieren bei Dunkelheit sehr langsam, erreichen jedoch eine hohe Empfindlichkeit und werden bei geringem Licht stärker eingesetzt. Ihr Sehfarbstoff (Rhodopsin) enthält ein Aldehyd des Vitamin A_1. Vitamin-A-Mangel führt daher zu Nachtblindheit. Die Umwandlung von Licht in bioelektrische Aktivität erfolgt in drei Schritten. Zuerst zerfällt Rhodopsin durch eine Stereoisomerisation in Opsin und trans-Retinal. Dieser Vorgang aktiviert Phosphodiesterasen im Außenglied der Photorezeptoren und hat einen verstärkten Abbau von cGMP zur Folge. Zyklisches GMP hält aber im Dunkeln Natrium-Kanäle der Zellmembran offen; der cGMP-Zerfall führt deshalb zum Schließen der Natrium-Kanäle mit einer Hyperpolarisation als Konsequenz. Die Stäbchen liegen außerhalb der Fovea, während die sogenannten Zapfen vorwiegend in der Fovea liegen. Es existieren drei Zapfentypen, die auf verschiedene Wellenlängen reagieren und Farbempfindungen vermitteln. Die Zapfen adaptieren sehr schnell.

Die Erregung wird von **Bipolarzellen** weitergeleitet, die sowohl mit den Photorezeptoren (Zapfen und Stäbchen) als auch mit den **Ganglienzellen** synaptisch verknüpft sind. Die Axone der Ganglienzellen bilden den Sehnerv. Die Bipolarzellen werden von **Horizontalzellen** gehemmt, die mit mehreren Photorezeptoren in der Umgebung der jeweiligen Bipolarzellen verknüpft sind. Die Ganglienzellen werden ferner von **amakrinen Zellen** gehemmt, die mit mehreren Bipolarzellen in der Umgebung der jeweiligen Ganglienzellen verknüpft sind. Diese Verknüpfungen sind die strukturelle Basis der rezeptiven Felder, die durch ein erregendes Zentrum und ein hemmendes Umfeld (oder ein hemmendes Zentrum und ein erregendes Umfeld) charakterisiert sind. Diese rezeptiven Felder erlauben die Kontrastierung und steigern daher die Sehschärfe (vgl. laterale Hemmung, 8.1.6). Die zentrale Erregung eines rezeptiven Feldes weist eine wesentlich geringere Schwelle auf als die periphere Hemmung. Bei niederen Lichtintensitäten fällt daher die periphere Hemmung – nicht aber die zentrale Erregung – weg. Damit nimmt einerseits die Lichtempfindlichkeit zu, andererseits fällt die Kontrastierung weg. Neben den rezeptiven Feldern mit zentraler Erregung und peripherer Hemmung („off" response) oder zentraler Hemmung und peripherer Erregung („on" response) gibt es Felder, bei denen das Zentrum durch eine bestimmte Farbe und die Peripherie durch die jeweilige Gegenfarbe erregt wird (z.B. rot/grün, gelb/blau). Schließlich gibt es on-off-Ganglienzellen, die v.a. bei einem Lichtintensitätswechsel erregt werden.

Die **Sehschärfe** nimmt mit dem Abstand von der Fovea schnell ab, da in der Peripherie immer mehr Rezeptoren zu einem rezeptiven Feld zusammengeschalten werden.

Abb. 8-13 zeigt die **Sehbahn**. Die erste Umschaltstelle liegt an den Corpora geniculata lateralia des Thalamus. Hier wird die Weiterleitung von Afferenzen aus dem Hirnstamm beeinflußt (wahrscheinlich wesentlich für die Aufmerksamkeit). Über die Sehstrahlung gelangt die Erregung zur primären Sehrinde. Die Abbildung der kleinen Fovea nimmt ein Drittel der primären Sehrinde ein. Verbindungen von der primären Sehrinde zur sekundären Sehrinde und zu assoziativen Rindenarealen dienen dem Erkennen und Bewerten von Gesehenem (vgl. 8.1.10). Verbindungen zum Hypothalamus beeinflussen vegetative und endokrine Funktionen. Verbindungen zu Neuronen vor der Vierhügelplatte (sog. Area praetectalis) kontrollieren die Pupillenweite. Verbindungen zur Area praetectalis, von dort über den Pulvinar thalami zur praemotorischen Rinde (sog. Blickmotorisches Feld), zu den Colliculi superiores sowie über den sog. Kern des optischen Traktes zu Vestibulariskernen und Kleinhirn (via Olive) dienen der Kontrolle und Koordinierung von Blickmotorik und Gleichgewicht. Kenntnis der Bilder auf der Netzhaut, der gleichzeitigen Augenbewegungen, der Erregungen aus den Bogengängen und Maculaorganen im Verein mit Informationen über die Stellung der Halsmuskulatur und des Bewegungsapparates ermöglichen eine perfekte Orientierung im Raum. Fehlen von Teilen dieser Information führt zu tiefgreifenden Störungen von Orientierung und Motorik.

Störungen im visuellen System sind möglich durch Mängel in der *Abbildung* von Gegenständen auf der Netzhaut, in der *Reiz-Aufnahme, -Weiterleitung und -Verarbeitung* sowie in der *Okulomotorik.*

Fehlerhafte Abbildung auf der Netzhaut zählt zu den häufigsten „Erkrankungen" schlechthin. Man unterscheidet *Hypermetropie* (Weitsichtigkeit), *Myopie* (Kurzsichtigkeit) und *Astigmatismus.*

Bei der **Myopie** ist der Augapfel für die Brechkraft des Auges zu lang. Strahlen

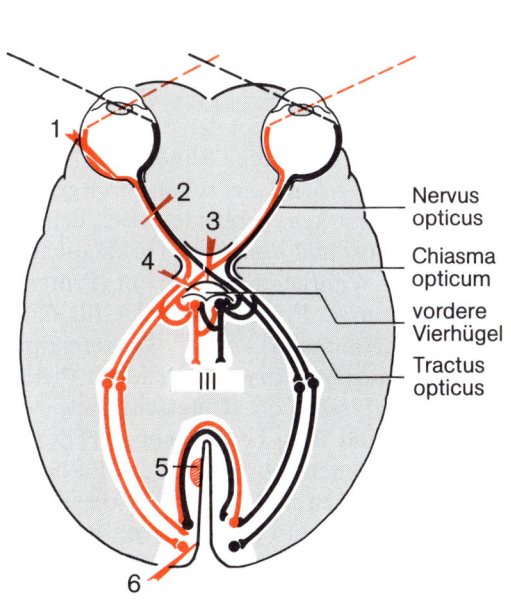

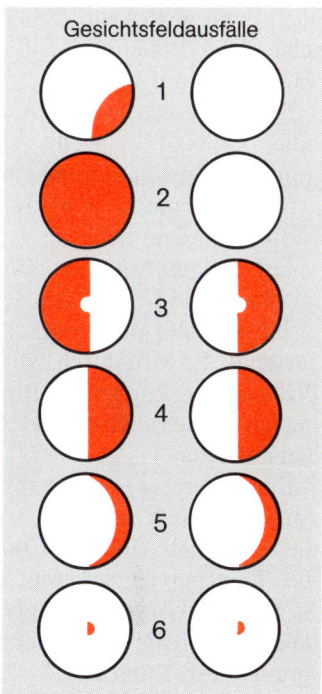

Gesichtsfeldausfälle

Nervus opticus

Chiasma opticum

vordere Vierhügel

Tractus opticus

Abb. 8-13   **Sehbahn und Gesichtsfeldausfälle** bei Läsionen 1–6 (III = Nervus oculomotorius)

von einem Gegenstand werden vor der Netzhaut vereinigt, sind also auf der Netzhaut wieder getrennt. Das Bild ist unscharf, die Anomalie kann durch eine Zerstreuungslinse behoben werden.

Bei der **Hypermetropie** ist der Bulbus für die Brechkraft des Auges zu kurz, Lichtstrahlen von einem Punkt in der Nähe werden erst hinter der Netzhaut vereinigt, ergeben also wiederum ein unscharfes Bild. Bei Gegenständen in der Ferne kann das Auge durch starke Krümmung der Linse ein scharfes Bild auf der Netzhaut erzeugen. Mit dieser Akkommodation ist jedoch normalerweise eine Konvergenz der Augen verknüpft. Die Konvergenz der Augen führt wiederum dazu, daß nicht der gleiche Gegenstand auf den beiden Foveae abgebildet wird, es resultieren Doppelbilder durch das

„funktionelle Schielen". Beim hypermetropen Kleinkind können die Sehempfindungen aus der Fovea eines (des „schwachen") Auges unterdrückt werden. An ihre Stelle tritt dann dasjenige Netzhautareal, welches den gleichen Gegenstand abbildet wie die Fovea des „starken" Auges. Da dieses Netzhautareal jedoch wenig Zapfen aufweist, und die neuronale Repräsentanz keine hohe Sehschärfe zuläßt (s.o.), resultiert Schwachsichtigkeit des „schwachen" Auges, wenn der Arzt nicht rechtzeitig die Hypermetropie korrigiert (Sammellinse). Eine Umgewöhnung des schwachen Auges kann dabei durch Abdecken des starken Auges erzielt werden. Eine Unterdrückung des schwachen Auges tritt im übrigen auch beim primären Schielen durch Augenmuskelanomalien, sowie auch dann auf, wenn die Augen unterschiedliche Brechungskraft bzw. Augapfellängen aufweisen.

Die Hypermetropie des Alters (**Presbyopie**) ist durch Einbuße der Akkommodationsbreite bedingt, die maximale Linsenkrümmung nimmt (v.a. durch Wasserverlust) mit dem Alter ab.

Ein **Astigmatismus** kommt durch unterschiedliche Krümmung der Hornhaut in horizontaler und vertikaler Richtung zustande. Er wird durch zylinderförmige Brillengläser korrigiert. Brechungsanomalien können auch durch Hornhautnarben auftreten.

Eine Störung des Strahlengangs im Auge liegt auch dann vor, wenn die Medien zwischen Hornhaut und Netzhaut ihre Transparenz verlieren. Relativ häufig sind Glaskörpertrübungen („mouches volantes") sowie eine Trübung der Linse (**grauer Star**, Katarakt).

Gleichfalls relativ häufig ist das **Glaukom** (grüner Star). Es tritt auf, wenn die Resorption von Kammerwasser im Schlemm'schen Kanal (im Winkel zwischen Iris und Cornea) mit der Bildung im Processus ciliaris (hinter dem Ansatz der Iris) nicht Schritt hält. Ursache kann eine Gewebsvermehrung zwischen Schlemm'schem Kanal und Augenkammer im Alter oder nach Entzündungen, sowie eine Thrombose im venösen Abfluß sein. Wichtig ist, daß eine Pupillenerweiterung – z.B. durch Überwiegen des Sympathicus bei Aufregung oder Coffeingenuß (vgl. 8.1.5) – die Resorption durch teilweise Verlegung des Schlemm'schen Kanals beeinträchtigt und bei disponierten Patienten einen Glaukomanfall auslösen kann. Folgen sind massive Schmerzen, Sehverlust, Lichtscheu und Tränenfluß. Durch Beeinträchtigung der Netzhautdurchblutung sowie durch Schädigung des Sehnerven kann es zum Erblinden kommen.

Eine Störung der Reizaufnahme kann durch *Läsion der Rezeptoren* auftreten.

Bei *Vitamin-A-Mangel* ist der Aufbau des Rhodopsins der Stäbchen unterbunden (**Nachtblindheit**). Bei der erblichen Farbenschwäche oder **Farbenblindheit** ist die Funktion der Zapfen beeinträchtigt. Bei der eher seltenen totalen Farbenblindheit enthalten die Zapfen Rhodopsin. Die Patienten werden daher schon durch geringe Leuchtstärken geblendet. Bei den X-chromosomal vererbten Farbanomalien ist die Wahrnehmung für Rot (Protanomalie bzw. Protanopie) oder für Grün (Deuteranomalie bzw. Deuteranopie) eingeschränkt bzw. aufgehoben (beides häufig) oder die Unterscheidung von Gelb und Blau beeinträchtigt (Tritanomalie, selten). Störungen des Farbensehens können auch durch Defekte nachgeschalteter Neurone auftreten.

Eine inadäquate Reizung der Photorezeptoren kann durch mechanische Einwirkung entstehen (Schlag auf's Auge).

Einige systemische Erkrankungen (**Hypertonus, Diabetes mellitus**) ziehen erhebliche Veränderungen der Netzhautgefäße nach sich. Die Betrachtung des Augenhintergrundes ist somit eine wertvolle Methode für jeden Arzt, die Schädigungen durch solche Erkrankungen relativ früh erkennen und beurteilen zu können. Die genannten Störungen können durch Blutungen in den Augapfel oder durch Netzhautablösungen (Trennung von Pigmentepithelzellen und Photorezeptoren) die Funktion eines Auges völlig unterbinden.

Die Weiterleitung der Sehempfindungen kann wiederum an fast allen Stellen unterbrochen werden. Abb. 8-13 läßt eine Aussage darüber zu, welche Gesichtsfeldausfälle bei welcher Lokalisation einer Läsion zu erwarten sind. Bei einer **Unterbrechung** des sogenannten **Nervus opticus** ist die Lichtempfindung auf dem betroffenen Auge erloschen. Bei Beleuchtung des kontralateralen Auges werden jedoch beide Pupillen kontrahiert, da auf dem Niveau der vorderen Vierhügel die

Erregungen auch auf die kranke Seite kreuzen (konsensuelle Reaktion). Bei **sagittaler Durchtrennung des Chiasma opticum**, bzw. bei Kompression von unten (Hypophysentumor) werden die Abbildungen auf der nasalen Netzhaut nicht weitergeleitet (bitemporale Hemianopsie, „Scheuklappenblindheit"). Bei **Durchtrennung des Tractus opticus** werden Gegenstände der kontralateralen Seite nicht wahrgenommen, da in einem Auge der nasale, im anderen der temporale Bereich der Netzhaut nicht mehr innerviert ist (sog. homonyme Hemianopsie).

Zerstörung der **Sehrinde** führt zur Rindenblindheit, Läsionen in der sekundären Sehrinde zur Unfähigkeit, visuelle Eindrücke zu interpretieren (Seelenblindheit, vgl. 8.1.10). Bei Läsion im parietalen bzw. parietooccipitalen Assoziationscortex werden Objekte auf der kontralateralen Seite nicht wahrgenommen (sog. „visual neglect") bzw. verzerrt gesehen (z.B. zu klein oder zu groß).

Treten *Schädigungen nach dem Abgang der Fasern zu den vorderen Vierhügeln* auf, so bleiben Augenmotorik und Pupillenreaktion intakt. Die fehlende Pupillenverengung auf Beleuchtung eines sehunfähigen Auges wird **amaurotische Pupillenstarre** genannt. Ist die Sehleistung des Auges erhalten, aber die Verbindung zu den Oculomotoriuskernen unterbrochen, so spricht man von einer **reflektorischen Pupillenstarre**. Bei einer Lähmung des Oculomotoriusnerven ist die Pupille weit und starr und reagiert weder auf Licht noch auf Konvergenz.

Eine Störung der Augenmotorik ist das **Schielen**, meist Folge von angeborenen Muskelanomalien sowie von Läsionen der Augenmuskelnerven (z.B. Abklemmen des Nervus abducens bei Hirndrucksteigerung, vgl. 8.2.1), der blickmotorischen Neurone in der Formatio reticularis oder des frontalen Blickzentrums (vgl. 8.1.12).

Ein klinisch bedeutsames Phänomen ist schließlich der **Nystagmus**: Fährt man in einem Zug, so verfolgt das Auge vorbeifahrende Gegenstände in einer Weise, daß das Bild auf der Netzhaut für Sekundenbruchteile stabil bleibt. Dann wird in einer schnellen Augenbewegung ein neues Objekt in Fahrtrichtung fixiert. Dieser **optokinetische Nystagmus** ermöglicht das Betrachten beweglicher Dinge. Dreht man sich im Raum, so ermöglicht wiederum der optokinetische Nystagmus ein weiteres Beobachten der Umwelt.

Die **Richtung** des Nystagmus wird *nach der schnellen Komponente* benannt, also nach der Richtung, in welche sich die jeweilige Person bewegt. Auch bei geschlossenen Augen führt eine Drehbeschleunigung zum Auftreten eines Nystagmus. Da die Bogengänge eine Drehbewegung signalisieren, werden über die Vestibulariskerne und den Oculomotoriusnerven die Augenbewegungen ausgelöst. Wird man plötzlich abgestoppt, tritt ein Nystagmus auf die Gegenseite auf. Öffnet man dabei die Augen, dreht sich die Umwelt im Kreise, da die Abbildungen durch die Augenbewegungen auf der Netzhaut wandern.

Bei **Störungen** *in den Gleichgewichtsorganen treten häufig Nystagmus und Schwindel auf* (vgl. 8.1.8). Ein Nystagmus kann auch bei *Läsionen im Kleinhirn* auftreten, dabei zeigt die schnelle Komponente in Richtung der Läsion.

Von diesen Nystagmusformen muß der **visuelle Nystagmus** unterschieden werden. Bereits normalerweise führen die Augen feinste, kaum erkennbare Bewegungen durch. Diese Verschiebungen führen zu keiner Unruhe der Abbildung, da die Abweichungen zu klein sind. Bei manchen Sehstörungen ist die Amplitude dieses Nystagmus vergrößert (visueller Nystagmus). Ein solcher Nystagmus hat keine schnelle und langsame Komponente, sondern vollzieht pendelartige Bewegungen.

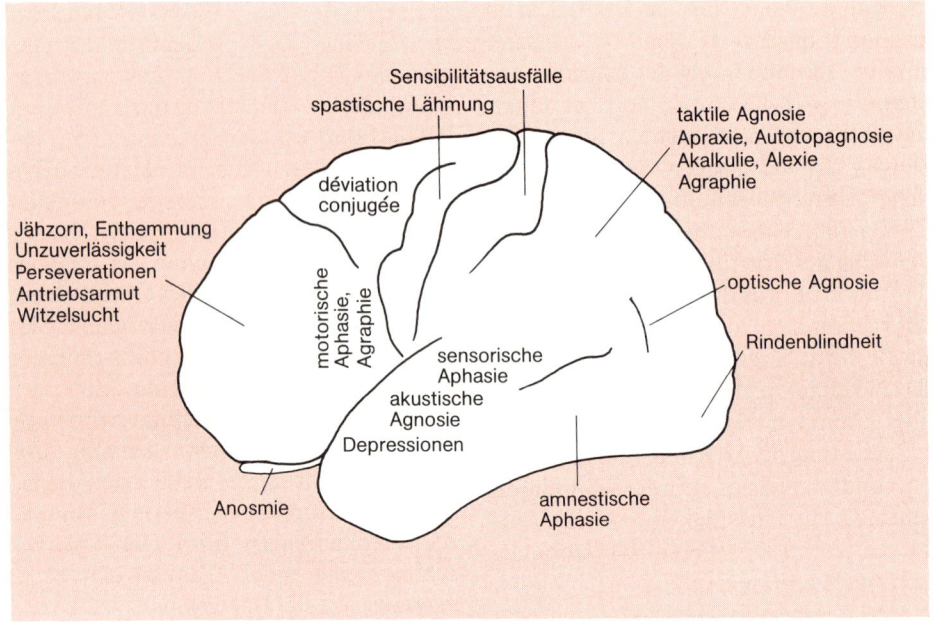

Sensibilitätsausfälle
spastische Lähmung

taktile Agnosie
Apraxie, Autotopagnosie
Akalkulie, Alexie
Agraphie

déviation
conjugée

Jähzorn, Enthemmung
Unzuverlässigkeit
Perseverationen
Antriebsarmut
Witzelsucht

motorische
Aphasie,
Agraphie

optische Agnosie

Rindenblindheit

sensorische
Aphasie
akustische
Agnosie
Depressionen

Anosmie

amnestische
Aphasie

Abb. 8-14   Störungen bei lokalisierten **Läsionen der Großhirnrinde,** Déviation conjuguée vgl. 8.1.12

Eine **Untersuchung auf Nystagmus** erfolgt am besten, indem man das Auge möglicher Fixierpunkte beraubt. Eine sehr starke Sammellinse (z.B. Frenzelbrille) oder Schließen der Augen kann einen durch die optische Kontrolle unterdrückten Nystagmus plötzlich auftreten lassen.

8.1.10   Sprechen, Erkennen

Die Intaktheit der in den vorausgehenden Kapiteln beschriebenen sensorischen und motorischen Systeme ist unabdingbare Voraussetzung für die Funktion von Sensibilität und Motorik. Die für das menschliche Gehirn charakteristischen Leistungen erfordern jedoch nicht nur die Wahrnehmung äußerer Reize (Perzeption), sondern auch ihre Deutung **(Gnosis),** Bewegung bedeutet nicht nur die Kontraktion einzelner Muskeln oder Muskelgruppen, sondern die Eingliede-

rung der motorischen Aktivität in eine sinnvolle Handlungsweise. Für die übergeordneten Leistungen des Gehirns sind spezialisierte Neurone des Großhirns zuständig (Abb. 8-14). In den aufgezeigten Hirnarealen findet ein Vergleich statt zwischen dem neuen Sinneseindruck und Perzeptionsmustern, deren Bedeutung bereits bekannt ist. Diese Gegenüberstellung erfolgt auf einem mehr oder weniger abstrakten Niveau. So wird ein Schlüssel auch dann als solcher erkannt, wenn Form, Farbe und Konsistenz von allem abweicht, was bisher als Schlüssel bekannt war.

Läsionen in den entsprechenden Großhirnarealen (Abb. 8-14) *führen zur* **Agnosie,** welche für die entsprechende Sinnesmodalität spezifisch sein kann. Eine optische Agnosie (Läsion der sekundären Sehrinde) kann also bei völliger Intaktheit des optischen Systems einschließlich der primären Sehrinde dazu führen, daß ein Schlüssel zwar gesehen und beschrieben werden kann, aber nicht als solcher erkannt wird (sog. *Seelenblindheit*). Bei Betasten des Schlüssels erkennt der seelenblinde Patient mit intakter taktiler Gnosis den Schlüssel als solchen. Eine besondere Form von Agnosie ist die **Prosopagnosie**, die Unfähigkeit, Gesichter und mimischen Ausdruck zu erkennen. Sie tritt bei Läsionen im basalen Übergangsgebiet zwischen Occipital- und Temporallappen auf.

Bei einer Läsion im motorischen Sprachzentrum (vgl. Abb. 8-8) kommt es zur Beeinträchtigung des Sprechvermögens **(motorische Aphasie)**. Das Sprachverständnis ist dagegen erhalten. Eine Läsion der sensorischen Sprachregion hat andererseits eine Störung des Sprachverständnisses zur Folge **(sensorische Aphasie)**. Darüberhinaus sind die betroffenen Patienten nicht in der Lage, z.B. visuell erkannte Objekte zu verbalisieren. Diese Fähigkeit ist auch bei einer Läsion im Fasciculus arcuatus eingeschränkt, der sensorische und motorische Sprachregion verbindet (sog. Leitungsaphasie). Meist sind die Sprachregionen in der linken Hemisphäre lokalisiert, die im übrigen auch bei einigen anderen Leistungen dominant ist (Schreiben, Lesen, Rechnen). Entsprechende Ausfälle sind **Agraphie, Alexie** und **Akalkulie**. Bei Läsionen des motorischen Sprachzentrums im frühen Kindesalter kann die Funktion jedoch durch das entsprechende Areal der rechten Hemisphäre übernommen werden. Die rechte Hemisphäre ist normalerweise im räumlichen Vorstellungsvermögen und bei musikalischen Leistungen der linken Hemisphäre überlegen.

Bei Ausfällen von Bewegungsabläufen (z.B. Türen verschließen, Schuhe binden, Knöpfe öffnen) spricht man von **Apraxie**.

8.1.11 Bewußtsein, Schlaf, Gedächtnis

Bewußtsein ist eine Erscheinung des ZNS, welche sich nicht durch neurophysiologische Begriffe definieren läßt. Für den

Arzt bietet sich das schwerwiegende Problem, daß er Bewußtsein nur an Leistungen des ZNS messen kann, die nicht das Wesen des Bewußtseins beinhalten. Einschränkungen des Bewußtseins werden daher am Verlust dieser Leistungen „erkannt", ohne daß jedoch sichere Aussagen über das „wirkliche" Bewußtsein des Patienten getroffen werden können. Bewußtsein wurde z.B. als die Fähigkeit definiert, äußere und innere Reize wahrzunehmen, Aufmerksamkeit auf sie zu lenken und in nicht-reflektorischer Weise, d.h. durch jeweils verschiedene Handlungsweisen, reagieren zu können. Bewußtsein scheint an die Tätigkeit von Neuronen der Großhirnrinde gebunden zu sein. Die Aktivierung dieser Neurone erfolgt u.a. aus der Formatio reticularis, dem ARAS (aufsteigendes retikuläres aktivierendes System).

Einschränkungen des Bewußtseins sind Begleiterscheinungen einer Vielzahl von Erkrankungen. Tabelle 8-6 stellt eine Reihe von Erkrankungen zusammen, welche eine Bewußtseinsstörung auslösen können. Sie ist Ausdruck einer massiven Störung der Funktion des ZNS. Man unterscheidet mehrere *Stadien der Bewußtseinseinschränkung*. Bei der **Somnolenz** sind die Patienten noch weckbar und kurzfristig ansprechbar, beim **Sopor** noch weckbar, jedoch nicht mehr ansprechbar. Im **Coma** sind die Patienten nicht mehr weckbar, im *Coma dépassé* sind auch andere Funktionen des ZNS erloschen (Areflexie, Atemstillstand), und im EEG ist keine Aktivität mehr nachweisbar.

Eine physiologische Änderung des Bewußtseins ist der **Schlaf**. Der Schlafzustand kann unterschiedlich tief, das heißt die Weckbarkeit des Schlafenden verschieden groß sein. Außerdem sind zwei Formen von Tiefschlaf zu unterscheiden: Beim **REM-Schlaf** (rapid eye movements), welcher etwa 20% des Gesamt-

Tabelle 8-6 **Ursachen für Bewußtlosigkeit**

traumatisch	Commotio cerebri
	Contusio cerebri
entzündlich	Encephalitis, Meningitis
Stoffwechselstörungen	Hypoglykämie
	diabetisches Coma
	Urämie
	Leberinsuffizienz
	Störungen im Wasser-,
	Elektrolyt- und
	Mineralhaushalt
	Hypothyreose
toxisch	Alkohol
	Medikamente
	(z.B. Schlafmittel-
	vergiftung)
zirkulatorisch	Ischämie
	Blutungen
	Migräne
sonst	Epilepsie
	gesteigerter Hirndruck
	(Ursachen vgl. 8.2.1)
	psychogenes Coma

schlafs ausmacht, ist das ZNS in besonderem Maße aktiv, die Augen werden schnell hin- und herbewegt, und die Atonie der Skelettmuskulatur ist von kurzen Muskelzuckungen unterbrochen; Personen, welche aus dem REM-Schlaf geweckt werden, berichten relativ häufig über Traumerlebnisse. Der REM-Schlaf wurde daher als Traumschlaf bezeichnet. Der **NREM- (non REM)-Schlaf** (ca. 80%) ist dagegen meist traumlos und ist einer Unterbrechung des Bewußtseins äquivalent. Der Parasympathicus überwiegt (Senkung des Blutdruckes), und die Hirndurchblutung ist herabgesetzt. Im EEG ist eine Synchronisierung erkennbar (δ-Wellen, vgl. 8.2.7). Während einer Nacht wird der NREM-Schlaf durch ca. 5 REM-Phasen unterbrochen. Das Auftreten von REM-Schlaf setzt NREM-Schlaf voraus.

Die Mechanismen, welche die Einleitung von Schlaf und den Übergang von NREM-Schlaf zu REM-Schlaf bewirken, sind unklar. Eine Rolle wird Neuronen im Hirnstamm zugesprochen, und zwar für den NREM-Schlaf Neuronen der sogenannten **Nuclei raphé** (Transmitter: Serotonin) und für den REM-Schlaf Neuronen im sog. **Locus coeruleus** (Transmitter: *Noradrenalin*). Es wurde vermutet, daß Serotonin die Bildung von Peptiden induziert, welche während des Wachseins akkumulieren und schließlich Schlaf induzieren (z.B. sog. δ-sleep inducing peptides).

Zerstörung der Nuclei raphé sowie Entleerung präsynaptischer Nervenendigungen von Serotonin und Adrenalin durch Reserpin führt zu völliger Schlaflosigkeit, wobei die NREM-**Schlaflosigkeit** durch 5-Hydroxytryptophan (Abb. 8-5), einer Vorstufe von Serotonin, behoben werden kann (Serotonin selbst passiert nicht die Bluthirnschranke). *Zerstörung des Locus coeruleus hat REM-Schlaflosigkeit zur Folge.* Schlaflosigkeit kann auch bei gesteigerter Stimulation des ARAS durch Afferenzen aus der Peripherie (z.B. Schmerzen) oder durch das limbische System (Angst, Streß) auftreten.

Zerstörung der Neurone des ARAS führt umgekehrt zum Auftreten von „**Dauerschlaf**''.

Gedächtnis ist die Fähigkeit, Bewußtseinsinhalte zu speichern und zu einem gegebenen Zeitpunkt wieder abzurufen. Wenn man so will, ist bereits die zeitliche Summation zweier Reize an einem Rezeptor ein Vorgang von Gedächtnis. Außerdem werden vier Formen von Gedächtnis unterschieden: Das **sensorische Gedächtnis** erlaubt die kurzfristige ($<$ Sekunden) Speicherung von Sinneseindrücken u.a. in der primären sensorischen Rinde. Das **primäre Gedächtnis** speichert nur geringste verbalisierte Informationsgehalte für wenige Sekunden (Kurzzeitgedächtnis). Es ist wohl auf *Kreisen von Erregungen* zurückzuführen.

Das **sekundäre Gedächtnis** ist in der Lage, große Mengen von Informationen für lange Zeit zu speichern (Engramme). Ihm müssen letztlich *strukturelle Änderungen* an Neuronen entsprechen. Diskutiert werden strukturelle Änderungen an Synapsen, welche bei häufiger Benützung dieser Synapsen (Üben) eine Zunahme ihres Einflusses auf das postsynaptische Neuron bewirken. Ein bestimmter Erregungsablauf (Sinneseindruck) wird also zu einem späteren Zeitpunkt relativ leicht wieder ausgelöst (Erinnerung). Zweifellos ist für die strukturellen Änderungen Protein- und damit RNA-Synthese erforderlich. Ob darüber hinaus Gedächtnisinhalte in Form von RNA gespeichert werden, erscheint jedoch eher fraglich. Für die Aufnahme von Information in das sekundäre Gedächtnis sind offenbar cholinerge Neurone erforderlich, sie kann durch Physiostigmine gefördert und durch Anticholinergica gehemmt werden.

Gedächtnisinhalte, welche auch bei jahrzehntelanger Speicherung nicht verloren gehen, werden dem **tertiären Gedächtnis** zugeschrieben. Wahrscheinlich unterscheiden sich sekundäres und tertiäres Gedächtnis nur quantitativ.

Die am **Gedächtnis beteiligten Hirnstrukturen** sind Anteile der *Großhirnrinde,* vor allem der *Temporallappen,* sowie *Hippocampus, mediale Thalamuskerne* und *Corpora mamillaria* (hippocampisches System).

Läsionen in diesen Hirnstrukturen führen zu Gedächtnisverlust (**Amnesie**). Ist die Fähigkeit, neue Information zu speichern, verloren gegangen, so spricht man von **anterograder Amnesie.** Dabei kann selektiv das Langzeitgedächtnis betroffen sein. Ausfall des Kurzzeitgedächtnisses zieht fast immer auch die Unfähigkeit nach sich, Information in das Langzeitgedächtnis aufzunehmen. Somit scheinen Informationen in das sekundäre Gedächtnis im allgemeinen über Vermitt-lung des Kurzzeitgedächtnisses gespeichert zu werden. Bei der anterograden Amnesie bleiben vor der Läsion gespeicherte Informationen (Altgedächtnis) erhalten, neue Gedächtnisinhalte können jedoch nicht gespeichert werden. Die Patienten sind typischerweise verwirrt und neigen zu Konfabulationen (Korsakoff-Syndrom).

Häufiger als anterograde Amnesie ist die **retrograde Amnesie:** Bereits aufgenommene Gedächtnisinhalte werden wieder vergessen, z.B. nach einem Schlag auf den Kopf. Die kurz vor dem Unfall aufgenommenen Informationen sind dabei am meisten gefährdet. So entsteht z.B. eine Gedächtnislücke für die letzte Stunde vor dem Unfall (**amnestisches Intervall**). Die Tatsache, daß bisweilen Erinnerungen aus dem amnestischen Intervall nach Tagen wieder auftauchen, deutet darauf hin, daß nicht die Speicherung, sondern der Zugriff auf die Gedächtnisinhalte verloren ging.

Verschiedene Gifte können die Fähigkeit einschränken, Gedächtnisinhalte zu speichern. Regelmäßig kommt es bei chronischem Alkoholismus zu Gedächtnisverlusten (v.a. in Form eines Korsakoff-Syndroms, s.o.), wobei ein Nervenzelluntergang im Hippocampus nachweisbar ist. Wesentliche Rolle spielt dabei ein Vitamin-B$_1$-Mangel, der zur sogenannten **Wernickeschen Encephalopathie** führt (Nystagmus, Ataxie, Bewußtseins- und Gedächtnisstörungen, Coma, Tod). Auch im Laufe der **Alzheimerschen Erkrankung** (senile oder präsenile Demenz) kommt es zu einer Einschränkung des Gedächtnisses. Diese vorwiegend autosomal dominant vererbte Erkrankung ist sehr häufig (ca. 10% aller Personen über 65 Jahre). Ursache ist möglicherweise die Bildung und Ablagerung eines amyloiden Proteins (sog. *β*-Protein) mit folgender Schädigung v.a. cholinerger Neurone im Dienste des Gedächtnisses. Eine Beeinträchtigung der Speicherung von Gedächtnisinhalten soll auch bei Cholinmangel auftreten.

8.1.12 Hirndurchblutung

Durch die Fähigkeit der **Autoregulation** ist die Gehirndurchblutung normalerweise in einem Bereich von 80–180 mm Hg (10–25 kPa) vom arteriellen Mitteldruck unabhängig. Die Autoregulation wird vorwiegend myogen bewerkstelligt, d.h. Erhöhung des Gefäßinnendrucks führt zu reflektorischer Konstriktion der Gefäßmuskulatur. Die Autoregulation versagt jenseits des angegebenen Blutdruckbereichs, und eine weitere Änderung des Blutdrucks ist von gleichsinnigen Änderungen der Durchblutung begleitet. Abfall des Blutdrucks unter 80 mmHg führt auf diese Weise zur Mangeldurchblutung des Gehirns.

Die Autoregulation kann durch verschiedene Mechanismen gestört werden: Anstieg des **pCO$_2$** führt zur Gefäßdilatation im Gehirn mit gefährlicher Hirndrucksteigerung. Abfall des pCO$_2$ kann zur Mangeldurchblutung führen (vgl. 2.1.3 und 3.1.5).

Eine morphologische Verengung von Gehirngefäßen durch **Atherosklerose** schränkt die Möglichkeiten zur Autoregulation ein. Der *kritische Blutdruck ist angehoben,* das heißt, Mangeldurchblutungen treten bereits bei Blutdrucken oberhalb von 80 mmHg (10 kPa) auf. Bei Vorliegen einer zerebralen Atherosklerose reicht somit bisweilen ein normaler Blutdruck nicht zur adäquaten Durchblutung des Gehirns aus.

Vor allem bei *Behandlung einer länger anstehenden Hypertonie* und bei *Operationen an älteren Patienten (Narkose senkt häufig den Blutdruck) kann der* **Blutdruckabfall** gefährliche Auswirkungen auf die *zerebrale Durchblutung* aus-

üben. Folgen sind *Schwindelanfälle, Desorientiertheit* bis zur *Bewußtlosigkeit* (Ohnmacht), Symptome, die natürlich in Narkose nicht erkannt werden. Schließlich treten *irreversible Schädigungen des Gehirns auf. Die Anordnung der Hirngefäße in einem Kreis (vgl. Abb. 8-15) stellt freilich einen bedeutsamen Sicherheitsfaktor dar, da die Durchblutung des Gehirns auch bei Verschluß einer Arteria carotis noch sichergestellt ist, solange die anderen Gefäße intakt sind. Die Konsequenzen eines Gefäßverschlusses hängen demnach davon ab, ob anastomisierende Gefäße weit sind bzw. die Fähigkeit besitzen, sich zusätzlich zu erweitern. Dabei fällt die Anpassung an plötzlich auftretende Gefäßverschlüsse schwerer.

Doch nicht nur Mangeldurchblutung, sondern auch **erhöhter Perfusionsdruck** des Gehirns birgt erhebliche Gefahren. Eine Drucksteigerung in den Kapillaren muß eine gesteigerte Filtration von Flüssigkeit in das Gewebe nach sich ziehen. Da die knöcherne Hülle des Gehirns keine Ausdehnung erlaubt, entsteht ein Überdruck, der die Gehirnzellen gleichfalls schädigt. Außerdem können an den Gehirngefäßen Ausbuchtungen *(Aneurysmen)* vorliegen, welche bei intravaskulärer Drucksteigerung platzen können. Die folgende Blutung führt zur Verdrängung und Zerstörung benachbarten Hirngewebes.

Ischämie und Hirnblutung sind Ursachen des Hirninsultes **(Apoplex),** der oft zunächst Bewußtlosigkeit auslöst und nach einer Erholungslatenz von Stunden bis Tagen bestimmte Ausfälle zurückläßt. Die Folgen einer Läsion hängen natürlich von deren Lokalisation ab. Ein Vergleich der Abb. 8-14 und 8-15 zeigt z.B., welche Ausfälle bei Verschluß der die Großhirnrinde versorgenden Gefäße zu erwarten sind: Eine Ischämie im Bereich der besonders häufig betroffenen

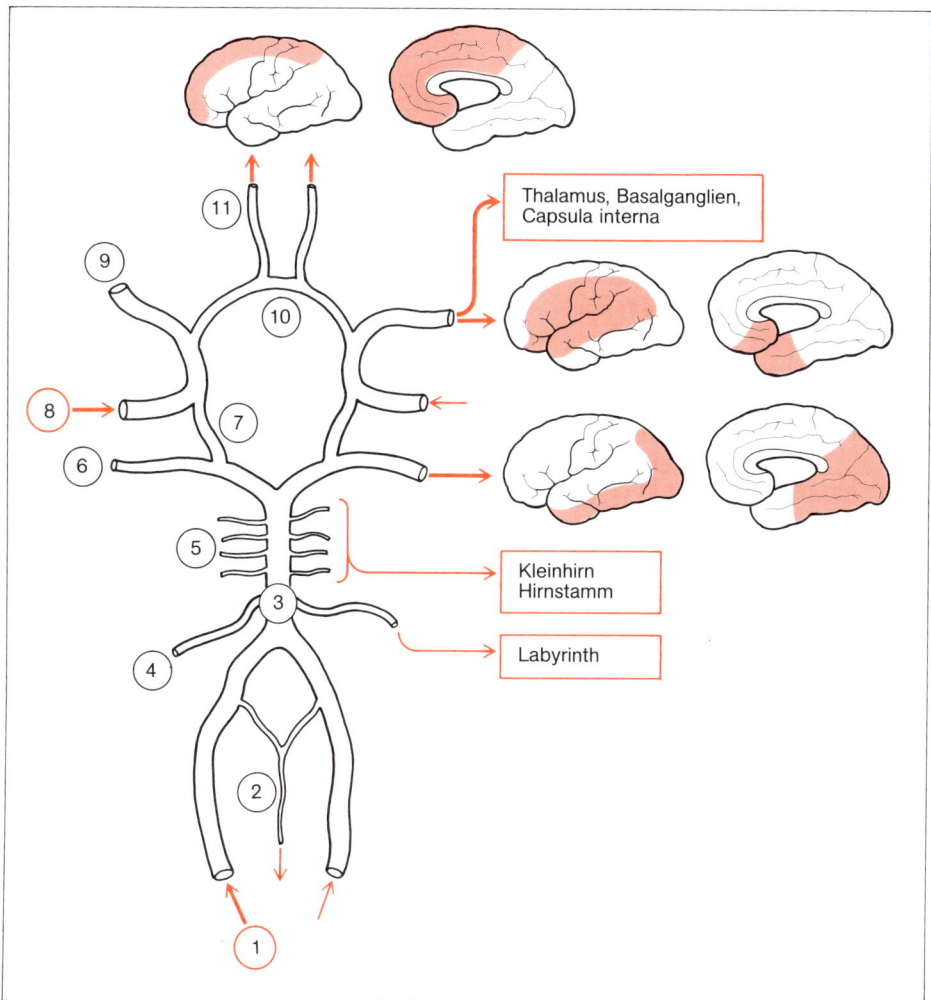

Abb. 8-15 **Blutversorgung des Gehirns.** Arterien: 1 = A. vertebralis, 2 = A. spinalis anterior, 3 = A. basilaris, 4 = A. labyrinthi, 5 = A. cerebelli etc., 6 = A. cerebri posterior (versorgtes Gebiet rot), 7 = A. communicans posterior, 8 = A. carotis interna, 9 = A. cerebri media (versorgtes Gebiet rot), 10 = A. communicans anterior, 11 = A. cerebri anterior (versorgtes Gebiet rot)

Arteria cerebri media z.B. hat zunächst eine schlaffe Parese der oberen Extremität und des Gesichtes der kontralateralen Seite zur Folge. Neben dem Kopf können auch beide Augen von der geschädigten Seite abgewandt sein. Ist die dominante Hemisphäre betroffen, tritt auch eine motorische Aphasie auf. Nach Tagen oder Wochen geht die schlaffe in eine spastische Lähmung über, relativ bald werden Kopf und beide Augen der geschädigten Seite zugewandt (déviation conjugée v.a. durch Läsion des frontalen Blickzentrums, vgl. Abb 8.14).

Der entscheidende Faktor bei vorübergehender Ischämie ist natürlich die Dauer: Eine **vollständige Ischämie** des Gehirns von länger als 8 Minuten wird meist nicht überlebt. Die **Wiederbele-**

bungszeit bzw. Strukturerhaltungszeit beträgt für die Hirnrinde nur 3–8 Minuten, für den Hirnstamm 7–10 Minuten, während andere Organe wesentlich länger überleben (vgl. 2.1.5). Mit zunehmender Ischämiedauer entstehen das **apallische Syndrom** (Ausfall der Großhirnrinde), das Mittelhirnsyndrom (Schädigung auch des Mittelhirns) und das **Bulbärhirnsyndrom** (Schädigung auch im Bereich der Pons und der Medulla oblongata). Die Chancen auf eine Erholung und Wiederherstellung zerebraler Funktionen sinkt naturgemäß drastisch mit Dauer der Ischämie bzw. dem Ausmaß der in Mitleidenschaft gezogenen Hirnareale.

Störungen der Energieversorgung des Gehirns können auch durch Substratmangel, also **Hypoglykämie,** ausgelöst werden. Das Gehirn kann auf Glucose als Energielieferant nicht verzichten (vgl. Abb. 10-26). Hypoglykämie, z.B. als Folge eines Insulin-Überschusses, kann Bewußtlosigkeit und irreversible Schädigungen des ZNS nach sich ziehen.

8.1.13 Liquor

Gehirn und Rückenmark schwimmen in einem Flüssigkeitsmantel, dem Liquor. Der Liquor wird in den Plexus chorioidei der Hirnventrikel gebildet, fließt von den beiderseits des Corpus callosum liegenden 1. und 2. Hirnventrikeln über die Foramina interventricularia in den 3. Ventrikel, von dort zu dem unter dem Kleinhirn liegenden 4. Ventrikel und durch die Aperturae laterales et mediana ventriculi quarti in den Subarachnoidalraum ab. Dort wird er in den sogenannten Pacchionischen Granulationen der Hirnsinus resorbiert.

Funktion des Liquors ist vor allem die Möglichkeit des *schnellen Druckaus-*

gleichs durch Liquorverschiebungen. So kommt es zu pulssynchronen Liquorbewegungen im Bereich des 4. Ventrikels, welche die Druckschwankungen durch arterielle Pulsation abdämpfen. Bei einem Sturz auf den Kopf erlaubt der Liquor einen gewissen Bremsweg des Gehirns, bevor die knöcherne Hülle unnachgiebigen Widerstand bietet.

Die **Zusammensetzung** *des Liquors entspricht* in vieler Hinsicht der des Plasmas. Wesentlicher Unterschied ist der *geringe Gehalt an Eiweiß* (ca. 0,2 g/l ≈ 2 μmol/l) und damit der an Eiweiß gebundenen Substanzen (Calcium, Magnesium, Fettsäuren und Cholesterin), sowie eine normalerweise um etwa 1 mmol/l höhere Kaliumkonzentration.

Die Endothelzellen der Gehirngefäße weisen besonders dichte tight junctions (vgl. 13.3.3) auf, die vielen Substanzen den Durchtritt verwehren. Als Beispiele wurden bereits Dopamin (vgl. 8.1.4) und Serotonin (vgl. 8.1.11) erwähnt. Das Hindernis wird als **Blut-Liquor-Schranke** bzw. Blut-Hirn-Schranke bezeichnet. Glucose, Aminosäuren, Ketonkörper, Cholin, Purine und Schilddrüsenhormone gelangen mittels erleichterter Diffusion, lipophile Substanzen (z.B. Steroidhormone) durch einfache Diffusion in das Hirngewebe. Elektrolyte können nur sehr langsam die Blut-Hirnschranke überqueren. Die Zeit, welche sie benötigen, um einen Konzentrationsgradienten zur Hälfte abzutragen, beträgt mehrere Stunden (vgl. 3.1.6). Auch bei massiven bzw. schnellen Änderungen der Plasmaglucosekonzentration (Diabetes mellitus, vgl. 11.6.2.) oder der Harnstoffkonzentration (Senkung der Harnstoffkonzentration durch Dialyse bei Niereninsuffizienz, vgl. 6.2.4) können durchaus erhebliche Konzentrationsunterschiede über die Blut-Hirn-Schranke auftreten. Dadurch entstehen osmotische Gradien-, ten, welche gefährliche Flüssigkeitsverschiebungen nach sich ziehen können. Dagegen besteht praktisch ein freier Austausch zwischen Liquor und Interstitium des Gehirns, welches seinerseits keine „offene" Verbindung zum Blut aufweist. Blut-Hirn-Schranke und Blut-Liquor-Schranke sind somit praktisch identisch. Pharmaka, welche auf Hirnzellen wirken sollen, müssen diese Schranke überwinden. Einige Pharmaka (z.B. Penicillin) werden durch ein Transportsystem, das dem Transport für organische Säuren in der Niere entspricht, aus dem Gehirn eliminiert, andere (z.b. Tetracycline) werden wiederum im Gehirn akkumuliert.

Die tight junctions der Endothelzellen können durch Osmolaritätszunahme (z.B. Infusion hypertoner Mannitollösungen) vorübergehend geöffnet und die **Blut-Hirn-Schranke durchbrochen** werden. Normalerweise gibt es einige wenige Stellen um die Hirnventrikel, an welchen die Blut-Hirn-Schranke unterbrochen ist. Zum Beispiel weisen Gefäße zur sog. Area postrema, bei welcher Chemorezeptoren und das Brechzentrum liegen, durchlässige Endothelien auf. Daher können Substanzen Erbrechen auslösen, auch wenn sie die Bluthirnschranke nicht passieren.

Für den Arzt ergibt sich die Möglichkeit, durch **Punktion, z.B.** des Subarachnoidalraumes der Lendenwirbelsäule, Liquorproben zu entnehmen und aus deren Zusammensetzung Rückschlüsse auf verschiedene *Krankheitsprozesse* zu gewinnen:

● Eine **Entzündung** hat ein u.U. massives *Ansteigen* der sonst sehr spärlichen *Leukozyten* und der γ-Globuline zur Folge. Außerdem kann *Glucose stark erniedrigt* sein.

● Frische **Blutungen** in den Liquorraum sind an den Erythrozyten im Liquor erkennbar (nicht zu verwechseln mit Blutungen, die durch die Punktion aufgetreten sind!). Mehrere Stunden nach einer Blutung wird der Liquor wegen des meist stark verdünnten und

z.T. abgebauten Hämoglobins *gelblich* (Xanthochromie). Bei massiven Blutungen ist – nach Abzentrifugieren der Erythrozyten – der Liquor sofort xanthochrom (durch die Zunahme des Proteingehaltes).

● Besteht ein **Stau** in der Liquorzirkulation, so steigt der Eiweißgehalt (Analogie zum Anstieg der Eiweißkonzentration im Gewebe bei Behinderung des Lymphabflusses, vgl. 2.1.2). Der hohe Eiweißgehalt kann gleichfalls zur Xanthochromie führen.

● Bei **Tumoren** können u.U. Tumorzellen gefunden werden, oder durch das Tumorwachstum hervorgerufene Blutungen hinterlassen eine Gelbfärbung des Liquors.

Störungen der Liquorzirkulation können durch *Abflußbehinderungen (Verlegung der Foramina interventricularia, der Zisternen bzw. des Subarachnoidalraumes, durch entzündliche Adhäsionen, Tumoren oder Blutungen) oder durch Resorptionsstörungen* in den Pacchionischen Granulationen auftreten, wie sie z.B. bei Thrombose der Hirnvenensinus vorkommen. Folge ist eine Volumenzunahme der Ventrikel mit *Kompression des umliegenden Hirngewebes*. Bei Kindern, deren Schädeldecke noch nicht fest verschlossen ist, kommt es zum Auseinanderweichen der Schädeldecken. Nach Abschluß des Schädelwachstums ist ein solches Ausweichen nicht mehr möglich, und es kommt zu einer massiven Steigerung des Hirndrucks. Chronischer Hydrocephalus führt schließlich zu weitgehendem Untergang von Hirngewebe. Bisweilen kann trotz Kompression des Hirngewebes kein deutlich erhöhter Liquordruck nachgewiesen werden (low pressure hydrocephalus).

Schließlich muß vom Hydrocephalus mit oder ohne erhöhtem Liquordruck eine Erweiterung der Hirnventrikel durch primären Untergang von Hirngewebe unterschieden werden (**hydrocephalus e vacuo**).

Tabelle 8-7   **Wichtigste Ursachen und Auswirkungen von Schädigungen im Nervensystem**

Ursache, Erkrankung	wichtigste Lokalisation der Schädigung	wichtigste Auswirkungen
Mechanische Ursachen		
Verletzungen (traumatisch)	Großhirnrinde	vgl. Abb. 8-14, Bewußtlosigkeit, Amnesie, Epilepsie
	Hirnstamm	Bewußtlosigkeit (Tod), massive Störungen vegetativer Steuerung
	Rückenmark	vgl. Abb. 8-16
	Nerv	schlaffe Lähmung, Ausfall Sensibilität
Kompression	Nerven (v.a. facialis, medianus)	schlaffe Lähmung, Ausfall Sensibilität
Bandscheibenprolaps	Rückenmark	vgl. Abb. 8-16
Syringomyelie	Rückenmark	vgl. Abb. 8-16
Tumoren	Großhirn	Kopfschmerzen, Epilepsie, Hirndrucksteigerungen psychische Veränderungen
	Kleinhirn	Ataxie, Hirndrucksteigerungen
	Rückenmark	vgl. Abb. 8-16
	Nerven	Schmerzen, Lähmungen, Sensibilitätsausfälle
Hirndrucksteigerungen	gesamtes intrakranielles Gehirn	Einschränkung der Gehirndurchblutung, Einklemmen von Hirnteilen am Foramen magnum
Vaskuläre Störungen		
Ischämie, Blutungen	Capsula interna, Großhirn	Bewußtlosigkeit, kontralaterale schlaffe Lähmung, später Spastik, Störungen Sensorik, Epilepsie, lokalisierte Läsionen (vgl. Abb. 8-14)
	Striatum	Chorea
	Striatum, Pallidum	Athetose
	Substantia nigra	M. Parkinson
	Nucleus subthalamicus	Ballismus
	Hirnstamm	Störungen der Hirnnerven (Paresen, Sensibilitätsausfälle), Ataxie, Schwindel, Hemiparesen
	Rückenmark	vgl. Abb. 8-16
	Nerv	Neuropathie
Sinusthrombose	Sinus cavernosus	Liquorstau
Liquorstau	intrakranielles Gehirn	Hirndrucksteigerung
Elektrolytstörungen		
Hypokaliämie	gesamtes Nervensystem	Hyperpolarisation, herabgesetzte neuromuskuläre Erregbarkeit
Hyperkaliämie	gesamtes Nervensystem	Depolarisation, gesteigerte neuromuskuläre Erregbarkeit
Hypocalcämie	gesamtes Nervensystem	gesteigerte neuromuskuläre Erregbarkeit (Tetanie), Epilepsie
Hypercalcämie	gesamtes Nervensystem	psychische Störungen, Bewußtlosigkeit
Magnesiummangel	gesamtes Nervensystem	gesteigerte neuromuskuläre Erregbarkeit
Magnesiumüberschuß	gesamtes Nervensystem	herabgesetzte neuromuskuläre Erregbarkeit
Hyperosmolarität	Gehirn	Zelldehydration, Bewußtlosigkeit
Hypoosmolarität	gesamtes Nervensystem	Zellschwellung, Krämpfe, Coma
Alkalose	gesamtes Nervensystem	Tetanie, Epilepsie

Tabelle 8-7   Fortsetzung

Ursache, Erkrankung	wichtigste Lokalisation der Schädigung	wichtigste Auswirkungen
Stoffwechselstörungen		
Hypoglykämie	Gehirn	Bewußtseinsstörungen, Adrenalinausschüttung, Lähmungen, Epilepsie, Rigor, Spastik, Demenz (bei wiederholter Hypoglykämie)
Diabetes mellitus	Nerv	Polyneuropathie, Bewußtlosigkeit
Leberinsuffizienz	Gehirn, Rückenmark, Nerv	Bewußtseinsstörungen, Tremor, Spastik, Polyneuropathie
Niereninsuffizienz	Nerv, Gehirn	Polyneuropathie, psychische Störungen, Schlafstörungen, Epilepsie, Bewußtlosigkeit
akute Pankreatitis	Rückenmark, Gehirn	Demyelinisierung – Ataxie, Rigor, Epilepsie
Phenylketonurie	Gehirn	Demenz, Muskelhypertonie, Epilepsie
Ahornsirupkrankheit	Gehirn	Demenz
Hartnupkrankheit	Kleinhirn, Großhirn	Ataxie, Nystagmus, Spastik, Demenz
Gangliosidosen	generalisiert	Ablagerung von Gangliosiden und Phospholipiden in Neuronen; Untergang der Neurone – Demenz, Krämpfe, Sehstörungen
Leukodystrophie	generalisiert	Störung der Myelinisierung durch Sulfatide und Cerebroside – Spastik, Ataxie
A-β-Lipoproteinämie	Kleinhirn	Ataxie
Mucopolysaccharid-Speicherkrankheiten	Gehirn	Demenz
Refsumkrankheit	Nerv, Kleinhirn	Polyneuropathie, Ataxie, Schwerhörigkeit
Vitamin-B_1-Mangel	Großhirn, Kleinhirn	Wernicke Encephalopathie: Ataxie, Nystagmus, Störungen Bewußtsein, Gedächtnis
Vitamin-B_6-Mangel	Nerv (Gehirn)	Demyelinisierung von Nerven – Polyneuropathie, (Epilepsie)
Vitamin B_{12}-Mangel	Rückenmark, Nerv	Demyelinisierung v.a. Hinterstrangbahnen, Polyneuropathie
Porphyrien	Nerv	Polyneuropathie
Neugeborenen-Hyperbilirubinämie	Basalganglien, Gehirn	Athetose, Dystonie (Kernikterus), Demenz
Lesch-Nyhan-Syndrom	Gehirn, Basalganglien	Demenz, Hyperkinesien
gestörter DNA-repair	Kleinhirn	Ataxie
Infektionen		
Hirnabszesse	Großhirn	lokalisierte Läsionen (vgl. Abb. 8-14), Epilepsie
Meningitis	Gehirn	Fieber, Kopfschmerzen, Erbrechen, Bewußtlosigkeit
Encephalitiden	Gehirn	Fieber, Kopfschmerzen, Erbrechen, Bewußtlosigkeit, Epilepsie, Hirndrucksteigerung
Myelitis	Rückenmark	lokale Ausfälle (vgl. Abb. 8-16)
Tetanus	Rückenmark	Hemmung der Glycinausschüttung inhibitorischer Interneurone – Krämpfe

Tabelle 8-7   Fortsetzung

Ursache, Erkrankung	wichtigste Lokalisation der Schädigung	wichtigste Auswirkungen
Botulismus	motorische Endplatte, Nerv	Hemmung Acetylcholin-Ausschüttung – Lähmung; Polyneuropathie
Diphtherie	Nerv	Polyneuropathie
Typhus	Nerv	Polyneuropathie
Lues	Gehirn	Encephalitis, Meningitis, sog. progressive Paralyse (Demenz, Epilepsie)
	Rückenmark	Myelitis, Tabes dorsalis (Demyelinisierung der Hinterstränge)
	Nerv	Polyneuropathie
Lepra	Nerv	Polyneuropathie
Poliomyelitis	Rückenmark	Untergang α-Motoneurone – schlaffe Lähmung
Herpes zoster	Nerv	Schmerzen, Lähmungen
akute cerebellare Ataxie	Kleinhirn	Ataxie
Creutzfeldt-Jakob-Krankheit	Gehirn	Demenz
	Basalganglien	Rigor

Allergische und Autoimmunerkrankungen

Sydenham Chorea	Striatum	Hyperkinesie
multiple Sklerose	u.a. Sehnerv, Rücken-mark, Kleinhirn	äußerst variabel: u.a. Visusverlust, Ataxie, Intentionstremor, Nystagmus, Parästhesien, Lähmungen, Spastik
Kollagenosen	Nerv, Gehirn, Basalganglien	Polyneuropathie, Kopfschmerzen, Chorea, psychische Störungen
Sprue, Whipple-Krankheit	Nerv, Kleinhirn	Polyneuropathie, Ataxie
Myasthenie	motorische Endplatte	Muskelschwäche
Polyradiculitis Guillain-Barré	Nerven	Lähmungen, Parästhesien, Schmerzen, Sensibilitätsausfälle

sonstige Erkrankungen des Immunsystems

Amyloidose	Nerv	Polyneuropathie

degenerative Erkrankungen

Alzheimersche Krankheit	Gehirn	Demenz
spastische Spinalparalyse	Rückenmark	Untergang deszendierender Bahnen – Spastik
spinale Muskelatrophie	Rückenmark	Untergang α-Motoneurone – schlaffe Lähmung
amyotrophe Lateralsklerose	Rückenmark	Untergang α-Motoneurone und deszendierender Bahnen
cerebellare Heredoataxie	Kleinhirn, Rückenmark	Ataxie, Spastik
Friedreichsche Ataxie	Rückenmark	Untergang spinocerebellarer corticaler und Hinter-strangbahnen – Ataxie, Nystagmus, Areflexie
Morbus Parkinson	Substantia nigra	Hypokinesie, Rigor, Tremor

Tabelle 8-7   Fortsetzung

Ursache, Erkrankung	wichtigste Lokalisation der Schädigung	wichtigste Auswirkungen
Chorea Huntington	Striatum, Hippocampus	Hyperkinesie, Demenz
Dystonie	Putamen, Pallidum, Thalamus	Dystonie
Shy Drager Syndrom	Rückenmark (v.a. Seitenhorn), Großhirn, Kleinhirn	orthostatische Hypotonie, weitere vegetative Störungen, Rigor, Tremor, Akinesie, Muskelatrophie
Wilsonsche Krankheit	Putamen	Rigor, Tremor, psychische Störungen
Menke-Krankheit	Gehirn	Epilepsie, Störungen Psyche, Erblinden
Entwicklungsstörungen	Kleinhirn, Basalganglien, Rückenmark	Ataxie, Athetose, Chorea
Endokrine Störungen		
Hyperthyreose	generalisiert	Hyperreflexie, selten Spastik
Hypothyreose	Kleinhirn, Nerv, Großhirnrinde	Ataxie, Neuropathie, Muskelschwäche, Gedächtnisstörungen, Epilepsie
Hyperparathyreoidismus	generalisiert	psychische Störungen, Müdigkeit, Muskelschwäche, Hyporeflexie, Übelkeit
Hypoparathyreoidismus	generalisiert	Tetanie, Hirndrucksteigerung, Hyperkinesien
paraneoplastisches Syndrom	Gehirn, Rückenmark, Nerv, motorische Endplatte	Ataxie, Spastik, Polyneuropathie, psychische Störungen, Demenz, Myasthenie Eaton Lambert
Vergiftungen		
Alkoholismus	Gehirn, Nerv; Thalamus	Wernicke-Encephalopathie (siehe B_1-Mangel), Ataxie, Alkoholneuropathie; Bewußtlosigkeit
Schwermetalle (z.B. Blei)	Gehirn, Nerv	Hirndrucksteigerung, Kopfschmerzen, Erbrechen, Krämpfe, Polyneuropathie
Pharmaka (z.B. Phenothiazine)	Substantia nigra	M. Parkinson u.a. (s.o.)
Mangan	Substantia nigra	M. Parkinson (s.o.)
CO	Substantia nigra, Nerv	M. Parkinson, Polyneuropathie

8.2   Spezielle Pathophysiologie

8.2.1   Intrakranielle Drucksteigerungen

Volumenzunahme innerhalb der knöchernen Hülle des Gehirns ist nicht möglich. Die Zunahme des Volumens eines Kompartimentes muß daher zu Drucksteigerung und druckbedingter Einengung eines anderen Kompartimentes führen.

Ursache einer Hirndrucksteigerung kann *Volumenzunahme der Nervenzellen* sein. Der Intrazellulärraum nimmt etwa 80 % des Hirnvolumens ein, auch geringfügige Änderungen des Intrazellulärvolumens haben daher erhebliche Auswirkungen auf den Hirndruck. Volumenänderungen des Intrazellulärvolumens treten als Folge von *Störungen des Wasser- und Elektrolythaushaltes* (vgl. 6.1.7) oder bei *herabgesetzter Aktivität der Natrium/*

Kalium-ATPase (vgl. 13.4), z.B. *wegen Sauerstoffmangels,* auf. Die Ausdehnung des Intrazellulärvolumens geschieht zunächst auf Kosten der Liquorräume. Dadurch kann jedoch schließlich die Liquorzirkulation eingeschränkt werden, so daß eine weitere Druckzunahme durch *Liquorstau* erfolgt. Ein *Liquorstau* tritt außerdem primär bei Störungen der Liquorzirkulation auf (vgl. 8.1.13). Drucksteigerungen entstehen ferner durch raumfordernde Prozesse, z.B. bei Tumoren, also bei unkontrollierter Vermehrung von Zellen. Schließlich führen *Gefäßdilatationen* (CO_2-Druck), *Blutungen* (geplatztes Aneurysma, Kopfverletzungen) und *Thrombosen der venösen Sinus* zu Hirndrucksteigerungen (vgl. Tab. 8-7).

Auswirkung der Hirndrucksteigerung ist vor allem eine *Einschränkung der Durchblutung.* Zunächst werden durch den erhöhten Gewebedruck die Venen- und Kapillaren abgeklemmt. Die Gefäße werden erst dann wieder eröffnet, wenn der intravaskuläre Druck mindestens den Gewebedruck erreicht, er muß also gleichfalls ansteigen. Der Druckanstieg in Venen und Kapillaren vermindert den arteriovenösen Druckabfall und damit die Durchblutung. Am Augenhintergrund wird die sogenannte *Stauungspapille* sichtbar: Der Lymphabfluß aus dem Auge ist behindert, da die im Nervus opticus verlaufende Lymphbahn durch den erhöhten intrakraniellen Druck komprimiert wird. Eine große Gefahr birgt die Tatsache, daß jenseits des Foramen magnum der Druck nicht erhöht ist, daß also ein *hoher Druckgradient am Foramen magnum* bzw. am Tentorium cerebelli existiert. Dieser Druckgradient kann Hirnteile durch das Tentorium cerebelli oder das Foramen magnum nach unten pressen. Dabei wird wiederum der *Hirnstamm komprimiert,* wodurch eine le-

bensbedrohende Situation entsteht. Aus diesem Grund müssen *Lumbalpunktionen bei Hirndruckzeichen unterlassen* werden, da Ablassen von Liquor im Lumbalbereich den Druckgradienten vergrößert. Eine Kompression des *Nervus abducens* kann zu Schielen, eine Abklemmung des *Nervus oculomotorius* außerdem zu weiter, starrer Pupille wegen Ausfalls der parasympathischen Innervation des M. sphincter pupillae führen. Die Kompression des Hirnstamms ruft Störungen der Regulation von Kreislauf *(Bradykardie, Hypertonie)* und Atmung hervor. Weitere Störungen sind *Kopfschmerzen, Erbrechen* und *Einschränkungen des Bewußtseins.* Bei einseitiger Drucksteigerung kann es auch zu einer Herniation des gyrus cinguli unter die Falx cerebri kommen. Folge ist v.a. die Abklemmung der Vasa cerebri anteriora mit den entsprechenden Großhirnausfällen (vgl. 8.1.12).

8.2.2   Läsionen an peripheren Nerven

Die **Ursachen** von Läsionen peripherer Nerven sind in Tabelle 8-7 aufgenommen. Dabei werden die einzelnen Nervenfasern nicht in gleichem Maße in Mitleidenschaft gezogen. *Kompression* führt vor allem zu Degeneration *dicker Nervenfasern,* während *chemische Noxen* vorwiegend *dünne Nervenfasern* schädigen. Eine Vielzahl von Faktoren zieht die Myelinisierung von peripheren Nerven in Mitleidenschaft, wie Mangel an Vitamin B_6, B_{12} und Niacinamid oder eine Reihe von Toxinen (v.a. Diphtherietoxin). Bei Entzündungen ist die Entmyelinisierung Folge eines Unterganges von Schwannschen Zellen bzw. Oligodendrogliazellen oder einer Phagozytose der Myelinscheiden durch Monozyten. Lipidspeicherkrankheiten entstehen durch Enzymdefekte im Abbau von Strukturlipiden. Die

Lipide häufen sich u.a. in Nervenzellen an, stören deren Funktion sowie z.T. die Myelinisierung (Leukodystrophien durch Sulfatide und Cerebroside, vgl. Tab. 10-7). U.a. bei Diabetes mellitus und Alkoholintoxikation scheint der axonale Transport gestört zu sein. Folge ist eine von distal aufsteigende Degeneration des Nerven (dying back). Direkte Läsion des Zellkörpers führt hingegen zum raschen Untergang des gesamten Axons.

Die **Auswirkungen** betreffen bei totalem Ausfall des Nerven alle Funktionen seiner Fasern, also *schlaffe Lähmung der Muskulatur, Ausfall der gesamten Sensibilität* und *Unterbrechung der vegetativen Innervation*. Letztere äußert sich im Wegfall der Schweißsekretion und in Vasodilatation. Die Symptome beschränken sich auf das Innervationsgebiet des betroffenen Nerven, wodurch die Diagnose eindeutig wird (Abb. 8-12). Bei Durchtrennung eines Nerven degeneriert der jeweils vom Neuron getrennte („distale") Axonanteil, da die trophische Funktion des Neurons wegfällt. Das proximale Axon wächst jedoch wieder aus (ca. 1 mm/die); wird es durch eine adäquate Nervennaht in die ursprüngliche Bahn gelenkt, so kann die Innervation des Gebietes fast ohne Verlust wieder vollzogen werden. Stößt das auswachsende Axon auf ein Hindernis, dann bildet sich häufig ein Neurom, welches Ausgangspunkt von Parästhesien und Schmerzen werden kann. Der proximale Anteil bleibt auf jeden Fall leitfähig. Reizung afferenter Axone löst eine Empfindung aus, die in die ursprüngliche Nervenendigung lokalisiert wird (vgl. 8.1.6).
Der Untergang von Axonen führt häufig zu Spontandepolarisationen an den Verletzungsstellen und entsprechenden Empfindungen ohne adäquate Reizung (Parästhesien).

8.2.3 Läsionen im Rückenmark

Die häufigsten **Ursachen** von Rückenmarkläsionen sind in Tabelle 8-7 aufgenommen.

Verletzungen *der Wirbelsäule* ziehen häufig das Rückenmark in Mitleidenschaft. In seltenen Fällen kann auch ein Bandscheibenprolaps außer den Hinterwurzeln das Rückenmark komprimieren.

Entzündliche Schädigungen können im Verlauf von einigen Infektionskrankheiten auftreten *(Masern, Mumps, Schutzimpfung gegen Pocken)*. Bei der *Poliomyelitis* kommt es zum Untergang von Vorderhornzellen und bei der *Lues* v.a. (als Tabes dorsalis) zum Untergang der Hinterstränge. Bei der *Multiplen Sklerose* liegt möglicherweise eine Autoimmunerkrankung vor, sie führt perivaskulär zu Entmarkungsherden.

Degeneration von Zellen in Gyrus praecentralis und deszendierenden Bahnen inclusive Pyramidenbahn *(spastische Spinalparalyse),* von Vorderhornzellen *(spinale Muskelatrophie)* oder von deszendierenden Bahnen *und* Vorderhornzellen *(amyotrophe Lateralsklerose)* sowie von Kleinhirn und spinocerebellären Bahnen (z.B. Friedreich-Ataxie) sind zumindest zum Teil genetisch bedingt. Bei B_{12}-Mangel kommt es zur Demyelinisierung und später auch zum Untergang von Axonen (v.a. Hinterstränge, später Pyramidenbahn).

Tumoren oder Hohlräume im Rückenmark *(Syringomyelie)* können Bahnen oder Neurone komprimieren.

Die **Auswirkungen** hängen natürlich ganz von den in Mitleidenschaft gezogenen Bahnen oder Neuronen ab. Eine Kompression von innen (zentrales Rückenmarkssyndrom) kann sich zunächst durch Unterbrechung der *Commissura anterior bemerkbar machen, welche den Ausfall der dort kreuzenden*

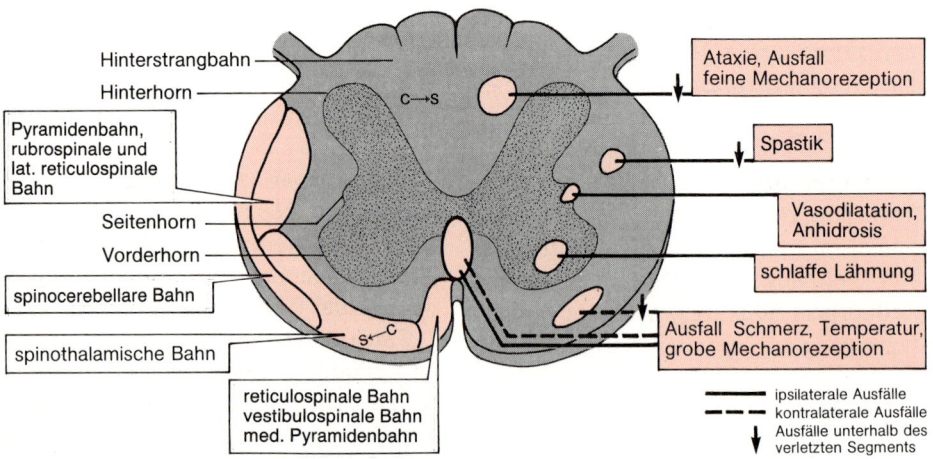

Abb. 8-16 Einige typische **Läsionen im Rückenmark** (rechts) und (stark vereinfacht) aszendierende und deszendierende Rückenmarksbahnen (links; mit c → s = zervikal → sakral, ist die segmentale Schichtung innerhalb von Hinterstrangbahn und Vorderseitenstrangbahn angedeutet)

Fasern *(Schmerz, Temperatur)* nach sich zieht *(dissoziierte Empfindungsstörung).* Ausfall der Motoneurone hat *schlaffe Lähmung,* eine Zerstörung des Seitenhorns bzw. der medial und lateral vom Seitenhorn gelegenen vegetativen Neurone hat Vasodilatation in der Haut, Ödeme, Ausfall der Schweißsekretion und Beeinträchtigung vegetativer Reflexe zur Folge. Die genannten Störungen treten nur im Niveau der Läsion auf (bzw. 2–3 Segmente tiefer, vgl. Legende Abb. 8-11), solange aszendierende und deszendierende Bahnen intakt bleiben. Ausfall der deszendierenden motorischen Bahnen hat primär schlaffe Lähmung mit späterer Entwicklung von *Spastik* zur Folge (vgl. 8.1.4). Unterbrechung der *Hinterstrangbahn* führt zu Ausfall der epikritischen Oberflächensensibilität (Berührung, Vibration, genaue Reizlokalisierung) und Beeinträchtigung der *Tiefensensibilität* mit Gangunsicherheit (Ataxie). Temperatur- und Schmerzempfindung ist erhalten, kann aber weniger gut lokalisiert werden.

Eine **völlige Durchtrennung des Rückenmarks** löst kaudal der Durchtrennung zunächst den *spinalen Schock* aus,

mit *schlaffer Lähmung* aller Skelettmuskeln und *Ausfall vegetativer Innervation* innerer Organe (z.B. Darm, Blase), dabei kann der Ausfall des sympathischen vasokonstriktorischen Einflusses zur Rötung der Haut sowie zu Blutdruckabfall führen. Sowohl die Reflexe der Skelettmuskulatur als auch viscerale Reflexe (Blasenentleerung) sind zunächst ausgelöscht. Erst nach Tagen bis Wochen treten die Reflexe wieder auf, und es entwickelt sich eine generalisierte Hyperreflexie, wobei u.a. generalisierte Vasokonstriktionen zu Blutdruckkrisen führen können.

Durchtrennung einer Rückenmarkshälfte (Halbseitenläsion) führt zum sog. **Brown-Sequard-Syndrom** bzw. der dissoziierten Empfindungslähmung (im Niveau Anästhesie für alle Qualitäten und schlaffe Lähmung; unterhalb der Läsion ipsilateral Spastik und Ausfall epikritischer Sensibilität, kontralateral Ausfall von Temperatur- und Schmerzempfindung). Der Einfluß der Höhenlokalisation auf die zu erwartenden Störungen läßt sich aus Abb. 8-9 und 8-12 ableiten.

Eine Läsion im Bereich des Conus medullae **(Conussyndrom)** führt zu Störungen der Blasen- und Stuhlentleerung sowie der Sexualfunktion. Ab Segment S_3 ist die Sensibilität ausgefallen (Reithosenanästhesie).

Beim **Caudasyndrom** (Verletzung der Cauda equina) handelt es sich im Grunde um eine Läsion peripherer Nerven. Im Vordergrund steht eine schlaffe Lähmung der Muskulatur in den unteren Extremitäten.

8.2.4 Großhirnläsionen

Ursachen einer Großhirnschädigung sind in Tabelle 8-7 aufgenommen. Eine *Commotio* (Gehirnerschütterung) ist eine mechanische, funktionell, aber nicht morphologisch erkennbare Läsion des Gehirns. Bei der *Contusio* ist dagegen auch morphologisch eine Schädigung nachweisbar. Unter der Vielzahl von *Stoffwechselstörungen*, welche die Funktion des Gehirns beeinträchtigen können (Tab. 8-7), kommen der *Hypoglykämie*, der *Urämie* sowie den Störungen bei *Diabetes mellitus* und *Leberinsuffizienz* besondere Bedeutung zu. *Entzündliche Erkrankungen* des Gehirns können bakteriell, viral oder immunologisch bedingt sein und können vor allem die Hirnhäute (Meningitis) oder das Hirngewebe selbst (Encephalitis) befallen.

Auswirkungen hängen davon ab, ob die Läsionen lokal begrenzt bleiben oder das gesamte ZNS diffus in Mitleidenschaft ziehen. Ausfall *primär sensorischer Rindenareale* führt zum Ausfall der entsprechenden *Empfindung*. Eine Ausnahme macht die primäre Hörrinde. Da die Hörbahn auf beide Seiten projiziert, zieht einseitige Läsion der Hörrinde keine Hörschäden nach sich. Ausfall *sekundärer sensorischer Rindenareale* führt zum Ausfall assoziativer Leistungen, z.B. werden Reize zwar wahrgenommen, können aber nicht gedeutet werden (Agnosie). Sensorische Aphasie ist im Grunde eine Agnosie für gesprochenes, Alexie für geschriebenes Wort. Ausfälle in der Area 4γ führen zu schlaffen, sonstige Ausfälle primär motorischer Rindenareale zu spastischen Lähmungen. Ausfall *sekundär motorischer Rindenareale* führt zur Unfähigkeit zu sprechen (motorische *Aphasie*), zu schreiben *(Agraphie)* oder sonstige Bewegungsfolgen durchzuführen *(Apraxie)*. Auf die déviation conjuguée bei Läsion von area 8 wurde bereits unter 8.1.12 hingewiesen. Läsionen im *Temporallappen* haben *Gedächtnisausfälle* (z.B. amnestische Aphasie) zur Folge. Läsionen im *Stirnhirn* führen zu Störungen im *sozialen Verhalten* (Taktlosigkeit, Witzelsucht, Unzuverlässigkeit und Jähzorn), ferner besteht die Tendenz zu Wiederholungen *(Perseveration)*. Schließlich können sich nach überstandener Großhirnläsion Epilepsien einstellen (vgl. 8.2.6).

8.2.5 Läsionen des Kleinhirns

Die **Ursachen** für Läsionen im Kleinhirn sind im Prinzip die gleichen wie für die im Großhirn (Tab. 8-7).

Die **Auswirkungen** sind bei den Aufgaben des Kleinhirns für Ziel- und Stützmotorik verständlich.

Einbußen der **Gleichgewichtskontrolle** (Läsionen im Vermis und dem Lobus flocculonodularis) äußern sich in:
- Nystagmus (mit schneller Komponente zur geschädigten Seite),
- abnormer Kopfhaltung, unsicherem Stand (Rumpfataxie und/oder Standataxie).

Störungen der **Bewegungskontrolle** (Pars intermedia und Hemisphären) führen zu:
- Ataxie (Haltungs- und Bewegungsunsicherheit),

- Intentionstremor (Zittern bei Zielbewegungen),
- Dysmetrie (falsche Einschätzung von erforderlicher Kraft bzw. Kontraktionslänge),
- Dys- bzw. Asynergie (fehlende Koordination der an einer Bewegung beteiligten Muskeln),
- Dys- bzw. Adiadochokinese (Unfähigkeit, entgegengesetzte Bewegungen schnell durchzuführen),
- Rückfall-(rebound-)Phänomen (durch Verminderung der reflektorisch tonischen Komponente isometrischer Kontraktion wird die Muskelverkürzung bei plötzlich nachlassendem Widerstand nicht abgebremst),
- skandierende Sprache (Dysarthrie, abgehackte Lautbildung),
- Hypotonie der Muskulatur, verminderte Fähigkeit, Haltearbeit zu leisten.

Bisweilen treten die Störungen nur vorübergehend auf und können erstaunlich schnell kompensiert werden. Bei kongenitalen Kleinhirnagenesien (angeborenes Fehlen des Kleinhirnes) können die genannten Störungen völlig fehlen, d.h. andere Gehirnareale müssen die Funktion des Kleinhirns übernommen haben.

8.2.6 Epilepsien

Anfälle von Bewußtseinsstörung, meist von krampfartigen Muskelkontraktionen begleitet, werden als Epilepsien bezeichnet.

Ursache ist eine plötzliche *Spontanentladung von zentralen Neuronen*. Die Instabilität des Membranpotentials dieser Neurone kann genetisch bedingt sein. Ferner kann eine Verletzung von Hirngewebe zu Wucherungen von Gliagewebe führen, die Dendriten der Neurone am Rande der Narben werden verzerrt und

ihre Neigung zu Spontandepolarisationen gesteigert. Möglicherweise spielt auch eine gestörte Regulation extrazellulärer Kaliumkonzentration im Bereich der Narben eine Rolle, sowie das Auftreten dendritischer Calciumaktionspotentiale nach chronischer Durchtrennung des Axons (vgl. 8.1.1). Auch Stoffwechselstörungen (z.B. Phenylketonurie) sowie Vergiftungen, Tumoren, Fieber (v.a. bei Kleinkindern) können epileptische Anfälle hervorrufen. Spontandepolarisationen können durch Hypoxie und Hypoglykämie ausgelöst werden: Durch Beeinträchtigung der Natrium/Kalium-ATPase führt der Energiemangel zu Kaliumverlusten der Zelle mit Abnahme des Gleichgewichtspotentials für Kalium und der Kaliumleitfähigkeit sowie zum Untergang hemmender GABAerger Neurone. Die Auslösung eines epileptischen Anfalles wird ferner begünstigt durch Zunahme extrazellulärer Kaliumkonzentration (Membrandepolarisation), Abnahme extrazellulärer Calciumkonzentration (Senkung der Schwelle) sowie Magnesiummangel, Hyper- und Dehydration (vgl. 6.1.7). Die repetitive Entladung betroffener Neurone wird durch den Kaliumanstieg und Calciumabfall im Extrazellulärraum im Bereich depolarisierter Zellen gefördert. Hyperventilation führt zu Hypokapnie, diese zu zerebraler Vasokonstriktion und damit zu Hypoxie. Ob die Hyperventilation zusätzlich über eine Senkung zerebraler Calcium-Konzentrationen die Erregbarkeit steigert, ist unsicher (vgl. 3.1.5). Bei Mangel an Vitamin B_6 (vgl. 10.1.8) ist das Auftreten epileptischer Anfälle durch herabgesetzte Bildung des inhibitorischen Transmitters GABA begünstigt. Ausgelöst werden epileptische Anfälle häufig durch bestimmte Reize, wie Lichtblitze mit Frequenzen von 5–15 Hz, Gerüche, Geräusche, Berührung, durch bestimmte Tätigkeiten, wie Lesen, Schreiben, Rechnen oder durch ein Mißverhältnis zwischen Hemmung und Stimulation im ZNS beim Einschlafen oder Aufwachen.

Auswirkungen hängen davon ab, welche Hirnareale von den Spontanentladungen betroffen sind. Klinisch unterscheidet man mehrere Epilepsieformen:

● Beim sogenannten **Grand-mal-Anfall** treten Bewußtlosigkeit und *generalisierte Krämpfe* auf. Die Krämpfe sind zunächst tonisch (starr), werden jedoch nach einigen Sekunden klonisch (wechselnde Innervation von Agonisten und Antagonisten, wodurch regelmäßige Bewegungen erzeugt werden).

● Unter dem Begriff **Petit mal** werden verschiedene Anfallsformen zusammengefaßt, wie sogenannte BNS-Krämpfe (Blitz-Nick-Salaam-Krämpfe, blitzartig einschießende Muskelzukkungen), Absencen (plötzliches Ausschalten von Bewußtsein) oder myoklonische Epilepsien (ausschließlich klonische, lokalisierte Krämpfe).

● Bei den **fokalen Epilepsien** werden nur Teile der Motorik erfaßt (lokalisierte Entladungen im Gyrus praecentralis). Beim sogenannten *Jackson-Anfall* breitet sich ein zunächst lokalisierter Anfall immer weiter aus, so daß es schließlich wiederum zu einem generalisierten Anfall kommen kann (march of convulsions).

Bei Epilepsien treten jedoch nicht nur motorische Phänomene auf. Entladungen von nicht-motorischen Neuronen führen zu **sensorischen** (z.B. Geschmacksempfindungen), **vegetativen** (z.B. Speichelfluß) oder **psychischen** (z.B. Wut, bei Temporallappenepilepsie) Phänomenen.

Betont werden sollte, daß es während epileptischer Anfälle zum **Sauerstoffmangel** des Gehirns kommen kann, welcher das Gehirn zusätzlich in Mitleidenschaft zieht.

8.2.7 EEG

Die elektrische Aktivität der Neurone führt zu Potentialschwankungen an der Schädeloberfläche. Aufzeichnung dieser Potentialschwankungen im Elektroencephalogramm (EEG) erlaubt Rückschlüsse auf einige pathologische Veränderungen im Gehirn. Die Ableitung der Potentialdifferenz zwischen einem Punkt der Schädeldecke und dem Ohrläppchen (indifferente Elektrode) wird als unipolar, Ableitung zwischen zwei Punkten der Schädeldecke als bipolar bezeichnet. Abb. 8-17 zeigt einige **typische Kurven.** Sogenannte α-Wellen (8–13 Hz) überwiegen in Ruhe ohne Schlaf und β-Wellen (14–30 Hz) im Wachzustand; ϑ-Wellen (4–7 Hz) und δ-Wellen (0,3–3,5 Hz) treten beim gesunden Erwachsenen im Wachzustand nicht auf, wohl aber bei Kindern. Die Potentialschwankungen entstehen in erster Linie durch EPSP's und IPSP's (vgl. 8.1.2) in der Hirnrinde, welche durch rhythmische Afferenzen, v.a. aus dem Thalamus, ausgelöst werden. Charakteristische Änderungen des EEG treten in den verschiedenen Schlafphasen auf (vgl. 8.1.11). Bei zunehmender Schlaftiefe überwiegen zunächst α-Wellen, dann ϑ-Wellen und schließlich niederfrequente δ-Wellen (vgl. Abb. 8-17). Im Einschlafstadium und bei leichtem Schlaf treten ferner einige besondere Kurvenverläufe auf (sog. Vertexzacken, K-Komplexe und β-Spindeln). Während der REM-Schlafphasen nimmt die Frequenz der EEG-Zacken vorübergehend zu (α-Wellen).

Eine Frequenzabnahme und Unregelmäßigkeit der Wellen ist bei einer Vielzahl von Erkrankungen zu beobachten. Praktisch alle Ursachen, die eine **Bewußtlosigkeit** auslösen können (Tab. 8-6), führen zu entsprechenden EEG-Veränderungen. Bei generalisierten Störungen wie **Hirndrucksteigerungen** und verschiedenen Formen von **Coma** (z.B. hepatisches

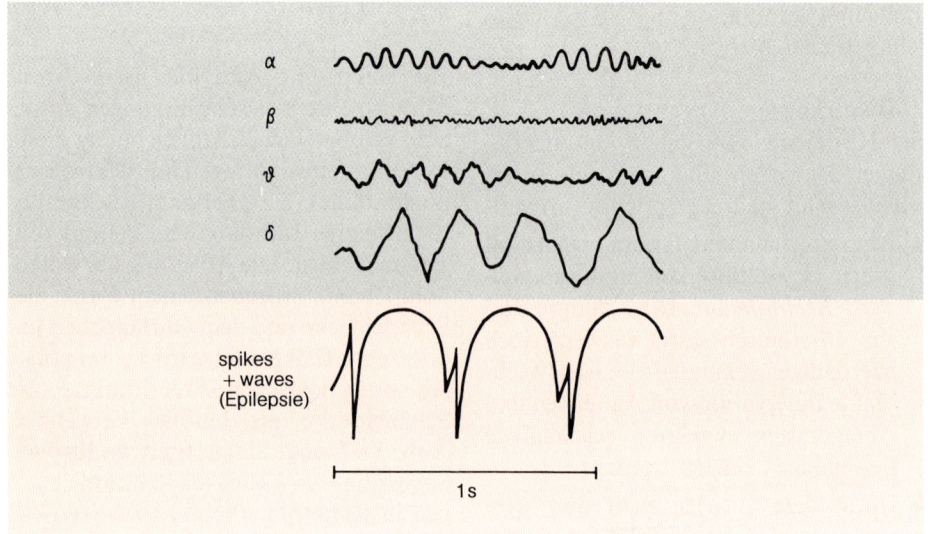

α

β

ϑ

δ

spikes
+ waves
(Epilepsie)

1 s

Abb. 8-17 Verschiedene **EEG-Kurven**

Coma, Alkoholintoxikation, diabetisches Coma usw.) sowie bei tiefer **Narkose** fällt vor allem eine Verlangsamung der Frequenz auf. Das EEG läßt dabei auch gewisse Rückschlüsse auf die Schwere des Zustandes zu. Das völlige Verschwinden elektrischer Aktivität (isoelektrisches EEG) wird als Hinweis für völlige Inaktivität der Großhirnrinde gewertet. Bei Intoxikationen kann auch eine vollständig reversible Ausschaltung des Gehirns über viele Stunden ein isoelektrisches EEG hervorrufen.

Ein asymmetrisches EEG kann u.U. bei der Lokalisierung eines **Tumors** oder einer Blutung behilflich sein.

Schließlich wird das EEG zur Bestimmung des **Reifegrades** von Gehirnen bei Kleinkindern eingesetzt.

Das wichtigste Anwendungsgebiet des EEG ist die **Epilepsie**-Diagnostik. Hier erlaubt das EEG häufig die eindeutige Stellung der Diagnose aufgrund typischer Kurvenverläufe, v.a. spikes and waves, welche z.T. auch im *Anfalls-freien Intervall* aufgenommen werden können. Die spikes entstehen wahrscheinlich durch plötzliche Depolarisation der Dendriten (vgl. 8.2.6), die waves durch inhibitorische postsynaptische Potentiale an Zellkörpern. Das EEG erlaubt nicht nur die Diagnose „Epilepsie" sondern ermöglicht auch eine Aussage über Entstehungsort der Krampfpotentiale. Das Auftreten von typischen Kurvenverläufen kann durch eine Reihe von Maßnahmen provoziert werden (z.B. Hyperventilation, vgl. 8.2.6).

Bei den meisten hirnorganischen Erkrankungen sind die Veränderungen im EEG wesentlich **untypischer** als vergleichsweise im EKG, das EEG ist somit für den Arzt zur Diagnose nur bei kritischer Wertung sinnvoll. Die Ursache ist darin zu suchen, daß die Potentialänderungen der Neurone im Gehirn im Gegensatz zum Herzen im wesentlichen asynchron verlaufen. Allgemeine Synchronisierung von Neuronenpopulationen ist Ausdruck einer Funktionsstörung des Gehirns. So treten bei der Epilepsie synchrone Spontanentladungen auf, die sich in typischen Krampfpotentialen äußern.

Eine wichtige Variante der EEG-Technik ist die Ableitung von **evozierten Potentialen**. Erregungen aus Afferenzen (z.B. elektrische Reizung des N. medianus) sollten zu einer Potentialverschiebung an Neuronen in SmI, Lichtsignale (z.B. Blitzlicht) zur Depolarisation von Neuronen in der Sehrinde führen. Dieser „Reizerfolg" geht jedoch in der Aktivität der anderen Neurone unter. Wird nun mehrfach gereizt und die EEG-Aufzeichnungen nach jedem Reiz in einer Weise verrechnet, daß die jeweils zu einem bestimmten Zeitpunkt (z.B. 100 ms) nach dem Reiz registrierten Potentiale addiert werden, so kristallisiert sich aus dem allgemeinen „Rauschen" die durch die Reize ausgelöste Potentialänderung heraus. Die Technik erlaubt eine objektive Aussage darüber, ob eine Erregung aus der Peripherie in der Rinde ankommt oder nicht. Wirkt z.B. ein taktiler Reiz auf die untere Extremität bei einer Querschnittsläsion im Brust- oder Halsmark (Abb. 8-12), so läßt sich in der Rinde kein evoziertes Potential auslösen. Das evozierte Potential bietet somit die Chance, etwas objektiv zu messen, was sonst zum Teil nur subjektiven Methoden (Aussagen des Patienten) zugänglich ist.

8.2.8 EMG

Bei der Elektromyographie (EMG) werden u.a. durch intramuskuläre Nadelelektroden Potentiale abgegriffen. Beide Pole liegen im Extrazellulärraum (allerdings im Muskel), das registrierte Potential beträgt daher nur einen Bruchteil der Potentialänderungen an den Zellmembranen. Wie beim EKG summieren sich gleichzeitige Potentiale gleicher Richtung (Summenpotential). Für das an der Nadelspitze registrierte Potential spielen jedoch nur Muskelfasern in unmittelbarer Elektrodennähe eine Rolle (Abstand < 1 mm).

Die Aktionspotentiale der Muskelfasern einer *motorischen Einheit* treten fast gleichzeitig auf. *Je mehr Muskelfasern in Elektrodennähe zu einer motorischen Einheit gehören, desto stärker ist* somit das bei Erregung der motorischen Einheit erzeugte *Summenpotential* (hohe **Potentialamplitude**). Werden dagegen zwei verschiedene motorische Einheiten aktiviert, so treten deren Aktionspotentiale in der Regel nicht gleichzeitig auf. Die Zahl der pro Zeiteinheit registrierten Summenpotentiale **(Potentialfrequenz)** ist somit der *Zahl motorischer Einheiten* in Elektrodennähe proportional.

Bei Vorliegen einer **Muskeldystrophie** kann daher mit Hilfe des EMG eine primäre Muskelerkrankung von einem Untergang der α-Motoneurone unterschieden werden:

Bei **Untergang motorischer Einheiten** durch Ausfall des jeweiligen α-Motoneurons nimmt die maximal mögliche *Potentialfrequenz* ab. Die Potentialamplitude bleibt dagegen hoch, da die motorischen Einheiten noch intakter α-Motoneurone unverändert groß sind. Durch die kollaterale Innervierung (s. 8.1.4) neigen die motorischen Einheiten sogar zur Größenzunahme, die Summenpotentiale werden dadurch höher. Außerdem werden die Aktionspotentiale breiter: Da die Axonterminalen nicht myelinisiert sind, werden die Muskelfasern bei unterschiedlicher Länge der Axonkollateralen nicht genau gleichzeitig innerviert.

Bei einer **primären Muskelerkrankung** nimmt dagegen die Größe der motorischen Einheiten ab, da nicht ganze motorische Einheiten, sondern jeweils einzelne Muskelfasern innerhalb einer motorischen Einheit ausfallen. Im EMG ist daher eine *Amplitudenabnahme*, nicht aber eine Frequenzabnahme zu verzeichnen (s. Abb. 8-18).

Neben dem Vergleich von maximaler Amplitude und Frequenz ermöglicht das

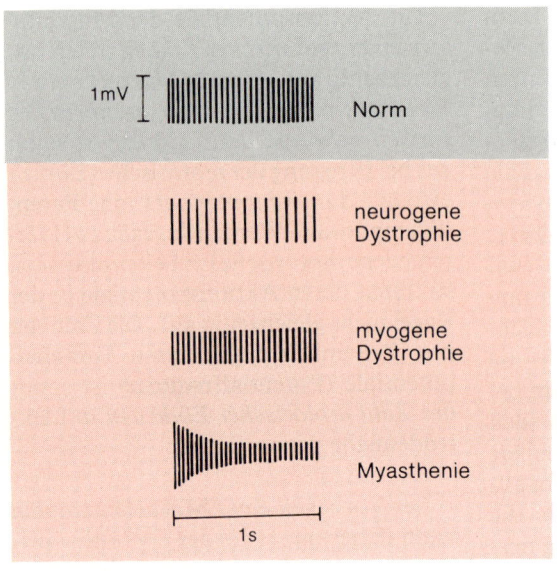

Abb. 8-18 **EMG.** Stark schematische Darstellung der Summenpotentiale bei maximaler Reizung des Muskels

Auftreten spezifischer Veränderungen die Abklärung neuromuskulärer Erkrankungen. Abb. 8-18 zeigt u.a. die Ableitung eines EMG bei **Myasthenie**, wenn der versorgende Nerv elektrisch hochfrequent gereizt wird. Die Erschöpfung der Acetylcholinreserven führt zum Ausfall eines Teils der Muskelfasern in einer motorischen Einheit. Dadurch nimmt die Summenpotentialamplitude bei repetitiver Reizung ab.

Beim **myasthenischen Syndrom Eaton Lambert** nimmt die Amplitude bei hochfrequenter Reizung allmählich zu.

Ein weiteres typisches Bild bietet auch die **Myotonie**. Hier kommt es während des Einstiches zu hochfrequenten Spontandepolarisationen der Muskelfasern.

Von klinischem Nutzen sind EMG-Aufzeichnungen auch bei Untersuchungen von *Tremor, Rigor* und *Spastizität*: Beim **Tremor** sind periodisch auftretende Potentialsalven nachweisbar. Bei der **Spastik** lassen sich Potentialsalven durch schnelle, jedoch nicht durch langsame Dehnung des Muskels auslösen. Beim **Rigor** treten Potentialsalven sowohl bei schneller als auch bei langsamer Dehnung auf.

Schließlich erlaubt das EMG die Bestimmung der **Leitungsgeschwindigkeit** *motorischer Nerven*. Dazu wird ein Nerv an mindestens zwei verschiedenen Punkten gereizt und jeweils die Latenz bis zum Auftreten des Muskelaktionspotentials gemessen. Der Abstand beider Punkte geteilt durch die Differenz der Latenzzeiten ergibt dann die Leitungsgeschwindigkeit. Klinische Anwendung findet die Methode v.a. bei Verdacht auf demyelinisierende Nervenerkrankungen bzw. -läsionen.

9 Temperaturregulation

9.1 Physiologie und allgemeine Pathophysiologie

9.1.1 Die Bedeutung der Temperatur für den Körper

Die Energieumsetzungen im Körper führen zwangsläufig zur Entwicklung von Wärme. Umgekehrt sind alle physikalischen und chemischen Vorgänge im menschlichen Körper temperaturabhängig. Dabei ist der Temperatureinfluß auf verschiedene Prozesse unterschiedlich: Rein physikalische Vorgänge (z.B. Diffusion) ohne Beteiligung chemischer Reaktionen werden durch Temperaturanstieg nur geringgradig beschleunigt. Bei Energie-verbrauchenden Prozessen hingegen verdoppelt sich der Umsatz mit einer Temperatursteigerung von weniger als 10 °C. Bei Ausschaltung der Thermoregulation nimmt demnach – im Bereich von Körpertemperaturen zwischen 20 °C und 40 °C – der Sauerstoffverbrauch des gesamten Körpers um den Faktor 2–3 zu, wenn die Temperatur um 10 °C steigt.

Eine **Senkung der Temperatur** hat somit vorwiegend Einfluß auf energieverbrauchende Prozesse. Eine bedeutsame Konsequenz ist die Hemmung der Natrium/Kalium-Pumpe an der Zellmembran, ohne daß die Diffusion maßgeblich beeinflußt wird. Länger dauernde *Hypothermie* führt somit zur *Verminderung des normalen Ionengradienten und des Potentials an den Zellmembranen*. Folge ist eine Störung der Erregungsbildung und -ausbreitung in allen erregbaren Strukturen (Herz, Sinnesrezeptoren, Nervensystem, Muskeln) und eine Volumenzunahme fast aller Körperzellen, die zu einer Zerstörung der Zellen führen kann. Körpertemperaturen unter 25 °C führen im allgemeinen zum Tode.

Die Tatsache, daß der Energieverbrauch einer Zelle mit sinkender Temperatur abnimmt, wird andererseits medizinisch genutzt: Muß z.B. bei einer **Transplantation** ein Organ bzw. der gesamte Körper von der Blutzufuhr getrennt werden, so kann durch Unterkühlung versucht werden, den Sauerstoffverbrauch des Gewebes zu senken und damit die Überlebenszeit zu verlängern. Natürlich muß man in diesem Fall mit den oben genannten Störungen rechnen.

Um die Schwellung der Nierenzellen einer isolierten und abgekühlten Niere zu verhindern, wird z.B. extrazelluläres Kochsalz u.a. durch Mannitol ersetzt, das weniger leicht in die Zellen eindringen kann.

Die Beeinträchtigung der Nervenleitung bei Hypothermie wurde u.a. früher in der Chirurgie bei kleinen Eingriffen (z.B. Warzenentfernungen) ausgenützt, um die Schmerzempfindung durch Abkühlen („**Vereisen**") zu mindern.

Ein **Ansteigen der Temperatur** hat vor allem *Steigerung des Energieverbrauchs* der Zellen zur Folge. Da der gesteigerte Umsatz von Energie mehr Wärme freisetzt, unterstützt er wiederum das weitere Ansteigen der Temperatur. Wesentliche Gefahr einer Hyperthermie ist die Entwicklung eines solchen Circulus vitiosus, wobei letztlich das Sauerstoffangebot vor allem für die Zellen am venösen Kapillarschenkel nicht mehr ausreicht, den Bedarf zu decken. Temperaturen von über 42 °C führen im allgemeinen zum Tode, wobei der Spielraum von den Versorgungsreserven für die Zellen abhängt.

9.1.2 Mechanismen der Temperatur-regulation

Die Körpertemperatur ist das Ergebnis von Wärmebildung und -abgabe. Beide Größen können in gewissen Grenzen variiert werden, um eine konstante Körpertemperatur zu sichern:

Die **Wärmeabgabe** geschieht beim Menschen zum größten Teil über die Haut, zu einem sehr geringen Anteil über die Atemluft.

Wärme wird vom Körperkern mit dem arteriellen Blut in das Unterhautgewebe getragen. Von dort diffundiert Wärme an die Hautoberfläche, wobei die pro Zeiteinheit diffundierende Wärmemenge (W_1) der Hautfläche (F) und der Temperaturdifferenz zwischen Haut (T_h) und Gefäß (T_g), direkt, sowie dem Abstand des Gefäßes von der Hautoberfläche (x_g) umgekehrt proportional ist:

$$W_1 \sim (T_g - T_h) \cdot \frac{F}{x_g}$$

Die Wärmeabgabe von der Haut an die Umgebung (W_2) geschieht durch Diffusion (W_2), Strahlung (W_3) und Verdunstung (W_4). Die **Diffusion** ist vor allem davon abhängig, wie dick (x_o) die „stehende" Luftschicht über der Haut, und wie groß der Temperaturunterschied zur Luft in der Umgebung (T_l) ist:

$$W_2 \sim (T_h - T_l) \cdot \frac{F}{x_o}$$

Die Wärmeleitung innerhalb der stehenden Luftschicht steigt u.a. mit der Luftfeuchtigkeit. Außerhalb dieser „stehenden" Luftschicht wird die Wärme durch Konvektion (Luftstrom), also sehr schnell (vgl. 13.3.1), ausgetauscht.

Unter Ruhebedingungen wird der größte Teil der Wärme durch Strahlung abgegeben. Allerdings nimmt die Haut auch Strahlung von außen auf, so daß die pro Zeiteinheit durch Strahlung abgegebene Wärme (W_3) von der Temperaturdifferenz zwischen Haut und umgebenden strahlenden Körpern (T_k) abhängt; nach Boltzmann gilt:

$$W_3 \sim (T_h{}^4 - T_k{}^4) \cdot F$$

Schließlich gibt die Haut noch Wärme durch Verdunstung (W_4) ab. W_4 ist vom Dampfdruck der Haut (P_h) abhängig, welcher mit der „Feuchtigkeit" und der Hauttemperatur zunimmt. Wieder spielt natürlich die Differenz zum Dampfdruck der umgebenden Luft (P_l), deren Feuchtigkeit und Temperatur die entscheidende Rolle:

$$W_4 \sim (P_h - P_l) \cdot F$$

Aus den genannten Formeln lassen sich direkt die **Möglichkeiten zur Temperatur-regulation** ableiten:

- x_g läßt sich durch Konstriktion oberflächlicher Arteriolen vergrößern, dadurch nimmt W_1 ab, die Hauttemperatur sinkt und mit ihr W_2, W_3 und W_4. Aus diesem Grund gibt die Hauttemperatur wenig Auskunft über die Kerntemperatur, welche immer rectal oder oral gemessen werden sollte. x_g nimmt mit dem Unterhautfettgewebe zu, das v.a. bei Neugeborenen noch wenig entwickelt ist. Konstriktion oberflächlicher Hautgefäße zeigt zudem beim Neugeborenen nur geringe Wirkung, da x_g auch zu den tieferen Gefäßen klein ist.

- x_o kann bei Tieren vergrößert werden, indem die Haare aufgestellt werden. Beim Menschen ist die Gänsehaut wegen Mangels an Haaren annähernd wirkungslos, und wir brauchen Kleidung, um die stehende Luftschicht zu vergrößern. x_o sinkt bei zunehmender Luftströmung (Wind, Luftzug, Ventilator) und ist außerdem von der Krümmung der Hautoberfläche abhängig: x_o ist an Fingern wesentlich kleiner als am Rumpf und beim Erwachsenen größer als bei Kleinkindern.

- P_h kann durch Schweißproduktion vergrößert werden. Da die Haut nicht völlig trocken sein kann, wird bei trockener Luft ständig eine gewisse Wärmemenge als W_4 verloren. Außerdem wird Wasserdampf und damit auch Wärme über die Atmung abgegeben (Perspiratio insensibilis).

● T_g kann herabgesetzt und damit W_1 vermindert werden. Eine Herabsetzung von T_g tritt bei Durchblutungsdrosselung, z.B. an einer Extremität auf. Die Tatsache, daß tiefe Venen den Arterien parallel entgegen laufen, bietet die Möglichkeit, daß zurückkehrendes, abgekühltes, venöses Blut dem arteriellen Blut Wärme in einem Gegenstromsystem entzieht. Die Verminderung von T_g führt somit zur Senkung von W_1, und die vom arteriellen Blut an die Venen abgegebene Wärme bleibt dem Körper erhalten. Soll hingegen Wärme vermehrt abgegeben werden, leitet der Körper venöses Blut hauptsächlich durch oberflächliche Venen zurück.

Die anderen Größen sind durch die Umwelt auferlegt (T_1, T_k, P_1), selbst nur eine Funktion der genannten Größen (T_h) oder konstant (F) und daher der Temperaturregulation nicht zugänglich. Eine gewisse Beeinflussung der Körperoberfläche ist durch die Körperhaltung (Zusammenkauern bei Kälte) möglich.

Die besondere Bedeutung der Körperoberfläche (F) für den Temperaturhaushalt geht allein daraus hervor, daß W_1, W_2, W_3 und W_4 von F abhängen. Neugeborene, die eine große Oberfläche im Verhältnis zur wärmeproduzierenden Körpermasse haben, sind daher durch Auskühlen wesentlich mehr gefährdet als Erwachsene. Allerdings produzieren Säuglinge bereits wenige Wochen nach der Geburt mehr Wärme pro Oberfläche als Erwachsene.

In Ruhe werden normalerweise etwa 2/3 *der Wärme durch Strahlung* (W_3) und *je ein Sechstel durch Verdunstung* (W_4) *und Diffusion* (W_2) abgegeben. Bei Arbeit kann W_4 über das Zwanzigfache, W_2 über das Dreifache ansteigen, während W_3 fast unverändert bleibt.

Die **Wärmebildung** geschieht zwangsläufig bei Umsetzung von Energie, z.B. von einer chemischen Energieform in die andere (z.B. ATP + Glucose → ADP + Glucosephosphat), oder von chemischer in mechanische Energie (z.B. Kontraktion eines Muskels unter ATP-Verbrauch). Bei einer Muskelkontraktion liegt der Wirkungsgrad beispielsweise bei 30 %, d.h. 70 % der verbrauchten Energie gehen als Wärme „verloren".

Bei drohender Auskühlung kann der Körper zusätzlich Wärme bilden und zwar sowohl durch mechanische Arbeit aus chemischer Energie (gesteigerte Muskeltätigkeit, **Muskelzittern**) als auch durch chemische Umsetzungen ohne sichtbare mechanische Arbeit (**zitterfreie Wärmebildung**). Die zitterfreie Wärmebildung ist deshalb günstiger, da Muskelzittern die Wärmekonvektion an der Hautoberfläche verstärkt, und somit der Mantel stehender Luft dünner wird. Die zitterfreie Wärmebildung wird vor allem durch Verbrennen von leicht mobilisierbarem, sogenanntem braunem Fettgewebe bestritten. Die zitterfreie Wärmebildung spielt jedoch beim Erwachsenen eine untergeordnete Rolle und erlangt nur beim Säugling und Kleinkind wesentliche Bedeutung, da nur diese über ausreichend braunes Fettgewebe verfügen.

Die **Wärmebildung** beim **Neugeborenen** ist in Relation zur Oberfläche geringer als beim Erwachsenen. Die Umgebungstemperatur, bei welcher im unbekleideten Zustand ein Minimum an Wärme-regulatorischen Maßnahmen erforderlich ist, beträgt daher beim Neugeborenen ca. 33 °C, beim Erwachsenen 28 °C. Die untere Grenze des Regelbereiches beträgt 23 °C beim Neugeborenen, beim Erwachsenen 0 °C. Innerhalb der ge-

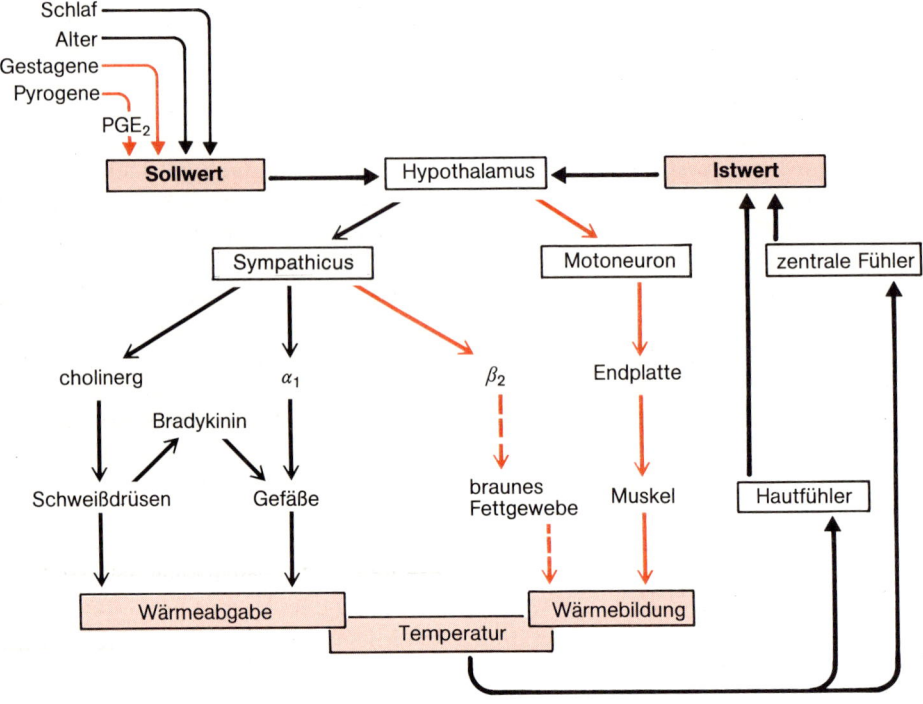

Abb. 9-1   Die Mechanismen der **Temperaturregulation**. Die Wärmebildung durch braunes Fettgewebe spielt nur beim Neugeborenen und Kleinkind eine wesentliche Rolle. Der Einfluß auf das Verhalten ist nicht berücksichtigt

nannten Grenzen ist der Neugeborene jedoch sehr wohl in der Lage effektiv seine Körpertemperatur zu regeln.

Wärmeabgabe und Wärmebildung werden dann regulativ verändert, wenn der Istwert der Körpertemperatur vom Sollwert abweicht.

Meßfühler für den Istwert sind Wärme- und Kälterezeptoren in der Peripherie, also der Haut (v.a. Rumpf, Stirn) und im Körperkern (Rückenmark, unterer Hirnstamm, vorderer Hypothalamus, Muskulatur, dorsale Bauchhöhle). Die Fühler haben Proportionaldifferentialfühler-Eigenschaft, d.h. sie reagieren nicht nur auf die Reizstärke selbst, sondern auch auf die Änderung der Reizstärke.

Der **Regler**, d.h. die regelnden Neurone, sitzen im hinteren Hypothalamus.

Hier findet der Vergleich von Istwert (Summe der Afferenzen aus Kern und Haut) und Sollwert statt. Der Sollwert ist dabei keine Konstante, sondern unterliegt schon normalerweise Schwankungen (z.B. zirkadian: Minimum frühe Morgenstunden).

Stimmt der Istwert nicht mit dem Sollwert überein, so werden die **Stellglieder** eingesetzt:

● Über sympathische cholinerge Innervation werden die Schweißdrüsen kontrolliert. Bei Stimulation der Schweißproduktion wird von den Schweißdrüsen vasodilatatorisch wirkendes Bradykinin (vgl. 11.7.3) gebildet.

● über α-adrenerge Rezeptoren wird Gefäßkonstriktion eingeleitet, eine Gefäßdilatation bei Wärme erfolgt einerseits durch Abnahme des Sympathicotonus, andererseits durch Bradykinin (s.o.) und möglicherweise cholinerge vasodilatatorische Nerven. Der venöse Rückstrom wird bei Kälte über tiefe Venen geleitet;

- über β-adrenerge Rezeptoren wird bei Säuglingen zitterfreie Wärmebildung in braunem Fettgewebe ausgelöst;
- über motorische Fasern wird Muskelzittern erzeugt.

9.2 Spezielle Pathophysiologie

9.2.1 Hyperthermie und Fieber

Ursachen eines Anstieges der Körpertemperatur sind entweder eine Sollwerterhöhung bzw. ein geschädigter Regler oder eine Überforderung der Stellglieder.

Eine *Sollwerterhöhung* tritt vor allem bei Infekten oder bei sonstiger Stimulierung der Leukozyten auf. Die Leukozyten geben, wenn sie mit Viren oder exogenem Pyrogen (Lipopolysaccharide aus Bakterienmembranen) in Kontakt treten, ein endogenes **Pyrogen** (Interleukin I, vgl. 5.1.3) ab, das wahrscheinlich über Stimulation von Prostaglandin E-Bildung im Hypothalamus den Sollwert erhöht. Darüber hinaus können einige Endotoxine auch direkt die Prostaglandin E-Synthese stimulieren und auf diese Weise Fieber erzeugen. Pyrogene können auch außerhalb des Hypothalamus die Prostaglandin E-Synthese steigern. Darauf ist möglicherweise das Auftreten von Kopfweh, Gliederschmerzen und Unwohlsein zurückzuführen. Die Entstehung von Fieber bei Infektionskrankheiten wird durch ADH unterdrückt (z.B. bei Neugeborenen).

Schädigungen des Hypothalamus (z.B. Schädelhirntraumen, Vergiftungen) können gleichfalls zu einer Störung führen, die einer Sollwertverstellung gleichkommt (zentrales Fieber).

Eine **Überforderung der Stellglieder** kann durch extreme äußere Bedingungen *(feuchte Hitze)*, aber auch durch *Versagen der Stellglieder* selbst zustande kommen. So führt eine Vasodilatation in der Haut zu Blutdruckabfall (Hitzekollaps), Wassermangel kann die Schweißproduktion verhindern (Durstfieber).

Bei körperlicher **Arbeit** steigt die Wärmeproduktion, die Kerntemperatur nimmt zu, und die Schweißsekretion setzt ein. Dadurch wird die Haut abgekühlt, und die Temperaturfühler der Haut „bremsen" die regulative Wärmeabgabe. Auf diese Weise kann die Kerntemperatur bei schwerer Arbeit erheblich ansteigen (bis 41 °C).

Geringgradige Temperaturerhöhungen können bisweilen auch bei gesteigertem Umsatz durch **Hyperthyreose** (Überproduktion von Schilddrüsenhormonen, vgl. 11.5.3) oder **Cushing-Syndrom** (Überproduktion von Nebennierenrindenhormonen, vgl. 11.3.2) beobachtet werden. Auch **Gestagene** erhöhen geringgradig die Körpertemperatur (vgl. 11.4.2).

Selten tritt die sogenannte **maligne Hyperthermie** auf: Bei Patienten mit einem genetisch bedingten Membrandefekt führt die Einleitung einer Narkose mit Succinylcholin oder einigen Inhalationsanästhetica zur intrazellulären Freisetzung von Calcium v.a. in der Muskulatur. Die massive Stimulierung der Muskulatur führt zu Hyperthermie, die häufig in Erschöpfung und Tod mündet.

Auswirkungen sind bei Fieber durch Sollwertverstellung zunächst bis zum Erreichen des Sollwertes gesteigerte Wärmebildung (Kältezittern und zitterfreie Wärmebildung) und eingeschränkte Wärmeabgabe (Gänsehaut, periphere Vasokonstriktion, Zusammenkauern zur „Verkleinerung der Oberfläche"). Umgekehrt liegen bei aufgezwungener Hyperthermie sowie bei Entfieberung

Schwitzen und periphere Vasodilatation vor. Folge der Vasodilatation kann Blutdruckabfall sein (Hitzekollaps). Bei ,,undulierendem" Fieber wechseln sich Phasen mit ,,Schüttelfrost" (Kältezittern) bei Fieberanstieg und solche mit Schwitzen und Vasodilatation bei Fieberabfall periodisch ab. Temperatursteigerungen sind mit einem *Anstieg der Herzfrequenz* (ca. 10 Schläge/ °C) und der *Atemfrequenz* verbunden. Es kann sich eine respiratorische Alkalose entwickeln. Der Energieumsatz ist gesteigert; die Sauerstoffaufnahme nimmt etwa 13 %/ °C zu; der *Flüssigkeits-* und *Salzverlust* steigt erheblich. Bei Temperaturen über 40 °C stellen sich die ersten zentralnervösen Störungen ein (*Verwirrtheit*, Hirndrucksteigerung, Krämpfe [v.a. Neugeborene]); eine Temperatur von über 42 °C wird selten überlebt. Dabei findet man in mehreren Organen Gewebszerstörungen, u.a. wohl durch unkontrollierte Aktivierung von Proteasen. Unter Hyperthermie kommt es ferner zu Läsionen des Gefäßendothels, Folgen sind einerseits Blutungen, andererseits intravasale Blutgerinnung.

9.2.2 Hypothermie

Ursache kann auch hier wieder eine Sollwertverstellung oder eine Überforderung der Stellglieder sein.

Eine **Sollwertverstellung** nach unten um 1–2 °C tritt physiologischerweise im *Alter* auf. Bei *Bewußtlosigkeit, Narkose* und *Schlafmittelvergiftung* kann der Regler z.T. ausgeschalten sein, wodurch eine Hypothermie auftreten kann, ferner kann sich in diesem Fall eine geringere Wärmebildung durch Abnahme des Muskeltonus bemerkbar machen.

Eine **Überforderung der Stellglieder** ist häufig Folge extremer äußerer Bedingun-

gen. Wegen der hohen Wärmeleitfähigkeit von Wasser ist eine Hypothermie vor allem bei *längerem Aufenthalt in kaltem Wasser* zu befürchten. Durch Hypothermie in besonderem Maße gefährdet sind *Neugeborene*, da sie eine große relative Oberfläche aufweisen, das Unterhautfettgewebe und damit die Schichtdicke zwischen Gefäßen und Hautoberfläche gering ist, und somit die Temperaturregulation nur eine geringe Regelbreite aufweist. Auch im *Alter* ist eine Abnahme des Unterhautfettgewebes häufig, wodurch die durch Sollwertverstellung begünstigte Hypothermie weiter unterstützt wird.

Auswirkungen der *passiven Hypothermie* ohne Sollwertverstellung sind Muskelzittern, Zunahme der zitterfreien Wärmebildung, periphere Vasokonstriktion, Zusammenkauern und Unruhe. Bei massiver Hypothermie und bei Hypothermie durch Sollwertverstellung *nimmt der Umsatz ab, Herzfrequenz, Blutdruck* und *Atemfrequenz sinken*, und auch *der Sauerstoffgehalt im Blut fällt ab*. Gleichzeitig nimmt die *Sauerstoffaffinität des Hämoglobins* zu, so daß die Sauerstoffabgabe an das Gewebe eingeschränkt ist. Somit kann trotz geringeren Sauerstoffverbrauchs im Gewebe eine *Hypoxie* auftreten. Die Entwicklung einer Hypoxie wird durch eine Steigerung der *Blutviskosität* bei Hypothermie und die daraus folgenden Zirkulationsstörungen begünstigt. Die Hypoventilation führt zu respiratorischer Acidose, die Hypoxie zu Lactacidose. An der Niere nimmt die glomeruläre Filtrationsrate steil ab, wegen verminderter tubulärer Transporttätigkeit kommt es dabei jedoch trotzdem zur Diurese. Letztlich bedroht v.a. das Überwiegen passiver Diffusion an erregbaren Zellen den Organismus, am Herzen kann *Kammerflimmern* (vgl. 1.2.1), und im ZNS können *Hirndrucksteigerungen* (vgl. 8.2.1) auftreten.

10 Stoffwechsel, Verdauung

10.1 Physiologie und allgemeine Pathophysiologie

10.1.1 Grundlagen des Stoffwechsels

Bevor die wichtigsten Stoffwechselwege einzeln besprochen werden, sollen noch einige allgemeine Aspekte beleuchtet werden.

Eine Reaktion folgt im allgemeinen dem **Massenwirkungsgesetz**. In Kapitel 13.2 wird gezeigt, daß eine Reaktion einem für sie typischen **Gleichgewicht** zustrebt, in dem das Verhältnis von Konzentrationen der Reaktionspartner (Substrate) und der Reaktionsprodukte (Produkte) einen bestimmten Wert annimmt. Manche („schnelle") Reaktionen laufen spontan so schnell ab, daß sich das System praktisch ständig im Gleichgewicht befindet. Andere („langsame") Reaktionen (z.B. nicht katalysierte Hydrierung von CO_2) benötigen zur Erreichung des Gleichgewichtes wesentlich mehr Zeit. Werden die Substrate ständig nachgebildet und die Produkte abgebaut oder abtransportiert, so wird das Gleichgewicht nie erreicht. Trotzdem können die Konzentrationen der beteiligten Substanzen einen konstanten Wert erreichen, nämlich dann, wenn z.B. Abtransport und Bildung der Produkte gleich sind. Man nennt diesen Zustand **Fließgleichgewicht.** Vorwiegend in diesem Zustand befindet sich der lebende Organismus.

Ein **Enzym** erleichtert den Reaktionsablauf. Dabei beschleunigt es in gleichem Maße Hin- und Rückreaktion. Carboanhydrase z.B. beschleunigt sowohl die Hydrierung von CO_2 als auch die Dehydrierung von Kohlensäure. Somit beeinflußt das Enzym nicht das chemische Gleichgewicht, wohl aber die Reaktionsgeschwindigkeit und die Konzentrationen der Reaktionspartner im Fließgleichgewicht. Einige Reaktionen laufen allerdings nur in eine Richtung ab (irreversible Reaktionen), da das thermodynamische Gleichgewicht ganz auf einer Seite ist. Hier entscheiden nur Substrat- und Enzymkonzentrationen über die Umsatzrate.

Schließlich sollte noch hervorgehoben werden, daß einzelne Reaktionsketten in ganz bestimmten **Kompartimenten** der Zelle oder im Extrazellulärraum ablaufen (vgl. 10.1.12). Die Kompartimentierung des Körpers in Organe, Zellen und Zellkompartimente ermöglicht es, daß z.B. Fettsäuren in einem Kompartiment aufgebaut und gleichzeitig in einem anderen abgebaut werden. Transportprozessen an den Membranen, welche die verschiedenen Kompartimente trennen (z.B. Zellmembran, Mitochondrienmembran), kommt eine wesentliche Bedeutung bei der Regulation der Stoffwechselaktivitäten zu.

Enzyme sind Proteine. Bei fast der Hälfte aller Enzyme lassen sich **Enzymvarianten** (bzw. Isoenzyme) mit unterschiedlicher Aminosäuresequenz, Konformation u.ä. nachweisen (Enzympolymorphismus). Häufig unterscheiden sich die verschiedenen Enzymvarianten nur wenig in ihren Eigenschaften (Affinität, Hemmbarkeit, Stabilität), und die Varianten sind demnach völlig gleichwertig. Bisweilen treten Unterschiede (z.B. Hemmbarkeit) nur unter ganz besonderen Bedingungen zu Tage, wie bei Aufnahme bestimmter Nahrungsstoffe, Medikamente, Gifte etc. Schließlich kann ein Enzymdefekt vorliegen, bei welchem die Eigenschaften des Enzyms in einer Weise verändert sind, daß die Enzymaktivität stark herabgesetzt ist (primäre = genetisch bedingte **Enzymopathie**).

Viele enzymatische Reaktionen sind auf die Mitwirkung von **Coenzymen** angewiesen, das sind Substanzen, welche an der Reaktion teilnehmen, aber wieder regeneriert werden, d.h. in der Bilanz werden sie nicht umgesetzt. Eine Reihe von Coenzymen wird aus Vitaminen gebildet (vgl. 10.1.8). Ein Enzymdefekt kann nun dazu führen, daß die Affinität des Enzyms zum Coenzym herabgesetzt ist. In diesen Fällen ist es bisweilen möglich, durch massive Zufuhr des entsprechenden Vitamins eine normale Enzymaktivität zu erzielen (vgl. 10.1.8). Umgekehrt führt natürlich ein Mangel an Coenzym, z.B. durch mangelhafte Zufuhr oder durch verminderte Umwandlung bzw. Bildung des entsprechenden Vitamins, zu Einbußen an Enzymaktivität.

Der Enzymaktivitätsverlust durch mangelhafte Zufuhr von Vitaminen ist ein Beispiel für **erworbene Enzymopathien**. Andere Beispiele sind verminderter Aufbau von Enzymen z.B. wegen Mangels an Aminosäuren, den Bausteinen der Enzyme, Verlust von Enzymen durch geschädigte Zellmembranen oder Inaktivierung des Enzyms durch Hemmstoffe. Die Hemmung eines Enzyms kann kompetitiv oder nicht kompetitiv sein (vgl. 13.2.3). Eine Schädigung der Zelle führt v.a. zu selektiver Einschränkung derjenigen Enzyme, welche die spezifischen Zellleistungen ermöglichen, während die für das Überleben der Zelle erforderlichen Enzyme i.a. noch länger gebildet werden. Eine Zellschädigung und eine Reihe von Substanzen können auch zu gesteigerter Synthese bestimmter Enzyme führen (vgl. 10.1.11, 10.1.12).

Die unmittelbaren **Auswirkungen eines Enzymdefektes** werden in Abbildung 10-1 illustriert: Primär muß ein Enzymdefekt zur *Anhäufung des Substrates* (S)

und zu einem *Abfall des Produktes* (P) führen. Wirkt die Substratkonzentration auf die Reaktion zurück, durch welche das Substrat gebildet wird, steigt auch die Konzentration der *Vorstufen* (V). Kann das Substrat auch andere Reaktionen eingehen, deren Enzyme noch nicht gesättigt sind, fallen in gesteigertem Maße *Metabolite* (M und N) an. Über diese Metabolite ist unter Umständen eine Bildung des Produktes möglich *(metabolischer Seitenweg)*. Dabei müssen keineswegs alle in Abb. 10-1 angedeuteten Konzentrationsänderungen auftreten.

Der Anstieg von S kann z.B. bei nicht gesättigtem Enzym bzw. auf nicht katalytischem Weg die direkte oder über einen metabolischen Seitenweg die indirekte Bildung von P erzwingen, und P muß nicht absinken. Umgekehrt kann ein nennenswerter Anstieg von S verhindert werden, wenn S seine Bildung aus V hemmt oder seine Reaktion zu M stimuliert.

Die Veränderungen der Konzentrationen von Präkursoren, Substraten, Metaboliten und Produkten führen letztlich zu **Erkrankungen** (vgl. Tab. 10-3, 10-4, 10-5, 10-7, 10-12). Oft ist es eine einzige Substanz, welche das Krankheitsgeschehen diktiert.

Steht die Abnahme der Produktkonzentration im Vordergrund, so kann bisweilen die regelmäßige **therapeutische** Zufuhr dieser Substanz eine Entwicklung der klinischen Symptomatik verhindern. Führt der Konzentrationsanstieg von Präkursoren, Substraten oder Metaboliten zur Erkrankung, können in einigen Fällen Störungen vermieden werden, wenn die diätetische Zufuhr von Vorstufen vermieden wird (vgl. Tab. 10-1). In wenigen Fällen (z.B. bei Mangel an Gerinnungsfaktoren, vgl. 4.6.3) kann das Enzym selbst substituiert werden.

Enzyme erlangen ihre klinische Bedeutung nicht nur durch die Tatsache, daß ihre veränderte Aktivität Ursache von Stoffwechselerkrankungen sein kann. Vielmehr kommt der Bestimmung von

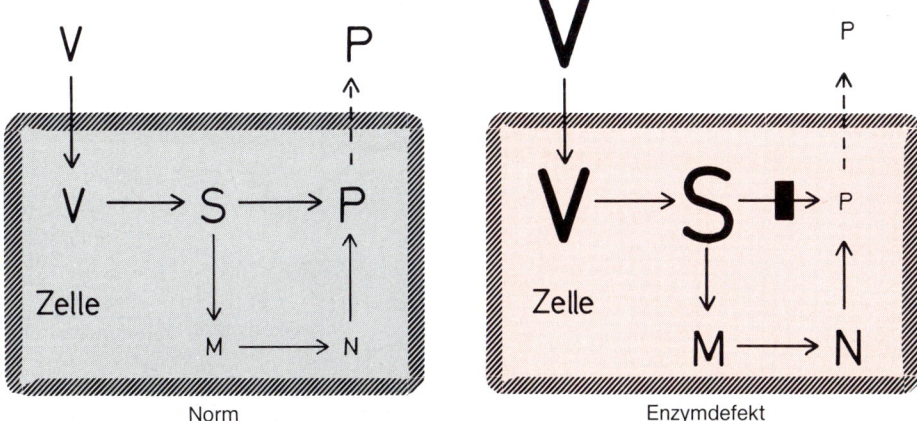

Abb. 10-1 Unmittelbare **Auswirkungen eines Enzymdefektes** (rechts). V = Vorstufe (Präkursor), S = Substrat, P = Produkt, M und N = Metabolite. Durchgezogene Pfeile: enzymatische Umwandlung bzw. carriervermittelter Transport, unterbrochener Pfeil: Diffusion. Im gezeigten Beispiel finden alle Reaktionen innerhalb der Zelle statt, und nur V und P überschreiten die Zellmembran. Prinzipiell können Reaktionen natürlich auch extrazellulär ablaufen, sowie S, M und N Zellmembran-gängig sein

Enzymaktivitäten im Blut steigende Bedeutung in der **Diagnose** einer Vielzahl von Erkrankungen zu (vgl. 10.1.12). Die Erhöhung der Kreatinkinase-Aktivität im Blut als Indikator für Muskelerkrankungen wurde bereits erwähnt (vgl. 8.1.3).

Tabelle 10-1 **Diätetische Therapie von Enzymdefekten**

Therapie durch Verminderung von Vorstufen
  Gicht (vgl. Tab. 10-3)
  Homocystinurie I (vgl. Tab. 10-12)
  Cystathioninurie (vgl. Tab. 10-12)
  Phenylketonurie (vgl. Tab. 10-12)
  Hypertyrosinämie (vgl. Tab. 10-12)
  Hyperleucinisoleucinämie (vgl. Tab. 10-12)
  Ahornsirupkrankheit (vgl. Tab. 10-12)
  Isovaleriatämie (vgl. Tab. 10-12)
  Galaktosämie, Galaktosediabetes
  (vgl. Tab. 10-5)
  Fructoseintoleranz (vgl. Tab. 10-5)
  Defekte im Harnstoffzyklus (vgl. 10.1.6)
  Refsum-Krankheit (vgl. 10.1.5)

Therapie durch Substitution von Produkten
  Orotacidurie (vgl. Tab. 10-3)
  Fructose-1,6-diphosphatase-Mangel
  (vgl. Tab. 10-5)

10.1.2 Energiestoffwechsel

Es versteht sich von selbst, daß jede Zelle zur Erhaltung ihrer Funktion auf ständige Energiezufuhr angewiesen ist. Die Energie wird durch den Abbau von Nahrungsstoffen gewonnen. Die weitaus wichtigste Energiequelle ist dabei die Reaktion von Wasserstoff und Sauerstoff zu Wasser. Der Wasserstoff wird Nahrungsstoffen (z.B. Glucose) entnommen und zunächst auf NAD^+, $NADP^+$ oder FAD übertragen.

In der sogenannten **Atmungskette** wird der Wasserstoff stufenweise von NAD^+ auf ein *Flavoprotein* und von dort bzw. von FAD auf *Ubichinon* übertragen. Der Wasserstoff gibt schließlich die Elektronen an Cytochrom b ab, einen Porphyrinring, dessen Eisen durch die Elektronen von der dreiwertigen in die zweiwertige Form übergeht. Der Wasserstoff wird dabei zu H^+ oxidiert. Die Elektronen werden schließlich über Cytochrom c und a auf Sauerstoff übertragen, der mit $2 H^+$ zu Wasser reagiert.

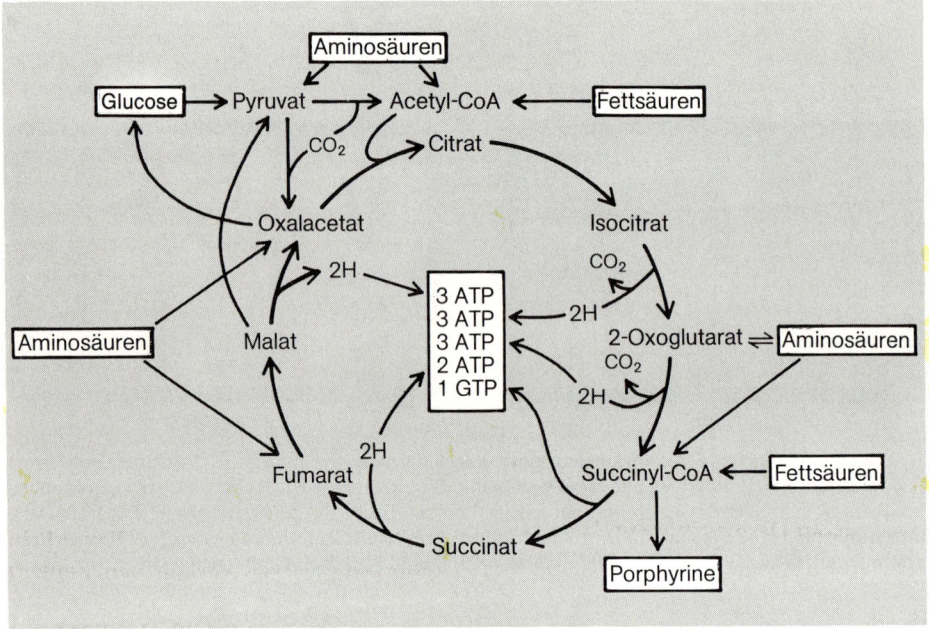

Abb. 10-2 Der **Zitronensäurezyklus** (Citrat-Zyklus)

Die Oxidation ist mit einer Translokation von H^+-Ionen über die Mitochondrienmembran nach außen verbunden. Dadurch wird ein intermediäres H^+-Ionenpotential über die Membran aufgebaut. Die Rückkehr der H^+-Ionen ist an die Bildung von ATP aus ADP gekoppelt. **ATP** ist der überragende Energielieferant für eine Vielzahl von biochemischen und physiologischen Funktionen, wie zum Beispiel für die Kontraktion der Muskulatur und den aktiven Transport an Zellmembranen. Das bei manchen Reaktionen gebildete bzw. zur Verfügung stehende **GTP** nimmt dagegen eine weit weniger wichtige Rolle ein. Auf die Möglichkeit, Energie in Form von Kreatinphosphat zu speichern, wurde bereits hingewiesen (Kap. 8.1.3).

Manche **Gifte** (u.a. Cyanid) sind in der Lage, die *Atmungskette zu blockieren* bzw. die *Koppelung der ATP-Produktion an die Wasserstoffübertragung* zu *unterbinden*. Es ist logisch, daß diese

Substanzen zum Zelltod führen können, selbst wenn Kreislauf und Atmung künstlich aufrecht erhalten werden.

Wichtigster Lieferant von gebundenem Wasserstoff für die Atmungskette ist der **Citratzyklus** (Abb. 10-2). In ihn münden Abbauwege der Kohlenhydrate, Fette und Aminosäuren, er ist somit gemeinsame Endstrecke mehrerer Stoffwechselwege. Während Acetyl-CoA beim Durchlaufen des Citratzyklus zu CO_2 abgebaut wird, können verschiedene Aminosäuren sowie verzweigte und ungeradzahlige Fettsäuren Substrate des Zitronensäurezyklus bilden, welche bei Bedarf zum Glucoseaufbau (Gluconeogenese) herangezogen werden. Umgekehrt kann Ammoniak mit Substraten des Citratzyklus Aminosäuren bilden. Bei hohen Ammoniakkonzentrationen trägt die Verarmung der Zellen an Substraten des Citratzyklus zu den Vergiftungserscheinungen bei (vgl. 10.1.6).

10.1.3   Nucleinsäurenstoffwechsel

Der Stoffwechsel und mit ihm indirekt alle Funktionen des Körpers stehen unter der Kontrolle von Polypeptiden (Enzymen, Hormonen, Transportproteinen), welche unter Mitwirkung der Nucleinsäuren aufgebaut werden. Bei den Nucleinsäuren unterscheidet man DNA (Desoxyribonucleinsäure) und RNA (Ribonucleinsäure). Die im Zellkern gelagerte **DNA** enthält die Purinkörper Adenin und Guanin sowie die Pyrimidinkörper Thymin und Cytosin (vgl. Abb. 10-3). Diese Basen sind miteinander über Desoxyribose und Phosphat verknüpft. **RNA** ist analog aufgebaut, enthält jedoch Ribose anstatt Desoxyribose und Uracil anstatt Thymin.

Die DNA liegt als Doppelstrang vor, wobei sich jeweils Adenin und Thymin, sowie Guanin und Cytosin gegenüberliegen. Eine Trennung des Doppelstranges erlaubt die Anlagerung entsprechender Basen an jede der beiden Ketten, so daß zwei identische Doppelstränge entstehen

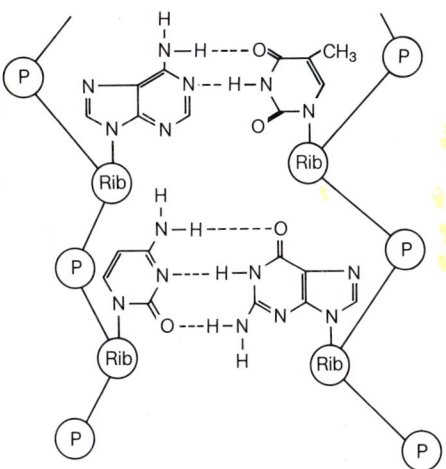

Abb. 10-3 Aufbau eines **Desoxyribonucleinsäureabschnittes.** Die Basenpaarung der beiden gegenüberliegenden DNA-Stränge erfolgt bei Adenin und Thymin (oben) mittels zweier Wasserstoffbrücken (gestrichelt), bei Cytosin und Guanin mittels dreier Wasserstoffbrücken (P = Phosphat, Rib = Desoxyribose)

(Replikation). Diese Art der Vervielfältigung garantiert, daß bei einer Zellteilung an beide Tochterzellen das gleiche DNA-Material weitergegeben wird.

Die DNA im Zellkern enthält das Erbgut der Zelle, den **Genotypus**. Abb. 10-4 zeigt, in welcher Weise dieses Erbgut in Enzymsynthese umgesetzt wird, ein Vorgang, der zur Ausbildung von Eigenschaften (**Phänotypus**) erforderlich ist, da ja die DNA nicht selbst, sondern nur Enzyme in das Stoffwechselgeschehen eingreifen.

Durch Anlagerung passender Basen an eine DNA-Kette und ihre Verknüpfung durch Ribose und Phosphat entsteht die messenger-RNA (mRNA), eine Negativkopie des DNA-Stranges (**Transskription**). Die mRNA verläßt den Zellkern und gelangt in das Zytoplasma der Zelle. Dort wird unter Mithilfe der RNA-haltigen Ribosomen sogenannte transfer-RNA (tRNA) angelagert. Die transfer-RNA lagert sich jeweils mit drei Nucleinbasen (Codetriplett) an die mRNA an. Am Ende der tRNA sitzt eine Aminosäure. Dabei bindet eine tRNA mit bestimmter Sequenz der Nucleinsäurebasen im Codebezirk immer nur eine bestimmte Aminosäure (Tab. 10-2). Auf diese Weise entspricht einer bestimmten Basensequenz der mRNA immer eine definierte Aminosäurensequenz. Die Aminosäuren werden in der durch die mRNA diktierten Reihenfolge verknüpft (**Translation**) und auf diese Weise entsteht das durch die DNA determinierte Peptid.

Die Peptide bedürfen in der Regel noch einiger chemischer Modifikationen (z.B. Abspaltung von Teilen der Peptidkette, Glykosylierung), um ihrer Aufgabe als Enyzme, Hormone, Rezeptoren, Transport- oder Strukturproteine dienen zu können. Schließlich müssen sie an den richtigen Wirkort transportiert werden. Einige erbliche Erkrankungen sind auf fehlerhafte Modifikation oder Transport primär richtig synthetisierter Peptide zu-

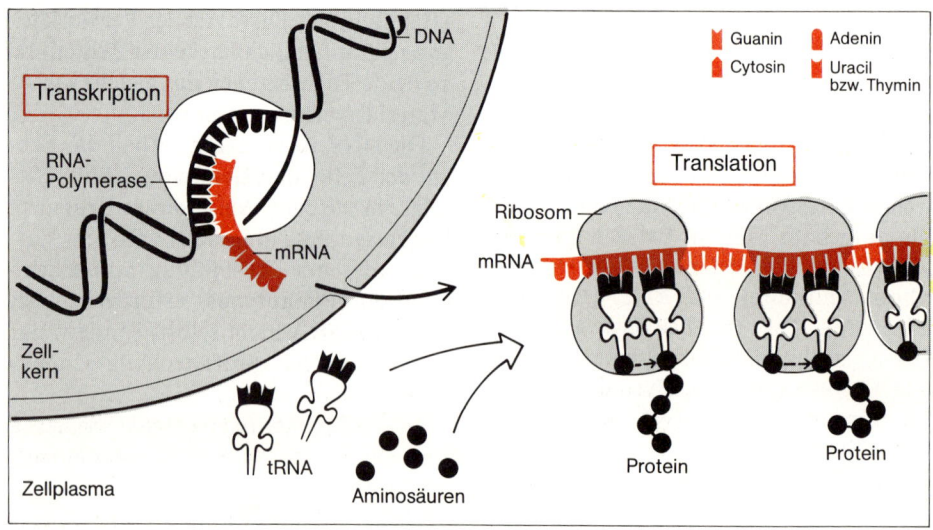

Abb. 10-4 **Proteinsynthese**

Tabelle 10-2 **Zuordnung der tRNA-Tripletts zu den einzelnen Aminosäuren.** Da 64 Basenpermutationen möglich sind, aber nur 20 Aminosäuren und ein Zeichen für den Abbruch der Aminosäurenkette erforderlich sind, sind zum Teil mehrere Tripletts für eine Aminosäure zuständig (Degeneration des genetischen Codes). Beachte, daß die entsprechenden Sequenzen am messenger RNA-Strang komplementär zu den angegebenen Triplets sind. (Beim Start wird eine besondere Methionin-tRNA gebunden und Methionin später abgespalten, am Ende liegt keine passende tRNA-Aminosäure vor.)

Phenylalanin	(Phe)	AAA, AAG
Leucin	(Leu)	AAU, AAC, GAA, GAG, GAU, GAC
Serin	(Ser)	AGA, AGG, AGU, AGC, UCA, UCG
Tyrosin	(Tyr)	AUA, AUG
Cystin	(Cys)	ACA, ACG
Tryptophan	(Try, Trp)	ACC
Prolin	(Pro)	GGA, GGG, GGU, GGC
Histidin	(His)	GUA, GUG
Glutamin	(Gln)	GUU, GUC
Arginin	(Arg)	GCA, GCG, GCU, GCC, UCU, UCC
Isoleucin	(Ileu)	UAA, UAG, UAU
Methionin	(Met)	UAC
Threonin	(Thr)	UGA, UGG, UGU, UGC
Asparagin	(Asn)	UUA, UUG
Lysin	(Lys)	UUU, UUC
Valin	(Val)	CAA, CAG, CAU, CAC
Alanin	(Ala)	CGA, CGG, CGU, CGC
Glutaminsäure	(Glu)	CUU, CUC
Asparaginsäure	(Asp)	CUA, CUG
Glycin	(Gly)	CCA, CCG, CCU, CCC
Ende		AUU, AUC, ACU
Start		UAC

rückzuführen (vgl. z.B. 5.1.1). Verantwortlich sind dabei jedoch wiederum defekte Enyzme oder Transportproteine.

Eine Reihe von **Pharmaka** kann die in Abb. 10-4 dargestellte Enzymbiosynthese stören. Dabei kann die Replikation (z.B. Bleomycin, Mitomycin), die Transkription (Actinomycin) oder die Translation (Tetracycline) unterbunden werden. Die Pharmaka finden Verwendung als Antibiotica (Verhinderung der Bakterienvermehrung, z.B. Tetracycline) oder sie werden zum Teil eingesetzt, um die unerwünschte Zellvermehrung in einem Tumorgewebe zu stoppen, bzw. durch Hemmung der Proteinsynthese das Zellwachstum zu verhindern (vgl. 12.1.4). Da ja alle Enzyme betroffen sind, sind alle Zellfunktionen bedroht und die Zelle wird erheblich geschädigt. *Vor allem betroffen sind Zellen mit einer hohen Synthese- und Teilungsrate,* also neben *Tumorzellen* auch die *blutbildenden Zellen* des Knochenmarks und die *Epithelien.* Die Transkription und Translation viraler Nucleinsäuren wird durch Interferon gestört (vgl. 4.1.2).

Wichtigste Störung der Informationsübertragung durch DNA ist das Auftreten einer **Mutation**, d.h. einer Änderung der Basensequenz in der DNA-Kette. Dadurch wird nicht nur die Sequenz der DNA selbst, sondern folgerichtig auch der mRNA und der Peptidkette abgeändert. Die Störung kann harmlos sein, wenn zwei Aminosäuren mit ähnlichen physikochemischen Eigenschaften vertauscht werden (vgl. 10.1.1). Das Beispiel der Sichelzellanämie (vgl. 4.3.1) zeigt jedoch, daß bereits die Verwechslung einer Aminosäure erhebliche Konsequenzen nach sich ziehen kann. Neben einer Verwechslung kann eine Mutation auch durch Wegfall oder Zusatz einer oder mehrerer Basen zustande kommen. Auf der anderen Seite kann in extrem seltenen Fällen eine Mutation zu einer Verbesse-

rung des Erbmaterials führen. Schließlich verdanken wir die Evolution u.a. einer Serie von Mutationen mit jeweiligem Aussterben der weniger lebensfähigen Mutanten (Selektion).

Tritt eine Mutation in der DNA der Keimzellen auf, so entsteht im ungünstigen Fall eine **Erbkrankheit**. Mutationen von anderen Zellen beeinträchtigen das Erbmaterial nicht, können aber Anlaß zur *unkontrollierten Zellteilung* sein, wie in Kapitel 12 noch näher ausgeführt wird.

Der Körper verfügt indes über ein System, welches veränderte DNA-Segmente erkennt und repariert (**DNA-repair**, vgl. 12.1.2).

Viele erbliche Erkrankungen lassen sich heute bereits gentechnisch diagnostizieren. An dieser Stelle kann freilich nicht auf die verschiedenen Aspekte der Genetik und Gentechnologie eingegangen werden, es wird vielmehr auf die entsprechenden Lehrbücher verwiesen.

Einer Zellteilung muß, sollen beide Tochterzellen die genetische Information der Mutterzelle erhalten, die Verdoppelung der DNA vorausgehen. Wie bereits geschildert, erfolgt der Aufbau einer neuen Kette durch Anlagerung der komplementären Nucleotide an die Stränge der bereits vorhandenen DNA. Voraussetzung ist das Vorhandensein von Nucleotiden. Wie Abb. 10-5 und 10-6 zeigen, ist der Körper in der Lage, sowohl **Purine** als auch **Pyrimidine** selbst aufzubauen. Die Abbildungen zeigen gleichzeitig den Abbau, Tabelle 10-3 die möglichen Enzymdefekte.

Werden radioaktive Vorstufen verabreicht, so läßt sich durch den Einbau der Radioaktivität in Zellen abschätzen, in welchem Maße DNA oder RNA aufgebaut wird. So läßt der *Einbau von Tritium-markiertem Uridin eine Aussage über die RNA-,* der *Einbau von markiertem Desoxythymidin über die DNA-Synthese* zu. Die DNA-Synthese ist wiederum

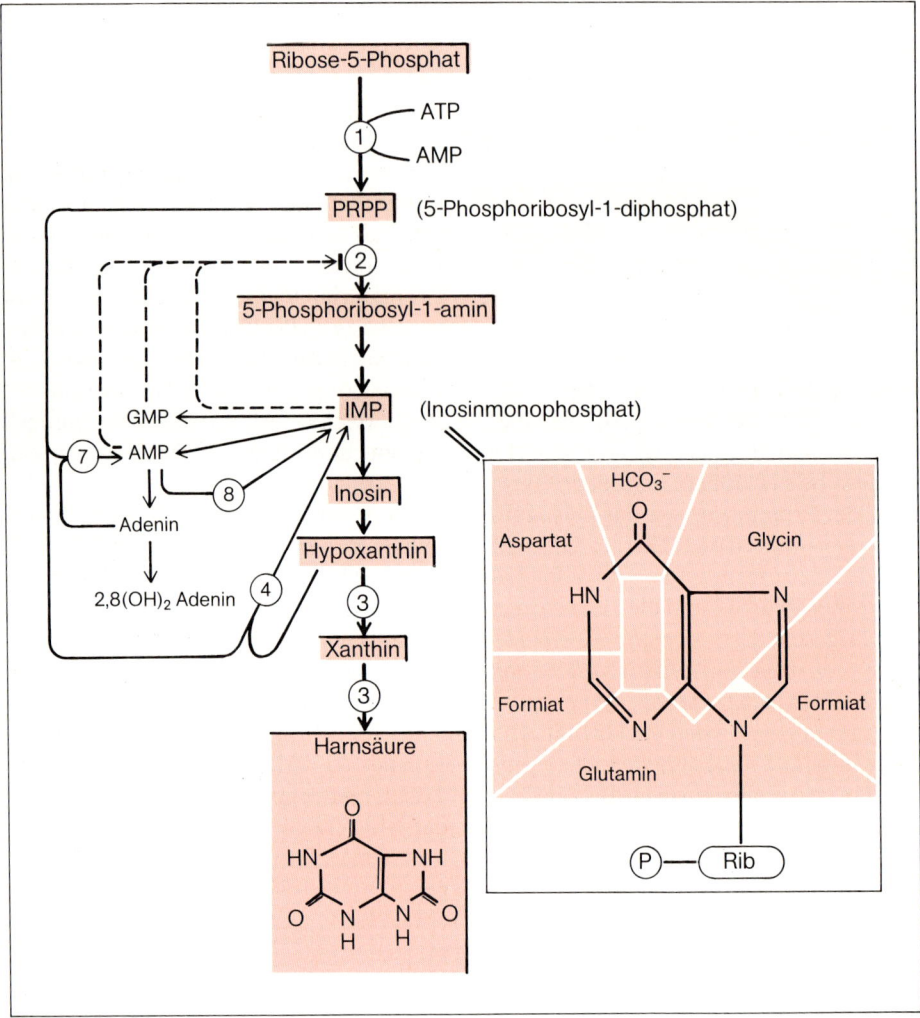

Abb. 10-5 **Auf- und Abbau der Purine.** Umrahmt ist die Formel von Inosinmonophosphat, wobei die Herkunft der einzelnen Bestandteile gezeigt ist. Die unterbrochenen Pfeile bedeuten Hemmung. Störungen der Schritte 1–4 und 7 s. Tabelle 10-3

ein gutes Maß für die Zellteilungsrate (**Mitoserate**), die RNA-Synthese ein Maß für die **Stoffwechselaktivität**.

Eine sehr häufige Störung des Purinstoffwechsels ist die **Gicht**. Die Symptome der Gicht werden durch Ablagerung von Harnsäurekristallen hervorgerufen. Harnsäure ist nämlich als Natriumurat, vor allem jedoch als nichtdissoziierte Säure nur sehr schlecht löslich (vgl. 13.2.2 und 6.2.9). Wird das *Löslichkeitsprodukt von Natriumurat* oder die *Löslichkeit von Harnsäure* überschritten, so kommt es zu Ausfällungen, vor allem in den *Gelenken*. Normalerweise liegen im Körper etwa 1 g Harnsäure (50 mg/l) gelöst vor (Harnsäurepool), bei Gicht kann ein Vielfaches dieser Menge im Gewebe ausfallen.

Die Harnsäurekristalle werden *von Leukozyten phagozytiert,* welche dann durch die Kristalle *zugrunde gehen.* Da-

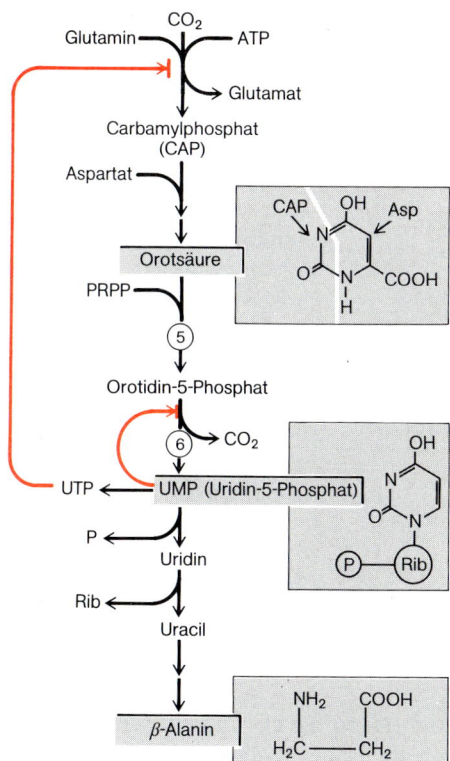

Abb. 10-6 **Auf- und Abbau der Pyrimidine.** Rote Pfeile bedeuten Hemmung. Störungen der Schritte 5 und 6 s. Tabelle 10-3

bei werden *intrazelluläre Enzyme und Bradykinin frei* und es entsteht eine **Entzündung** (vgl. 5.1.3). Der lokale pH-Abfall begünstigt dabei das weitere Ausfallen von Harnsäure.

Typisch ist die akute, äußerst schmerzhafte Entzündung am *Großzehengrundgelenk* (**Podagra**). Insgesamt sind die Gelenke in der Körperperipherie in höherem Maße gefährdet als proximale Gelenke. Die Ursache ist wohl darin zu suchen, daß Harnsäure bei der niedrigeren Temperatur in der Peripherie leichter ausfällt.

Drei Faktoren können für eine gesteigerte Harnsäurekonzentration im Blut (**Hyperuricämie**) verantwortlich sein:
● Eine *verminderte renale Clearance,*
● eine *gesteigerte Produktion* von Harnsäure;

● eine vermehrte Aufnahme durch *purinreiche Diät* (z.B. Thymus).

Eine herabgesetzte renale Eliminierung oder gesteigerte endogene Produktion können Ausdruck einer erblichen Veranlagung (**primäre Hyperuricämie** bzw. Gicht) oder Folge einer anderen Erkrankung sein (**sekundäre Hyperuricämie** bzw. Gicht). Oft ist es das Zusammentreffen von zwei oder aller drei Faktoren, welches die Hyperuricämie hervorruft (z.B. bei Fettsucht).

In den meisten Fällen kommt der **verminderten renalen Clearance** die größte Bedeutung zu. Sie kann wiederum durch verminderte Sekretion (z.B. Hyperlipidacidämie, Lactacidose, Ketose, Alkoholismus) oder gesteigerte Resorption (z.B. Diuretica, Hypertonie) hervorgerufen werden, wie an anderer Stelle ausführlicher diskutiert wird (vgl. 6.1.4). Natürlich kann es auch bei fortgeschrittener Niereninsuffizienz zur Harnsäureretention kommen, wenn auch Hyperuricämie eine relativ späte Komplikation bei Niereninsuffizienz ist (vgl. 6.2.4). Wegen der uricosurischen Wirkung von Östrogenen sind Hyperuricämie und Gicht bei Frauen bis zum 50. Lebensjahr selten.

Eine **gesteigerte Produktion von Harnsäure** wird bei Fructosebelastung beobachtet. Die Phosphorylierung von Fructose verbraucht ATP, es entsteht vermehrt AMP, welches über IMP letztlich zu Harnsäure abgebaut wird. Auch Alkohol steigert die Harnsäuresynthese in der Leber. Gesteigerter Zellumsatz (bzw. Zelluntergang) bei Polyzythämie, bei ausgedehnten Tumoren (v.a. Leukämien), bei Behandlung mit zytotoxischen Substanzen (vgl. 12.1.4) und bei Psoriasis, einer Hauterkrankung mit erhöhtem Zellumsatz, führt gleichzeitig zu vermehrter Harnsäurebildung. In seltenen Fällen ist ein definierter Enzymdefekt für die gesteigerte Harnsäureproduktion verantwortlich. Beim HGPRT-Mangel (vgl. Tab. 10-3) kann Hypoxanthin nicht mehr

Tabelle 10-3   **Wirkungen von Enzymanomalien auf den Purin- und Pyrimidinstoffwechsel** (in Klammern jeweils die betroffenen Reaktionen, s. Abb. 10-5 und 10-6). Bei Glutathionreductase – Überaktivität (vgl. Abb. 10-9) und Glucose-6-Phosphatase-Mangel (vgl. Abb. 10-7) ist die gesteigerte Harnsäureproduktion Folge vermehrter Bildung von Ribose-5-Phosphat (vgl. Abb. 10-9)

Enzymüberaktivitäten	Wirkung
Phosphoribosylpyrophosphat-Synthetase (1)	Gicht, Nierensteine
Amidophosphoribosyltransferase (2)	Gicht, Nierensteine
Xanthinoxidase (3)	Gicht, Nierensteine
Glutathionreductase (1 in Abb. 10-9)	Gicht, Nierensteine
Enzymmangel (selten)	
Glucose-6-phosphatase (5 in Abb. 10-7)	Glykogenose Typ I, Gicht, Nierensteine
Hypoxanthin-Guanin-Phosphoribosyltransferase [HGPRT] (4)	Gicht, Lesch-Nyhan-Syndrom
Adeninphosphoribosyltransferase [APRT] (7)	2,8-Dihydroxyadeninurie
Xanthinoxidase (3)	Xanthinurie
Orotat-Phosphoribosyltransferase (5) und Decarboxylase (6) (Typ I: 5 + 6; Typ II: nur 6)	Orotacidurie
Adenosindesaminase (Adenosin → Inosin)	Immunschwäche
Purinnucleosidphosphorylase (Guanosinabbau)	Immunschwäche
AMP Deaminase (8)	Muskelschwäche

an PRPP (vgl. Abb. 10-5) gekoppelt werden und geht damit dem Purinpool endgültig verloren (vgl. Abb. 10-5). Das Absinken der IMP-Konzentration führt zur Enthemmung der Purinsynthese und damit letztlich zu gesteigerter Harnsäuresynthese. Bei völligem Fehlen der HGPRT kommt es zum seltenen Lesch-Nyhan-Syndrom, bei dem Gicht und massive zerebrale Störungen auftreten. Bei metabolisch bedingter Hyperuricämie wird die Niere gezwungen, die gesteigerten Mengen produzierter Harnsäure auszuscheiden (vgl. 6.1.6), und es kommt zu Harnsäureausfällungen im Nierengewebe (Gichtniere) und Urin (Uraturolithiasis, vgl. 6.2.9).

In Analogie zum HGPRT-Mangel kommt es bei dem **APRT-Mangel** (vgl. Tab. 10-3) zu gesteigerter Bildung von Dihydroxyadenin, welches im Urin harnsäureähnliche Konkremente hervorruft, wobei der Harnsäurespiegel im Blut jedoch normal ist.

Hyperuricämie ist relativ häufig mit Hypertonie, Fettsucht, Arteriosklerose und Herzinfarkt vergesellschaftet und gilt daher als **Risikofaktor** für die Entwicklung dieser Erkrankungen. Eine kausale Bedeutung kommt Harnsäure bei der Entwicklung dieser Störungen jedoch nicht zu und Behandlung der Hyperuricämie hat auch keinen Einfluß auf deren Verlauf.

Die Harnsäureproduktion kann durch **Allopurinol** gehemmt werden, das therapeutisch bei Gicht eingesetzt wird. Allopurinol ist der Harnsäure sehr ähnlich. Auf der einen Seite hemmt es die Xanthinoxidase (Schritt 4 in Abb. 10-5), auf der anderen Seite wird es entsprechend der Reaktion 4 in Abb. 10-5 an Ribosephosphat gebunden. Als Monophosphat hemmt es die Purinsynthese (Reaktion 2 in Abb. 10-5). Damit ist sein Einsatz z.B. auch bei einem APRT-Mangel erfolgreich.

Eine Hyperuricämie kann auch durch Medikamente bekämpft werden, welche die renale Harnsäureresorption hemmen (**Uricosurica**). Ihr Einsatz ist bei renaler Hyperuricämie sinnvoll, bei metaboli-

Tabelle 10-4 **Glykogenspeicherkrankheiten**

Typ	Enzymdefekt (vgl. Abb. 10-7)	bevorzugtes Organ	wichtigste Wirkungen
I (v. Gierke)	Glucose-6-phosphatase (5)	Leber, Niere	Hepatomegalie, Acidose, Hypoglykämie, Hyperlipidämie, Gicht
II (Pompe)	Amylo-1,4-glucosidase (6)	Lysosomen	Muskelschwäche (Herz!)
III (Forbes, Cori)	Amylo-1,6-glucosidase (4)	Leber und Muskel	Muskelschwäche, Hepatomegalie, bisweilen Hypoglykämie
IV (Andersen)	Amylo-1,4–1,6-trans-glucosidase (2)	Leber	Leberzirrhose
V (McArdle)	Phosphorylase (3) Muskel	Muskel	Muskelkrämpfe
VI (Hers)	Phosphorylase (3) Leber	Leber	Hepatomegalie
VII (Tarui)	Phosphofructokinase (5 in Abb. 10-8)	Skelettmuskel	Muskelschwäche
VIII (Huijing)	Phosphorylase-Kinase („3") (= Phosphorylase-aktivierendes Enzym)	Leber	Hepatomegalie, Hypoglykämie

scher Gicht jedoch mit einer gesteigerten Harnsäureurolithiasis-Gefahr verbunden. Eine Unterscheidung von metabolischer und renaler Hyperuricämie ist einfach, wenn man die Harnsäureausscheidung (Maß für die Produktion, vgl. 6.1.6) und die renale Clearance (vgl. 6.1.6) bestimmt.

Die **Xanthinurie** ist eine harmlose Erkrankung, die in seltenen Fällen zu *Xanthinsteinen* im Urin führt.

Die **Orotacidurie** ist dagegen mit *megaloblastischer Anämie* und *Störungen des Wachstums* und *der geistigen Entwicklung* verknüpft. Die Symptome können durch *Verabreichung von Uridin* verhindert werden.

10.1.4 Kohlenhydratstoffwechsel

Unter normalen Stoffwechselbedingungen decken wir etwa die Hälfte unseres Energiebedarfes aus dem oxidativen Abbau von Kohlenhydraten. Einige Zellen, v.a. Erythrozyten und Zellen im Gehirn und im Nierenmark sind – unter normalen Bedingungen – auf Glucose als Energielieferant angewiesen. Durch das hochpolymere Kohlenhydrat Glykogen existiert ein – wenn auch beschränkter – Speicher für schnell verfügbare Energie. Darüber hinaus sind Kohlenhydrate notwendige Bestandteile vieler Stoffklassen, wie der Nucleinsäuren (Ribose, Desoxyribose), Glykosaminoglykane, Glykolipide, Glykoproteine, ATP, NAD^+ usw. In diesem Kapitel werden wir uns mit den wichtigsten Stoffwechselwegen für Kohlenhydrate beschäftigen sowie mit den Krankheiten, die durch Enzymdefekte einzelner Reaktionen hervorgerufen werden.

Abb. 10-7 zeigt schematisch die Stoffwechselwege für **Glykogen**, Tabelle 10-4 stellt die wichtigsten Enzymdefekte zusammen.

Alle gezeigten Enzymdefekte haben als Konsequenz gemeinsam, daß *im Körper übermäßig Glykogen gespeichert wird* (**Glykogenosen**). Ursache ist entweder die *Unfähigkeit, Glykogen wieder abzubauen* (alle außer Typ I und IV) oder *normales Glykogen aufzubauen* (Typ IV). Bei *Typ I* kann zwar das Glykogen zu Glucose-6-phosphat abgebaut werden,

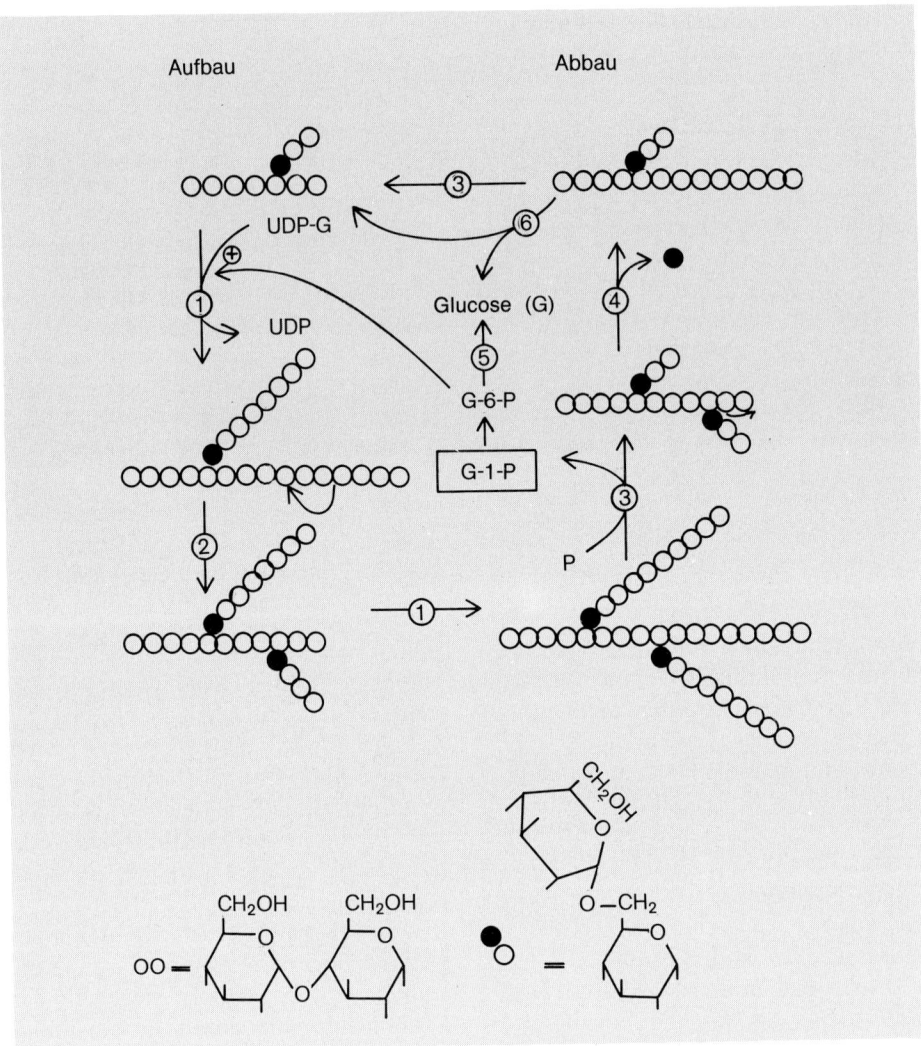

Abb. 10-7   Aufbau (links) und Abbau (rechts) von **Glykogen,** UDP-G = Uridindiphosphat-Glucose. Der Pfeil mit + deutet an, daß Glucose-6-phosphat (G-6-P), welches aus G-1-P gebildet wird, den ersten Schritt der Glykogensynthese stimuliert. Störungen der Schritte 2–6 s. Tabelle 10-4 (1 = Glykogensynthase)

Glucose-6-phosphat häuft sich jedoch wegen des Mangels an Glucose-6-phosphatase an und stimuliert die Glykogen-Neusynthese. Bei *Typ VIII fehlt* nicht die Phosphorylase selbst, sondern *das Enzym, welches die Phosphorylase aktiviert.* Bei den unterschiedlichen Glykogenosen sind die verschiedenen Organe nicht in glcichem Maße in Mitleidenschaft gezogen. Bei Typ I ist vor allem die Leber (aber auch Dünndarm, Nieren und Thrombozyten) betroffen, bei Typ II nur ein Glykogen-abbauendes Enzym in Lysosomen verschiedener Gewebe. Entsprechend ist die klinische Symptomatik zum Teil sehr verschieden. Glykogenspeicherung in der Leber führt zur Lebervergrößerung *(Hepatomegalie),* welche schließlich die Zerstörung des Organs nach sich ziehen kann. In gleichem Maße kann die

Funktion der *Nieren* (Typ I) und *Muskeln* (Typ II, III, V, VII) eingeschränkt sein. Vor allem die Beteiligung des *Herzens* (Typ II) kann innerhalb weniger Jahre zum Tod führen.

Die **biochemischen Auswirkungen** lassen sich durch den Wegfall der Glykogen-Funktion als Glucosespeicher erklären. Vor allem nach Arbeit besteht die Tendenz zu einem *Mangel an freier Glucose*. Der Körper muß bei ungenügender Kohlenhydratzufuhr auf andere Energiereserven zurückgreifen, d.h. auf Fette und Aminosäuren. Dabei entstehen Acetacetat und β-Hydroxybuttersäure, die ihrerseits eine metabolische Acidose auslösen (s.u.). Im Prinzip gleicht die Situation dem Fastenzustand, wie er unter 10.1.10 noch näher geschildert wird. Die Hypoglykämie tritt nicht bei jeder Glykogenose in Erscheinung und ist bei den unterschiedlichen Typen verschieden ausgeprägt. Eine *schwere Hypoglykämie liegt bei Typ I vor,* da bei dieser Erkrankung nicht nur der Glykogenabbau, sondern auch die Neubildung von Glucose (Gluconeogenese, s. unten) aus Aminosäuren oder Milchsäure unterbunden ist. Daher häuft sich bei Typ I auch Milchsäure an, wodurch gleichfalls Acidose ausgelöst wird.

Eine gewisse **Unterscheidung der verschiedenen Glykogenosen** erlaubt die Verabreichung der Hormone Glucagon und Adrenalin. Beide Hormone aktivieren über die Phosphorylase-Kinase die Phosphorylase (vgl. Tab. 10-4 und Abb. 10-7). Glucagon wirkt jedoch nur in der Leber, Adrenalin in Leber und Muskel. Die Leber gibt nach Stimulation mit Glucagon oder Adrenalin Glucose ab, der Muskel verbrennt jedoch Glucose weitgehend zu Milchsäure (anaerobe Glykolyse, s. unten), die er in das Blut abgibt. Bei Applikation von Glucagon steigt somit die Glucosekonzentration im Blut (Hyperglykämie), bei Verabreichung von Adrenalin steigen die Konzentrationen von

Glucose und Milchsäure (Hyperglykämie und Lactacidämie): Bei Typ I kann die Leber von Glucosephosphat nicht Phosphat abspalten, Glucosephosphat wird – wie normalerweise nur im Muskel – zu Milchsäure abgebaut und als solche abgegeben. Bei Glykogenose Typ I lösen somit Glucagon und Adrenalin lediglich Lactacidämie aus. Bei Typ III, IV, VI und VIII ist die Wirkung von Glucagon stark vermindert (weder Hyperglykämie noch Lactacidämie), ebenso die hyperglykämische Wirkung von Adrenalin. Die lactacidämische Wirkung von Adrenalin ist wiederum bei III, V und VII abgeschwächt.

Beim seltenen **Glykogensynthase-Mangel** ist die Bildung von Leberglykogen stark eingeschränkt. Folgen sind Hyperglykämie nach Mahlzeiten und Hypoglykämie nach längerer Nahrungskarenz.

Abb. 10-8 zeigt die Reaktionen, welche bei Glucoseabbau (**Glykolyse**) zu durchlaufen sind. Die meisten Reaktionen sind reversibel, können also sowohl zur Glykolyse als auch zum Glucoseaufbau (**Gluconeogenese**) verwendet werden, die Richtung wird davon bestimmt, wie sich das Konzentrationsgefälle verhält. Das Konzentrationsgefälle wird wiederum durch ein paar *Schlüsselenzyme* geschaffen, die auf diese Weise die Richtung der Reaktionen festlegen.

Abb. 10-8 zeigt, daß pro mol Glucose 2 mol ATP gebildet werden. Dabei wird Sauerstoff nicht benötigt, da das zunächst eingesetzte NAD^+ bei der Hydrierung von Pyruvat zu Lactat (Reaktion 9) wieder dehydriert wird. Enzym dieser Reaktion ist Lactatdehydrogenase, der in der medizinischen Diagnostik eine erhebliche Bedeutung zukommt (s. 10.1.12).

Gluconeogenese ist auf Leber und Niere beschränkt. Während Lactat und Glycerin Substrate beider Organe sind, bestehen bezüglich der Aminosäuren qualitative Unterschiede. Alanin und Serin stellen gute Substrate der **hepatischen Gluconeogenese** dar, während Glutamin-

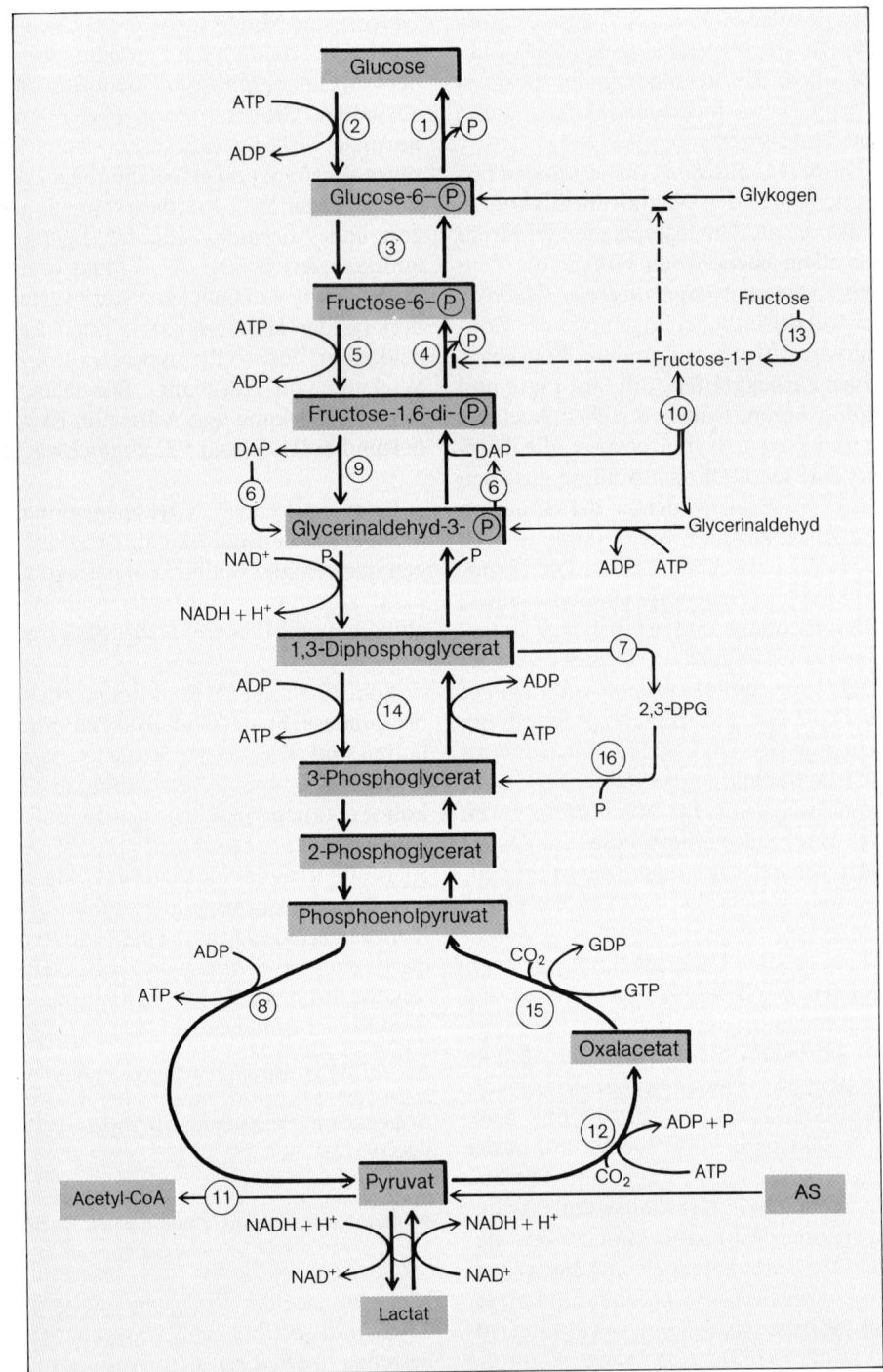

Abb. 10-8 **Glykolyse und Gluconeogenese.** DAP = Dihydroxyacetonphosphat. 2,3-DPG = 2,3-Diphosphoglycerat. AS = Aminosäuren, unterbrochene Pfeile bedeuten Hemmung. Störungen der Schritte 1–8 und 10–14 s. Tabelle 10-5. Schritt 9 führt bei der anaeroben Glykolyse zum Endprodukt Lactat

Tabelle 10-5 **Weitere Enzymdefekte im Kohlenhydratstoffwechsel** (vgl. Abb. 10-8). Glykogenosen s. Tab. 10-3.

Allgemeine Enzymdefekte	Wirkung
Glucose-6-phosphatase (1)	Glykogenose Typ I (vgl. Tab. 10-4)
Phosphofructokinase (5)	Glykogenose Typ VII (vgl. Tab. 10-4)
Fructose-1,6-diphosphatase (4)	schwere Hypoglykämien und Lactacidosen
Fructose-1-phosphat-aldolase (10)	Fructoseintoleranz: Fructose-induzierte Hypoglykämie; Schädigung Leber, Niere
Fructokinase (13)	Fructosurie (harmlos)
α-Ketonsäure-dehydrogenase (11)	Lactacidose
Pyruvatcarboxylase (12)	Lactacidose, Hypoglykämie
Phosphoenolpyruvatcarboxykinase (15)	Lactacidose, Hypoglykämie
Glykogensynthase (1 in Abb. 10-7)	Nüchternhypoglykämien
Uridyltransferase (Abb. 10-10)	Galaktosämie, Schädigung Leber, Niere, ZNS; Katarakt, selten Hypoglykämie
Galaktokinase (Abb. 10-10)	Galaktosediabetes, Katarakt
Xylulose-Reductase (ohne Abb.)	Pentosurie (harmlos)
Enzymdefekte in Erythrozyten	
Hexokinase (2)	Hämolyse, Panmyelopathie
Hexosephosphat-isomerase (3)	geringgradige Hämolyse
Phosphofructokinase (5)	Hämolyse
Triosephosphat-isomerase (6)	geringgradige Hämolyse
Diphosphoglycerat-mutase (7)	Hämolyse, Zunahme der Sauerstoffaffinität (DPG)
Pyruvatkinase (8)	leichte bis schwere Hämolyse
Phosphoglyceratkinase (14)	Hämolyse
Fructosediphosphat-aldolase (9)	Hämolyse
Diphosphoglycerat-phosphatase (16)	Hämolyse
Glucose-6-phosphat-dehydrogenase (1 in Abb. 10-9)	Hämolyse
Glutathion-reductase (2 in Abb. 10-9)	Hämolyse
Gluconatphosphat-dehydrogenase (3 in Abb. 10.9)	Hämolyse

das bevorzugte Substrat der **renalen Gluconeogenese** ist (vgl. 6.1.4). Lactat kann unter Sauerstoffmangel in jedem Organ gebildet werden.

Lactat wird vor allem im **Muskel** bei Arbeit gebildet, wenn das Sauerstoffangebot nicht ausreicht, um den ATP-Bedarf zu decken.

Tabelle 10-5 zeigt die wichtigsten **Enzymdefekte der Glykolyse und Gluconeogenese**. Der Mangel an Glucose-6-phosphatase und Phosphofructokinase wurde bereits bei den Glykogenosen besprochen. Ein *Mangel an Fructose-1,6-diphosphatase* verhindert die Gluconeogenese. *Glucose kann nur aus Glykogen bereitgestellt werden.* Sind die Glykogen-

speicher aufgebraucht, resultiert Hypoglykämie. Die Störung wird dadurch verschärft, daß die *Anhäufung von Fructose-1,6-diphosphat und Fructose-1-phosphat durch Blockierung der Phosphorylase den Abbau des Glykogens hemmt* und damit die zweite Glucosequelle blockiert. Aus diesem Grund führt die Aufnahme Fructose-haltiger Nahrung zu *hypoglykämischen Krisen*, denen die Träger oft schon im Säuglingsalter erliegen.

Bei einer Reihe von Enzymdefekten des Kohlenhydratstoffwechsels treten die pathologischen Erscheinungen lediglich in den **Erythrozyten** – meist in Form der intravasalen Hämolyse – auf, da der Ery-

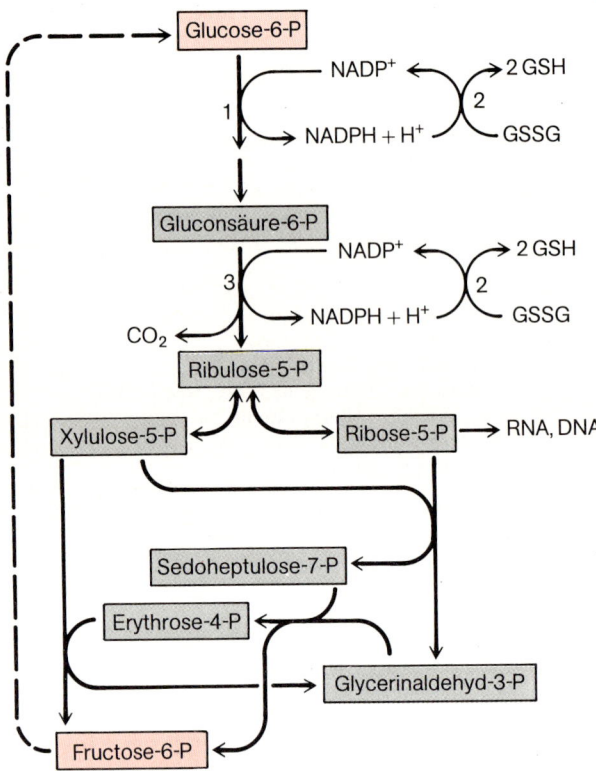

Abb. 10-9 Der **Pentosephos-phatzyklus**. GSH = reduziertes, GSSG = oxidiertes Glutathion. Mangel an Glucose-6-phosphat-dehydrogenase (Schritt 1) oder Glutathionreductase (Schritt 2) führt zu hämolytischen Anämien (vgl. Tab. 10-5)

throzyt im Unterschied zu anderen Zellen ausschließlich auf Glucose als Energie-quelle angewiesen ist und weil er nicht wie andere Zellen eine zu geringe Enzymakti-vität durch gesteigerte Enzymsynthese ausgleichen kann. Bei Mangel an Hexoki-nase können Schäden an allen im Kno-chenmark gebildeten Blutzellen auftreten (Panmyelopathie). Regelmäßig treten als Folge der Enzymdefekte *Hämolysen* auf. Bei Mangel an *Diphosphoglycerat-Mutase* führt die Konzentrationsab-nahme von *Diphosphoglycerat* (DPG) zu einer Zunahme der *Sauerstoffaffinität* von Hämoglobin (vgl. 3.1.4).

In Abb. 10-8 wurde auch der wichtigste **Abbauweg der Fructose** eingetragen. Ein Enzymdefekt der Aldolase B (Reaktion 10) führt zur sogenannten *Fructoseintole-ranz. Die Aufnahme der Fructose führt zur Anhäufung von Fructose-1-phos-phat, das sowohl die Phosphorylase als auch die Fructose-1,6-diphosphatase hemmt* (vgl. Abb. 10-8). Damit ist die *Glucosebereitstellung* sowohl aus Glyko-gen als auch aus der Gluconeogenese *un-terbunden*. Folge ist eine massive Hypo-glykämie mit Lactacidose. Vermeidung von Fructose in der Nahrung verhindert die Symptome.

Abb. 10-9 zeigt den sogenannten **Pen-tosephosphatzyklus,** welcher aus mehre-ren Gründen bedeutsam ist. Zunächst stellt er einen *alternativen Abbauweg für Glucose* dar. Dabei wird Glucose zu-nächst zu Pentose (Ribulose bzw. Xylu-lose) abgebaut. Dann können 6 Pentose-moleküle wieder zu 5 Hexosen (Fructose bzw. Glucose) umgebaut ,werden. Da die erforderlichen Schritte reversibel sind, kann aber auf diese Weise auch *Ribose aus Glucose* unter Umgehung einer Decarboxylierung *gebildet werden*. Ribose-5-phosphat wird für die Synthese von RNA und DNA benötigt (vgl. 10.1.3). Bedeutsam ist ferner die Gewinnung von *NADPH + H⁺*. Der an NADP⁺ gebundene Wasserstoff wird nämlich für die Reduzierung von Glutathion benötigt. Reduziertes Glutathion dient wiederum der Reduzierung einer Vielzahl von Enzymen mit R-SH-Gruppen, die im oxidierten Zustand (R-S-S-R) inaktiv sind, sowie von R-S-S-R Gruppen in Proteinen der Zellmembran.

Ein Enzymdefekt des Pentosephosphatzyklus ist von klinischer Bedeutung: Der sehr häufige (100 Millionen Genträger) **Glucose-6-phosphat-dehydrogenase-Mangel** *in Erythrozyten* (Reaktion 1 in Abb. 10-9). Bei dieser Anomalie ist die Regeneration von reduziertem Glutathion beeinträchtigt, und einige Substanzen, welche die Konzentration reduzierten Glutathions herabsetzen können (z.B. *Sulfonamide, Antimalaria-Medikamente, Favabohnen*), lösen eine massive Hämolyse aus. In analoger Weise wird durch diese Medikamente eine Hämolyse auch beim *Glutathionreductase-Mangel* (Reaktion 2 in Abb. 10-9) hervorgerufen. Schließlich führt auch ein Glutathionmangel bei defekter Glutathionsynthese zur Hämolyse.

Abb. 10-10 zeigt, auf welche Weise **Galaktose** in Glucose umgewandelt werden kann. Fehlt das Enzym *Uridyltransferase* (Reaktion 2 in Abb. 10-10), so kommt es zu einer Anhäufung von Galaktose-1-phosphat und des Metaboliten Galaktitol (Dulcit). Folge der Ablagerung sind Schäden der Leber (u.U. bis zur Leberzirrhose, s. unten), der Niere (Störungen der Resorption von Aminosäuren und der renalen Acidifizierung), der Erythrozyten (Hämolyse), der Augenlinse (Linsentrübung = Katarakt) und des ZNS. Bei einem Mangel an *Galaktokinase* (Reaktion 1, Galaktosediabetes) ist das Krankheitsbild milder als bei Uridyltransferase-

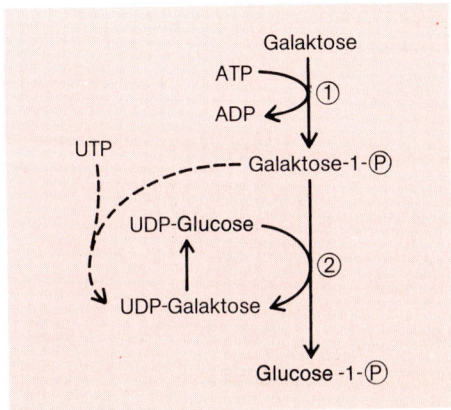

Abb. 10-10 Umbau der **Galaktose** in Glucose. Mangel an Uridyltransferase (Schritt 2) oder Galaktokinase (Schritt 1) führt zu Galaktosämie. Unterbrochener Pfeil: Alternativer Abbauweg für Galaktose. Das Enzym (UDP-Galaktose-Pyrophosphorylase) wird im Gegensatz zum Kind beim Erwachsenen in ausreichender Menge gebildet, wodurch im Erwachsenenalter trotz Uridyltransferasemangel Galaktosezufuhr toleriert wird

Mangel. Vermeidung von Galaktose in der Diät verhindert in beiden Fällen ein Auftreten der Schäden.

Neben den genannten Störungen durch genetisch bedingte Enzymdefekte gibt es eine Reihe von „**erworbenen" Defekten**, d.h. von Erkrankungen, bei denen wohl eine genetische Disposition vorliegen kann, bei denen aber exogene Faktoren eine wesentliche Rolle spielen. Eine Anhäufung von Lactat im Blut und die dadurch hervorgerufene metabolische Acidose (**Lactacidose**) treten nicht nur bei mehreren angeborenen Enzymdefekten auf (s.o.). Auch Sauerstoffmangel, exzessive Arbeit (s.o.), ausgedehnte Tumoren (vgl. 12.1.3) etc. steigern die Produktion, und Alkoholzufuhr (vgl. 10.2.3) sowie Schädigung der Leber (vgl. 10.1.11) oder der Niere (s.o.) vermindert die Verwertung von Lactat für die Gluconeogenese.

Tabelle 10-6   **Wirkungen von Hormonen auf den Kohlenhydratstoffwechsel**

Blutglucose steigernd

Glucagon: Stimulation hepatischer Glykogenolyse und Gluconeogenese

Cortisol: Fördert hepatische Gluconeogenese aus Glycerin (Triglycerid-abbau) und Aminosäuren (Abbau von Proteinen in der Peripherie). Hemmt Glykolyse in der Peripherie

Catecholamine: Steigerung der Gluconeogenese und Glykogenolyse in der Leber. Steigerung der Glykolyse im Muskel ($\rightarrow$ Lactacidämie).

Somatotropin: Hemmt zelluläre Glucoseaufnahme und Glykolyse. Gluconeogenese aus Aminosäuren wird gehemmt, aus Glycerin gefördert (chronische Effekte).

Thyroxin: Stimulation von Glykogenolyse und hepatischer Gluconeogenese. Steigerung der Glykolyse

Blutglucose senkend

Insulin: Steigerung der Glucoseaufnahme und Glykolyse in Muskel- und Fettgewebe, Hemmung der Gluconeogenese, Stimulation von Glykogenaufbau in der Leber.

Auch zur **Hypoglykämie** kommt es nicht nur bei einer Reihe von Enzymdefekten des Kohlenhydratstoffwechsels (vgl. Tab. 10-4 und 10-5) oder des Fettstoffwechsels (vgl. Tab. 10.7), sondern auch bei Insulinüberschuß (vgl. 11.6.3), beim Fasten (vgl. 10.1.10), bei schwerer Leberinsuffizienz (vgl. 10.1.11), bei Alkoholzufuhr (vgl. 10.2.3), bei schwerer körperlicher Arbeit, bei Tumoren (vgl. 12.1.3), zu Beginn einer Schwangerschaft, sowie bei Mangel an Hormonen, welche den Blutzuckerspiegel steigern (Somatotropin, Cortisol, Corticotropin). Bei manchen Kindern (v.a. zwischen 2 und 7 Jahren) kommt es ohne erkennbare Ursache zu morgendlicher Hypoglykämie und Ketoacidose (ketotische Hypoglykämie). Folgen der Hypoglykämie sind Zittern, Schweißausbruch, Tachykardie, Blässe (Adrenalinausschüttung) sowie Heißhunger, Verwirrtheit und Coma (vgl. 11.6.3). Schließlich kann es zur irreversiblen Schädigung des ZNS kommen. Bei gesunden Neugeborenen kommt es häufig nach der Geburt zu einem starken Absinken des Blutzuckers, ohne daß besondere Ausfälle zu verzeichnen sind (wobei jedoch methodische Fehler bei der Glucose-Bestimmung ausgeschlossen werden müssen). Bei Neugeborenen spricht man erst bei 1,6 mmol/l von einer Hypoglykämie.

Wichtigste Erkrankung des Kohlenhydratstoffwechsels ist der **Diabetes mellitus,** der auf einen Mangel an Insulin oder auf eine verminderte Wirksamkeit des Hormons zurückzuführen ist. Obwohl bei dieser Krankheit eine Erhöhung des Glucosespiegels im Plasma (Hyperglykämie) Leitsymptom ist, sind die metabolischen Störungen bei Diabetes mellitus keinesfalls auf den Kohlenhydratstoffwechsel beschränkt. Aus diesem Grund sollen die metabolischen Störungen im Zusammenhang in Abschnitt 11.6.2 besprochen werden.

Tabelle 10-6 zeigt, daß noch eine Reihe anderer **Hormone** auf den Kohlenhydratstoffwechsel einwirkt. Eine gesteigerte Ausschüttung von Somatotropin, Glucagon, Adrenalin und von Glucocorticoiden erhöht die Konzentration von Glucose im Plasma. Diese Hormone werden als diabetogen bezeichnet. Ihnen kommt jedoch für den Kohlenhydrathaushalt eine klinisch weit geringere Rolle zu als dem Insulin.

Weitere wichtige Ursache für Störungen im Kohlenhydratstoffwechsel ist **Schädigung der Leber** (vgl. 10.1.11, 10.2.4). Unter anderem kann sie sowohl zu Hyperglykämien als auch zu Hypoglykämien führen.

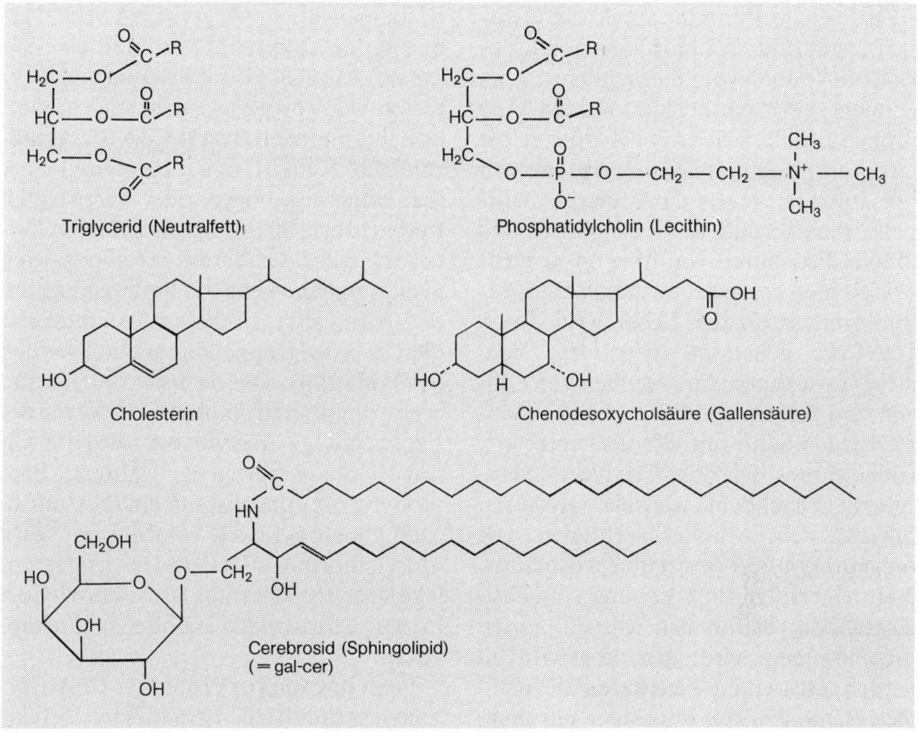

Triglycerid (Neutralfett)₁

Phosphatidylcholin (Lecithin)

Cholesterin

Chenodesoxycholsäure (Gallensäure)

Cerebrosid (Sphingolipid)
(= gal-cer)

Abb. 10-11 Vertreter der verschiedenen **Lipide**

10.1.5 Lipidstoffwechsel

Die Vertreter dieser recht heterogenen Stoffklasse weisen eine Gemeinsamkeit auf: Durch ihren Mangel an polaren Gruppen sind sie schlecht in polaren Lösungsmitteln wie Wasser, jedoch gut in apolaren Lösungsmitteln wie z.B. Benzol löslich. Wegen ihrer schlechten Wasserlöslichkeit müssen sie im Blut zum größten Teil mit Proteinen vergesellschaftet transportiert werden (s. unten).

Abb. 10-11 zeigt einige typische Vertreter der Lipide. Sie erfüllen im Körper eine Vielzahl von **Funktionen,** so spielen die *fettlöslichen Vitamine* bei vielen Reaktionen eine entscheidende Rolle (s. 10.1.8). Das im Körper selbst synthetisierte *Cholesterin* ist wiederum Vorstufe einiger *Hormone* (s. Abb. 11-3) sowie der *Gallensäuren,* die ihrerseits eine wichtige Auf-

gabe bei der enteralen Fettresorption erfüllen. Aus der mehrfach ungesättigten Fettsäure Arachidonsäure wird eine Reihe von Mediatoren (Eicosanoide, vgl. 11.7.4) gebildet. Fette eignen sich in hervorragender Weise zur *Speicherung chemischer Energie,* da sie „wasserfrei", also konzentriert aufbewahrt werden können und bei ihrem Abbau relativ viel Wasserstoff für die Verwendung in der Atmungskette gewonnen wird. Schließlich sind Fette notwendige *Bestandteile von Membranen.* Die Zellmembran besteht aus einer Lipiddoppelschicht mit eingelagerten Proteinen. Die Lipidschicht stellt für alle polaren Substanzen eine wichtige Diffusionsbarriere dar, liefert also einen wesentlichen Beitrag zur Kompartimentierung der Zelle bzw. des Körpers. Die Bedeutung von Lipiden beim Bau der Myelinscheiden wurde bereits hervorgehoben (s. Kap. 8.1.1).

Fettlösliche Vitamine sowie die mehrfach ungesättigten Linolsäure und Linolensäure können vom menschlichen Körper nicht selbst synthetisiert werden. Alle übrigen Lipide werden im Körper selbst aufgebaut. Substrat für den **Aufbau von Fettsäuren** ist *Acetyl-CoA*. Durch mehrfache Anlagerung des Essigsäurerestes können Fettsäuren von über 16 Kohlenstoffatomen hergestellt werden. Die Fettsäuresynthese in der Leber wird durch Acyl-CoA gehemmt (negatives Feedback) sowie durch Anwesenheit von Glucose und Insulin stimuliert. Die Fettsäuren werden dann mit *Glycerin* verestert, wobei Mono-, Di- oder Triglyceride entstehen, je nachdem, wieviele Fettsäuren sich mit dem Alkohol verbinden. Die Fettsäuresynthese findet im Zytosol statt. Dadurch erfolgt die Trennung vom *Fettsäureabbau,* der in den Mitochondrien vorgenommen wird. Um abgebaut zu werden, müssen die Fettsäuren die *Mitochondrienmembran passieren.* Für langkettige Fettsäuren ist dazu *Carnitin* erforderlich, das vom Enzym Carnitin-Palmityltransferase mit den Fettsäuren verestert wird.

Mangel an Carnitin (Enzymdefekt beim Aufbau) im Muskel führt zur Speicherung von Triglyceriden in Muskeln (Lipidspeicherungsmyopathie) mit Entwicklung von Muskelschwäche, Carnitinmangel in der Leber zur Entwicklung von Fettleber, Hypoglykämie und Hyperammoniämie (vgl. 10.1.6). Bei einem Mangel an Carnitin-Palmityltransferase im Muskel kommt es zur Schädigung der Muskulatur, bei Mangel des Enzymes in der Leber wiederum zu Hypoglykämie nach längerer Nahrungskarenz, wegen Beeinträchtigung der Energiegewinnung aus längeren Fettsäuren.

In den Mitochondrien werden die Fettsäuren durch die sogenannte β-**Oxidation** abgebaut. Dabei wird in β-Stellung *dehydriert, hydratisiert, wieder dehydriert* und schließlich thioklastisch *gespalten,* so daß jeweils ein Acetyl-CoA vom Carboxylende abgetrennt wird und eine um zwei C-Atome kürzere Fettsäure zurückbleibt. Der Vorgang wird so lange wiederholt, bis nur noch Acetyl-CoA (bei geradzahligen Ketten) bzw. Propionyl-CoA (bei ungeradzahligen oder verzweigten Ketten) übrig bleibt. Bei *verzweigten Ketten* ist eine β-Oxidation von Fettsäuren nicht möglich, wenn die Verzweigung am β-C-Atom sitzt. In diesem Fall muß erst die Carboxylgruppe abgespalten werden (α-**Oxidation**). Die nächste β-Oxidation ergibt dann ein Propionyl-CoA wegen der Verzweigung. Acetyl-CoA wird im Citrat-Zyklus verbraucht, während Propionyl-CoA zunächst um ein C-Atom zu Methylmalonyl-CoA verlängert wird (durch Biotin-COOH) und nach intramolekularer Umlagerung als Succinyl-CoA in den Citratzyklus mündet (vgl. Abb. 10-2).

Fehlt das Enzym Propionyl-CoA-Carboxylase durch einen genetischen Defekt, so kommt es zur **Propionatämie**, welche durch eine metabolische Acidose gekennzeichnet ist.

Fehlt die Methylmalonyl-Mutase, kann die Umformung in Succinyl-CoA nicht erfolgen, und es entsteht eine **Methylmalonaturie** mit Acidose (vgl. Tab. 10-7).

Beim **Acyldehydrogenase-Mangel** ist die β-Oxidation eingeschränkt, und es treten u.a. schwere Acidose und Hypoglykämie auf.

Unfähigkeit zur α-Oxidation führt zur sogenannten **Refsum-Krankheit** (Phytansäurelipidose): Verzweigte Fettsäuren (v.a. Phytansäure) können nicht abgebaut werden und lagern sich vor allem in Myelinscheiden ab. Folge ist eine Polyneuropathie.

Das beim Fettsäureabbau entstehende Acetyl-CoA kann in der Leber zu den sogenannten **Ketonkörpern** umgebaut werden: Die Koppelung zweier Essigsäurereste führt zu Acetacetat, das durch Hydrierung zu β-Hydroxybutyrat sowie

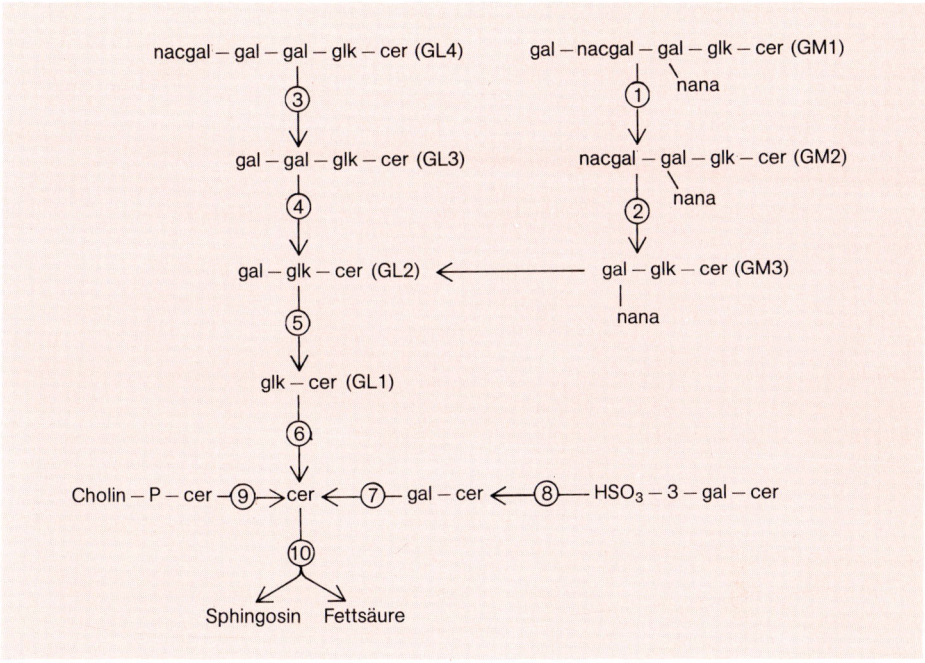

Abb. 10-12 **Abbau der Sphingolipide.** Störungen der Reaktionen 1–10 s. Tabelle 10-7. Abk.: nacgal = N-Acetyl-Galaktosamin, gal = Galaktose, glk = Glucose, cer = Ceramid, nana = N-Acetyl-Neuraminsäure. GL 1–4 und GM 1–3 = Kurzbezeichnungen für die einzelnen Sphingolipide

spontan im Blut oder Urin durch Decarboxylierung zu Aceton reagieren kann. Die Ketonkörper können wieder verschiedenen Organen als Substrat für die Acetyl-CoA-Bereitstellung dienen. Vor allem bei längeren Fastenperioden werden die Ketonkörper *wichtigste Energiequelle für das Gehirn* (vgl. 10.1.10). Auf der anderen Seite lösen *Acetacetat* und *β*-Hydroxybutyrat, welche beim Fasten Werte über 0,2 bzw. 10 mmol/l erreichen können, als Säuren eine *metabolische Acidose* aus.

Die **Sphingolipide** werden durch eine *Säureamidbindung* zwischen einer *langkettigen Fettsäure* und *Sphingosin,* einem langkettigen Dihydroxyaminoalkohol, aufgebaut (Ceramid). Meist ist eine Hydroxylgruppe mit einem (z.B. Cerebrosid, vgl. Abb. 10-11) oder mehreren Zuckern (Ganglioside) verknüpft. Die Sphin-

golipide sind in besonderem Maße am *Aufbau von Membranen* beteiligt.

Ihre pathophysiologische Bedeutung erlangen sie durch Enzymdefekte, welche den Abbau der Sphingolipide verhindern und dadurch zur **Speicherung** *dieser Substanzen* führen. Abb. 10-12 und Tabelle 10-7 geben einen Überblick über die verschiedenen meist recht seltenen Erkrankungen. Wichtigste Konsequenz ist die *Ablagerung der Lipide im ZNS,* die zu erheblicher Funktionseinbuße führt.

Herausragende klinische Bedeutung erlangt **Cholesterin**, vor allem deshalb, weil es wesentlich an der Entstehung der *Atherosklerose* mitwirkt (s. Kap. 2.2.1).

Die **Cholesterinsynthese** geht wie die Fettsäuresynthese von Acetyl-CoA aus. Zunächst wird durch Kondensierung und Kopplung mehrerer Untereinheiten über Hydroxymethylglutaryl-CoA ein langes

Tabelle 10-7 **Enzymdefekte im Lipidstoffwechsel** (s. auch Tab. 10-9)

Enzym bzw. Reaktion	Krankheit	wichtigste Wirkung
Fettsäuren		
Carnitin-Synthese (Muskel oder systemisch)	Lipidspeicherung-Myopathie	Muskelverfettung, Hypoglykämie
Carnitin-Palmityltransferase (CP) im Muskel (oder Leber)	CP-Mangel	Muskelschwäche (Hypoglykämie)
Propionyl-CoA-Carboxylase	Propionatämie	Acidose
Methylmalonyl-CoA-Mutase	Methylmalonaturie	Acidose
α-Oxidation	Refsum-Krankheit	Polyneuropathie
Cholesterin		
Hydroxylierung an C_{26}	cerebrotendinöse Xanthomatose	Schädigung des ZNS
Lecithin-Cholesterin-Acyltransferase (LCAT)	familiärer LCAT-Mangel	Arcus lipoides corneae, Arteriosklerose, Anämie
Cholesterinesterase	Cholesterinesterspeicher-Krankheit (Wolman)	Hepatosplenomegalie
Sphingolipide (Abb. 10-12)		
β-Galaktosidase (1)	generalisierte Gangliosidose	Hepatosplenomegalie
Hexosaminidase A (2)	amaurotische Idiotie (Tay-Sachs)	Erblindung, Idiotie
Hexosaminidase A + B (2 + 3)	Gangliosidose Typ II (Sandhoff)	Idiotie
α-Galaktosidase (4)	Glykosphingolipidose (Fabry)	Schäden an ZNS und Niere
glc-cer-β-Galaktosidase (5)	Lactosyl-Ceramidose	Schädigung des ZNS, Hepatosplenomegalie
β-Glucosidase (6)	Glucosylceramid-Lipidose (Gaucher)	Hepatosplenomegalie ZNS-Schädigung
gal-cer-β-Galaktosidase (7)	Globoidzell-Leukodystrophie (Krabbe)	ZNS-Schädigung
Cerebrosid-Sulfatase (8)	metachromatische Leukodystrophie (Scholz)	ZNS-Schädigung
Sphingomyelinase (9)	Sphingomyelin-Lipidose (Niemann-Pick)	ZNS-Schädigung Hepatomegalie
Ceramidase (10)	Lipogranulomatose (Farber)	ZNS-Schädigung
Fucosidase (o. Abb.)	Fucosidase-Mangel	Störungen Wachstum, ZNS

Kohlenwasserstoffgerüst aufgebaut, welches sich schließlich zu dem in Abb. 10-11 gezeigten Steroidgerüst zusammenlagert. Cholesterin ist Ausgangssubstrat für die Synthese der sogenannten *Steroidhormone,* wie in Kapitel 11.3.1 näher ausgeführt wird. Ca. 90 % der Cholesterinsynthese (etwa 1 g/die) findet in Leber und Darm statt.

Mindestens 2/3 *des Cholesterins im Plasma sind mit einer Fettsäure verestert,* welche dem Phosphatid Lecithin entnom-

men wird. Die Reaktion wird durch das Enzym *Lecithin-Cholesterin-Acyltransferase* **(LCAT)** vermittelt und spielt eine wesentliche Rolle bei dem Abtransport von Cholesterin aus dem Gewebe (s.u.). Mangel an diesem Enzym *(**„familiärer Mangel an LCAT"**)* führt zum Abfall veresterten Cholesterins bei Erhöhung des freien Cholesterins.

Cholesterin dient u.a. der Bildung von **Gallensäuren.** Pro Tag werden etwa 0,5 g Cholesterin zu Gallensäuren umgebaut.

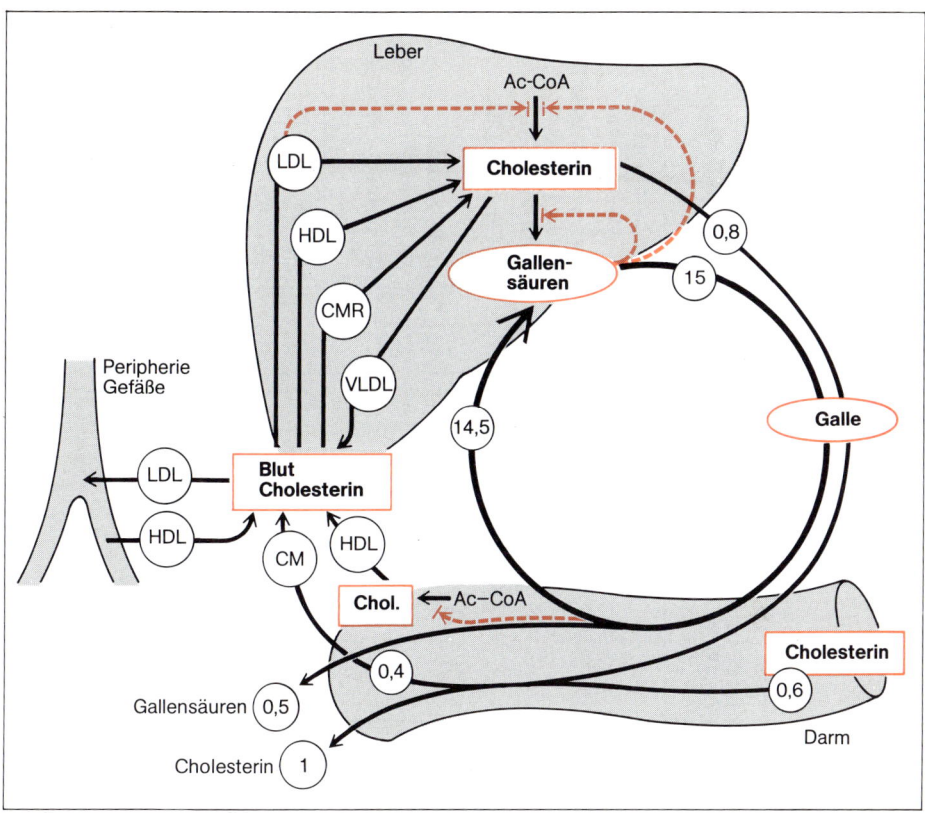

Abb. 10-13 **Cholesterinstoffwechsel.** (Abkürzungen der Lipoproteine s. Tabelle 10-8. CM = Chylomikronen, CMR = Chylomicron remnants, Ac-CoA = Acetyl-Coenzym A, Chol. = Cholesterin). Die Zahlen bedeuten g/Tag Umsatz

Dabei werden am Ringsystem Hydroxylgruppen eingeführt, die sterische Konfiguration verändert sowie die Seitenkette oxidiert und verkürzt. Die Strukturveränderungen ermöglichen den Gallensäuren, ihre Funktion im Dienste der *Fettresorption* zu erfüllen: Durch die Einführung polarer Gruppen sind sie selbst wasserlöslich und können, nachdem sie mit der Galle in das Darmlumen abgegeben wurden, mit der Nahrung aufgenommene Fette emulgieren und ermöglichen damit deren Umbau. Die in den Darm ausgeschiedenen Gallensäuren werden zum größten Teil wieder resorbiert und auf diese Weise der Leber erneut zugeführt

(*enterohepatischer Kreislauf,* s. Abb. 10-13). Ist die Fettresorption im Darm gestört, so ist auch ein stärkerer Verlust von Gallensäuren unvermeidlich. Dieser Verlust kann wiederum die Resorption beeinträchtigen usw. Auch Cholesterin selbst gelangt in die Galle, übt jedoch keine emulgierende Wirkung aus.

Gallensäuren beeinflussen den Cholesterinstoffwechsel in zweierlei Hinsicht. Auf der einen Seite *hemmen Gallensäuren in der Leber den Umbau von Cholesterin zu Gallensäuren,* erhöhen also auf diese Weise den Cholesterinspiegel. Auf der anderen Seite *hemmen sie die Cholesterinsynthese.* Ist die Synthese oder ent-

Tabelle 10-8 **Lipoproteine** (LP). – (Pr = Proteine, PL = Phospholipide, Ch = Cholesterin, TG = Triglyceride)

Bezeichnung (Elektrophorese)	Durchmesser (nm)	Dichte (g/cm³)	Gehalt (in %) an				Apoproteine (in %)					HWZ	Wichtigste Funktion
			Pr	PL	Ch	TG	A(I, II)	B*	C (I–III)	D	E		
Chylomikronen	10^2–10^3	<0,93 VLDL	1	7	6	85–90	35	10	50	–	5	8 min	Transport von Nahrungs-TG aus dem Darm
prae-β-LP	30–70	0,93–1,006 VLDL	9	18	13	60	<1	37	50	–	13	4 h	Transport endogener TG von der Leber zum Fettgewebe
β-LP	15–25	1,019–1,063 LDL	20	23	45	10	–	98	<1	<1	<1	2 d	Transport von Cholesterin zur Peripherie
α-LP	7,5–10	1,063–1,21 HDL***	50	30	18	2–5	89	<1	8	1	1	4 d	LCAT-Aktivität, Transport von Cholesterin zur Leber
LP III (β)	30	1,006–1,019 IDL	21	24	36	19	–	+	+	–	–		Abbauprodukt von VLDL
Lpx (β)	30–70	1,006–1,063 LDL	6	65	25	3	–	–	60**	–	–		atypisch
β₂-LP		1,019–1,063 LDL	30	16	18	35	–	+	+	–	–		atypisch

* B_{48} in Chylomikronen, B_{100} in VLDL
** 40 % Albumine
*** mehrere Zustandsformen (HDL_{1-4})

erale Resorption von Gallensäuren eingeschränkt, so ist die Cholesterinsynthese im Darm enthemmt.

Vitamin-C-Mangel verzögert die Bildung von Gallensäuren aus Cholesterin und kann daher zu Hypercholesterinämie führen.

Bei der sehr seltenen, **cerebrotendinösen Xanthomatose** ist ein Schritt der Gallensäuresynthese (Hydroxylierung am Kohlenstoffatom 26) unterbrochen, die ungehemmte Synthese von Cholesterin führt letztlich zu multiplen Ablagerungen von Cholesterin mit Schädigung vor allem des ZNS.

Im Blutplasma tritt Cholesterin nur in Form von **Lipoproteinen** auf, die – wie bereits eingangs erwähnt – für den Transport von Fetten im Blutplasma erforderlich sind. Der Proteinanteil besteht aus mehreren voneinander abgrenzbaren Proteinen, den sogenannten Apoproteinen, der Lipidanteil im wesentlichen aus Phospholipiden, Triglyceriden und Cholesterin. Die Apoproteine, die Phospholipide und unverestertes Cholesterin befinden sich an der Oberfläche, die Triglyceride und verestertes Cholesterin im Zentrum des Lipoproteins. Die verschiedenen Lipide sind an die Apoproteine nicht kovalent gebunden, daher besteht auch kein strenges Verhältnis zwischen Lipiden und Proteinen. Die Relationen werden jedoch in etwa eingehalten. Hyperlipidämien sind also immer mit einer Steigerung der Lipoproteinkonzentration vergesellschaftet.

Den **Apoproteinen** kommt nicht ausschließlich Transportfunktion zu: AI, CI sowie möglicherweise C II und C III aktivieren die LCAT, und CII sowie möglicherweise CI aktivieren die Lipoproteinlipase, welche vielleicht durch CIII wiederum gehemmt wird. Apoprotein B und E ermöglichen die Bindung von Lipoproteinen an sog. apo B, E (LDL)-Rezeptoren von Zellmembranen

und vermitteln damit deren Aufnahme in Zellen der Leber und der Peripherie. In der Leber gibt es darüber hinaus spezifische Rezeptoren für Apoprotein E. Von den einzelnen Apoproteinen existieren Apoproteinvarianten mit zum Teil eingeschränkter Funktionsfähigkeit (vor allem apo E).

Lipoproteine werden nach ihrer **elektrophoretischen Beweglichkeit** (vgl. Plasmaproteine, 4.7.1) eingeteilt in *Chylomikronen* (wandern überhaupt nicht), *prae-β-*(bzw. α_2-), *β-* und *α-*Lipoproteine, die mit den jeweiligen Globulinfraktionen (s. 4.7.1) wandern.

Die **Dichte** (Gewicht/Volumen) der Lipoproteine wird durch das *Verhältnis von Proteinen* (hohes spezifisches Gewicht) *zu Fetten* (niederes spezifisches Gewicht) bestimmt. Hier unterscheidet man zwischen *very low density lipoproteins* **(VLDL)**, *low density lipoproteins* **(LDL)** und *high density lipoproteins* **(HDL)**. Aus Tabelle 10-8 geht die Zusammensetzung der einzelnen Lipoproteine sowie ihre jeweils wichtigste Funktion hervor.

Die **Chylomikronen** werden im Darm gebildet, um die resorbierten Lipide aufzunehmen. Über die Lymphe (Ductus thoracicus) gelangen sie in die Blutbahn. In der Leber und in geringerem Ausmaß im Darm werden außerdem **VLDL** gebildet, welche die in diesen Organen synthetisierten Lipide (Triglyceride und Cholesterin) zur Peripherie transportieren. Von den Gefäßendothelien werden *Lipoproteinlipasen* abgegeben, die den Abbau des Fettanteils der Chylomikronen und der VLDL in die Wege leiten. Besondere Bedeutung kommt einem System lipolytischer Enzyme zu (Lipoproteinlipase, z.T. aus der Leber), die sich durch das Polysaccharid Heparin (vgl. 4.1.1, basophile Leukozyten) aktivieren lassen und daher auch als *post-Heparin-lipolytische Aktivität* (PHLA) bezeichnet werden.

Durch den Abbau des Fettanteils nimmt die Dichte zu, aus Chylomikronen werden sog. „**chylomicron remnants**" und aus VLDL werden VLDL remnants bzw. ein intermediäres β-Lipoprotein (**IDL**) gebildet. Die chylomicron remnants werden über apo-E-Rezeptoren in die Leber aufgenommen und abgebaut. Durch den Einfluß einer Leberlipase entsteht aus IDL ein LDL-β-Lipoprotein.

Die Bedeutung der **LDL** liegt wohl in erster Linie darin, die Peripherie mit Cholesterin zu versorgen. Das in den LDL und VLDL enthaltene, an Apoprotein B gebundene Cholesterin bindet an apo B, E (LDL)-Rezeptoren der Zellmembran und wird zellulär aufgenommen (internalisiert). Intrazelluläres Cholesterin hemmt die Cholesterinsynthese (durch Hemmung der Hydroxymethylglutaryl-CoA-Reductase), stimuliert die Bildung von Cholesterinestern (durch Stimulation der Acyl-CoA-Cholesterin-Transferase), hemmt die Synthese von apo B, E (LDL)-Rezeptoren und mindert damit die weitere Aufnahme von LDL. Die Hemmung der Cholesterinsynthese stellt einen wichtigen negativen Rückkoppelungsmechanismus dar, der normalerweise eine Überschwemmung des Körpers mit Cholesterin verhindert. Ein Mangel an apo B, E (LDL)-Rezeptoren führt zur Enthemmung der Cholesterinbiosynthese. Zur Bekämpfung einer Hypercholesterinämie können Hemmstoffe der Hydroxymethylglutaryl-CoA-Reductase eingesetzt werden. Sie senken die intrazelluläre Cholesterinkonzentration, führen damit zu gesteigertem Einbau von apo B, E (LDL)-Rezeptoren in die Zellmembranen, zu vermehrter Aufnahme von Cholesterin in die Zellen und damit zur Senkung des Plasmacholesterinspiegels. Der Rezeptor wird durch Insulin und Thyroxin aktiviert. LDL kann durch Makrophagen auch ohne Vermittlung von apo B, E-(LDL)-Rezeptoren aufgenommen werden („scavenger pathway"). VLDL und v.a. LDL lösen – wenn sie vermehrt in die Gefäßwand gelangen – die Entwicklung arteriosklerotischer Veränderungen aus, wie unter 2.2.1 näher ausgeführt wird.

Im Gegensatz zu den Proteinen und Triglyceriden kann Cholesterin nämlich in der Peripherie nicht abgebaut werden und häuft sich an. Beim **Abbau der LDL** werden diese in Zellen aufgenommen, der Protein- und Triglyceridanteil im Stoffwechsel um- und abgebaut und die Cholesterinester gespalten. Je nach Bedarf der Zelle wird dann Cholesterin den verschiedenen Funktionen zugeführt (s.o.) oder als Ester gespeichert.

Beim **Wolman-Syndrom** und in geringerem Ausmaß bei der **Cholesterinesterspeicherkrankheit** ist die Spaltung der Cholesterinester nicht möglich, und Cholesterinester häufen sich in der Zelle an. Das Wolman-Syndrom führt bereits im ersten Lebensjahr zum Tode, bei der Cholesterinesterspeicherkrankheit kommt es im Laufe von mehreren Jahren zu Hepatosplenomegalie, Leberzirrhose und -insuffizienz.

Die Vorstufen des α-Lipoproteins **HDL** (sog. nascent HDL) werden in Leber und Darm gebildet. Sie übernehmen beim Abbau der Chylomikronen und VLDL Apoproteine CI, CII, CIII, Cholesterin und Phospholipide und können umgekehrt Cholesterinester an VLDL und LDL abgeben. HDL ist in der Lage, in der Peripherie Cholesterin aufzunehmen. Dabei wird Cholesterin an die Oberfläche von HDL adsorbiert, mit Hilfe der Lecithin-Cholesterin-Acyltransferase (LCAT) verestert und in das Innere des Lipoproteins verlagert. HDL wirkt auf diese Weise einer Cholesterinablagerung im Gewebe entgegen und wird als ein Atherosklerose-protektiver Faktor bezeichnet. Allerdings sind genetische Defekte der Apoprotein-Synthese (AI) bekannt, bei welchen trotz erniedrigter HDL weniger häufig Atherosklerose auftritt. HDL kann in der Leber an den apo-

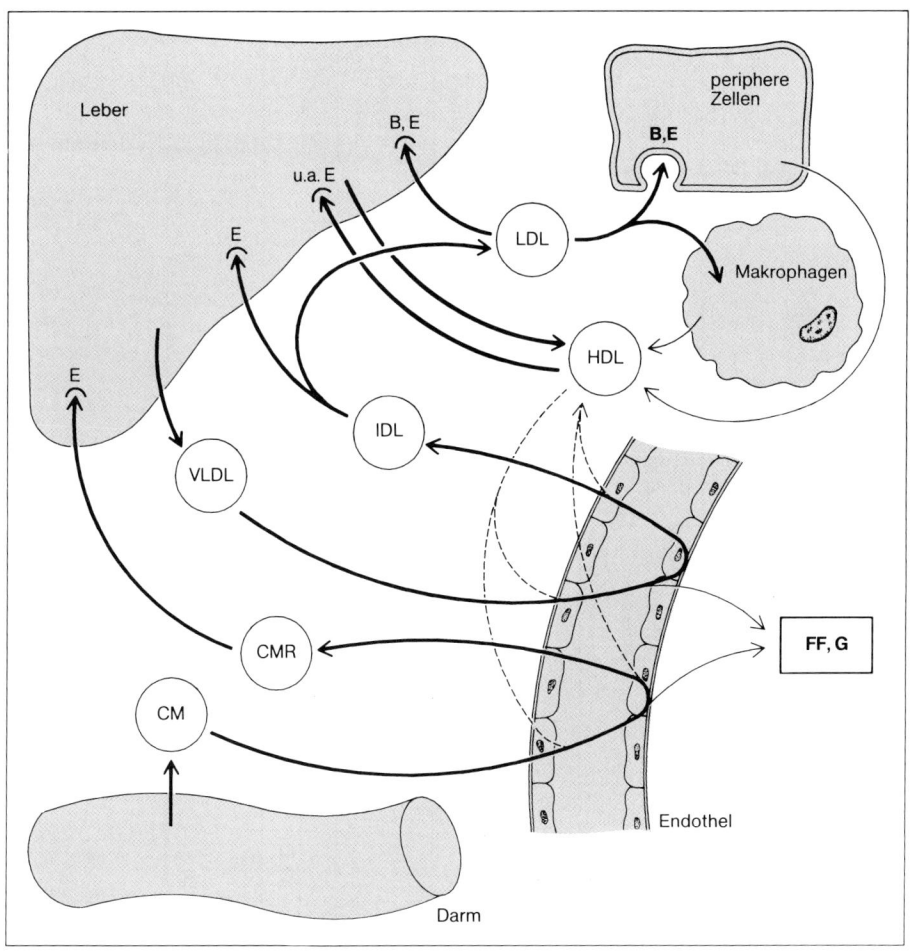

Abb. 10-14 **Stoffwechsel der Lipoproteine.** (Abkürzungen s. Tabelle 10-8. CM = Chylomikronen; CMR = Chylomicron remnants; B, E = Rezeptoren für Apoprotein B, E; FF = freie Fettsäuren; G = Glycerin)

E-Rezeptor gebunden, aufgenommen und abgebaut werden.

Die **HDL-Konzentration ist gesteigert** bei erblicher Disposition (Hyper-α-Lipoproteinämie), bei körperlicher Anstrengung (vor allem das HDL2), mäßigem Alkoholkonsum, Östrogenen, Heparin und Nicotinsäure **sowie herabgesetzt** bei genetischem Defekt (s.u.), bei Fettsucht, Diabetes mellitus, chronischen Nierenerkrankungen, (Zigaretten-)Rauchen und unter dem Einfluß von Androgenen und Gestagenen.

Bei **Zufuhr ungesättigter Fettsäuren** werden diese in Phospholipide eingebaut. Die ungesättigten Phospholipide bilden im Inneren von HDL Öltröpfchen, in welchen Cholesterinester besonders gut löslich sind. Dadurch wird der Abtransport von Cholesterin von der Peripherie zur Leber begünstigt. In der Leber steigern die ungesättigten Phospholipide einerseits die Gallesekretion, andererseits erhöhen sie die Löslichkeit von Cholesterin. Damit wird eine vermehrte Ausscheidung von Cholesterin über die Galle ermöglicht.

Tabelle 10-9 **Primäre Hyperlipidämien** (a.d. = autosomal dominant; a.r. = autosomal rezessiv; p.g. = polygen)

Bezeichnung (Vererbung; Häufigkeit in ‰)	Typ nach Frederickson	gesteigerte Lipoproteine	Serum	**Auswirkungen** Arteriosklerose	Xanthome	Fettsucht Diabetes	Hepatosplenomegalie	sonst
familiärer Lipoproteinlipasemangel (a.r.; <1)	I	Chylomikronen	milchig	–	+		+	Pankreatitis
familiäre Hypercholesterinämie (a.r.; 2; p.g.; 50)	IIa	LDL	klar	+++	+			arcus lipoides corneae
	IIb	LDL + IDL	klar – trüb	+++	+		–	
breite β-Bande-Erkrankung (a.r.; <1)	III	VLDL + IDL	klar – trüb	+++	+	+	–	Hyperuricämie
familiäre Hypertriglyceridämie (a.d.; 1)	IV	VLDL	klar – milchig	+	+	+	+	
	V	Chylomikronen + VLDL	trüb – milchig					
familiäre kombinierte Hyperlipidämie (a.d.; 5)	II, IV, V	VLDL und/oder LDL	klar – trüb	++	–	+	+	

Tabelle 10-10 **Sekundäre Hyperlipidämien**
(LP = Lipoprotein, LPL = Lipoproteinlipase-Aktivität, PHLA = Post Heparin-Lipolytische Aktivität)

primäre Erkrankung	erhöhtes Lipoprotein	Ursache
Diabetes mellitus	VLDL, Chylomikronen	Insulinmangel (vgl. Tab. 10-11)
Streß	VLDL	Catecholamine, Cortisol (vgl. Tab 10-11)
Hypothyreose	LDL, VLDL, Chylomikronen	Mangel an Schilddrüsenhormon (vgl. Tab. 10-11)
Morbus Cushing	VLDL, LDL	Cortisol (vgl. 11.3.2)
„Schwangerschaft"	VLDL, LDL	LPL-Mangel, Östrogene, Gestagene
Akromegalie	VLDL	Somatotropin (vgl. Tab. 10-11)
Gicht	VLDL	Überflußdiät? (vgl. 10.1.10)
Glykogenosen	VLDL	gesteigerte Lipolyse
Cholestase	Lipoprotein X (atypisch)	
Leberzirrhose	β_2-LP (atypisch)	Mangel an hepatischer PHLA
Urämie	VLDL	Mangel an LPL
Nephrotisches Syndrom	VLDL, LDL	Albuminmangel (vgl. 6.2.5)
Pankreatitis	VLDL, Chylomikronen	?
Alkoholismus	VLDL, Chylomikronen	Fettsynthese, Insulinmangel (vgl. Tab 10-11)
Fettsucht	VLDL, Chylomikronen	hyperkalorische Ernährung

Störungen in der Blutkonzentration von Lipiden bzw. Lipoproteinen entstehen bei einem Mißverhältnis zwischen enteraler Aufnahme (Diät) bzw. Mobilisierung aus Fettdepots auf der einen und Verbrauch (Verbrennung) bzw. Aufnahme in Fettzellen auf der anderen Seite. Dabei ist der Blutspiegel von Lipiden in gewissen Grenzen unabhängig von der Größe des Depots (Fettgewebe). Wichtigste Störungen des Fettstoffwechsels sind die **Hyperlipidämien.** Von *Fredrickson* wurden sie in verschiedene Typen eingeteilt, entsprechend dem Verhalten der Lipoproteine in der Elektrophorese. Die Einteilung ist rein phänomenologisch, und in den meisten Fällen kann den einzelnen Typen kein eindeutiger Enzymdefekt zugeordnet werden. Bei den Hyperlipidämien unterscheidet man genetisch bedingte *primäre Hyperlipidämien* und Hyperlipidämien, welche im Gefolge anderer Erkrankungen auftreten.

Die **primären Hyperlipidämien** wurden deskriptiv in Typ I-V eingeteilt nach Maßgabe der im Blut gesteigerten Lipoproteine. Die pathogenetischen Mechanismen sind nur zum Teil bekannt:

● Beim autosomal-rezessiv vererbten **Typ I** liegt ein Mangel an *Lipoproteinlipase* vor. *Chylomikronen können daher nicht abgebaut werden.*

● Bei **Typ II** ist der Zellmembran-Rezeptor für die Bindung und intrazelluläre Aufnahme von LDL defekt (apo B, E-(LDL)-Rezeptor). Es können Synthese, Einbau oder Funktion beeinträchtigt sein. Der Rezeptor fehlt ganz, hat eine herabgesetzte Bindungskapazität oder ist ungünstig über die Zellmembran verteilt, sodaß die Internalisierung erschwert ist. Folge ist einerseits verzögerte Eliminierung von LDL, andererseits das Fehlen der Cholesterinsynthesehemmung durch LDL.

● Bei **Typ III** liegt ein Defekt im *normalen Abbau der VLDL* vor, hervorgerufen durch ein defektes Apoprotein E.

● Bei **Typ IV und V** sind die primären Defekte unbekannt, *Typ IV* wird jedoch *durch Kalorien-reiche Ernährung induziert.* Ein Teil der Patienten mit Typ IV Hyperlipidämie (familiäre Hypertriglyceridämie) weist eine gesteigerte Produktion, ein zweiter Teil einen verminderten Abbau von Triglyceriden bzw. VLDL auf. Bei Typ V ist der Abbau von Chylomikronen und VLDL gestört, möglicherweise mangels CII-Apoprotein (Lipoproteinlipase Aktivator).

Wie bereits angedeutet, treten Hyperlipidämien auch im Gefolge anderer Erkrankungen auf. In Tabelle 10-10 sind die wichtigsten dieser **sekundären Hyperlipidämien** zusammengestellt:

● Bei Rückstau von Galle **(Cholestase)** tritt ein *atypisches Lipoprotein* im Blut auf, aus Phospholipiden, Cholesterin, Apoprotein A und Albumin (sog. Lipoprotein X). Ursache ist eine verminderte LCAT-Aktivität. LCAT ist nämlich in der Lage, das Lipoprotein X abzubauen. Die Anwesenheit von Lipoprotein X trägt wiederum zur Hypercholesterinämie bei Cholestase bei. Lipoprotein X hemmt nämlich über Blockierung des apo E-Rezeptors die Aufnahme der chylomicron remnants in die Leber.

● Bei **Leberzirrhose** liegt ein *Mangel an post-Heparin-lipolytischer Aktivität und LCAT* vor. Der Abbau von Chylomikronen und VLDL bleibt auf einer intermediären Stufe (IDL) stehen, die wahrscheinlich β_2-Lipoprotein darstellt.

● Bei **Niereninsuffizienz** sind VLDL und LDL erhöht, vor allem wegen herabgesetzter Aktivität an Lipoproteinlipase. Ob darüber hinaus einem Hyperinsulinismus oder Carnitinmangel eine Rolle zukommt, ist umstritten.

● Beim **Nephrotischen Syndrom** liegt wahrscheinlich eine, durch den Albuminmangel induzierte, Steigerung der Synthese von prae-β und β-Lipoproteinen zugrunde (vgl. Kap. 6.2.5).

● Der **Alkohol***abbau liefert zunächst NADH + H^+*. Dadurch wird die *Fettsäureoxidation gebremst*, die Fettsäuresynthese stimuliert und auf der anderen Seite die *Bildung von Glycerin-3-*

phosphat aus Dihydroxyacetonphosphat begünstigt. Damit steht Glycerin zur Veresterung mit Fettsäuren zur Verfügung, die von dem aus Alkohol gewonnenen Acetyl-CoA aufgebaut werden können. Die gesteigerte Alkoholaufnahme geht häufig mit einer herabgesetzten Glucosezufuhr (u.a.) einher. Im Gegensatz zu Glucose stimuliert Alkohol nicht die Insulinausschüttung und hemmt daher auch nicht die Fettsäuremobilisierung aus dem Fettgewebe, so daß trotz gesteigerter Fettsäuresynthese und verminderten Verbrauchs Fettsäuren in normalem Umfang mobilisiert werden.

● Beim **Diabetes mellitus** fällt die Hemmung von Insulin auf die Mobilisierung von Fettsäuren weg, das hohe Fettsäurenangebot steigert die hepatische VLDL-Synthese. Der Insulinmangel führt ferner zu verminderter Lipoproteinlipaseaktivität. Folge ist die Zunahme der Konzentrationen von Chylomikronen und VLDL.

● **Cortisol** stimuliert die Fettgewebslipase, vorwiegend durch Potenzierung der Catecholaminwirkung. Das gesteigerte Angebot an freien Fettsäuren fördert in der Leber die Bildung von VLDL. Die durch Cortisol induzierte Hyperglykämie (vgl. 11.3.1) steigert andererseits die Insulinausschüttung. Das Nebeneinander von Cortisol und Insulin führt wegen der unterschiedlichen Empfindlichkeit der verschiedenen Gewebe für die Wirkungen der Hormone zu einer Umverteilung des Fettgewebes: In den Extremitäten nimmt das Fettgewebe ab, am Rumpf zu (Stammfettsucht).

● Bei **Schwangerschaft** besteht häufig ein Mangel an Lipoproteinlipase, und die Konzentrationen an VLDL und postprandial an Chylomikronen ist entsprechend gesteigert. Umgekehrt ist in der **Postmenopause** durch Mangel an Östrogenen die LDL-Konzen-

tration im Blut gesteigert, die HDL-Konzentration herabgesetzt.
- Schilddrüsenhormone fördern die Sekretion von Cholesterin in die Galle. Eine **Hyperthyreose** führt daher zur Hypocholesterinämie. Umgekehrt geht **Hypothyreose** mit einer Hypercholesterinämie einher, da Abbau und Ausscheidung in der Leber eingeschränkt sind (vgl. 11.5.2).

Entscheidende **Auswirkung** bei einer Hypercholesterinämie ist die Entwicklung einer *Atherosklerose* (vgl. 2.2.1). Die freien Fettsäuren beeinträchtigen die Fließeigenschaften des Blutes und Cholesterin lagert sich in der Gefäßwand ab, was schwerwiegende Schädigungen nach sich zieht (vgl. Tab. 10-9). In hohem Maße gefährdet sind Typ II, III und IV, bzw. Hypercholesterinämie. Auf welche Weise eine Erhöhung der Chylomikronen bei Typ I zur Pankreatitis führt, ist unklar, bei Xanthomen, d.h. Konglomeraten lipidspeichernder Zellen ist wiederum der Zusammenhang zur Hyperlipidämie einleuchtend.

Klinisch weit weniger relevant als die Hyperlipoproteinämien ist ein **Mangel an Lipoproteinen**. Ein solcher Mangel kann im Zuge einer *Unterernährung* oder *Malabsorption* auftreten *(sekundäre Hypolipoproteinämie)*. Darüber hinaus gibt es seltene genetisch bedingte Erkrankungen, bei denen einzelne Apoproteine fehlen. Bei der *A-β-Lipoproteinämie* ist die Synthese bzw. Abgabe von Apoprotein B nicht möglich, bei der *Tangier-Erkrankung* werden nur *kleine Mengen atypischen* α-Lipoproteins (HDL) gebildet. Bei der *A-β-Lipoproteinämie* kommt es zur Behinderung der Fettresorption mit Fettstühlen (Steatorrhoe) und Durchfall. Eine Reihe von Störungen des ZNS sind möglicherweise durch *Störungen im Myelinaufbau* verursacht. *Bei der Tangiererkrankung werden Cholesterinester in*

Zellen des ,,Reticulohistiozytären Systems'' gespeichert (Tonsillen, Milz, Knochenmark, Lymphknoten).

Die *Konzentration an* **freien Fettsäuren** im Plasma ist *immer dann erhöht,* wenn der *Umsatz gesteigert* ist. So führt vermehrte Ausschüttung der Schilddrüsenhormone Thyroxin und Trijodthyronin (*Hyperthyreose*, vgl. 11.5.3) bei gleichzeitiger Stimulierung von Lipolyse und Fettverbrennung zur Hyperlipidacidämie. Eine gesteigerte Mobilisierung von Fettsäuren führt auch bei *Streß* (vermehrte Ausschüttung von Adrenalin und Corticotropin) sowie beim *Phäochromozytom* (Ausschüttung von Catecholaminen) zu einem Anstieg der Fettsäuren. Die Mobilisierung der Fettdepots im *Hungerzustand* und bei *körperlicher Arbeit* wird durch Hemmung der Insulinausschüttung (Hypoglykämie) und gesteigerte Freisetzung lipolytischer Hormone (u.a. Adrenalin) hervorgerufen. Ergebnis ist eine Hyperlipidacidämie. *Auswirkung* eines gesteigerten Angebotes an freien Fettsäuren ist die vermehrte Bildung von Acetessigsäure und *β*-Hydroxybuttersäure in der Leber (vgl. 10.1.10). Folge ist eine *metabolische Acidose.*

10.1.6 Aminosäurenstoffwechsel

Die hervorragende Bedeutung der Aminosäuren ergibt sich bereits aus der Tatsache, daß alle **Enzyme** und eine Reihe von **Hormonen** Polypeptide bzw. Proteine, also Ketten von Aminosäuren sind. Darüber hinaus sind Polypeptide Bestandteile von **Membranen** usw. und vermitteln als **Plasmaproteine** (z.B. Lipoproteine) den Transport einer Reihe von Substanzen. Aminosäuren werden teilweise als Neurotransmitter eingesetzt (z.B. Glutamat, Glycin) und dienen u.a. der Synthese einer Reihe von Mediatoren (z.B. Dopamin, GABA, Histamin, Serotonin, Adre-

Tabelle 10-11   Wirkungen von Hormonen auf den Fettstoffwechsel

antilipolytisch wirksam

Insulin: Stimulation der Lipoproteinlipase, Hemmung der Fettgewebslipase, Stimulation der Lipogenese und VLDL-Synthese in der Leber, Hemmung der Ketogenese.

Prostaglandin E_2:   Hemmung der Fettgewebslipase.

lipolytisch wirksam

Catecholamine: Stimulation der Fettgewebslipase, Bildung von Ketonkörpern in der Leber aus den freien Fettsäuren.

Thyroxin: Stimulation der Fettgewebslipase, Steigerung der Cholesterinsynthese, des Abbaus und der Ausscheidung in der Leber.

Cortisol: Steigert Catecholamin-induzierte Stimulation der Fettgewebslipase.

Glucagon: Steigert Ketogenese in der Leber. Pharmakologische Dosen stimulieren Fettgewebslipase.

Somatotropin: Stimuliert Fettgewebslipase (chronischer Effekt)

Lipotropin, Corticotropin: Stimulieren Fettgewebslipase (der Effekt wird durch gleichzeitige Stimulation der Insulinausschüttung egalisiert).

Östrogene: Rufen eine relative Insulinrestistenz hervor, senken LDL-Cholesterin, steigern HDL-Cholesterin.

nalin) sowie von *Pyrimidinen* und *Purinen* (Nucleinsäuren). Schließlich können sie zur *Energiegewinnung und zum Aufbau von Glucose (Gluconeogenese)* herangezogen werden. Die Pathophysiologie der Proteine wird im Zusammenhang mit den entsprechenden Organsystemen behandelt. An dieser Stelle sollen die wesentlichen Stoffwechselwege der Aminosäuren, sowie Defekte bei ihrem Abbau bzw. Umbau dargestellt werden.

Der **Aufbau** von Aminosäuren erfolgt zum Teil durch *Transaminierung* auf 2-Oxosäuren (Alanin, Serin, Glutaminsäure, Asparaginsäure), zum Teil werden sie aus anderen Aminosäuren aufgebaut: Aus Serin entstehen Glycin, Cystein (Cys) und Cystin (Cys-S-S-Cys), aus Glutaminsäure Arginin, Ornithin, Prolin und Glutamin, sowie aus Asparaginsäure Asparagin. Die Aminosäuren Valin, Leucin, Isoleucin, Phenylalanin, Methionin, Threonin, Tryptophan und Lysin können im menschlichen Körper nicht aufgebaut und müssen daher mit der Nahrung zugeführt werden *(essentielle Aminosäuren).*

Säuglinge sind außerdem auf die Zufuhr von Arginin und Histidin angewiesen.

Beim **Abbau** der Aminosäuren ist eine Reihe von Störungen bekannt. Er muß deshalb etwas genauer dargestellt werden. Allgemein gesehen muß die Aminosäure *desaminiert,* der entstehende Ammoniak zum nicht „giftigen" *Harnstoff umgebaut und schließlich das Kohlenstoffgerüst* der Aminosäure abgebaut werden.

Abb. 10-15 zeigt schematisch, auf welchem Weg die **Desaminierung** der einzelnen Aminosäuren erfolgt. Eine zentrale Rolle kommt dabei *2-Oxoglutarat* zu, das einer Vielzahl von Aminosäuren als NH_3-Akzeptor dient, wobei es selbst zur Aminosäure Glutamat aminiert wird. Wieder eine Reihe von Aminosäuren wird durch Änderung des Kohlenstoffgerüstes direkt in Glutamat umgewandelt. Glutamat gibt wiederum NH_3 ab und reagiert zu 2-Oxoglutarat. Glutamat kann ferner NH_3 auf Oxalacetat übertragen unter Bildung von Aspartat, das in den Harnstoff-

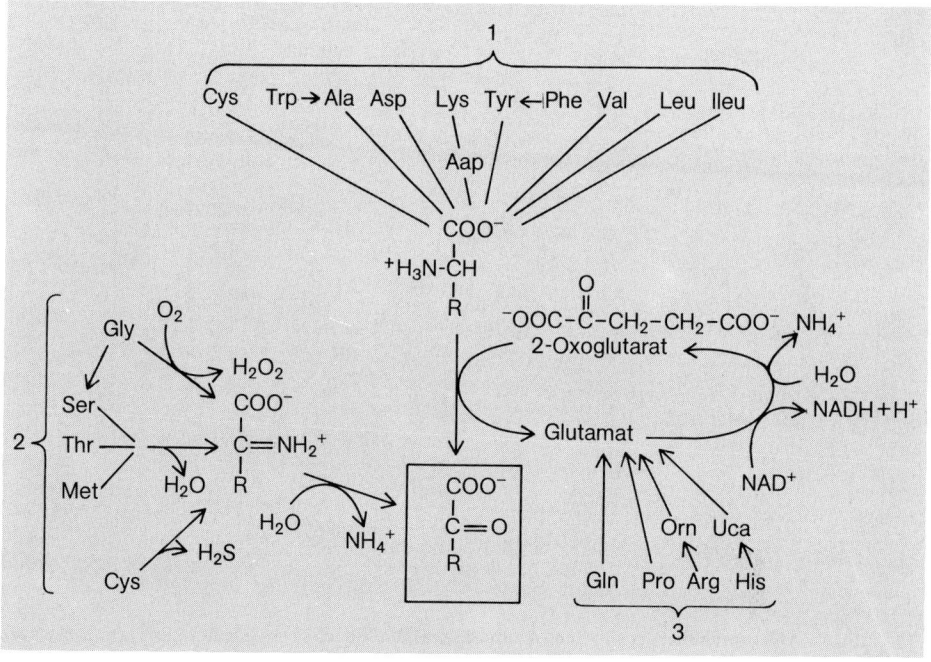

Abb. 10-15 **Mechanismen der Desaminierung von Aminosäuren** (Abkürzungen s. Tabelle 10-2, Uca = Urocaninsäure, Aap = α-Aminoadipinat, Orn = Ornithin). 1 = Transaminierung, 2 = Desaminierung (B-6-abhängig), 3 = Abbau zu Glutamat bzw. Desamidierung von Glutamin zu Glutamat

zyklus eingeschleust wird (vgl. Abb. 10-17). Nur ein kleiner Teil der Aminosäuren wird auf anderem Wege desaminiert.

Ammoniak ist in höheren Konzentrationen v.a. für das ZNS giftig und muß daher effektiv eliminiert werden. Das geschieht z.t. über die Niere (vgl. 6.1.4). Normalerweise wird jedoch der größte Teil des Ammoniak in Harnstoff überführt. Die **Harnstoffsynthese** ist praktisch auf die Leber beschränkt. Das NH_4^+ des Harnstoffs stammt v.a. von Glutamat, das durch Desaminierung von Aminosäuren oder durch Desamidierung von Glutamin entsteht (vgl. Abb. 10-15). Die Harnstoffsynthese ist vom Säure-Basen-Haushalt abhängig (vgl. 3.1.5): Bei Alkalose verwertet die Leber extrahepatisch (z.B. im Muskel) gebildetes Glutamin für die Harnstoffsynthese, da die hepatische Glutaminase durch Alkalose aktiviert wird und damit mehr NH_4^+ und Gluta-

mat bzw. Aspartat der Harnstoffsynthese zur Verfügung gestellt werden kann. Bei Acidose hingegen wird in der Leber Glutamin aufgebaut, das in der Niere zur Ammoniakproduktion verwendet wird (vgl. 3.1.5). Die hepatische Glutaminase wird ferner durch NH_4^+ stimuliert. Dadurch entsteht eine positive Rückkoppelung, da ja durch die Glutaminase NH_4^+ freigesetzt wird. Ergebnis ist eine Zunahme der intrazellulären NH_4^+ Konzentration, die eine Steigerung der Harnstoffsynthese erzwingt (geringe Affinität der Carbamylphosphatsynthetase für NH_4^+).

Um den Übertritt des in den Leberzellen gebildeten NH_4^+ in das systemische Blut zu verhindern, nehmen die **perivenösen Leberzellen** Ammoniak mit hoher Affinität auf und bilden daraus Glutamin.

Notwendiger Cofaktor der **Carbamylphosphat-Synthetase** ist N-Acetylglutamat, das durch die N-Acetylglutamat-Synthase aus Acetyl-CoA und Glu-

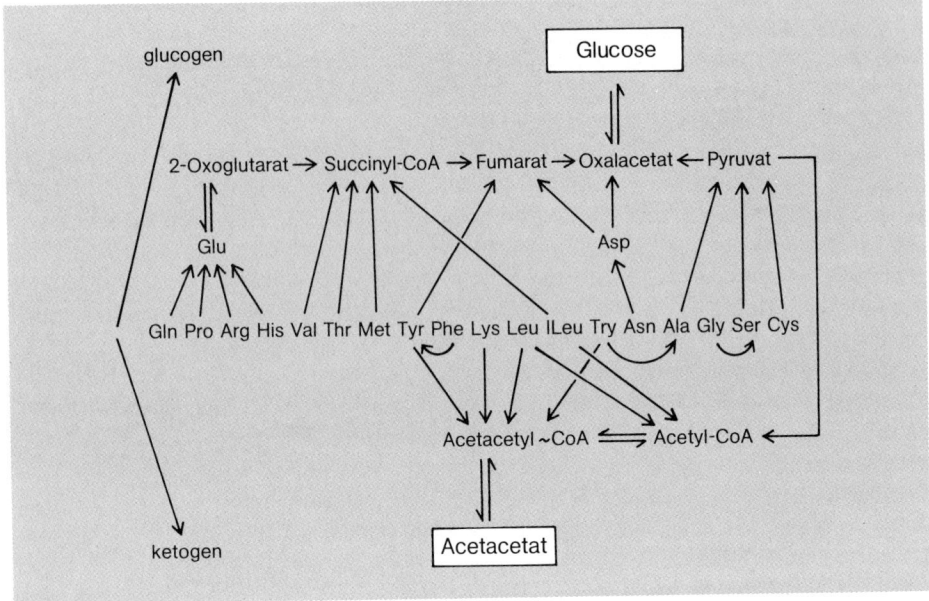

Abb. 10-16 **Abbauprodukte der einzelnen Aminosäuren.** Pfeile nach oben bedeuten glucogen, Pfeile nach unten ketogen, Aminosäuren, welche Pyruvat bilden, können sowohl glucogen als auch ketogen sein (Abkürzungen s. Tabelle 10-2)

tamat gebildet wird. Die N-Acetylglutamat-Synthase kann defekt sein (vgl. Tab. 10-12) oder durch andere CoA-Derivate, wie Propionyl-CoA, gehemmt werden.

Abb. 10-16 zeigt, welche „Endprodukte" beim **Abbau des Kohlenstoffgerüstes** der verschiedenen Aminosäuren gebildet werden. Ein Teil der Aminosäuren ergibt *Acetacetat,* ein weiterer Teil *Acetyl-CoA,* welches in der Leber ja zu Acetacetat aufgebaut werden kann. Daher werden diese Aminosäuren als *ketogen* bezeichnet (vgl. 10.1.5). Die meisten Aminosäuren liefern als „Endprodukte" Zwischenstufen des Citratzyklus. Über die verschiedenen Reaktionen des Citratzyklus kann daraus Oxalacetat gebildet werden, das zur Gluconeogenese verwendet werden kann (vgl. Abb. 10-16). Ebenso kann aus den zu Pyruvat abgebauten Aminosäuren Glucose aufgebaut werden. Alle Aminosäuren, die zur Gluconeogenese herangezogen werden können, werden als *glucogen* bezeichnet. Es

muß betont werden, daß einige Aminosäuren gleichzeitig glucogen und ketogen sind. Aus Acetyl-CoA selbst kann keine Glucose aufgebaut werden, da Acetyl-CoA nicht zu Oxalacetat umgewandelt werden kann (vgl. Abb. 10-2). Aus diesem Grund sind auch Fettsäuren nicht glucogen, wenn man von den wenigen verzweigten bzw. ungeradzahligen Fettsäuren absieht, die Succinyl-CoA ergeben. Da auch Glycerin für die Gluconeogenese wenig ins Gewicht fällt, kann *bei längerem Fasten* und Erschöpfung der Glykogenvorräte der *Glucosespiegel im Blut nur noch durch Abbau von Aminosäuren aufrecht erhalten werden.* Da beim Abbau der Proteine dabei gleichzeitig Acetacetat anfällt (ketogene Aminosäuren), tragen die Aminosäuren zur metabolischen Acidose (Ketoacidose) in dieser Situation bei.

Beim Abbau von Aminosäuren ist eine Vielzahl von **Enzymdefekten** bekannt, eine Reihe von Defekten ist in Abb. 10-17

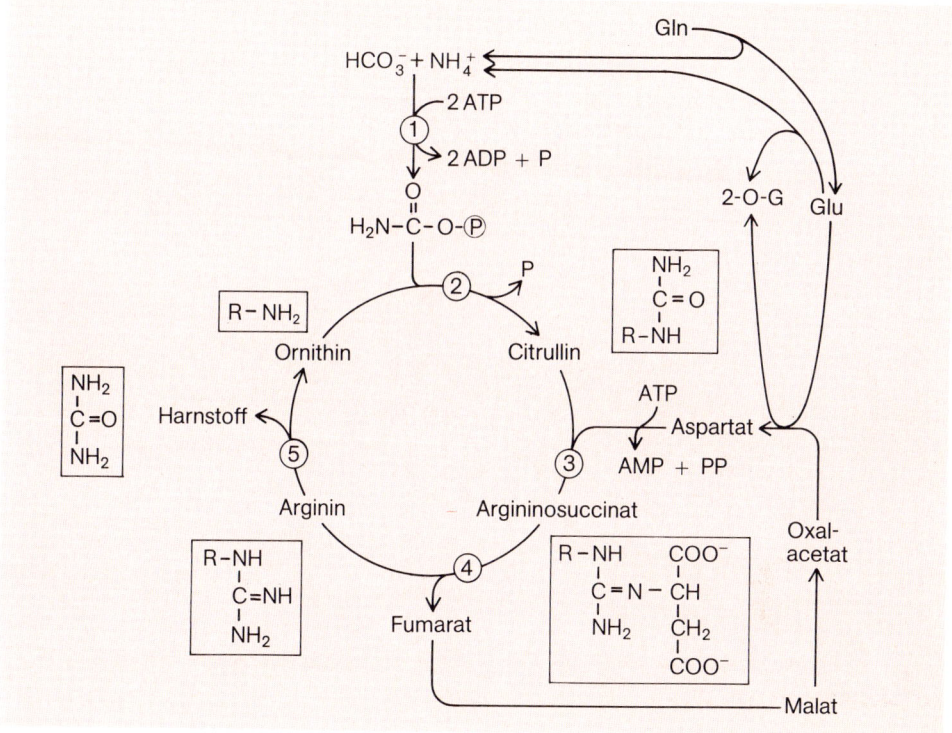

Abb. 10-17 **Harnstoffzyklus.** Störungen der Schritte 1–5 s. Tabelle 10-12 (2-O-G) = 2-Oxoglutarat, Gln, Glu s. Tab. 10-2)

bis 10-21 sowie in Tabelle 10-12 zusammengestellt.

Praktisch alle Enzyme des **Harnstoffzyklus** können von einem partiellen Aktivitätsverlust (verminderte Affinität) betroffen sein, der völlige Verlust eines Enzyms ist nicht mit dem Leben vereinbar. Eine Zunahme der Ammoniakkonzentration macht sich dabei nach Proteinbelastung bemerkbar. Bei einer Leberschädigung sind vor allem Carbamylphosphat-Synthetase und Argininosuccinatsynthetase in Mitleidenschaft gezogen, wobei gleichfalls eine *Protein-induzierte Hyperammoniämie* zu befürchten ist.

Störungen in der **Desaminierung** und im **Abbau des Kohlenstoffskeletts** sind bei fast jeder Aminosäure möglich. Die einzelnen Stoffwechseldefekte (das gilt auch für die Störungen des Kohlenhydrat- oder Lipidstoffwechsels) führen

zum Teil in wenigen Monaten oder Jahren nach der Geburt zum Tod bzw. verursachen tiefgreifende Störungen in der geistigen und körperlichen Entwicklung. Meist sind die Auswirkungen der Enzymdefekte auf Konzentrationssteigerungen der Substrate des gestörten Enzyms zurückzuführen. Dabei sind die unmittelbar an der Entstehung des Krankheitsbildes beteiligten Mechanismen in vielen Fällen nicht eindeutig aufgeklärt.

Bei Mangel an Homogentisinsäure-Dioxygenase (**Alkaptonurie**) werden durch den gestörten Abbau von Phenylalanin und Tyrosin (vgl. Abb. 10-20) massive Mengen von Homogentisinsäure im Urin ausgeschieden, die spontan zu dem dunkel gefärbten Alkapton oxidiert werden, so daß der Urin beim Stehenlassen eine dunkle Farbe annimmt. Die Ablagerung des Produktes v.a. in Knorpel-

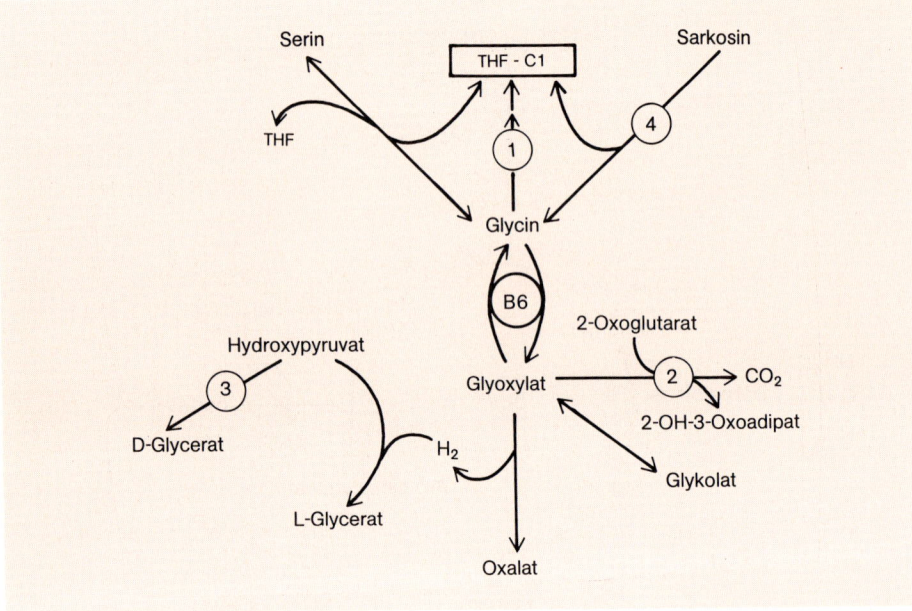

Abb. 10-18 **Abbau von Serin und Glycin.** THF = Tetrahydrofolsäure. Störungen der Schritte 1–4, s. Tabelle 10-12

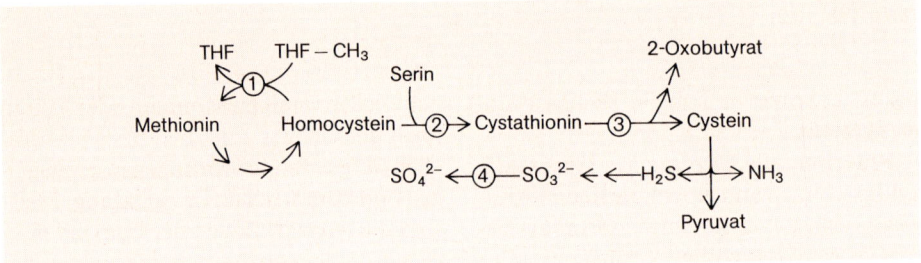

Abb. 10-19 **Abbau von Methionin und Cystein.** THF = Tetrahydrofolsäure. Störungen der Schritte 1–4 s. Tabelle 10-12

gewebe führt zu Schwarzfärbung (Ochronose) und letztlich zu degenerativen Veränderungen v.a. an Gelenken, Herzklappen und Aorta.

Die Unfähigkeit, verzweigte Aminosäuren oxidativ zu decarboxylieren, führt zu massiver Zunahme der Konzentrationen von Leucin, Isoleucin und Valin. Ihre Zwischenprodukte verleihen dem Harn den Geruch nach Ahornsirup (**Ahornsirupkrankheit**). Die Anhäufung der Aminosäuren und ihrer Ketoanaloge stimuliert die Ausschüttung von Insulin, wodurch Hypoglykämien auftreten. Die massiven Störungen des ZNS, welche oft bereits Tage bis Wochen nach der Geburt zum Tode führen, werden u.U. durch Hemmung der Glutamatdecarboxylase

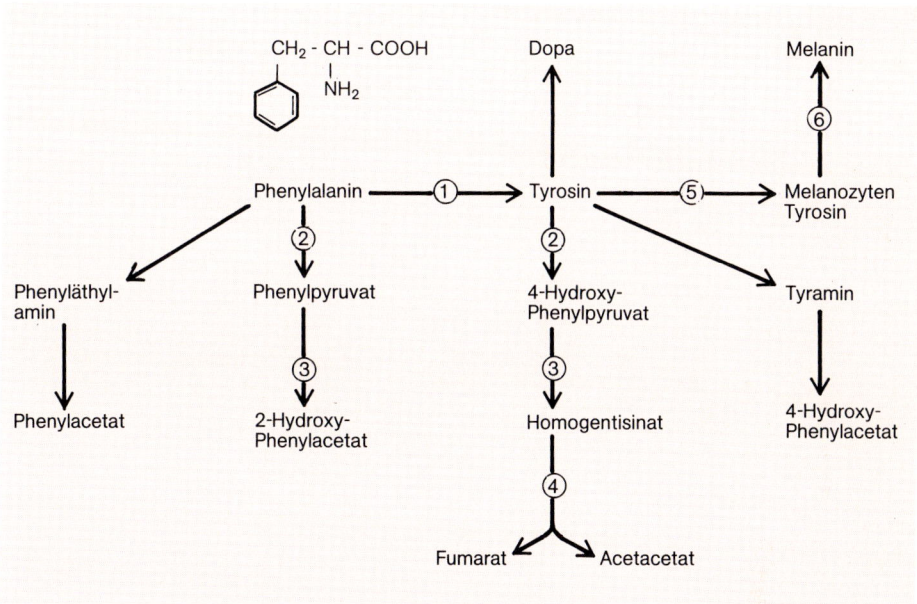

Abb. 10-20 **Stoffwechsel der aromatischen Aminosäuren.** Störungen der Schritte 1–6 s. Tabelle 10-12

hervorgerufen, welche zur Bildung des zentralnervösen Transmitters GABA (vgl. Tab. 8-2) erforderlich ist.

Beim häufigsten Defekt (0,1‰), der **Phenylketonurie,** scheinen das „zurückgestaute" Phenylalanin und seine Metabolite kompetitiv die Decarboxylase zu hemmen, welche Tryptophan in Serotonin umwandelt (vgl. Abb. 8-5). Dadurch wird die *Konzentration von Serotonin gesenkt,* das unter anderem als Transmitter im ZNS wirkt (vgl. Tab. 8-2). Es ist denkbar, daß die Konzentrationsabnahme von Serotonin zu den Störungen des ZNS bei Phenylketonurie führt, das heißt zu Tonuserhöhung der Muskulatur, epileptischen Anfällen und Störungen der geistigen Entwicklung mit erheblichem *Intelligenzverlust,* möglicherweise auch zum Erbrechen. Wird durch Phenylalaninarme Diät (möglichst früh nach der Geburt bis etwa zum 8. Lebensjahr sowie bei kranken Müttern während der Schwangerschaft) eine Senkung der Phenylalaninkonzentration erzielt, so steigt die Konzentration von Serotonin und die Schäden des ZNS werden völlig unterbunden. Die *Schädigung des ZNS kann allerdings bei zu spät einsetzender Therapie nicht mehr rückgängig gemacht werden,* der Mangel an Serotonin bzw. die sonst möglicherweise wirksamen Mechanismen führen daher schließlich zu fixierten Störungen.

Auch bei einem Teil der anderen Enzymdefekte kann die Konzentration der zurückgestauten Substrate durch **Diät** gesenkt und dadurch die Krankheitssymptome verhindert bzw. wesentlich abgeschwächt werden (vgl. Tab. 10-1). Hier liegt eine schwere Verantwortung auf dem Arzt, der solche Stoffwechseldefekte rechtzeitig erkennen und behandeln muß. Daher sollte bei allen Störungen der geistigen und körperlichen Entwicklung nach Stoffwechseldefekten gefahndet werden, natürlich vor allem dann, wenn in der Verwandtschaft solche Enzymdefekte bekannt sind.

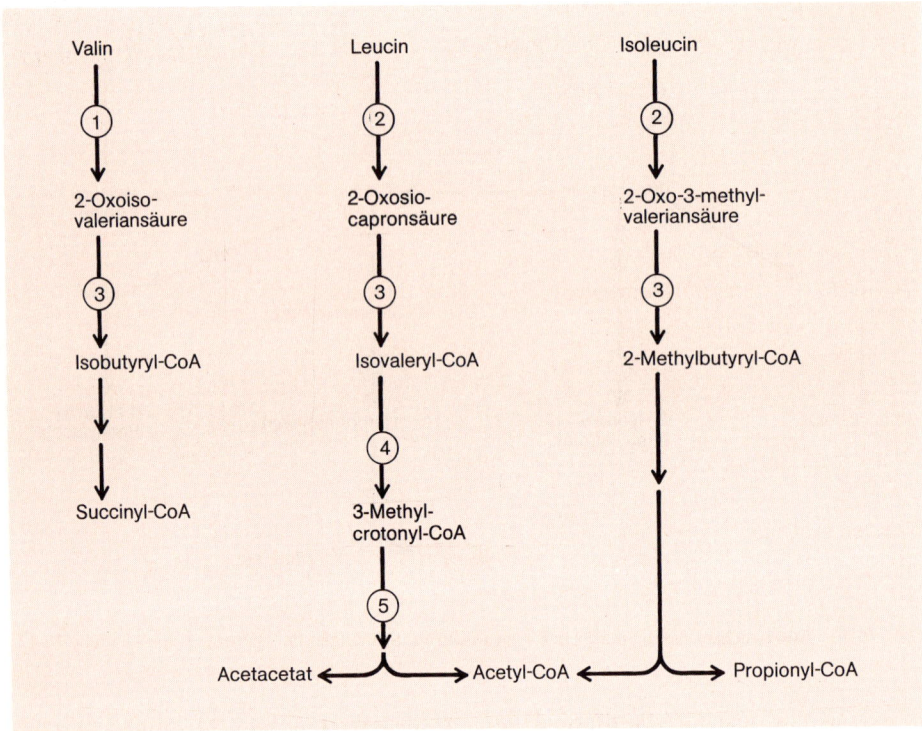

Abb. 10-21 **Abbau der verzweigtkettigen Aminosäuren.** Störungen der Schritte 1–5 s. Tabelle 10-12

Der Ausschluß von Phenylketonurie wird routinemäßig bei Neugeborenen vorgenommen **(Guthrie-Test).** Dabei wird das Phenylalanin-abhängige Wachstum von Bakterien beobachtet. Der Test wird normalerweise am 4.–6. Tag nach der Geburt durchgeführt, da der Phenylalaninspiegel im Blut unmittelbar nach der Geburt noch nicht gesteigert ist. Antibiotica im Blut hemmen das Bakterienwachstum und verfälschen dadurch das Ergebnis.

Die anderen Stoffwechseldefekte können meist durch den **Nachweis bestimmter Aminosäuren** oder Stoffwechselprodukte im Urin diagnostiziert werden. Wichtig ist in den meisten Fällen die Erkennung bereits bei Neugeborenen, also bevor irreversible Schäden aufgetreten sind.

Auch **Transportdefekte** für einzelne Aminosäuren können zu entsprechenden Störungen führen. In Tabelle 10-12 wurde ein Typ des *Albinismus* angeführt, der einen Mangel am Transportsystem für Tyrosin in Melanozyten aufweist (Permease). In Tabelle 6-10 wurden unter anderem Transportdefekte für Aminosäuren im proximalen Tubulus der Niere erwähnt *(Fanconi-Syndrom, Cystinurie, Hartnup-Erkrankung, Iminoglycinurie).* Im Darm können gleichfalls Resorptionsdefekte für Aminosäuren vorliegen. Der dadurch auftretende Mangel an diesen Aminosäuren kann zu erheblichen Störungen führen (Kap. 10.1.9).

Neben den genetisch bedingten Enzymdefekten spielen auch „**erworbene**" **Enzymdefekte** im Aminosäurenstoffwechsel eine Rolle.

Tabelle 10-12   **Enzymdefekte im Aminosäurestoffwechsel**

betroffenes Enzym	Krankheit	wichtigste Wirkungen
Harnstoffzyklus (Abb. 10-17)		
Carbamylphosphat-Synthetase (1)	Hyperammoniämie Typ I	
N-Acetylglutamat-Synthase	Hyperammoniämie	bei Proteinbelastung
Ornithin-carbamoyl-Transferase (2)	Hyperammoniämie Typ II	Hyperammoniämie
Argininosuccinat-Synthetase (3)	Citrullinämie	mit Erbrechen und vor
Argininosuccinat-Lyase (4)	Argininosuccinaturie	allem Störungen des ZNS
Arginase (5)	Argininämie	
Glycinstoffwechsel (Abb. 10-18)		
Glycin-Decarboxylase (1)	Hyperglycinämie	Störungen des ZNS
Propionyl-CoA-Carboxylase	Propionatämie + Glycinämie	Störungen des ZNS, Acidose
2-Hydroxy-3-oxoadipat-Carboxylase (2)	Hyperoxalurie Typ I	Oxalat-Gicht,
D-Glycerat-Dehydrogenase (3)	Hyperoxalurie Typ II	Nephrolithiasis
Sarkosin-Dehydrogenase (4)	Hypersarkosinämie	Störungen des ZNS
Methionin und Cystin (Abb. 10-19)		
Homocystein-Transmethylase (1)	Homocystinurie II	Störungen des ZNS, Auges
Cystathionin-Synthase (2)	Homocystinurie I	und Bindegewebes
Cystathionin-γ-Lyase (3)	Cystathioninurie	Störungen des ZNS, Mißbildungen
Sulfitoxidase (4)	Sulfitoxidasemangel	Zerstörung des ZNS
Cystin-Transport?	Cystinose (nicht identisch mit Cystinurie)	Störungen von ZNS, Niere (Fanconi-Syndrom), Cornea
Aromatische Aminosäuren (Abb. 10-20)		
Phenylalanin-Hydroxylase (1)	Phenylketonurie	Störungen des ZNS-Pigmentmangel
Tyrosinaminotransferase (2)	Hypertyrosinämie Typ II	Störungen des ZNS, Mißbildungen
4-Hydroxyphenylpyruvat-Dioxygenase (3)	Hypertyrosinämie Typ I	Störungen von ZNS, Niere (Fanconi-Syndrom), Leber
Homogentisinsäure-Dioxygenase (4)	Alkaptonurie	Ochronose (siehe Text)
Melanozyten-Tyrosin-Permease (5)	Albinismus	fehlende Pigmentierung,
Phenoloxidase (6)		Sehstörungen
Verzweigte Aminosäuren (Abb. 10-21)		
Valin-Transaminase (1)	Hypervalinämie	Körperliche und geistige
Leu-ileu-Transaminase (2)	Hyperleucin-isoleucinämie	Retardierung
oxidative Decarboxylierung (3)	Ahornsirup-Krankheit	ZNS-Störungen, Krämpfe
Isovaleryl-CoA-Dehydrogenase (4)	Isovaleriatämie	Acidose, Erbrechen
β-Methylcrotonyl-CoA-Carboxylase (5)	β-Methylcrotonylacidurie	ZNS-Störungen, Erbrechen
Weitere Aminosäuren (ohne Abb.)		
Histidinammoniaklyase	Histidinämie	Störungen des ZNS
Lysinabbau	Hyperlysinämie	Störungen des ZNS
Prolinabbau	Hyperprolinämie I (II)	Schädigung der Niere (ZNS)
Hydroxyprolinabbau	Hydroxyprolinämie	Schädigung des ZNS
β-Alanin-Transaminase	Hyper-β-alaninämie	Krampfanfälle
Formiminotransferase	F.-transferase-Mangel	Störungen des ZNS
Glutathionaufbau	5-Oxoprolinämie	Acidose, Hämolyse

Tabelle 10-13 **Wirkungen von Hormonen auf den Proteinstoffwechsel**

vorwiegend Proteinaufbau (anabol)

Insulin:	Stimulation von Proteinaufbau in Leber, Muskel und Fettzellen.
Somatotropin:	Proteinaufbau in Leber und Muskel.
Androgene:	Starke Stimulation des Proteinaufbaus.
Östrogene:	Schwache Stimulation des Proteinaufbaus.

vorwiegend Proteinabbau (katabol)

Cortisol:	Fördert Proteinabbau in der Peripherie, aus den Aminosäuren z.T. Proteinaufbau in der Leber, im wesentlichen jedoch Gluconeogenese.
Glucagon:	Stimuliert hepatische Gluconeogenese auch aus Aminosäuren.
Gestagene:	Schwache Stimulation des Proteinabbaus.
Thyroxin:	Stimulation sowohl von Proteinaufbau (Enzyme, Carrier), als auch von Proteinabbau (Verwendung der Aminosäuren für Gluconeogenese).

Wesentlich häufiger – wenn auch bei weitem nicht so verheerend – als die genetisch bedingte, ist die **erworbene Hyperoxalurie:** Ursache kann ein Vitamin B_6-Mangel sein, da die Reaktion von Glyoxylat zu Glycin die Mitwirkung von Vitamin B_6 erfordert. Häufigste Ursache einer Hyperoxalurie ist jedoch eine gesteigerte Resorption aus dem Darm. Der größte Teil des in den Darm aufgenommenen Oxalats bildet mit Calcium ein unlösliches Salz, welches nicht resorbiert werden kann. Bei unvollständiger Resorption von Fettsäuren aus dem Darm (vgl. 10.4.3) verbinden sich die nicht resorbierten Fettsäuren mit Calcium. Oxalat wird frei und kann resorbiert werden. Daher ist bei Malabsorption immer an die Gefahr einer Oxalaturolithiasis zu denken.

Bei *Leberschädigung* kommen neben den bereits erwähnten Störungen der Harnstoffsynthese auch Defekte der Phenylalanin-Hydroxylase, Tyrosinaminotransferase und beim Histidinabbau vor. Weitere tiefgreifende Störungen des Stoffwechsels von Proteinen und Aminosäuren treten bei **Leberinsuffizienz** hinzu, wie in 10.2.4 noch ausführlich dargestellt wird.

Auch die Symptomatik bei **Niereninsuffizienz** wird in entscheidender Weise von Störungen des Aminosäure-, Peptid- und Proteinstoffwechsels beeinflußt (vgl. 6.2.4).

Eine gestörte Ausschüttung von einigen **Hormonen** (vgl. Tab. 10-13) zieht gleichfalls den Protein- und Aminosäurenstoffwechsel in Mitleidenschaft (vgl. 11).

Der Eiweißstoffwechsel ist schließlich immer dann gestört, wenn ein **Mißverhältnis zwischen Eiweißzufuhr und -verbrauch** vorliegt (vgl. 10.1.10 und 4.8).

10.1.7 Porphyrinstoffwechsel

Bereits in Kapitel 4.3.1 wurde festgestellt, daß Hämoglobin aus je 4 Häm und 4 Eiweißketten (Globin) zusammengesetzt ist. An dieser Stelle sollen Auf- und Abbau des eigentlichen Sauerstoffbindenden Anteiles von Hämoglobin, des Häms besprochen werden. Die Struktur des Häms ist in Abb. 10-22 dargestellt. Häm wird vor allem im Knochenmark und in der Leber aufgebaut. Abb. 10-23 zeigt die zur **Hämsynthese** erforderlichen Schritte sowie einen Nebenschluß zu Uroporphyrin I und Koproporphyrin I. Durch Enzym-Mangel kann einer der gezeigten Schritte behindert sein. *Völlige Unterbrechung eines Schrittes ist mit dem Leben nicht vereinbar.* Der erste Schritt (Bildung von δ-Aminolävulinsäure) wird durch die Anwesenheit von Häm gehemmt. Bei einem *Enzym-Mangel* kommt es zunächst zu einer verminderten Häm-Synthese. Dadurch tritt jedoch eine Enthemmung der Synthese von Vorstufen ein. Das gesteigerte Substratangebot kompensiert den Mangel an Enzym und es werden praktisch *übliche Mengen normalen Häms gebildet.*

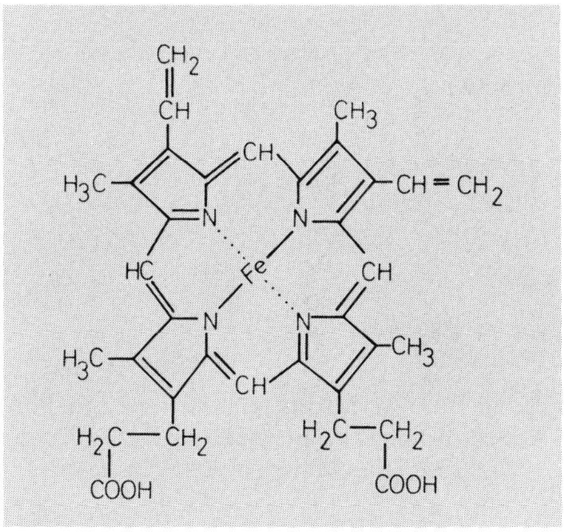

Abb. 10-22 **Konfiguration des Häms.** Der Sauerstoff wird an das zweiwertige Eisen angelagert. Ist das Eisen dreiwertig, wird die Gruppe als Hämatin bezeichnet

Die Enzymdefekte erlangen ihre pathophysiologische Bedeutung durch die Wirkung der *hohen Konzentrationen an Vorstufen (***Porphyrie).** Die pathophysiologisch bedeutsamste Eigenschaft der Vorstufen ist die *Photosensibilisierung:* Bei erhöhten Konzentrationen von Uroporphyrin und Koproporphyrin in der Haut führt Sonnenbestrahlung zu Rötung und Blasenbildung (nicht bei der akuten intermittierenden Porphyrie, vgl. Tab. 10-14). Durch bakterielle Infektion der Blasen kommt es zum Teil zu verstümmelnden Narben. Oft treten auch *Bauchschmerzen, Verstopfung* und *neurologische*

Symptome auf, möglicherweise, weil δ-Aminolävulinsäure die Natrium/Kalium-ATPase an der Zellmembran hemmt. *Alkohol, Barbiturate* (Schlafmittel), *Sulfonamide* (Chemotherapeutica) und *Steroide* induzieren die δ-Aminolävulinsäure-Synthase (erste Reaktion in Abb. 10-23), womit mehr Vorstufen gebildet werden und die Symptome der *Porphyrie* zunehmen. In Tabelle 10-14 sind die wichtigsten primären (d.h. genetisch bedingten) Porphyrien zusammengestellt. *Sekundäre Porphyrien* treten z.B. im Gefolge von *Leberschädigungen, Anämien* und *Vergiftungen* (Benzol, Blei) auf. Die Diagnose der einzelnen Porphyrien stützt sich z.T. auf die Ausscheidung der verschiedenen Nebenprodukte in Stuhl und Urin.

Von wesentlicher klinischer Relevanz ist auch der **Hämabbau.** Wie Abb. 10-24 zeigt, wird Häm in Zellen des sogenannten reticuloendothelialen Systems in Knochenmark, Milz, Leber, aber auch in anderen Geweben abgebaut. Das Häm entstammt aus zugrunde gegangenen Erythrozyten (1) oder direkt aus der Hämsynthese (2), wenn eine Störung der Erythropoese besteht, also synthetisiertes Häm keine Verwendung findet. Störungen im Abbau bis zum Bilirubin sind nicht bekannt.

Bilirubin ist praktisch wasserunlöslich und wird im Plasma *an Albumin gebunden.* Daher kann Bilirubin selbst nicht in der Niere ausgeschieden werden und lagert sich auch nicht im Gewebe ab. Erst wenn die Bindungskapazität der Proteine für Bilirubin überschritten wird (0,1 mmol/l) oder wenn Bilirubin durch Pharmaka (vor allem Sulfonamide) aus der Proteinbindung verdrängt wird, tritt Bilirubin ins Gewebe über.

Bei der Leberpassage wird Bilirubin von den Leberzellen aufgenommen und an Trägerproteine gebunden. Dann wird

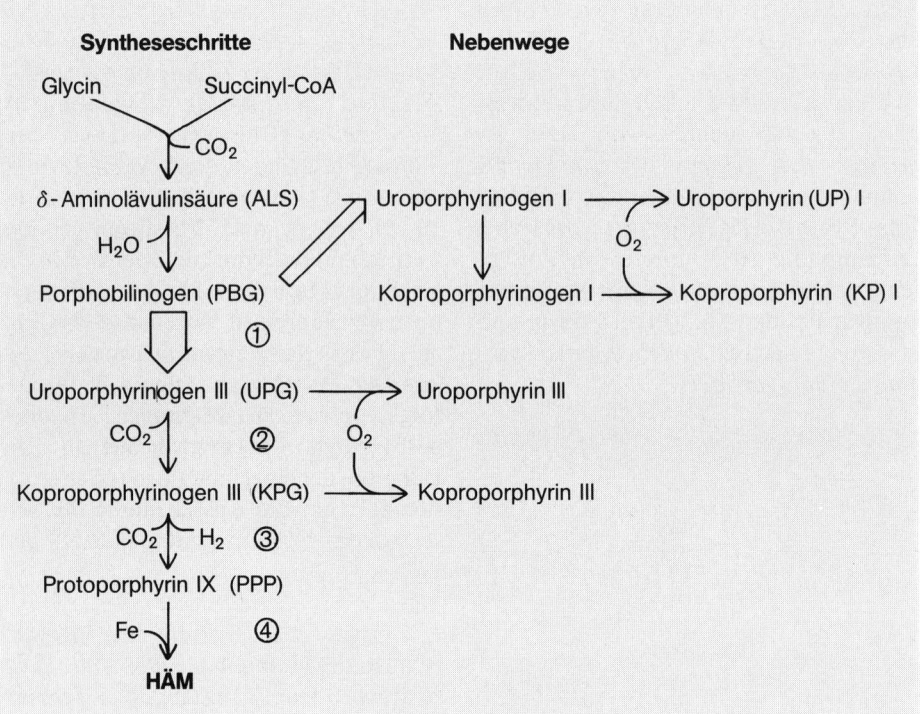

Abb. 10-23 **Hämsynthese.** Offene Pfeile bedeuten die Verbindung von vier Untereinheiten zu einem Porphyrinring. Störungen der Schritte 1–4 s. Tabelle 10-14. An Schritt 1 sind zwei Enzyme beteiligt: Bei Anwesenheit von „Cosynthase" produziert das Enzym „UPGI-Synthase" Uroporphyrinogen III, bei fehlender Cosynthase Uroporphyrinogen I

Tabelle 10-14 **Porphyrien** (Abkürzungen und Störungen einzelner Schritte s. Abb. 10-23)

Bezeichnung	Wahrscheinlicher Enzymmangel	Urin	Stuhl
Erythropoetische Porphyrie			
Kongenitale erythropoetische P.	Cosynthase (1)	UP, KP	KP
Hepatische Porphyrie			
Akut intermittierende Porphyrie	UPG I-Synthetase (1)	ALS, PBG, UP, KP	
Porphyria cutanea tarda	UPG-Decarboxylase (2)	UP, KP	KP
Porphyria variegata	Ferrochelatase (4)	ALS, PBG, UP, KP	KP
Hereditäre Koproporphyrie	KPG-Oxidase (3)	KP	KP

Bilirubin in Mikrosomen der Leber mit Glucuronsäure verknüpft *(konjugiert)* (4 in Abb. 10-24). **Konjugiertes Bilirubin** ist besser wasserlöslich und kann daher in die Gallenkanalikuli sezerniert werden (5). Die Gallenkanalikuli sind Spaltbildungen zwischen Leberzellen, welche das Lumen durch sog. tight junctions (vgl. 13.3.3) vom Interstitium trennen. Sie münden in Gallengefäße, die sich zum Gallengang vereinen. Mit der Galle gelangt konjugiertes Bilirubin in das Darmlumen. Bilirubin

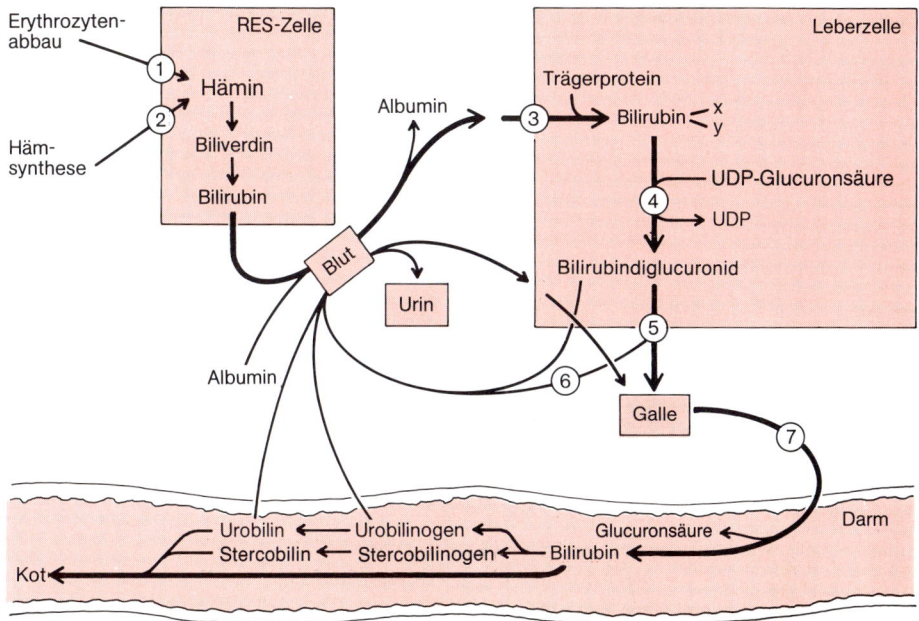

Abb. 10-24 **Bilirubin-Stoffwechsel.** Störungen der Schritte 1–7 s. Tabelle 10-15

kann weder in der Gallenblase noch im Darm resorbiert werden.

Im Lumen wird es durch Bakterien dekonjugiert und zu **Urobilinogen, Urobilin** und **Stercobilin** abgebaut. Alle drei Abbauprodukte können zu einem geringen Teil wieder resorbiert werden und damit ins Blut gelangen. Bei Passieren der Leber können sie wieder in die Galle sezerniert werden und erneut ins Darmlumen gelangen (*enterohepatischer Kreislauf*). Ferner können Urobilinogen und seine Abbauprodukte im Urin ausgeschieden werden. Auch konjugiertes Bilirubin wird – im Gegensatz zum nicht konjugierten Bilirubin – zum Teil im Urin ausgeschieden, da es besser wasserlöslich ist und daher nicht vollständig an Albumin gebunden vorliegen muß.

Eine Störung des Bilirubinstoffwechsels kann zur Erhöhung der Plasmakonzentration von Bilirubin führen. Da eine verdünnte Bilirubinlösung gelbliche Farbe aufweist, werden die zur Bilirubinämie führenden Krankheiten unter der Bezeichnung Gelbsucht bzw. **Ikterus** zusammengefaßt. Aus Abb. 10-24 geht hervor, daß mehrere ganz verschiedene Ursachen Ikterus auslösen können (Tab. 10-15):

● Bei einem **prähepatischen Ikterus** ist die *Produktion von Bilirubin* gesteigert. Ursache ist Hämolyse (1) oder der Abbau von Häm vor dem Einbau in Erythrozyten (2).

● Der **hepatische Ikterus** kann durch Defekte der *Bilirubinaufnahme* in die Leberzelle, z.B. wegen Mangels an *Trägerprotein* (sog. prämikrosomaler Transport-Ikterus, 3), durch partielle oder totale Unfähigkeit zur *Bilirubinkonjugation* (sog. mikrosomaler oder Konjugations-Ikterus, 4) oder durch Störungen in der *Sekretion* (sog. postmikrosomaler oder Exkretionsikterus, 5) zustande kommen. Schließlich kann bei gesteigerter Durchlässigkeit der Gallenkanalikuli (Öffnung von tight junctions z.B. bei Gallerückstau) konjugiertes Bilirubin zurück in das Blut gelangen (6).

Tabelle 10-15   **Hyperbilirubinämien** (B = Bilirubin; BG = Bilirubinglucuronid; UBG = Urobilinogen)

Krankheit	Ursache(n) (vgl. Abb. 10-24)	Konzentrationen der Gallenfarbstoffe in				
		Plasma		Urin		Stuhl
		B	BG	BG	UBG	UBG
prähepatisch						
Hämolytischer Ikterus	Erythrozytenabbau (vgl. 4.4.1) (1)	↑	–	–	↑	↑
Shunthyperbilirubinämie	Störung der Hämopoese (2)	↑	–	–	↑	↑
hepatisch						
Neugeborenen-Ikterus	Glucuronyl-Transferase-Mangel (4)	↑	↓	↓	↓	↓
Crigler-Najjar Typ I	Fehlen der Glucuronyltransferase (4)	↑	↓	↓	↓	↓
Crigler-Najjar Typ II	Mangel an Glucuronyltransferase (4)	↑	↓	↓	↓	↓
Gilbert; Meulengracht	Mangel an Trägerprotein ? (3)	↑	↓	↓	↓	↓
Dubin-Johnson; Rotor	verminderte Sekretion (5)	↑	↑	↑	↓	↓
einige Arzneimittel	verminderte Sekretion (5)	↑	↑	↑	↓	↓
akute Leberschädigung	Entstehung von Lecks in den Galle- kapillaren durch Leberzellschwund (6)	↑	↑	↑	↓	↓
chronische Leberschädigung	Leberzellinsuffizienz (3, 4, 5)	↑	(↑)	(↑)	↓	↓
posthepatisch						
Cholestase, Cholelithiasis	Verlegung der Gallenkanalikuli bzw. der Gallenwege durch Kristalle bzw. Steine (7)	(↑)	↑	↑	↓	↓

● Beim sogenannten **posthepatischen Ikterus** (Verschlußikterus) ist der Abfluß von Galle durch Obstruktion oder Kompression von intra- und/oder extrahepatischen Gallenwegen unterbunden (Ursachen siehe 10.2.1). Beim prähepatischen Ikterus ist die Plasmakonzentration von unkonjugiertem Bilirubin, beim posthepatischen Ikterus ist die Plasmakonzentration von konjugiertem Bilirubin, beim hepatischen Ikterus sind meist beide gesteigert. Beim kompletten Verschlußikterus gelangt kein Bilirubin mehr in das Darmlumen, und im Urin ist kein Urobilinogen mehr nachweisbar.

Während der Ikterus bei Hämolyse oder bei den genetisch bedingten Enzymdefekten (Crigler-Najjar, Gilbert, Dubin-Johnson, Rotor) eindeutig einer der oben genannten Formen zugeordnet werden kann, ist dies bei **Leberschädigungen** im allgemeinen nicht möglich. Wenn auch z.B. bei Cholelithiasis zunächst ein posthepatischer Ikterus auftritt, so tritt doch sehr bald auch eine Leberschädigung ein. Umgekehrt wird bei primärer Leberzellschädigung meist auch der Galleabfluß beeinträchtigt.

Bei Leberzellinsuffizienz wird im allgemeinen die Exkretion von konjugiertem Bilirubin (5) als erstes zum **limitierenden Faktor,** da die Leberzelle sowohl die Aufnahme (3) als auch die Konjugation (4) von Bilirubin, nicht aber die Exkretion (5) wesentlich steigern kann. Der Ausfall von Leberzellen kann somit durch die gesunden Leberzellen solange kompensiert werden, bis die maximale Exkretionsrate erreicht ist.

Zunehmende Bedeutung erlangt die Wirkung von **Arzneimitteln** auf den Bilirubinstoffwechsel. Neben den Pharmaka, welche bei prädisponierten Personen *Hämolyse* auslösen (vgl. 4.4.1), können auch Medikamente Hyperbilirubinämie erzeugen, welche die *Exkretion von konjugiertem Bilirubin kompetitiv hemmen* (z.B. das Tuberkulostaticum Rifampicin sowie einige Röntgenkontrastmittel. Umgekehrt ist deren Exkretion bei Ikterus unterbunden!). Auf der anderen Seite kann die Glucuronyl-Transferase-Aktivität durch einige Pharmaka (z.B. Barbiturate) gesteigert werden (vgl. 10.1.11). Nicht verwechselt werden darf die Hemmung der Konjugierung mit der Cholestase, die durch wiederum andere Pharmaka ausgelöst werden kann: Einige Antibiotica, Sulfonamide, Tuberkulostatica sowie Phenothiazine (Beruhigungsmittel) hemmen die Hydroxylierung von Gallensäuren. Dadurch werden weniger gut lösliche Gallensäuren sezerniert, es kommt zu Ausfällung in den Gallenkanalikuli und Sistieren des Gallenflusses (Cholestase, vgl. 10.2.1). Erst sekundär wird dabei die Bilirubinexkretion unterbunden, und es kommt zum Ikterus.

Eine Hemmung der Gallensäurensekretion wird auch bei hohen Dosen von **Östrogenen** beobachtet. Hier liegt möglicherweise die Ursache für die nicht seltene Schwangerschaftscholestase.

Beim Neugeborenen tritt durch gesteigerten Erythrozytenabbau nach der Geburt bereits normalerweise Hyperbilirubinämie auf. Bei massiver Hyperbilirubinämie (Morbus haemolyticus neonatorum, vgl. 4.1.3) droht Schädigung des ZNS (sog. **Kernikterus**, vgl. Tab. 8-7). An Proteine (Albumin) gebundenes Bilirubin kann die Blut-Hirnschranke nicht überschreiten. Der Übertritt von Bilirubin in das Gehirn wird durch Albuminmangel und einige Medikamente, welche Bilirubin aus der Bindung verdrängen, begünstigt. Durch Bestrahlung der Kinder mit blauem Licht (Phototherapie) versucht man, das in der Haut liegende Bilirubin in das wasserlösliche sog. Photobilirubin umzuwandeln, das von der Niere ausgeschieden werden kann.

10.1.8 Vitamine, Spurenelemente

Vitamine sind Substanzen, die vom Körper nicht selbst synthetisiert werden können und in kleinsten Mengen (< 1 mg/die) wirksam sind. Die Wirksamkeit in kleinsten Mengen deutet bereits darauf hin, daß die Vitamine nicht als Substrate zur Energiegewinnung oder zum Aufbau von Körpersubstanzen verbraucht werden. In der Tat werden die meisten Vitamine als Cofaktoren bzw. Coenzyme verwendet, also als Substanzen, die bei enzymatischen Reaktionen immer wieder regeneriert werden.

Pathophysiologisch vor allem bedeutsam ist der **Vitaminmangel,** d.h. die durch ihn hervorgerufenen Krankheitssymptome. Da der Umsatz an Vitaminen in der Regel gering ist, tritt ein klinisch faßbarer Mangel oft erst nach Monaten (z.B. Vitamin A, C) oder Jahren (Vitamin B_{12}) zu Tage.

Die **Ursachen eines Vitaminmangels** sind recht unterschiedlich.

Prinzipiell ist jede Avitaminose durch **mangelhafte Zufuhr** auslösbar. Mangelhafte Zufuhr spielt bei uns jedoch meist erst dann eine Rolle, wenn ein gesteigerter Bedarf (Schwangerschaft, Wachstumsalter, s.u.) nicht gedeckt wird (s.u.). Bei Vitamin-B-Komplex (z.B. B_1 = Thiamin) ist ein ernährungsbedingter Vitaminmangel nur bei extremen Kostformen zu beobachten, wie beim Alkoholiker, der einen Großteil seiner Kalorienzufuhr durch Alkohol deckt, oder bei extremer Unterernährung. Bei Pantothensäure kann man überhaupt nur durch künstliche Mangeldiät klinische Symptome erzeugen, weil das Vitamin ubiquitär vorkommt.

Tabelle 10-16 **Vitamine** (A, D, E, K sind fettlöslich, die anderen wasserlöslich)

Vitamine	Aufgaben bzw. Reaktionen	Mangelsymptome
A (Retinol)	Vorstufe des Sehpurpurs Synthese von Proteinen, von Glyko- proteinen und Glykosaminoglykanen, Beeinflussung der Mitoserate	Nachtblindheit, Verhornung von Epi- thelien (Bindehaut → Xerophthalmie, Haut- u. Schleimhäute → Hyperkeratose). Knochenwachstumsstörungen
D (Calcipherole)	als $1,25 (OH)_2D_3$ Einfluß auf $Ca-HPO_4$-Stoffwechsel (Kap. 7)	Rachitis, Osteomalazie (vgl. Tab. 7-1)
E (Tocopherole)	antioxidativ wirksam	Ödeme, Hämolyse, Thrombozytose
K (Phyllochinone)	Synthese der Gerinnungsfaktoren II, VII, IX und X	herabgesetzte Blutgerinnung, Blutungen
B_1 (Thiamin) (Aneurin)	oxidative Decarboxylierung von Pyruvat, Zitronensäurezyklus, Transketolase, Pentosephosphatzyklus	Beri-Beri: Polyneuropathie (Sensibilitäts- ausfälle, Lähmungen), Encephalopathie, Herzinsuffizienz, Vasodilatation, Muskelatrophie, Darmatonie, Diarrhoe
B_2 (Riboflavin)	Wasserstoff übertragende Fermente (FAD + FMN) in Atmungskette, β-Oxidation Aminosäureoxidase, Xanthinoxidase	Mundwinkelrhagaden, Cheilose, Zungen- papillenatrophie, Dermatosen, Nagel- veränderungen, Vaskularisierung der Cornea, Anämie, Mißbildungen
Niacinamid	Wasserstoffüberträger (NAD^+, $NADP^+$)	Pellagra, Entzündung von Haut, Schleim- häuten (Glossitis, Stomatitis, Gastro- enterocolitis, Proctitis), Schädigung des ZNS (Neuritiden, Demenz)
B_6 (Pyridoxin)	als Pyridoxalphosphat Transaminierung und Decarboxy- lierung von Aminosäuren, Bildung von GABA, Umwandlung von Tryptophan zu Serotonin, Oxalat zu Glycin; δ-Aminolävulinsäuresynthese	Störungen des ZNS (Übererregbarkeit, Krämpfe, Hyperakusis), Oxalose, Sideroachrestische Anämie, Dermatose
Pantothensäure	Bestandteil von CoA	Schwäche, Müdigkeit, Krämpfe
Biotin	Carboxylierungen (z.B. Pyruvat, Acetyl-CoA)	Hauterkrankungen (Dermatitis, Seborrhoe), Anämie, Müdigkeit
B_{12} (Cobalamin)	Umwandlung von Neutralfetten in Phosphatide, Purinsynthese, Folsäuremetabolismus	funikuläre Myelose, perniziöse Anämie, gesteigerte Methylmalonatausscheidung
Cholin	u.a. Bildung von Acetylcholin	Gedächtnisstörungen
Folsäure	als THF Übertragung von C_1-Bruchstücken Synthese von Aminosäuren, Pyrimidin, Purin und Porphyrin	makrozytäre Anämie, Leuko-, Lympho- und Thrombopenie, Glossitis, Störungen des Knochenwachstums, gesteigerte Formiminoausscheidung (Zwischen- produkt des Histidinabbaues)
C (Askorbinsäure)	Redoxreaktionen, Aufbau von Kol- lagen und Glykosaminoglykanen	Skorbut (Zahnausfall, Blutungen), Müdigkeit, Schwäche, Infektanfälligkeit, Gelenkschwellungen

Wesentlich häufiger als zu geringe Zufuhr in der Nahrung ist **mangelhafte Resorption von Vitaminen.** Die fettlöslichen Vitamine (A, D, E und K) müssen, um im Darm resorbiert zu werden, durch Gallensäuren emulgiert werden. Ist die Gallensekretion unterbunden (durch Leberinsuffizienz oder Cholelithiasis), so werden Fette und damit auch die fettlöslichen Vitamine ungenügend resorbiert. Auch bei intakter Gallesekretion kann eine Erkrankung des Darmes (s. 10.4.3) zur Einschränkung der Vitaminresorption führen. Bei der seltenen *Hartnup-Erkrankung* sind renale und enterale Resorption neutraler Aminosäuren gestört, u.a. die Resorption des Tryptophan, aus dem der Körper Niacinamid synthetisieren kann. Eine Reihe von Symptomen der Erkrankung wie Pellagra (lichtempfindliche, rauhe Haut) und cerebellare Ataxie (vgl. 8.2.5) werden auf den Mangel an Niacinamid zurückgeführt. Bei Erkrankungen des Darmes kann es schließlich häufig zu *Folsäuremangel* kommen. Besondere Verhältnisse liegen bei *Vitamin B_{12}* vor: Zu seiner Resorption ist ein im Corpus-Fundus-Gebiet des Magens gebildeter *Intrinsic factor* erforderlich. Entfernung des Magens oder Schleimhautatrophie führt zum Mangel an Intrinsic factor und damit zu verminderter Resorption. Darüber hinaus können Intrinsic factor und Vitamin B_{12} durch Parasiten (Bothriocephalus latus) verbraucht werden oder die Darmwand so geschädigt sein (z.B. durch Bakterien, Zöliakie, vgl. 10.4.3, sowie einige Pharmaka, wie Neomycin, Colchicin und p-Aminosalizylsäure, PAS), daß sie nicht in der Lage ist, den B_{12}-Intrinsic-factor-Komplex zu resorbieren. *Biotin* ist vielfach in der Nahrung vorhanden und wird zudem **von Darmbakterien synthetisiert.** Mangelsymptome treten nur auf, wenn bei reichlicher Zufuhr von rohem Hühnereiweiß Biotin an Avidin gebunden und damit der Resorption entzogen wird. Auch *Folsäure* und *Vitamin K_2* werden *durch Darmbakterien*

gebildet. Länger dauernde Verabreichung von Antibiotica kann die Darmflora vernichten und dadurch Vitaminmangel auslösen.

Ein **Verlust von Vitaminen** tritt als Folge regelmäßiger Dialyse bei Niereninsuffizienz auf.

Schließlich kann bei intakter Zufuhr und Resorption ein Vitaminmangel durch **gesteigerten Bedarf** auftreten. Der Askorbinsäurebedarf ist bei Schwangerschaften, Streß und Fieber erhöht, der Folsäurebedarf bei Schwangerschaften. Bei Schwangerschaften und im Neugeborenen-Alter kann der gesteigerte Bedarf auch einen Mangel an *Vitamin D* hervorrufen. Daher wird heute generell Schwangeren und Neugeborenen bis zum ersten Lebensjahr Vitamin D verabreicht. Vitamin D muß auch dann vermehrt zugeführt werden, wenn die Haut keiner *Sonnenbestrahlung* ausgesetzt und damit die endogene Bildung verhindert ist (vgl. 7.1.2), oder wenn durch das antiepileptische Medikament *Diphenylhydantoin die Synthese falscher Metabolite induziert wird.* Die Bildung des biologisch wirksamen 1,25 $(OH)_2$ D_3 ist z.B. bei Niereninsuffizienz herabgesetzt (vgl. 7.1.1).

Hydantoin soll auch den Abbau von Folsäure beschleunigen. Andere Pharmaka, welche „**antivitamine**" Wirkungen besitzen, sind Ovulationshemmer (B_6, hemmen die Folsäuredekonjugase), Penicillamin und Isonicotinsäurehydracid bzw. INH (B_6). Bei der Tumortherapie setzt man u.a. Folsäureantagonisten (vgl. 12.1.4), bei der Thromboseprophylaxe Vitamin-K-Antagonisten (vgl. 4.5.1) ein. Durch gesteigerte Zufuhr der Vitamine kann die Wirkung der Pharmaka wieder aufgehoben werden. Schließlich steigt der Bedarf an Vitamin E bei reichlicher Zufuhr ungesättigter Fettsäuren, die Peroxide bilden können, welche das Vitamin zersetzen.

Zu einem gesteigerten Vitaminbedarf kommt es ferner bei einigen **Enzymdefekten.** Verursacht der Defekt eine herabgesetzte Affinität des Enzyms zum Coenzym, dann genügt normale Vitaminzufuhr nicht, um eine adäquate Enzymaktivität aufrecht zu erhalten. Nur durch massiv gesteigerte Vitaminzufuhr kann die Entwicklung der entsprechenden Krankheit verhindert werden. So können durch massive Zufuhr von Vitamin B_6 einige Fälle von Epilepsie (vgl. 8.2.6), von Homocystinurie (vgl. 10.1.6) sowie von Oxalose (vgl. 10.1.6) erfolgreich behandelt werden. Ein Beispiel massiv gesteigerten Vitamin-Bedarfes ist auch der Phosphatdiabetes bzw. die sogenannte Vitamin-D-resistente Rachitis (vgl. 6.2.8), bei welcher eine einigermaßen ausgeglichene Phosphatbilanz nur durch massive Gabe von Vitamin D erreicht werden kann.

Die wichtigsten **Auswirkungen eines Vitaminmangels** sind in Tabelle 10-16 zusammengestellt. Obwohl man eine Vielzahl von Reaktionen kennt, an denen bestimmte Vitamine als Cofaktoren mitwirken, kann nur in einigen Fällen der direkte Bezug zum Krankheitsbild hergestellt werden. Bei den zahlreichen vom Vitamin meist in vielen Organen vermittelten Reaktionen ist diejenige Reaktion bzw. dasjenige Organ zuerst betroffen, bei dem die Mitwirkung des Vitamins einen limitierenden Faktor darstellt. In dem betroffenen Organ treten somit erhebliche Schäden auf, lang bevor sich der Mangel in anderen Systemen bemerkbar macht. Bei einem Teil der Vitamine ist der Zusammenhang zwischen Mangelsymptomen und Funktion leicht ersichtlich (Tab. 10-16):
● Die *Nachtblindheit* bei **Vitamin-A-Mangel** ist darauf zurückzuführen, daß Vitamin A die Vorstufe von Rhodopsin, dem Farbstoff der Stäbchen ist (vgl. 8.1.9).
● Die Störungen des Bindegewebes im Gefolge eines *Skorbutes* werden durch die mangelhafte Hydroxylierung von Prolin im Kollagen bei **Vitamin-C-Mangel** hervorgerufen (vgl. 5.1.1).

● Die Wirkungen des **Vitamin-D-Mangels** (*Rachitis* bzw. *Osteomalazie*) können durch den Mangel an D-Hormon erklärt werden (vgl. 7.1.2).
● Die *Blutungsneigung* bei **Vitamin-K-Mangel** beruht auf der verminderten Synthese von Gerinnungsfaktoren, bei der Vitamin K Cofaktor ist (vgl. 4.5.1).

Bei einer anderen Gruppe von Wirkungen läßt sich eine einleuchtende Verknüpfung von Vitamin-Funktion und Mangel-Symptomen herstellen.
● So ist die bei einigen Patienten auftretende Epilepsie durch **Vitamin-B$_6$-Mangel** möglicherweise auf die Hemmung im Aufbau des *Transmitters GABA* (vgl. Tab. 8-2) zurückzuführen (mangelnde Decarboxylierung von Glutaminsäure).
● Bei **Vitamin-B$_1$-Mangel** könnten die Störungen des auf die Glykolyse angewiesenen ZNS durch die Beeinflussung des Kohlenhydratstoffwechsels zustande kommen.
● Es leuchtet schließlich ein, daß die zu erwartende Purinsynthesehemmung bei **Folsäure-** und **Vitamin-B$_{12}$-Mangel** in erster Linie Systeme mit starker Zellvermehrung, also blutbildendes System und Epithelien in Mitleidenschaft zieht.

Neben den Vitaminmangelkrankheiten kommt den **Hypervitaminosen** eine geringere Bedeutung zu. Immerhin kann die Überdosierung von *Vitamin A* (vgl. 5.1.1) und von *Vitamin D* (vgl. 7.1.2) erhebliche Schäden hervorrufen. Da Askorbinsäure zu Oxalat abgebaut wird, kann Zufuhr hoher Vitamin C-Dosen zum Auftreten von Oxalatsteinen führen (vgl. 6.2.9). Bei Überschuß an Vitamin K wurden Schockzustände beschrieben.

Die Vitamine sind natürlich nicht die einzigen wesentlichen Nahrungsbestandteile. Die **essentiellen Aminosäuren** und **essentiellen Fettsäuren** wurden bereits erwähnt. Mangelerscheinungen sind selten.

Tabelle 10-17   **Essentielle Spurenelemente** (Folgen eines Mangels an Nickel, Chrom, Molybdän, Silizium und Zinn sind beim Menschen nicht beschrieben)

Element	wichtigste Aufgaben bzw. Wirkungen	wichtigste Auswirkungen eines	
		Mangels	Überschusses
Eisen	u.a. Bestandteil von Hämoglobin, Enzymen der Atmungskette, der Biotransformation	Anämie (vgl. 4.4.2) Haarausfälle, brüchige Fingernägel	Hämochromatose Hämosiderose (vgl. 4.4.6)
Kobalt	Bestandteil von Vitamin B_{12}	s. Mangel an Vitamin B_{12}	Erbrechen, Durchfall, Schädigung Herz
Kupfer	Bestandteil von Oxidoreductasen (u.a. Lysyloxidase, Tyrosinase, Monoaminoxidase, Ferrioxidase)	Störungen im Kollagen-aufbau (vgl. 5.1.1) Anämie, Leukopenie, ZNS-Störungen, gestei-gerte Cholesterinsynthese	Gastrointestinale Störungen, Schädigung Leber, ZNS, Niere, Hämolyse
Zink	Bestandteil einer Vielzahl (über 70) von Enzymen jeder Klasse, beein-flußt Fluidität von Zellmembranen	Hauterkrankungen, Störungen der Wund-heilung, des ZNS, Infektanfälligkeit, Wachstumsverzögerung, Impotenz	gastrointestinale Störungen, Kupfer-mangel, Störungen ZNS
Mangan	stimuliert eine Reihe von Enzymen hemmt Catecholaminspeicherung und Transmitterausschüttung	Gewichtsverlust, Störun-gen Haut, Magen-Darm-trakt, Knochen, Nerven-system	Morbus Parkinson (vgl. 8.1.4), Psychosen
Vanadium (Vanadat)	hemmt eine Vielzahl von Enzymen, v.a. Na^+/K^+-ATPase, Ca^{2+}-ATPase, HMG-Reductase, Phosphatasen, stimuliert u.a. Adeny-latcyklase	Hypercholesterinämie?	Natriurese? Hypertonie? Depressionen; bei Inha-lation Atembeschwerden
Selen	Bestandteil der Glutathionperoxidase	Thrombose? Krebs?	gastrointestinale Störun-gen, lokal Entzündungen
Jod	Aufbau von Schilddrüsenhormonen	Hypothyreose (vgl. 11.5.2) Struma (vgl. 11.5.4)	Allergie, Hypothyreose (vgl. 11.5.2)
Fluor	Mineralisierung des Knochens, Stimulation Adenylatcyklase, Stimulation Osteoklasten	Karies, Osteoporose	Störungen Mineralisie-rung des Knochens, gastrointestinale Störun-gen, Blutdruckabfall

Mangel an essentiellen Aminosäuren ruft ähnliche Symptome hervor wie Eiweiß-mangel (Ödeme, Entwicklungsstörun-gen, Wachstumsstillstand), Mangel an es-sentiellen Fettsäuren führt zu Hautverän-derungen und Sterilität.

Schließlich gibt es eine ganze Reihe von **Spurenelementen,** deren Zufuhr in gerin-gen Mengen erforderlich ist. Die wichtig-sten Aufgaben von Spurenelementen, so-wie die Auswirkungen von Mangel oder Überschuß sind in Tabelle 10-17 zusammengefaßt (zum Eisenstoffwechsel, siehe auch 4.3.2). Ein Teil der Spurenelemente wird nach oraler Zufuhr enteral fast vollständig resorbiert und zum größten Teil über die Niere ausgeschieden (Vanadat, Silizium, Selen, Jod und Fluor). Ein weiterer Teil wird enteral nur unvollständig resorbiert bzw. hauptsächlich über den Darm ausgeschieden (Eisen, Nickel, Kupfer, Zink, Mangan, Molybdän, Chrom und Zinn). Zugeführtes Jod wird zum weitaus größten Teil (aber nicht ausschließlich) in der Schilddrüse akkumuliert, Fluor und Silikat werden vorwiegend im Knochen, Kupfer und Molybdän in der Leber angereichert.

Ein **Mangel** an Nickel, Chrom, Molybdän, Silizium, Zinn wurde bisher beim Menschen nicht beobachtet, entsprechende Auswirkungen wurden in Tierversuchen durch extreme Kostformen ausgelöst. Mögliche Ursachen eines Mangels an Spurenelementen sind herabgesetzte Zufuhr (v.a. Fluor, Jod, Eisen, Kupfer, bei Neugeborenen Zink, bei Schwangerschaft und im Alter Chrom und extrem selten Mangan), verminderte enterale Resorption (v.a. Eisen, Kobalt in Form von Vitamin B_{12}, Kupfer, Zink) sowie gesteigerte Verluste durch Blutungen (Eisen) oder durch die Niere bei Proteinurie (Zink, durch Verluste Zink-bindender Proteine).

Ein **Überschuß** an Spurenelementen entsteht durch gesteigerte diätetische Zufuhr (Fluor, Jod), durch gesteigerte enterale Resorption (Eisen, vgl. 4.4.6, Kupfer bei gleichzeitiger Zufuhr von Leucin, das die enterale Resorption stimuliert), oder parenterale Verabreichung (Eisen!). Eine herabgesetzte renale Eliminierung (bei Niereninsuffizienz) kann zu gesteigerten Plasmakonzentrationen von Vanadat führen.

In der Industrie kommt es bisweilen zu **Vergiftungen** durch Inhalation, Ingestion oder Berührung von Verbindungen, welche Nickel, Kobalt, Mangan, Chrom, Molybdän, Silizium, Vanadium, Zinn oder Selen enthalten.

Genetische Defekte im Stoffwechsel von Spurenelementen sind das Menke-Syndrom (herabgesetzte enterale Resorption von Kupfer, vgl. 5.1.1), die Acrodermatitis enteropathica (herabgesetzte enterale Resorption von Zink), die Hämochromatose (gesteigerte Resorption von Eisen, vgl. 4.4.6) und der Morbus Wilson (Coeruloplasminmangel, vgl. 4.8.1).

10.1.9 Verdauung, Resorption

Der Gastrointestinaltrakt hat drei Aufgaben zu erfüllen: Den *Transport* aufgenommener Nahrungsstoffe zum resorbierenden Epithel (Motilität), die *Aufspaltung* von Nahrungsbestandteilen in resorbierbare Fragmente (Verdauung) und die Aufnahme in den Körper *(Resorption bzw. Absorption).*

Die **Motilität** des Magen-Darm-Kanales wird durch die glatte Wandmuskulatur bewerkstelligt, welche in innerer Ring- und äußerer Längsschicht das Darmlumen umgibt. Zu Beginn (oberes Drittel des Ösophagus) und am Ende (Sphinkter ani) wird die Tätigkeit der glatten Muskulatur durch quergestreifte Muskulatur unterstützt. Die Darmmotilität gewährleistet durch **Pendel- und Segmentationsbewegungen** eine Durchmischung der aufgenommenen Nahrung mit den Verdauungssäften und den Kontakt der Spaltprodukte mit dem resorbierenden Epithel. Ohne diese Mischbewegung wären Verdauung und Resorption durch die langen Diffusionsstrecken lahmgelegt. Ferner erfüllt die Muskulatur die Aufgabe der **Kompartimentierung** des Magen-Darm-Kanales. Von besonderer Bedeutung sind dabei Kardia und Pylorus: Beide Muskeln verschließen den Magen, um die angrenzenden Segmente von Ösophagus und Duodenum vor der Salzsäure des Magens zu schützen. Der untere Ösophagusabschnitt erzeugt durch Kontraktion der Wandmuskulatur einen permanenten Überdruck, welcher einen Reflux von Magensaft verhindert. Bei herabgesetztem Druck (angeboren, Alkohol, Zigaretten, einige Medikamente, Einfluß von Mediatoren oder Hormonen, s.u.) führt der Reflux von Magensaft zur Schädigung des Ösophagus (Refluxösophagitis, s.u.).

Schließlich dienen **Propulsionsbewegungen** dem Transport von Darminhalt. Dabei wird die Kontraktion eines Muskelsegmentes von einer Dilatation des nachfolgenden Segmentes begleitet. Diese Dilatation wird von *intramuralen Nervengeflechten* vermittelt (vgl. 8.1.5). Bleibt sie durch Fehlen oder Fehlfunktion intramuraler Nervenplexus aus, so kann der Darminhalt nicht nach distal entweichen und es kommt zum Rückstau. Es kann sich um eine angeborene Krankheit oder Folge einer Trypanosomen-Infektion (Chagas-Krankheit in Südamerika) handeln. In der Klinik treten solche Störungen im Ösophagus *(Achalasie)* auf, die Unfähigkeit der Kardia (Muskelschlauch am Übergang zwischen Ösophagus und Magen), sich bei Ankunft einer Erregungswelle zu öffnen, behindert den Übertritt von Nahrung aus der Speiseröhre in den Magen. Auf ähnliche Weise kann der Schließmuskel nicht zur Dilatation befähigt sein *(Megacolon congenitum Hirschsprung)*.

Die glatte Muskulatur des Magen-Darm-Kanales und das intramurale Nervensystem (vgl. 8.1.5) zeichnen sich durch ihre **Automatie** aus. Zwar wird ihre Aktivität durch den Vagus gefördert und durch den Sympathicus gehemmt, die Innervation ist jedoch für die Erregung der Muskelzelle nicht erforderlich. Die Automatie wird durch Änderungen von Ionenleitfähigkeiten hervorgerufen, welche das Membranpotential periodisch bis zur Schwelle depolarisieren (sog. slow waves).

Der Potentialverlauf ist durch Ionen beeinflußbar: Vor allem **Hypokaliämie** (Hyperpolarisation), aber auch **Hypercalcämie** (Stabilisierung der Natriumkanäle) hemmen die Muskelaktivität.

Klinisch bedeutsam ist auch die Steigerung der Aktivität durch **Dehnung** der Muskulatur. Eine Dehnung des Darmlumens kann z.B. durch Verabreichung schwer resorbierbarer *osmotisch wirksamer Teilchen* (z.B. $MgSO_4$), bzw. durch *Schlacken-reiche Kost,* oder durch *Instillation von Flüssigkeit* (Einlauf) erzielt werden. Auf diese Weise wird eine zu geringe Darmtätigkeit (Obstipation) erfolgreich bekämpft. Ein *Resorptionsdefekt* führt immer dann zur Überaktivität der Darmmuskulatur, wenn die nicht resorbierten Teilchen in der Lage sind, das Darmlumen zu vergrößern. Neben Durchfall entstehen dabei auch Bauchschmerzen, da die Überdehnung des Darmlumens wichtigster Reiz zur Auslösung von Schmerz im Darmkanal ist.

Schließlich müssen an dieser Stelle noch **Hormone und Transmitter** erwähnt werden (vgl. Tab. 10-20). Der Druck im unteren Ösophagus wird durch Acetylcholin (Vagus), Gastrin, Motilin, Substanz P, pancreatic polypeptide (PP), Adiuretin und Angiotensin II gesteigert, durch Sekretin, Cholecystokinin, Glucagon, VIP, GIP sowie Progesteron (Schwangerschaft!) herabgesetzt. Die Magenentleerung wird durch den Vagus, durch Cholecystokinin, Motilin und Gastrin gefördert, durch Sekretin, Glucagon, GIP, VIP und Somatostatin gehemmt. Die Darmmotilität wird gesteigert durch Acetylcholin (Längsmuskulatur), Thyroxin, Trijodthyronin, Oxytocin, Serotonin, VIP, Pankreozymin, Cholecystokinin, Gastrin, Histamin, Prostaglandin, Sekretin, Glucagon und Substanz P. Die Darmmotilität wird gehemmt durch Catecholamine (Adrenalin, Noradrenalin), Gestagene und Endorphine. Vor allem Hyperthyreose und Serotonin-produzierende Tumore (vgl. 11.7.2) können zu Durchfällen führen. VIP-produzierende Tumore (Verner-Morrison-Syndrom) und Choleratoxin lösen Durchfälle indirekt durch gesteigerte Sekretion von Elektrolyten in das Darmlumen aus, Gallensäuren im Dickdarm durch Behinderung der Resorption (vgl. 10.4.3). Durchfälle können schließlich durch Aufregung hervorgerufen werden. Die Motilitätssteigerung kommt dabei keinesfalls durch direkte Wirkung des sympathischen Nervensystems zustande, da die Catecholamine ja die Darmmotilität senken. Vielmehr kann man sich vorstellen, daß die Catecholaminausschüttung zu massiver Blutdruckzunahme und damit über die Pressorezeptoren am Carotissinus zur Stimulation des Parasympathicus führt, der schließlich die Motilitätssteigerung besorgt.

Eine Verminderung der Darmmotilität wird auf der anderen Seite bei Schlackenarmer Kost, Hypothyreose oder während der Schwangerschaft (erhöhte Gestagene) beobachtet. Für den Patienten lästige Folge ist das Auftreten von **Obstipation** (Verstopfung).

Wahrscheinlich eine Folge schlackenarmer Kost ist die **Dickdarmdivertikulose**, die durch Ausstülpungen von „Schwachstellen" der Dickdarmwand charakterisiert ist. Man kann sich vorstellen, daß lange Verweildauer des Darminhaltes bei Obstipation zur Eindickung führt, wodurch eine Propulsion gesteigerten luminalen Druck erfordert und Divertikelbildung hervorruft.

Es muß betont werden, daß nur eine gesteigerte Aktivität geordneter Darmbewegungen zur Beschleunigung der Darmpassage führt. Gesteigerte Darmmotilität mit unkoordinierten Muskelkontraktionen („colon irritable") kann Obstipation zur Folge haben („**spastische Onstipation**").

Tabelle 10-18   **Ursachen für Schluckstörungen**

Störungen der Innervation

Läsion der Neurone in der Medulla oblongata (Ursachen s. 8.2.3)
Läsion der Nerven V, VII, IX und X (Ursachen s. 8.2.2)
Fehlfunktion intramuraler Plexus (Achalasie)

Muskelerkrankungen (vgl. 8.1.2, 8.1.3)

Myasthenia gravis
Myositis

Mangelhafte Gleitfähigkeit

Atrophie der Schleimhaut (z.B. Plummer-Vinson-Syndrom bei Eisen-Mangel)
Schmerzhafte Schleimhautentzündungen (Infektionen)

Mechanische Behinderung der Passage

Tumoren
Struma (vgl. 11.5.4)
Strikturen (Verengungen durch Narben)
Divertikel (Ausbuchtungen des Ösophagus)
A. lusoria

Besondere **Propulsionsbewegungen** sind der Schluckakt und die Stuhlentleerung, eine besondere **Repulsionsbewegung** das Erbrechen.

Der **Schluckakt** wird durch Neurone in der Medulla oblongata gesteuert, die Efferenzen laufen über die Nerven V, VII, IX und X. Eine Vielzahl von Ursachen kann zu Schluckstörungen führen (Tab. 10-18).

Die **Stuhlentleerung** wird durch Dehnung der Ampulla recti ausgelöst. Peristaltische Wellen über das gesamte Colon entleeren den Coloninhalt in das Rectum, welches dann unter Mitwirkung vegetativer Neurone im Sakralmark entleert wird. Durch Magendehnung (Nahrungszufuhr) wird die Propulsion in Colon und Rectum gefördert. Störungen der Stuhlentleerung treten z.B. bei Läsionen im Rückenmark auf (vgl. 8.2.3). Ferner können Narbenbildungen (Strikturen) nach Verletzungen durch zu harten Stuhl zur mechanischen Passagebehinderung im

Tabelle 10-19　**Wichtige Verdauungsenzyme**

Enzym	Syntheseort	isolierter Mangel
Kohlenhydrat-spaltende Enzyme		
α-Amylase	Parotis, Pankreas, Darm	
Oligo-1,6-Glucosidase (Isomaltase)	Darmepithel	Isomaltose-Intoleranz
α-Glucosidase (Maltase)	Darmepithel	
β-Galaktosidase (Lactase)	Darmepithel	Lactose-Intoleranz
β-Fructosidase (Saccharase)	Darmepithel	Saccharose-Intoleranz
Endopeptidasen		
Pepsine (A, B, C)	Hauptzellen, Magen	
Trypsin, Chymotrypsin (A, B, C)	Pankreas	Eiweißmangel
Elastase (Pankreatopeptidase)	Pankreas	
Enterokinase (Enteropeptidase)	Darmepithel	Eiweißmangel
Exopeptidasen		
Carboxypeptidasen (A, B)	Pankreas	
Leucinaminopeptidase	Gallenwegs-, Darmepithel	
sonstige Peptidasen		
Dipeptidasen, Tripeptidasen	Darmepithel	
(Kallikrein A, B	Pankreas)	
Fett-spaltende Enzyme		
Lipase (Triacylglycerin-Lipase), Colipase	Pankreas	Fettstühle
Phospholipase A, B	Pankreas	
Sterinesterhydrolase	Pankreas	
sonstige Enzyme		
Ribonucleasen (A–D)	Pankreas	
Desoxyribonucleasen (A–D)	Pankreas	

Rectum führen. Wenn die Stuhlentleerung willkürlich unterdrückt wird, befördern repulsive Bewegungen den Inhalt des Rectums zurück in das Sigmoid. Dort wird der Stuhl weiter eingedickt und dadurch härter. Häufige Unterdrückung der Stuhlentleerung führt zur Obstipation, da die Schwelle für den Entleerungsreflex angehoben wird. Eine solche Obstipation sollte durch Umstellung der Lebensform, nicht durch Medikamente behandelt werden.

Besondere klinische Bedeutung erlangt das **Erbrechen (Vomitus)**. Es wird durch Reizung von Neuronen in der Medulla oblongata (sogenanntes Brechzentrum) ausgelöst. Dabei kommt es zur tiefen Inspiration mit anschließender Bauchpresse, die den schlaffen Magen entleert.

Eine Reizung der Neurone erfolgt v.a. durch Afferenzen aus dem Magen-Darm-Trakt. Überdehnung von Darmabschnitten oder Schmerzen sind dabei besonders wirksam. Auch Erkrankungen der Gallenwege führen leicht zu Erbrechen. Aber auch Afferenzen von anderen Organen, z.B. massive Schmerzen bei Herzinfarkt oder Nierenkoliken, lösen häufig Erbrechen aus. Schließlich kann das „Brechzentrum" auch durch Läsionen in der Medulla oblongata (vgl. 8.2.3), durch Hirndrucksteigerungen (vgl. 8.2.1), psychische Faktoren oder einige Substanzen (z.B. Emetin, Morphin) gereizt werden.

Die **Verdauung** ist im wesentlichen an die Wirkungen der Magensäure und der Verdauungsenzyme gebunden.

Tabelle 10-19 stellt eine Reihe von **Enzymen** zusammen. Die einzelnen Enzyme können natürlich nur ganz bestimmte Verbindungen aufspalten, ihre Spezifität geht zum Teil aus ihrem Namen hervor.

Bei den Eiweiß-spaltenden Enzymen (**Peptidasen**) unterscheidet man Enzyme, die ein Eiweißmolekül nur vom Ende her abbauen können *(Exopeptidasen)* von solchen, die ein Protein auch in der Mitte spalten können *(Endopeptidasen)*. Ein Teil der Peptidasen (*Pepsin, Trypsin* und *Chymotrypsin)* werden von der Magenschleimhaut bzw. vom Pankreas in inaktiver Form (als Proenzym) abgegeben. Erst durch Abspaltung einiger Aminosäuren sind sie in der Lage, selbst die Spaltung von Proteinen zu katalysieren. Dadurch wird normalerweise verhindert, daß die Enzyme zelleigene Eiweiße abbauen, bevor sie in das Darmlumen sezerniert werden. Pepsinogen wird durch die Magensäure aktiviert, Trypsinogen durch die Enteropeptidase und Chymotrypsinogen durch Trypsin. Zu einem gewissen Grad kann das aktivierte Enzym dann die weitere Aktivierung der Proenzyme vornehmen (*Autokatalyse*). Die Autokatalyse erhält insofern pathophysiologisch Bedeutung, als sie bei einer Entzündung der Bauchspeicheldrüse (Pankreatitis) zur Verdauung und völligen Zerstörung des Pankreasgewebes führen kann.

Ein isolierter **Mangel an Enteropeptidase** zieht umgekehrt eine verminderte Aktivierung von Trypsin und Chymotrypsin nach sich. Folge ist die mangelhafte Aufspaltung von Nahrungsproteinen. Es entsteht ein Eiweißmangel. In Tabelle 10-19 sind weitere klinisch relevante Enzymdefekte angegeben. So kann in manchen Fällen kein Trypsin (bzw. Proenzym Trypsinogen) gebildet werden (**Trypsinmangel**). Auch bei diesem Defekt tritt ein genereller Eiweißmangel auf. Das nicht resorbierte Eiweiß gelangt ferner in die mit Bakterien besiedelten distalen Darmabschnitte (unteres Ileum und Dickdarm). Durch die Bakterien wird es zu Stickstoff-haltigen, alkalischen und fauligriechenden Substanzen abgebaut (*Fäulnisstuhl*). Von Bakterien gebildetes H_2 wird ausgeatmet und dient als diagnostischer Hinweis auf bakterielle Besiedlung des Dünndarms (H_2-Exhalationstest).

Mangel an β-Galaktosidase (Lactase) sowie der wesentlich seltenere **Mangel an β-Fructosidase** (Saccharase) führen zur Unfähigkeit, die entsprechenden Zucker zu spalten. Bei Aufnahme von Milchzucker bzw. von Rohrzucker gelangen die ungespaltenen Disaccharide in distale Darmabschnitte und erzeugen eine osmotische Diarrhoe. In Ileum und Dickdarm werden die Zucker schließlich durch Bakterien abgebaut. Dabei entsteht unter anderem Milchsäure, der Stuhl ist sauer (*Gärungsstuhl*). Ein Lactase-Mangel entwickelt sich in den meisten Fällen erst einige Jahre nach der Geburt und tritt bisweilen erst im Erwachsenenalter bei besonderen Belastungen zutage. Ursachen sind erbliche Disposition und Dünndarmerkrankungen. Eine beschleunigte Darmpassage und eine Ansäuerung des Darmlumens sind bisweilen erwünscht (vgl. 10.2.4) und werden dann durch Verabreichung von Lactulose erzielt.

Beim **Lipase-Mangel** ist die Spaltung von Triglyceriden in Fettsäuren und Glycerin eingeschränkt und es kommt zur Ausscheidung fetthaltiger Stühle (*Steatorrhoe*). Dabei wird auch die Resorption von fettlöslichen Vitaminen und Gallensäuren beeinträchtigt. Der isolierte Lipase-Mangel führt jedoch scheinbar zu keinem Vitaminmangel.

Viel häufiger als die genetisch bedingten Enzymdefekte ist der Mangel an Verdauungsenzymen aufgrund einer **Schädigung der Bauchspeicheldrüse** (Pankreas). Dabei ist die Aufspaltung von Kohlenhydraten, Eiweißen und Fetten beeinträchtigt. Auswirkung ist eine Maldigestion, welche letztlich zur Malabsorption führt (vgl. 10.4.3).

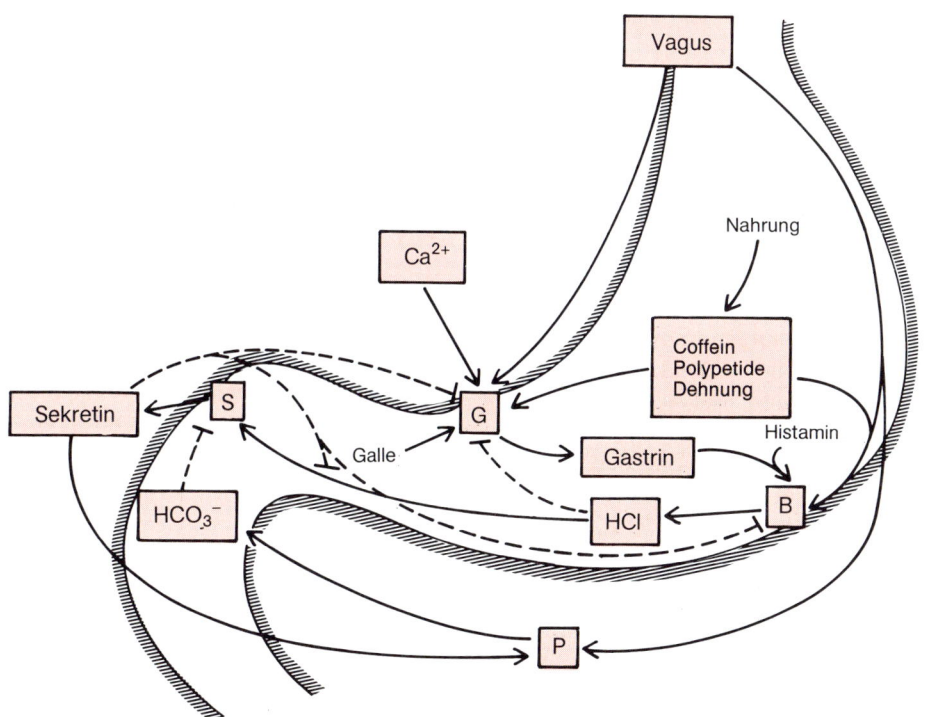

Abb. 10-25 **Kontrolle der Salzsäuresekretion.** B = Belegzellen im Magen-Fundus, G = G-Zellen im Magen-Antrum, S = S-Zellen im Duodenum, P = sekretorisches Pankreas

Auch bei ausreichender Bereitstellung intakter Verdauungsenzyme können Störungen bei der Verdauung auftreten, wenn die erforderlichen Randbedingungen nicht gegeben sind. Voraussetzung für die Tätigkeit von Verdauungsenzymen ist zunächst, daß sie mit ihren Substraten in engen Kontakt treten. *Störungen der Motilität* können bei **Wegfall der Mischbewegungen** zu Verdauungsstörungen führen. Auf der anderen Seite kann bei **verkürzter Kontaktzeit** durch zu heftige Propulsionsbewegungen der Nahrungsbrei bereits das resorbierende Epithel passiert haben, bevor die Aufspaltung in resorbierbare Teilchen erfolgt ist. Die Aktivität von Lipasen kann sich nur dann entfalten, wenn die Fette durch Gallensäuren emulgiert sind. **Fehlen von Gallensäuren** (z.B. Gallengangsverschluß) hat daher eine tiefgreifende Störung der Fettresorption zur Folge.

Schließlich hängt die Aktivität praktisch aller Enzyme von deren Dissoziationsgrad ab. Das sogenannte **pH-Optimum** gibt an, bei welchem pH das gegebene Enzym die höchste katalytische Aktivität entfaltet. Die Amylase des Speichels hat ihr pH-Optimum im schwach sauren Bereich (pH 6,7), die Pepsine des Magens sind im stark sauren Milieu (pH 1,5–3,5) aktiv, während die meisten Enzyme des Pankreas und Darmepithels im neutralen bis schwach alkalischen Bereich ihre höchste Aktivität erreichen 7,4–8,5). Damit steht die Tätigkeit der Verdauungsenzyme in engem Zusammenhang mit der Sekretion von HCl bzw. Bicarbonat im Magen bzw. Pankreas.

Die **Salzsäuresekretion** im Magen ist eine Leistung der *Belegzellen*. Durch aktiven Transport werden H^+ und Cl^- in das Magenlumen sezerniert, wobei der Gradient für H^+ über $1:10^6$ betragen kann. Beteiligte Pumpen sind eine Chlorid-ATPase sowie eine K/H-ATPase an der luminalen Belegzellmembran (vgl. Tab. 13-2). Die Bereitstellung von H^+ in der Belegzelle erfolgt aus $CO_2 + H_2O$ unter Mitwirkung von Carboanhydrase (vgl. 3.1.5). Hemmung der Carboanhydrase beeinträchtigt die HCl-Sekretion. Funktion der HCl ist die Zerstörung von Erregern in der aufgenommenen Nahrung (Desinfizierung), Denaturierung von Nahrungseiweiß, welches dadurch für Verdauungsenzyme besser angreifbar wird, und die Aktivierung von Pepsinogen zu Pepsin.

Normalerweise wird der Mageninhalt in kleineren Portionen in das Duodenum entleert. Darauf wird der *saure Nahrungsbrei durch* alkalisches Sekret aus dem Pankreas *neutralisiert.* Die Alkalisierung des Pankreassaftes ist eine Leistung der Ausführungsgänge, welche Bicarbonat im Austausch gegen Chlorid in das Lumen sezernieren.

Die Sekretion von Magensäure, von Pankreassaft und Galle, sowie die Magenentleerung stehen unter dem Einfluß des vegetativen Nervensystems und einer Reihe von Gewebshormonen, die im Magen-Darm-Trakt gebildet werden (Abb. 10-25). Die wichtigsten Hormone sind in Tabelle 10-20 zusammengefaßt, darüber hinaus unterdrückt *Somatostatin* (vgl. Tab. 11-1) u.a. die Ausschüttung von Sekretin und Gastrin. Histamin stimuliert nicht nur die Salzsäuresekretion selbst, sondern sensibilisiert auch die Belegzellen für Gastrin und in geringerem Ausmaß für Acetylcholin.

Die maximale Sekretionsrate von HCl ist der Zahl an Belegzellen proportional. Nimmt die Masse an Magenepithel inklusive Belegzellen ab, so ist die *maximale Sekretionsrate von HCl eingeschränkt.*

Eine Verminderung der Belegzellmasse und damit Hypochlorhydrie oder sogar Achlorhydrie tritt im Gefolge einer *chro-* nisch atrophischen Gastritis *auf, bei der Antikörper gegen die Magenschleimhaut gebildet werden. Folgen der chronisch atrophischen Gastritis sind Verdauungsstörungen (Maldigestion), Anfälligkeit gegen Darminfektionen sowie eingeschränkte Resorption von Vitamin B_{12} durch Mangel an Intrinsic factor (vgl. 10.1.8).

Ihre hervorragende pathophysiologische Bedeutung erlangt die Salzsäure des Magens jedoch durch ihre Aggressivität gegen körpereigenes Material. Durch die Einwirkung von Salzsäure kommt es häufig zur Ausbildung von Geschwüren in den Epithelien von Magen, Duodenum oder Ösophagus.

Geschwüre am Ende des Ösophagus treten auf, wenn der Verschlußmechanismus im Bereich der Kardia nicht funktioniert und Salzsäure in den Ösophagus gelangt (*Refluxösophagitis*).

Das Magenepithel schützt sich normalerweise durch *Sekretion von Schleim* vor der zerstörenden Wirkung von Salzsäure. Der glykosaminoglykan-haltige, alkalische Schleim verhindert eine Diffusion von H^+ aus dem Lumen in die Epithelzellen. Wird die Bildung von Schleim z.B. durch Schädigung der Schleim-produzierenden Zellen eingeschränkt, so frißt sich die Salzsäure in das ungenügend geschützte Epithel des Magens und es entstehen Magengeschwüre. Dabei ist die Aktivität der Belegzellen häufig sogar herabgesetzt. Entscheidend ist das *Überwiegen der schädigenden (HCl, Pepsin) über die protektiven (Schleim) Mechanismen.* Ein weiterer wichtiger protektiver Mechanismus ist das Auftreten von Hyperämie bei Schädigung der Magenschleimhaut, die u.a. mehr Bicarbonat zur Pufferung bereitstellt. Schließlich können sich Zellen in der Magen- und Duodenalwand durch Bicarbonatsekretion schützen. Prostaglandine (vgl. 11.7.4) fördern die Schleimproduktion, die Bicarbonatsekretion und vermitteln die reaktive Hyperämie bei Schädigung

Tabelle 10-20 **Gewebshormone im Magen-Darm-Trakt** (alle genannten Hormone sind Peptide)

Hormon	Haupt-bildungsort	Freisetzungs-Stimuli (+) Hemmer (−)	Wirkungen (+ fördernd, − hemmend, z.T. bei pharmakologischen Dosen.)
Gastrin	G-Zellen Magenantrum	+ Vagus (?) Polypeptide Calcium Alkohol, Coffein Dehnung Gallensäuren − H⁺, Sekretin GIP, VIP Prostaglandin E	+ HCl- und Pepsin-Sekretion Magen; Mischbewegungen Magen; Hypertrophie Magenmucosa; Motilität Ösophagus, Gallenblase, Darm; Elektrolytsekretion Magen, Pankreas, Leber (Galle), Darm; Ausschüttung Insulin − Magenentleerung
Sekretin	S-Zellen Duodenum	+ H⁺ Vagus − HCO₃⁻	+ Elektrolytsekretion Pankreas, Galle; Pepsinsekretion Magen; Vasodilatation; Ausschüttung Insulin; − Ausschüttung Gastrin, Glucagon; Magen-Darmmotilität
Pankreozymin Cholecystokinin	I-Zellen Duodenum	+ Aminosäuren Fettsäuren Polypeptide Gallensäuren Calcium	+ Enzymsekretion Pankreas; Darmmotilität; Mischbewegungen Magen; Kontraktion Gallenblase; Sekretion Darm, Galle; − Magenentleerung; Elektrolytresorption Darm; Säuresekretion Magen; Gastrinausschüttung
(Entero-) Glucagon	A-Zellen Magen EG-Zellen Darm	+ Kohlenhydrate Fettsäuren	wie Glucagon (vgl. Tab. 11-1) − H⁺-Sekretion, Magen-Darm-Motilität
Somatostatin	D-Zellen	+ Glucose etc.	vgl. Tab. 11-1
Motilin	Mo-Zellen Duodenum	− H⁺ (?)	+ Magen-Darmmotilität; Pepsinsekretion Magen
gastric inhibitory polypeptide GIP	K-Zellen Darm	+ Glucose, Fett, Aminosäuren H⁺	+ Insulinausschüttung; Elektrolytsekretion Pankreas; − HCl-Pepsinsekretion; Magenmotilität
vasoactive intestinal polypeptide VIP	D₁-Zellen Darm	+ Vagus H⁺	+ Vasodilatation, Gefäßpermeabilität; Dünndarmmotilität; Elektrolytsekretion Pankreas; Glykogenolyse; Insulinausschüttung; Sekretion Darm; − HCl-Pepsinsekretion Magen; Magen-Dickdarmmotilität
pancreatic polypeptide (PP)	Pankreas	+ Fett, Protein, Vagus, Hypoglyk-ämie, Fasten, Arbeit	+ Darm-, Gallenblasenmotilität − Magen-, Pankreassekretion

aktive Hyperämie bei Schädigung der Schleimhaut. Sie nehmen daher eine zentrale Stellung für die protektiven Mechanismen ein. Die protektiven Mechanismen (die „Mucosa-Barriere") werden durch Prostaglandinsynthesehemmer (z.B. Acetyl-Salizylsäure, Phenylbutazon, Indometacin), durch Gallensäuren, Alkohol und durch *Glucocorticoide* (vgl. 11.3.1) beeinträchtigt. Auch Streß und Blutverluste können zu Magenulcera führen, wohl v.a. durch eine Ischämie der Magenschleimhaut. Bisweilen kann bei einer Pylorusstenose der verlängerte Kontakt von Nahrungsbestandteilen mit den G-Zellen zur gesteigerten Stimulierung der Gastrinausschüttung führen. Ferner fällt dabei die Hemmung durch Sekretin weg.

Eine Überproduktion von Salzsäure führt bei intakter Schleimproduktion im Magenepithel – in erster Linie – zu Geschwüren in dem ungeschützten Epithel des *Duodenums* (**Duodenalulcera**).

Bei einigen wenigen Patienten mit Duodenalulcera liegt ein **Gastrin**-produzierender Tumor im Pankreas vor (*Zollinger-Ellison-Syndrom).* Folge ist eine massive Stimulierung der Säuresekretion im Magen mit *multiplen Geschwüren bis in den Dünndarm.* Bei einer weiteren Gruppe von Ulcuspatienten trennt der Pylorus nur ungenügend Duodenum und Antrum. *Reflux von alkalischem Duodenalinhalt* stimuliert die Gastrin-Freisetzung. Darüber hinaus fördern die mit dem Duodenalinhalt in das Antrum gelangenden Gallensäuren gleichfalls die Ausschüttung von Gastrin. Folge können wiederum Geschwüre durch gesteigerte HCl-Sekretion sein. Bei der *Mehrzahl der Ulcuspatienten* findet man freilich *eine Erhöhung der HCl-Sekretion ohne gesteigerte Gastrinfreisetzung.* In diesen Fällen kommt Gastrin wohl nur eine untergeordnete Rolle zu. Häufig ist die Belegzellmasse gesteigert und sezerniert damit mehr HCl.

Eine entscheidende Rolle kommt bei den meisten Ulcuspatienten wohl dem **zentralnervösen Einfluß** zu. Bereits beim Erblicken von appetitlichen Speisen erfolgt über den Vagus eine Stimulation der Magensäuresekretion (cephalische Phase, im Gegensatz zur Gastrin-abhängigen gastrischen Phase). Darüber hinaus wirkt der zentralnervöse Einfluß durch Tagesrhythmik und psychische Faktoren auf die Magensaftsekretion ein. Ulcuspatienten sind häufig „nervös" und sind meist nicht in der Lage, ihre Mahlzeiten regelmäßig zu sich zu nehmen.

Umgekehrt wurde versucht, durch Entfernung desjenigen Vagusastes, welcher die Belegzellen innerviert, eine zentralnervös bedingte Hyperchlorhydrie des Magens zu bekämpfen (**Vagotomie**). Der Nachteil ist, daß dabei gleichzeitig die Innervation der Magenmuskulatur wegfällt und damit die Magenentleerung beeinträchtigt wird. Auch die Resektion des Magenantrums zur Einschränkung von Gastrinbildung und damit Salzsäuresekretion im Magen ist durch eine Reihe von Komplikationen belastet (vgl. 10.4.2)

Eine gesteigerte Salzsäuresekretion wird heute meist durch **Medikamente** bekämpft, welche die H_2-Histaminrezeptoren (vgl. 11.7.1) blockieren (Cimetidin), anticholinergisch wirken oder die K/H-ATPase direkt hemmen (Omeprazol).

Die Funktion der bisher in diesem Abschnitt genannten Mechanismen liegt letztlich darin, dem Darmepithel die **Resorption** von Nahrungsbestandteilen zu ermöglichen. In Tabelle 10-21 sind die wichtigsten Transportprozesse zusammengestellt. Dabei ergibt sich eine Reihe von Parallelen zum Transport am Nierentubulus.

Daher ist es nicht überraschend, daß einige **genetisch bedingte Transportdefekte** wie *Glucose-Galaktose-Malabsorption, Hartnup-Erkrankung,* (vgl. 10.1.8), *Cystinurie, Iminoglycinurie und familiäre*

Tabelle 10-21 Resorption von Nahrungsbestandteilen. Dabei ist derjenige Resorptionsort angegeben, welcher unter normalen Bedingungen die Masse der jeweiligen Substanz resorbiert. Bei entsprechendem Angebot können auch die distaleren Darmabschnitte (z.B. Ileum für Jejunum) in die Resorption einbezogen werden, d.h. der Dünndarm verfügt über eine erhebliche funktionelle Reserve

Substanz	hauptsächlicher Resorptionsort	Resorptionsmechanismus	isolierte Resorptionsdefekte	Folgen
Glucose	Duodenum	aktiv, Na⁺-abhängig	Glucose-Galaktose Malabsorption	Diarrhoe, Dehydration
Galaktose	Jejunum	aktiv, Na^+-abhängig		vgl. 10.4.3
Fructose		passiv	–	–
neutrale Aminosäuren	Jejunum	aktiv, Na^+-abhängig und passiv	Hartnup-Krankheit	Störungen des ZNS
Tryptophan			Tryptophan-Malabsorption	Wachstumsstörungen
Methionin			Methionin-Malabsorption	Störungen des ZNS
Cystin			Cystinurie	Nephrolithiasis (vgl. 6.2.9)
Glycin, (Hydroxy-) Prolin			Iminoglycinurie	Meist symptomlos (vgl. 6.2.8)
basische Aminosäuren			familiäre Proteinintoleranz	Diarrhoe
saure Aminosäuren			–	–
Lipide incl. fettlösl. Vitamine	Duodenum bis Ileum	passiv	Morbus Whipple	Fettstühle / Vitaminmangel (ADEK)
Gallensäuren	Ileum	aktiv	–	–
Vitamin B_{12}	terminales Ileum	aktiv	Mangel an intrinsic factor	Anämie, Myelose
Aneurin	Jejunum	aktiv	–	–
Folsäure	Jejunum	aktiv	–	–
Natrium	gesamter Darm	aktiv	–	–
Chlorid		passiv	Chloridorrhoe	Diarrhoe, Alkalose
Wasser		osmotisch	–	–
Calcium	Duodenum	aktiv, passiv	Vitamin-D-Mangel	Osteomalazie
Phosphat	Dünndarm	aktiv	Vitamin-D-Mangel	Osteomalazie
Eisen	Dünndarm	aktiv	Gastroferrin-Mangel	Anämie

Proteinintoleranz gleichzeitig den renal tubulären Transport der betroffenen Substanzen in Mitleidenschaft ziehen (vgl. 6.2.8). Die Konsequenzen ergeben sich entweder aus dem Mangel an den eingeschränkt resorbierten Substanzen oder dadurch, daß sie eine osmotische Diarrhoe erzeugen und in den mit Bakterien besiedelten Darmabschnitten zu schädlichen Substanzen abgebaut werden. Das klinische Bild ähnelt dabei häufig den Enzymdefekten (s. oben).

Auf die Abhängigkeit der B_{12}-Resorption von dem in den Belegzellen des Magens gebildeten **Intrinsic factor** wurde bereits verwiesen. Auch die Eisenresorption wird gefördert durch eine im Magen gebildete Substanz, das Glykoprotein **Gastroferrin**. Die Abhängigkeit der Calcium-Resorption von **Vitamin D** wurde bereits hervorgehoben.

Beim Fett liegen besondere Verhältnisse vor, da die aufgenommenen Fettsäuren und Monoglyceride im Darmepithel wieder zu Triglyceriden aufgebaut werden und im Verband mit Lipoproteinen durch die Lymphe abtransportiert werden. Dadurch ist die Fettresorption von einem intakten **Lymphsystem** abhängig. Tritt zum Beispiel bei den Lymphknoten ein Lymphstau auf, so kommt die Fettresorption ins Stocken *(Morbus Whipple)*. Fettstühle sind die Folge. Da kurzkettige Fettsäuren über den Blutweg abtransportiert werden, lassen sich durch Verabreichung kurzkettiger Fettsäuren bei dieser Erkrankung Fettstühle vermeiden. Bei Blockierung des Lymphflusses ist auch der Abtransport von Plasmaproteinen unterbunden, welche durch die Kapillarwand in das Darmgewebe abgepreßt werden. Das Eiweiß staut sich zurück, und es kommt zum Übertritt von Eiweiß ins Darmlumen *(exsudative Enteropathie)*.

Eine Reihe von Erkrankungen des Darmes führt zu einer globalen Einschrän-

kung der Resorptionskapazität, also zu einer **generalisierten Malabsorption**. Ursachen und Auswirkungen sind in der speziellen Pathophysiologie des Darmes abgehandelt (vgl. 10.4.3).

Neben den Resorptionsprozessen kommt bisweilen **Sekretionsprozessen** im Darm pathopysiologische Bedeutung zu. Eine gesteigerte Sekretion kann Ursache von massiven Durchfällen sein (vgl. 13.3.6). Das Colon kann ferner Kalium in Abhängigkeit vom Bedarf aktiv resorbieren und sezernieren und damit normalerweise einen Beitrag zur Kaliumhomöostase leisten, unter pathologischen Bedingungen jedoch erhebliche Kaliumverluste verursachen.

Die Transportprozesse im Darm unterliegen einer Kontrolle durch **Transmitter** und **Gewebshormone**. So wird die intestinale Elektrolyt-Resorption durch Noradrenalin, Substanz P, Somatostatin, Enkephalin und Angiotensin, die intestinale Elektrolyt-Sekretion durch Acetylcholin, Serotonin, Prostaglandine, VIP, Gastrin, Sekretin, Cholecystokinin, Glucagon, Neurotensin, Bradykinin, GIP, pancreatic polypeptide und Motilin gesteigert.

10.1.10   Ernährung

Störungen durch qualitativ mangelhafte Ernährung, also durch Mangel an Vitaminen, essentiellen Aminosäuren und Fettsäuren oder an Spurenelementen (vgl. 10.1.8), wurden unter 10.1.8 abgehandelt. Im folgenden sollen Ursachen und Wirkungen quantitativ inadäquater Ernährung erläutert werden.

Bei uns hat die Überernährung (**Fettsucht**) mit ihren Folgen immer mehr an medizinischer Bedeutung gewonnen. Ursache der Fettsucht (Adipositas) ist zu-

Tabelle 10-22 **Essentielle Nahrungsbestandteile**

Bestandteil	wichtigste Mangelerscheinung
Brennstoffe (Bedarf ca. 8000 kJ/Tag, in Form von Eiweiß 17 kJ/g, Fett 40 kJ/g, oder Kohlenhydraten 17 kJ/g)	Gewichtsverlust verminderte Leistungsfähigkeit
Eiweiß (Bedarf ca. 1 g/kg K.G./Tag)	Ödeme
essentielle Aminosäuren (Valin, Leucin, Isoleucin, Lysin, Methionin, Threonin, Tryptophan, Phenylalanin)	Ödeme
essentielle Fettsäuren (z.B. Linolsäure)	Dermatosen, Hämaturie
Vitamine und Spurenelemente	s. 10.1.8
Elektrolyte	s. 6.1.1

nächst einmal ein Mißverhältnis zwischen der Zufuhr und dem Verbrauch von Brennstoffen. Warum dieses Mißverhältnis auftritt, ist allerdings noch umstritten. Die Vorstellung, daß Überernährung in der Kindheit zu einer Vermehrung von Fettzellen (Hyperplasie) und bei späterem Auffüllen dieser Fettzellen (Hypertrophie) zur Fettsucht führen soll, ist weitgehend verlassen worden. Bei einigen Patienten mit Fettsucht wurde ein Zusammenhang mit dem Serotonin-Stoffwechsel hergestellt: Serotonin wird im ZNS aus Tryptophan aufgebaut (vgl. 8.1.2), dessen Aufnahme in das Gehirn durch eine Reihe von Aminosäuren gehemmt wird. Serotonin hemmt die Aufnahme von Kohlenhydraten und beeinflußt andererseits die Stimmungslage: Mangel an Serotonin führt zu Depressionen (vgl. 8.1.2 und 8.1.5). Bei Zufuhr von Kohlenhydraten steigt der Blutzuckerspiegel, und Insulin wird ausgeschüttet (vgl. 11.6.1). Insulin fördert den Abbau einer Reihe von Aminosäuren, nicht aber von Tryptophan, der Vorstufe von Serotonin. Die Abnahme der Aminosäurenkonzentration im Blut begünstigt die Aufnahme von Tryptophan in das Gehirn und fördert damit die Bildung von Serotonin. Auf diese Weise soll Kohlenhydratzufuhr zur Stim-

mungsaufhellung führen. Patienten mit der sog. Kohlenhydratgier (carbohydrate craving obesity) benötigen übermäßige Zufuhr von Kohlenhydraten, um eine ausreichende Serotoninbildung zu erzielen. Allerdings muß eingeschränkt werden, daß die z.T. äußerst spekulative Kausalkette noch gründlicher Prüfung bedarf. In wenigen Fällen von Fettsucht liegt eine organische Schädigung (z.B. durch Tumor) des Hypothalamus vor (zentrale Fettsucht). Für die Pathophysiologie möglicherweise von Bedeutung ist die Beobachtung, daß übermäßige Zufuhr von Energiesubstraten die Verbrennung von Fettsäuren im Fettgewebe stimuliert. Auf diese Weise wird normalerweise auch bei übermäßiger Substratzufuhr das Körpergewicht konstant gehalten. Bei Patienten, welche zur Fettsucht neigen, scheint diese Fähigkeit eingeschränkt zu sein. Primäre *hormonelle Störungen* scheinen nur wenige Fälle von Adipositas zu verursachen (z.B. Hypothyreose, vgl. 11.5.2, Morbus Cushing, vgl. 11.3.2). Umgekehrt kann Adipositas das Auftreten hormoneller Störungen fördern.

Wichtigstes Beispiel ist die *Begünstigung des Diabetes mellitus* (vgl. 11.6.2). Weitere **Begleiterscheinungen der Adipo-**

sitas sind *Hyperlipidämie* und Hypertonie (Kochsalzüberschuß?, vgl. 2.2.3), welche die Entwicklung der *Atherosklerose* (vgl. 2.2.1) begünstigen, sowie *Hyperuricämie* und *Gicht* (vgl. 10.1.3).

Verminderte Zufuhr von Nahrungsstoffen **(Mangelernährung)** ist ein weltweites medizinisches Problem, auch wenn es in der kleinen Gruppe begüterter Nationen weniger häufig vorkommt. Mangelernährung tritt bei uns z.b. als Folge einer *Anorexia nervosa* auf, bei welcher meist Mädchen und junge Frauen aus psychischen Ursachen die Aufnahme von Nahrung verweigern. In seltenen Fällen ist eine organische Schädigung im Hypothalamus Ursache einer Magersucht. Darüber hinaus kann die Unfähigkeit, Nahrung aufzunehmen (z.B. Ösophaguskarzinom), zu verdauen (Maldigestion) oder zu resorbieren (Malabsorption (vgl. 10.4.3) zu Unterernährung führen. Schließlich nehmen oft alte oder bettlägrige Menschen weniger Nahrung auf, als sie zur Aufrechterhaltung einer ausgeglichenen Bilanz benötigen würden. Auf diese Weise entstehen Inaktivitätsatrophie und Altersmarasmus.

Ein Mißverhältnis von Nahrungsaufnahme und -bedarf kann dem Körper durch **Eiweißverluste** bei exsudativer Enteropathie (vgl. 10.4.3) und nephrotischem Syndrom (vgl. 6.2.5), durch Überwiegen kataboler Hormone (vgl. Tab. 10-6, 10-11, 10-13), z.B. bei Hyperthyreose oder Ausfall des Hypophysenvorderlappens (vgl. 11.2.5), durch schwere Infektionen (z.B. Tuberkulose) oder Tumore (vgl. 12.1.3) aufgezwungen werden. Ergebnis ist die Entwicklung z.B. der Tumorkachexie.

Der Arzt ist ferner bisweilen gezwungen, einem Patienten **eiweißarme Kost** zu verschreiben, wenn der Körper nicht zum Abbau (Leberinsuffizienz, vgl. 10.2.4) oder zur Ausscheidung (Niereninsuffizienz, vgl. 6.2.4) von Aminosäuren bzw. deren Metabolite fähig ist.

Alkoholiker wiederum decken ihren Energiebedarf zum großen Teil aus ihren Getränken und weisen Mangel an Eiweiß, Vitaminen und Elektrolyten (v.a. Phosphat) auf.

Schließlich erlangen die pathophysiologischen Vorgänge bei Mangelernährung dadurch Bedeutung, daß in vielen Fällen von Adipositas vom Arzt Fastenkuren zur **Gewichtsreduktion** eingesetzt werden.

Wird die **Brennstoffzufuhr eingestellt,** so sinkt zunächst geringfügig die Glucosekonzentration im Plasma. Die Ausschüttung von *Insulin* wird gehemmt, die Ausschüttung von *Cortisol* und *Catecholaminen* gefördert: Dadurch wird die Aufnahme von Glucose und Aminosäuren in Muskel- und Fettgewebe vermindert und die *Glykogenolyse in der Leber stimuliert* (vgl. Tab. 10-6). Leberglykogen kann freilich nur knapp einen Tag die Glucoseversorgung sicherstellen (Muskelglykogen wird nur für den Eigenbedarf des Muskels eingesetzt). Glucose muß dann durch *Gluconeogenese aus Aminosäuren* bereitgestellt werden. Dabei fällt Harnstoff an, der als solcher ausgeschieden wird. Da Stickstoff nicht gleichzeitig zugeführt wird, spricht man von negativer Stickstoffbilanz. Einer Energiegewinnung aus Proteinen sind enge Grenzen gesetzt. Der Körper muß daher im wesentlichen auf das Fett als Energiereserve zurückgreifen. Im Fettgewebe wird die Mobilisierung von Triglyceriden stimuliert. Glycerin wird von der Leber zum Glucoseaufbau verwertet. Die Konzentration an *freien Fettsäuren* im Blut steigt. Die Leber verwendet die Fettsäuren z.T. zur Bildung von Ketonkörpern. Durch die Hyperlipidacidämie verbrennen Muskel, Herz und Niere statt Glucose und Ketonkörpern vorwiegend freie Fettsäuren. Die in der Leber vermehrt gebildeten *Ketonkörper* häufen sich daher im Blut an und stehen nun dem

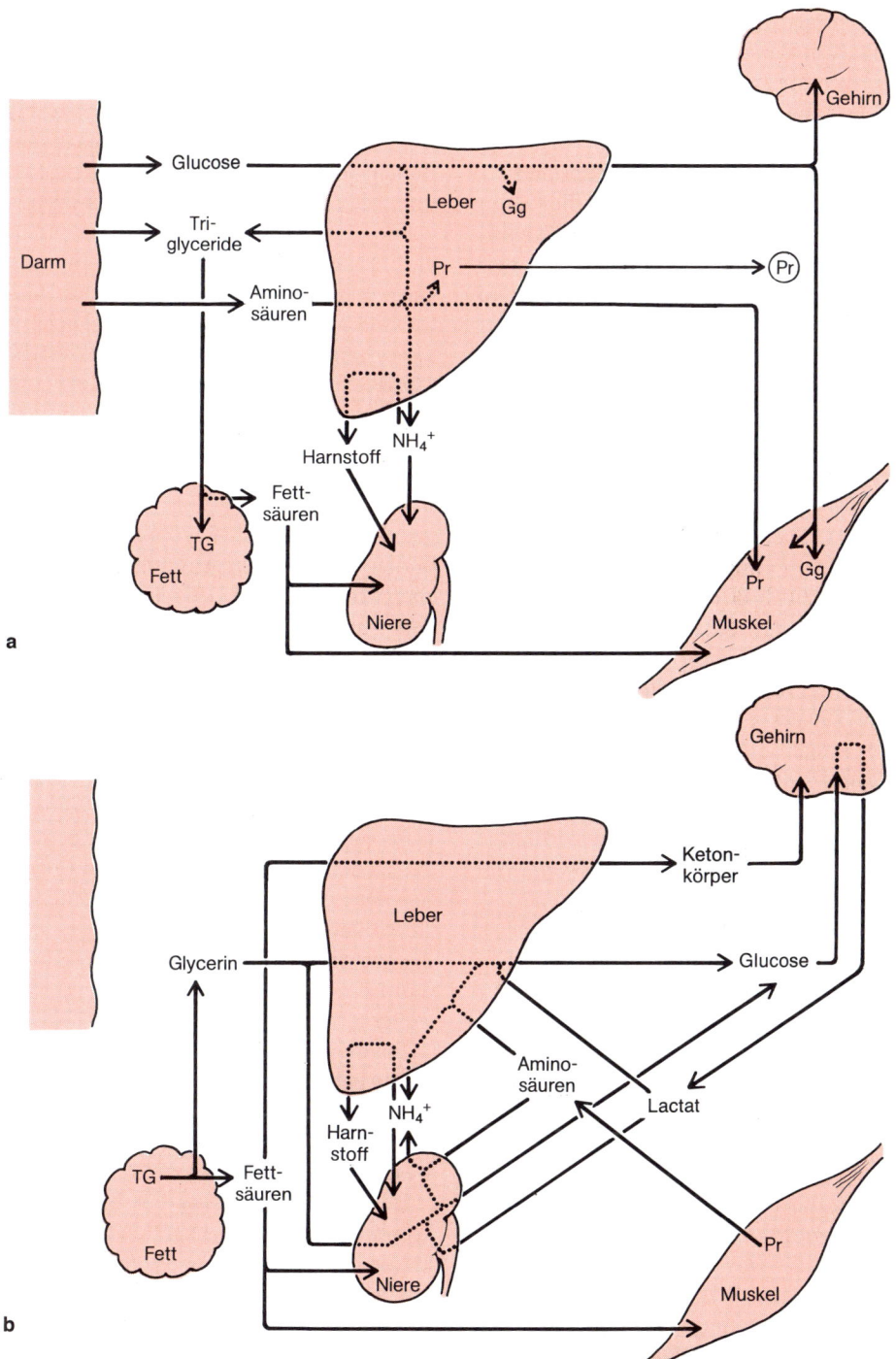

Abb. 10-26   Die **Bereitstellung von Energiesubstraten** a) nach einer Mahlzeit und b) nach längerem Fasten, beides in Ruhe. Pr = Proteine, TG = Triglyceride, Gg = Glykogen; blind endende Pfeile bedeuten Verbrennung zu CO_2 oder Ausscheidung

Gehirn als Energiesubstrat zur Verfügung. Ein Teil der immer noch im Gehirn verbrauchten Glucose wird nur bis zu Lactat abgebaut, welches in der Leber wieder zu Glucose aufgebaut wird. Die Energie liefern dabei wiederum die Fettsäuren. Auf diese Weise kann die Gluconeogenese aus Aminosäuren auf ein Minimum herabgesetzt werden (ca. 20 g Protein/Tag). Die verbleibende Gluconeogenese aus Aminosäuren wird fast zu gleichen Teilen von Niere und Leber bestritten (normalerweise ist das Verhältnis 1:9). Die hepatische Gluconeogenese aus Aminosäuren ist nämlich stark vermindert und die Harnstoffbildung auf weniger als ein Zehntel herabgesetzt (ca. 1 g/Tag). Die Niere verwendet den beim Abbau von Glutamin entstehenden Ammoniak zur Säureeliminierung. Eine gesteigerte *renale Säureausscheidung* ist erforderlich, da die gesteigerten Konzentrationen an Ketonkörpern und Milchsäure dem Körper eine metabolische Acidose aufzwingen. Freie Fettsäuren, Ketonkörper und/oder Milchsäure interferieren im übrigen mit der renalen Harnsäuresekretion, und es kann – zumindest vorübergehend – zu Hyperuricämie und *Gichtanfällen* kommen.

Bei **länger dauerndem Fasten** sind zunächst *Vitaminmangelzustände* zu befürchten, bei Vitaminersatz wird der Eiweißstoffwechsel zum limitierenden Faktor. Verminderung der Eiweißsynthese führt zum Verschwinden von Muskelprotein *(Muskelschwäche),* von Albumin *(Ödeme)* und in extremen Fällen von anderen Plasmaproteinen *(Infektanfälligkeit, Gerinnungsstörungen).* Am Ende sind Fett-, Muskel- und Bindegewebe zum größten Teil eingeschmolzen, der Patient ist abgemagert und schwach (Kachexie, Inanition, Marasmus).

Eine bei Kindern in einigen Entwicklungsländern häufige Folge von Mangelernährung ist **Kwashiorkor,** welcher in erster Linie durch mangelhafte Eiweißzufuhr bei ausreichender Kohlenhydrataufnahme hervorgerufen wird: Der Proteinmangel führt zu Ödemen (vgl. 2.1.2) und Aszites, einer Ansammlung von Flüssigkeit im Bauchraum durch gesteigerte Nettofiltration. Meist ist – wegen des Proteinmangels – eine Fettleber nachweisbar (vgl. 10.2.3) und es kommt durch Schädigung des Darmepithels zu Malabsorption und Steatorrhoe (vgl. 10.4.3). Der meist gleichzeitig vorhandene Vitaminmangel diktiert die weitere Symptomatik dieser Kinder.

10.1.11 Aufgaben der Leber

An den meisten Stoffwechselwegen, die in den vergangenen Abschnitten besprochen wurden, ist die Leber in entscheidendem Ausmaß beteiligt. Auf diese Weise wurde ein großer Teil der Leberfunktionen bereits besprochen. Für den Kliniker stellt sich natürlich primär die Frage, mit welchen Funktionsausfällen er bei Schädigung eines Organs zu rechnen hat. Um die Störungen bei Ausfall von Lebergewebe besser abschätzen zu können, werden an dieser Stelle die wichtigsten Aufgaben der Leber noch einmal zusammengestellt (Tab. 10-23). Abb. 10-26 versucht, die wichtigsten Stoffwechselbeziehungen der Leber zu anderen Organen darzustellen.

Bei den Funktionen im **Kohlenhydratstoffwechsel** kommt vor allem der **Glykogenspeicherung** und der **Gluconeogenese** aus Aminosäuren und Milchsäure eine wesentliche Bedeutung zu.

Bei einer Schädigung der Leberzellen kommt es jedoch sehr spät zu **Hypoglykämien,** allerdings häufen sich Aminosäuren (s.u.) und Milchsäure an. Auf der anderen Seite birgt eine *Hypoglykämie* bei Leberinsuffizienz wesentlich größere Gefahren für den Stoffwechsel des Gehirns, da auch die *Bildung von Acetacetat und β-Hydroxybutyrat* gestört ist.

Wesentlich häufiger als Hypoglykämie tritt bei Leberzellschädigung eine **Hyperglykämie** auf, da überschüssige Glucose nicht mehr als Glykogen gespeichert wird. Die Plasmakonzentrationen von Glucagon und von Insulin sind bei Leberinsuffizienz gesteigert, einerseits wegen herabgesetzten Abbaus der Hormone, andererseits wegen Stimulation der Hormonausschüttung durch Hyperaminoacidämie. Die gesteigerten Insulinplasmaspiegel mindern die Ansprechbarkeit der Peripherie auf Insulin, wodurch die Entwicklung einer Hyperglykämie weiter begünstigt wird (vgl. 11.6.1)

Ein recht empfindlicher Indikator der Leberfunktion ist die Fähigkeit, **Galaktose** *in Glucose umzubauen.* In der Klinik kann die Leberfunktion daher durch Verabreichung von Galaktose (Galaktose-Eliminationstest) getestet werden.

Vor allem im **Eiweißstoffwechsel** nimmt die Leber eine zentrale Stellung ein. Von besonderer klinischer Relevanz ist die *Synthese von Plasmaproteinen.* Eine Verminderung funktionierenden Lebergewebes führt zur Einschränkung der Plasmaproteinsynthese. Wegen ihrer geringen Halbwertszeit (vgl. Tab. 4-4) sind die Gerinnungsfaktoren bei plötzlicher Leberschädigung zuerst betroffen.

Im **Aminosäurenstoffwechsel** kommt der *Harnstoffsynthese* überragende Bedeutung zu. Über die Harnstoffsynthese nimmt die Leber Einfluß auf den Säure-Basen-Haushalt (vgl. 3.1.5). Darüber hinaus kann ein Teil der Aminosäuren nur in der Leber abgebaut werden. Einige Aminosäuren, vor allem Phenylalanin, Tyrosin und Tryptophan, häufen sich bei Leberzellschädigung im Blut an. Die Aminosäuren Leucin, Isoleucin und Valin werden auch normalerweise nicht in der Leber, sondern in Gehirn und Muskulatur abgebaut. Bei Leberzellschädigung werden diese Aminosäuren wegen der gesteigerten Insulinaktivität (s.oben) ver-

mehrt im Muskel aufgenommen. Das Mißverhältnis der Konzentrationen von verschiedenen Aminosäuren beeinflußt wahrscheinlich die Synthese von Transmittern im ZNS.

Die besondere Bedeutung der Leber im **Lipidstoffwechsel** ergibt sich bereits aus der Synthese von *Lipoproteinen* in der Leber. Darüber hinaus ist die Bildung von *Acetacetat* und *β-Hydroxybutyrat* ausschließlich Aufgabe der Leber. Fällt durch eine Leberschädigung die Bildung der Ketonkörper weg, so ist die Energieversorgung des Gehirns bei Hypoglykämie in besonderem Maße gefährdet.

Für den **Cholesterinstoffwechsel** kommt der Leber dreifache Bedeutung zu. Zunächst wird der überwiegende Anteil an Cholesterin in der Leber gebildet, dann wird die *Veresterung* des Cholesterins im Blut von dem in der Leber gebildeten Enzym Lecithin-Cholesterin-Acyl-Transferase (LCAT) vermittelt und schließlich erfolgt der Umbau von Cholesterin zu *Gallensäuren* wiederum in der Leber. Mangel an LCAT führt zum sogenannten (Cholesterin-)*Estersturz* sowie zur Zunahme von freiem Cholesterin und von LDL im Blut, Mangel an Gallensäuren u.a. zur *Einschränkung der Lipidresorption* im Darm.

Da hierbei auch die Resorption des fettlöslichen *Vitamin K* vermindert sein kann, wird die Bildung von *Gerinnungsfaktoren* zusätzlich in Mitleidenschaft gezogen. Bei einer **Gerinnungsstörung** im Zuge einer Lebererkrankung erlaubt die intravenöse Verabreichung von Vitamin K die Unterscheidung, ob die Schädigung der Leberzellen oder ein Vitamin-K-Mangel unmittelbare Ursache der Synthesestörung ist. Eine Unterbrechung der Gallensäuresekretion in den Darm führt im übrigen auch zu einer Enthemmung der Cholesterinsynthese im Darm.

Die Leber spielt eine wesentliche Rolle beim Stoffwechsel von **Hormonen**, und

Tabelle 10-23   **Aufgaben der Leber**

Aufgabe	Störung bei Leberzellschädigung
● Kohlenhydratstoffwechsel	
Glykogenaufbau	Hyperglykämie
Glucosebildung aus Glykogen, Gluconeogenese aus Aminosäuren und Milchsäure	Hypoglykämie, Aminoacidämie (s.u.), Lactacidämie
Fructoseumbau bzw. -abbau	Fructosurie, Hypoglykämie
Galaktoseumbau in Glucose	Galaktosämie
● Bildung von Plasmaproteinen	
Albumin	Ödeme
Gerinnungsfaktoren (vgl. Tab 4-4)	Blutungsneigung
Transferrin	verminderte Eisenbindungskapazität
Lipoproteine	Hypolipidämie, Organverfettung
LCAT	Organverfettung, Abnahme der Cholesterinester im Plasma
Pseudo-Cholinesterase	Überempfindlichkeit gegen Succinylcholin
● Aminosäurenstoffwechsel	
Harnstoffsynthese	Hyperammoniämie, Alkalose
Abbau von Aminosäuren, Regulation der Plasmakonzentration von Aminosäuren	Anstieg der meisten Aminosäuren und ihrer Abbauzwischenprodukte, Abfall von Leu, Ileu, Val im Plasma, dadurch Beeinflussung der Synthese von Neurotransmittern
● Fettstoffwechsel (Lipoproteine und LCAT s.o.)	
Auf- und Abbau von Fettsäuren Triglyceriden, Phospholipiden und Cholesterin	Hypolipidämie, Hyperlipidacidämie
Bildung von Acetacetat und β-Hydroxybutyrat	stärkere Abhängigkeit vor allem des Gehirns von Glucose
Bildung und Ausscheidung von Gallensäuren aus Cholesterin	Störung der Resorption von Fetten und fettlöslichen Vitaminen (K!)
● Biotransformation	
Konjugierung von Bilirubin, Entgiftung von Fremdstoffen	Hyperbilirubinämie, stärkere Empfindlichkeit gegen Pharmaka
Stoffwechsel von Hormonen und Transmittern	verzögerter Abbau von Sexualhormonen, Corticosteroiden, Schilddrüsenhormonen, Insulin, Substanz P, Leukotrienen
● Sonstiges	
Eisenspeicherung, Blutbildung	Anstieg des Serumeisens

zwar beim Aufbau (z.B. 1,25 (OH)$_2$ D$_3$, vgl. 7.1.2, Somatomedine, vgl. 11.2.3), und beim Abbau von Hormonen (z.B. Insulin, Glucagon, Steroidhormone, s.u.). Eine wichtige Aufgabe, die von der Leber wahrgenommen wird, ist die **Biotransformation**. Es handelt sich dabei um die chemische Umformung von Substanzen, welche schließlich deren Ausscheidung ermöglicht. Eine Reihe von körpereigenen und körperfremden Substanzen weist eine hohe Lipidlöslichkeit auf und ist daher in der Lage, die Membranen des Körpers ohne Schwierigkeiten und ohne Vermittlung eines Transportsystems zu überschreiten. Werden solche Substanzen mit der Nahrung aufgenommen, so kann der Körper ihre Resorption im Darmkanal nicht verhindern. Sind sie einmal im Körper, so werden sie kaum durch die Niere ausgeschieden, da durch die Flüssigkeitsresorption im Tubulussystem hohe Konzentrationsgradienten aufgebaut werden, und die Substanzen das Tubuluslumen wieder verlassen. Die Reaktionen im Dienste der Biotransformation bewirken im Prinzip den *Einbau polarer, wasserlöslicher Gruppen* (1. Schritt) und die *Verknüpfung mit körpereigenen Substanzen* (2. Schritt). Dadurch wird auf der einen Seite die *Fettlöslichkeit aufgehoben,* auf der anderen Seite können die konjugierten Substanzen nun durch *spezifische Transportsysteme* erfaßt werden. Ihre Sekretion durch Leberzellen in die Gallenkapillaren oder durch Nierenzellen in den proximalen Tubulus beschleunigt die Eliminierung.

Im **ersten Schritt** (Phase I) können verschiedene Substanzen zu Alkoholen oxidiert werden bzw. Carbonylgruppen zu Säuren. Carbonylgruppen können jedoch auch zu Alkoholen reduziert werden, sowie Nitro- zu Aminogruppen bzw. Disulfide zu Thiolen. Schließlich kann eine hydrolytische Spaltung von Estern in Säuren und Alkohole oder von Säureamiden in Säuren und Amine erfolgen. Bei Oxidationen ist das Hämprotein Cytochrom P-450 beteiligt. Die Tatsache, daß mehrere verschiedene Enzyme mit teilweise geringer Substratspezifität zum Einsatz kommen, gewährleistet die Erfassung des praktisch unbegrenzten Spektrums an Fremdstoffen.

Im **zweiten Schritt** (Phase II) werden Alkohole, Carboxylverbindungen, Amine und Thiole an Glucuronsäure gekoppelt, Säuren an Glycin, Taurin und Glutathion, Amine an Essigsäure, Phenole (Indol, Alkohole) und Steroide an Sulfat. V.a. aromatische Verbindungen können an Glutathion (Glu-Cys-Gly) gebunden werden, nach Abspaltung von Glycin und Glutamin sowie Acetylierung entsteht dann die entsprechende Mercaptursäure. Cyanid (CN$^-$) wird in Rhodanid (SCN$^-$) überführt. V.a. die ausschließlich in der Leber lokalisierte Kopplung an Glucuronsäure weist eine äußerst geringe Substratspezifität auf.

Die Enzymsysteme der Biotransformation sind in den **Mikrosomen** (glattes endoplasmatisches Retikulum) der Leberzelle lokalisiert.

Ihre Tätigkeit kann durch verschiedene **Faktoren beeinflußt** werden:

● Eine Reihe von Substanzen (Alkohol, Sexualhormone und einige Pharmaka wie Barbiturate oder Phenylbutazon) können die *Synthese des Enzymsystems* **induzieren**. Diese Induktion ist unspezifisch entsprechend der fehlenden Spezifität des Enzymsystems. So benötigt ein Alkoholiker wesentlich höhere Dosen an Barbituraten zur Narkose, eine vielgeübte Beobachtung der Anästhesisten.

● Die verschiedensten Substanzen können um die Verarbeitung *am Enzymsystem* **kompetieren**. Auf diese Weise kann der Abbau eines Pharmakons durch die Anwesenheit eines zweiten wesentlich verzögert werden. Dabei kann die Affinität verschiedener Substanzen an dem Enzymsystem starke

Unterschiede aufweisen. Wird bei einem Gallengangverschluß die Exkretion von Gallensäuren unterbunden, so können die zurückgestauten Gallensäuren Pharmaka vom Enzymsystem verdrängen und damit deren Biotransformation verzögern.

● **Eiweißmangel** hemmt die Synthese von Biotransformations-Enzymen. Damit fällt ein wichtiger Schutzmechanismus für toxische Fremdstoffe weg.

Die Reaktionen im Dienste der Biotransformation führen nicht immer zur Entgiftung einer Substanz. Im Gegenteil können im Laufe einer Biotransformation Zwischenprodukte auftreten, die äußerst reaktiv sind und durch Verbindung mit zelleigenen Substanzen die Zelle schädigen. Der Vorgang wird als **Giftung** bezeichnet. Zu den Substanzen, die erst durch Giftung ihre schädliche Wirkung erlangen, gehört Tetrachlorkohlenstoff. Die Giftigkeit von Tetrachlorkohlenstoff ist damit von der Aktivität des Biotransformationssystems abhängig, sinkt also bei Proteinmangel und steigt bei Alkoholismus. Ein weiteres wichtiges Beispiel ist Parathion (E605). Auch Methanol erlangt seine hohe Giftigkeit erst durch Oxidation zu Formaldehyd in der Leber. Da Äthanol durch das gleiche Enzym zu Acetaldehyd oxidiert wird, führt die Zufuhr von Äthanol bei Methanolvergiftung zum verzögerten Abbau von Methanol (Sättigung des Enzyms), und mindert daher die Vergiftungserscheinungen erheblich. Schließlich können Kanzerogene durch Giftung aktiviert werden (vgl. 12.1.2).

An körpereigenen Substanzen werden z.B. **Bilirubin** und einige **Hormone** (Corticosteroide, Sexualhormone, Schilddrüsenhormone, Leukotriene) einer Biotransformation unterworfen.

Bei **Schädigung von Leberzellen** kann unter anderem auch die Biotransformation beeinträchtigt sein. Folge ist der verzögerte Abbau von Bilirubin, Hormonen und Pharmaka, was bei der Medikamentendosierung beachtet werden muß.

Bei der Erfüllung ihrer Aufgaben spielt die besondere strategische Lage der Leber im Gastrointestinaltrakt eine entscheidende Rolle. Über das Portalblut gelangen alle enteral resorbierten Substanzen, wie Substrate, Wasser, Elektrolyte, Fremdstoffe erst einmal in die Leber und werden nur kontrolliert in den systemischen Kreislauf weitergegeben. Bei der Zufuhr elektrolytarmen Wassers z.B. wirkt die Leber wie ein **Puffer** und erwirkt wahrscheinlich eine Hemmung der ADH-Ausschüttung bereits bevor eine Senkung der sytemischen Plasmaosmolarität auftritt (vgl. 11.2.1). Bei enteraler Resorption von Glucose und Aminosäuren werden Änderungen der Plasmakonzentration gleichfalls durch die Pufferwirkung der Leber und vorzeitige Insulinausschüttung gering gehalten. Oral zugeführte Fremdstoffe, im Darm gebildete Substanzen (z.B. Ammoniak oder die stark vasodilatatorisch wirkende Substanz P) oder durch Bakterien gebildete Gifte werden in der Leber zum Teil weggefangen und biotransformiert bzw. abgebaut und gelangen damit nicht in den systemischen Kreislauf. In der Leber sitzende Makrophagen stellen schließlich für Bakterien aus dem Gastrointestinaltrakt eine letzte Barriere vor dem systemischen Kreislauf dar. Die Leber wirkt also wie ein **Filter** für das Portalblut.

10.1.12 Enzyme

Die allgemeine Bedeutung von Enzymen für die Leistungen des Organismus wurde bereits hervorgehoben, vgl. 10.1.1. Darüber hinaus kommt bestimmten Enzymen eine hervorragende Bedeutung in der klinischen Diagnostik zu, wie im Laufe dieses Abschnitts noch abgeleitet werden soll.

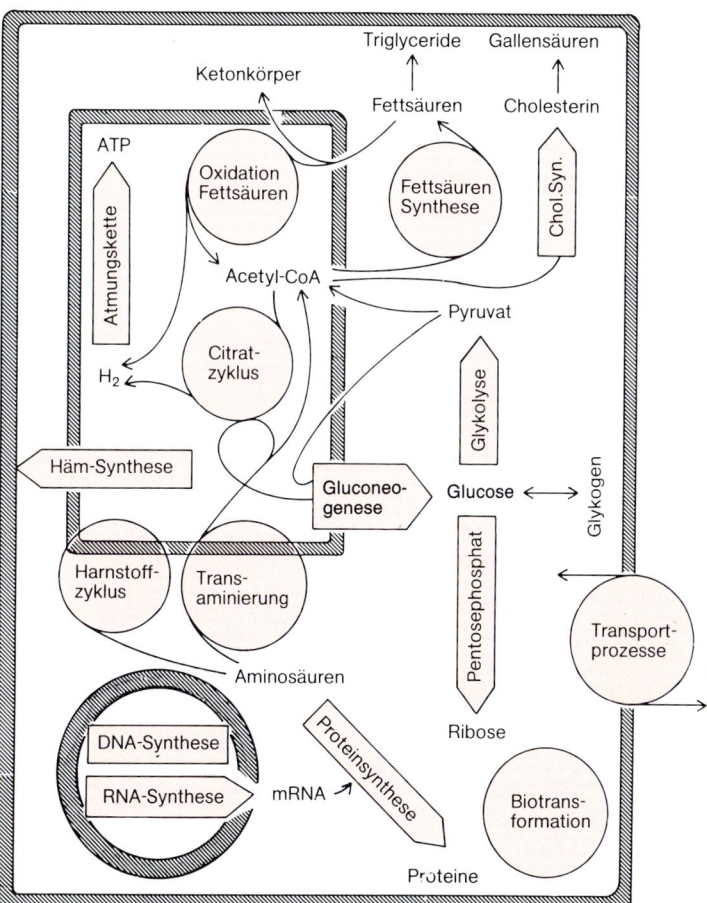

Abb. 10-27 **Kompartimentierung des Zellstoffwechsels.** Oben (rechteckig) Mitochondrien, unten (rund) Zellkern, der Rest Zytoplasma mit weiteren Organellen, wie endoplasmatischem Reticulum und Golgi-Apparat. Lysosomen (Enzyme: saure Phosphatase, α-Glucosidase, β-Glucuronidase saure Ribonuclease) und Peroxisomen (Enzyme: Katalase, D-Aminosäure-Oxidase, Urat-Oxidase, Peroxidasen) sind nicht berücksichtigt.

Die meisten Enzyme schwimmen nicht frei im Körper herum, sondern sind jeweils an bestimmte **Kompartimente** gebunden. Abb. 10-27 zeigt, in welchen Zellkompartimenten die wichtigsten Stoffwechselwege beschritten werden. Entsprechend müssen die an diesen Reaktionen beteiligten Enzyme auf diese Kompartimente verteilt werden. Normalerweise lassen die verschiedenen Membranen den Übertritt eines Enzyms von einem Zellkompartiment in ein anderes oder vom Zellinneren in den Extrazellulärraum kaum zu. Ausnahmen sind Enzyme, welche von Drüsen sezerniert werden (z.B. die Verdauungsenzyme) bzw. von der Leber ins Blut abgegeben werden (z.B. Gerinnungsfaktoren, Pseudo-Cholinesterase).

Nennenswerte Mengen **intrazellulärer Enzyme** werden also in der Regel *nur bei Schädigung der Zellen in den Extrazellulärraum abgegeben.* Der Nachweis höherer Konzentrationen – normalerweise – intrazellulärer Enzyme im Plasma signalisiert daher dem Arzt das Vorliegen einer Zellschädigung. Intrazelluläre Enzyme sind somit empfindliche Indikatoren für eine Zellschädigung, die oft nachweisbar sind, längst bevor sich der Funktionsausfall der Zellen auswirkt. Allein der Hinweis, daß irgendwo im Körper Zellen zugrunde gehen, ist für den Arzt jedoch nur eine geringe Hilfe. Um wertvolle *Aussa-*

gen über die Lokalisation der Schädigung zu liefern, muß ein Enzym organspezifisch sein, d.h. das Enzym darf bei Schädigung anderer Organe nicht in vergleichbaren Konzentrationen im Plasma auftreten. Tabelle 10-24 stellt einige Enzyme zusammen, die bei der klinischen Diagnostik wesentliche Bedeutung erlangt haben. Die Tabelle zeigt unter anderem, daß die Aspartataminotransferase (ASAT) sowohl von Leber- als auch von Muskelgewebe stammen kann, also nicht streng organspezifisch ist. Sollte die klinische Symptomatik Zweifel an der Herkunft von erhöhten Transaminasen aufkommen lassen, so schafft zum Beispiel die Bestimmung der Muskel-spezifischen Kreatinkinase Klarheit.

Darüberhinaus können Enzyme, welche die gleiche Reaktion katalysieren, unterschiedliche Struktur und Eigenschaften aufweisen (**Isoenzyme**). So unterscheiden sich die Strukturen der Lactatdehydrogenasen aus Leber (LDH_5) und Herz (LDH_1; Synonym: α-Hydroxybutyrat-Dehydrogenase). Während saure Phosphatase aus vielen Geweben (u.a. Niere, Leber, Pankreas) stammen kann, ist die mit Tartrat hemmbare saure Phosphatase relativ Prostata-spezifisch. Diagnostisch wichtige Isoenzyme lassen sich auch bei der alkalischen Phosphatase und bei der Kreatinkinase unterscheiden.

Bereits eine oberflächliche Betrachtung von Tabelle 10-24 lehrt, daß ein größerer Teil der für die klinische Diagnostik eingesetzten Enzyme auf Schädigung der Leber hinweist. Die *besondere Eignung der* **Enzym-Diagnostik** *für die* **Leber** beruht im wesentlichen auf drei Ursachen:

- Zunächst führt die Leber als *zentrales Stoffwechselorgan* eine Reihe von Reaktionen durch, welche nicht oder nur in sehr beschränktem Ausmaß in anderen Organen stattfinden. Daher verfügt die Leber über einige spezifische Enzyme (vgl. Tab. 10-24).

- Die *Größe der Leber* bedingt bei einer Schädigung die Freisetzung großer Mengen von Enzymen. Eine einzelne Zelle in einem kleinen Organ müßte ein Vielfaches an Enzymen freisetzen, wenn die Schädigung dieses Organs zu ähnlichen Enzymkonzentrationsanstiegen führen sollte wie die Schädigung der Leber.

- Die Leberzellen stehen in *direktem Kontakt mit dem Blutstrom*. Bei Schädigung von Leberzellen gelangen die Enzyme direkt in die Blutbahn. Bei Schädigung anderer Organe werden sie zunächst in den interstitiellen Raum abgegeben und gelangen erst über das Lymphsystem in die Blutbahn.

Enzymbestimmungen im Plasma erlauben aber nicht nur die Feststellung und Lokalisierung einer Schädigung. Vielmehr läßt das Enzymmuster in vielen Fällen Aussagen über *Art und Verlauf bzw.* **Stadium einer Organschädigung** zu.

Um die Abhängigkeit der Enzymkonzentrationen von Art und Dauer der Noxe verstehen zu können, muß man sich die Vorgänge bei der Freisetzung von Enzymen näher vor Augen halten: Eine **geringe Schädigung** der Zelle führt zunächst zur *Freisetzung zytoplasmatischer Enzyme*. Die Zelle versucht zunächst, durch gesteigerte Enzymsynthese den Enzymverlust auszugleichen, bei Weiterbestehen der Schädigung wird jedoch auch das gesteigert gebildete Enzym die Zelle verlassen. Die *reaktive Synthesesteigerung* betrifft nicht alle Enzyme in gleichem Ausmaß. Bei Leberschädigung und ganz besonders bei Gallenrückstau durch Verlegung der Gallenwege ist die Synthese von γ-GT und alkalischer Phosphatase gesteigert. Parallel mit dieser Induktion steigt auch die Enzymaktivität im Blut. Auf diese Weise werden von der auch nur mäßig geschädigten Zelle große Mengen zytoplasmatischer Enzyme abgegeben.

Eine **schwere Schädigung** der Zelle kann eine Freisetzung auch von mitochondrialen Enzymen nach sich ziehen. Führt die Schädigung zum **Zelltod**, so werden *keine Enzyme* mehr an das Blut abgegeben. Besonders hohe Enzymkonzentrationen deuten somit nicht auf besonders massive Schädigung einzelner Zellen, sondern auf die Schädigung einer großen Anzahl von Zellen hin.

Bei der Beurteilung von Mustern intrazellulärer Enzyme muß freilich berücksichtigt werden, daß die Chance verschiedener zytoplasmatischer Enzyme, die geschädigte Zellmembran passieren zu können, nicht identisch ist. So können Enzyme mit niedrigem Molekulargewicht leichter die Zellmembran passieren als solche mit hohem Molekulargewicht. Mitochondriale Enzyme werden erst bei massiven Schädigungen freigesetzt (s.o.). Der Austritt aus dem intrazellulären in den extrazellulären Raum ist ferner durch den Milieuwechsel mit einer Änderung der Enzymaktivität verbunden. Schließlich können die Mechanismen, welche zur Inaktivierung der Enzyme führen, durchaus Unterschiede aufweisen. Eine etwaige *Enzyminaktivierung* kann bereits auf dem Weg vom interstitiellen zum Plasmaraum erfolgen. Die Enzyme werden z.T. von Zellen v.a. in Niere, Leber und Lunge aufgenommen, inaktiviert und abgebaut. LDH wiederum wird von Leukozyten inaktiviert. Kleine Enzyme (z.B. α-Amylase) können am Glomerulum der Niere filtriert und renal ausgeschieden werden. Der verschieden schnelle Abbau von Enzymen kommt in den unterschiedlichen Halbwertszeiten zum Ausdruck (vgl. Tab. 10-24). Somit ist das Verhältnis der einzelnen Enzyme im Plasma kein getreues Abbild der Enzymaktivitäten in der geschädigten Zelle (**Verzerrung**).

Insgesamt gesehen ist die Eliminierung der diagnostisch interessanten Enzyme jedoch bemerkenswert konstant. Damit reflektieren Änderungen der Plasmakonzentrationen in erster Linie Änderungen der Enzymfreisetzung.

Enzymkonzentrationen können in geringem Ausmaß auch als Resultat von *Flüssigkeitsverschiebungen* zwischen vaskulärem und interstitiellem Raum (z.B. Orthostase, lange venöse Stauung) verändert werden, da die Enzyme nicht abfiltriert werden.

Neben den intrazellulären Enzymen erlangen jedoch auch Enzyme diagnostische Bedeutung, welche *von der gesunden Zelle in den Extrazellulärraum abgegeben werden (***extrazelluläre Enzyme***).* Dabei sind wiederum Enzyme, welche normalerweise ins Blut gelangen (sogenannte *plasmaspezifische Enzyme*, wie z.B. Gerinnungsfaktoren, Pseudo-Cholinesterase, LCAT) von Enzymen zu trennen, welche in ein *Gangsystem* sezerniert werden (alkalische Phosphatase, Verdauungsenzyme wie α-Amylase).

Viele der normalerweise – von der Leber – in das Blut abgegebenen **plasmaspezifischen Enzyme** werden bei einer Leberzellschädigung weniger gebildet, ihre Konzentration wird also im Plasma abnehmen. Da die bereits vor Eintreten der Schädigung gebildeten Enzyme jedoch erst allmählich aus der Blutbahn verschwinden (entsprechend ihrer Halbwertszeit, z.B. Gerinnungsfaktoren siehe Tab. 4-4), wird eine Zellschädigung nur mit einiger Verzögerung sichtbar. Bei *chronischem Leberzelluntergang liefern sie jedoch ein besseres Bild der Situation als die Plasmakonzentrationen intrazellulärer Enzyme.*

Die in die **Galle sezernierte** alkalische Phosphatase und die in den Pankreassaft abgegebenen α-Amylase und Lipase erscheinen im Blut nicht nur bei Schädigung der produzierenden Zellen, sondern auch bei Entstehung einer Leckstelle zwischen Gangsystem und Blut. Ein solches Leck entsteht bei Zelluntergang ganz besonders bei Rückstau von Galle oder Pankreassaft. Ein Abflußhindernis für die Galle führt ferner zur Stimulation der Synthese von alkalischer Phosphatase, die damit bei der Diagnose von Abflußhindernissen in den Gallenwegen wertvolle Hilfe bietet. Bei Schädigung des Pankreas bzw. bei Gallerückstau gelangen die entsprechenden Enzyme bzw. Galle andererseits in geringerem Ausmaß in das Darmlumen und es kommt zu Störungen von Verdauung und Resorption.

Tabelle 10-24 **Diagnostisch bedeutsame Enzyme**
(HWZ = ungefähre Halbwertzeit, d = Tage, h = Stunden)

Name	HWZ	vorwiegende Lokalisation in der Zelle	im Körper
Kreatinkinase (CK)	15 h	Zytosol	Herz, Skelettmuskel
α-Hydroxybutyrat-Dehydrogenase (HBDH bzw. LDH₁)	5 d	Zytosol	Herz, Erythrozyten
Lactatdehydrogenase (LDH₅)	10 h	Zytosol	Leber, Muskel, Herz u.a.
Aspartataminotransferase (ASAT; früher: GOT)	17 h	Zytosol Mitochondrien	Leber, Herz, *Muskel*
Alaninaminotransferase (ALAT; früher: GPT)	2 d	Zytosol	*Leber* (Herz, Muskel)
Glutamat-dehydrogenase (GLDH)	18 h	Mitochondrien	Leber
γ-Glutamyltranspeptidase (γ-GT)	4 d	Zellmembran	Leber, Gallenwegsepithel, Niere, Pankreas
Sorbitdehydrogenase (SDH)		Zytosol	Leber
Aldolase	3 h	Zytosol	Muskel, Leber, Herz
Leucinaminopeptidase (LAP)		extrazellulär	Gallenwegsepithel Niere, Pankreas
alkalische Phosphatase (aP)	5 d	extrazellulär	Knochen, Leber, Placenta Gallenwegsepithel, Darm
saure Phosphatase (sP)	5 d	Lysosomen	Prostata, u.a.
α-Amylase	5 h	extrazellulär	Pankreas, Parotis
Lipase	5 h	extrazellulär	Pankreas
Pseudo-Cholinesterase (CHE)	10 d	extrazellulär	Blut (aus Leber)

10.2   Spezielle Pathophysiologie der Leber

10.2.1   Cholestase

Cholestase beschreibt den Stillstand der Galleausscheidung.

Ursache kann das *Sistieren der Galle-produktion* z.B. bei Leberzellschädigung bzw. bei Hemmung der Gallesekretion durch Pharmaka und während der Schwangerschaft (vgl. 10.1.7) oder das Auftreten von *Abflußhindernissen* sein.

Abflußhindernisse sind in einigen Fällen Folge von Tumoren oder Sphinkterspasmen. Innerhalb einer schwer geschädigten Leber können sog. Regenerationsknoten (Einheiten sich teilender Leberzellen) benachbarte Gallewege komprimieren. In den meisten Fällen entstehen Abflußhindernisse jedoch durch Ausfallen von Gallebestandteilen.

Die **Löslichkeit der Galle** hängt von ihrer Zusammensetzung ab, vgl. Abb. 10-28.

In einigen Fällen führt Bilirubin zu Gallekonkrementen (**Pigmentsteine**, v.a. bei hämolytischen Anämien, vgl. 4.4.1).

Sehr viel häufiger kommt es jedoch zur Ausfällung durch Überwiegen des *schlecht wasserlöslichen Cholesterins*. Andererseits schützen Gallensäuren gegen Präzipitate. Möglicherweise spielt auch die Anwesenheit von Proteinen (z.B. Apoprotein A) für die Löslichkeit von Cholesterin in der Galle eine Rolle. Ein **Mißverhältnis zwischen Cholesterin und Gallensäuren** kann durch Aktivitätsverminderung des Schrittmacherenzymes für die Gallensäuresynthese aus Cholesterin hervorgerufen werden. Eine Abnahme des Anteiles von Gallensäuren kann *genetisch bedingt* sein, bei *Schädigung von Leberzellen* oder bei *Verlust von Gallensäuren* über den Darm auftreten.

Auch die Bildung wenig hydroxylierter Gallensäuren begünstigt die Bildung von Konkrementen (vgl. 10.1.7). Schließlich kann auch eine Überproduktion von Cholesterin mit subsequenter Ausscheidung in die Galle „lithogen" (steinbildend) wirken. Umgekehrt lassen sich durch orale Verabreichung von *Chenodesoxycholsäure* oder Ursodesoxycholsäure die Bildung lithogener Galle vermeiden und zum Teil bereits gebildete Konkremente wieder auflösen. Cheno- und Ursodesoxycholsäure wirken nach Sekretion in die Galle *emulgierend* und *hemmen zudem die Synthese von Cholesterin* im Darm. Allerdings kann sich u.a. die Wirkung von Gallensäuren auf Darmmotilität und Gastrinausschüttung (vgl. 10.1.9) negativ auswirken (Durchfälle, Geschwüre).

Die **Flüssigkeitsresorption in der Gallenblase** führt zur Eindickung der Galle und stellt natürlich gleichfalls einen wesentlichen Faktor für die Cholelithiasis dar. Pathophysiologisch bedeutsam ist eine Steigerung der Flüssigkeitsresorption bei Entzündung der Gallenblase (Cholecystitis), welche somit die Entwicklung einer Cholelithiasis begünstigt. Entfernung der Gallenblase (Cholecystektomie) führt umgekehrt meist zur Beseitigung von Cholelithiasis.

Die **Auswirkungen** einer Cholestase sind z.T. in Abb. 10-29 zusammengefaßt. Im Mittelpunkt stehen bei mechanischem Verschluß meist intensive *Schmerzen* durch Dehnung der Gallenwege. Der Rückstau von Gallensäuren führt zu deren Übertritt ins Blut. In der Haut reizen sie Nervenendigungen und erzeugen dadurch *Juckreiz* (Pruritus). Bei Gallenrückstau treten ferner ein Lipoprotein X (vgl. 10.1.5) und Enzyme im Blut auf, welche normalerweise in die Galle sezerniert werden (alkalische Phosphatase, γ-Glutamyltranspeptidase, Leucinaminopeptidase, vgl. 10.1.12). Die Entwicklung von *Hypercholesterinämie* (vgl.

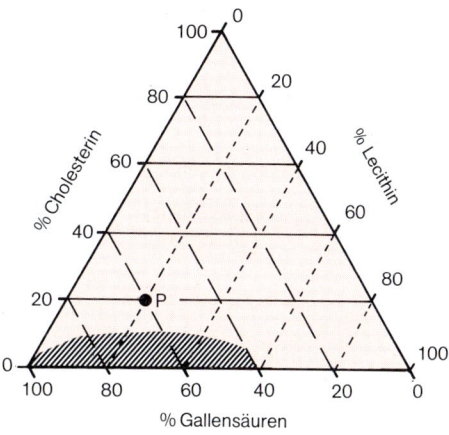

Abb. 10-28 Die **Löslichkeit von Galle** in Abhängigkeit von ihrer Zusammensetzung. Im roten Bereich sind Ausfällungen zu befürchten. Zusammensetzung bei Punkt P: 20 % Cholesterin, 20 % Lecithin, 60 % Gallensäuren

10.1.5), *Steatorrhoe* (10.1.9) gestörter Resorption fettlöslicher Vitamine (Vit-K! vgl. 10.1.11), Ikterus (vgl. 10.1.7) usw. sind aus den vorhergehenden Abschnitten leicht ableitbar. Wie immer, wenn Flüssigkeit im Körper stagniert, droht die Besiedlung mit Keimen. Die *Cholangitis* kann die Leber in erheblichem Ausmaß zerstören. Auch ohne Cholangitis ist natürlich mit einer *Leberschädigung* zu rechnen, welche ihrerseits die Bildung von Cholestase begünstigt und weitere Auswirkungen nach sich zieht (vgl. 10.1.11, 10.2.4). Natürlich können auch Substanzen, welche durch die Galle eliminiert werden, bei Cholestase nicht mehr ausgeschieden werden. Zwischen dem Verschluß des Choledochus distal der Gallenblase und dem Auftreten von Ikterus kann eine erhebliche Zeitspanne verstreichen (bis zu einigen Tagen), da die Gallenblase die in der Leber gebildete Galle bis auf ein Zehntel des Volumens eindicken und den Rest speichern kann. Bilirubin, Gallensäuren und Cholesterin bleiben dabei im Lumen, treten also nicht ins Blut über *(Gallengangsverschluß ohne Ikterus).*

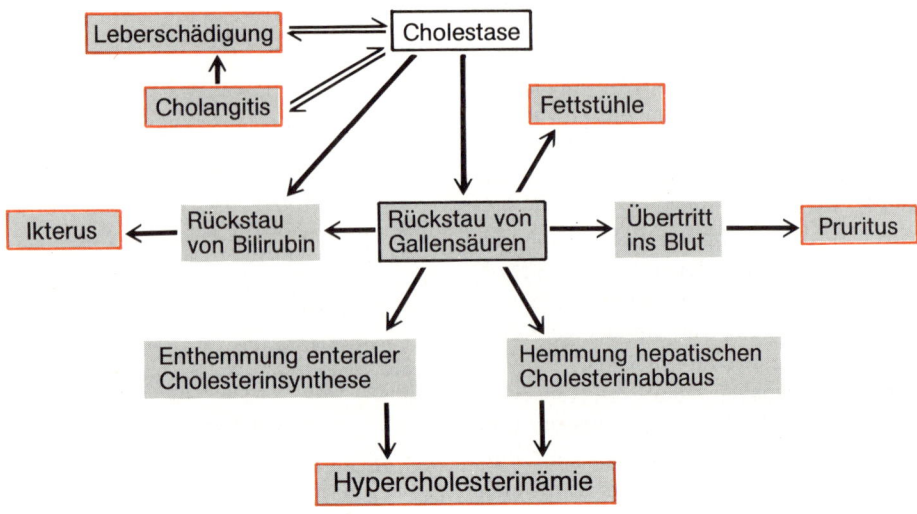

Abb. 10-29   **Wirkungen von Cholestase**

10.2.2   Pfortaderhochdruck

Eine Abflußbehinderung des von Magen, Darm, Milz und Bauchspeicheldrüse zur Leber fließenden Pfortaderblutes hat eine Druckerhöhung im Pfortaderkreislauf zur Folge.

Ursachen der Abflußbehinderung können vor (**prähepatisch**), in (**intrahepatisch**) oder hinter (**posthepatisch**) der Leber liegen. Bei Hindernissen in der Leber werden noch prä-, intra- und postsinusoidale Formen unterschieden, je nachdem, wo die Strombahn eingeengt ist. Ein prähepatischer Pfortaderhochdruck wird vor allem durch *Pfortaderthrombose* hervorgerufen; intrahepatisch, präsinusoidal können Verlegungen der intrahepatischen Pfortaderäste – z.B. durch Parasiten (Schistosomiasis) oder Granulome (z.B. Morbus Hodgkin) – wirksam werden. Eine Einengung des Gefäßbettes nach den Lebersinus kommt zum Beispiel bei Thrombose intrahepatischer Venen sowie bei Vergiftung mit dem gefäßaktiven Toxin Phlorrhizidin aus dem sogenannten Buschtee vor *(veno-occlusive syndrome)*. Ein posthepatischer Stau liegt z.B. bei *Rechtsherzinsuffizienz* vor.

Die häufigste Ursache einer Pfortaderstauung ist die **Leberzirrhose,** bei der Leberparenchym durch Bindegewebe ersetzt wird. Auslösendes Moment ist dabei eine Leberschädigung aus verschiedensten Ursachen (vgl. 10.2.4), allerdings scheint die Bindegewebswucherung eine gewisse Autonomie zu entwickeln. Bei der Leberzirrhose liegt ein intra- und postsinusoidales Abflußhindernis vor, da das Gefäßbett auf seinem gesamten intrahepatischen Verlauf durch das Bindegewebe eingeengt wird.

Auswirkung ist die Steigerung des Druckes im Pfortaderkreislauf.

Sie begünstigt die Entwicklung eines **Aszites,** also einer Flüssigkeitsansammlung im Bauchraum. Die Dynamik der Aszitesentstehung entspricht derjenigen anderer Ödeme (vgl. Abb. 2-4). Dazu kommt, daß die *Permeabilität der Leberkapillaren schon normalerweise sehr hoch* und das Interstitium somit extrem eiweißreich ist. Die eiweißreiche Flüssigkeit kann nicht über die Lebervenen abgeführt werden und tropft förmlich in den Bauchraum. Die *Aszitesflüssigkeit ist besonders Eiweiß-reich,* und der Eiweißverlust für das Gefäßsystem ist erheblich. Durch die Dehnung des Bauchraumes entsteht ein Druck, der schließlich ein Filtrationsgleichgewicht schafft. Plötzliches „Ablassen" der Aszitesflüssigkeit durch Punktion kann mitunter erhebliche Kreislaufstörungen nach sich ziehen, da durch Nachlassen des abdominellen Druckes wieder vermehrt Flüssigkeit abgepreßt werden kann. Die Entwicklung eines Aszites wird durch Mangel an Albumin (verminderte Synthese durch die Leber) unterstützt. Die Reduzierung des Plasmavolumens führt zu sekundärem Hyperaldosteronismus und renaler Flüssigkeitsretention (vgl. 6.1.3)

Die Druckerhöhung im Pfortadersystem führt ferner zur Ausweitung von Kollateralen zum systemischen Kreislauf, wie sie u.a. am Ösophagus (**Ösophagusvarizen**), dem Rectum (**Hämorrhoiden**) und in einigen Fällen auch am Nabel (**Caput medusae**) existieren. Die überdehnten Venengeflechte sind in hohem Maße gefährdet und können bereits bei geringen Verletzungen zu lebensbedrohlichen Blutungen führen, v.a., wenn durch Leberschädigung zusätzlich die Blutgerinnung eingeschränkt ist.

Durch die Umgehung der Leber *gelangt Blut vom Darm direkt in den großen Kreislauf* (Wegfall der Filterfunktion, vgl. 10.1.11). Dadurch gelangen einige Substanzen (vor allem Ammoniak) in das Gehirn, welche normalerweise in der Leber entgiftet werden. Folge kann die Entwicklung einer **Encephalopathie** sein (vgl. 10.2.4).

Durch den Blutstau wird schließlich die Funktion der vorgeschalteten Organe beeinträchtigt. Im Darm kann sich eine **Malabsorption** entwickeln.

Die längere Verweildauer von Blutzellen in der Milz verkürzt die Lebensdauer. Darüber hinaus kann durch **Milzvergrößerung** die Aktivität des Knochenmarks gehemmt werden, und es entwickeln sich *Anämie und Thrombozytopenie*.

Bei den meisten Formen des Pfortaderhochdruckes ist schließlich die Leber in Mitleidenschaft gezogen. Die **Funktionseinschränkung** der Leber trägt in diesen Fällen entscheidend zum Krankheitsverlauf bei (vgl. 10.2.4).

10.2.3 Fettleber, Organverfettung

Eine Ablagerung von Fett in den Leberzellen ist eine relativ häufige Begleiterscheinung von Stoffwechselstörungen.

Ursachen sind in den meisten Fällen Ernährungsfehler oder die Aufnahme toxischer Substanzen.

Alkohol kann auf verschiedenen Wegen die Entwicklung einer Fettleber begünstigen. Der Alkoholabbau durch die Alkoholdehydrogenase liefert auf der einen Seite Acetyl-CoA, auf der anderen Seite $NADH + H^+$. Vor allem bei Sauerstoffmangel (s.u.) kommt es durch Alkohol zur Ansammlung von Reductionsäquivalenten ($NADH + H^+$), welche die Fettsäuresynthese aus Acetyl-CoA (Verbrauch von $NADPH + H^+$) begünstigt und den Fettsäureabbau zu Acetyl-CoA (Bildung von $NADH + H^+$ und von $FADH_2$) behindert. Schließlich fördert $NADH + H^+$ die Bildung von Glycerinphosphat aus Dihydroxyacetonphosphat, wodurch Glycerinphosphat zur Veresterung mit Fettsäuren zur Verfügung steht. Die Ablagerung von Triglyceriden im Lebergewebe wird auch dadurch begünstigt, daß Alkohol bzw. das Abbauprodukt Acetaldehyd die Synthese von Apoproteinen und deshalb die Bildung und Sekretion von VLDL einschränkt. Der Abtransport aus der Leber kann somit nicht mit der gesteigerten Synthese von Triglyceriden Schritt halten. Der Mangel an NAD^+ führt im übrigen auch zur Anhäufung von Milchsäure, deren Dehydrierung zu Pyruvat NAD^+ benötigt (vgl. Abb. 10-8). Durch Hemmung der Gluconeogenese aus Milchsäure kann schließlich Hypoglykämie auftreten.

Die Entwicklung der Fettleber bei **Eiweißmangel-Ernährung** ist auf eine verminderte Synthese von Apoproteinen zurückzuführen. Da beim chronischen Alkoholismus der Energiebedarf zum größten Anteil durch Alkohol gedeckt wird, wirkt sich die reduzierte Aufnahme unter anderem von Eiweiß beim Alkoholismus zusätzlich negativ aus.

Häufiger als Mangelernährung ist jedoch **Nahrungsüberfluß** Ursache von Organverfettung. Das gesteigerte Angebot von Fetten, Kohlenhydraten und Eiweißen fördert den Aufbau von Fetten in der Leber. Eine Verfettung tritt dann ein, wenn der Abtransport von Fetten nicht mehr Schritt hält.

Auch die Fettleber bei **Diabetes mellitus** ist in den meisten Fällen Ergebnis einer Überernährung. Bei Insulinmangel kommt unter Umständen noch die gesteigerte Lipolyse im Fettgewebe als kausaler Faktor hinzu (vgl. 11.6.2). Außerdem ist die Lipoproteinsekretion in der Leber Insulin-abhängig.

Eine Reihe von **Pharmaka** wie Barbiturate oder die antibiotisch wirksamen Tetracycline können die Synthese von Lipoproteinen hemmen. Die gleiche Wirkung entfalten einige *Leber-toxische Substanzen,* wie zum Beispiel Kohlenwasserstoffe. Der auf diese Weise beeinträchtigte Abtransport von Fetten löst wiederum eine Fettleber aus.

Ein wesentlicher Faktor bei der Entstehung von Organverfettung ist Sauerstoff. Bei **Sauerstoffmangel** kann NAD^+ nicht über die Atmungskette regeneriert werden, die Anhäufung von $NADH + H^+$ hemmt die Fettsäureoxidation und begünstigt den Fettsäureaufbau. Auf Hypoxie ist z.B. die Leberverfettung bei Rechtsherzinsuffizienz und im Schock zurückzuführen. In beiden Fällen senkt die Strömungsverlangsamung das Sauerstoffangebot.

Die **Auswirkungen** der Fettleber hängen im wesentlichen von den jeweiligen Ursachen ab. Fettleber selbst ist eine eher harmlose Erscheinung, die nicht zu wesentlicher Beeinträchtigung der Leberfunktion führt. Bei Vermeidung der zugrundeliegenden Noxen ist Fettleber auch durchaus wieder reversibel. Wirken die schädigenden Einflüsse jedoch weiter auf die Leber ein, so kann sich eine *Leberzirrhose* entwickeln, die zur Leberinsuffizienz führt.

Interessant ist die unterschiedliche **Verteilung der verfetteten Leberzellen** bei verschiedenen Ursachen. Bekanntlich sind die Leberzellen in Läppchen organisiert, wobei Äste der Pfortader und der Leberarterie vom Rand her die Blutversorgung vornehmen. Das Blut fließt im Zentrum des Läppchens zusammen (zentripetal). Die Gallenkanalikuli nehmen umgekehrt ihren Anfang im Zentrum und fließen in der Peripherie zusammen (zentrifugal). *Toxische Ursachen* führen in der Regel zu einer *Verfettung der randständigen Leberzellen,* da diese der höheren Konzentration des Giftes ausgesetzt sind. Ausnahme ist Tetrachlorkohlenstoff, dessen Toxizität in der Leber möglicherweise durch Giftung gesteigert wird (vgl. 10.1.11). *Hypoxie* schädigt vorwiegend *zentrale Leberzellen,* da jene das geringere Sauerstoffangebot erhalten. Perivenös herrschen bei Sauerstoffmangel zudem die höchsten Lactatkonzentrationen.

10.2.4 Leberinsuffizienz

Die **Ursachen** einer Leberinsuffizienz sind in Tabelle 10-25 zusammengestellt. Die Leber kann akut zerstört werden (z.B. akute Hepatitis, Vergiftungen, Cholangitis, EPH-Gestose) oder das funktionierende Lebergewebe wird allmählich durch Bindegewebe ersetzt (Leberzirrhose). Ursachen der Leberzirrhose sind

Tabelle 10-25 **Ursachen der Leberinsuffizienz**

Intoxikationen
Alkohol
Knollenblätterpilz (Amanitin, Phalloidin)
organische Lösungsmittel
Medikamente

Entzündungen
Virus-Hepatitis
Cholangitis
Echinokokkus, usw.
Autoimmunerkrankungen

Zirkulationsstörungen
Rechtsherzinsuffizienz

Erbkrankheiten
Galaktosämie
Glykogenosen
Morbus Wilson
Hämochromatose
Morbus Gaucher
α_1-Antitrypsinmangel

Sonstige
Gallengangsverschluß
Metastasen

chronische Noxen, wie Rückstau venösen Blutes bei Rechtsherzinsuffizienz, chronischer Alkoholismus, chronische Hepatitis, langanhaltende Cholestase, Amyloidose usw. Schließlich führen Hämochromatose, die Wilson'sche Erkrankung, Glykogenosen, Galaktosämie, einige Lipidspeicherkrankheiten sowie bei disponierten Patienten bestimmte Pharmaka (z.B. Phenylbutazon, Folsäureantagonisten, Methyldopa, einige Antibiotica) zur Leberzirrhose. Bei manchen Patienten tritt Leberzirrhose ohne erkennbare Ursache auf (kryptogene Zirrhosen). Warum bei manchen Lebererkrankungen das Überhandnehmen der Bindegewebsproliferation schließlich zur vollständigen Zerstörung des Lebergewebes führt, ist weitgehend unklar.

Die **Auswirkungen** der Leberzellschädigung wurden zum Teil bereits in Abschnitt 10.1.11 und u.a. 10.1.12 beschrie-

ben (Tab. 10-23). Abb. 10-30 versucht einige Zusammenhänge in der Symptomatik der Leberzirrhose aufzuzeigen. Die Abbildung ist keinesfalls vollständig, die Auswirkungen auf Kohlenhydrat- und Lipidstoffwechsel wurden nicht berücksichtigt. Die meisten der in Abb. 10-30 gezeigten Mechanismen wurden bereits beschrieben, so die Auswirkungen des Pfortaderstaus und der Cholestase. Nicht selten kommt es bei Leberzirrhose zum Auftreten eines akuten Nierenversagens (hepatorenales Syndrom, vgl. 6.2.3). Mögliche auslösende Faktoren sind die Hypovolämie (durch Aszites und Ödeme) sowie vasodilatatorisch wirkende Mediatoren aus dem Darm (v.a. Substanz P, vgl. 10.1.11). Bei Volumenmangel und peripherer Vasodilatation kann der Blutdruck nur durch massive Aktivierung des Sympathicus aufrecht erhalten werden, der die renale Durchblutung einschränkt. Zur renalen Vasokonstriktion können auch die Leukotriene beitragen, die bei Leberinsuffizienz verzögert eliminiert werden.

Die Stoffwechselstörungen (vgl. Tab. 10-23) können bei akutem Leberzellzerfall zum **Lebercoma** führen. Auch bei der chronischen Leberinsuffizienz diktiert meist die Schädigung des ZNS das Krankheitsgeschehen **(Encephalopathie)**: Zunächst sind nur einige psychische Veränderungen, Schlafstörungen und Gedächtnislücken zu verzeichnen. Dann treten motorische Störungen (z.B. Tremor, verwaschene Sprache) hinzu und schließlich entwickelt sich auch hier Bewußtlosigkeit (Lebercoma). Zur Pathogenese der Encephalopathie sind derzeit nur Hypothesen möglich. An Ursachen wurden die Konzentrationsverschiebungen von Aminosäuren im Blut, Bildung neurotoxischer Substanzen im Darm sowie Hyperammoniämie herangezogen, wobei der Hyperammoniämie wahrscheinlich die entscheidende Bedeutung zufällt:

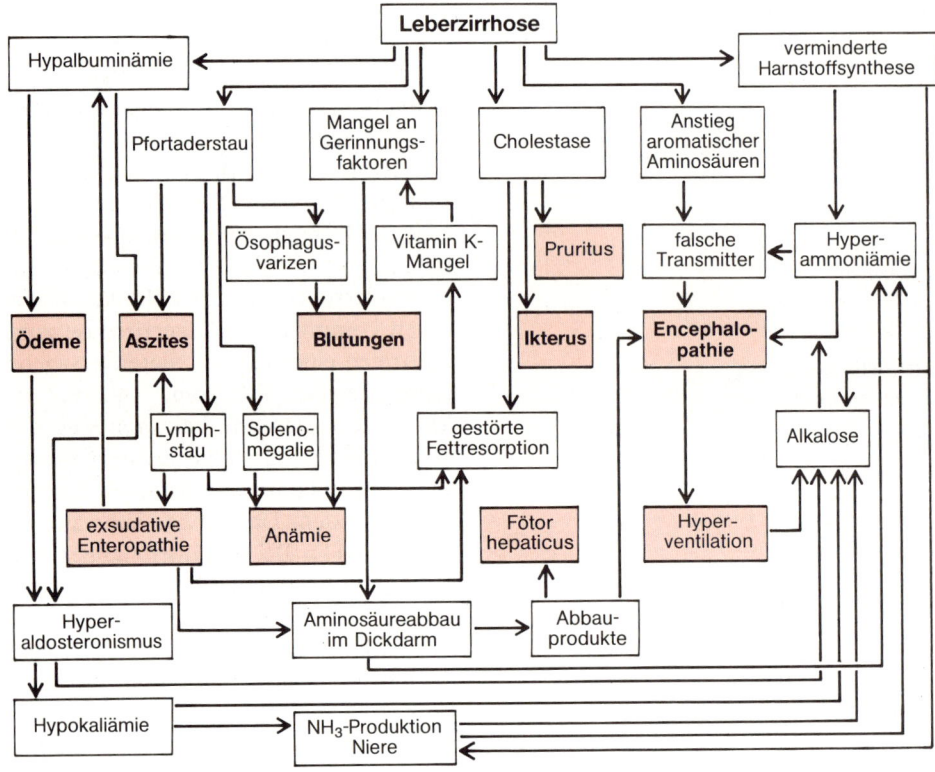

Abb. 10-30 **Wirkungen der Leberzirrhose** (die unmittelbaren Wirkungen auf Kohlenhydrat- und Fettstoffwechsel sind nicht berücksichtigt)

Bei Leberinsuffizienz steigt die Aufnahme der **aromatischen Aminosäuren** Phenylalanin, Tyrosin und Tryptophan in das Gehirn durch Zunahme der Plasmakonzentrationen dieser Substanzen und durch Abnahme der Plasmakonzentration von Leucin, Isoleucin und Valin (vgl. 10.1.11), die den Transport der aromatischen Aminosäuren über die Blut-Hirn-Schranke hemmen. Folge ist u.a. eine gesteigerte Bildung von Serotonin aus Tryptophan.

Durch die Leberzellinsuffizienz und durch die **Umgehung der Leber** über portocavale Shunts (vgl. 10.2.2) kann die Leber ihre Filterfunktion nicht genügend wahrnehmen, und es gelangen Substanzen in den systemischen Kreislauf, die normalerweise aus der Leber eliminiert

werden. Durch Bakterien im Darm werden aus Aminosäuren Aminoverbindungen gebildet, die auf der einen Seite den seltsamen Mundgeruch (Foetor hepaticus, wahrscheinlich durch Methylmercaptan) der Kranken hervorrufen und auf der anderen Seite die Funktion des ZNS beeinflussen. Unter anderem wird im Darm aus Glutamat GABA gebildet (vgl. Abb. 8-5). Dazu kommt ein Anstieg der Konzentrationen von weiteren Abbauprodukten aus dem Darm (z.B. Phenole), welche in der Leber nicht mehr hinreichend entgiftet werden.

Ammoniak erzielt seine neurotoxische Wirkung u.a. durch Hemmung der Ionenflüsse sowohl beim inhibitorischen als auch beim exzitatorischen postsynaptischen Potential (vgl. 8.1.2) und durch

Senkung der Konzentrationen von Glutamat und Aspartat, beides erregende Transmitter im ZNS.

Ursache gesteigerter Ammoniakkonzentrationen im Blut ist in erster Linie die Einschränkung der **Harnstoffsynthese**. Sie führt andererseits zur Alkalose (vgl. 3.1.5). Sowohl Ammoniak als auch Bicarbonat stimulieren die Glutaminase in der Leber (vgl. 10.1.6), deren Aktivität zu weiterer Zunahme der Ammoniakkonzentration führt. Die gesteigerten lokalen Ammoniakkonzentrationen erzwingen zwar eine Steigerung der Harnstoffsynthese (vgl. 10.1.6), auf der anderen Seite droht jedoch ein weiterer Anstieg von Ammoniak. Die perivenösen Leberzellen nehmen zwar normalerweise den größten Teil des ihnen angebotenen Ammoniaks auf und bilden daraus wieder Glutamin (vgl. 10.1.6), bei Leberinsuffizienz sind sie jedoch nicht in der Lage, einen Anstieg der Blutammoniakkonzentration (Hyperammoniämie) zu verhindern. Die eingeschränkte Harnstoffsynthese in der Leber führt indirekt zu einer Zunahme des Glutaminangebots in der Niere, die aus Glutamin NH_4^+ und HCO_3^- bildet und damit zur Hyperammoniämie und Alkalose beiträgt. Bei der Verminderung des Plasmavolumens (als Folge eines Aszites, vgl. 10.2.2) ist die Niere ferner nicht in der Lage, eine Alkalose durch Bicarbonaturie auszugleichen (sog. Volumendepletions-Alkalose, vgl. 3.1.5). Die Hypovolämie führt ferner über Hyperaldosteronismus (vgl. 11.3.3) zu Hypokaliämie, die über intrazelluläre Acidose (vgl. 13.4) den Glutaminabbau in der Niere stimuliert. Die genannten Mechanismen unterhalten somit einerseits die Alkalose, andererseits die Hyperammoniämie. Eine weitere wichtige Quelle von Ammoniak ist der Darm, der bereits normalerweise Ammoniak produziert. Die enterale Ammoniakproduktion wird durch Eiweißangebot im Darmlumen verstärkt. Orale Eiweißzufuhr und Blutungen (Mangel an Gerinnungsfaktoren, vgl. 10.1.1, Pfortaderstau, vgl. 10.2.2) steigern das Eiweißangebot und damit die enterale Ammoniakproduktion. Bei Pfortaderstau gelangt ferner vermehrt Ammoniak-reiches Blut an der Leber vorbei in den systemischen Kreislauf.

Durch einige **therapeutische Maßnahmen** ist der Arzt meist in der Lage, das Eintreten der Encephalopathie wesentlich hinauszuzögern. Die Gabe von Antibiotica entfernt die bakterielle Besiedelung des Darms und damit eine wesentliche Ammoniak-Quelle. Die Korrektur der Hypokaliämie schränkt die Ammoniakbildung in der Niere ein. Eine Umkehr der Alkalose fördert zwar die renale Ammoniakausscheidung, hemmt jedoch gleichzeitig die Harnstoffsynthese und kann sich daher negativ auswirken. Eine Ansäuerung des Darmlumens fördert die Bildung von NH_4^+ aus NH_3, wodurch die enterale Resorption von Ammoniak eingeschränkt wird. Eine solche Ansäuerung kann durch Verabreichung von Lactulose erzielt werden, die außerdem eine Beschleunigung der Darmpassage bewirkt (vgl. 10.1.9). Folge ist eine Änderung der bakteriellen Besiedlung des Darmes, wodurch bakteriell weniger Ammoniak produziert wird. Bei der Schaffung eines portocavalen Shunts zur Entlastung der Ösophagus-Varizen (vgl. 10.2.2) steht man bei einer Leberinsuffizienz vor dem Dilemma, daß die Encephalopathie verschlechtert wird. Die Encephalopathie durch Umgehung der Leber wird bisweilen als exogen bezeichnet, im Unterschied zur endogenen Encephalopathie durch ausschließliche Leberinsuffizienz.

10.3 Spezielle Pathophysiologie der Bauchspeicheldrüse

10.3.1 Zystische Pankreasfibrose

Die Mucoviscidose des Pankreas oder die zystische Pankreasfibrose ist das häufigste (1 %) autosomal rezessiv vererbte Leiden. Die Erkrankung zieht nicht nur das Pankreas, sondern auch andere Organe (vor allem die Lunge) in Mitleidenschaft.

Ursache ist ein Defekt des transepithelialen Chloridtransportes (vgl. 13.3.6), der die Sekretion von „Spülflüssigkeit" in Bronchien und Pankreas sowie die Kochsalzresorption in Schweißdrüsen unterbindet. Folgen sind die Bildung eines Glykoprotein-reichen und damit zähflüssigen Sekretes in vielen Drüsenzellen und ein hoher Kochsalzgehalt im Schweiß.

Auswirkung in der Lunge ist die Verlegung der Bronchiolen mit der Entwicklung eines obstruktiven Emphysems, Kollaps von Lungenanteilen bei Verstopfung der zuführenden Bronchiolen und Infektion. Infektionen können zur vollständigen Zerstörung des Lungengewebes führen. Im Pankreas löst der Rückstau von Pankreassekret eine meist *chronische Pankreatitis* aus, bei der die Verdauungsenzyme des Pankreas das Drüsengewebe angreifen. Schließlich können auch Abflußstörungen von Galle oder Darmsekreten auftreten.

10.3.2 Pankreatitis

Wegen ihres hohen Gehaltes an Verdauungsenzymen ist die Bauchspeicheldrüse ein „Pulverfaß"; eine Schädigung des Pankreas führt daher erwartungsgemäß zu einer lebensbedrohlichen Situation.

Als **Ursache** für eine akute Pankreatitis kann in den meisten Fällen ein *Abflußhindernis* in der gemeinsamen Mündung von Gallengang und Pankreasgang gefunden werden. Meist liegt eine *Cholelithiasis* vor oder ein chronischer *Alkoholismus*. Alkohol scheint die Sekretion schwer löslichen Proteins zu fördern, welches den Pankreasgang verstopft. *Morphin* kann einen Sphinkterspasmus an der Öffnung hervorrufen. Aber auch bei *massiven Sekretionsreizen* kann ein Rückstau auftreten. Auf diese Weise kann eine fettreiche Mahlzeit akute Pankreatitis auslösen. Ob beim Hyperparathyreoidismus die Hypercalcämie eine Sekretionssteigerung erzwingen und durch Ausfällungen von Calciumsalzen im Ausführungsgang Pankreatitis auslösen kann, ist umstritten. Die Pankreatitis bei Hyperlipidämie Typ I könnte durch gesteigerten Sekretionsreiz oder Ausfällungen von »Calciumfettseifen« erklärt werden. *Mischung von Galle und Pankreassaft* führt zur vorzeitigen Aktivierung von Verdauungsenzymen. Eine solche Aktivierung tritt auch bei *Reflux von Duodenalsaft* in die Pankreasgänge (Enterokinase!) auf. Eine *Insuffizienz des Sphinkters* ist z.B. nach Passieren eines Gallensteins möglich. Schließlich kann auch die *direkte Schädigung von Pankreaszellen* (Infektionen, Operationen, Gifte, Ischämie) eine solche Aktivierung nach sich ziehen (vgl. Abb. 10-31).

Bei den **Auswirkungen** kommt vor allem der *Phospholipase A* pathogenetische Bedeutung zu. Aus dem Lecithin der Galle bildet Phospholipase A das toxisch wirkende Lysolecithin. Weitere Zellschädigung ist die Folge. Die Lipasen greifen auch Fettgewebe im Bauchraum an. Die freien Fettsäuren fallen als Calciumsalze aus, wodurch *Hypocalcämie* auftritt. Die besondere Bedeutung des Trypsin liegt darin, daß es weitere Proenzyme aktivieren (Autokatalyse) und damit eine „Lawine auslösen" kann. Letztlich droht die Verdauung des Organes (Autodigestion). Trypsin setzt unter anderem *Kallikrein* aus Kallikreinogen frei. Kallikrein wiederum katalysiert die Bildung von *Kininen* aus Kininogen. Folgen sind Steigerung der Gefäßpermeabilität *(Ödeme)*, *Vasodilatation* und *Schmerzen*. Die Ödeme werden auch durch die Wirkung

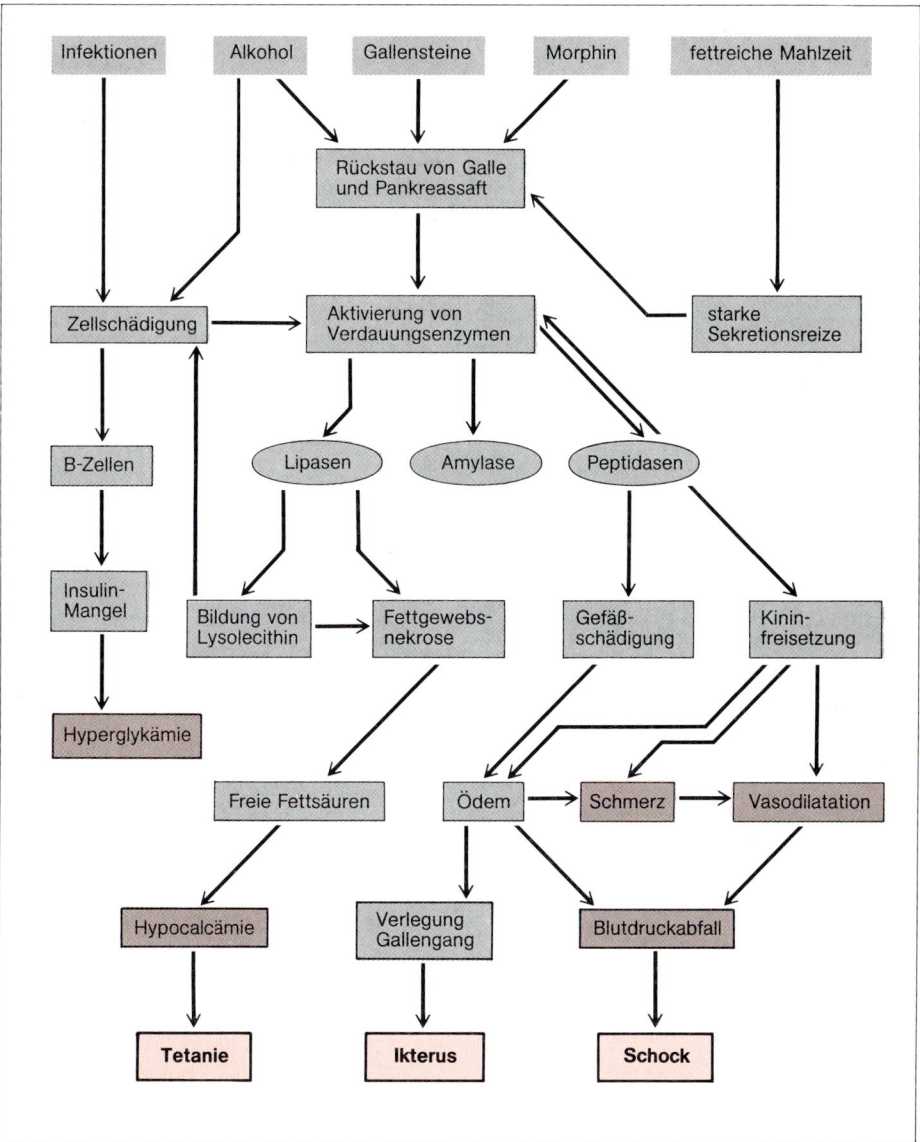

Abb. 10-31 **Pathophysiologie der akuten Pankreatitis**

von *Elastasen* hervorgerufen, welche die Gefäßwände angreifen. Vor allem im Pankreasgewebe selbst, in der Bauchhöhle und im Retroperitonealraum kann eine erhebliche Flüssigkeitsmenge versacken. Folge ist *Blutdruckabfall* und schließlich die Entwicklung eines *Kreislaufschocks*. Die Konsequenzen des Schocks werden an anderer Stelle beschrieben (vgl. 2.2.5). Diagnostisch bedeutsam ist der Anstieg von α-Amylase und Lipase im Blut (vgl. 10.1.12) und der Nachweis von α-Amylase im Urin.

Eine akute Pankreatitis kann wieder abheilen. Führt die Zerstörung des Organes zu einer bleibenden Funktionseinschränkung (Insuffizienz), dann spricht man von einer chronischen Pankreatitis, die von aktuten entzündlichen Schüben begleitet sein kann. Die Zerstörung der Bauchspeicheldrüse kann aber auch Folge einer langsam fortschreitenden Erkrankung sein, bei welcher die genannten typischen Zeichen einer akuten Pankreatitis fehlen. Erst wenn der überwiegende Teil des Organs (ca. 90%) zerstört ist, kommt es zur Maldigestion, bei der die Nahrungsbestandteile nicht mehr schnell genug abgebaut werden können und sich dadurch auch der Resorption entziehen (vgl. 10.4.3). Sie ist diagnostisch u.a. erkennbar an einer reduzierten Ausscheidung von Chymotrypsin im Stuhl. Weitere Folge der Zerstörung der Bauchspeicheldrüse ist der *Diabetes mellitus* durch Ausfall der Insulin-produzierenden B-Zellen. Da gleichzeitig die Glucagonproduktion beeinträchtigt ist, sind die Patienten bei Insulinsubstitution in besonderem Maße durch Hypoglykämie gefährdet.

Tabelle 10-26   **Ursachen peptischer Ulcera**

Gastrin-Überproduktion
- Zollinger-Ellison-Syndrom
- Hyperparathyreoidismus (Hypercalcämie)
- Alkoholismus
- hypertrophische Pylorusstenose
- retiniertes Antrum nach Gastrektomie

Gastrin-unabhängige Hyperacidität
- Hyperplasie der Belegzellen

Verminderung der Mucosa-Resistenz
- Pharmaka
- Alkohol
- Rauchen
- Infektion mit Campylobacter pyloridis

Mangelnde Kompartimentierung
- Refluxösophagitis
- Pylorusinuffizienz (Rückfluß von Galle)
- Partielle Gastrektomie mit weiter Anastomose in den Darm
- zu schnelle Entleerung des Magens in das Duodenum

Sonstige Faktoren
- Veranlagung (z.B. bei Blutgruppe 0)
- Jahreszeit (Frühjahr)
- Streß (Operationen, Verbrennungen, psychische Belastungen etc.)

10.4   Spezielle Pathophysiologie des Magen-Darm-Kanals

10.4.1   Peptische Ulcera

Die Pathophysiologie der peptischen Ulcera wurde bereits in Kapitel 10.1.9 besprochen. Tab. 10-26 stellt die wichtigsten **Ursachen** zusammen.

Die wichtigsten **Auswirkungen** sind *Schmerz* und *Blutungen,* der Blutverlust kann dabei lebensbedrohend werden. Weitere gefürchtete Komplikation ist die *Perforation,* welche Austritt von Mageninhalt in die Bauchhöhle erlaubt. Eine Variante ist die *Penetration* in andere Organe (v.a. Pankreas), die Öffnung bleibt dabei durch das benachbarte Organ verschlossen. *Narben* können die Wand ver-

ziehen und damit die Passage des Lumens erschweren. Schließlich ist bei Geschwüren in Magen und Ösophagus durch die ständige Schädigung des Epithels eine *maligne Entartung* zu befürchten (vgl. 12). Umgekehrt ist bei Magenulcus immer an ein ulcerierendes Magenkarzinom zu denken.

10.4.2   Postgastrektomie-Syndrom

Bei wiederholten Ulcera oder beim Auftreten lebensbedrohlicher Ulcus-Komplikationen versucht man bisweilen durch Resektion des Magenantrums eine Abnahme der Salzsäureproduktion zu erzwingen. In einigen Fällen werden dadurch die Beschwerden des Patienten aufgehoben, und die Gefahr gebannt. Bis-

Tabelle 10-27 **Postgastrektomie-Syndrom** (Billroth II: Verbindung des Magenstumpfes mit einer Dünndarmschlinge, wodurch das Duodenum blind endet)

Bezeichnung	Ursache	Wirkung
Syndrom des kleinen Magens	Überdehnung des Restmagens bei Nahrungszufuhr	Druckgefühl, Schmerzen, Appetitlosigkeit
Frühes Dumping-Syndrom (postalimentäres Frühsyndrom)	Schneller Übertritt aufgenommener, osmotisch wirksamer Nahrungsbestandteile in den Darm. Dem osmotischen Gradienten folgend fließt Plasmawasser in das Darmlumen	Hypovolämie kurz nach Nahrungsaufnahme, Blutdruckabfall (Schwindel) und Gegenregulation (Herzklopfen)
Spätes Dumping-Syndrom (postalimentäres Spätsyndrom)	Beschleunigte Resorption von Glucose. Dadurch überschießende Insulinausschüttung und nach 1,5–3 h Auftreten von Hypoglykämie	Schwäche, Heißhunger, Schweißausbruch, Tachykardie (Adrenalinausschüttung)
Darm-Ulcera	ungehemmter Übertritt von HCl in den Darm	Schmerzen, Perforation, Blutverlust
Stumpfgastritis	Reflux von Gallensäuren	Schmerzen, Blutverlust, Magenatrophie
Refluxösophagitis	Reflux von Säuren	Ulcera
retiniertes Antrum (nur Billroth II)	Erhaltung einiger Antrumanteile, daher ungehemmte Sekretion von Gastrin durch Kontakt mit alkalischem Duodenalsaft	Ulcera
blind loop-Syndrom (nur Billroth II)	verminderte Reizung der Ausschüttung von Pankreozymin durch Nahrungsbestandteile; Maldigestion durch Galle- und Pankreassaftmangel; Ausschaltung des Duodenumepithels, Rückstau von Speisebrei, Besiedlung mit Erregern	Durchfälle, Malabsorption, Eisenmangel, Schmerzen, Druckgefühl
Malabsorption, Diarrhoe	plötzlicher Übertritt größerer Nahrungsvolumina in den Darm, Peristaltikanregung, beschleunigte Darmpassage, zu späte Ausschüttung von Pankreassaft und Galle	Gewichtsverlust, Mangel an Vitaminen (vor allem Vitamin D), Calcium, Eisen, Proteinen; Steatorrhoe
B_{12}-Mangel (totale Gastrektomie)	Fehlen des intrinsic factors	Anämie

weilen treten trotzdem erneut Ulcera auf, z.B. wenn ein Zollinger-Ellison-Syndrom übersehen wurde, zumal nun Salzsäure ungehindert in das Darmlumen gelangt. Häufig müssen die Patienten auch mit dem Auftreten neuartiger Beschwerden rechnen, die als *Postgastrektomie-Syndrom* zusammengefaßt werden. Tabelle 10-27 stellt die Ursachen der einzelnen Störungen ihren jeweiligen Auswirkungen gegenüber.

Die meisten Fälle dieser iatrogenen Erkrankung lassen sich durch entsprechende **Diät** beeinflussen, d.h. durch häufige Zufuhr kleiner Speisen und Vermeidung von osmotisch stark wirksamen Nahrungsbestandteilen.

Dennoch zeigt Tabelle 10-27, daß einem Patienten nur in **sehr seltenen Fällen zur Gastrektomie geraten** werden kann. Es versteht sich von selbst, daß vor Durchführung einer Gastrektomie nach Ursachen für die Ulcera gefahndet werden (Zollinger-Ellison-Syndrom, Hyperparathyreoidismus, psychische Störungen) und zunächst versucht werden muß, solche Ursachen konservativ zu beheben.

10.4.3 Malassimilation

Die Unfähigkeit, ein normales Angebot von Nahrungsmitteln durch den Darm praktisch vollständig aufzunehmen, wird als Malassimilation bezeichnet.

Ursache ist die Unfähigkeit, entweder die Nahrungsbestandteile in resorbierbare Fragmente aufzuschlüsseln (Maldigestion) oder die aufgeschlüsselten Fragmente zu resorbieren (Malabsorption). In vielen Fällen ist eine genaue Abgrenzung dieser beiden Faktoren allerdings nicht möglich. Tabelle 10-28 stellt die Ursachen zusammen. Die meisten wurden bereits in den vorhergehenden Kapiteln besprochen.

Eine besondere Stellung nimmt die **Zöliakie** ein. Sie wird wahrscheinlich durch eine allergische Reaktion auf im Getreide vorkommendes Protein *(Gluten)* hervorgerufen. Folge ist eine Abflachung und Atrophie der Darmzotten mit entsprechender Reduktion der resorbierenden Oberfläche. Bisweilen ist ein IgA-Mangel Ursache für die allergische Enteritis (vgl. 4.2.5).

Bei der **exsudativen Enteropathie** gelangt Eiweiß vom Plasma in das Darmlumen. Ursache ist dabei ein Rückstau von Lymphe (z.B. bei Aszites, bei Verlegung der Lymphgefäße, bei Herzinsuffizienz usw.) oder eine gesteigerte Permeabilität durch Entzündung (z.B. bei Zöliakie).

Die **osmotische Diarrhoe** tritt bei Anwesenheit osmotisch wirksamer Substanzen (vor allem Kohlenhydrate und Elektrolyte) im Darmlumen auf. Bei Maldigestion oder Malabsorption entsteht sekundär oft eine osmotische Diarrhoe, welche die Symptomatik verschlechtert. Dabei dehnt das osmotisch zurückgehaltene Wasser die Darmwand, löst auf diese Weise Peristaltik aus, wodurch die Darmpassage zusätzlich beschleunigt wird. Eine osmotische Diarrhoe läßt sich beim Gesunden z.B. durch Sulfat erzeugen.

Bei *Gastrin-produzierenden Tumoren* gelangen große Volumina sauren Magensaftes in das Duodenum, eine massive Stimulation der Sekretinausschüttung führt zur Sekretion entsprechender Volumina alkalischen Pankreassaftes (**sekretorische Diarrhoe**). Das große Volumen überfordert die Resorptionskapazität, beschleunigte Darmpassage und Durchfälle sind die Folge. Über Stimulation einer enteralen Adenylatcyklase (vgl. 11.1.1) steigern *VIP* und ein Toxin des *Cholera*-Erregers die Sekretion in das Darmlumen und lösen damit gleichfalls Durchfälle aus (vgl. 13.3.6).

Eine Besiedlung des Dickdarms mit pathologischen Keimen wird durch die **Divertikulose** begünstigt, eine Erkrankung, bei welcher eine Vielzahl von Ausstülpungen der Dickdarmwand vorliegt.

Bei **Nebennierenrindeninsuffizienz** (Morbus Addison) ist die Elektrolytresorption eingeschränkt (vgl. 11.3.1), bei Hypoparathyreoidismus (vgl. 7.1.2) die Calcium- und Fettresorption (Bildung nicht resorbierbarer Calciumfettseifen?).

Auswirkung ist die Resorptionsstörung definierter Nahrungsbestandteile (vor allem bei Enzymdefekten) oder die globale Einschränkung der Resorptionskapazität.

Häufig tritt **Steatorrhoe** (vor allem bei Mangel an Lipase oder an konjugierten Gallensäuren) auf. Gefürchtete Kompli-

Tabelle 10-28 **Ursachen für Malassimilation**

Maldigestion

- isolierte Enzymdefekte (vgl. Tab. 10-19)
- Pankreasinsuffizienz (vgl. 10.3.2)
- Cholestase (vgl. 10.2.1)
- Dekonjugierung von Gallensäuren im Darmlumen durch Bakterien (z.B. blind loop-Syndrom, vgl. 10.4.2)
- Postgastrektomiesyndrom (vgl. 10.4.2)
- Zöliakie (Glutenempfindlichkeit)

Malabsorption

- isolierte Transportdefekte (vgl. Tab. 10-21)
- Schädigung des Epithels durch Toxine (v.a. Schwermetalle), Pharmaka (v.a. Abführmittel und Zytostatica), Röntgenstrahlen, Parasiten, Bakterien und Viren (v.a. Hakenwürmer, Amöben, Shigellen, Salmonellen, Enteroviren), Proteinmangel (Kwashiorkor, vgl. 10.1.10) sowie durch Ischämie und Erkrankungen des Immunsystems (Sklerodermie, Colitis ulcerosa, Morbus Crohn, Amyloidose)
- Hypoparathyreoidismus, Morbus Addison
- exsudative Gastroenteropathie (vgl. 10.1.9)
- Dünndarmresektion

Beschleunigte Passage

- osmotische Diarrhoe (v.a. Magnesium-Sulfat)
- gesteigerte Darmmotilität (Serotonin bei Karzinoid, nervös, Pharmaka)

Überforderung der Resorption durch gesteigerte Sekretion

- VIP- oder Gastrin-produzierende Tumore
- Cholera
- Gallensäuren

kation ist die verminderte Resorption von **fettlöslichen Vitaminen** (vor allem *Vitamin D* und *Vitamin K*) sowie von *Calcium,* das mit nicht resorbierten Fettsäuren schwerlösliche „Seifen" bildet.

Die Abnahme der Konzentration an freiem Calcium durch die Bildung von „Calciumseifen" begünstigt die Dissoziation von nicht resorbierbarem Calciumoxalat in Calciumionen und Oxalat. Das vermehrt durch den Darm resorbierte Oxalat muß über die Nieren ausgeschieden werden und kann im Urin ausfallen (**Urolithiasis**, vgl. 6.2.9).

Bei Steatorrhoe werden meist auch **Gallensäuren** in geringerem Ausmaß resorbiert. Dabei kann häufig die Neubildung in der Leber den Verlust nicht ausgleichen und die Gallensäurensekretion in die Galle nimmt ab. Auf der einen Seite wird damit die Fettresorption weiter eingeschränkt, auf der anderen Seite begünstigt die Konzentrationsabnahme der Gallensäuren in der Galle die Entwicklung einer Cholelithiasis. Gallensäuren, die in den Dickdarm gelangen, steigern dort die Durchlässigkeit der tight junctions, mindern damit die Nettoresorption und lösen auf diese Weise *Durchfall* aus („chologene Diarrhoe").

Eine verminderte Resorption von Kohlenhydraten führt zu osmotischer Diarrhoe, die Kohlenhydrate werden im Dickdarm von Bakterien zu Säuren abgebaut, Folge ist die Ausscheidung säuerlicher, wässriger Stühle (**Gärungsstuhl**).

Bei mangelnder Eiweißresorption gelangt Eiweiß in den Dickdarm und wird dort zu faulig riechenden Substanzen abgebaut (**Fäulnisstuhl**).

Bei Verlust von Wasser ist immer gleichzeitig mit **Störungen im Elektrolythaushalt** zu rechnen. Vor allem *Kaliumverluste* können beträchtlich sein, und im allgemeinen tritt auch eine metabolische Acidose wegen des Bicarbonat-Verlustes auf.

Die Funktionsausfälle können aufgedeckt werden, indem bestimmte Mengen einer **Testsubstanz** zugeführt und deren Konzentration in Blut (z.B. Vitamin A), Urin (Xylose, Vitamin B_{12}) oder Stuhl (Fett) ermittelt wird. Während der Xylose-Belastungstest eine Malabsorption aufdeckt, kann nach oraler Verabreichung von Lactose (Lactosetoleranztest) aus einer relativ geringen Zunahme der Galaktosekonzentration im Blut auf einen Lactasemangel geschlossen werden. Die Abnahme eines gesteigerten Stuhlgewichtes nach exogener Zufuhr von Pankreasenzymen weist auf eine Maldigestion durch Pankreasinsuffizienz hin.

10.4.4 Ileus

Ein Stillstand in der Darmpassage wird als Ileus bezeichnet.

Ursache kann *mechanische Blockierung* des Lumens (mechanischer Ileus), z.B. durch Strikturen, Hernien, Verschlingungen (Volvulus), Tumoren, Fremdkörper sein, oder die Lähmung der Muskulatur (paralytischer Ileus) durch *Hypokaliämie, Läsionen im Rückenmark, Toxine* (z.B. Urämie), *Gefäßverschluß,* Peritonitis.

Auswirkung ist zunächst *abdomineller Schmerz* durch Überdehnung proximaler Darmabschnitte. Dabei kommt es häufig zu *Erbrechen.* Durch die Stase kommt es meist zu *Bakterienbesiedlung,* eine sekundäre Schädigung des Darmepithels führt auf der einen Seite zu *gesteigerter Permeabilität,* auf der anderen Seite zum *Erliegen aktiver Resorption.* Zu diesem Zeitpunkt können erhebliche Mengen *Wasser und Elektrolyte im Darmlumen versacken* und gefährliche Störungen des Elektrolythaushaltes hervorrufen (v.a. Kalium). Auf diese Weise stellt der Ileus immer eine medizinische Notfallsituation dar.

11 Hormone

In diesem Kapitel sollen zunächst einige prinzipielle Eigenschaften und grundsätzliche Störungsmöglichkeiten endokriner Regulation beschrieben werden.

Dann werden Physiologie und Pathophysiologie von Hormonen aus Hypothalamus, Hypophyse, Nebennierenrinde, Keimdrüsen, Schilddrüse und Bauchspeicheldrüse sowie einiger Mediatoren dargestellt. Die Hormone des Nebennierenmarks (8.1.5), der Nebenschilddrüse (7.1.2) sowie einige Gewebshormone (10.1.9, 6.1.7) wurden bereits in den vorausgehenden Kapiteln behandelt und werden in diesem Kapitel nicht mehr eingehend beschrieben.

Da die pathophysiologischen Konsequenzen einer hormonellen Störung unmittelbar aus den „physiologischen" Wirkungen des betroffenen Hormons abgeleitet werden können, werden die pathophysiologischen Mechanismen der einzelnen Erkrankungen jeweils direkt im Anschluß an die Physiologie abgehandelt. Auf die Darstellung einer abgegrenzten speziellen Pathophysiologie wird aus diesem Grunde verzichtet.

11.1 Grundlagen endokriner Regulation

11.1.1 Physiologie

Die Organisation einer Vielzahl jeweils verschieden spezialisierter Zellen erfordert die Abstimmung ihrer Leistungen aufeinander. Auf der einen Seite wird diese Aufgabe der Regulation vom Nervensystem wahrgenommen. Auf der anderen Seite bedient sich der Körper chemischer Überträgerstoffe (Signalstoffe), welche in spezialisierten Zellen gebildet und an das Blut abgegeben werden (endokrin). Darüber hinaus können „echte" Hormone und eine ganze Reihe weiterer Substanzen spezifisch die Funktion benachbarter Zellen („parakrin") oder sogar die sezernierende Zelle selbst („autokrin") beeinflussen. Der Übergang ist praktisch nahtlos zu den Transmittern des Nervensystems, so daß eine strenge Klassifizierung in Hormone, Gewebshormone oder Transmitter nicht möglich und wohl auch gar nicht sinnvoll ist.

Bereits die *überschneidenden Aufgaben von Nervensystem und hormoneller Regulation* erfordern eine Koordinierung ihrer Aktivitäten. Die *meisten Hormone stehen in der Tat unter der Kontrolle des* **Hypothalamus,** auf den Einflüsse aus *Cortex, limbischem System* und *Formatio reticularis* wirken (vgl. 8.1.5). Der Hypothalamus bildet Faktoren (*releasing factors* bzw. *Liberine* und *release inhibiting factors* bzw. *Statine*), welche die Ausschüttung von sogenannten *glandotropen Hormonen* aus der Hypophyse kontrollieren. Die glandotropen Hormone stimulieren wiederum die Ausschüttung von Hormonen aus Schilddrüse, Nebennierenrinde und Keimdrüsen. Über das vegetative Nervensystem stehen natürlich auch das Nebennierenmark und die meisten Hormon-produzierenden Zellen (vgl. 8.1.5, Tab. 8-4) unter der Kontrolle des Hypothalamus.

Die Freisetzung von Liberinen und Statinen aus Neuronen des Hypothalamus wird offenbar über **Neurotransmitter,** *wie Noradrenalin, Serotonin* oder *Dopamin,* reguliert. Dopamin hemmt direkt die Ausschüttung von Prolactin (vgl. 11.2.4).

Tabelle 11-1 **Hormone** (Bei Abkürzungen von Liberinen steht RF bzw. RH für releasing factor bzw. hormone, IF bzw. RIH bzw. IH für release inhibiting factor bzw. hormone). Sog. gastrointestinale Hormone siehe Tab. 10-20. Eine Reihe von Hormonen wird im ZNS als Transmitter eingesetzt (vgl. auch Tab. 8-2)

Bildungsort	Hormon (Synonym)	Struktur (AS = Aminosäuren)	Wirkung	
Hypothalamus	**Corticoliberin (CRF)**	Peptid (44 AS)	+	Ausschüttung von Corticotropin
Hypothalamus	**Gonadoliberin (GnRH)**	Peptid (10 AS)	+	Ausschüttung von Lutropin (LH), Follitropin (FSH) und Prolactin
Hypothalamus	**Prolactoliberin (PRF)**	VIP (28 AS)	+	Ausschüttung von Prolactin
Hypothalamus	**Prolactostatin (PIF)**	Dopamin	−	Prolactinausschüttung
Hypothalamus	**Thyroliberin (TRH)**	Peptid (3 AS)	+	Ausschüttung von Thyrotropin (TSH) und Prolactin
Hypothalamus	**Somatoliberin (GHRH)**	Peptid (41 AS)	+	Ausschüttung von Somatotropin (GH = Growth hormone, STH)
Hypothalamus, übriges ZNS, Pankreas, Darm	**Somatostatin (GHRIH)**	Peptid (14 AS)	−	Ausschüttung von Somatotropin, Thyrotropin, Corticotropin, Insulin, Glucagon, VIP, Gastrin, Pankreozymin, Renin; exokrine Sekretion in Magen und Pankreas; Darmmotilität; Blutplättchenaggregation
Hypothalamus	**Oxytocin**	Peptid (9 AS)	+	Uteruskontraktion, Lactation
Hypothalamus	**Adiuretin (ADH**, Vasopressin)	Peptid (9 AS)	+	Steigerung renaler Wasserresorption, (Corticotropinausschüttung, Vasokonstriktion)
Hypophyse	**Corticotropin** (Adrenocorticotropes Hormon = **ACTH**)	Peptid (39 AS)	+	Ausschüttung von Corticosteroiden, v.a. Cortisol, Pigmentdispersion (Lipolyse, Insulinausschüttung)
Hypophyse	**Follitropin** (Follikel stimulierendes Hormon = **FSH**)	Glykoprotein (204 AS)	+	♀ Follikelreifung und Bildung von Östradiol in Follikeln, ♂ Spermiogenese
Hypophyse	**Lutropin** (Luteinisierendes Hormon = **LH**)	Glykoprotein (204 AS)	+	♂ Testosteronproduktion in Leydigschen Zwischenzellen des Hodens
			+	♀ Follikelsprung und Umwandlung in Corpus luteum Progesteron-Bildung
Placenta	**Chorionmammotropin (CS =** Chorionsomatomammotropin, **PL** = Placental Lactogen)	Protein (191 AS)		♀ wie Somatotropin Lactotrop, Luteotrop, steigert Somatotropinwirkung
Placenta	**Choriongonadotropin (hCG)**	Glykoprotein (241 AS)		♀ wie Lutropin

Tabelle 11-1 Fortsetzung

Bildungsort	Hormon (Synonym)	Struktur (AS = Aminosäuren)	Wirkung
Hypophyse	**Thyrotropin** (Thyreoidea stimulierendes Hormon = **TSH**)	Glykoprotein (201 AS)	+ Bildung und Ausschüttung von Schilddrüsenhormonen, Schilddrüsenwachstum
Hypophyse	**Somatotropin** (Growth Hormone = **GH**, Somatotropes Hormon = **STH**)	Protein (191 AS)	+ Bildung von Somatomedinen in der Leber, Proteinaufbau, Lipolyse, renale Elektrolytretention, Erythropoese, Wachstum – Glucoseaufnahme in Zellen, Glykolyse, Gluconeogenese aus AS
Hypophyse	**Prolactin**	Protein (198 AS)	+ Milchproduktion; Lactogenese; Galaktopoese (Mammogenese); Bildung von Sexualhormonen
Hypophyse	**Melanotropin** (Melanozyten stimulierendes Hormon = α-, β-, γ-**MSH**)	Peptide (12–18 AS)	+ Pigmentdispersion
Hypophyse	**Lipotropin** (Lipotropes Hormon β-, γ-**LPH**)	Peptid (91 AS)	+ Lipolyse (s. auch Endorphine)
Zirbeldrüse	**Melatonin**	N-Acetyl-5-Methoxy-Tryptamin	+ Melanophoren-Kontraktion, Melanotropinantagonist, biologische Rhythmen (?)
Nebennierenmark	**Adrenalin**	Amin	vgl. Tab. 8.4
Nebennierenrinde	**Glucocorticosteroide,** z.B. Cortisol	Steroid	+ Gluconeogenese aus Aminosäuren und Glycerin; Proteinabbau in Binde- und Muskelgewebe; Proteinaufbau in Leber; Lipolyse; Bildung von Erythrozyten, Thrombozyten und neutrophilen Granulozyten; Salzsäuresekretion Magen; Herzkraft; Vasokonstriktion – Schleimproduktion (Magen); Glykolyse; Bildung von Lymphozyten, eosinophilen Granulozyten, Plasmazellen und Antikörpern; Bildung von Prostaglandinen, Zellteilung
Nebennierenrinde	**Mineralocorticosteroide,** z.B. Aldosteron	Steroid	+ Natriumresorption in distalem Nephron, Darm, Schweiß- und Speicheldrüse, Ausscheidung von Kalium, Magnesium, H^+.

Tabelle 11-1   Fortsetzung

Bildungsort	Hormon (Synonym)	Struktur (AS = Aminosäuren)	Wirkung
Ovar, Placenta	**Östrogene** z.B. Östradiol-17β	Steroid	+ Ausbildung der Geschlechtsorgane und -merkmale, Wachstum von Uterusschleimhaut (Proliferationsphase) und Milchdrüsenschläuche; Blutgerinnung, Thrombose; Proteinaufbau; Elektrolytretention; Quellung von Bindegewebe und Schleimhäuten; Bindegewebs- und Knochenaufbau und -reifung; − Insulinempfindlichkeit Fettzellen; Zervixschleimkonsistenz
Ovar, Placenta	**Gestagene,** z.B. Progesteron	Steroid	+ Erschlaffung Uterus; Ausreifung von Uterusschleimhaut (Sekretionsphase) und Milchdrüsenalveolen; Zervixschleim-konsistenz; Temperaturanstieg; Glucocorticoidwirkungen − Aldosteronempfindlichkeit Niere
Nebennierenrinde, Testis	**Androgene,** z.B. Testosteron	Steroid	+ Spermiogenese; Ausbildung der Geschlechtsorgane und -merkmale; Libido; Proteinaufbau, renale Elektrolytretention; Bindegewebs-, Muskel- und Knochenaufbau und -reifung; Hämatopoese
Ovar, Testis	Inhibin	Glykoprotein (94 AS)	− Follitropinausschüttung, Differenzierung von Erythrozyten
Testis	**Antimüllerhormon**	Glykoprotein	− Entwicklung Vagina, Uterus
Thyreoidea	**Schilddrüsenhormone;** z.B. Thyroxin, Trijodthyronin	Aminosäuren	+ Enzymsynthese und Grundumsatz; körperliche und geistige Entwicklung, Lipolyse, Glykolyse; Glykogenolyse; Gluconeogenese, Cholesterinabbau, Herzfrequenz, Darmmotilität
Thyreoidea	**Calcitonin**	Peptid (32 AS)	− renale Calcium- und Phosphatresorption; Osteolyse
Parathyreoidea	**Parathyrin** (Parathormon, **PTH**)	Peptid (84 AS)	+ renale Calciumresorption, Osteolyse, Bildung von D-Hormon in der Niere − renale Phosphatresorption
Niere, Placenta	**Calcitriol, D-Hormon (1,25(OH)$_2$D$_3$)**	Steroid	+ Reifung des Knochens, renale und enterale Calcium- und Phosphatresorption
Herz	**atrialer natriuretischer Faktor**	Peptid (39 AS)	+ Natriurese, GFR, Vasodilatation
Niere	**Erythropoetin**	Peptid	+ Erythropoese
Thymus	**Thymopoetin**	Peptid	+ Reifung von T-Lymphozyten

Tabelle 11-1 Fortsetzung

Bildungsort	Hormon (Synonym)	Struktur (AS = Aminosäuren)	Wirkung
Pankreas	**Insulin**	Peptid (51 AS)	+ zelluläre (v.a. Leber, Fett, Skelettmuskel) Aufnahme von Fettsäuren, Aminosäuren, Glucose, Kalium, Magnesium und Phosphat; Glykolyse; Synthese von Triglyceriden, Proteinen, Glykogen; Zellteilung − Gluconeogenese, Ketogenese, Lipolyse, Proteinabbau
Pankreas	**Glucagon**	Peptid (29 AS)	+ Glykogenolyse, Gluconeogenese; Proteolyse; Lipolyse; Ketogenese − Darmmotilität
Leber, Niere	**Somatomedine**	Peptide	+ Synthese von Kollagen und Chondroitinsulfat, Knochenbildung Insulinwirkungen (NSILA), Wachstum, Zellteilung
Niere, Lunge viele Organe	**Angiotensin II, III** **Prostaglandin PGE₂**	Peptide Fettsäurederivat	+ Ausschüttung von Aldosteron und ADH, Blutdrucksteigerung + Gefäß-Permeabilität; Vasodilatation; Bronchodilatation; Kontraktion von Pulmonalgefäßen, Darm und schwangerem Uterus; Ausschüttung von Corticotropin, Nebennierenrindenhormonen, Somatotropin, Prolactin, Gonadotropinen, Glucagon, Renin, Erythropoetin; GFR; Natriurese, Kaliurese, Fieber, Schmerz, Osteolyse − Salzsäuresekretion Magen, ADH-Wirkung, Insulinausschüttung Lipolyse, Verschluß des Ductus arteriosus Botalli, zelluläre Immunabwehr
	PGF₂α		+ Kontraktion Bronchien, Uterus, Darm, Vasokonstriktion (z.B. Haut), Vasodilatation (z.B. Muskel); Ausschüttung von Corticotropin, Somatotropin, Prolactin
	Thromboxan TxA₂		+ Thrombozytenaggregation, Reninausschüttung Kontraktion Gefäße, Darm, Bronchien
	Prostacyklin PGI₂		+ Vasodilatation, Reninausschüttung, Natriurese, Bronchodilatation, Osteolyse, Schmerz, Fieber − Thrombozytenaggregation, Magensaftsekretion
Leukozyten, Makrophagen	**Leukotriene**	Fettsäurederivat	+ Kontraktion Bronchien, Darm, Gefäße; Gefäßpermeabilität; Chemotaxis; Adhäsion; Ausschüttung Histamin, Insulin, Prostaglandine, lysosomale Enzyme
viele Organe	**Kinine** (Bradykinin)	Peptide	+ Vasodilatation; Kapillarpermeabilität; Herzkraft, -frequenz; Bronchospasmus; Schmerz; Ausschüttung Catecholamine, Prostaglandine, Verschluß des Ductus arteriosus Botalli

Tabelle 11-1   Fortsetzung

Bildungsort	Hormon (Synonym)	Struktur (AS = Aminosäuren)	Wirkung
viele Organe	**Serotonin**	Tryptophan-Derivat	+ Kontraktion von Bronchial- und Darmmuskulatur; Vasokonstriktion v.a. Lungen- und Nierengefäße; Kapillarpermeabilität; Freisetzung von Histamin, Adrenalinausschüttung
Gewebsmastzellen, Leukozyten	**Histamin**	Histidin-Derivat	+ Vasodilatation, Kapillarpermeabilität; Kontraktion von Bronchialmuskulatur, Darm, Uterus, größerer Gefäße; Schmerz, Jucken; Magensaftsekretion; Herzkraft; Ausschüttung Catecholamine
Ubiquitär	**Adenosin**	Nucleotid	+ Vasodilatation (Herz, Gehirn), Vasokonstriktion (Niere) – Fettabbau, Noradrenalinausschüttung
ZNS, Magen, Darm	**Endorphine**	Peptide	+ Schmerzdämpfung, Beruhigung, Euphorisierung, Prolactinausschüttung – Atmung, Herzfrequenz und Blutdruck; Darmmotilität
Hypothalamus, Darm, Hypophyse	**Neurotensin**	Peptid (13 AS)	+ Glykogenolyse Leber; Vasodilatation; Gefäßpermeabilität; Sekretion Pankreas; Ausschüttung Glucagon, Adrenalin, Prolactin – Insulinausschüttung, Magensekretion
Darm	**Substanz P**	Peptid	+ Glucagonausschüttung; Gefäßpermeabilität; Vasodilatation; Kontraktion Darm- und Bronchialmuskulatur; Sekretion Speicheldrüsen, Pankreas; Natriurese – Ausschüttung Insulin, Corticotropin
Hypothalamus, Darm	**Bombesin**	Peptid (27 AS)	+ Ausschüttung Adrenalin, Prolactin, Gastrin, Cholecystokinin; Kontraktion glatte Muskulatur, Gefäße; Sekretion Magen, Pankreas – Insulinausschüttung, Körpertemperatur, Schmerz
ubiquitär	**growth factors (GF)** z.B. epidermal GF (EGF), fibroblast GF (FGF), granulocyte-macrophage colony stimulating factor (GM-CSF), nerve GF (NGF), platelet derived GF (PDGF), Transforming GF (TGF), Interleukine (1–8)	Peptide	+ u.a. Zellteilung, Hormonausschüttung (z.B. Prolactin)

Tabelle 11-2 **Einige Hormonanaloga**

Analogon	Analog zu bzw. Wirkung von	Verwendung
Lysin-8-Vasopressin	ADH	Stimulation der Corticotropinausschüttung (Hypophysenfunktionsdiagnostik, vgl. 11.2)
Dexamethason	Glucocorticoide	NNR-HVL-Diagnostik (vgl. 11.3), antiphlogistische Therapie (25mal wirksamer als antiphlogistische Therapie mit Cortison aber ohne Mineralocorticoideffekt)
Anabolica	Androgene	z.B. bei Therapie einer Kachexie
Buserilin	Gonadoliberin	Unterdrückung der Gonadenaktivität (vgl. 11.4.1)
Somatostatinoktapeptid	Somatostatin	Akromegalie

Die durch den Hypothalamus kontrollierten Hormone sind auf diese Weise in hohem Maße von **zentralnervösen Einflüssen** abhängig. Besondere Bedeutung erlangt dabei der Einfluß durch die Psyche und die Abhängigkeit von der Tagesrhythmik des ZNS.

Sowohl die von der Hypophyse abhängigen als auch die „unabhängigen" Hormone sind Teile eines **Regelkreises.** An Hand der Regulation von freiem Calcium im Plasma durch Parathyrin wurde bereits ein hormoneller Regelkreis beschrieben (vgl. 7.1.2). *Geregelte Größe* ist dabei die Konzentration von freiem Calcium im Plasma. *Regler* ist die Nebenschilddrüse, welche die *Stellglieder* Knochen, Darm und Niere beeinflußt. Die Ausschüttung von Parathyrin ist somit nicht direkt vom Hypothalamus abhängig (Abb. 11-1). Die Hormonkonzentration kann jedoch auch selbst die geregelte Größe darstellen (Abb. 11-1). Die *Ausschüttung von Liberinen und Statinen* und die *Ausschüttung von glandotropen Hormonen* kann *durch den Hormonspiegel selbst beeinflußt* werden. Durch diesen Rückkopplungsmechanismus wird der Hormonspiegel weitgehend konstant gehalten. Eine Anpassung der Hormonausschüttung an sich ändernde äußere Bedingungen geschieht dabei formell über eine *Sollwertverstellung.* Auch die durch das Hormon kontrollierten Stoffwechselparameter können zum Teil über eine Sollwertverstellung den Hormonspiegel beeinflussen (z.B. Blutglucose über Corticotropin (ACTH) die Nebennierenhormone, vgl. 11.3.1). Regler ist in diesem Fall der Hypothalamus. Außer dem peripheren Hormon (sogenanntes **long feed back)** kann auch das glandotrope Hormon (sogenanntes **short feed back)** oder sogar Liberin (sogenanntes **ultra short feed back)** die Ausschüttung von Liberin hemmen und damit in die negative Rückkopplung eingreifen.

Ein sehr wesentlicher Unterschied hormoneller Regulation zum Nervensystem besteht in der **Latenz** bis zur Auslösung der Reaktion. Die minimale Latenz wird durch die Kreislaufpassage diktiert, beträgt also bereits eine Minute. Darüber hinaus benötigen die durch das Hormon ausgelösten Stoffwechselvorgänge in der Zelle Zeit. Vor allem die *Induktion von Enzymen (s.u.) nimmt mindestens eine halbe Stunde in Anspruch,* bevor erste physiologische Effekte zu erwarten sind.

Schließlich verschwindet das Hormon in den meisten Fällen nach Einstellen der Sekretion nicht sofort aus dem Kreislauf, übt also noch seinen Einfluß aus, wenn der Stimulus zur Ausschüttung bereits verschwunden ist. Auf diese Weise ist z.B. das Auftreten einer Hypoglykämie beim Postgastrektomie-Syndrom verständlich (vgl. 10.4.2). Wird nämlich ein plötzli-

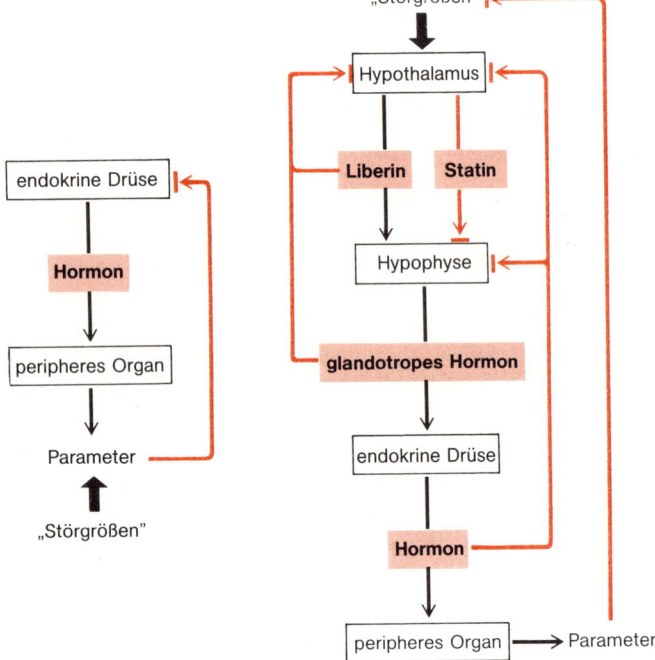

Abb. 11-1 Hormonelle Regelkreise. Links ein von Hypothalamus und Hypophyse weitgehend unabhängiges Hormon (Insulin, Glucagon, Parathyrin, Calcitonin usw.). Rechts: Von Hypothalamus und Hypophyse abhängige Hormone (Glucocorticoide, Schilddrüsenhormone usw.). Rote Pfeile bedeuten Hemmung

cher Anstieg des Blutzuckers mit überschießender Insulinausschüttung beantwortet, so wirkt das Insulin auch dann noch, wenn sich der Blutzuckerspiegel normalisiert hat, und es kommt zur Hypoglykämie. Der Zeitverlauf hormoneller Regulation hängt somit wesentlich von der Plasma-**Halbwertszeit** des Hormons, also von der Inaktivierungsrate ab. Hormone mit extrem *langen Halbwertszeiten* (z.B. Schilddrüsenhormon) eignen sich nur zur *Regulation langwieriger Stoffwechselumstellungen,* während Hormone zur Blutzuckerregulation (Insulin) und vor allem zur Kreislaufregulation (Catecholamine) nur geringe Halbwertszeiten aufweisen dürfen.

Ein Teil der Hormone ist in erheblichem Ausmaß an **Plasmaproteine gebunden.** Diese an Plasmaproteine gebundene Fraktion verläßt die Blutbahn nicht, übt also im allgemeinen keine Wirkungen aus, hemmt nicht die Ausschüttung glandotroper Hormone und wird nicht abgebaut. Gebundenes und freies Hormon

Tabelle 11-3 Ungefähre **Halbwertszeiten** (in Minuten) **einiger Hormone im Plasma.** Die biologischen Halbwertszeiten sind im allgemeinen wesentlich länger

Liberine, Statine	5
Corticotropin (ACTH)	10
Thyrotropin (TSH)	100
Follitropin (FSH)	200
Lutropin (LH)	20
Choriongonadotropin (hCG)	500
Prolactin	30
Somatotropin (STH)	25
Adiuretin (ADH)	6
Oxytocin	5
Adrenalin	< 2
Cortisol	90
Corticosteron	60
Aldosteron	20
Testosteron	15
Thyroxin	10 000 (7 Tage)
Trijodthyronin	1 500 (1 Tag)
Insulin	< 10
Glucagon	< 10
Parathyrin (PTH)	20
Calcitonin	20
Östrogene	6
Progesteron	6
Bradykinin	< 1

stehen im Gleichgewicht, das heißt, bei Absinken der Konzentration an freiem Hormon wird gebundenes Hormon freigesetzt. Aus dem Gesagten folgt, daß eine hohe Proteinbindung die Halbwertszeit steigert.

Tabelle 11-4 **Plasmaproteinbindung einiger Hormone in %**

Aldosteron	60
Cortisol	90
Testosteron	98
Thyroxin	99,9
Insulin	< 1
ADH	< 1

Die Beeinflussung der Erfolgsorgane durch Hormone geschieht im wesentlichen durch zwei primäre **Mechanismen,** denen die verschiedensten Folgereaktionen angehängt sein können.

Ein Teil der Hormone dringt in die Zelle ein **(intrazelluläre Rezeptoren),** bindet sich an ein Rezeptorprotein, wandert in den Zellkern und induziert dort die Bildung von mRNA. Dadurch wird die *Synthese ganz bestimmter Proteine (z.B. Enzyme, Transportproteine) stimuliert (induced proteins).* Die Proteine wiederum vermitteln die durch das Hormon geförderten Stoffwechselschritte bzw. Transportmechanismen. Über intrazelluläre Rezeptoren wirken Schilddrüsenhormone und Steroidhormone (Gluco- und Mineralocorticosteroide, Östrogene, Gestagene, Androgene und Calcitriol).

Ein zweiter Teil von Hormonen verbindet sich mit einem Rezeptor an der *Zelloberfläche.* Durch die Verbindung des Hormones mit dem Rezeptor wird meist ein sogenanntes **G-Protein** (GTP-bindendes Protein) aktiviert. Im inaktiven Zustand bindet die sog. α-Untereinheit des G-Proteins GDP und ist mit den sog. $\beta\gamma$-Untereinheiten assoziiert. Bei Aktivierung wird GDP durch GTP aus dem Zytoplasma ersetzt und die $\beta\gamma$-Untereinheit abgespalten. Die Inaktivierung des G-Proteins wird durch Abspaltung eines Phosphates von GTP eingeleitet, ge-

folgt von einer Anlagerung der $\beta\gamma$-Untereinheit.

Es gibt eine Vielzahl von G-Proteinen, welche jeweils unterschiedliche Wirkungen vermitteln. Einige G-Proteine aktivieren Ionenkanäle (z.B. Calciumkanäle, Kaliumkanäle). Andere G-Proteine (Gs) aktivieren die in der Zellmembran sitzende Adenylatcyklase. Das Enzym bildet zyklisches Adenosinmonophosphat **(cAMP),** das seinerseits spezielle Proteinkinasen stimuliert. Die Proteinkinasen aktivieren oder inaktivieren – je nach Zelle – Enzyme, Carrier oder Membranporen. Darüber hinaus kann durch cAMP auch die Enzymsynthese stimuliert werden. Durch eine intrazelluläre Phosphodiesterase wird cAMP wieder zu unzyklischem AMP inaktiviert. Dadurch wird eine Anhäufung von cAMP in der Zelle verhindert. Über cAMP wirkt eine Vielzahl von Hormonen wie Corticotropin (ACTH), Lutropin, Thyrotropin, Prolactin, Somatotropin, Liberine, Statine, Glucagon, Parathyrin, Calcitonin, ADH, Gastrin, Sekretin, GIP, VIP, Adrenalin (β-Rezeptoren), Dopamin, Histamin, Serotonin und Prostaglandine. Die cAMP-Bildung kann wieder über G-Proteine (Gi) u.a. durch Adrenalin (α_2-Rezeptoren, vgl. Abb. 11.2) gehemmt werden.

Neben cAMP wird *zyklisches Guanosinmonophosphat* **(cGMP)** als „second messenger" eingesetzt. Über cGMP wirken z.B. der atriale natriuretische Faktor und der endothelial derived relaxant factor. cAMP und cGMP wirken zum Teil antagonistisch.

Ein weiterer intrazellulärer Transmitter ist **1,4,5-Inositoltrisphosphat (IP3).** Einige Hormone aktivieren – wiederum unter Vermittlung von G-Proteinen – eine Membran-ständige Phospholipase C, die Phosphatidylinosit-diphosphat (PIP2) in IP3 und Diacylglycerin (DG) spaltet. IP3 setzt u.a. Calcium aus intrazellulären Speichern frei. Unter anderem aus 1,4,5-IP3 kann 1,3,4,5-Inositoltetrakisphosphat (IP4) gebildet werden, das den Eintritt von Calcium aus dem Extrazellu-

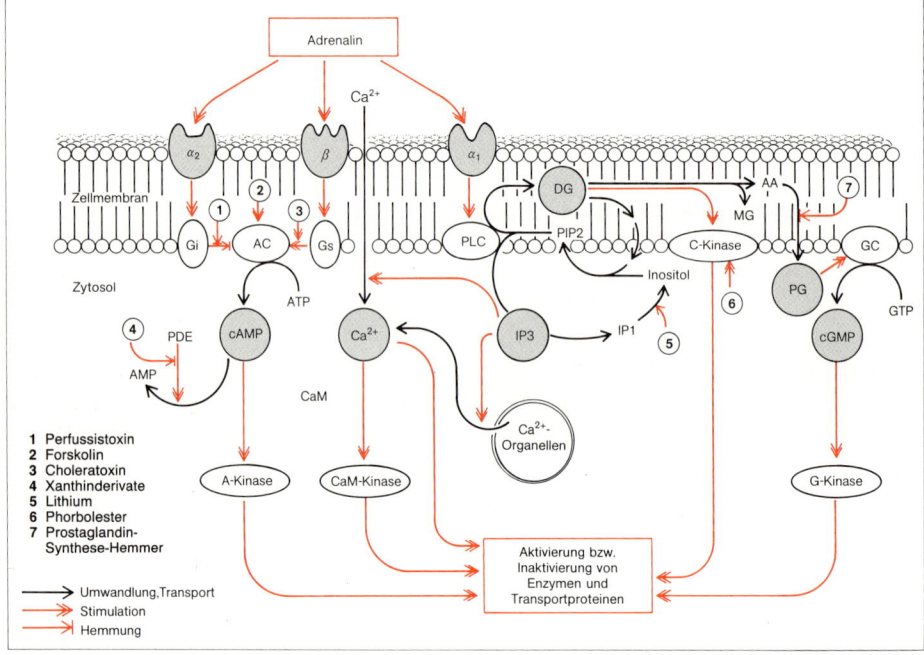

Abb. 11-2 **Intrazelluläre Transmitter:** Beeinflußung intrazellulärer Mediatoren durch Hormone am Beispiel des Adrenalins

Abkürzungen: AC = Adenylatcyklase, GC = Guanylatcyklase, DG = Diacylglycerin, PLC = Phospholipase C, IP3 = 1,4,5-Inositoltrisphosphat sowie 1,3,4,5-Inositoltetrakisphosphat, IP1 = Inositolmonophosphat, PIP2 = Phosphoinositolpyrophosphat, MG = Monoacylglycerin, AA = Arachidonsäure, PG = Prostaglandine, cAMP = zyklisches Adenosinmonophosphat, cGMP = zyklisches Guanosinmonophosphat, ATP = Adenosintriphosphat, AMP = Adenosinmonophosphat, GTP = Guanosintriphosphat, CaM = Calmodulin, PDE = Phosphodiesterase, Gi bzw. Gs = inhibierendes bzw. stimulierendes Regulatorprotein der Adenylatcyklase. α_1 wirkt auch über Vermittlung eines Regulatorproteins auf die Phospholipase C.

Beeinflußbarkeit:

1–3. Stimulation der Adenylatcyklase durch Pertussistoxin (1; erzeugt Husten), Forskolin (2; erzeugt u.a. Dilatation der Bronchialmuskulatur), Choleratoxin (3; erzeugt Durchfälle)
4. Hemmung der Phosphodiesterase durch Xanthinderivate (steigern u.a. Herzfrequenz, fördern Dilatation der Bronchialmuskulatur)
5. Hemmung der Bildung von Inositol aus IP1 durch Lithium (antidepressiv wirksam)
6. Stimulation der C-Kinase durch Phorbolester (Tumor fördernde Substanzen)
7. Hemmung der Prostaglandinsynthese (Analgetika wie Acetylsalicylsäure)

lärraum fördert. Calcium beeinflußt – z.T. an ein Rezeptorprotein (Calmodulin) gebunden – eine Vielzahl von Zellfunktionen (vgl. 7.1.2). U.a. kann Calcium die Adenylatcyklase und die Phosphodiesterasen, cAMP wiederum intrazelluläres Calcium beeinflussen. **Diacylglycerin (DG)** stimuliert den Natrium/Wasserstoffionenaustauscher, welcher Wasserstoffionen im Austausch gegen Natrium aus der Zelle pumpt (vgl.

13.3.4). Die Alkalinisierung der Zelle wiederum beeinflußt eine Reihe von Zellfunktionen. U.a. wird die Kaliumpermeabilität der Zellmembran gesteigert (Folge ist Hyperpolarisation). Die Bildung von IP3 und DG wird gefördert u.a. durch Adrenalin (α_1-Rezeptoren), Acetylcholin, Histamin (H_1), ADH, Pankreozymin, Angiotensin, Thyroliberin, Substanz P und Serotonin.

Durch die sog. Phospholipase A_2 kann

aus Triglyceriden der Zellmembran bzw. aus Diacylglycerin Arachidonsäure abgespalten werden. Arachidonsäure kann wiederum selbst Kaliumkanäle aktivieren und eine Vielzahl von **Eicosanoiden** (vgl. 11.7.4) bilden. Diese Eicosanoide sind einerseits intrazelluläre Transmitter, andererseits Mediatoren für benachbarte Zellen. Insulin und eine Reihe von Wachstumsfaktoren (vgl. Tab. 11.1) aktivieren schließlich eine **Tyrosin-spezifische Kinase,** welche Proteine (Enzyme) phosphorylieren und damit deren Eigenschaften ändern kann. Ob dadurch die Hormonwirkungen vermittelt werden, und/oder ob Insulin über Bildung intrazellulärer Transmitter wirkt (ein Peptid?), ist derzeit noch nicht völlig geklärt. Jedenfalls ist wahrscheinlich, daß Hormone ihre Wirkung noch über weitere intrazelluläre Transmitter vermitteln.

Erkrankungen können die Bildung oder die Wirksamkeit intrazellulärer Transmitter beeinträchtigen. Umgekehrt kann man durch einige Substanzen in den Stoffwechsel der intrazellulären Transmitter eingreifen (vgl. Abb. 11.2). Besonderes Interesse wecken Beobachtungen, welche auf eine Rolle intrazellulärer Transmitter bei der Tumorentstehung hinweisen (vgl. 12.1.2).

Die Empfindlichkeit eines Zielorganes für ein Hormon ist keineswegs eine Konstante. Rezeptoren an der Oberfläche werden ständig umgesetzt. Häufig beobachtet man das Phaenomen der „**down regulation**": Exposition der Zielzelle mit einer hohen, konstanten Hormonkonzentration führt zum teilweisen Verschwinden der Hormonrezeptoren und damit zu einer Abnahme der Hormonwirkung. Die Zielzelle reagiert also vor allem auf eine Änderung der Hormonkonzentration (vgl. Differentialfühler 8.1.1, Adaptation).

11.1.2 Allgemeine Pathophysiologie

Störungen der endokrinen Regulation können in erster Linie durch *inadäquate*

Hormonsynthese, eine gestörte *Ausschüttung des Hormons* in die Blutbahn oder eine *veränderte Wirksamkeit* des Hormons zustande kommen.

Eine **verminderte Produktion** bzw. Sekretion ist häufig Folge einer Insuffizienz der endokrinen Drüse (z.B. nach Zerstörung durch einen *entzündlichen Prozeß* oder ein *Trauma*).

Überproduktion und gesteigerte Ausschüttung kann bei Hormon-produzierenden *Tumoren* oder bei Störung des Rückkopplungsmechanismus auftreten. Die Rückkopplung kann durch relative *Unempfindlichkeit der endokrinen Drüse gegen den geregelten Parameter* bzw. des Hypothalamus gegen die Hormonkonzentration zustande kommen. Dabei reagiert das System im Sinne eines verstellten Sollwertes. Fehlende Hemmung bzw. übermäßige Stimulierung einer Hormondrüse führt zum sog. **hyperplasiogenen Adenom.** Bei völliger Unempfindlichkeit der Hormondrüse gegen negatives feed back tritt ungehemmte Hormonproduktion auf **(autonomes Adenom).** Nicht nur Tumoren von Hormondrüsen sondern auch entdifferenzierte Tumoren anderer Gewebe können Hormone bilden (vgl. 12.1.3).

Hormonsynthese und -ausschüttung laufen meist nicht synchron, ein Teil des gebildeten Hormons kann gespeichert werden. V.a. in der Schilddrüse treten Störungen durch massive **Speicherung** auf.

Auch bei normaler Ausschüttung von Hormonen kann eine Störung der hormonellen Regulation auftreten. Der **Transport** des Hormons zum Erfolgsorgan ist von der Intaktheit des Kreislaufs und in vielen Fällen von der reversiblen Bindung an Plasmaproteine abhängig.

Die Konzentration des Hormons am Wirkort kann ferner bei verzögerter **Inaktivierung** bzw. *Ausscheidung* durch Leber bzw. Niere ansteigen. Bei Leberinsuffizienz trägt z.B. die verminderte Inaktivierung zum Hyperaldosteronismus bei.

Umgekehrt kann das Hormon durch **Antikörper** (z.B. bei Insulin) inaktiviert oder seine Wirkung durch **Antagonisten** blockiert werden (z.B. Adrenalin, Testosteron). Die Konsequenzen hängen dann im wesentlichen davon ab, ob die Hormondrüse die veränderte Hormonaktivität registrieren kann und mit entsprechend gesteigerter bzw. verminderter Ausschüttung von Hormon reagiert (intakte Rückkopplung).

Einige Hormone (z.B. Thyroxin, Testosteron) bedürfen einer **Konversion** am Wirkort, bevor sie ihre Wirkungen entfalten können. Mangel an Enzymen, welche die Konversion vermitteln, unterbindet die Hormonwirkung.

Schließlich erfordert die Wirksamkeit eines Hormones die **Reaktionsbereitschaft** des Zielorgans (Stellgliedes): Beim Pseudohypoparathyreoidismus hatten wir bereits einen Fall von *defekten Rezeptoren* für Parathyrin kennengelernt. Ferner liegt bei Niereninsuffizienz Unfähigkeit des Stellgliedes vor, auf Parathyrin adäquat zu reagieren.

Störungen können auch durch die **Vermaschung von Regelkreisen** auftreten. Aldosteron, z.B., ist Teil von zwei Regelkreisen (zur Regulation des Plasmavolumens und der Kaliumbilanz). Die Ausschüttung von Aldosteron bei Hypovolämie (z.B. als Folge von Ödemen) führt daher regelmäßig zur Hypokaliämie.

Es ist einsehbar, daß Störungen umso wahrscheinlicher werden, je länger die Kette im Regelkreis ist, bzw. je mehr **Regelkreise hintereinandergeschaltet** sind. Bei den vom Hypothalamus kontrollierten Hormonen ist eine Störung nicht nur auf dem Niveau der peripheren Organe oder endokrinen Drüsen, sondern auch auf dem Niveau der Hypophyse und des Hypothalamus möglich. In der klinischen Praxis treten in der Tat Störungen auf jeder dieser Ebenen auf.

Für den Arzt sind alle genannten Störmöglichkeiten letztlich nur dadurch erkennbar, daß die Zielorgane (Stellglieder) eine zu hohe oder zu geringe Aktivität im Sinne der Hormonwirkung entfalten. Für

eine adäquate Behandlung der Funktionsstörung ist jedoch praktisch immer die Kenntnis des defekten Gliedes im Regelkreis erforderlich. Aus diesem Grund wurden eine Reihe von **Funktionstests** entwickelt, welche die Aufklärung der primären Ursache erlauben.

Wesentliche Aufschlüsse liefert bereits die *Bestimmung von* **Hormonplasmakonzentrationen.** Ganz allgemein kann gesagt werden, daß bei einer Unterfunktion die Hormone *nach* der defekten Stelle *vermindert,* die Hormone *vor* der defekten Stelle *erhöht* sind, da sie ja durch die verminderte negative Rückkopplung enthemmt sind (Abb. 11-1). Bei einer mangelnden Empfindlichkeit des Stellgliedes (Zielorganes) für das Hormon ist somit der Hormonspiegel gesteigert, bei Insuffizienz der endokrinen Drüse, der Hypophyse oder der Neurone im Hypothalamus erniedrigt. Bei einer Überfunktion sind umgekehrt die Hormone *vor* der defekten Stelle *vermindert,* die Hormone *nach* der defekten Stelle *gesteigert.* Bei einem Tropin-produzierenden Hypophysentumor sind Tropin und Hormon gesteigert, bei einem Tumor in der endokrinen Drüse ist die Tropinproduktion dagegen vermindert.

Eine weitere Analyse erlauben sog. *Stimulations-* und *Suppressionstests:* Der **Stimulationstest** wird bei Unterfunktion angewandt: Wird zum Beispiel eine Unterfunktion durch Gabe von Liberinen (Releasing Hormonen) aufgehoben, so muß der Defekt im Hypothalamus sitzen, da die nachfolgenden Glieder offensichtlich funktionieren. Führt dagegen nicht die Liberin-, sondern erst die Tropingabe zum Erfolg, ist die Ursache in der Hypophyse zu suchen. Bei Ansprechen auf Hormone, jedoch nicht auf Tropine, muß die periphere endokrine Drüse insuffizient sein. Bleiben schließlich auch Hormone ohne Effekt, liegt Unfähigkeit des Stellgliedes (Zielorganes) vor, auf das Hormon zu reagieren.

Bei Überfunktion kann durch Änderung von Stoffwechselparametern oder

Injektion von Hormonen eine negative Rückkopplung erzwungen werden **(Suppressionstest).** Auf diese Weise kann unterschieden werden, ob die Überfunktion auf völlige Unempfindlichkeit (kein Effekt) zurückzuführen ist, wie sie meist bei Tumoren vorliegt, oder ob eine relative Unempfindlichkeit (normaler Effekt auf erhöhtem Niveau) vorliegt, wie sie für eine Sollwertverstellung typisch ist.

Tabelle 11-1 stellt die **einzelnen Hormone** zusammen und verschafft einen ersten Überblick über Bildungsorte, Struktur und Wirkung. Für klinische Diagnostik und Therapie wurden von den meisten Hormonen **Analoga** hergestellt (v.a. Nebennierenhormone, Sexualhormone), die im Prinzip ähnliche Wirkungen erzielen wie die Hormone selbst. Dabei sind die Analoga z.T. jedoch wesentlich wirksamer und üben auf die verschiedenen Zielorgane einen unterschiedlich starken Einfluß aus (vgl. Tab. 11-2).

11.2 Hypothalamus und Hypophyse

Wie bereits im vorausgehenden Abschnitt dargelegt wurde, kontrolliert der Hypothalamus die Aktivität einer Reihe von Hormondrüsen. Neurone im Hypothalamus geben Liberine und Statine in den sogenannten Pfortaderkreislauf der Hypophyse ab. Dadurch können Zellen der Hypophyse unter Umgehung des systemischen Kreislaufes zur Ausschüttung von glandotropen Hormonen stimuliert werden. Tabelle 11-1 stellt unter anderem die verschiedenen identifizierten Liberine, Statine und glandotropen Hormone zusammen. Die durch ihre Ausschüttung letztlich ausgelösten peripheren Wirkungen werden im Zusammenhang mit den entsprechenden peripheren Hormonen besprochen. In Hypothalamus und Hy-

pophyse werden jedoch auch Hormone gebildet, die ohne Vermittlung peripherer Hormondrüsen ihre Wirkungen entfalten.

Im folgenden sollen Physiologie und Pathophysiologie von antidiuretischem Hormon (ADH), Oxytocin, Somatotropin und Prolactin besprochen werden. Im Hypophysenvorderlappen werden noch Lipotropin und Melanotropin gebildet, in der Zirbeldrüse Melatonin und im Hypothalamus u.a. Neurotensin, Substanz P und Bombesin. Die pathophysiologische Bedeutung dieser Hormone ist unsicher. Aus Lipotropin werden Endorphine gebildet, die unter 11.7.5 näher besprochen werden sollen.

11.2.1 Antidiuretisches Hormon

Das antidiuretische Hormon (ADH, Adiuretin, Vasopressin) wird aus einem Protein abgespalten, welches im *Nucleus supraopticus* und im *Nucleus paraventricularis* des Hypothalamus gebildet wird. Über Axone der hormonproduzierenden Neurone wird das Protein in die Neurohypophyse transportiert. Dort wird das Nonapeptid ADH abgespalten und bei Nervenreizung an das Blut abgegeben *(Neurosekretion).*

Stimulus für die Bildung und Freisetzung von ADH ist in erster Linie ein *Ansteigen der Plasmaosmolarität,* die durch Osmorezeptoren im Hypothalamus und wahrscheinlich in der Leber ermittelt wird. Dabei scheint die Zellschrumpfung adäquater Reiz zu sein. Infusion hypertoner Harnstofflösung führt zu keiner ADH-Ausschüttung, da Harnstoff in die Zellen eindringt und somit kein osmotischer Gradient zwischen intra- und extrazellulärem Raum auftritt. Ein weiterer wesentlicher Stimulus ist das *Absinken des Druckes im linken Vorhof* und im arteriellen System. Eine starke Beeinflussung erfolgt ferner von Seiten des ZNS:

Vor allem *Schmerz,* aber auch *Streß, Angst, Erbrechen* und *sexuelle Erregung* lösen ADH-Ausschüttung aus. Schließlich kann eine ADH-Ausschüttung durch *Angiotensin II, Dopamin, Nicotin, Äther, Morphin* und *Barbiturate* ausgelöst sowie durch *Alkohol* und *GABA* gehemmt werden. Auch *Kälte* hemmt die ADH-Ausschüttung.

Wichtigste **Wirkung** von ADH ist die *Zunahme der Wasserpermeabilität* im distalen Tubulus und Sammelrohr. Dadurch wird die distale Wasserresorption dem osmotischen Gradienten folgend ermöglicht (vgl. 6.1.4). Gleichzeitig wird im Sammelrohr die *Harnstoffpermeabilität gesteigert,* Harnstoff diffundiert seinem chemischen Gradienten folgend in das Interstitium des Nierenmarks und erhöht somit den osmotischen Gradienten für Wasser. Die Nierenmarkosmolarität wird ferner durch Stimulation der Kochsalzresorption in der Pars ascendens gesteigert. Die Wirkung von ADH führt also zur Retention von Wasser und wirkt dadurch den physiologisch bedeutsamsten Stimuli Hyperosmolarität und Hypovolämie entgegen. Des weiteren stimuliert ADH die *Corticotropinausschüttung,* wie in Abb. 11-4 dargestellt ist. Bei hohen Konzentrationen führt ADH zur Kontraktion glatter Muskulatur v.a. in den Gefäßen, was ihm den Namen Vasopressin eingebracht hat.

Störungen treten auf bei ADH-Überproduktion (*Schwartz-Bartter-Syndrom*), bei ADH-Mangel (*hypophysärer, zentraler Diabetes insipidus* und bei Unempfindlichkeit der Niere gegen ADH *(renaler Diabetes insipidus).*

Ein **ADH-Überschuß** kann aufgrund einer Schädigung des *Hypothalamus* auftreten (Trauma, Entzündung, Mangeldurchblutung, Tumoren). Schließlich können einige *Tumoren* (vor allem *kleinzellige Bronchialkarzinome)* ADH im Überschuß produzieren (vgl. 12.1.3). Bei

Kaliummangel ist die ADH-Ausschüttung bisweilen mäßig gesteigert (Zellschrumpfung?). Folge gesteigerter ADH-Ausschüttung ist die Entwicklung einer *hypotonen Hyperhydration* (s. 6.1.7).

ADH-Mangel kann durch einen genetischen Defekt, durch Schädigung des Hypothalamus (Ursachen s.o.), oder durch Hemmung der Ausschüttung (Alkohol!) bedingt sein. Folge ist die Ausscheidung großer Volumina (bis zu 15 % der GFR) hypotonen, hellen Urins. Wegen des Wasserverlustes ist der Patient dehydriert und die Serumosmolarität ist gesteigert (hypertone Dehydration, vgl. 6.1.7). Der auftretende Durst zwingt den Patienten zur Zufuhr entsprechender Wassermengen (Polydipsie).

Bei einem **renalen Diabetes insipidus** ist die Empfindlichkeit der Niere gegen ADH herabgesetzt oder die Niere kann keine Hyperosmolarität im Nierenmark aufbauen, so daß trotz Wasserpermeabilität des Sammelrohres keine Wasserresorption stattfindet. Die Störung kann genetisch bedingt oder u.a. als Folge von Hypokaliämie, Hypercalcämie oder Pyelonephritis auftreten (vgl. 6.1.5). Beim renalen Diabetes insipidus zeigt Injektion von ADH keinen Effekt auf die Wasserdiurese, womit diese Form leicht vom zentralen Diabetes insipidus unterschieden werden kann.

11.2.2 Oxytocin

Oxytocin ist wie ADH ein Nonapeptid, wird gleichfalls in den Nuclei supraoptici und paraventriculares gebildet und über Axone an die Neurohypophyse abgegeben (Neurosekretion).

Stimulus für die Freisetzung von Oxytocin ist in erster Linie Berührung der *Brustwarze* der Frau (Stillen) oder Dehnung der Uteruszervix (Geburt). Eine Reihe von Faktoren kann die Freisetzung von Oxytocin hemmen, wie *Schmerz, Angst, Streß (Adrenalin), Alkohol, Barbiturate* und *Atropin*.

Wirkung des Oxytocins ist die *Kontraktion der Uterusmuskulatur* (Geburt) und myoepithelialer Zellen in den Milchgängen *(Milchejektion)*. Die Wirkung auf die Uterusmuskulatur erfordert jedoch das Vorhandensein von Östrogenen und wird durch Gestagene unterbunden.

Störungen der Oxytocin-Ausschüttung oder -Wirkung sind nicht bekannt. Das Auftreten von Übertragung bei Schwangerschaften ist mit Sicherheit auf andere Mechanismen zurückzuführen als auf die verzögerte Oxytocinausschüttung (vgl. 11.4.2). Klinische Bedeutung erlangt Oxytocin im wesentlichen durch die Tatsache, daß es bei Geburten zur Stimulation der Uteruskontraktion eingesetzt wird.

11.2.3 Somatotropin

Somatotropin (Wachstumshormon, Growth Hormone, GH, STH) wird im Hypophysen-Vorderlappen gebildet.

Die **Stimuli** zu seiner Freisetzung sind Aminosäuren, Hypoglykämie, Glucagon, Dopamin, Schilddrüsenhormone, Serotonin, Noradrenalin (α), Endorphine, NREM-Schlaf und Streß. Die Ausschüttung wird herabgesetzt durch GABA, Adrenalin (β), Hyperglykämie, Hyperlipidacidämie, Adipositas, Gestagene, Cortisol, Thyroliberin und Kälte. Die Stimuli wirken unter Vermittlung von Somatoliberin bzw. Somatostatin. Die Stimulierung der Somatotropinausschüttung durch α-Agonisten (z.B. Clonidin), *Hypoglykämie* (nach Insulininjektion) oder Aminosäuren (Arginin) und die Hemmung durch Hyperglykämie (orale Glucosebelastung) werden zur Funktionsdiagnostik ausgenützt. Dabei scheint nicht nur der absolute Glucoseplasmaspiegel, sondern auch dessen Änderung adäquater Stimulus zu sein (Differentialfühler), so daß ein Absinken des Blutzuckers von überhöhten auf normale Werte gleichfalls zu Somatotropin-Ausschüttung führt. Interessant ist in diesem Zusammenhang, daß *bei Diabetes mellitus trotz Hyperglykämie eine gesteigerte Somatotropinausschüttung nachzuweisen ist* (vgl. 11.6.2).

Die **Wirkungen** des Somatotropins betreffen in erster Linie Wachstum und Stoffwechsel. Somatotropin *hemmt die Aufnahme von Glucose in Fett- und Muskelzellen*. Dadurch neigt es dazu, die Plasmakonzentration von Glucose anzuheben. Der Anstieg wird jedoch bei intakten Inselzellen durch Insulin verhindert. Während Somatotropin selbst z.T. Insulin-antagonistisch wirkt, stimuliert es in der Leber die Bildung von Somatomedinen, welche die sog. ,,non suppressible insulin-like activity" (NSILA) im Blut darstellen (vgl. 11.6.1). Als weitere Wirkungen weist Somatotropin eine *Steigerung der Lipolyse* und *Gluconeogenese* aus Glycerin auf, eine *Stimulation des Proteinaufbaus*, eine *Hemmung des Proteinabbaus*, eine *Hemmung der Gluconeogenese* aus Aminosäuren sowie unter Vermittlung der Somatomedine (v.a.C) aus der Leber eine Stimulierung der *Kollagensynthese* und damit eine Förderung des *Wachstums* und des *Knochenaufbaues*. Die für die Mineralisierung der Knochen erforderlichen Elektrolyte werden durch *Stimulierung renaler Resorption* (vor allem Phosphat, Calcium) im Körper zurückgehalten. Somatotropin stimuliert schließlich die Erythropoese.

Störungen der Somatotropinausschüttung sind v.a. durch Wachstumsstörungen charakterisiert.

Eine **Überproduktion** ist entweder die Folge gesteigerter Ausschüttung von Somatoliberin (releasing Hormon) oder sie beruht auf einer unkontrollierten Mehrbildung des Somatotropins. Beide Störungen führen – ist das Knochenwachstum noch nicht abgeschlossen – zum *hypophysären Riesenwuchs,* wobei Körpergrößen von über 2,50 m erreicht werden. Tritt gesteigerte Somatotropinausschüttung erst nach Beendigung des Längenwachstums auf, d.h. nach Schluß der Epiphysenfugen, so löst Somatotropin lediglich appositionelles Knochenwachstum (*Akromegalie*) aus. Es kommt zu einer Vergrößerung des Kinns und der Kieferknochen, zu einer Verbreiterung von Backenknochen, Füßen und Händen sowie schließlich auch zur Größenzunahme von Weichteilen. Dabei ist eine Makroglossie mit entsprechenden Sprachveränderungen besonders auffällig. Eine massive Herzvergrößerung kann zur Ischämie des Herzmuskels führen. Auch die Gewichte von Leber, Niere und Schilddrüse nehmen zu. Bisweilen nehmen im Blut die Konzentrationen an Phosphat und alkalischer Phosphatase zu (vgl. 7.1.2). Bei Akromegalie können durch Vermehrung Somatotropin-produzierender Zellen Gonadotropin-produzierende Zellen verdrängt (Folge: Amenorrhoe), die Sella turcica erweitert (im Röntgenbild erkennbar), oder Druck auf das Chiasma opticum (Folge: Gesichtsfeldausfälle) ausgeübt werden. Die Stoffwechselwirkungen von Somatotropin, vor allem die Hemmung der Glucoseaufnahme in Fett- und Muskelzellen, können bei Zusammentreffen von Hypersomatotropinämie und Veranlagung zu *Diabetes mellitus* diese Erkrankung manifestieren.

An dieser Stelle sei erwähnt, daß die Placenta ein somatotropes Hormon bildet, nämlich das **Somatomammotropin.** Die Ausschüttung dieses Hormons in das mütterliche Blut führt dazu, daß eine *Veranlagung* zu Diabetes mellitus häufig

während einer Schwangerschaft entlarvt wird.

Fehlende oder verminderte Produktion von wirksamem Somatotropin (genetisch, Tumoren, Geburtstraumen) führt bei Auftreten im Kindesalter zum *hypophysären Minderwuchs.* Neben einem Mangel an Somatoliberin und einer Insuffizienz Somatotropin-produzierender Zellen erlangt vor allem die *Unterdrückung der Somatotropinausschüttung durch Nebennierenrindenhormone* (Cortisol) oder bei *Hypothyreose* pathophysiologische Bedeutung. *Östrogene* scheinen wiederum die Bildung von Somatomedinen zu hemmen. Außerdem leiten sie einen vorzeitigen Schluß der Epiphysenfugen ein. Minderwuchs kann somit auch Folge von Störungen in der Ausschüttung der genannten Hormone sein. Schließlich führt Mangel an Somatomedin C (bei Pygmäen) oder an Rezeptoren für Somatomedin C zu Minderwuchs. Beim Erwachsenen bleibt ein Somatotropinmangel ohne erkennbare Folgen.

11.2.4 Prolactin

Prolactin ist ein Protein, das gleichfalls im Hypophysenvorderlappen gebildet wird. Die Prolactinausschüttung steht unter der Kontrolle von Prolactoliberin (wahrscheinlich mehrere Faktoren, u.a. VIP) und Prolactostatin (möglicherweise mehrere Faktoren, v.a. Dopamin). Normalerweise überwiegt der Einfluß des Prolactostatins, die Prolactinausschüttung wird also vom Hypothalamus unterdrückt.

Stimulus für die Prolactinausschüttung ist in erster Linie die *Berührung der Brustwarze* der lactierenden Frau. Die Berührung führt über das ZNS zu einer Hemmung der Prolactostatinausschüttung. Ferner fördern *Östrogene, Gonadoliberin, Thyroliberin,* und eine Reihe von Mediatoren, wie Endorphine, Serotonin, GABA und Angiotensin II die Prolactinausschüttung. Schließlich wird die Prolactinausschüttung durch Schlaf, Streß, Hypoglykämie und Nahrungsaufnahme gesteigert. Da Dopamin die Prolactinausschüttung hemmt, wird die Prolactinausschüttung durch L-Dopa (vgl. 8.1.4) gesenkt und durch Reserpin (vgl. 8.1.5) sowie einige Psychopharmaka gefördert (vgl. 8.1.5). Zum Teil über Dopamin hemmen auch Acetylcholin, Prolactin, Schilddrüsenhormone und hohe Konzentrationen von Glucocorticoiden die Prolactinausschüttung.

Wirkung des Prolactins ist in erster Linie die Stimulation der Milchproduktion (Lactogenese, Galactopoese). Die Ausbildung der Brustdrüse bedarf neben Prolactin jedoch auch der Anwesenheit von Somatotropin, Östrogenen und Gestagenen. Die Lactogenese ist auf die Mitwirkung von Nebennierenrindenhormonen angewiesen. Ferner bewirkt Prolactin eine *Hemmung der Sexualhormonbildung im Ovar* (s. unten). Schließlich kann Prolactin wie das sehr Struktur-verwandte Somatotropin diabetogen wirken.

An **Störungen** sind lediglich die *Überproduktion* von Prolactin durch einen Tumor oder bei Medikamenten mit antidopaminerger Wirkung erwähnenswert (das Blutdruck-senkende Reserpin, die Psychopharmaka Phenothiazine und das gegen Übelkeit wirkende Metoclopramid). Dabei kann es zu Milchfluß (*Galaktorrhoe)* kommen. Der Überschuß an Prolactin steigert ferner die hypothalamische Bildung von Dopamin, das u.a. die Ausschüttung der Gonadotropine hemmt (vgl. 11.4.1). Folgen der herabgesetzten Gonadotropin-Ausschüttung und -Wirkung sind *Hypogonadismus, Libidoverlust* und *Amenorrhoe*. Schließlich kann bei entsprechender Veranlagung die Entwicklung eines Diabetes mellitus gefördert werden.

11.2.5 Generalisierte Hypophysenvorderlappeninsuffizienz

Ursachen eines völligen Ausfalls des Hypophysenvorderlappens (HVL) sind Entzündungen (z.B. Meningitis), Tumoren (v.a. Hypophysenadenome mit oder ohne eigene endokrine Aktivität), Durchblutungsstörungen, Entwicklungsstörungen (z.B. Hypoplasie), Verletzungen oder Degeneration. Bemerkenswert ist das sog. Sheehan-Syndrom, eine bisweilen nach Geburten bei den Müttern auftretende HVL-Nekrose. Auch im Schock kann es zur HVL-Nekrose kommen.

Die **Auswirkungen** werden v.a. durch den Ausfall an glandotropen Hormonen diktiert. Bei völligem Ausfall des HVL steht der Mangel an Nebennierenrindenhormonen durch Corticotropinmangel im Vordergrund. Weitere Störungen ergeben sich durch Ausfall von Gonadotropinen, Somatotropin und Thyrotropin. Die jeweiligen Konsequenzen lassen sich aus den entsprechenden Abschnitten ableiten. Bei gleichzeitigem Ausfall des Hypophysenhinterlappens entwickelt sich ein Diabetes insipidus. Bei Kompression des Hypophysenstiels durch einen Tumor fällt der Einfluß des Hypothalamus auf die Hypophyse weg. Folge ist gesteigerte Ausschüttung von Prolactin und herabgesetzte Ausschüttung der anderen Hypophysenhormone.

11.3 Nebennierenrinde

11.3.1 Physiologie

In der Nebennierenrinde wird eine ganze Reihe von Steroidhormonen gebildet.

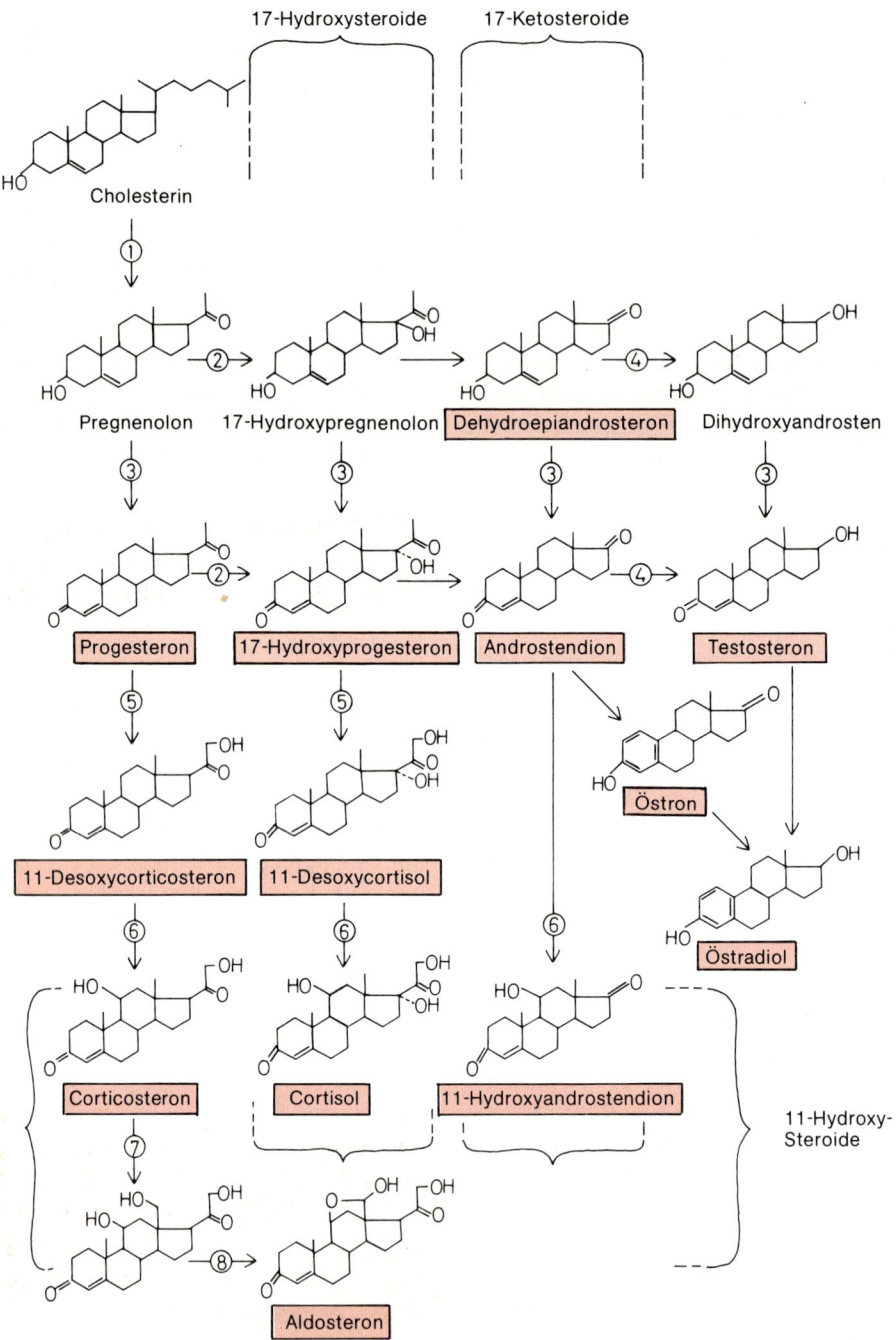

17-Hydroxysteroide   17-Ketosteroide

Cholesterin

Pregnenolon   17-Hydroxypregnenolon   Dehydroepiandrosteron   Dihydroxyandrosten

Progesteron   17-Hydroxyprogesteron   Androstendion   Testosteron

Östron

11-Desoxycorticosteron   11-Desoxycortisol

Östradiol

Corticosteron   Cortisol   11-Hydroxyandrostendion

11-Hydroxy-Steroide

Aldosteron

Abb. 11-3 **Synthese der Steroidhormone.** Die numerierten Pfeile (1–6) bezeichnen Schritte, bei denen Enzymdefekte bekannt sind (vgl. Tab. 11-5). Der Umbau von Cholesterin zu Pregnenolon („1") erfordert mehrere Schritte. Androgen wirksam sind Androstendion, Dehydroepiadrosteron, 11-Hydroxyandrostendion und Testosteron, natriuretisch 17-Hydroxyprogesteron, antinatriuretisch 11-Desoxycorticosteron und Aldosteron, glucocorticoid Cortisol und Cortison (entsteht durch Dehydrierung der 11-Hydroxygruppe aus Cortisol).

Tabelle 11-5 **Enzymdefekte in der Synthese von Nebennierenrindenhormonen**

Enzym (Schritt Abb. 11-3)	Androgene	Glucocortico-steroide	Mineralocortico-steroide
20, 22-Desmolase (1)	↓	↓	↓
17α-Hydroxylase (2)	↓	↓	↑
3β-Hydroxydehydrogenase (3)	↓ (♂), ↑ (♀)	↓	↓
17-Reductase (4)	↓	–	–
21β-Hydroxylase (5)	↑	↓	↓
11β-Hydroxylase (6)	↑	↓	↑
18-Hydroxylase (7)	–	–	↓
18-Dehydrogenase (8)	–	–	↓

Abb. 11-3 zeigt die einzelnen Schritte zur **Synthese** der verschiedenen Hormone, Tabelle 11-5 einige Enzymdefekte.

Nach ihrer unterschiedlichen Wirksamkeit unterscheidet man **Glucocorticosteroide,** deren wichtigster Vertreter Cortisol ist, und **Mineralocorticosteroide** wie Aldosteron (synthetische Analoga der Nebennierenrindenhormone werden als Corticoide bezeichnet).

Daneben werden in der Nebennierenrinde **Androgene, Gestagene und Östrogene** gebildet. Die letztgenannten werden freilich auch in den weiblichen bzw. männlichen Keimdrüsen produziert. Die in der Nebennierenrinde gebildeten Sexualhormone erlangen daher nur in besonderen pathophysiologischen Situationen Relevanz, wenn man von ihrer Bedeutung für Pubes- und Axillarbehaarung (Adrenarche) absieht.

Der **Abbau** der Nebennierenrindenhormone wird vorwiegend in der Leber vollzogen. Aldosteron wird v.a. an Glucuronsäure gekoppelt und dann durch die Niere ausgeschieden. Cortisol wird zu Metaboliten abgebaut, welche meist die 17-Hydroxysteroidstruktur beibehalten. Die Androgene werden schließlich hauptsächlich als 17-Ketosteroide ausgeschieden. Ein kleiner Teil wird zu Östrogenen aromatisiert.

Die Bildung und damit Ausschüttung der NNR-Hormone steht unter Kontrolle von Hypothalamus und Hypophyse. Die wichtigsten **Stimuli,** welche zur Ausschüttung von Corticoliberin, Corticotropin (ACTH) und schließlich Corticosteroiden führen, sind in Abb. 11-4 dargestellt. Die Ausschüttung von Cortisol wird praktisch ausschließlich über Corticotropin (ACTH) reguliert. Die Ausschüttung sowohl von Corticoliberin als auch von Corticotropin (ACTH) wird durch Cortisol gehemmt. Die Ausschüttung von Corticotropin (ACTH) wird durch ADH, Noradrenalin (α), Serotonin, Acetylcholin gefördert, durch Adrenalin (β), Dopamin und GABA gehemmt.

Für die Cortisolausschüttung besteht eine ausgeprägte Abhängigkeit von der **Tagesrhythmik.** Cortisol erreicht in den frühen Morgenstunden einen Gipfel und fällt im Laufe des Tages bis zum späten Abend kontinuierlich ab, ein Verhalten, das bei Hormonbestimmungen oder Substitution von NNR-Hormonen berücksichtigt werden muß.

Bedeutsamster Stimulus für die Freisetzung von Corticoliberin ist **Streß,** das heißt, ein psychischer (Angst, Wut) oder physischer (Blutverlust) Zustand, in dem unter *Mobilisierung aller Reserven eine akute Gefahr abgewehrt werden soll.*

Corticotropin wird in den sog. Proopiomelanocortinzellen (POMC-Zellen) gebildet. Die POMC-Zellen synthetisieren ein höher molekulares Protein, aus dem nicht nur Corticotropin (ACTH), sondern auch γ-Melanotropin (γ-MSH) und β-Lipotropin abgespalten werden kann. Aus β-Lipotropin kann wiederum β-Endorphin, aus Corticotropin α-Melanotropin entstehen. Die genannten Hormone werden also gleichzeitig mit Corticotropin freigesetzt.

Corticotropin (ACTH) stimuliert auch die Ausschüttung von **Aldosteron**. Vor allem bei Natriummangel unterliegt allerdings die Aldosteronausschüttung der Regulation durch Angiotensin II und III. Angiotensin II und III werden aus Angiotensin I gebildet, welches durch Renin aus Angiotensinogen abgespalten wird. Die Ausschüttung von Renin wird unter anderem durch *Natrium-Mangel* gefördert. Angiotensin stimuliert auch die Ausschüttung von *ADH,* welches seinerseits die Corticotropinfreisetzung fördert. Weiterer Stimulus für die Freisetzung von Aldosteron ist Kaliumüberschuß, wobei das Verhältnis von Kalium zu Natrium entscheidend sein soll (Zellvolumen?).

Corticotropin fördert schließlich die Bildung adrenaler **Androgene**.

Die wichtigsten **Wirkungen von Cortisol** sind in Abb. 11-4 dargestellt.

Zur **Energiebereitstellung** fördert Cortisol die *Lipolyse* und bewirkt dadurch eine *Hyperlipidacidämie.* Das gesteigerte Fettsäureangebot an die Leber fördert die Bildung von VLDL und von Ketonkörpern. Ferner fördert *Cortisol* den *Abbau von Proteinen* in der Peripherie, d.h. vor allem in Bindegewebe, Muskel und Knochen. Somit wirkt Cortisol in der Peripherie katabol. Die Aminosäuren werden in der Leber zum Teil zur Proteinsynthese (anabol), jedoch vorwiegend zur *Gluconeogenese* verwendet. Auch in der Niere wird die Gluconeogenese gesteigert.

Gleichzeitig wird im Muskel die *Glykolyse* gebremst. Die genannten Wirkungen unterstützen ein Ansteigen des Blutzuckers, Cortisol wirkt somit *diabetogen.*

Wesentlich ist ferner die Wirkung von Cortisol auf das **blutbildende System**. Cortisol führt zur *Zunahme von Erythrozyten, Thrombozyten* und *neutrophilen Granulozyten.* Gleichzeitig vermindert es die Zahl der *eosinophilen* und *basophilen Granulozyten, der Lymphozyten* und *Monozyten.* Es hemmt die Bildung von Antikörpern. Dadurch wirkt Cortisol in hohen Konzentrationen **immunsuppressiv**. Durch gleichzeitige Hemmung der Bindegewebsproliferation hemmt es die entzündliche Abwehr (Infektanfälligkeit!) und stört Reparationsvorgänge. Diese Wirkung bezeichnet man als **antiphlogistisch**. Bei der Entzündungshemmenden Wirkung spielt möglicherweise die Fähigkeit der Glucocorticosteroide, die Prostaglandinsynthese zu hemmen, eine entscheidende Rolle. Prostaglandine sind ja bei Entzündungsreaktionen wesentlich beteiligt (vgl. 11.7.4).

Klinisch bedeutsam ist ferner der Einfluß von Cortisol auf die **Magensaftsekretion**. Auf der einen Seite wird die *Sekretion von Salzsäure und Pepsin gefördert, auf der anderen Seite hemmt Cortisol die Bildung von Glykosaminoglykanen* und damit die Schleimproduktion. Auf diese Weise wird durch Cortisol ein Überwiegen der aggressiven über die defensiven Faktoren begünstigt (Ulcus, vgl. 10.1.9).

Bei existierenden Schleimhautläsionen unterbindet Cortisol ferner durch Hemmung der Zellteilung die Abheilung. Cortisol hemmt auch die **Zellteilung** und das **Wachstum** in einer Reihe anderer Gewebe (u.a. Knochen).

Glucocorticosteroide steigern die Erregbarkeit des **Nervensystems**. Cortisol sensibilisiert die **Gefäße** und das **Herz** für Catecholamine und wirkt auf diese Weise positiv inotrop und vasokonstriktorisch (Blutdrucksteigerung).

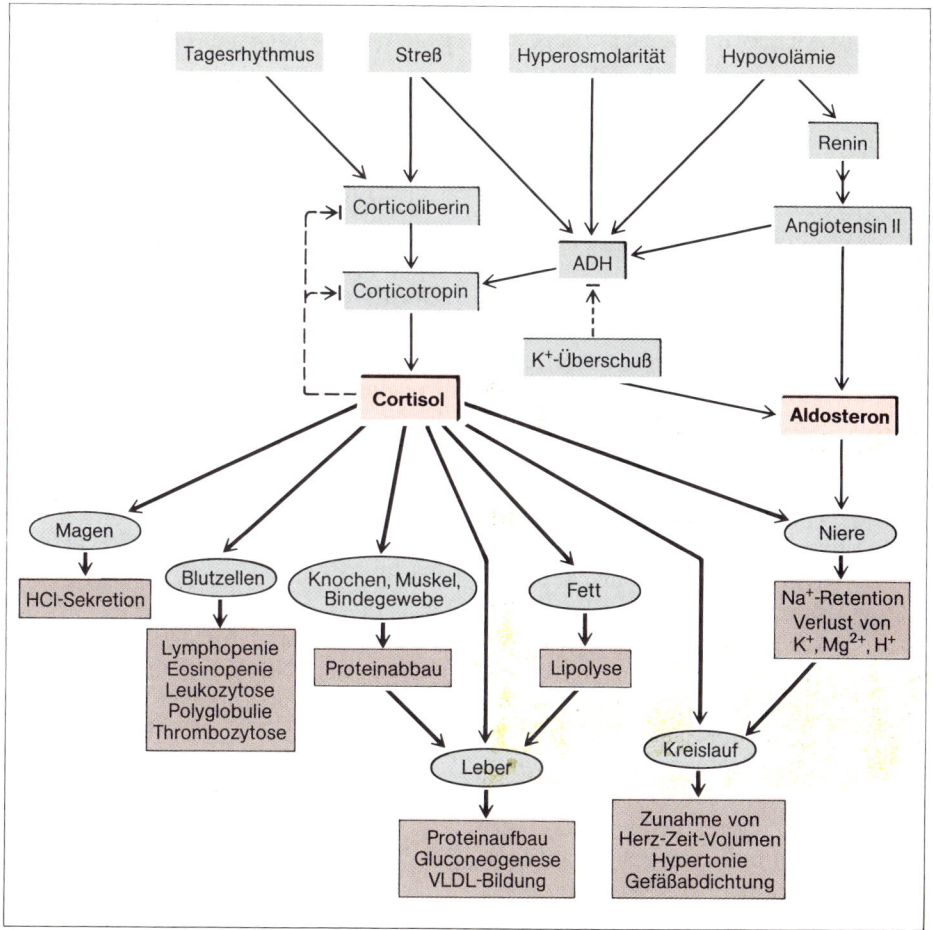

Abb. 11-4   Physiologie der Nebennierenrindenhormone **Cortisol** und **Aldosteron**. Stimulation wird mit durchgezogenen, Hemmung mit unterbrochenen Pfeilen dargestellt

Cortisol hemmt möglicherweise die Bildung von **Calcitriol** $(1,25(OH)_2D_3)$ und senkt damit die Calcium- und Phosphatkonzentration im Blut.

Schließlich übt Cortisol noch eine gewisse **mineralocorticoide Wirkung** aus. Seine Wirksamkeit beträgt dabei jedoch weniger als $1\,^0/_{00}$ derjenigen von Aldosteron. Umgekehrt entfaltet Aldosteron nur eine geringe glucocorticoide Wirkung (20 %).

Bei diesem Vergleich muß jedoch auch der unterschiedliche Plasmaspiegel berücksichtigt werden, der für Cortisol (ca. $0,3\,\mu$mol/l bzw. $10\,\mu$g/dl) mehr als 100mal höher liegt als für Aldosteron. Entspre-chend ist auch die am Tag produzierte Menge an Cortisol (ca. 0,06 mmol/die bzw. 20 mg/die) wesentlich größer als an Aldosteron (0,3 μmol/die bzw. 0,1 mg/die). Für das wichtigste adrenale Androgen Dehydroepiandrosteron liegen die entsprechenden Werte bei ca. 2 μmol/l (70 mg/dl) bzw. 0,1 mmol/die (30 mg/die). Außerdem muß bei diesem Vergleich noch die unterschiedliche Plasmaproteinbindung berücksichtigt werden (vgl. Tab. 11.4), da ja nur freies Hormon an den Rezeptor der Zelle binden kann.

Die **Wirkungen** von **Aldosteron** wurden bereits in Kapitel 6 näher beschrieben. Obgleich Aldosteron analoge Wirkungen an mehreren Epithelien (Speicheldrüsen, Darm) ausübt, spielt normalerweise nur die Wirkung am *distalen Tubulus der Niere* für den Elektrolythaushalt eine wesentliche Rolle. Hier fördert Aldosteron die Rückresorption *von Natrium sowie die Sekretion von Kalium und Wasserstoffionen*, es entstehen somit Kalium-Verlust und Alkalose. Auch Magnesium wird in verstärktem Ausmaß sezerniert.

Corticotropin (ACTH) stimuliert nicht nur die Ausschüttung von Cortisol, sondern übt auch eine trophische Wirkung auf die Nebenniere aus. Corticotropinproduzierende Tumore sowie gesteigerte Corticotropin-Ausschüttung bei einem adrenogenitalen Syndrom (vgl. Tab. 11.5) führen daher zur Hyperplasie der Nebennierenrinden. Wird umgekehrt die Corticotropinausschüttung z.B. bei einem Cortisol-produzierenden Adenom supprimiert, dann kommt es zur Atrophie des intakten Gewebes der Nebennierenrinde. Corticotropin stimuliert noch in pharmakologischen Dosen die Ausschüttung von Insulin. Ferner fördert es die Lipolyse in isoliertem Fettgewebe. Diese Wirkung wird freilich durch die antilipolytische Wirkung von Insulin abgeschwächt. Physiologische Bedeutung kommt diesen beiden Effekten wohl nicht zu. Eine gesteigerte Ausschüttung von Corticotropin bewirkt die gleichzeitige Ausschüttung von Melanotropin (s.o.). Das Hormon ruft eine *Pigmentdispersion* hervor, die gleichmäßigere Verteilung der Pigmente führt zu einer Braunfärbung der Haut.

Die in der Nebennierenrinde gebildeten **Androgene** können unter bestimmten Voraussetzungen pathophysiologische Bedeutung erlangen. Sie stimulieren die *Entwicklung sekundärer männlicher Geschlechtsmerkmale,* also Wachstum von Skrotum und Penis (bei Frauen Wachstum von Labia maiora und Klitoris), sowie die Ausbildung der sekundären Kör-

perbehaarung bei beiden Geschlechtern. Eine weitere Wirkung von Androgenen ist die *Stimulierung von Knochenwachstum und Muskelaufbau.* Dabei wird jedoch gleichzeitig der Epiphysenschluß beschleunigt, womit das Längenwachstum zum Stillstand kommt. Eine wichtige Wirkung von Androgenen ist schließlich die *Suppression der Gonadotropinausschüttung.* Da Gonadotropine die Entwicklung und Tätigkeit der Keimdrüsen stimulieren, unterdrücken adrenale Androgene im Überschuß indirekt die Keimdrüsen. Den in den Nebennierenrinden zum Teil gebildeten Gestagenen (z.B. Progesteron) und Östrogenen kommt quantitativ keine Bedeutung zu, sie werden erst im übernächsten Kapitel besprochen.

Störungen sind für alle drei Komponenten der Nebennierenhormone bekannt und zwar kommen jeweils Überproduktion und Unterproduktion vor.

11.3.2   Überschuß an Glucocorticosteroiden

Ursache für eine Überproduktion von Glucocorticosteroiden kann ein Cortisol-produzierender Tumor in einer Nebennierenrinde (primäres Cushing-Syndrom), ein Corticotropin-produzierender Tumor in der Hypophyse (Morbus Cushing), oder eine gesteigerte Ausschüttung von *Corticoliberin* aus dem Hypothalamus sein. Die letzteren beiden Ursachen (sekundäre Cushing-Syndrome) führen zu einer bilateralen Hyperplasie der Nebennierenrinde. Corticosteroide oder Corticotropin können schließlich auch in Tumoren anderer Gewebe (Ovar, Testis, kleinzelliges Bronchialkarzinom) gebildet werden. Vor allem aber werden synthetische Glucocorticoide zur Therapie verschiedener Erkrankungen (z.B. zur

Immunsuppression, vgl. 4.1.2) vom Arzt verabreicht.

Entsprechend den Überlegungen in Absatz 11.1.1 sind die Corticotropinspiegel bei Cortisol-produzierenden Tumoren oder bei exogener Zufuhr von Corticoiden niedrig, da die Ausschüttung von Corticoliberin und Corticotropin durch Cortisol gehemmt wird. Werden einem Patienten ohne Cushing-Syndrom 2 mg *Dexamethason* verabreicht, ein synthetisches Glucocorticoid, das besonders stark die Freisetzung von Corticoliberin oder Corticotropin hemmt, so wird beim Gesunden die Ausschüttung weiterer endogener Glucocorticosteroide gehemmt. Bei einem Nebennierentumor, einer hypothalamischen „Sollwertverstellung" oder einem Hypophysentumor ist dagegen keine Abnahme der Glucocorticosteroidproduktion zu erwarten. Der **Diagnose** dienen ferner die Bestimmung von Corticotropin sowie der Stimulationstest mit Lysin-Vasopressin (ADH-Analog, stimuliert Corticotropinausschüttung).

Ein Überschuß an Glucocorticosteroiden führt wegen der **Auswirkung** auf den Kohlenhydratstoffwechsel zu verminderter Glucose-Utilisation und Neigung zu **Hyperglykämie** und *Diabetes mellitus* (Steroiddiabetes). Bei Verabreichung größerer Mengen Glucose (Glucosetoleranztest) steigt der Plasmaspiegel von Glucose stärker an als beim Gesunden. Steigt die Plasmaglucosekonzentration über die Nierenschwelle, so wird Glucose im Urin ausgeschieden. Osmotische Diurese mit Polyurie ist die Folge. Um eine Dehydration zu verhindern, muß der Patient mehr Flüssigkeit zu sich nehmen (Polydipsie).

Die **Stimulation der Lipolyse** führt ferner zur *Hyperlipidacidämie und indirekt zur gesteigerten Bildung von VLDL.* Dadurch wird die Gefahr sklerotischer Gefäßerkrankungen hervorgerufen. Ferner kommt es zu einer Umverteilung des Fettgewebes (vgl. 10.1.5): Die Extremitäten sind dünn und fettfrei, während am Rumpf und Kopf vermehrt Fett abgelagert wird, es entstehen *Vollmondgesicht, Büffelnacken und Stammfettsucht.*

Die Substanzabnahme der Extremitäten ist nicht nur Folge peripherer Lipolyse, sondern auch Folge **Eiweiß-kataboler Wirkung** von Cortisol. Der Verlust an Muskeleiweiß macht sich in *Muskelschwäche* bemerkbar, der Abbau von Knochengrundsubstanz äußert sich in *Osteoporose,* der Einfluß auf das Unterhautbindegewebe in sogenannten *Striae distensae,* die Beeinträchtigung des Gefäßbindegewebes in *Purpura.*

Die Hemmung der Schleimproduktion im Magen und die Förderung der Salzsäuresekretion begünstigt die Entwicklung von **Magenulcera.**

Schließlich erlangt der Einfluß auf das **Blut-bildende System** pathophysiologische Relevanz. *Polyglobulie* erhöht die Viskosität des Blutes, *Thrombozytose* die Gerinnungsbereitschaft.

Die Zunahme der neutrophilen Granulozyten fördert zwar die Sofortabwehr gegen Bakterien, durch die Suppression der Lymphopoese wird jedoch die **Immunabwehr** geschwächt und die Resistenz gegen Infektionskrankheiten vermindert.

Die Sensibilisierung der Peripherie für Catecholamine und die mineralocorticoide Wirkung (s.u.) führen zur Entwicklung einer **Hypertonie.** Mit der Neigung zur Hyperlipidämie (s. oben) begünstigen diese Veränderungen das Auftreten von Arteriosklerose, Thrombose und letztlich von Gefäßverschlüssen.

Nicht geklärt ist der Mechanismus psychischer und im EEG objektivierbarer Hirn-organischer Veränderungen verschiedenster Ausprägung (endokrines **Psychosyndrom**).

Bei Kindern wird schließlich durch gesteigerte Glucocorticosteroidkonzentration das **Wachstum** eingeschränkt.

11.3.3 Überschuß an Mineralocorticosteroiden

Ursache einer gesteigerten Produktion von Mineralocorticosteroiden kann die exzessive Ausschüttung von Corticotropin im Rahmen eines **Cushing-Syndroms** sein.

Auch bei einigen **Enzymdefekten** ist die Mineralocorticosteroidaktivität erhöht, da die Unfähigkeit, Cortisol bilden zu können, die negative Rückkoppelung der Corticotropinausschüttung unterbindet. Corticotropin stimuliert bereits den ersten Schritt der Steroidhormonsynthese, bewirkt also eine Überproduktion der Vorstufen, welche zum Teil mineralocorticoide Wirkungen entfalten können.

Schließlich kann eine primäre Überproduktion durch einen Aldosteronproduzierenden *Tumor* entstehen. Dabei spricht man von einem **Conn-Syndrom.**

Alle genannten Formen sind unabhängig vom wichtigsten Regulator der Aldosteron-Produktion, dem **Renin-Angiotensin-System.** Da primärer oder Corticotropin-bedingter Hyperaldosteronismus Hypervolämie zur Folge hat, ist die *Reninausschüttung* in diesen Fällen *gesenkt* (Abb. 11-4). Wesentlich häufiger tritt ein Hyperaldosteronismus in Form eines *sekundären Hyperaldosteronismus* auf. *Hypovolämie* aus verschiedensten Ursachen (Ödeme, Blutverlust) sowie *verminderte renale Gefäßfüllung* (z.B. Nierenarterienstenose) stimulieren die Freisetzung von Renin, das über Angiotensin die Aldosteronausschüttung auslöst.

Hyperaldosteronismus kann schließlich Folge eines **Kaliumüberschusses** sein. Wenn nicht gleichzeitig eine Hypovolämie vorliegt, ist dabei die Reninkonzentration normal oder niedrig.

Auswirkung eines Überschusses an Mineralocorticosteroiden ist gesteigerte Natriumresorption in der Niere. Eine massive Hypernatriämie wird durch Reaktion der Osmorezeptoren mit Stimulation der ADH-Ausschüttung weitgehend verhindert. Es entwickelt sich dafür eine **Hypervolämie** und auf diese Weise **Hypertonie.** Hypervolämie und Hypertonie sind freilich nur geringgradig, Ödeme entwickeln sich meist nicht. Die Ursache liegt möglicherweise darin, daß u.a. der atriale natriuretische Faktor (vgl. 6.1.7) bei Hypervolämie die Wirkung von Aldosteron auf die Natriumresorption egalisiert (sog. *escape-Phänomen).* Die zunächst geringgradige Hypertonie erlangt jedoch trotzdem hohe pathophysiologische Bedeutung, da sich zur Volumenhypertonie innerhalb von einigen Wochen ein Widerstandshochdruck gesellen kann, der in Form eines Circulus vitiosus sehr bald massive Schäden setzt (vgl. 2.2.3).

Durch den Kaliumverlust bei Hyperaldosteronismus entsteht **Hypokaliämie** mit entsprechenden Störungen der Erregungsbildung und -leitung im Herzen. Muskelschwäche, Obstipation, Beeinträchtigung der Funktionen des distalen Nephrons (vgl. 6.1.8) und **Alkalose.** Die **Hypomagnesiämie** führt zu *Störungen der Erregungsrückbildung an erregbaren Strukturen,* was sich vor allem in tetanischen Muskelkrämpfen äußern kann. Unterstützend wirkt dabei die Alkalose, welche die Konzentration freien *Calciums* senkt.

11.3.4 Überschuß an Androgenen

Ursache einer gesteigerten Produktion von Androgenen in der Nebennierenrinde (adrenogenitales Syndrom = AGS) können *Enzymdefekte* sein, welche die Bildung von Glucocorticosteroiden einschränken (vgl. Tab. 11-5). Weitaus am häufigsten (ca. 95 %) liegt ein Defekt der 21-Hydroxylase vor. Durch Enthemmung der Corticotropin-Ausschüttung kommt es zur gesteigerten Bildung der z.T. androgen wirksamen Vorstufen. Auch *Nebennierenrindentumore* können, allerdings sehr selten, Androgene oder sogar Gestagene und Östrogene in exzessiven Mengen bilden.

Auswirkung gesteigerter Androgenproduktion ist bei unbehandelten präpubertären männlichen Patienten zu frühzeitiges Auftreten der äußeren Geschlechtsmerkmale (Peniswachstum, Behaarung). Durch die Hemmung der Gonadotropinausschüttung ist jedoch die Entwicklung der Testis verzögert (*Pseudopubertas praecox*). Bei weiblichen Patienten wird gleichfalls die Entwicklung männlicher Geschlechtsmerkmale (Wachstum von Klitoris und Labia maiora, Behaarung) gefördert *(Virilisierung)* und die Entwicklung des Ovars gebremst. Die Unterdrückung der Gonadotropine führt zu Störungen in Bildung und Abstoßung der Uterusschleimhaut *(Amenorrhoe)*. Die Zeugungsfähigkeit (Potentia generandi) ist herabgesetzt. In beiden Geschlechtern werden ferner Muskelaufbau und Knochenwachstum stimuliert, vorzeitiger Schluß der Epiphysenfugen führt jedoch zu *Minderwuchs,* wenn die Androgene vor Abschluß des Längenwachstums erhöht sind.

11.3.5 Mangel an Glucocorticosteroiden

Eine herabgesetzte Produktion von Glucocorticosteroiden kann ihre **Ursache** in der Nebennierenrinde haben (**primärer Hypocortisolismus**). Dabei können die Nebennieren zerstört (Entzündungen, Blutungen, Tumoren, selten Amyloidose, Hämochromatose) oder aufgrund eines Cushing-Syndroms entfernt sein. Der Cortisolmangel beim AGS wurde bereits erwähnt. Schließlich kann die Nebenniere fehlen oder unterentwickelt sein. Bei chronischer primärer Nebennierenrindeninsuffizienz spricht man von einem *Morbus Addison.* Dabei sind alle Hormone der Drüse in Mitleidenschaft gezogen. Liegt die Ursache der verminderten Cortisolproduktion in der Nebennierenrinde selbst, so ist der Corticotropinspiegel wegen fehlender negativer Rückkoppelung gesteigert.

Umgekehrt kann die *Hypophyse insuffizient,* oder die *Freisetzung von Corticoliberin gestört* sein (**sekundärer Hypocortisolismus**). Von hoher klinischer Relevanz ist die Tatsache, daß bei länger dauernder Suppression der Corticotropinfreisetzung durch hohe Cortisolspiegel die Bildung von Corticotropin bei plötzlichem Absinken der Cortisolspiegel nur sehr allmählich einsetzt. *Nach einer Langzeittherapie mit Glucocorticoiden verbietet sich daher ein plötzliches Absetzen,* und nach einer einseitigen Adrenalektomie wegen eines Cortisol-produzierenden Tumors muß Cortisol in langsam fallenden Dosen substituiert werden, bis die Hypophyse wieder Corticotropin bildet und die kontralaterale Nebennierenrinde zur Cortisolproduktion stimuliert.

Eine Unterscheidung zwischen primärem und sekundärem Hypocortisolismus ist wiederum durch die Bestimmung von Corticotropin möglich, das bei primärem Hypocortisolismus vermehrt ausgeschüttet wird (Pigmentierung des Addison-Patienten). Ferner kann versucht werden, durch verschiedene Substanzen die Cortisolproduktion zu stimulieren. Die Verabreichung von Corticotropin bewirkt bei hypothalamisch oder hypophysär bedingtem Hypocortisolismus zu Beginn der Erkrankung noch ein Ansteigen der Cortisolausschüttung, bei primärem Hypocortisolismus bleibt sie ohne Erfolg. Lysin-Vasopressin mit Corticoliberin-Wirkung führt bei hypothalamischer Ursache zur Cortisolausschüttung, bei defekter Hypophyse oder Nebenniere zeigt es keinen Effekt. Auf Hypoglykämie (Insulin-Verabreichung) kommt es nur dann zur Cortisolausschüttung, wenn alle drei Glieder – Hypothalamus, Hypophyse und Nebennierenrinde – funktionsfähig sind, so daß dieser Test die globalste Möglichkeit zum Ausschluß einer Nebennierenrindeninsuffizienz darstellt. Eine analoge Aussage erlaubt Methyrapon (Metopiron), eine Substanz, welche 11-β-Hydroxylase hemmt, den Cortisolspiegel senkt und damit die Rückkopplung unterbindet.

Auswirkung eines Mangels an Glucocorticosteroiden ist wegen der gesteigerten Glykolyse *Hypoglykämie*. Deren Wirkungen auf das ZNS lösen Heißhunger, Angst und Stimulierung des Sympathicus aus (Tachykardie, Schweißausbruch). Schwere oder gehäuft auftretende Hypoglykämien ziehen eine globale *Schädigung des ZNS* nach sich, dessen Energiezufuhr nicht mehr gesichert ist. Trotz Wegfalls der lipolytischen und katabolen Wirkung von Glucocorticoiden kommt es zu *Muskelschwund, Eiweiß- und Fettabbau* mit *Gewichtsverlust* sowie Ketoacidose. Ursache ist wohl die Mobilisierung anderer lipolytischer und kataboler Hormone durch die Hypoglykämie (vor allem Adrenalinausschüttung und Hemmung der Insulinausschüttung). Die Gewichtsabnahme ist freilich zu einem großen Teil auf Flüssigkeitsverluste wegen des gleichzeitigen Aldosteronmangels zurückzuführen. Durch Wegfall von Cortisol kann die *Magensäuresekretion vermindert sein.* Im Blutbild sind *Anämie, Leukopenie, Eosinophilie* und *Lymphozytose* nachweisbar. Liegt eine primäre Nebennierenrindeninsuffizienz vor, so führt der Ausfall von Cortisol zu gesteigerter Ausschüttung von Corticotropin, Begleiterscheinung ist eine *Braunfärbung der Haut.* Bei sekundärem Hypocortisolismus ist die Haut hingegen eher blaß.

11.3.6   Mangel an Mineralocorticosteroiden

Ursache einer *verminderten Aldosteronproduktion* ist meist ein *Morbus Addison,* also eine generalisierte Nebennierenrindeninsuffizienz. Darüber hinaus ziehen einige Formen des adrenogenitalen Syndroms (AGS) einen Mangel an Mineralocorticosteroiden nach sich (sog. AGS mit SVS = Salzverlustsyndrom, vgl. Tab. 11-5). Die regulativ verminderte Aldosteronausschüttung bei Hypervolämie, Hypokaliämie oder geringen Reninspiegeln kann per se nicht als Störung bezeichnet werden. Bei einem seltenen genetischen Defekt ist die Ansprechbarkeit des distalen Nephrons auf Aldosteron herabgesetzt (Pseudohypoaldosteronismus).

Auswirkungen eines Mangels an Mineralocorticoiden sind *Salzverlust, Hypovolämie bzw. hypotone Dehydration.* Die Abnahme des Extrazellulärvolumens löst *Hypotonie* und *Leistungsherabsetzung,* die intrazelluläre Volumenzunahme *Kopfschmerzen und Bewußtseinsstörungen* aus. Die *Hyperkaliämie* führt ferner zu Störungen in der Erregungsbildung und -leitung im Herzen, zu *Muskelkrämpfen* und *zentralnervösen Störungen.* Gleichzeitig entsteht eine Acidose. Hypermagnesiämie wiederum kann Erbrechen, Muskelschwäche und Herzstillstand auslösen.

11.3.7   Mangel an adrenalen Androgenen

Ursachen einer verminderten adrenalen Androgenproduktion können einige Enzymdefekte oder ein Morbus Addison sein.

Auswirkungen eines Mangels an Androgenen sind *Muskelschwund* und -*schwäche.* Der Wunsch (*Libido*) und die Fähigkeit zum Geschlechtsverkehr (*Potentia coeundi)* sind herabgesetzt, ebenso die Ausbildung *sekundärer Geschlechtsmerkmale.* Bei der Frau tritt ein Verlust an Pubes- und Axillarbehaarung auf.

11.4 Keimdrüsen

11.4.1 Testis

Die Tätigkeit der Sexualorgane steht in beiden Geschlechtern unter der Kontrolle der beiden Gonadotropine **Follitropin** (früher Follikel-stimulierendes Hormon, FSH) und **Lutropin** (früher luteinisierendes Hormon, LH). Die Ausschüttung der Gonadotropine wird wiederum durch Gonadoliberin (GnRH) aus dem Hypothalamus stimuliert (Abb. 11-5). Pulsatile Ausschüttung (ca. alle 2 h) von Gonadoliberinen stimuliert die Freisetzung von Gonadotropinen. Bei kontinuierlich gesteigerter Gonadoliberinkonzentration werden die Gonadotropin-produzierenden Zellen freilich unempfindlich („down regulation" der Rezeptoren, vgl. 11.1.1). und die Gonadotropin-Ausschüttung nimmt ab. Darauf beruht die „kastrierende Wirkung" exogen zugeführter Gonadotropinanaloga wie des Buserilin (vgl. Tab. 11-2). Die Gonadotropinausschüttung wird durch Endorphine und Dopamin gehemmt.

Gonadoliberine hemmen – unabhängig von ihrem Effekt auf die Gonadotropinausschüttung – direkt die Bildung von Sexualhormonen in den Leydigschen Zwischenzellen und im Ovar. Diese und einige extragenitale Wirkungen sind aber möglicherweise (patho)physiologisch bedeutungslos.

Lutropin regt die Leydigschen Zwischenzellen des Hodens zur Bildung und Ausschüttung der testikulären Androgene an. Wichtigstes Androgen ist **Testosteron**. Allerdings ist Testosteron in einigen Geweben nicht selbst, sondern als – an der Doppelbindung in Stellung 5 hydriertes Derivat – 5α-Dihydrotestosteron wirksam. Im Hoden werden neben Androgenen auch Östrogene gebildet. Außerdem wird Testosteron peripher z. T. zu Östrogenen abgebaut. Umgekehrt werden Androgene nicht ausschließlich im Hoden, sondern auch in der Nebennie-

renrinde gebildet, wie ja im vorausgehenden Kapitel erörtert wurde (Syntheseschritte für Testosteron s. Abb. 11-3). Der Testosteronplasmaspiegel ist also kein sicheres Maß für die endokrine Funktion des Hodens. Die u.a. beim Abbau von Androgenen entstehenden 17-Ketosteroide (vgl. 11.3.1) kommen normalerweise vorwiegend aus der Nebennierenrinde.

Follitropin (FSH) fördert die Bildung von **Androgen-bindendem-Protein** (ABP) und von **Inhibin** (einem Glykoprotein) in den Sertolizellen des Hodens. ABP bindet Testosteron in den Sertolizellen. Inhibin hemmt die Ausschüttung von Follitropin (FSH). Ein Dimer von Inhibin (sog. Activin) fördert hingegen die Ausschüttung von Follitropin.

Die **Wirkungen** des Testosterons sind gleichfalls in Abb. 11-5 dargestellt. Wie bereits im vorhergehenden Kapitel beschrieben, wirken die Androgene *anabol*, fördern die *Entwicklung der Muskulatur* und des *Knochenwachstums*. Ihre Wirkung auf die Knochenreifung führt jedoch zum *Schluß der Epiphysenfugen*. In der Niere erzielen die Androgene eine *Retention von Natrium, Kalium, Calcium, Chlor und Phosphat*. Ferner fördern sie die *Erythropoese* (vgl. 4.3.3), führen zu einer Verdickung der Epidermis und stimulieren die Talgdrüsen der Haut.

Entscheidend ist die Rolle der Androgene bei der **Geschlechtsdifferenzierung**: Unter dem Einfluß der Androgene werden das Wachstum von Penis (bei der Frau Klitoris) und Skrotum (bei der Frau Labia maiora) gefördert. Testosteron und ein ebenfalls in der Testis gebildetes Glykoprotein, das sog. Antimüllerhormon drängen dabei die *Entwicklung von Uterus, Vagina, Labia minora* und Brustdrüsen zurück. Unter dem Einfluß der Androgene treten *männliche Körperbehaarung* und *Stimmbruch* auf. Schließlich macht sich der Einfluß auf die *Psyche* bemerkbar (u.a. stärkere Aggressivität). Eine maskulinisierende Prägung durch

Androgene erfährt das Gehirn bereits vor der Geburt. Intrauteriner Mangel an Androgenen soll eine Ursache männlicher Homosexualität sein.

Testosteron stimuliert die Sekretionstätigkeit der **Samenblase**, welche unter anderem Fructose, Prostaglandine und Fibrinogen dem Ejakulat beimischt. Auch die Entwicklung und Sekretionstätigkeit der **Prostata** ist Testosteronabhängig. Das Prostatasekret enthält vor allem *saure Phosphatase* und *Proteasen*. Die Aktivität dieser Enzyme vermindert die *Viskosität des Ejakulates,* eine wichtige Voraussetzung für die Befruchtung. Auch für die Spermiogenese in den **Tubuli seminiferi** und die Spermienreifung im **Nebenhoden** ist die Anwesenheit von Testosteron erforderlich. Für die Wirkung auf die Spermiogenese ist bedeutsam, daß die Testosteronkonzentration an den Tubuli seminiferi normalerweise ein Vielfaches der Plasmakonzentration erreicht, als Folge der Produktion von Testosteron in den benachbarten Leydig'schen Zwischenzellen.

Störungen der Androgenbildung können auf jedem Niveau auftreten. Die Ursache einer verminderten Testosteronausschüttung kann im Hypothalamus (*Mangel an Gonadoliberin),* in der Hypophyse (keine Ausschüttung von *Follitropin oder Lutropin* trotz Stimulation durch den Hypothalamus) oder im Hoden selbst liegen.

Auch bei hypothalamischer oder hypophysärer Ursache ist der Hoden atrophisch (**hypogonadotroper Hypogonadismus),** da die stimulierende Wirkung der Gonadotropine fehlt. Bei primärem Defekt im Hoden selbst sind die Gonadotropine wegen Abnahme von Inhibin und Testosteron gesteigert. Ist der Hypogonadismus nicht primär durch den Hoden bedingt, kann durch Injektion von Gonadotropinen eine Steigerung der Testosteronbildung und Ansteigen des Testosteronspiegels im Blut erzwungen werden. Eine verminderte Gonadotropinausschüttung kann genetisch bedingt sein, bei schwerer physischer oder psychischer Belastung (Gonadoliberinmangel), bei Morbus Cushing (vgl. 11.3.3) und bei Zerstörung der Hypophyse durch *Blutungen, Entzündungen, Hämochromatose* oder einen *Hypophysentumor* auftreten.

Von besonderer pathophysiologischer Relevanz ist die Suppression der Gonadotropinausschüttung durch stark erhöhte Androgenkonzentrationen, wie sie z.B. beim **adrenogenitalen Syndrom** auftreten. Die Hemmung der Follitropinausschüttung durch exogene Androgene führt zur verminderten Produktion von Testosteron in den Leydig'schen Zwischenzellen. Damit kann trotz gesteigerter Plasmakonzentration die Konzentration von Testosteron an den Tubuli seminiferi abnehmen (s.o.).

Auch eine verminderte Testosteronproduktion kann auf **Enzymdefekte** zurückzuführen sein (vgl. Tab. 11-5 und Abb. 11-3).

Natürlich kann eine verminderte Testosteronproduktion auch durch Schädigung des Hodens auftreten (**primärer Hypogonadismus).** Ursachen sind dabei *Entzündungen* (z.B. Orchitis bei Mumps-Infektionen), *fehlende Deszendierung* des Hodens (Kryptorchismus, sekundäre Schädigung durch die zu hohe Temperatur im Bauchraum), *Verletzung, Entfernung* (Kastration) oder *Tumoren.* Ferner kommt ein Hypogonadismus bei Chromosomenanomalien vor (z.B. XXY = Klinefelter Syndrom, vgl. 11.4.3). Bei Hyperprolactinämie ist die Ansprechbarkeit des Hodens auf Gonadotropine herabgesetzt. Die Testosteronproduktion ist ferner bei Operationen, Leber- und Nierenerkrankungen eingeschränkt.

Schließlich kann bei normaler Testosteronproduktion dessen Wirkung durch fehlende Konversion zu 5α-Dihydrotestosteron (Mangel an 5α-Reductase), durch defekte Androgenrezeptoren oder

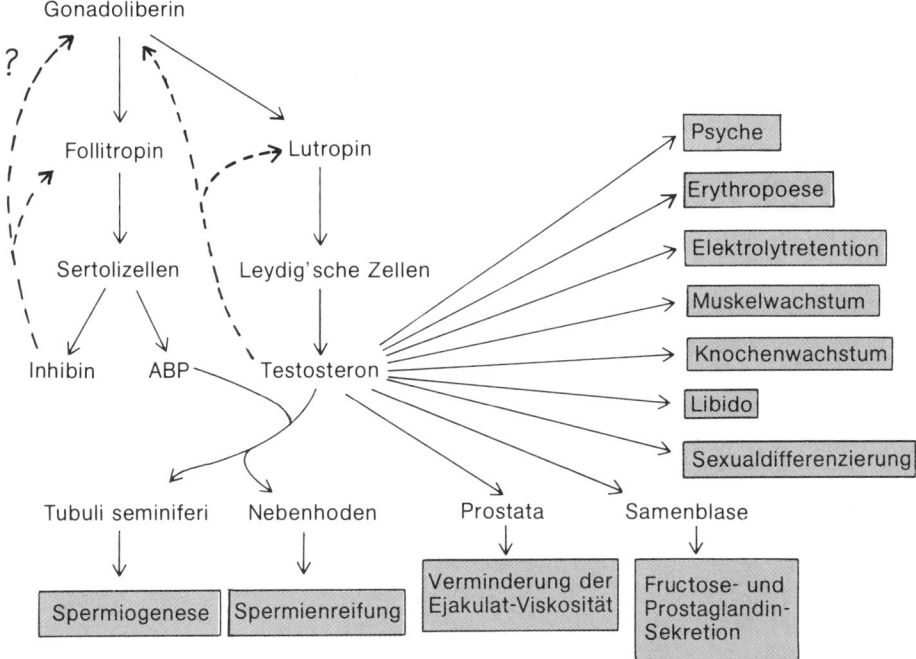

Abb. 11-5 **Physiologie von Testosteron.** Stimulation wird mit durchgezogenen, Hemmung mit unterbrochenen Pfeilen dargestellt. (ABP = Androgen-bindendes Protein)

durch Substanzen unterbrochen werden, welche Rezeptoren für Testosteron blockieren, ohne dessen Wirkung auszuüben (Cyproteron(acetat), Spironolacton, Cimetidin u.a.).

Die Testosteronproduktion nimmt normalerweise im **Alter** ab, die von Östrogenen zu. Die Östrogene stimulieren die Bildung von Sexualhormon-bindendem Globulin im Blut, das im Alter gleichfalls zunimmt. Dadurch sinkt weiter der Anteil an freiem Testosteron im Blut.

Die **Auswirkungen eines Testosteronmangels** sind altersabhängig und direkt aus dessen Wirkungen ableitbar. Die Geschlechtsdifferenzierung bzw. Vermännlichung bleibt aus, das Knochenwachstum und der Epiphysenschluß werden verlangsamt, bzw. es kommt zu frühzeitiger Osteoporose. Die Muskelmasse nimmt ab. Die Funktion der Sexualorgane ist unterbunden, die *Libido* verschwindet (Eunuchoidismus = Hypogo-

nadismus mit typischen Skelettproportionen, d.h. Überlänge der Extremitäten). Die Patienten sind häufig steril. Bei selektivem (genetisch bedingtem) Ausfall der Lutropinausschüttung ist jedoch trotz Mangel an Testosteron die Zeugungsfähigkeit erhalten (fertile Eunuchen). Bei niedrigem Verhältnis von Testosteron/Östrogenen kommt es häufig zum Wachstum der Brustdrüse (Gynäkomastie).

Die **Auswirkungen eines Überschusses** an Androgenen, wie er bei einem adrenogenitalen Syndrom oder bei einem Androgen-produzierenden Tumor vorkommt, wurden bereits im vorausgehenden Abschnitt beschrieben.

11.4.2 Ovar

In den weiblichen Keimdrüsen werden in erster Linie zwei Klassen von Hormonen gebildet, die **Östrogene** und die **Gestagene**. Struktur und Vorstufen der Hormone sind bereits in Abb. 11-3 dargestellt.

Wie die männlichen stehen auch die weiblichen Sexualhormone unter der Kontrolle von **Gonadotropinen** (vgl. 11.4.1). Follitropin stimuliert im Ovar die Reifung von Follikeln. Die Follikel bilden Östrogene, deren Produktion somit durch Follitropin gefördert wird. Lutropin stimuliert die Ovulation und die Umwandlung der Follikelzellen in den Gelbkörper. Im Gelbkörper erfolgt die Bildung von Gestagenen (Progesteron), dessen Ausschüttung somit von Lutropin abhängig ist (vgl. Abb. 11.6). Unter dem Einfluß von Gonadotropinen werden im Ovar auch Androgene gebildet.

Im Ovar werden noch weitere Hormone gebildet, wie **Inhibin**, **Relaxin**, Oxytocin, ADH. Inhibin hemmt die Gonadotropinfreisetzung, Relaxin lockert die Symphyse und die Cervix uteri (Geburtserleichterung). Die (patho)physiologische Bedeutung von ovariellem Oxytocin (vgl. 11.2.2) und ADH (vgl. 11.2.1) ist unklar.

Die Ausschüttung der weiblichen Sexualhormone unterliegt einem **Zyklus:** Unter dem Einfluß pulsatiler Gonadoliberinfreisetzung (vgl. 11.4.1) bildet die Hypophyse *Gonadotropine,* wobei Follitropin die Follikelreifung und Östrogenbildung stimuliert. *Östrogene* sensibilisieren nun zunehmend die Hypophyse für Gonadoliberin, die Hypophyse schüttet mehr Follitropin aus, wodurch wiederum die Östrogenausschüttung gefördert wird. Der positive Feedback führt zur Steigerung der Konzentrationen von Gonadotropinen und Östrogenen und zur Reifung der Follikel bis eine Ovulation erfolgt. Nun setzt die Hemmung der Gonadotropinfreisetzung durch die *Gestagene* ein. Zusätzlich schlägt die Stimulation der Gonadotropinfreisetzung durch Östrogene in Hemmung um, so daß die Gonadotropinausschüttung sistiert, die Stimulation der Östrogen- und Progesteronausschüttung entfällt, womit die Ausschüttung auch dieser Hormone herabgesetzt wird. Die Enthemmung der Hypophyse schafft die Voraussetzung für ein erneutes Ansteigen von Follitropin. Der Zyklus wird beim Primaten (im Gegensatz zur Ratte) nicht durch einen Zeitgeber im Hypothalamus diktiert.

Kommt es zur **Befruchtung eines Eies,** so bildet die Placenta des Keimlings zunächst ein Gonadotropin (*Choriongonadotropin*), welches die weitere Produktion von Gestagenen im Gelbkörper stimuliert, schließlich bildet die Placenta selbst Gestagene. Dabei bildet die Placenta aus Pregnenolon oder Cholesterin von der Mutter Progesteron, welches sowohl in den mütterlichen als auch in den kindlichen Kreislauf übertritt. In der Nebenniere des Kindes wird Dehydroepiandrosteron gebildet, aus dem wiederum in der Placenta Östrogene synthetisiert werden, welche in den mütterlichen Kreislauf gelangen (fetoplacentare Einheit). Die Östrogene sind im mütterlichen Blut diagnostisch nachweisbar.

Die **Geburt** wird wahrscheinlich durch die Ausschüttung von *Corticotropin* aus der Hypophyse des Kindes eingeleitet: Die Produktion von Corticosteroiden im Fetus führt zur Hemmung der Progesteronsynthese in der Placenta, der Abfall von Progesteron steigert die Motilität des Uterus und löst somit die Geburt aus.

Die **Wirkungen** der Östrogene und Gestagene sind in Abb. 11-6 dargestellt.

Östrogene stimulieren das Wachstum der Labia minora, der Vagina und des Uterus. In der **Vagina** fördern Östrogene die Proliferation, Gestagene die Abschilferung Glykogen-reicher Epithelzellen. Der Abbau von Glucose aus dem Glykogen zu Milchsäure durch die sog. Döderlein-Bakterien bewirkt eine Ansäuerung

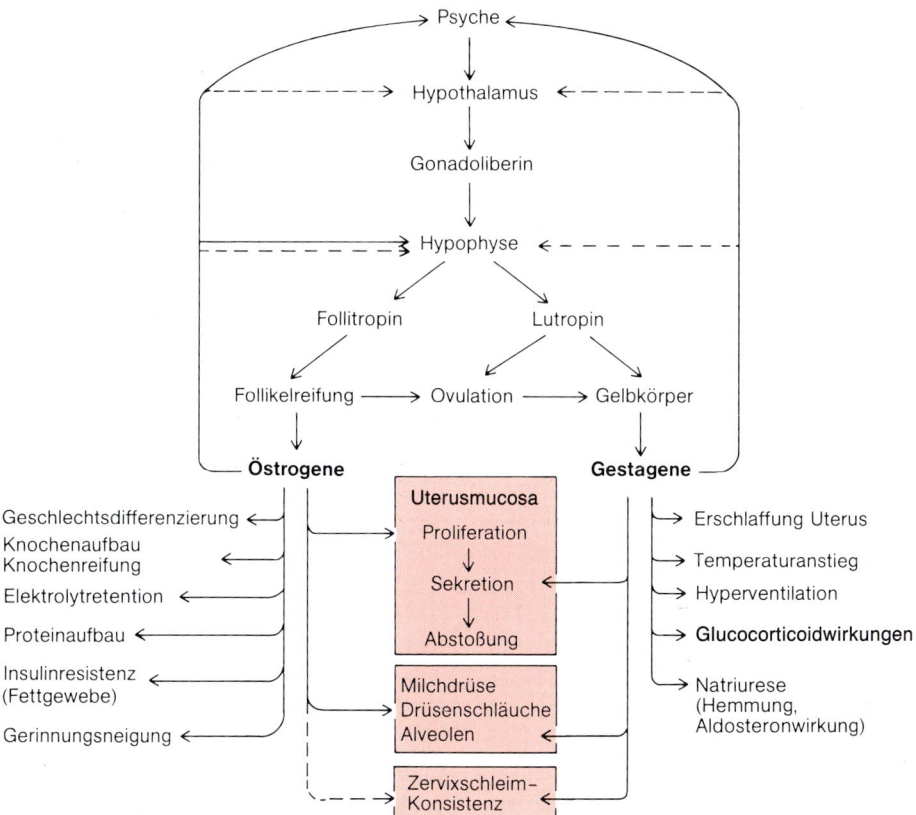

Abb. 11-6 **Physiologie weiblicher Geschlechtshormone.** Stimulation wird mit durchgezogenen, Hemmung mit unterbrochenen Pfeilen dargestellt. Je nach Konzentration können Östrogene die Ausschüttung von Gonadotropinen fördern oder hemmen

der Vagina, wodurch ein gewisser Schutz vor pathogenen Keimen erreicht wird.

Im **Uterus** stimulieren Östrogene das Wachstum *(Proliferation), Gestagene* die Reifung und Tätigkeit der Schleimhaut *(Sekretionsphase).* Eine Abnahme der Hormonspiegel für Östrogene und Gestagene führt zur Abstoßung der Uterusschleimhaut. Durch den Zyklus wird gewährleistet, daß die Beschaffenheit der Uterusschleimhaut nach der Ovulation die Implantation eines befruchteten Eies ermöglicht. Östrogene öffnen, Gestagene verschließen den Muttermund. Östrogene setzen die Zervixschleimkonsistenz herab und begünstigen auf diese Weise ein Eindringen der Spermien in den Uterus,

während Gestagene die Konsistenz des Zervixschleims heraufsetzen.

Östrogene und Gestagene fördern das Wachstum der **Milchdrüse**, d.h. der Drüsenschläuche (Östrogene) und Alveolen (Gestagene).

Wesentliche **extragenitale Wirkungen der Östrogene** sind die Stimulierung von *Knochenwachstum* und *-reifung,* aber auch des Epiphysenschlusses. Östrogene fördern die Bildung von Calcitriol $(1,25(OH)_2D_3$, vgl. 7.1.2 und 7.2.6). In der Niere steigern sie die Resorption von Wasser und Elektrolyten und begünstigen die Einlagerung von Wasser im Gewebe. In geringem Ausmaß fördern sie den Proteinaufbau und setzen die Insulinempfindlichkeit der Peripherie herab. Sie senken LDL-Cholesterin und steigern HDL-Cholesterin (vgl. Tab. 10-11). Von besonderer klinischer Bedeutung ist die gesteigerte Neigung zu Blutgerinnung und *Thrombose* unter dem Einfluß von Östrogenen. Östrogene beeinflussen die Psyche und sind für die im weiblichen Körper typische *Fettverteilung* sowie die weibliche *Geschlechtsdifferenzierung* verantwortlich. Schließlich sensibilisieren Östrogene die Zielgewebe für Gestagene.

Die **Gestagene** steigern die *Körpertemperatur* über eine Sollwertverstellung im Hypothalamus. Der die Steigerung des Progesteronspiegels begleitende Temperaturanstieg kann als Hinweis für die erfolgte Ovulation herangezogen werden. Gestagene führen eine geringgradige Hyperventilation herbei und lösen eine mäßige Natriurese (Hemmung der Aldosteronwirkung) aus. Schließlich weisen die Gestagene eine gewisse *glucocorticoide Wirkung* auf, die sich vor allem in der Stimulierung des *Eiweißabbaus* in der Peripherie bemerkbar macht.

Störungen können sowohl die *vegetative* (d.h. Hormonproduktion) als auch *generative* Ovarialfunktion (Reifung der Eizelle und Ovulation) in Mitleidenschaft ziehen.

Etwa am Ende der 5. Lebensdekade nimmt die Funktion des Ovars laufend ab. Dabei ist zunächst v.a. die generative Funktion betroffen, es treten häufig *anovulatorische Zyklen* auf, während die Hormonproduktion noch einige Jahre weitgehend intakt bleibt. Schließlich nimmt auch die Produktion von Östrogenen und Gestagenen ab **(Klimakterium)**. Da die negative Rückkopplung wegfällt, nimmt dabei die Gonadotropinausschüttung durch die Hypophyse zu. In manchen Fällen setzt die „Alterung" des Ovars schon weit vor dem 40. Lebensjahr ein *(vorzeitige Ovarialinsuffizienz)*. Die letzte Regelblutung wird als Menopause, die Zeit danach als Postmenopause bezeichnet. Wichtigste extragenitale Auswirkungen herabgesetzter Ausschüttung von Sexualhormonen in der Postmenopause sind Zunahme von LDL-Cholesterin (vgl. 10.1.5) sowie die allmähliche Reduzierung der Knochenmasse (Osteoporose vgl. 7.2.6). Sie kann durch Östrogenzufuhr verhindert werden.

Bei einigen Patientinnen fehlen die Ovarien völlig (**Aplasie**) oder sind stark unterentwickelt (**Hypoplasie, Dysgenesie**). Sitzt der Defekt primär im Ovar, sind die Gonadotropine erhöht. Ursachen sind genetische (z.B. X0 = Turner-Syndrom, vgl. 11.4.3) oder sonstige Anlageanomalien.

Eine Hypoplasie der Ovarien kann allerdings auch Folge eines **Mangels an Gonadotropinen** sein. Hyperplasien oder Adenome in der Hypophyse verdrängen häufig die Gonadotropin-produzierenden Zellen (Akromegalie, hypothalamisches oder hypophysäres Cushing-Syndrom, Prolactinom, endokrin inaktives HVL-Adenom). Bisweilen ist der Gonadotropinmangel Teil einer generalisierten Hypophysenvorderlappen (HVL)-Insuffizienz (Entzündung, Blutungen, Tumoren). Die Gonadotropinausschüttung kann ferner durch Sexualhormone (iatrogen, adrenogenitales Syndrom, Adenome) unterdrückt sein. In den meisten Fällen liegt die Ursache für eine Ovarialinsuffizienz freilich im *Hypothalamus*. Psychische Anspannung, Mangelernährung, Entzündungen, Tumoren und einige Pharmaka (Reserpin, vgl. 11.1.1) unterbinden die Stimulation der Gonadotropinausschüttung durch den Hypothalamus. Die Produktion von Sexualhormonen im Ovar ist auch bei gesteigerten Prolactinspiegeln im Blut gehemmt (vgl. 11.2.4).

Ein Mangel an Östrogenen kann schließlich Folge von **Enzymdefekten** sein: Bekannt sind ein Defekt der

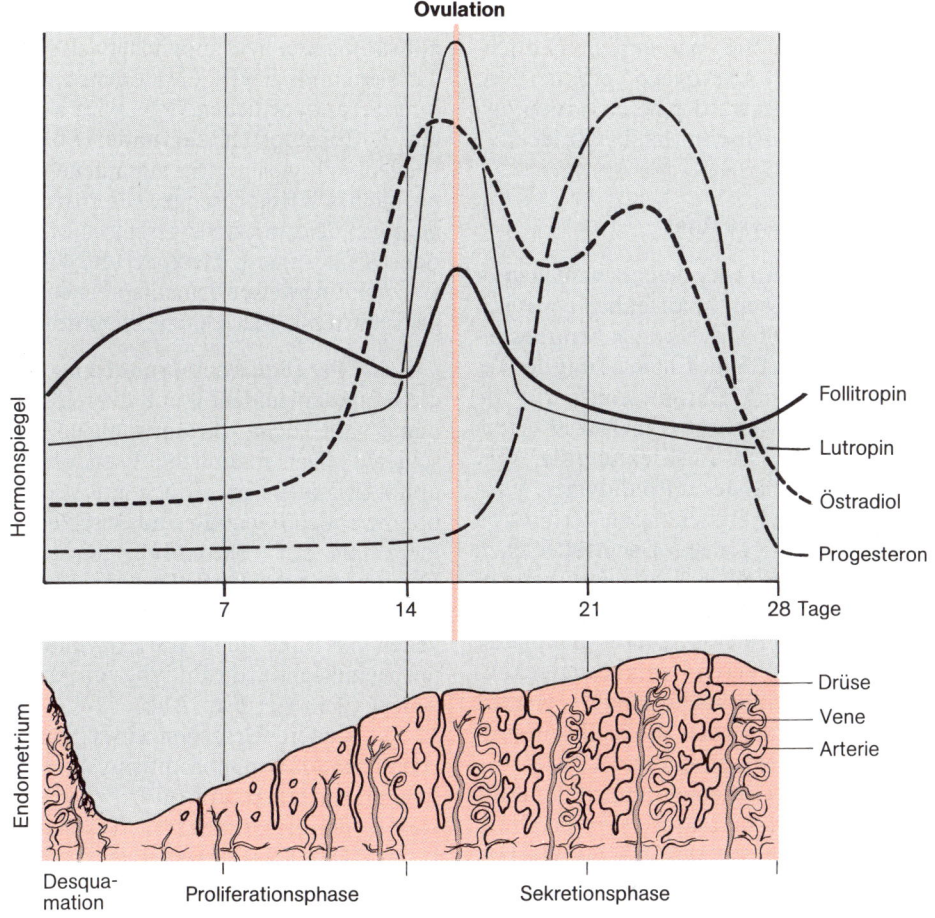

Abb. 11-7 **Der Zyklus der Frau:** Verlauf der Konzentrationen einzelner Hormone im Blut und Vorgänge in der Uterusschleimhaut

3β-Hydroxydehydrogenase (Umwandlung von 3β-Hydroxypregnenolon in Progesteron, vgl. Abb. 11-3) und ein Defekt in der Aromatisierung der Steroide (also der Umwandlung in Östrogene).

Wahrscheinlich durch fehlende Rhythmik der Gonadotropinausschüttung kommt es zu **polyzystischen Ovarien**, Regelblutungen bleiben aus (Oligo-Amenorrhoe), die Patientinnen sind steril und weisen durch leichten Androgenüberschuß männliche Körperbehaarung auf (Hirsutismus beim Stein-Leventhal-Syndrom). **Auswirkungen einer Ovarialinsuffizienz** sind *anovulatorische Zyklen* oder *Amenorrhoe. Sterilität* ist die Folge. Besteht die Insuffizienz vor Eintreten der Geschlechtsreife, bleiben die *sekundären Geschlechtsmerkmale* aus, und es entwickelt sich meist ein *Minderwuchs* (verlangsamtes Wachstum) oder Hochwuchs (verzögerter Schluß der Epiphysenfugen).

Eine **Überproduktion von Östrogenen** ist meist Folge eines Follikelzelltumors. Wirkung ist das Auftreten einer *Pseudopubertas praecox* und – wegen der unterdrückten Gonadotropinausschüttung – das Ausbleiben von Ovulationen und damit *Sterilität.* Eine Überproduktion von Gonadotropinen kann zur Pubertas praecox führen.

Tumoren im Ovar können jedoch auch andere Hormone, namentlich Corticosteroide oder Androgene, produzieren. Die Wirkungen wurden bereits in den vorausgehenden Abschnitten beschrieben.

11.4.3 Intersexualität

Die **Entwicklung der Gonadenanlagen** zu Testis oder Ovar ist offenbar genetisch bestimmt, wobei der kurze Arm des Y-Chromosoms für die Entwicklung der Testis und zwei X-Chromosomen für die normale Entwicklung von Ovarien erforderlich sind. Die Entwicklung der sog. Wolffschen Gänge zu Epididymes, Vasa deferentia und Samenblasen wird durch Androgene gefördert. Die Müllerschen Gänge entwickeln sich hingegen bei Abwesenheit von Testosteron und Antimüllerhormon zu Eileiter, Uterus und oberer Vagina. Die äußeren Genitale und sekundären Geschlechtsmerkmale werden schließlich von den Sexualhormonen kontrolliert (vgl. 11.4.1 und 11.4.2).

Das **Geschlecht** kann nun auf der Basis des Chromosomensatzes (XY oder XX), aufgrund der Gonaden (Ovar oder Testis), der inneren Genitale oder der äußeren Geschlechtsmerkmale definiert werden.

Intersexualität tritt auf, wenn sich die verschiedenen Geschlechtsmerkmale nicht eindeutig oder in unterschiedlicher Prägung ausbilden.

Ursache kann zunächst eine **Chromosomenzahlanomalie** sein, wichtigste Beispiele sind das Klinefelter-Syndrom (XXY) und das Turner-Syndrom (X0). Beim Klinefelter-Syndrom bilden sich nicht funktionsfähige Testes aus, der Mangel an Androgenen führt dann zu wenig ausgeprägt männlicher Erscheinung. Beim Turner-Syndrom bilden sich keine funktionsfähigen Ovarien aus, Genitale und äußere Erscheinung sind eher weiblich.

Auch bei normalem Chromosomensatz kann die Gonadenentwicklung uneinheitlich verlaufen. Beim **echten Hermaphroditismus** liegt möglicherweise eine Translokation des für die Hodenentwicklung verantwortlichen Gens vom Y- auf ein X-Chromosom zugrunde: Es entwickelt sich gleichzeitig männliches und weibliches Keimdrüsengewebe trotz eindeutigen Chromosomengeschlechtes (XX oder XY). Inneres Genitale und äußere Erscheinung weisen dementsprechend Eigenschaften beider Geschlechter auf.

Beim **Pseudohermaphroditismus** sind die Gonaden eindeutig und übereinstimmend mit dem chromosomalen Geschlecht. Der männliche Pseudohermaphroditismus weist jedoch intersexuelle oder weibliche Genitale und Geschlechtsmerkmale auf (Extremfall: testikuläre Feminisierung). Häufig liegt eine Hodeninsuffizienz bzw. ein Mangel an Androgenen vor. Eine Reihe von Enzymdefekten beeinträchtigt die Bildung von Androgenen (Schritte 1–4, Abb. 11-3, Tab. 11-5). Weitere Ursachen eines männlichen Pseudohermaphroditismus sind das Fehlen von Rezeptoren für Dihydrotestosteron oder die Unfähigkeit, Testosteron in das eigentlich wirksame Dihydrotestosteron umzuwandeln (Mangel an 5α-Reductase). Ein Ausfall des Antimüllerhormons bei genetisch und äußerlich männlichen Patienten führt zur Entwicklung eines inneren weiblichen Genitale (Uterus, Tuben). Umgekehrt kann weiblicher Pseudohermaphroditismus Folge einer unphysiologischen Androgenproduktion im weiblichen Organismus sein (z.B. als Folge eines adrenogenitalen Syndroms, Schritte 3,5 und 6 in Abb. 11-3, Tab. 11-5), oder fehlende Bildung von Östrogenen (17-Hydroxylase- und 3β-Hydroxydehydrogenase-Defekt, vgl. Abb. 11-3 und Tab. 11-5) zum weiblichen Pseudohermaphroditismus führen.

Wichtigste **Auswirkung** der genannten Störungen ist neben der rechtlichen und sozialen Problematik die Unfähigkeit zur Zeugung (Sterilität).

11.5 Schilddrüse

11.5.1 Physiologie

Das in der Schilddrüse gebildete Hormon **Calcitonin** wurde bereits mit anderen Hormonen abgehandelt, welche in den Calcium-Phosphat-Haushalt eingreifen (vgl. 7.1.2). In der Schilddrüse, vor allem aber im Nervensystem findet man das sog. Calcitonin gene related peptide (CGRP), das durch periphere Vasodilatation den Blutdruck senkt (trotz Steigerung von Herzkraft und Reninausschüttung). CGRP steigert ferner renale Durchblutung, glomeruläre Filtrationsrate und bewirkt Diurese. Die (patho)physiologische Bedeutung von CGRP ist noch weitgehend unklar.

In diesem Abschnitt sollen Physiologie und Pathophysiologie von **Thyroxin** und **Trijodthyronin** beschrieben werden, Hormone, deren klinische Bedeutung bei weitem jene von Calcitonin übersteigt.

Abb. 11-8 zeigt die einzelnen **Syntheseschritte** in der Schilddrüse, welche zur Bildung des Thyreoglobulins führen. Thyreoglobulin ist eine Eiweißkette, welche neben sonstigen Aminosäuren Thyroxin und Trijodthyronin (3',3,5-T_3) enthält. Es wird als Kolloid in den Follikeln der Schilddrüse gespeichert und unter dem Einfluß von Thyrotropin (ältere Bezeichnung TSH = Thyreoidea stimulierendes Hormon) freigesetzt. Dabei wird das Eiweiß in den Follikelzellen gespalten und die freigewordenen Hormone *Thyroxin* (T_4) und *Trijodthyronin* (T_3) in das Blut abgegeben. Die Schilddrüse bildet vor allem Thyroxin, das Verhältnis von sezerniertem T_3:T_4 ist etwa 1:9, die Plasmaspiegel (in mol/l) verhalten sich wie 1:50. In der Peripherie jedoch wird T_4 zu T_3 dejodiert, welches sehr viel wirksamer als T_4 ist. Bei schwerer Krankheit oder während des Fastens kann auch das biologisch unwirksame reverse 3',5',3-Trijod-

thyronin (rT_3) vermehrt gebildet werden. Das zur T_3/T_4-Bildung erforderliche Jod wird mit hoher Affinität in die Schilddrüse (aber auch andere Gewebe wie Speicheldrüsen, Magenschleimhaut, Brustdrüsen und Placenta) aufgenommen.

Der **Abbau** von Schilddrüsenhormonen erfolgt in Leber, Niere und Muskel durch Desaminierung, oxidative Decarboxylierung und Dejodierung. Zum Teil wird Thyroxin in der Leber an Glucuronsäure oder Sulfat gekoppelt (vgl. 10.1.11).

Eine Besonderheit der Schilddrüsenhormone (v.a. T_4) ist die fast vollständige **Proteinbindung** (v.a. an *Thyroxin bindendes Globulin* = TBG, außerdem an Thyroxin bindendes Präalbumin = TBPA, sowie an Albumin) und daher die lange Halbwertszeit (Tab. 11-3 und Tab. 11-4), da ja nur freies Hormon abgebaut werden kann. Umgekehrt sind auch T_3 bzw. T_4 nur, wenn sie frei sind, biologisch wirksam. Dadurch ergibt sich das praktische Problem, daß bei Bestimmungen der Konzentration von T_3 und T_4 im Plasma nicht die eigentliche wirksame Fraktion ermittelt wird. Die Plasmakonzentration von TBG und damit der gebundene Anteil an T_3 und T_4 ist durchaus Änderungen unterworfen (z.B. Zunahme bei Schwangerschaft, Abnahme bei nephrotischem Syndrom). Außerdem können T_3, T_4 durch eine Reihe von Pharmaka (z.B. Salicylate) aus der Bindung verdrängt werden. In vielen Fällen läuft freilich die Konzentration an freiem T_3 und T_4 der gesamten Konzentration parallel.

Stimulus für die Bildung und Freisetzung von Schilddrüsenhormonen ist, wie bereits erwähnt, *Thyrotropin* (TSH). Das in der Hypophyse gebildete Hormon stimuliert sowohl die Bildung (Schritte 2-6, Abb. 11-8) als auch die Ausschüttung von Schilddrüsenhormonen, wobei Kolloidentspeicherung und Hypertrophie/Hyperplasie des Schilddrüsengewebes ein-

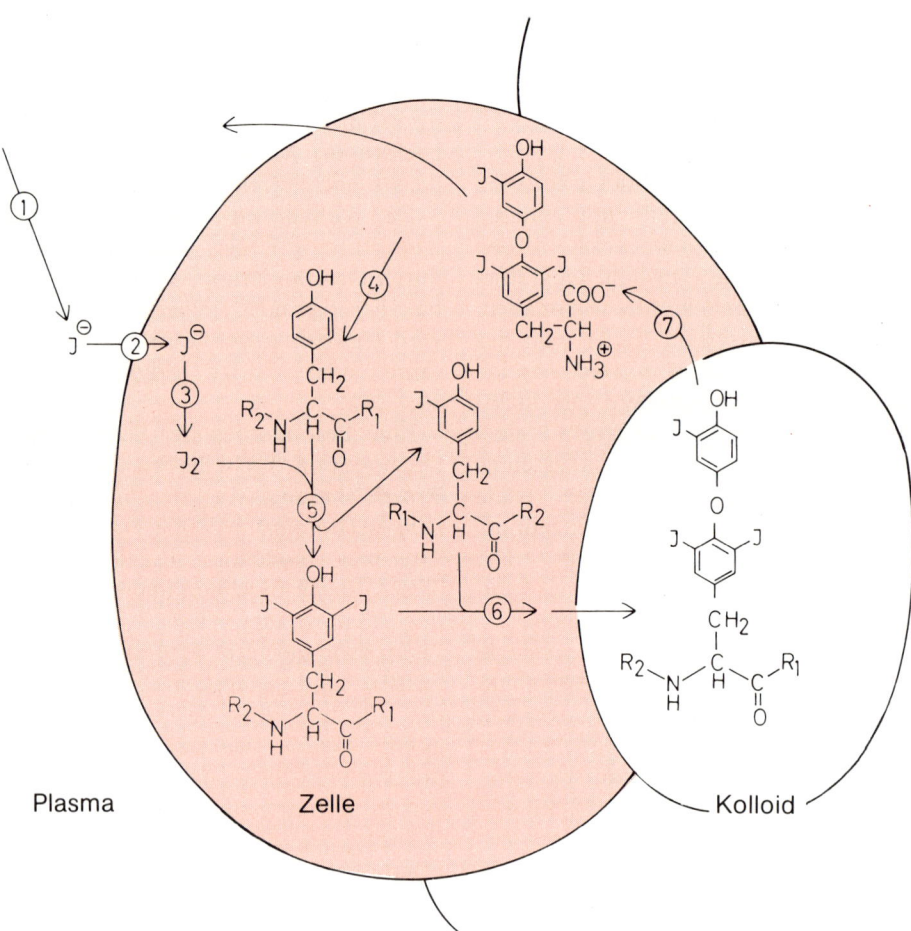

Abb. 11-8 **Synthese der Schilddrüsenhormone.** Die numerierten Pfeile (1–7) bezeichnen Schritte, bei denen Enzymdefekte bekannt sind (vgl. Tabelle 11-6). Die Schritte 3, 5 und 6 werden durch Peroxidase katalysiert

setzen. Die Freisetzung von Thyrotropin steht wieder unter dem Einfluß von Thyroliberin (TSHRH) aus dem Hypothalamus. Die Ausschüttung von Thyroliberin wird durch Mangel an T_3 und T_4 gefördert, durch *freies* T_3 und T_4 gehemmt. Darüber hinaus hemmen freies T_3 und T_4 die Thyrotropinausschüttung direkt. Somit existiert ein Regelkreis, der die Konzentration von freiem T_3 und T_4 konstant hält. Die Thyrotropinausschüttung wird ferner durch Somatostatin, Dopamin und Glucocorticoide gehemmt sowie durch Noradrenalin (α) und Östrogene gefördert. Die Bestimmung von Thyrotropin nach Verabreichung von Thyroliberin erlaubt eine Aussage über die „Reaktionsbereitschaft" der Hypophyse. Bei Hyperthyreose ist diese Reaktionsbereitschaft vermindert und die Thyrotropinausschüttung bleibt aus, bei Hypothyreose (selbst latenter!) ist sie erhöht. Unter Streß stimulieren Catecholamine (α) direkt die T_3-Hormonausschüttung. Die

Tabelle 11-6 **Ursachen verminderter Synthese von Schilddrüsenhormonen mit Kropfbildung**

Betroffener Schritt in Abb. 11-8	Ursache(n)
1	Diätetischer Jodmangel, Dehalogenasemangel
2	Eingeschränkte Jodaufnahme in Schilddrüsenzellen (genetisch bedingter Carrier-Mangel oder Hemmung durch Perchlorat, Nitrat, Thiocyanate (= Rhodanid), Jodüberschuß)
3	Peroxidase-Mangel (genetisch) oder Hemmung der Peroxidase durch Thiouracil, Jodüberschuß
4	Störung im Aufbau des Thyreoglobulins
5	Defekt im Jodeinbau (Peroxidasemangel, siehe 3)
6	Defekt in der Kopplung zweier jodierter Tyrosinreste Peroxidasemangel, siehe 3
7	Unfähigkeit, aus Thyreoglobulin Thyroxin bzw. Trijodthyronin freizusetzen (genetisch oder bei Jodüberschuß, Lithium)

Bildung von Schilddrüsenhormonen wird schließlich durch ein Chorionthyrotropin aus der Placenta stimuliert.

Die **Wirkungen** der Schilddrüsenhormone sind vor allem an einer *Steigerung des Grundumsatzes* zu erkennen.

Der Sauerstoffverbrauch und die Wärmeproduktion nehmen zu. Die Steigerung des **Energieverbrauches** ist das Ergebnis der Stimulation von Proteinsynthese (Enzymsynthese) und Natrium/Kalium-ATPase-Aktivität (vgl. 13.3.4). Die Schilddrüsenhormone steigern Glycogenolyse und Gluconeogenese und begünstigen auf diese Weise die Entwicklung einer Hyperglykämie. Andererseits fördern sie die Glykolyse. Unter ihrem Einfluß sind sowohl der Abbau von VLDL (vgl. 10.1.5) als auch die Lipolyse gesteigert. Folgen sind Hypolipoproteinämie und Hyperlipidacidämie. Das Absinken des Cholesterins beruht auf vermehrtem Umbau in Gallensäuren. Der gesteigerte Umsatz kann zu geringgradiger Erhöhung der Körpertemperatur führen. Im allgemeinen wird die Körpertemperatur jedoch durch Mechanismen der Temperaturregulation (Dilatation der Hautgefäße, Schweißbildung) konstant gehalten.

Schilddrüsenhormone sensibilisieren die Erfolgsorgane für Catecholamine (v.a. durch Zunahme der β-Rezeptoren), welche somit stärkere Wirkungen erzielen (siehe auch Stoffwechselwirkungen). Sie steigern Herzkraft sowie Herzfrequenz und damit das **Herzminutenvolumen**. Der periphere Widerstand nimmt hingegen ab. Schilddrüsenhormone steigern renale Durchblutung, Filtration und Natriumresorption. Sie stimulieren die Darmmotilität.

Die Schilddrüsenhormone sind schließlich für eine normale *körperliche und geistige* **Entwicklung** erforderlich. Vor allem das *Längenwachstum* des Knochens auf der einen und die *intellektuelle Entwicklung* auf der anderen Seite sind in hohem Maße von Schilddrüsenhormonen abhängig.

Störungen können bei Überfunktion *(Hyperthyreose),* Unterfunktion *(Hypothyreose)* und bei Vergrößerung der Schilddrüse meist ohne wesentliche Funktionsstörung *(blande Struma)* auftreten.

11.5.2 Hypothyreose

Mögliche **Ursachen** verminderter Ausschüttung von Schilddrüsenhormonen sind primäre Hypothyreose mit regulativ gesteigerter Thyrotropinsekretion oder sekundäre Hypothyreose durch Mangel an Thyrotropin (TSH) bei Hypophysenvorderlappeninsuffizienz (vgl. 11.2.5) oder bei fehlender bzw. herabgesetzter Stimulation durch Thyroliberin (Schädigung des Hypothalamus, z.B. bei Niereninsuffizienz). Die primäre Hypothyreose wird beobachtet bei *angeborenen* Ursachen wie Aplasie, Dystrophie, endemischem Jodmangel, sogenannten Jodfehlverwertungen bzw. Dyshormonogenosen (Tab. 11-6) und defektem Thyrotropinrezeptor oder bei *erworbenen* Ursachen wie entzündlich-immunologischen Prozessen (u.a. Hashimoto Immunthyreoiditis, vgl. Tab. 4-3), bei erheblichem Jodmangel, aber auch bei massivem Jodüberschuß, nach operativer Entfernung von Schilddrüsengewebe, sowie nach Behandlung einer Hyperthyreose mit thyreostatischen Medikamenten (Tab. 11-6) bzw. mit radioaktivem Jod. Die unkontrollierte Verabreichung von Thyreostatica bei schwangeren Frauen kann eine kongenitale Hypothyreose des Kindes nach sich ziehen, die besonders schwerwiegende Störungen verursacht (Kretinismus, s.u.). In seltenen Fällen liegt bei klinischer Hypothyreose eine verminderte Ansprechbarkeit der Zielorgane auf T_3/T_4 vor.

Auswirkung der Hypothyreose ist v.a. die *Senkung des Grundumsatzes*, die Patienten sind gegen Kälte empfindlich, da ihre Wärmeproduktion herabgesetzt ist. Die Haut ist trocken (keine Schweißsekretion). Die verminderte Lipolyse äußert sich in *mäßiger Vermehrung des Fettgewebes*. Durch verminderte Sekretion in die Galle *steigt die Cholesterinkonzentration* im Plasma. Der Einfluß auf den Kreislauf macht sich durch *Bradykardie* und *vermindertes Herz-Zeit-Volumen* bemerkbar. Eine für Hypothyreose typische Veränderung ist die *Einlagerung von Glykosaminoglykanen* (u.a. Hyaluronat) in das Unterhautgewebe. Dadurch erhält die Haut eine teigige Konsistenz, welche der Hypothyreose des Erwachsenenalters den Namen verlieh *(Myxödem)*. Ferner sind *Muskeldehnungsreflexe* (z.B. Achilles-Sehnen-Reflex) verzögert (vgl. 8.1.3), neurologische Ausfälle sowie eine Herabsetzung der geistigen Leistungsfähigkeit sind häufig. Störungen der körperlichen und geistigen Entwicklung sind umso schwerwiegender, je früher die Hypothyreose auftritt. Folgen kongenitaler Hypothyreose beinhalten erhebliche Beeinträchtigung der *Entwicklung des Skeletts* und der *Intelligenz (Kretinismus)*, häufig tritt Taubheit auf. Die herabgesetzte Darmmotilität führt zu Auftreten von Obstipation. Eine angeborene Hypothyreose kann durch Nachweis gesteigerter Thyrotropin (TSH)-Spiegel 5 Tage nach der Geburt nachgewiesen werden.

11.5.3 Hyperthyreose

Wichtigste **Ursache** der Hyperthyreose ist das Auftreten von Immunglobulinen (IgG, vgl. 4.2.1), die Thyrotropin-artige Wirkungen entfalten, aber eine langsamere Wirkungskinetik und längere Halbwertszeit aufweisen (**LATS** = Long Acting Thyroid Stimulator bzw. TSI = Thyreoidea stimulierende Immunglobuline). Das hypophysäre Thyrotropin ist dabei supprimiert, durch TSI-Wirkung kann es aber zu einer Struma kommen, die schwirrt (Hyperzirkulation). Warum es zur Bildung dieses Immunglobulins durch Lymphozyten kommt und warum die Bildung nicht durch Immunkontrolle unterbunden wird, ist noch nicht hinreichend geklärt. Auffällig ist eine genetische Disposition zur Erkrankung.

Ursache einer Hyperthyreose kann ferner ein autonom überfunktionierendes **Adenom** in oder außerhalb der Schilddrüse sein, sowie Entzündungen der Schilddrüse (Thyreoiditis), übermäßige Jodzufuhr, gesteigerte Thyrotropin-Ausschüttung, Stimulation der Schilddrüse durch Chorionthyrotropin oder die Verabreichung zu hoher Dosen an Schilddrüsenhormonen.

Die **Auswirkungen** bzw. Zeichen der Hyperthyreose sind *gesteigerter Grundumsatz,* Neigung zu *Schweißausbrüchen, Tachykardie* (Neigung zu Vorhofflimmern), *Dilatation von Hautgefäßen, gesteigertes Herzminutenvolumen, Gewichtsverlust und Hypocholesterinämie,* gesteigerte Darmmotilität, Hyperreflexie, Zittern, Muskelschwäche und geistige Übererregbarkeit (Schlaflosigkeit). Bei Kindern tritt bisweilen eine Beschleunigung des Wachstums auf. Bei immunologisch bedingter Hyperthyreose wird ferner häufig ein *Exophthalmus* beobachtet, dessen immunologische Pathogenese noch nicht hinreichend geklärt ist. Die Verknüpfung von Hyperthyreose mit schwirrender Struma und Exophthalmus wird als *Morbus Basedow* bezeichnet.

11.5.4 Struma

Ursache einer diffusen Struma ist letztlich das Vorliegen *gesteigerter Stimulation der Schilddrüse durch Thyrotropin.*

Eine vermehrte Thyrotropinausschüttung ist fast immer Folge niederer T_3- und T_4-Spiegel im Blut. Durch eingeschränkte T_3- und T_4-Produktion wird die Thyrotropinausschüttung enthemmt und das Schilddrüsenwachstum stimuliert **(hypothyreote Struma).** Die verschiedenen Ursachen verminderter T_3 und T_4-Produktion wurden bereits oben erwähnt (Tab. 11-6).

Die Zunahme funktionierenden Schilddrüsengewebes kann meist die Ursache der Hypothyreose kompensieren und die T_3-T_4-Produktion ist fast normal **(euthyreote Struma** oder **blande Struma,** häufigste Ursache: alimentärer Jodmangel). Das Nebeneinander von proliferierendem Adenomgewebe und gehemmtem Schilddrüsengewebe bei blander Struma ist durch wechselnde alimentäre Jodzufuhr bedingt und erzeugt schließlich das Bild der knotigen Struma.

Im Gegensatz zur hypothyreoten Struma ist bei der **hyperthyreoten Struma** unter TSI-Einfluß die Thyrotropinausschüttung unterdrückt. Auch beim T_3 und T_4 produzierenden autonomen Adenom (Knoten = Nodus) ist die Thyrotropinausschüttung gehemmt; dabei werden Wachstum und Funktion des gesunden (paranodulären) Schilddrüsengewebes eingeschränkt.

Die **Auswirkungen** der Struma entstehen neben der eventuellen Hyper- bzw. Hypothyreose durch die Verdrängung umliegenden Gewebes. Vor allem der Nervus recurrens aus dem Vagus (u.a. Stimmbandinnervation) und die Trachea sind bedroht, *Stimmbandlähmung* bzw. *Tracheomalazie* (vgl. 3.2.1) sind die entsprechenden Komplikationen. Bei Kompression von Halsvenen kann sich eine *obere Einflußstauung* entwickeln.

11.6 Bauchspeicheldrüse

In den Langerhansschen Inseln der Bauchspeicheldrüse werden **Insulin** und **Glucagon** gebildet, Proteine, welche zum Teil antagonistische Stoffwechselwirkungen erzielen. Darüber hinaus werden im Pankreas noch Gastrin (vgl. 10.1.9) und Somatostatin gefunden. Letzteres hemmt die Ausschüttung nicht nur von Somatotropin (vgl. 11.2.3), sondern auch von Insulin und Glucagon.

Die hervorragende klinische Bedeutung des Insulins wird bereits durch die Tatsache belegt, daß ca. 3 % der Bevölkerung „hochzivilisierter" Länder an Diabetes mellitus durch relativen oder absoluten Insulinmangel erkranken.

11.6.1　Physiologie des Insulins

Insulin wird in den sogenannten B-Zellen der Langerhansschen Inseln zunächst als Prohormon (**Proinsulin** = durch C-Peptid verbundene A- und B-Kette) gebildet. Der größte Teil des Prohormons wird in der B-Zelle zum aktiven Hormon umgewandelt, bevor es in das Plasma abgegeben wird.

Stimuli der Insulinausschüttung erzielen ihre Wirkung über Steigerung der intrazellulären Calciumkonzentration (z.T. durch IP3, vgl. Abb. 11-2), eine Aktivierung der Proteinkinase C (durch Diacylglycerin und Calcium) oder eine Aktivierung der Proteinkinase A (durch cAMP). Über IP3 und Diacylglycerin stimulieren Acetylcholin (Parasympathicus) und Cholecystokinin die Insulinausschüttung, über cAMP Glucagon, Sekretin, Gastrin, Pankreozymin, Corticotropin, Somatotropin und GIP. Das sympathische Nervensystem kann die cAMP-Bildung sowohl hemmen (über α_2-Rezeptoren) als auch fördern (über β-Rezeptoren). Dabei überwiegt üblicherweise der Einfluß der α_2-Rezeptoren, so daß *Adrenalin* die Freisetzung von Insulin eher hemmt als fördert.

Entscheidende Bedeutung für die Insulinausschüttung hat jedoch **Glucose**, welche intrazellulär verstoffwechselt wird und damit die intrazelluläre Konzentration von ATP (bzw. das Verhältnis von ATP/ADP) steigert. ATP hemmt Kaliumkanäle. Folgen sind Depolarisation und Aktivierung Spannungs-abhängiger Calciumkanäle, über welche Calcium in die Zelle gelangt. Neben Glucose stimu-

lieren auch Aminosäuren (v.a. Leucin) und Acetacetat sowie (in weit geringerem Ausmaß) Fettsäuren die Insulinausschüttung. Hypokaliämie hemmt, Hyperkaliämie fördert die Insulinausschüttung, wahrscheinlich über Beeinflussung des Zellmembranpotentials. PGE_2, Somatostatin und v.a. Insulin selbst hemmen die Insulinausschüttung.

Der Zusammenhang zwischen Glucose und Insulin ist Grundlage des **Glucosetoleranztests,** bei dem z.B. 100 g (0,6 mol) Glucose oral verabreicht werden. Bei Insulinmangel steigt der Glucoseplasmaspiegel verstärkt an (über 11 mmol/l) und fällt nur verzögert ab (2 h nach 100 g Glucose über 8 mmol/l). Die Insulinausschüttung wird nach oraler Verabreichung deutlich stärker gesteigert, als nach intravenöser Gabe gleicher Mengen Glucose oder Aminosäuren, da oral zugeführte Glucose und Aminosäuren die Freisetzung von enteralen Hormonen stimulieren, welche ihrerseits die Insulinausschüttung fördern (s.o.). Die zusätzliche Verabreichung diabetogen wirksamer Glucocorticoide (vgl. 11.3.1) soll die Aussagekraft erhöhen, da mehr Insulin zur Normalisierung der Plasmaglucosekonzentration erforderlich ist.

Schließlich fördern **Sulfonylharnstoffe** (z.B. Tolbutamid) die Ausschüttung von Insulin. Diese Substanzen werden zur Therapie bei relativem Insulinmangel (s.u.) eingesetzt. Darüberhinaus erlaubt die Ermittlung der Glucose- und Insulinkonzentration im Plasma nach Verabreichung von Tolbutamid eine Aussage über die Leistungsfähigkeit der B-Zellen.

Im Serum ist Insulin-Aktivität nachweisbar, welche von Änderungen des Plasmaglucosespiegels unbeeinflußt bleibt. Es handelt sich um Somatomedine, welche in der Leber unter dem Einfluß von Somatotropin gebildet werden. Antikörper gegen Insulin aus dem Pankreas neutralisieren diese Somatomedine nicht. Sie werden als *non suppressible insulin-like activity* (**NSILA**) bezeichnet. Obwohl NSILA *ein Vielfaches der pankreatischen Insulinaktivität* aufweist, kommt ihr keine dem Insulin entsprechende Bedeutung zu: Die Somatomedine sind teilweise an Trägerproteine gebunden. Nur ein Bruchteil von NSILA kann *die Basalmembran passieren* und an die Zielorgane von Insulin gelangen.

Antikörper, welche Insulin binden, verhindern nicht nur die Wirksamkeit des gebundenen Insulins, sondern verzögern auch dessen Abbau, so daß die Halbwertszeit des Insulins von weniger als 10 Minuten auf Stunden zunehmen kann (vgl. Proteinbindung, 11.1.1).

Die **Wirkungen** von Insulin zielen auf eine Lagerung bzw. *Einsparung von Energiereserven* ab.

In vielen Zellen (v.a. Skelettmuskel, Fettgewebszellen) wird die Aufnahme von Aminosäuren und Glucose gefördert. Die meisten Zellen (v.a. Muskel- und Fettzellen, nicht aber Erythrozyten, Leber- und Hirnzellen!) können Glucose nur in Anwesenheit von Insulin aufnehmen. Vor allem in Leber-, Muskel-, aber auch Fettzellen wird die *Proteinsynthese* durch die gesteigerte Aufnahme von Aminosäuren und Stimulierung der Ribosomenaktivität angekurbelt, der Proteinabbau wird gehemmt. In Leber und Muskel wird der *Aufbau von Glykogen* gefördert, der Abbau von Glykogen gebremst. Auf der anderen Seite wird die *Glykolyse* unterstützt. Die Gluconeogenese aus Aminosäuren wird dagegen unterbunden. In den Fettzellen wird die *Lipogenese* gefördert, nicht zuletzt wegen des gesteigerten Angebotes an Glycerophosphat aus der Glykolyse. Ferner wird die Synthese von *Lipoproteinlipase* gefördert. Damit wird die Spaltung von Triglyceriden und die Aufnahme von freien Fettsäuren aus Chylomikronen in Fettgewebszellen stimuliert. Die Fettgewebslipase und damit die Lipolyse werden gehemmt. Durch seine Wirkungen erzielt Insulin eine **Zunahme von Glykogen, Fett und Proteinen.** Die Konzentrationen von *Glucose, Fettsäuren und der meisten Aminosäuren sinken im Blut ab.*

Die Wirkungen von Insulin werden teilweise durch eine **intrazelluläre Alkalose** hervorgerufen (z.B. die Steigerung der Glykolyse, vgl. 3.1.5). Die Alkalinisierung der Zelle erzielt Insulin durch Stimulation des Natrium/Wasserstoffionenaustauschers (vgl. 13.3.4). Das auf diese Weise in die Zelle gelangte Natrium wird durch Stimulation der Natrium/Kalium-ATPase wieder aus der Zelle gepumpt (vgl. 13.3.4). Ergebnis ist eine gesteigerte Aufnahme von **Kalium** in die Zellen. Insulin fördert ferner die Aufnahme von **Phosphat** und **Magnesium** in die Zellen. Phosphat wird ja in der Zelle zur Kopplung an Glucose benötigt. Schließlich fördert Insulin die renale **Natrium**resorption (Natrium/Wasserstoffionenaustauscher?) und wirkt **positiv inotrop** am Herzen (intrazelluläre Alkalose?).

Ein Teil der Insulinwirkungen wird durch **Senkung des cAMP-Gehalts** der Zellen hervorgerufen. Insulin stimuliert die Phosphodiesterasen, welche cAMP abbauen. Durch Abnahme des cAMP fällt die Aktivierung der Phosphorylase (Glykogenabbau) und der Triglyceridlipase (Lipolyse) aus, Glykogen- und Fettaufbau werden hingegen stimuliert.

Insulin fördert ferner Wachstum und **Zellteilung**, wobei möglicherweise der Aktivierung des Natrium/Wasserstoffionenaustauschers eine Rolle zukommt.

Die einzelnen Wirkungen erfordern sehr **unterschiedliche Konzentrationen** von Insulin. Die *Proteinsynthese ist bereits bei kleinsten Konzentrationen,* die *Lipogenese bei mittleren* und die Wirkungen auf den *Glucosetransport erst bei sehr viel höheren Konzentrationen* nachweisbar.

Darüber hinaus ist die Empfindlichkeit der peripheren **Insulinrezeptoren** durchaus keine Konstante: Bei hohen Insulinkonzentrationen nimmt die Insulinempfindlichkeit der Erfolgsorgane ab (down regulation). Dieser Effekt spielt vor allem bei Adipositas eine wesentliche Rolle: Die übermäßige Substratzufuhr führt zu ständig gesteigerten Insulinkonzentrationen und damit zur Insulinresistenz der Gewebe. Eine Verminderung von Rezeptor-Zahl bzw. -Affinität wurde ferner bei Urämie, Leberinsuffizienz, Glucocorticoid- und Somatotropinüberschuß beobachtet. Auch freie Fettsäuren sowie Acidose setzen die peripheren Wirkungen von Insulin herab. Umgekehrt ist der Insulinbedarf bei körperlicher Arbeit vermindert.

11.6.2 Diabetes mellitus

Die bedeutsamste hormonelle Störung ist der Insulin-Mangel bzw. der Diabetes mellitus.

Ursache des absoluten, vollständigen Mangels an Insulin (**Typ I**, auf die exogene Zufuhr von Insulin angewiesen, früher „juveniler Diabetes") ist eine *Schädigung der B-Zellen.* Dabei wird diskutiert, daß eine Virusinfektion entweder direkt die B-Zellen zerstört oder zur Auslösung einer Autoimmunerkrankung führt (vgl. 4.2.1), in deren Folge die B-Zellen vom eigenen Immunsystem vernichtet werden. Bereits vor Auftreten des Diabetes lassen sich häufig Antikörper gegen Inselgewebe und in den Inseln Lymphozyteninfiltrate nachweisen. Von gewisser Bedeutung ist eine genetische Disposition (relativ häufiges Auftreten von Diabetes Typ I bei Trägern bestimmter HLA Antigene, vgl. 4.1.2), welche das Auftreten der Autoimmunerkrankung begünstigt. Typ I Diabetes tritt meist bereits im jugendlichen Alter auf.

Beim viel häufigeren relativen Insulinmangel (**Typ II**, nicht auf die exogene Zufuhr von Insulin angewiesener, früher Diabetes vom „Erwachsenen-Typ") ist die Insulinausschüttung normal oder sogar gesteigert. Die *Empfindlichkeit der Erfolgsorgane* ist jedoch *herabgesetzt* oder die Insulinwirkung wird durch antagonistische Hormone neutralisiert.

Die Herabsetzung der Insulin-Empfindlichkeit ist meist Folge einer *Adipositas* (**Typ II b**). Davon ist *zunächst die Wirkung auf den Glucosetransport betroffen,* während die antilipolytische Wirkung, welche ja wesentlich geringere Insulinkonzentrationen benötigt, noch lange erhalten bleibt. Da die Hyperglykämie als Folge der verminderten Glucoseaufnahme eine vermehrte Insulinsekretion nach sich zieht, ist die antilipolytische Aktivität sogar bisweilen gesteigert. Dadurch wird die Adipositas unterhalten und der relative Insulinmangel bleibt. Möglicherweise spielt dabei auch eine gesteigerte Ausschüttung von Prostaglandin E eine Rolle, welches die Insulinausschüttung und die Lipolyse hemmt.

Beim wesentlich selteneren **Typ II a** fehlt die Adipositas. Der relative Insulinmangel kann dabei durch gesteigerte Ausschüttung antagonistischer Hormone (s.u.) zustande kommen, durch Autoantikörper gegen die Rezeptoren oder gegen Insulin, sowie durch – extrem seltene – Defekte im Aufbau von Insulin, im Rezeptor oder in den intrazellulären Effektormechanismen (Postrezeptordefekt). Eine entscheidende Rolle für Diabetes Typ II spielt die Vererbung.

Eine besondere (seltene) Form von Diabetes stellt der „**maturity onset diabetes of young people**" (MODY) dar. Dieser autosomal dominant vererbten Erkrankung liegt eine mäßige Insulinresistenz zugrunde. Zum Auftreten eines manifesten Diabetes kommt es nur unter besonderen Belastungen, wie bei gesteigerter Ausschüttung antagonistischer Hor-

mone. Die Patienten sind nicht überge-
wichtig.

Auch ohne Veranlagung zu Diabetes
Typ I oder II kann Diabetes mellitus im
Zuge anderer Erkrankungen auftreten,
wie z.B. bei Pankreatitis (vgl. 10.3.2),
Hämochromatose (vgl. 4.4.6) oder bei
Erkrankungen mit massiv gesteigerter
Ausschüttung antagonistischer Hor-
mone (**sekundärer Diabetes mellitus**).

An **antagonistischen Hormonen** sind
besonders *Somatotropin* (vgl. 11.2.3),
Glucocorticoide (11.3.1), *Östrogene* (vgl.
11.4.2), Corticotropin, *Schilddrüsenhormone* (vgl. 11.5.1), *Adrenalin* (vgl.
8.1.5), *Chorionmammotropin (Tab.
11-1) und Glucagon* hervorzuheben.
*Akromegalie, Morbus Cushing, Hyper-
thyreose, Streß und Schwangerschaften*
können den Bedarf an Insulin heftig steigern. Bei entsprechender Disposition
kann dadurch die Kapazität der B-Zellen
überschritten und ein Diabetes mellitus
manifest werden. Bei einigen Frauen treten nur während der Schwangerschaft
Hyperglykämie und Glucosurie auf
(Schwangerschaftsdiabetes).

Typisch ist ferner, daß **schwere Infektionen** die Manifestierung eines Diabetes
auslösen bzw. den Insulin-Bedarf steigern (Streß).

Bei der Durchführung des Glucosetole-
ranztestes können pathologische Werte
auftreten, auch wenn der Patient noch
keinen manifesten Diabetes mellitus
(Hyperglykämie, Glucosurie) aufweist.
Früher sprach man dabei vom latenten
Diabetes bzw. **subklinischen Diabetes.**
Personen mit diabetischen Verwandten,
also mit gesteigertem Risiko, selbst Diabetes zu entwickeln, wurden als Prädiabe-
tiker bzw. potentielle Diabetiker einge-
stuft.

Ein **Prädiabetes** äußert sich z.B. bei
Frauen in der Geburt besonders großer
Babys (Somatotropin-Überschuß?). Al-

lerdings entwickelt nur ein Teil der subklinischen bzw. potentiellen Diabetiker tatsächlich Diabetes mellitus.

Auswirkungen des Insulinmangels sind
in Abb. 11-9 zusammengestellt.

Im Mittelpunkt steht die **Hyperglykämie,** welche durch verminderte Glykogensynthese, gesteigerten Glykogenabbau, gesteigerte Gluconeogenese sowie
vor allem durch verminderte Aufnahme
von Glucose in Zellen und Hemmung der
Glykolyse hervorgerufen wird.

Die Anhäufung von Glucose sowie anderer aus Glucose gebildeter Zucker erzeugt eine extrazelluläre **Hyperosmolarität.** Dadurch und durch den Flüssigkeits-
verlust (s.u.) wird das Durstzentrum stimuliert und es tritt *Polydipsie* auf.

Die hohen Glucosekonzentrationen
führen schließlich in Geweben (Augenlinse, Schwannsche Zellen der Nervenmy-
elinscheiden, Gefäßendothel), welche
über das erforderliche Enzym Aldosere-
duktase verfügen, zur Bildung des Polyal-
kohols Sorbit. Die Reaktion ist praktisch
irreversibel, und da Sorbit die Gewebe
nicht verlassen kann, bleibt es dort liegen
und führt zu einer osmotischen Schwellung von Augenlinse und Myelinschei-
denzellen. Folge ist auf der einen Seite
Kurzsichtigkeit, Linsentrübung (**Katarakt**) und Erblinden, auf der anderen
Seite Beeinträchtigung der Nervenleitung
(**Polyneuropathie**). Darüber hinaus soll
ein Mangel an Myoinositol zur Neuropathie beitragen. Myoinositol ist ein wichtiges Substrat für den Aufbau von Phospholipiden. Bei Diabetes mellitus kommt
es zu massiven Verlusten von Myoinositol
über die Niere (Transporthemmung?).
Die Neuropathie beeinträchtigt v.a. das
vegetative Nervensystem (Störung vegetativer Steuerung und Reflexe) und die
Sensibilität (Parästhesien, Sensibilitätsausfälle).

Steigt die Plasmakonzentration von
Glucose über 10 mmol/l (180 mg%), so
wird die maximale Transportrate für Glu-

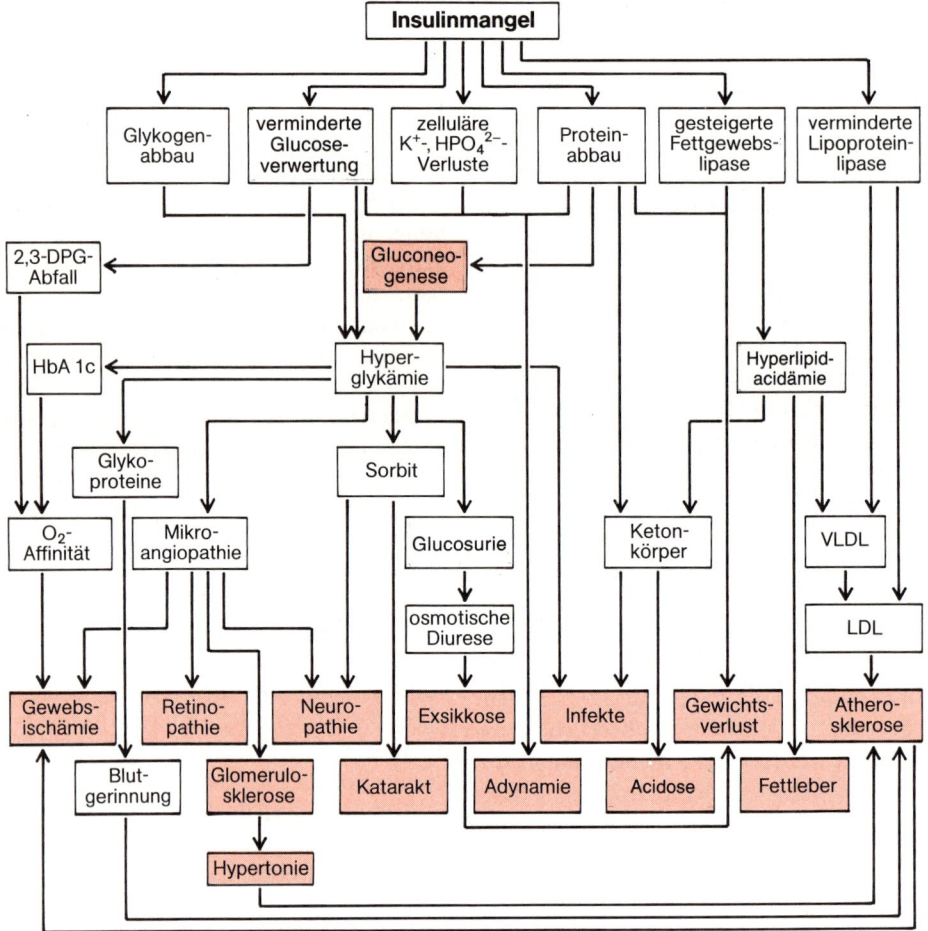

Abb. 11-9 Wirkungen absoluten oder relativen Insulinmangels (**Diabetes mellitus**)

cose in der Niere überschritten, und es kommt zur **Glucosurie.** Die nicht resorbierte Glucose erzeugt eine *osmotische Diurese,* der Wasserverlust führt zu Exsikkose und Gewichtsabnahme.

Gleichzeitig entsteht ein distal tubulärer **Kalium-Verlust**. Eine Hypokaliämie tritt jedoch nicht auf, da die Zellen Kalium in das Plasma abgeben. Außer Kalium verlieren die Zellen **Phosphat** und **Magnesium**.

Der *intrazelluläre Kalium- und Phosphatverlust,* der Mangel an Glucose und Glykogen sowie der Proteinabbau in der Skelettmuskelzelle führen zur Muskel-

schwäche (**Adynamie**). Die Stimulation von Kalium- und Phosphataufnahme in die Zellen durch therapeutische Gabe von Insulin bei langfristigem Insulinmangel kann zu bedrohlicher Hypokaliämie (vgl. 6.1.8) und Hypophosphatämie (vgl. 7.2.3) führen.

Die wohl bedeutsamste chronische, mit zunehmender Dauer des Diabetes mellitus immer häufiger auftretende Störung ist die Entwicklung einer **Mikroangiopathie,** welche gleichfalls u.a. auf die Hyperglykämie zurückgeführt wird. Dabei soll das Überangebot an Glucose zu einer gesteigerten Bindung von Kohlenhydraten an Hydroxylysinreste des Kollagens der Basalmembran führen. Die *Basalmembran wird dabei verdickt* und die kleinen Gefäße sowie Kapillaren eingeengt. An der Netzhaut des Auges treten u.a. als Folge der Mikroangiopathie typische Veränderungen auf, die letztlich zum *Erblinden* führen können **(Retinopathie).** In der Niere entsteht eine **Glomerulosklerose** (Kimmelstiel-Wilson), die zu Proteinurie, GFR-Abfall, Hypertonie und letztlich zur Niereninsuffizienz führt. Zur glomerulären Schädigung trägt möglicherweise auch eine Hyperfiltration bei (vgl. 6.1.3 und 6.2.4).

Die Hyperglykämie kann auch eine Verknüpfung von Glucose mit Hämoglobin erzwingen, wobei sog. **HbA1c** gebildet wird. Da HbA1c noch Wochen nach einer Hyperglykämie gesteigert bleibt, erlaubt die Bestimmung von HbA1c eine gute Aussage über Ausmaß bzw. Häufigkeit von Hyperglykämien bei einem Patienten. HbA1c weist eine hohe **Sauerstoffaffinität** auf, die noch durch einen Mangel an 2,3 DPG (herabgesetzte Glykolyse) verschärft wird. Folge kann eine Hypoxie des Gewebes sein, welche wiederum zur Entwicklung einer Retinopathie beitragen könnte.

Im Gegensatz zu anderen Proteinen sind Zucker-haltige Plasmaproteine (Glykoproteine) bei Diabetes mellitus erhöht, wie Fibrinogen, Haptoglobin, α_2-Makroglobulin und die Gerinnungsfaktoren V und VIII. Folgen des gestörten Proteinverhältnisses im Blut sind gesteigerte **Blutviskosität** (vgl. 4.3.4) und **Gerinnungsbereitschaft.**

Auch Zellmembranproteine fallen einer verstärkten Glykosylierung zum Opfer. Folgen sind herabgesetzte Deformierbarkeit von Erythrozyten und gestörte Funktion von Granulozyten und Lymphozyten (u.a. Phagozytose). Letztere führt zur gesteigerten **Infektanfälligkeit** der Patienten.

Das gesteigerte Angebot *freier Fettsäuren* bei erhöhter Lipolyse **(Lipidacidämie)** führt zur Anhäufung fixer Säuren, der Ketonkörper Acetessigsäure, β-Hydroxybuttersäure und Aceton. Die Ketonkörper werden in der Leber aus Acetyl-CoA gebildet, welches dem Fettsäureabbau entstammt. Die Ketonkörper erzeugen eine **metabolische Acidose,** die den Patienten zu tiefer Atmung zwingt *(Kußmaulsche Atmung),* die Knochen schädigt (vgl. 7.1.2) und – zusätzlich zur Hyperglykämie – die Immunabwehr schwächt. Da die Ketonkörper in der Niere als Salze ausgeschieden werden, bewirken sie einen renalen Natrium- und Kalium-Verlust. Die Patienten *riechen ferner stark nach* **Aceton.** Fettsäuren und Ketonkörper erhöhen die *Viskosität* des Blutes und tragen damit zu den *Durchblutungsstörungen* bei. Durch das gesteigerte Angebot an freien Fettsäuren wird in der Leber die Cholesterin- und Triglyceridsynthese stimuliert. Zum Teil werden die Triglyceride und Cholesterin als VLDL in das Blut abgegeben. Ein Teil bleibt in der Leber liegen und erzeugt eine **Fettleber.** Durch Mangel an Lipoproteinlipase kommt es zu verzögertem Abbau von VLDL und LDL. VLDL und LDL sind gesteigert, HDL jedoch erniedrigt (vgl. 10.1.5). Dadurch droht die Entwicklung einer **Arteriosklerose** (vgl. 2.2.1). Glomerulosklerose und Arteriosklerose fördern die Entwicklung einer **Hypertonie,** welche zu weiteren Gefäßschäden führen kann. Letztlich drohen Durchblutungsstörungen in der Peripherie *(Claudicatio intermittens, Ulcera),* am Herzen *(Infarkt),* in Niere, Gehirn (Apoplex) und Placenta (Gefährdung des Feten bei einer Schwangerschaft). Der durch die Durchblutungseinschränkungen hervorgerufene Sauerstoffmangel wird durch eine gesteigerte Sauerstoffaffinität verschärft (s.o.).

Eine massive Stoffwechselentgleisung zieht die Funktion des ZNS in Mitleidenschaft. Glucose kann nicht frei die Blut-Hirn-Schranke überqueren und es kommt bisweilen zu erheblichen Konzentrationsgradienten zwischen Blut und Gehirn, die entsprechende Flüssigkeitsverschiebungen nach sich ziehen müssen (vgl. 8.1.13). Hyperglykämie mit Hyperosmolarität, die Dehydration der Hirnzellen sowie die Acidose und Ketose können schließlich ein **diabetisches Coma** auslösen, bei dem das Bewußtsein des Patienten erloschen ist. Neben dem sogenannten *ketoacidotischen Coma* gibt es das *hyperosmolare Coma diabeticum* mit exzessiver Hyperglykämie (s. unten) aber ohne Ketoacidose und die *diabetische Lactacidose* ohne erhebliche Hyperglykämie. Letztere tritt v.a. bei Behandlung eines Diabetes mit Biguaniden auf, Substanzen, welche den Glucoseplasmaspiegel vorwiegend durch Stimulation der anaeroben Glykolyse senken.

Die klinische **Symptomatik und Therapie** hängt entscheidend vom **Typ des Diabetes mellitus** ab.

Da beim **Typ-I-Diabetes** mit absolutem Insulin-Mangel nicht nur der Kohlenhydratstoffwechsel, sondern auch Proteolyse und Lipolyse betroffen sind, geht diese Form mit erheblichem *Gewichtsverlust* einher, und die Neigung zu *ketoacidotischem Coma* ist groß. Diese Patienten können nur durch Substitution mit Insulin behandelt werden. Beim **Typ-II-Diabetes** mit *relativem Insulin-Mangel* sind die Wirkungen des Insulins auf Protein- und Fettstoffwechsel meist erhalten, Ketoacidose ist relativ selten, und Gewichtsverlust fehlt in aller Regel. Dafür können die Glucoseplasmaspiegel auf Werte über 50 mmol/l ansteigen. Bei diesen Patienten *führt eine Gewichtsreduktion häufig zum Verschwinden der diabetischen Stoffwechsellage.* Ferner kann die Insulin-Sekretion durch Sulfonylharnstoffpräparate gesteigert, oder die periphere Insulinwirkung durch Biguanide unterstützt werden (s.o.). Die Verwendung dieser „oralen" Antidiabetika ist freilich inzwischen sehr umstritten. Sulfonylharnstoffe können zu schweren Hypoglykämien, Biguanide zu Lactacidose führen. Nur in wenigen Fällen von „Typ-II-Diabetes" ist die Verabreichung von Insulin erforderlich.

In **beiden Formen** von Diabetes mellitus spielt die Diät bei der Therapie eine zentrale Rolle (häufige, Eiweiß- und Kohlenhydrat-reiche (aber Glucose-, Maltose- und Saccharose-arme), Ballaststoffreiche, Kalorien- und Fett-arme Mahlzeiten). Durch körperliche Betätigung kann der Insulinbedarf gesenkt werden. Im diabetischen Coma müssen Insulin und (später) Glucose zugeführt, sowie die Entgleisung des Wasser-, Elektrolyt-, Mineral- und Säure-Basen-Haushaltes ausgeglichen werden.

11.6.3 Hyperinsulinismus

Ursache einer gesteigerten Insulinausschüttung ist in seltenen Fällen ein autonomer Insulin-produzierender *Tumor* (Insulinom). Häufiger liegt eine *Hyperplasie* durch vermehrte Stimulation vor.

Wichtigstes Beispiel sind neugeborene Kinder diabetischer Mütter. Die B-Zellen der Kinder sind intrauterin den Stoffwechselveränderungen (v.a. Hyperglykämie) der Mutter ausgesetzt und unterliegen einem ständigen Sekretionsreiz. Die hyperplastischen B-Zellen lösen dann nach der Geburt schwerste Hypoglykämien aus. Auch Störungen im *Aminosäurenstoffwechsel* (v.a. Hyperleucinämie) führen zu gesteigerter Insulinausschüttung (Abb. 11-9). Einen vorübergehenden Hyperinsulinismus hatten wir beim *Dumping-Syndrom* kennengelernt (Tab. 10-27). Auch bei normaler Insulinausschüttung besteht ein *relativer Insulinüberschuß* nach Ausfall eines der Insulinantagonisten (Somatotropin, Corticosteroide, Adrenalin, Glucagon). Am häufigsten ist der *iatrogene Insulinüberschuß,* welcher durch Überdosierung von Insulin oder von oralen Antidiabetica bei der Behandlung eines Diabetes mellitus hervorgerufen wird. Bisweilen bleibt bei einer Einstellung des Diabetes mellitus (d.h. bei der Festsetzung der täglichen Insulindosis) in einem Krankenhaus unberücksichtigt, daß der Insulin-Bedarf eines Patienten bei körperlicher Betätigung absinkt, die im Krankenhaus erforderliche Dosis also für zu Hause zu hoch ist.

Entscheidende **Auswirkung** ist die Hypoglykämie, welche zu Heißhunger, Schweißausbruch, Tachykardie (Adrenalinausschüttung), zu Krampfanfällen und schließlich zu Bewußtseinsverlust (hypoglykämisches Coma) führt. Wird eine schwere Hypoglykämie nicht durch sofortige Infusion von Glucose behoben, ist eine *irreversible Schädigung des ZNS* zu befürchten.

11.6.4 Glucagon

Das zweite in der Bauchspeicheldrüse gebildete Hormon, Glucagon, spielt in der Klinik eine untergeordnete Rolle. Störungen der Sekretion des in den A-Zellen gebildeten Hormons sind wohl deshalb klinisch weniger auffällig, weil seine Wirkungen noch durch eine Reihe anderer Hormone erzeugt werden, die bei einem Ausfall des Glucagons dessen Funktion weitgehend erfüllen können. Außerdem wird Glucagon nicht nur im Pankreas, sondern auch im Darm gebildet (Enteroglucagon, eine immunologisch ähnliche Substanz mit noch unbekannter physiologischer Bedeutung).

Stimuli für die Freisetzung von Glucagon sind ein Abfall der Plasmakonzentrationen von Glucose und freien Fettsäuren sowie ein Anstieg der Aminosäurenkonzentrationen. Der Einfluß des vegetativen Nervensystems auf die Glucagonfreisetzung entspricht dem Einfluß auf Insulin: Das parasympathische Nervensystem *(Acetylcholin)* stimuliert, das sympathische Nervensystem fördert *(β-Rezeptoren)* und hemmt *(α$_2$-Rezeptoren)* die Glucagonfreisetzung. Scheinbar ist jedoch der Einfluß der *β*-Rezeptoren stärker, so daß – im Gegensatz zum Insulin – Glucagon bei Adrenalineinwirkung ausgeschüttet wird. Schließlich wird die Ausschüttung von Glucagon durch gastrointestinale Hormone gefördert (v.a. Pankreozymin).

Wirkungen des Glucagons sind *Glykogenolyse,* Hemmung der Glykogensynthese, *Proteolyse* und *Gluconeogenese* in der Leber sowie *Lipolyse* im Fettgewebe. Dadurch kommt es im Blut zum Anstieg der Konzentrationen von Glucose und freien Fettsäuren. Die freien Fettsäuren werden in der Leber zu *Ketonkörpern* abgebaut, deren Konzentration im Blut gleichfalls ansteigt. Schließlich stimuliert Glucagon die *Ausschüttung von Insulin* und *Calcitonin.* In hohen, pharmakologischen Konzentrationen steigert Glucagon die Herzkraft.

Klinisch relevante **Störungen** der Glucagonausschüttung sind äußerst selten. Bei *Schädigung der Bauchspeicheldrüse* kann bisweilen eine Hypoglykämie beobachtet werden, welche auf Glucagonmangel zurückgeführt werden könnte. Umgekehrt treten in seltenen Fällen *Tumoren* der A-Zellen auf. Kann die gesteigerte Glucagonausschüttung nicht durch Insulin kompensiert werden, so entspricht das klinische Bild weitgehend einem relativen Insulin-Mangel mit Diabetes mellitus.

11.7 Mediatoren

An dieser Stelle soll die Pathophysiologie der Mediatoren Histamin, Serotonin, Bradykinin, Prostaglandine sowie der Endorphine besprochen werden. Die Catecholamine (vgl. 8.1.5), einige Mediatoren des Magen-Darm-Kanals (vgl. 10.1.9) und des Immunsystems (vgl. 4.1.2) wurden bereits erwähnt. Eine Vielzahl weiterer Mediatoren wurde inzwischen beschrieben, sie sind z.T. in Tabelle 11.1 aufgenommen.

11.7.1 Histamin

Histamin wird in Gewebsmastzellen und basophilen Granulozyten durch Decarboxylierung aus Histidin gebildet. Aber auch andere Zellen wie Neurone und Zellen in Epidermis, Magenschleimhaut und regenerierendem Gewebe bilden und enthalten Histamin. Histamin kommt ferner in Bakterien, tierischen und pflanzlichen Giften vor.

Stimulus für die Freisetzung von Histamin ist vor allem der *Kontakt von Mastzellen mit IgE-Antikörpern* (vgl. 4.1.3). Histamin wird ferner bei Aktivierung des Komplementsystems und bei Kontakt mit einer Vielzahl von zytotoxischen Substanzen, Enzymen (z.B. Phospholipase A), Polysacchariden, Lectinen, Mediatoren (z.B. Bradykinin) freigesetzt. Die Ausschüttung von Histamin wird durch cAMP gehemmt (z.B. Adrenalinwirkung).

Wirkungen des Histamins werden über sogenannte H_1- und H_2-Rezeptoren vermittelt. H_1-Rezeptoren fördern die *Kontraktion glatter Muskulatur* in *Bronchien, Darm, Uterus* und größeren Gefäßen. Ferner sind sie für die periphere Vasodilatation, die Steigerung der *Gefäßpermeabilität*, die *Ausschüttung von Ca-*techolaminen sowie die Reizung von Nervenendigungen (*Juckreiz, Schmerz*) verantwortlich. H_2-Rezeptoren bewirken die *Steigerung der Magensaftsekretion* sowie die *positiv inotrope* und *chronotrope* Wirkung auf das Herz. Eine schwache bronchodilatatorische Wirkung der H_2-Rezeptoren wird durch die starke bronchokonstriktorische Wirkung der H_1-Rezeptoren normalerweise überspielt.

Störungen treten durch eine gesteigerte Histaminausschüttung bei vermehrter *IgE-Antikörper*-Bildung auf (vgl. 4.1.3). Bei *Gewebsläsionen* (Verbrennungen, Entzündungen) setzen Mastzellen Histamin auch unabhängig von IgE frei. Die Histaminfreisetzung ist schließlich bei *Tumoren* der Gewebs- bzw. Blutmastzellen (Mastozytom bzw. Mastozytose) gesteigert. Folgen gesteigerter Histaminausschüttung sind je nach Lokalisation *Ödeme* (z.B. Heuschnupfen, Insektenstiche), *Hautrötung, Juckreiz, Bronchospasmus* (Asthma), *Blutdruckabfall* (allergischer Schock, vgl. 4.1.3), *Tachykardie* und gesteigerte *Salzsäuresekretion* des Magens.

11.7.2 Serotonin

Serotonin wird außer im ZNS (vgl. 8.1.2) v.a. in den sogenannten enterochromaffinen Zellen des Darmes, den Thrombozyten und in den Bronchien aus Tryptophan gebildet. Der Abbau erfolgt durch die Monoaminooxidase zu 5-Hydroxyindolessigsäure, deren gesteigerte Ausscheidung im Urin auf eine Überproduktion von Serotonin weist.

Wirkungen des Serotonins sind *Konstriktionen der Bronchien, der Darmmuskulatur* und einiger *Gefäße* (v.a. Pulmonalgefäße, Gehirngefäße und Venen verschiedener Organe). An anderen Gefäßen wirkt Serotonin dilatatorisch (v.a. Muskel). Serotonin erzielt die Vasodilatation über EDRF (vgl. 2.1.2) und eine Beeinflussung des vegetativen Nervensystems. Über Reizung von Nervenendigungen kann es zudem Schmerzen, Prickeln etc. und Hyperventilation auslösen. Serotonin wirkt positiv inotrop am Herzen, setzt *Catecholamine* frei und steigert geringfügig die *Gefäßpermeabilität*. Es hemmt die HCl-Sekretion im Magen. Die Wirkungen von Serotonin werden über mehrere unterschiedliche Rezeptoren vermittelt.

Störungen treten in Serotonin-produzierenden *Tumoren* der enterochromaffinen Zellen auf *(Karzinoide), die Wirkungen werden z.T. über Prostaglandinfreisetzung erzielt (vgl. 11.7.4). Folgen sind Ödeme, Diarrhoe* und *Bronchospasmus.* Typisch ist ferner das Auftreten von plötzlichen *Blutdrucksteigerungen.* Durch die gesteigerte Bildung von Serotonin steht weniger Tryptophan der Bildung von Nicotinsäure der Verfügung. Folgen sind Pellagra-ähnliche Beschwerden (vgl. 10.1.8). Aus noch nicht geklärten Gründen entwickelt sich eine *Fibrose des Endokards* in der rechten Kammer. Die bei Karzinoiden häufig auftretenden plötzlichen *Hautrötungen* (Flush) beruhen wahrscheinlich z.T. auf gleichzeitig gesteigerter Ausschüttung vasodilatatorisch wirksamer Kinine (s. unten). Auch bei der Entwicklung des Bronchospasmus spielen noch andere Mediatoren eine Rolle. Sitzen die Tumoren im Dünndarm, so treten die Störungen teilweise erst auf, wenn Metastasen in der Leber gebildet wurden. Serotonin, welches vom Darm über die Pfortader zur Leber gelangt, wird nämlich dort zum größten Teil abgebaut.

11.7.3 Kinine

Die *Kinine* sind Oligopeptide, welche aus Kininogen (Plasmaproteinen) durch Kal-

likrein abgespalten werden. Ein Plasmakallikrein bildet aus hochmolekularem (HMW) Kininogen Bradykinin (9 Aminosäuren), ein Gewebskallikrein aus niedermolekularem (LMW) Kininogen Kallidin (10 AS). Durch Aminopeptidasen kann Kallidin in Bradykinin umgewandelt werden, Bradykinin in Desargbradykinin (8 AS). Weitere Abspaltung von Aminosäuren durch Kininasen dient der Inaktivierung von Kininen.

Stimulatoren der Bildung von Kallikrein und damit von Bradykinin sind u.a. Faktor XIIa (Blutgerinnung), Plasmin, Trypsin (Pankreatitis), Pepsin, Bakterien und Schlangentoxine. Die Kallikreine werden durch C_1-Inaktivator, α_1-Antitrypsin, α_2-Makroglobulin und Aprotinin gehemmt.

Wirkungen der Kinine, v.a. von Bradykinin, sind *Vasodilatation*, Steigerung der *Gefäßpermeabilität*, *Blutdruckabfall*, *Tachykardie, Zunahme der Herzkraft, Elektrolytsekretion in Drüsen, Natriurese, sowie gesteigerte Ausschüttung von Catecholaminen und Prostaglandinen (s.u.). Durch Reizung peripherer Nervenendigungen erzeugen sie Schmerzen.* Schließlich stimulieren sie die Kontraktion der Muskulatur von Bronchien, Darm und Uterus, die Wirkungen werden z.T. über Prostaglandinfreisetzung erzielt (vgl. 11.7.4). Während der Muskelarbeit stimulieren Kinine die Glucoseaufnahme in die Skelettmuskulatur. Auch ohne Bildung von Kininen können Kallikreine Wirkungen erzielen (z.B. Aktivierung von Blutgerinnung und Fibrinolyse).

Bei einer Reihe von **Störungen** wird die Beteiligung von Kininen diskutiert. V.a. bei *Entzündungen* und *Gewebsläsionen* sind die Kinine an der Vasodilatation und den Schmerzen beteiligt, beim Schock – vor allem bei akuter Pankreatitis und bei Sepsis – kommt einer gesteigerten Bildung von Bradykinin wahrscheinlich eine wichtige Rolle zu. Die mögliche Bedeutung der Kinine beim Flush des Karzinoid-Syndroms wurde bereits erwähnt (vgl. 11.7.2). Weitere Störungen, bei welchen den Kininen eine pathophysiologische Rolle zukommen könnte, sind Dumping-Syndrom, Migräne und Hochdruck (Kallikrein-Mangel?). Beim hereditären Angioödem liegt ein Mangel an C_1-Inaktivator vor. Die Wirkungen der Kinine werden durch Peptide ähnlicher Struktur sowie durch Substanzen gehemmt, welche die Prostaglandinsynthese blockieren (s.u.) und u.a. mit Erfolg zur Entzündungshemmung eingesetzt werden.

11.7.4 Eicosanoide

Eicosanide sind Derivate der mehrfach ungesättigten Arachidonsäure. Praktisch jede Zelle ist in der Lage, zumindest einige Eicosanoide zu bilden. Die Arachidonsäure wird durch das Enzym Phospholipase A_2 aus Phospholipiden der Zellmembran freigesetzt (vgl. Abb. 11-2). Arachidonsäure reagiert unter Vermittlung von Cycloxygenase zu Prostaglandin H_2 (PGH$_2$), das u.a. zu Prostacyclin (PGI$_2$), den Prostaglandinen E_2 und $F_{2\alpha}$ (PGE$_2$, PGF$_{2\alpha}$) sowie den Thromboxanen A_2 und B_2 (TxA$_2$, TxB$_2$) umgewandelt werden kann. Unter der Wirkung von 5-Lipoxygenase und 12-Lipoxygenase entstehen aus Arachidonsäure 5- bzw. 12-Hydroperoxyeicosatetraensäuren (5-HPETE bzw. 12-HPETE), die zu den entsprechenden Hydroxyeicosatetraensäuren (5-HETE bzw. 12-HETE) reagieren. Aus den 5-HETE's können schließlich die Leukotriene (z.B. LTC$_4$, LTD$_4$) gebildet werden.

Stimuli zur Freisetzung von Prostaglandinen sind Histamin, Serotonin, Bra-

dykinin, Angiotensin, Gastrin, ADH und Noradrenalin, Antigene, Pyrogene, Ischaemie, Verletzungen, Thrombin und Kollagen. Die Ausschüttung wird durch Glucocorticosteroide, sowie über cAMP durch PGI, PGE und Adrenalin (β) gehemmt. Leukotriene werden v.a. bei Entzündungen freigesetzt.

Wirkungen der Eicosanoide sind äußerst uneinheitlich. In Tabelle 11-1 sind die Wirkungen von PGE$_2$, PGF$_{2\alpha}$, PGI$_2$ und TxA$_2$ sowie der Leukotriene gegenübergestellt, es wird deutlich, daß die Substanzen z.T. antagonistische Wirkungen erzielen. Während das in den Blutplättchen z.B. bei Kontakt mit Kollagen gebildete TxA$_2$ das entscheidende Signal für die Blutplättchen zur Aggregation darstellt, sowie zur Vasokonstriktion führt, werden beide Effekte durch PGI$_2$ gehemmt. Ob aus PGH$_2$ TxA$_2$ oder PGI$_2$ gebildet wird, entscheidet daher darüber, ob Thrombusbildung einsetzt oder nicht. Die vasodilatatorische Wirkung von PGE$_2$ scheint ein wichtiger Mechanismus zur Sicherstellung der Durchblutung von Nierenmark und Placenta, aber auch von anderen Organen wie Herz, Muskeln und Magen zu sein. Bei Blutdruckabfall, Gefäßstenosen oder bei gesteigertem Bedarf (Arbeit) gibt das Gewebe PGE$_2$ ab. Die Prostaglandine spielen bei Funktionen des Genitaltraktes (z.B. Ovulation), bei Schmerz, Entzündungsvorgängen sowie Fieberentstehung eine entscheidende Rolle und beeinflussen die glatte Muskulatur von Darm, Uterus und Bronchien (vgl. Tab. 11-1). PGE$_2$ beeinträchtigt die lipolytische Wirkung anderer Hormone (z.B. Catecholamine) und die antidiuretische Wirkung von ADH. Schließlich hemmt es die Salzsäuresekretion im Magen. Die Leukotriene sind im wesentlichen an Entzündungs-Reaktionen beteiligt. Unter anderem in der Niere wirken sie stark vasokontriktorisch. Die HETE's sind u.a. chemotaktisch wirksam.

Störungen mit – z.T. noch hypothetischer – kausaler Beteiligung der Prostaglandine sind Hypertonien, Durchfall, Gerinnungsstörungen, Schmerz, Fieber, Persistenz des ductus arteriosus Botalli, Calciumurolithiasis sowie Magenulcera (die durch Hemmer der Prostaglandinsynthese ausgelöst werden können!). Schließlich können Prostaglandine durch Stimulation der glatten Muskulatur des Uterus die Abstoßung eines Keimlings (Abort) auslösen. Die Leukotriene sind wesentlich an der Bronchokonstriktion bei Asthma (vgl. 3.2.1 und 4.1.3) und bei Entzündungen beteiligt. Wahrscheinlich spielen sie eine pathophysiologische Rolle bei kardiovaskulärem Schock durch Sepsis, Anaphylaxie etc. Bei Leberschädigungen werden sie verzögert abgebaut und könnten bei der Auslösung des sog. hepatorenalen Syndroms (vgl. 6.2.3) beteiligt sein.

11.7.5 Endorphine

Endorphine sind Oligopeptide, die im menschlichen Körper gebildet werden und Morphin-ähnliche Wirkungen (s.u.) erzielen. Vertreter sind z.B. das Pentapeptid Metenkephalin und das aus 31 Aminosäuren bestehende β-Endorphin. Beides sind Bruchstücke des Peptids Lipotropin (Tab. 11-1). Bildungsort der Endorphine sind verschiedene Neurone im ZNS, v.a. die an der *paläospinothala-*

mischen Bahn (vgl. 8.1.6) beteiligten Strukturen (Hinterhorn, Medulla oblongata, Formatio reticularis, Thalamus), aber auch Basalganglien, Nucleus ruber, einige Bezirke des Hypothalamus, limbisches System und Hypophyse. Außerhalb des ZNS werden die Substanzen vorwiegend im Magen-Darm-Trakt gefunden.

Die **Wirkungen** dieser Substanzen können zum Teil durch *Hemmung der Dopaminausschüttung* in Neuronen des ZNS und durch *Hemmung der Adenylatcyklase* (vgl. 11.1.1) erklärt werden. Sie **unterdrücken die Schmerzempfindung** wahrscheinlich durch Hemmung der Übertragung in der paläospinothalamischen Bahn (vgl. 8.1.6). Sie *wirken beruhigend* und erzeugen ein Glücksgefühl *(Euphorie)*. Sie *dämpfen die Atemaktivität* (vgl. 3.1.6), *senken Herzfrequenz* und *Blutdruck* (Hemmung des zentralen Sympathicus, vgl. 8.1.5), führen zu Hyperglykämie und fördern die Ausschüttung von Prolaktin. Sie können *Rigor* und *Tremor* auslösen (durch Hemmung des dopaminergen Einflusses der Substantia nigra, vgl. 8.1.4).

Ihre Bedeutung bei klinischen **Störungen** ist noch unbestimmt. Mit einiger Wahrscheinlichkeit kommt ihnen jedoch wesentliche pathophysiologische Bedeutung bei der *Verarbeitung von Schmerzreizen* sowie möglicherweise bei der *Entstehung psychischer Erkrankungen* zu.

12 Tumorzellen

12.1 Allgemeine Pathophysiologie

12.1.1 Definition und Einteilung

Wenn auch bisweilen eine – z.B. entzündliche – Schwellung ganz allgemein als Tumor bezeichnet wird, so ist doch unter Tumor im engeren Sinne die weitgehend unkontrollierte Vermehrung (Proliferation) entarteter Zellen gemeint.

Aufgrund **histologischer** Kriterien werden gutartige von bösartigen Tumoren unterschieden:

Bösartige Tumoren *wachsen schnell*, sie durchbrechen die Basalmembran, dringen mit noch zusammenhängenden Gewebssträngen (Invasion) bzw. Einzelzellen (Infiltration) in benachbartes Gewebe, Blut- oder Lymphgefäße ein und bilden auf diese Weise Tochtergeschwülste (Metastasen). Sie bestehen meist aus *wenig differenzierten, DNA-reichen, vielgestaltigen* Zellen. *Zellteilungen sind häufig.*

Gutartige Tumoren wachsen dagegen langsam, sie verdrängen umgebendes Gewebe ohne es zu durchdringen, infiltrieren auch keine Gefäße und bilden daher keine Metastasen. Die Zellen sind nur wenig entdifferenziert. Es muß betont werden, daß auch „gutartige" Tumoren durchaus zum Tode führen können, wenn die Verdrängung des Gewebes vitale Funktionen stört (Hirntumoren).

Handelt es sich bei bösartigen Tumoren um Abkömmlinge von Epithel, so spricht man von **Karzinomen**, bei Abkömmlingen von mesenchymalen Zellen spricht man von **Sarkomen**.

12.1.2 Tumorgenese

Charakteristische Eigenschaft von Tumorzellen ist die *unkontrollierte Vermehrung*.

Ein Tumor kann somit nur dann entstehen, wenn die Kontrolle über Replikation von Kernmaterial und Zellteilung verloren geht.

Jedenfalls muß eine Änderung des Erbmaterials vorliegen, da die Tumor-Eigenschaft ja auch an die Tochterzellen weitergegeben wird. Inzwischen wurden in einigen Tumorzellen **Onkogene** identifiziert. Die Onkogene entstehen aus sog. Proto-Onkogenen, die in normalen Zellen wahrscheinlich an der Regulation von Zellteilung und Wachstum (s.u.) beteiligt sind. Onkogene können aus Proto-Onkogenen durch Änderung der Basensequenz (Punktmutation, s.u.) entstehen, oder sie können durch Verlagerung auf einen anderen Chromosomenabschnitt aktiviert werden. So führt z.B. die Translokation eines Teiles von Chromosom 22 auf Chromosom 9 zum verkürzten „Philadelphia-Chromosom" in Tumorzellen mit chronischer myeloischer Leukämie. Es konnte gezeigt werden, daß die Bruchstellen im Bereich eines zellulären Onkogens liegen. In anderen Tumorzellen wurde eine Vervielfältigung (Amplifikation) sonst normaler Proto-Onkogene gefunden. Schließlich wurde gezeigt, daß die Infektion mit sog. Retroviren zur Aktivierung von Proto-Onkogenen führen kann.

Die zellulären Onkogene sind mit den Onkogenen von RNA aus **Tumorviren** identisch (Tab. 12-2). Retroviren enthalten ihr genetisches Material in Form von RNA. Bei Infektion der Zelle wird durch die reverse Transskriptase die virale RNA

Tabelle 12-1 **Einige Kanzerogene**

Kanzerogene	Vorkommen
Chemisch	
Arsen, Arsenate, Beryllium, Nickel	
Chromate, Asbest	
Vinylchlorid, Benzol, Phenoxyessigsäure	Industrie
Dimethylsulfat, 4-Aminodiphenyl	
2-Naphthylamin, 2-Acetylaminofluoren	
3,4-Benzpyren	Geräuchertes, Gegrilltes, Rauchen, Autoabgase
Methylcholantren	Rohparaffin, Rauchen
1,2,5,6-Dibenzanthrazen	Teer, Ruß, Pech, Asphalt
Benzidin	Labor (Blutreagenz zum Nachweis von Hb)
Aflatoxin	Schimmelpilze (z.B. verschimmeltes Brot)
Dimethylaminoazobenzol	„Buttergelb"
Nitrosamine	entstehen im sauren Magenmilieu aus Nitrit (im Pökelsalz) und einigen Aminen (z.B. in Käse)
alkylierende Zytostatica	Medizin (vgl. Tab. 12-4)
Physikalisch (ionisierende Strahlen)	
UV-Licht	Gebirge
Röntgen-Strahlen	Medizin
Isotope	
Biologisch	
Viren (Burkitt-Tumor, Leberzellkrebs in Zentralafrika und Fernost, Warzen)	

in DNA transskribiert (vgl. 10.1.3), die DNA wird zum Genmaterial der Wirtszelle addiert und kann dadurch die Umwandlung der Wirtszelle in eine Tumorzelle zur Folge haben (Transformation). Derartige Viren wurden als Ursache von mehreren Tumoren bei Tieren erkannt. Beim Menschen wird eine virale Genese beim sogenannten *Burkitt-Tumor* (Lymphom) in Zentralafrika und bei einem in Südchina vorkommenden *Nasopharynx-Karzinom* angenommen. Beide Erkrankungen werden durch ein Herpesvirus *(Epstein-Barr-Virus)* ausgelöst. Allerdings führt die Infektion mit dem gleichen Virus bei uns nicht zu Tumoren (sondern zu sog. infektiöser Mononucleose = Pfeiffersches Drüsenfieber), was auf einen zusätzlich erforderlichen Faktor hinweist. Ferner sind Viren für *Warzen* und *Kehlkopfpapillome* verantwortlich, gutartige Zellvermehrungen an der Haut bzw. im Kehlkopf, die in sehr seltenen Fällen maligne entarten können. Auch bei der Entstehung von Leberzellkrebs in Zentralafrika und Fernost (Hepatitis-B-Virus), von bestimmten Leukämien und von Karzinomen der Cervix uteri und der Prostata könnten Viren eine Rolle spielen.

Eine Mutation kann durch eine Vielzahl **chemischer Substanzen** oder **physikalischer Noxen** hervorgerufen werden (Tab. 12-1). Die meisten Kanzerogene müssen erst aktiviert werden, um mit Nucleinsäuren oder Proteinen reagieren zu können. Für diese Umwandlung sind körpereigene Enzyme, v.a. in der Leber, verantwortlich (Giftung, vgl. 10.1.11). Durch die Reaktion des aktivierten Kanzerogens mit der DNA kann das Genmaterial der Zelle verfälscht werden. Es kann zu Paarung falscher Basen, zu Ausfall von Basen mit Bildung sog. Rasterschubmutationen sowie zu Chromosomenbrüchen kommen. Die Mutation kann schließlich die Unempfindlichkeit gegen kontrollierende Mechanismen mit sich bringen.

Eine Mutation kann auch durch **ionisierende Strahlen** hervorgerufen werden: Die Strahlen können energiereiche, hochreaktive Substanzen, z.B. die Radikale H·, OH·, O_2H· sowie Wasserstoffperoxid (H_2O_2) erzeugen, die wiederum u.a. mit Purin- und Pyrimidinbasen reagieren und deren Eigenschaften verändern. Ferner können die DNA-Ketten durch solche Verbindungen gespalten werden.

Die **Schädigung der Zelle** kann in zwei oder mehr **Stufen** ablaufen:

In der **Initialphase** wird die Zelle vorgeschädigt (durch Mutation). Die Zelle bleibt nach außen normal. Die initiale Schädigung der Zelle begünstigt jedoch die Entwicklung zur Tumorzelle, eine Eigenschaft, welche die Zelle beibehält (irreversible Schädigung). Die Zelle wird somit zur potentiellen Tumorzelle. Die initiale Schädigung kann durch irgendeinen der in Tabelle 12-1 genannten Faktoren ausgelöst werden.

Unter dem Einfluß von *Kokarzinogenen* kann in vorgeschädigten Zellen die sogenannte **Promotionsphase** herbeigeführt und damit die Entwicklung zum Tumorgewebe eingeleitet werden.

Kokarzinogene sind nicht mutagen, sondern sind (z.T.) über eine Beeinflussung der Zellmembran wirksam. Sie können ohne vorhergehende Initiierung keinen Tumor auslösen. Die Zelle muß promovierenden Faktoren längere Zeit und in einer Mindestschwellenkonzentration ausgesetzt sein und kann sich nach Unterbrechung der Exposition wieder erholen (reversible Schädigung). Als Promotoren wurden Phorbolester (aus Pflanzenöl) und Kreosotöl (aus Steinkohlenteer) identifiziert, aber auch Inhaltsstoffe des Zigarettenrauchs, einige Konservierungsmittel der chemischen und Nahrungsmittelindustrie, Hormone und eine Reihe von Medikamenten gerieten in den Verdacht, das Tumorwachstum zu promovieren.

Über welche **zellulären Mechanismen** Onkogene die unkontrollierte Teilung von Zellen bewirken, ist in Ansätzen erkennbar:

Normalerweise werden Teilung und Wachstum einer Zelle von ihrer Umwelt beeinflußt. Bei Erreichen einer bestimmten Dichte wird die Teilung normaler Zellen unterdrückt (**Dichtehemmung**). Dabei spielen neben dem direkten Kontakt der Zellen möglicherweise *Chalone* (Glykoproteine, welche die Zellteilung hemmen) eine Rolle. Sie werden vermutlich von reifen, differenzierten Zellen gebildet. Bei Untergang von reifen Zellen wird die Zellteilung enthemmt, und es werden neue, zunächst unreife Zellen gebildet, die nach Ausreifung wieder Chalone an die Umgebung abgeben. Auf diese Weise wird ein ausreichender Bestand funktionierender (reifer) Zellen gewährleistet, ohne daß die Gefahr einer unkontrollierten Zellvermehrung besteht. Verlieren die Zellen durch Transformation (Umwandlung in Tumorzellen) ihre Empfindlichkeit gegen Chalone (z.B. durch Verlust Chalon-empfindlicher Rezeptoren), so ist eine unkontrollierte Teilung dieser Zellen zu befürchten.

Die Zellteilung wird ferner von **Wachstumsfaktoren** kontrolliert (vgl. Tab. 11-1 und 5.1.3), welche bei Bedarf die Vermehrung von Zellen fördern. Die Wachstumsfaktoren wirken z.T. über Aktivierung einer membranständigen Tyrosinkinase (vgl. 11.1.1). Besonderes Interesse verdienen transformierende Wachstumsfaktoren (TGF), welche Zellen, die normalerweise nur auf festem Untergrund verankert wachsen können, die Fähigkeit verleihen, sich von dieser Verankerung zu lösen und sich in Lösung zu vermehren. Wie Wachstumsfaktoren

Tabelle 12-2 **Auswahl einiger Onkogene**

Onkogen	Virus (Wirt)	Onkogenprodukt intrazelluläre Lokalisation	Funktion
v-sis	Simian Sarcoma (Affe)	äußere Zellmembran	ähnlich dem PDGF
v-erb	Avian Erythroblastosis (Huhn)	Zellmembran	ähnlich dem EGF-Rezeptor
v-fms	Feline Sarcoma (Katze)	Zellmembran	PDGF-Rezeptor
v-ros	Avian Sarcoma UR2 (Huhn)	Zellmembran	Insulin-Rezeptor, TK, PLC
v-kit	H24-feline sarcoma (Katze)	Zellmembran	PDGF-Rezeptor, TK
v-src	Rous Sarcoma (Huhn)	Zellmembran	TK, PLC
v-abl	Murine Leukemia (Maus)	Zellmembran	TK, PLC
v-crk	Avian Sarcoma CT10 (Huhn)	Zellmembran	PLC
v-ras	Harvy Sarcoma (Maus, Ratte)	Zellmembran	GTP-bindendes Protein
v-raf	Murine Sarcoma (Maus)	Zytoplasma	Proteinkinase
v-mos	Moloney Sarcoma (Maus)	Zytoplasma	Proteinkinase ?
v-myc	Avian Myelocytomatosis (Huhn)	Zellkern	an DNA bindendes Protein
v-jun	Avian Sarcoma (Huhn)	Zellkern	an DNA bindendes Protein

PDGF = platelet derived growth factor
EGF = epithelial growth factor
PLC = Phospholipase C
TK = Tyrosinkinase

letztlich die Zellteilung bewirken, ist weitgehend unklar. Neben der Tyrosinkinase sind wahrscheinlich andere intrazelluläre Transmissionsmechanismen beteiligt, wie GTP-bindende Proteine, Phospholipase C, intrazelluläres Calcium, Diacylglycerin, Proteinkinase C etc. (vgl. 11.1.1). Einiges spricht dafür, daß dabei transiente Erhöhungen der intrazellulären Calciumkonzentration sowie eine Aktivierung des Na^+/H^+-Austauschers (Zunahme des Zellvolumens?) eine Rolle spielen. Die Produkte der bisher identifizierten Onkogene weisen starke Homologien mit Elementen der Regulation zellulären Wachstums auf (vgl. Tab. 12-2): Sie ähneln Wachstumsfaktoren selbst, Rezeptoren für Wachstumsfaktoren, der Tyrosinkinase, einem GTP-bindenden Protein, der Phospholipase C, Proteinkinasen und Proteinen, welche die Expression von Genen kontrollieren. Durch z.T. minimale Unterschiede zwischen den Produkten der Onkogene und Protoonkogene werden wahrscheinlich die Eigenschaften in einer Weise geändert, daß eine ständige Stimulation der Zellteilung erfolgt. So wird das aktivierte Produkt des ras-Onkogens nicht – wie das Produkt des Protoonkogens – durch eine GTPase inaktiviert. Das Signal kann somit nicht abgeschalten werden.

Allerdings muß eingeschränkt werden, daß die **kausale Rolle der Onkogene** bei der Entstehung menschlicher Tumore noch **keineswegs gesichert** ist. Immerhin kann man bisher nur in ca. 20% aller menschlichen Tumoren Onkogene nachweisen. Schließlich kann nicht ausgeschlossen werden, daß die Aktivierung von Proto-Onkogenen die Folge – und nicht die Ursache – der Krebsentstehung ist.

Phorbolester stimulieren die sogenannte C-Kinase (vgl. 11.1.1), ein Enzym, das u.a. den Natrium/Wasserstoffionenaustauscher aktiviert. Folge kann eine Alkalinisierung der Zelle sein oder eine Zunahme des Zellvolumens. Unter physiologischen Bedingungen wird die C-Kinase durch den intrazellulären Transmitter **Diacylglycerin** (DG) stimuliert (vgl. 11.1.1).

Die Entstehung von Tumoren hängt nicht nur von Umweltfaktoren, sondern auch von **Faktoren im „Wirt"** ab.

Der Körper verfügt über ein System, welches atypische DNA-Segmente erkennt und repariert (**DNA-repair**). Dafür stehen mehrere Mechanismen zur Verfügung. Das defekte Stück kann z.B. herausgeschnitten und analog dem – intakten – komplementären DNA-Strang wieder ersetzt werden. Das System kann durch UV-Licht aktiviert werden. Liegt ein Defekt im DNA-repair-System vor, kann bereits normale Lichtexposition u.a. zur Entwicklung von Hauttumoren führen (Xeroderma pigmentosum). Auch die Progerie, eine Erkrankung, welche zu vorzeitigem Altern führt, sowie die sog. Fanconi-Anämie (Anämie, Wachstumshemmung, Leukämie, Tumoren), das Louis-Bar-Syndrom (Ataxia teleangiectasia: gestörtes Immunsystem durch Thymusaplasie, maligne Lymphome), das Cockayne-Syndrom (Zwergwuchs, neurologische Defekte, Tumoren) sowie das Bloom-Syndrom (Minderwuchs, Tumore) werden auf einen Defekt im DNA-repair-System zurückgeführt.

Eine wesentliche Rolle für das Tumorwachstum spielt ferner die **Tumorabwehr des Immunsystems** (vgl. 12.1.4).

Auch das **Alter** spielt bei der Tumorentstehung eine wesentliche Rolle, wenige Tumoren (z.B. einige Leukämieformen) treten bei Kindern, die meisten jedoch im Alter auf, wobei die Häufung von Tumoren im Alter z.T. durch kumulative Wirkung kanzerogener Faktoren, z.T. durch Ausfall molekularer Regulationsmechanismen (Kontrolle der Genexpression,

DNA-repair) sowie durch herabgesetzte Tumorabwehr (v.a. T-Lymphozyten) erklärt wird.

Weitere begünstigende Faktoren für das Auftreten von Tumoren sind schließlich entsprechende *genetische Disposition, Geschlecht, Vitamin A-Mangel, Fettzufuhr und Obstipation* (Colon- und Mammakarzinom), wiederholte *Zellschädigung* (z.B. Infektionen) und *Streß*. Bei Streß mag eine herabgesetzte Tumorabwehr (vgl. 12.1.4) durch hohe Corticosteroidausschüttung eine Rolle spielen. Darüber hinaus können *Hormone* das Tumorwachstum in ihren Zielorganen positiv (z.B. Androgene das Prostatakarzinom), aber auch negativ (vgl. 12.1.4) beeinflussen.

12.1.3 Wirkungen für den Organismus

Die gesteigerte Zellvermehrung im Tumorgewebe führt zwangsläufig zu einer **Volumenzunahme** des Tumorgewebes. Tumorzellen bilden Substanzen, welche die Vaskularisierung (Angiogenese) des Tumorgewebes und damit sein weiteres Wachstum sicherstellen. Allein die Volumenzunahme kann für den Organismus fatale Folgen haben, wenn vitales Gewebe verdrängt (Gehirn, Knochenmark) oder Lumina von Gefäßen oder Bronchien verlegt werden. Eröffnung von Gefäßen kann zu lokalen Blutungen führen.

Bösartige Tumoren haben außerdem die Eigenschaft, umliegendes Gewebe zu infiltrieren, Zellen lösen sich vom Tumorverband und wandern in Blut- und Lymphgefäße ein. Durch die Gefäßsysteme werden sie verschleppt und bleiben in Kapillargebieten, Lymphknoten oder auch in größeren Gefäßen hängen. Entsteht durch weitere Zellvermehrung eine Tochtergeschwulst, so spricht man von einer **Metastase**. Die metastasierenden Zellen verlassen die Blutbahn, indem sie sich an Endothelzellen haften. Die Anla-

Tabelle 12-3 **Ektopisch von Tumorzellen gebildete Hormone.** Auswirkungen s. Tab. 11-1, Tab. 10-20 oder in Klammern

Corticotropin (ACTH)	Glucagon
Corticoliberin (CRH)	Erythropoetin
ADH	Eosinopoetin (Eosinophilie)
Gonadotropin (FSH, LH)	Serotonin
Somatotropin (GH)	Gastrin
Somatoliberin (GHRH)	Sekretin
Thyrotropin (TSH)	VIP
Parathyrin (PTH)	GIP
Insulin	Prostaglandin E (Hypercalcämie)
Somatomedine (Hypoglykämie)	Osteoklasten aktivierender Faktor (Hypercalcämie)

gerung von Tumorzellen an die Endothelzellen kann durch lokale Stimulierung der Blutgerinnung erleichtert werden, zu der Tumorzellen befähigt sind (s.u.).

Die Tumorzellen ermöglichen ihre Verbreitung z.T. mit Hilfe von **Enzymen** (z.B. Kollagenasen, Cathepsin), welche das umliegende Gewebe zerstören, z.B. erlaubt ihnen die Synthese einer Typ IV-Kollagenase, welche das Kollagen der Basalmembran von Gefäßen abbaut, das Eindringen in die Blutbahn. Prostatakarzinome bilden typischerweise saure Phosphatase, deren Konzentrationsanstieg im Blut auf die Existenz eines Prostatakarzinoms hinweist. Eine gesteigerte Konzentration an alkalischer Phosphatase kann wiederum auf das Vorliegen von Knochentumoren bzw. Knochenmetastasen, eine Zunahme von Leber-spezifischen Enzymen (vgl. 10.1.12) auf Tumoren in der Leber hindeuten.

Bei den meisten Tumorzellen ist die **Lactatbildung** auf ein Vielfaches gesteigert. Während normale Zellen bei genügend Sauerstoffangebot ihre Energie aus oxidativer Verbrennung gewinnen (Pasteur-Effekt), decken die meisten Tumorzellen auch bei reichlichem Sauerstoffangebot ihre Energie in erster Linie aus dem Abbau von Glucose zu Lactat (in diesem Fall sog. „aerobe Glykolyse"). Die massiv gesteigerte Glykolyse könnte durch eine intrazelluläre Alkalose der Tumorzellen zustande kommen (vgl. 3.1.5 und 12.1.2). Das anfallende Lactat kann mitunter eine massive Acidose auslösen (vgl. 3.1.5).

Der massive Glucoseverbrauch trägt zur **Tumorhypoglykämie** bei. Darüber hinaus können Tumoren Somatomedine (häufig) oder Insulin (selten) produzieren (s.u.) und auf diese Weise eine Hypoglykämie auslösen.

Der gesteigerte *Umsatz* von Tumorzellen stellt für den übrigen Organismus eine Belastung dar, wenn die Masse der Tumorzellen groß ist. Somit ist die Entwicklung einer **Tumorkachexie** (Auszehrung) logische Folge eines fortgeschrittenen Tumors. Möglicherweise spielen jedoch noch andere Faktoren bei der Entwicklung einer Kachexie eine Rolle, wie sogenannte *Toxohormone*, d.h. von den Tumorzellen gebildete Substanzen, die für den übrigen Organismus toxisch sind.

Darüber hinaus weisen Tumorzellen einen hohen Bedarf an – v.a. essentiellen – Aminosäuren auf. Folglich sind bei Tumorpatienten auch häufig die Albumine erniedrigt, während die α_2- und γ-Globuline gesteigert sein können (Stimulierung der Abwehr?). Die meist ausgeprägte **Defektdysproteinämie** bewirkt dann die Beschleunigung der Blutkörperchensenkungsgeschwindigkeit (vgl. 4.8.3).

Plasmazelltumoren erzeugen häufig große Mengen abnormer Antikörper oder Antikörperfragmente (**Paraprotein-ämie**). Die Wirkungen auf Blut (4.8.2), Niere (6.2.5) und Bindegewebe (5.2.4) wurden bereits beschrieben.

Bedeutsam ist die Eigenschaft von einigen Tumorzellen, das **Gerinnungssystem**, das **Fibrinolyse-System** oder beide *zu aktivieren*. Folge kann diffuse Gerinnung, Blutungsneigung oder die Entwicklung einer disseminierten intravasalen Gerinnung bzw. Verbrauchskoagulopathie sein.

Durch Blutverluste, Eisenmangel, durch Verdrängung von Knochenmark und durch Schädigung von Erythrozyten können Tumoren **Anämien** erzeugen. Eine Anämie tritt natürlich regelmäßig auch bei Kachexie auf. Bei Produktion von Erythropoetin (s. u.) kann umgekehrt **Polyglobulie** auftreten.

Tumoren bilden häufig **Hormone** oder ähnliche Wirkstoffe. Hormone werden nicht selten von Tumoren gebildet, die nicht von denjenigen endokrinen Geweben abstammen, welche das jeweilige Hormon normalerweise produzieren (ektopische Hormonproduktion). Vor allem kleinzellige Bronchialkarzinome sind häufig endokrin aktiv. Meist ist die Produktion der Hormone *unkontrollierbar* durch irgendwelche übergeordnete Hormone oder durch negatives Feedback. Folge ist somit oft eine *tiefgreifende Stoffwechselstörung*.

Auf nicht bekannte Weise führen Tumoren bisweilen zu einer Schädigung des **Nervensystems**, v.a. zu *Psychosen*, zu *Polyneurophatie* und zu *Myopathien* (z.B. Myasthenisches Syndrom, vgl. 8.1.2). Auch hier können noch nicht identifizierte Mediatoren oder Toxine im Spiel sein.

Bei massivem Untergang von Tumorzellen können freiwerdende Nucleinsäuren zu gesteigerter Bildung von Harnsäure (Hyperuricämie, vgl. 6.2.9, 10.1.3), Kalium zu Hyperkaliämie (vgl. 6.1.8) und Phosphat zu Hyperphosphatämie (vgl. 6.1.8) führen.

12.1.4 Tumorabwehr und Tumortherapie

Das besondere Problem der Entdeckung (Diagnose) und Bekämpfung von Tumorzellen liegt in der Tatsache, *daß die Zellen in den meisten Eigenschaften mit den normalen Zellen des Organismus übereinstimmen* und unspezifische Maßnahmen alle Zellen treffen müssen. Immerhin können Tumorzellen Abweichungen in ihrem Stoffwechsel (s.o.) sowie im Enzymmuster (sie bilden z.T. fetale Isoenzyme) aufweisen und können durch massive Hormonproduktion auffallen (s.o.). Im Zuge der Entdifferenzierung werden einige Proteine in der Zellmembran nicht mehr gebildet. Es verschwinden einige für die Zellen sonst typische Antigene. Unter anderem binden die Zellen weniger Fibronektin, ein Protein, das die Bindung von Zellen z.B. an Kollagen vermittelt (vgl. 5.1.1).

Durch herabgesetzte Bildung von Membranproteinen nimmt auch häufig die **Ladungsdichte** an der Zelloberfläche ab, sowie die Agglutinierbarkeit durch Lectine (pflanzliche Glykoproteine, welche sich an Kohlenhydrate der Zellmembranoberfläche binden, vgl. 5.1.1).

Des weiteren bringt es die Entdifferenzierung von Tumorzellen mit sich, daß **embryonale**, für den erwachsenen Organismus untypische, **Substanzen** gebildet werden. Zu diesen Substanzen gehören das sogenannte α_1-**Fetoprotein**, welches v.a. in Lebertumoren gebildet wird, das **carcino-embryonale Antigen (CEA)**, ein Glykoprotein v.a. aus Pankreas- und Dickdarmtumoren, und das „**tissue polypeptide antigen**" (**TPA**), welches in einer Reihe verschiedener Tumoren gebildet wird. Diese Proteine bieten, wenn sie vermehrt in das Serum abgegeben werden, einen diagnostischen Hinweis auf das Vorliegen eines Tumors. Da CEA jedoch bei sonstigen Erkrankungen des Dickdarms, bei Rauchern etc. im Blut gesteigert ist, eignet es sich nicht zur Frühdiagnose, sondern nur zur Verlaufskontrolle von Dickdarmtumoren (z.B. nach Operationen). α_1-Fetoprotein wird wiederum auch bei anderen Lebererkrankungen vermehrt ins Blut abgegeben und erlaubt nur bei massiv gesteigertem Spiegel den Schluß, daß ein Tumor vorliegt. Einen spezifischen Tumormarker gibt es bisher nicht.

Das Auftreten embryonaler Antigene bietet der **Immunabwehr** *des Organismus* eine Möglichkeit, Tumorzellen zu erkennen und zu vernichten. In der Tat werden Antikörper gegen die embryonalen Antigene gebildet, da keine Immuntoleranz mehr besteht. Hier spielt vor allem die *zelluläre Abwehr* eine Rolle. Da der Mechanismus dem der Transplantatabstoßung entspricht, werden die Antigene auch *Tumor-spezifische Transplantationsantigene* (TSTA) genannt. Auch die *unspezifische zelluläre Abwehr* trägt zur Bekämpfung von Tumorzellen bei. Die sog. natürlichen Killerzellen (bestimmte Monozyten) spielen vor allem eine Rolle bei der Abtötung von Tumorzellen, welche in die Blutbahn gelangen und damit auf dem Wege sind, eine Metastase zu bilden. Die natürlichen Killerzellen werden u.a. durch Interferon stimuliert (vgl. 4.1.2).

Im Zuge der Immunabwehr gegen Tumore werden auch *humorale Antikörper* gebildet. Diese verbinden sich jedoch z.T. mit den Antigenen der Zelle, ohne die Tumorzelle zu schädigen (fehlende Komplementaktivierung). Da sie auf der anderen Seite die Antigene maskieren, also für die zelluläre Abwehr verdecken, begünstigen sie mitunter das Tumorwachstum (**enhancement**). Umgekehrt können sich lösliche Tumorantigene an zelluläre Antikörper von Lymphozyten anlagern und auf diese Weise blockieren.

Die **Tumorabwehr versagt ferner**, wenn die Tumorzelle keine Antigene an der Membranoberfläche aufweist oder wenn

Tabelle 12-4 Zytostatica

Alkylierende Substanzen
Mechlorethamin
Melphalan
Chlorambucil
Triäthylen-Thiophosphoramid
Cyclophosphamid
Dibrommannitol
Estramustinphosphat
Busulfan
cis-Platinverbindungen

Folsäureantagonisten
Aminopterin

Pyrimidinantagonisten
5-Fluoruracil
Cytosinarabinosid

Purinantagonisten
6-Mercaptopurin
6-Thioguanin

Spindelgifte
Vinblastin
Podophyllotoxin
Vincristin

Antibiotika
Actinomycin D
Bleomycin
Mitomycin
Anthracycline (Daunomycin)

Enzyme
Asparaginase

Sonstige
Hydroxyharnstoff, Retinoide, Proteinase-Inhibitoren

die Antigene durch (Neuraminsäure-haltige) Glykosaminoglykane verdeckt sind. Auch die Stimulation von Suppressor-T-Zellen (vgl. 4.1.2) oder die Sekretion hemmender Substanzen durch die Tumorzellen können die Abwehrmechanismen beeinträchtigen. Schließlich wird die Tumorabwehr bei Schädigungen der T-Lymphozyten in Mitleidenschaft gezogen.

Bei **AIDS** (acquired immune deficiency syndrome) führt eine Infektion mit sog. HIV-Viren zum Untergang von T-Lymphozyten (vgl. 4.2.5). Das Zusammenbrechen der zellulären Immunabwehr führt u.a. zum Auftreten von multiplen Tumoren in der Haut (Kaposi-Syndrom).

Sollte es gelingen, die körpereigene Abwehr zu mobilisieren (*aktive* **Immunisierung**) oder durch exogene Zufuhr von Lymphozyten *(passive Immunisierung)* die Tumorzellen zu vernichten, wäre eine ideale Behandlungsform für bösartige Tumoren möglich. Eine unspezifische Stimulation des Immunsystems durch Impfung mit Bakterienantigenen (BCG) hat bisher zu unterschiedlichen Erfolgen geführt.

Ist bei der **Behandlung von Tumoren** eine vollständige chirurgische Entfernung des Tumorgewebes nicht möglich, so ist man auf Methoden angewiesen, die *vor allem die Tumorzellen treffen sollen, aber auch andere Zellen in Mitleidenschaft ziehen:*

Durch **Bestrahlung** wird versucht, Zellen zu zerstören bzw. durch Mutation ihres Genmaterials lebensunfähig zu machen (vgl. 12.1.2): Fällt durch die Mutation die Synthese eines lebensnotwendigen Enzyms weg, so muß die Zelle zugrunde gehen. Schließlich kann durch die Mutation auch die Fähigkeit zur Zellteilung verlorengehen.

Alkylierende Substanzen sind sehr reaktionsfreudig und können sich u.a. mit Nucleinsäuren verbinden (Folge: Mutationen) oder S-H-Gruppen an der Zellmembran oxidieren, wodurch die Zellmembranen durchlässig werden (vgl. 4.4.1). Durch ihren relativen Mangel an Glutathion sind Tumorzellen gegenüber Oxidierung ihrer S-H-Gruppen besonders empfindlich.

Durch sog. Folsäureantagonisten werden Folsäure-abhängige Reaktionen unterbunden (vgl. 10.1.8) und auf diese Weise die Purin- und Pyrimidin-Synthese eingeschränkt (Antimetabolite). Eine **Hemmung der Synthese von Nucleinbasen** ist auch durch chemisch verwandte

Tabelle 12-5 Anteil verschiedener Krebsformen an der Krebssterblichkeit in der Bundesrepublik (1966/67). Insgesamt sind etwa 15 % aller Todesfälle auf Tumoren zurückzuführen

	Männer	Frauen
Lunge	25	4
Darm	11	12
Magen	20	15
Ösophagus	10	2
Prostata	8	–
Mamma	–	14
Uterus	–	10
Ovar	–	9
Pankreas	4	4
Harnorgane	5	5
Haut	1	1
Leukämien	4	4
Rest	12	20

Substanzen möglich (6-Mercaptopurin, 5-Fluoruracil, 6-Thioguanin).

Die sogenannten **Spindelgifte** hemmen den Ablauf der Zellteilung, so daß die Zellen in der Mitose stehen bleiben.

Einige von Streptomycesarten gebildete **Antibiotica** lagern sich an die DNA an und hemmen damit die Replikation und/oder Transskription. Die Replikation wird auch durch **Hydroxyharnstoff** behindert. Das Enzym **Asparaginase** entzieht dem Tumor Asparagin, ein notwendiges Substrat für seine Proteinsynthese.

Weiterhin kann man versuchen, z.B. durch Verabreichung von Spindelgiften alle Tumorzellen in der Mitose festzuhalten (**Synchronisation**), um nach Absetzen des Spindelgiftes die Zellen gemeinsam in einer folgenden Phase durch ein anderes Zytostaticum zu vernichten. Die verschiedenen Zytostatica sind ja – entsprechend ihrem Wirkmechanismus – jeweils in einer bestimmten Zellzyklusphase besonders wirksam. In der sog. G_o-Phase findet kein Teilungsstoffwechsel statt, und die Tumorzellen sind gegen Zytostatica unempfindlich.

Alle genannten Maßnahmen treffen vor allem Zellen, die eine **hohe Teilungsrate** aufweisen, also v.a. Tumorzellen.

Allerdings werden Gewebe mit normalerweise sehr hoher Bildungsrate (Knochenmark, Darmepithel, Spermiogenese, Haarfollikel) in gleichem Maße getroffen, wodurch die Dosierung dieser Mittel begrenzt wird. Bisweilen werden die Tumorzellen Therapie-resistent, weil sie ein Transportprotein exprimieren, das die Zytostatica (und andere Pharmaka) aus der Zelle eliminiert (MDR = multi drug resistance). Wesentliche klinische Erfolge konnten dennoch bei einer Reihe von Tumoren durch eine **Kombination von mehreren Zytostatica** (sog. Therapieprotokolle, die weltweit erarbeitet werden) erzielt werden.

Eine weitere Möglichkeit, Tumorzellen zu beeinflussen, ergibt sich durch die Applikation von **Hormonen**. Ist das Gewebe, aus dem die Tumorzellen stammen, unter der Kontrolle eines Hormons, so haben die Tumorzellen diese Eigenschaft z.T. beibehalten. Daher lassen sich z.B. einige *Leukämien durch Glucocorticoide*, einige *Mammakarzinome* u.a. *durch Androgene* eindämmen. Umgekehrt kann bei nachweisbar stimulierendem Östrogeneffekt die Entfernung der Ovarien Erfolge zeitigen. Bei *Prostatakarzinomen* kann man eine Senkung Prostata-stimulierender Androgene durch *Östrogene* erreichen. Eine Heilung ist durch die Hormone allerdings nicht zu erzielen.

12.2 Spezielle Pathophysiologie

12.2.1 Die bedeutsamsten Tumoren

Ein Tumor kann praktisch aus jedem Gewebe entstehen. In Tabelle 12-5 sind einige wichtige bösartige Tumoren zusammengestellt. Die allgemeinen Ursachen und Auswirkungen wurden bereits genannt.

13 Grundlagen der Physiologie und Pathophysiologie

13.1 Die verwendeten Dimensionen

Im folgenden sollen die in diesem Buch verwendeten Einheiten kurz erläutert werden. Tabelle 13-1 gibt die heute verwendeten SI-Einheiten wieder und stellt sie gegebenenfalls früher gebräuchlichen Einheiten gegenüber.

Kraft (F), *Masse* (m) und *Beschleunigung* (a) sind durch die elementare Beziehung der Mechanik miteinander verknüpft:

$$F = m \cdot a$$

Somit ist ein Newton diejenige **Kraft**, welche eine Masse von einem Kilogramm in einer Sekunde auf die Geschwindigkeit 1 m/sec beschleunigen kann. Wirkt diese Kraft auf einen Körper über eine Wegstrecke (s) von einem Meter, so ist die **Arbeit** (W) ein Joule geleistet ($W = F \cdot s$). Wird ein Joule pro Sekunde **geleistet**, so entspricht das einem Watt. Wirkt eine Kraft von einem Newton auf eine Fläche von einem Quadratmeter, so entsteht ein **Druck** von einem Pascal. Wird durch einen Druck von einem Pascal eine Volumenänderung von 1 m^3 erzielt (z.B. durch Kompression eines Gases), so ist wiederum Arbeit von einem Joule geleistet.

Die Einheit der **elektrischen Ladung** ist ein Coulomb. Wird ein Coulomb pro Sekunde transportiert, so entsteht ein **elektrischer Strom** von einem Ampère. Muß für den Transport der Ladung ein Coulomb von einem Punkt des elektrischen Feldes zu einem anderen die Arbeit ein Joule aufgewendet werden, so besteht zwischen diesen beiden Punkten die Spannung von einem Volt. Die Arbeit muß natürlich nur aufgewendet werden, wenn negative Ladungsträger zum negativen Pol bzw. positive Ladungsträger zum positiven Pol transportiert werden, da sich gleichnamige Ladungsträger abstoßen. Beim Transport von negativen Ladungsträgern (z.B. Anionen) zum positiven Pol wird dagegen Arbeit gewonnen. Die Kraft, welche auf ein Coulomb wirkt (**elektrische Feldstärke**), ist dabei proportional dem Spannungsgefälle (V/m). Der **Widerstand**, der bei einer Spannung von einem Volt die Stromstärke von einem Ampère zuläßt, ist ein Ohm.

In diesem Buch wird außerdem noch die **Substanzmenge** in Mol ausgedrückt. Die **Konzentration** einer Substanz wird somit in Mol/l gemessen. Die Konzentrationen von Gasen werden dagegen als **Partialdruck** angegeben: Der Partialdruck eines Gases gibt denjenigen Druck an, den dieses Gas in einem Gasgemisch ausübt. Hat Sauersoff einen Partialdruck von 20 kPa in einem Gasgemisch von 100 kPa (1 Atmosphäre), so ist jedes fünfte Gasmolekül Sauerstoff.

13.2 Chemische Reaktionen

In der Folge sollen einige für die Pathophysiologie bedeutsamen Reaktionen besprochen werden.

Grundlage ist das **Massenwirkungsgesetz**. Es besagt, daß der Umsatz durch eine Reaktion den Konzentrationen der beteiligten Reaktionspartner proportional ist. Bei der Reaktion R_1: $A + B \rightarrow AB$ ist

Tabelle 13-1 In diesem Buch verwendete **Maßeinheiten**

A) Basiseinheiten

Größe	Maßeinheit	Symbol	alte Maßeinheit
Länge	Meter	m	–
Masse	Kilogramm	kg	–
Zeit	Sekunde	s	–
elektrische Stromstärke	Ampère	A	–
Temperatur	Kelvin	K	°Celsius $\approx$ K $-$ 273
Menge	Mol	mol	–

B) Abgeleitete Einheiten

Größe	Maßeinheit	Symbol	alte Maßeinheit	
Kraft	Newton	N	Kilopond	= 9,81 N
			dyn	= 10^{-5} N
Druck	Pascal	Pa	mmHg	= 133,3 Pa
Arbeit	Joule	J	Kalorie	= 4,19 J
Leistung	Watt	W	–	
elektrische Ladung	Coulomb	C	–	
Spannung	Volt	V	–	
Widerstand	Ohm	Ω	–	
Konzentration	Mol/Liter	mol/l	mval/l	= (mmol/l) $\cdot$ Wertigkeit
			mg%	= (mmol/l) $\cdot$ Molgewicht/10

C) Vorsilben für Bruchteile und Vielfache von Maßeinheiten

Faktor	Vorsilbe	Symbol	Faktor	Vorsilbe	Symbol
10	deca	da	10^{-1}	deci	d
10^2	hecto	h	10^{-2}	centi	c
10^3	kilo	k	10^{-3}	milli	m
10^6	mega	M	10^{-6}	micro	μ
10^9	giga	G	10^{-9}	nano	n
10^{12}	tera	T	10^{-12}	pico	p

der Umsatz sowohl der Konzentration von A ([A]) als auch der von B ([B]) proportional; also $R_1 = k_1$ [A] [B], wobei k_1 ein Proportionalitätsfaktor ist, dessen Größe von der „Reaktionsfähigkeit" von A und B abhängt. Für die Rückreaktion AB $\rightarrow$ A + B gilt analog $R_2 = k_2$ [AB]. Im *Gleichgewicht*, also wenn $R_1 = R_2$ ist, gilt:

$$\frac{k_2}{k_1} = \frac{[A][B]}{[AB]}$$

Diese Beziehung sagt das Verhältnis der Konzentrationen der beteiligten Reaktionsparter im Gleichgewicht voraus, wenn

die dieser Reaktion eigene Gleichgewichtskonstante K bekannt ist (K = k_1/k_2).

13.2.1 Dissoziation von Säuren

Während starke Säuren (z.B. HCl) bei Lösung praktisch vollständig dissoziieren, gilt für schwache Säuren (fast alle organischen Säuren) zwischen der Wasserstoffionenkonzentration ([H^+]), der Konzentration von dissoziierter ([A^-]) und undissoziierter Säure ([AH]) folgendes Reaktionsgleichgewicht: AH $\rightleftarrows$ H^+

+ A^-. Anwendung des Massenwirkungsgesetzes führt zu:

$$K = \frac{[H^+][A^-]}{[AH]}$$

K ist die Dissoziationskonstante der Säure. Logarithmieren der Gleichung ergibt:

$$-pK = -pH + \lg \frac{[A^-]}{[AH]},$$

wobei $pK = -\lg K$ und $pH = -\lg[H^+]$ ist.

Aus der Gleichung wird ersichtlich, daß die Dissoziationskonstante K (pK) identisch ist mit derjenigen Wasserstoffionenkonzentration $[H^+]$ (pH), bei der undissoziierte und dissoziierte Säure in gleicher Konzentration vorliegen ($\lg 1 = 0$).

Ein Anstieg des pH (alkalisches Milieu) führt dazu, daß die Konzentration der dissoziierten Säure zunimmt, ein Abfall des pH führt zu einer Zunahme der undissoziierten Säure. Es werden nämlich bei Ansteigen der Wasserstoffionenkonzentration von den freien Säureanionen Wasserstoffionen gebunden, bzw. bei Sinken der Wasserstoffionenkonzentration von der nicht-dissoziierten Säure abgegeben. Die Änderung der Wasserstoffionenkonzentration wird somit durch die Anwesenheit schwacher Säuren abgeschwächt (**Pufferwirkung**).

Die Dissoziationskonstante K von **Kohlensäure** ist $10^{-3,3}$ (pK = 3,3), d.h.

$$10^{-3,3} = \frac{[H^+][HCO_3^-]}{[H_2CO_3]}$$

Nun zerfällt Kohlensäure leicht zu CO_2 und Wasser. Auch hier läßt sich eine Gleichgewichtsbeziehung aufstellen:

$$K_2 = \frac{[H_2O][CO_2]}{[H_2CO_3]}; \quad \frac{K_2}{[H_2O]} = 10^{2,8}$$

Somit ist:

$$[H_2CO_3] = \frac{[CO_2]}{10^{2,8}}$$

Daraus folgt:

$$10^{-6,1} = \frac{[H^+][HCO_3^-]}{[CO_2]}$$

Logarithmieren führt zur bekannten *Henderson-Hasselbalch*-Gleichung

$$pH = 6,1 + \lg \frac{[HCO_3^-]}{[CO_2]}.$$

Aus der Gleichung läßt sich sofort ablesen, daß eine **Steigerung der CO$_2$-Konzentration** im Blut zu einer Senkung des pH-Wertes führen muß (Acidose). Dabei wird, entsprechend der Reaktion: $CO_2 + H_2O \rightarrow H_2CO_3 \rightarrow HCO_3^- + H^+$ natürlich auch Bicarbonat gebildet. Die Konzentrationen von HCO_3^-, CO_2 und H^+ sind jedoch im Blut 25,1 und 0,00004 mmol/l (pH 7,4). Für eine Verdoppelung der H^+-Ionen-Konzentration ($\hat{=}$ Senkung des pH-Wertes um 0,3 Einheiten) müßten somit theoretisch nur 0,00004 CO_2-Moleküle pro Liter zu Bicarbonat reagieren, die Bicarbonatkonzentration bliebe also weitgehend konstant. In Wirklichkeit binden allerdings andere Puffer im Blut (vgl. 3.1.5) den größten Teil der gebildeten Wasserstoffionen, so daß ein Vielfaches der theoretisch notwendigen Wasserstoffionen aufgewendet werden muß, um im Blut eine pH-Verschiebung von 0,3 Einheiten zu erzielen. In welchem Ausmaß sich dabei die Bicarbonatkonzentration ändert (vgl. Abb. 3-6), hängt ganz von der Pufferkapazität des Blutes ab.

Die Gleichung zeigt ferner, daß eine **Senkung der Bicarbonatkonzentration**, z.B. bei Bicarbonatverlusten durch Niere oder Darm, gleichfalls zu einer Acidose führen muß, wenn CO_2 konstant bleibt. Hier ist die Begünstigung der Dissoziation von H_2CO_3 zu HCO_3^- und H^+ wegen der Abnahme von HCO_3^- für die Bildung von Wasserstoffionen verantwortlich.

Häufig ist es im Körper freilich so, daß **primär Wasserstoffionen im Überschuß** gebildet werden, wie z.B. in Form von Milchsäure (vgl. 3.1.5). Die Wasserstoffionen reagieren z.t. mit Bicarbonat zu CO_2, das über die Lunge abgeatmet wird. In diesem Fall ist die Senkung der Bicarbonatkonzentration nicht Ursache, sondern Folge der Acidose. Die Bestimmung der Konzentrationen von CO_2, H^+ und HCO_3^- im Blut erlaubt keine Unterscheidung zwischen „primärem" und „sekundärem" Bicarbonatverlust.

Die gezeigten Formeln lassen sich natürlich nicht nur auf schwache Säuren anwenden, sondern können in analoger Weise auch das Verhalten von schwachen Basen beschreiben.

13.2.2 Das Löslichkeitsprodukt

Salze liegen in Form freier Ionen (z.B. Ca^{2+}, CO_3^{2-}) oder undissoziiert (z.B. $CaCO_3$) vor. Ein Salz fällt aus, wenn die Konzentration der undissoziierten Form einen kritischen Wert übersteigt: Für die Konzentrationen an freien Ionen und undissoziierter Substanz gilt aber analog den obigen Überlegungen:

$$K = \frac{[Ca^{2+}][CO_3^{2-}]}{[CaCO_3]},$$

oder:

$$K[CaCO_3] = [Ca^{2+}][CO_3^{2-}]$$

Den maximalen Wert, den K [$CaCO_3$] annehmen kann, nennt man das **Löslichkeitsprodukt**. Überschreitet das Produkt der Konzentrationen von Ca^{2+} und CO_3^{2-} das Löslichkeitsprodukt, so kommt es zum Ausfallen von $CaCO_3$. Es ist logisch, daß das Löslichkeitsprodukt sowohl durch Steigerung der Carbonatkonzentration als auch durch Anstieg der Calciumkonzentration überschritten werden kann. Wichtig ist, daß nur die Konzentrationen der freien, d.h. der ungebundenen Ionen, berücksichtigt wer-

den dürfen, da ja nur die freien Ionen zu $CaCO_3$ reagieren können und damit dessen Konzentration bestimmen. An Proteine gebundenes Calcium geht dagegen nicht in die obige Rechnung ein. Aus diesem Grund wird zum Beispiel die Wahrscheinlichkeit, daß $CaCO_3$ im Urin ausfällt, nicht nur von der Konzentration von Calcium und Carbonat bestimmt, sondern auch von der Anwesenheit anderer Substanzen, welche zum Beispiel Calcium binden (z.B. Citrat, Pyrophosphat), oder die Konzentration von CO_3^{2-} vermindern (saurer Urin, s.o.).

Schließlich sind auch dissoziierte Ionen durch Wechselwirkungen mit anderen Ionen nicht völlig „frei". Die für das Ionenprodukt entscheidenden „**Aktivitäten**" der Ionen sind daher jeweils etwas kleiner als die „chemischen Konzentrationen" (mmol/l).

Auch wenn das Löslichkeitsprodukt überschritten ist, muß es nicht gleich zur Ausfällung des Salzes kommen. Zunächst bildet sich eine **metastabile Lösung**. Längeres Stehen der Flüssigkeit (spielt vor allem in der Gallenblase eine Rolle) begünstigt die Bildung von Steinen. Haben sich einmal Kristallisationskerne gebildet, so wird das Ausfallen metastabiler Lösungen beschleunigt.

Der bedeutendste Faktor für die Bildung von Steinen ist jedoch das **Lösungs-Volumen**, da es die Konzentrationen beider Elektrolyte beeinflußt. Sinkt bei Antidiurese das Harnvolumen auf die Hälfte, ohne daß sich die ausgeschiedene Menge von Calcium oder Phosphat ändert, so steigt das Ionenprodukt annähernd auf das Vierfache. Analoge Überlegungen gelten für die Gallenblase, wo ein großer Teil des Wassers ohne die gelösten Substanzen resorbiert wird.

13.2.3 Enzymatische Reaktionen

Enzyme sind Eiweißkörper, welche eine chemische Reaktion beschleunigen. Die umzusetzende Substanz nennt man Substrat, den Ort am Enzym, an dem das Substrat umgesetzt wird, Substratbindungsstelle. Das Enzym verschiebt das Reaktionsgleichgewicht selbst nicht, sondern beschleunigt nur seine Einstellung. Da jedoch häufig das Reaktionsgleichgewicht nicht erreicht wird, entscheidet die Aktivität des Enzyms über die Konzentrationen der an der Reaktion beteiligten Substanzen. Enzyme erlangen ihre biologische und medizinische Bedeutung vor allem dadurch, daß ihre Aktivität modifiziert und damit die betroffenen Reaktionen *beeinflußt* werden können.

Das beginnt bereits damit, daß die Bildung der Enzyme durch das **Genmaterial** diktiert wird und ihre Konzentration in der Zelle damit unter der Kontrolle des Zellkerns steht (Erbkrankheiten als Enyzmdefekte).

Darüber hinaus kann die Aktivität des Enyzms durch Kopplung mit **Phosphat** sowie durch den Einfluß von **Ionen** (vor allem pH, Calcium und Magnesium) oder durch andere Substanzen gefördert oder gehemmt werden.

Eine durch Enzyme beschleunigte Reaktion zeichnet sich im allgemeinen durch **Sättigbarkeit** aus. Der *maximale Umsatz* ist dann erreicht, wenn jedes Molekül Enzym belegt ist, also am Umsatz beteiligt ist. Darüber hinaus entscheidet die *Affinität* darüber, bei welchen Substratkonzentrationen ein bestimmter Absättigungsgrad des Enzyms erreicht ist. Bei hoher Affinität liegt eine Absättigung des Enzyms schon bei niederen Konzentrationen vor, es wird also schon bei niederen Konzentrationen maximal Substrat umgesetzt.

Eine **Hemmung** des Enzyms ist vor allem auf zwei Arten möglich:

● Die Hemmsubstanz verdrängt das Substrat von der Bindungsstelle, kann aber selbst auch wieder vom Substrat verdrängt werden. Wirkung einer solchen Hemmung ist eine scheinbare Verminderung der Affinität, während die maximale Umsatzrate unverändert ist (**kompetitive Hemmung**).

● Bei **nicht-kompetitiver** *Hemmung* kann die Hemmung durch Steigerung der Substratkonzentration nicht aufgehoben werden. Hier ist die Bindung der Hemmsubstanz an den Enzymrezeptor *„irreversibel"* oder die Hemmsubstanz verbindet sich an anderer Stelle mit dem Enzym und erreicht durch eine Konfigurationsänderung die Inaktivität des Enzyms *(allosterische Hemmung)*. Bei einer solchen Hemmung wird verständlicherweise die maximale Transportrate herabgesetzt.

13.3   Transportprozesse

Überall im Körper kommt Transportprozessen überragende Bedeutung zu. So sind die Funktionen des Kreislaufs, der Atmung, des Magen-Darm-Trakts und der Niere überwiegend durch Transportprozesse erfüllt, aber auch die Funktionen von Nervensystem und Muskulatur sind untrennbar mit Transportprozessen verknüpft. Pathophysiologische Prozesse üben ihre Wirkung oft über Beeinträchtigung der Transportprozesse aus. Daher ist ein mehr als oberflächliches Verständnis der Transportprozesse unbedingte Voraussetzung für das Studium pathophysiologischer Vorgänge.

Die Analyse eines Transportprozesses sucht zunächst die **treibende Kraft** zu ermitteln, den Motor des Transports. Dann wird die Frage nach der **Richtung** gestellt und schließlich werden **Faktoren** gesucht, die den Transport beeinflussen, oder genauer, die transportierte Menge bei einer gegebenen treibenden Kraft.

13.3.1 Transport durch Konvektion

Treibende Kraft für den Transport durch Konvektion ist ein **Druckgefälle**. Dabei strömen Gase oder Wasser von Orten höheren Drucks zu denen niederen Drucks (z.B. Atmung, Kreislauf). Das pro Zeiteinheit transportierte Volumen ($\dot{V}$) bei gegebenem Druckgefälle (Δp) wird durch den **Widerstand** (R) bestimmt. $\dot{V} = \Delta p/R$. Dabei nimmt der Widerstand eines Blutgefäßes oder Bronchus mit der 4. Potenz des Radius (r) ab, und mit der Länge (l) des Gefäßes zu: $R \approx 1/r^4$ (treten Wirbel auf, so wird diese Beziehung verfälscht). Die Beziehung $\dot{V} = \Delta p/R$ entspricht dem Ohmschen Gesetz bei der Elektrizität, der Widerstand R wird daher auch als Ohmscher Widerstand bezeichnet. Der reziproke Wert wäre die Leitfähigkeit (L), ein Maß für die Durchlässigkeit, z.B. des Gefäßes, demnach gilt: $\dot{V} = L \Delta p$. Verzweigt sich ein Gefäß z.B. in drei Gefäße mit den Leitfähigkeiten L_1, L_2 und L_3, so gilt für die gesamte, durch das Gefäß strömende Blutmenge:

$$\dot{V}_{ges} = \dot{V}_1 + \dot{V}_2 + \dot{V}_3$$
$$= L_1\Delta p + L_2\Delta p + L_3\Delta p.$$

Es ist sofort erkennbar, daß die Leitfähigkeit des gesamten Systems ($L_1 + L_2 + L_3$) größer ist als die eines Einzelgefäßes, der Widerstand nimmt also ab. Daraus wird verständlich, warum das Kapillarbett einen äußerst geringen Widerstand bietet, obwohl der Widerstand einer einzelnen Kapillare wegen des geringen Durchmessers relativ groß ist.

Im Kreislauf werden die Verhältnisse dadurch kompliziert, daß die Strömung nicht gleichmäßig, sondern in Schüben (Pulsschläge) verläuft. Der Kreislauf ist somit nicht einem reinen Gleichstrom, sondern einem gemischten Gleich- und Wechselstrom vergleichbar. Zum Ohmschen Widerstand gesellt sich dann noch ein **kapazitativer Widerstand**, vergleichbar dem eines Kondensators im Wechselstrom.

Ein besonderer Fall liegt beim Transport von Flüssigkeiten durch Membranen vor (**Filtration** in Kapillarbett und Glomerulum sowie **Volumenresorption** am Tubulusepithel der Niere und im Darm).

Auch bei der Filtration ist eine treibende Kraft die **hydrostatische** *Druckdifferenz* (Δp).

Bei Filtration und Volumenresorption ist jedoch zudem eine **osmotische** *Druckdifferenz* wirksam: Wasser fließt von geringer konzentrierten (C_2) zu höher konzentrierten (C_1) Lösungen, die treibende Kraft ist ebenfalls ein Druckgefälle: $\Delta \pi \approx 2 \cdot (C_1 - C_2)$ [kPa], wobei $C_{1,2}$ in mmol/l angegeben werden.

Unter **onkotischem Druck** versteht man dabei den durch hochmolekulare Stoffe (Plasmaeiweiß) ausgeübten Druck.

Die osmotische Druckdifferenz muß von der hydrostatischen Druckdifferenz abgezogen werden ($\Delta p - \Delta \pi$), um den **effektiven Filtrationsdruck** zu ermitteln. Das filtrierte Volumen ($\dot{V}$) hängt neben dem Filtrationsdruck auch noch von der Filtrationsfläche (F) und deren Leitfähigkeit (L) ab:

$$\dot{V} = F \cdot L \cdot (\Delta p - \Delta \pi).$$

13.3.2 Solvent drag

Bei Strömung einer Flüssigkeit werden die in ihr gelösten Teilchen mitgerissen, ein Vorgang, der als solvent drag bezeichnet wird. Treibende Kraft ist also wieder ein **Druckgefälle**. Allerdings können nicht alle Teilchen der Flüssigkeit (dem Wasser) folgen, an den Kapillaren z.B. sind die Poren zu eng, um den Durchtritt von Proteinen zu erlauben. Alle kleinen Moleküle werden jedoch mitgerissen. Im Nierentubulus können nur wenige, besonders kleine Moleküle (Natrium, Harnstoff) dem Wasser durch die Tubuluswand folgen.

13.3.3   Diffusion

Gase und in einer Flüssigkeit gelöste Teilchen streben einen Konzentrationsausgleich an. Eine **Konzentrationsdifferenz**
(Δc) oder besser das Konzentrationsgefälle ($\Delta c/\Delta x$; Δx = Abstand der beiden
unterschiedlich konzentrierten Flüssig-
keiten) stellt eine treibende Kraft für den
Transport von Teilchen dar. Elektrisch
geladene Teilchen erfahren ferner eine
Kraft durch ein **elektrisches Feld**. Beide
Kräfte bestimmen das sogenannte *elektrochemische Gefälle*

$$E = V + 62 \text{ mV lg } (C_1/C_2),$$

wobei V das Membranpotential, C_1 und
C_2 die Ionenaktivitäten zu beiden Seiten
der Membran sind, (vgl. 13.4).

Die pro Zeiteinheit transportierte
Menge ($\dot{M}$) ist von dem Molekulargewicht
(m) der Substanz ($\dot{M} \sim 1/m$) oder bei Diffusion durch Membranen von deren **Permeabilität** für die Substanz (P) abhängig
($\dot{M} = P \, \Delta c$). Die Permeabilität einer
Membran nimmt mit zunehmender *Dicke*
ab, da das Konzentrationsgefälle in der
Membran abnimmt. Zudem ist ihre Zusammensetzung für die Permeabilität
entscheidend: Zellmembranen bestehen
aus einer Lipiddoppelschicht, die nur für
lipidlösliche Substanzen durchlässig ist.
Organische Säuren und Basen können im
ungeladenen Zustand die Membran
durchdringen, wenn sie in diesem Zustand eine genügende Lipidlöslichkeit
aufweisen (nicht-ionische Diffusion).
Geladene Substanzen (dissoziierte Säuren und Basen, Elektrolyte) oder nicht lipidlösliche Substanzen (z.B. Glucose)
können die Zellmembran nur durch Poren (Kanäle) oder spezifische Transportsysteme überwinden.

Die **Leitfähigkeit** (L) beschreibt die
Durchlässigkeit einer Membran für geladene Teilchen. Sie ist definiert als das Verhältnis von Strom (I) und elektrochemi-
schem Gefälle (E): L = I/E. Je größer die
Leitfähigkeit ist, desto mehr Ionen fließen bei einem bestimmten elektrochemischen Gefälle. Die Leitfähigkeit ist nicht
nur von der Permeabilität der Membran,
also der Zahl der „Ionenkanäle", sondern auch von der Konzentration der Ionen in den Kanälen abhängig. Letztere
wird wiederum von der Ionenkonzentra-
tion zu beiden Seiten der Membran diktiert. Eine Abnahme der intra- und extrazellulären Kaliumkonzentration, z.B.,
hat zur Folge, daß die Membranleitfähig-
keit für Kalium abnimmt, auch wenn die
Permeabilität der Zellmembran konstant
bleibt (vgl. 1.1.1).

Für die Permeabilität von Kapillaren
und Epithelien ist die Durchlässigkeit der
sog. **tight junctions** maßgebend, Randlei-
sten, an welchen die Endothelzellen bzw.
Epithelzellen aneinanderstoßen. Öffnung von tight junctions in Kapillaren erlaubt den Durchtritt von Proteinen
(Folge: Ödeme, vgl. 2.1.2), Öffnung von
tight junctions in Epithelien behindert
den Transport gegen einen Gradienten,
da die resorbierten Moleküle ihrem Konzentrationsgradienten folgend wieder zu-
rückdiffundieren können (z.B. vgl.
10.4.3).

13.3.4   Aktiver Transport

Ein primär aktiver Transport liegt vor,
wenn Substanzen unter *Verbrauch von
Stoffwechselenergie* gegen ein elektrochemisches Gefälle transportiert werden.
Ein solcher Transport erfolgt stets durch
ein Transportsystem (Carrier), d.h. er
kann im allgemeinen *gesättigt, gehemmt*
und durch *Entzug der Stoffwechselenergie* unterbrochen werden.

Die Aussage ist nicht umkehrbar, da es
Carrier-Systeme gibt, die ohne Verbrauch von Stoffwechselenergie arbeiten. Solche Systeme sind sättigbar und
hemmbar, sind aber nicht in der Lage, gegen ein elektrochemisches Gefälle zu
transportieren. Einen solchen Transport
nennt man **erleichterte Diffusion**.

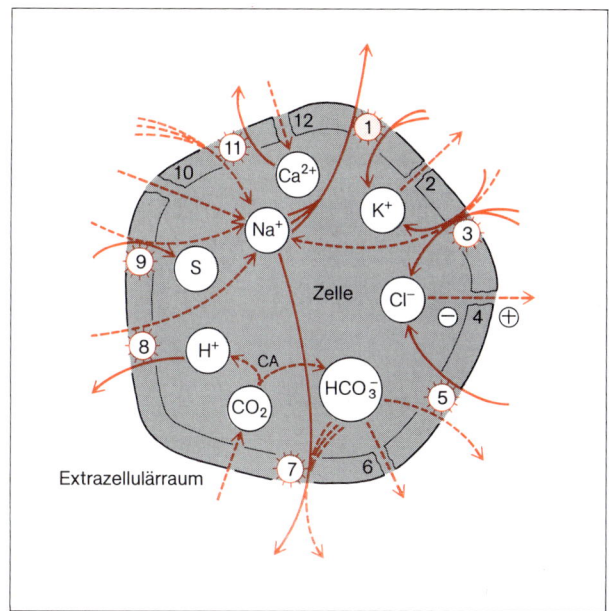

Abb. 13-1 **Transportsysteme an der Zellmembran,** die letztlich durch die Tätigkeit der Natrium/Kalium-ATPase getrieben werden. Durchgezogene Pfeile zeigen Transport gegen einen elektrochemischen Gradienten („bergauf"), unterbrochene Pfeile zeigen einen „bergab" Transport an. Zur Bedeutung der einzelnen Systeme 1–11 s. Tabelle 13-2

Das wichtigste aktive Elektrolyttransportsystem ist die **Natrium/Kalium-ATPase**, welche unter Verbrauch von ATP Natrium im Austausch gegen Kalium aus der Zelle transportiert (primär aktiver Countertransport).

Ein sogenannter **sekundär aktiver Transport** nutzt den elektrochemischen Gradienten einer anderen Substanz aus (vgl. Abb. 13-1). Glucose z.B. wird zusammen mit Natrium in die Zellen des Darmepithels aufgenommen. Der elektrochemische Gradient für Natrium treibt dabei auch Glucose in die Zellen (Cotransport). Andere Beispiele sind in Abb. 13-1 und Tab. 13-2 zusammengestellt.

13.3.5 Bedeutung der verschiedenen Transportprozesse

Die **Konvektion** zeichnet sich dadurch aus, daß durch diesen Transport in kurzer Zeit weite Strecken überwunden werden können. Der Nachteil ist, daß ein aufwendiges Transportsystem erforderlich ist (Bronchialbaum, Gefäßsystem).

Die **Diffusion** ist über weite Strecken viel zu langsam, da mit dem Abstand das Konzentrationsgefälle $\Delta c / \Delta x$ geringer wird. Auf extrem kurze Strecken (zwischen Kapillare und Gewebe) ist sie jedoch äußerst effektiv.

Der **aktive Transport** ist für die Zelle eine unabdingbare Notwendigkeit, da bei einer Vielzahl von Stoffen die intrazelluläre Konzentration von der extrazellulären verschieden ist und die Zelle zur Erhaltung ihrer Funktion auf diese Konzentrationsgradienten angewiesen ist. Es sollte noch erwähnt werden, daß aktiver und erleichterter Transport in besonderem Maße *Regelprozessen* unterworfen werden können, da zu ihrem Ablauf hemmbare chemische Reaktionen stattfinden.

13.3.6 Pathophysiologie von Transportprozessen

Transportprozesse an Zellmembranen spielen bei einer Vielzahl von Erkrankun-

Tabelle 13-2   **Transportprozesse an Zellmembranen** (Zahlen vgl. Abb. 13-1) (Aussagen mit Fragezeichen äußerst spekulativ)

Transportsystem	Beispiele physiologischer Bedeutung	Beispiele (möglicher) patho-physiologischer Bedeutung	als Medikamente verwendete Hemm-stoffe
Natrium/Kalium-ATPase (1)	schafft die für das Membranpotential erforderliche Ionenverteilung. Liefert damit indirekt die treibende Kraft für die meisten anderen Transportsysteme der Zelle	primär in Mitleidenschaft gezogene Pumpe bei Energiemangel; Folgen: Hirnödem, Störungen der Erregbarkeit (z.B. Herz)	Digitalisglykoside
Natrium/Calcium-Austauscher (11)	Calcium-Transport in Herz, Muskulatur und Epithelien	Hypertonie? Zelltod?	–
Natrium-Kanäle (10)	Aktionspotential, epithel. Natriumtransport	Paramyotonie Liddle-Syndrom?	Lokalanästhetica Amilorid (Diureticum)
Natrium-gekoppelter Substrattransport (9)	epithelialer Transport von Glucose, Aminosäuren, Phosphat, etc.	renaler Diabetes mellitus, Aminoacidurie, Vitamin D-resistente Rachitis	–
Natrium/Wasserstoff-Ionen-Austauscher (8)	Regulation des Zell pH; epithelialer Säuretransport	prox. tubuläre Acidose? Alkalose bei Hyperaldosteronismus? Tumorwachstum?	Amilorid (Diureticum)
Natrium-Bicarbonat-Cotransport (7)	epithelialer Bicarbonattransport	Grauer Star?	Carboanhydrasehemmer
Bicarbonatkanal (6)	epithelialer Bicarbonattransport	?	Carboanhydrasehemmer
Anionen-Austauscher (5)	epithelialer Anionentransport Zellvolumenregulation	Hyperuricämie?	Uricosurica?
Chloridkanal (4)	epithel. Chloridtransport Repolarisation erregbarer Zellen	Mucoviszidose, Cholera, Myotonie	–
NaCl-KCl-Cotransport (3)	epithelialer Elektrolyttransport	Bartter-Syndrom?	Schleifendiuretica
Kaliumkanal (2)	Repolarisation erregbarer Zellen	Erregungsbildungsstörungen	(Chinidin)
Calciumkanal (12)	Calciumaktionspotential (Herz, ZNS), elektromechanische Kopplung	Epilepsie?	Calciumblocker
Kalium/Wasserstoffionen-ATPase	H^+-Sekretion in Magen und distalem Nephron	Ulcera, distal tubuläre Acidose	Omeprazol
H^+ ATPase	distal tubuläre H^+ Sekretion	distal tubuläre Acidose	

gen die entscheidende Rolle. Im folgenden sollen einige Beispiele herausgegriffen werden, die für mehrere Systeme von Bedeutung sind:

Calcium wird unter anderem über den **Natrium/Calcium-Austauscher** aus der Zelle gepumpt. Die Energie für diesen Transport liefert das steile Natriumgefälle über die Zellmembran (vgl. 13.3.4). Eine Zunahme der intrazellulären Natriumkonzentration mindert dieses Gefälle und kann daher über den Natrium/Calcium-Austauscher zu einer Zunahme auch der intrazellulären Calciumkonzentration führen.

Hemmung der Natrium/Kalium-ATPase durch die am Herzen positiv inotrop wirkenden **Digitalis**präparate (vgl. 1.1.2) steigert die intrazelluläre Natriumkonzentration und damit indirekt die intrazelluläre Calciumkonzentration. Intrazelluläres Calcium steigert dann die Herzkraft (vgl. 1.1.2). Die Wirksamkeit von Digitalisglykosiden ist bei Hypokaliämie (hemmt ebenfalls die Natrium/Kalium-ATPase) und Hypercalcämie (steigert die intrazelluläre Calciumkonzentration) verständlicherweise gesteigert.

Zur Erklärung der **essentiellen Hypertonie** (vgl. 2.2.3) wurde angenommen, daß die glatten Gefäßmuskelzellen eine gesteigerte Natriumdurchlässigkeit der Zellmembran oder eine herabgesetzte Natrium/Kalium-ATPase-Aktivität (durch Defekt oder Hemmung) aufweisen. Folge sei eine Zunahme der intrazellulären Natriumkonzentration und – über den Natrium/Calcium-Austauscher – der intrazellulären Calciumkonzentration. Calcium soll dann die Vasokonstriktion auslösen, welche zur Hypertonie führt.

Acidose führt zu Hyperkaliämie, da weniger Wasserstoffionen im Austausch gegen Natrium in den Extrazellulärraum transportiert werden, die Natriumkonzentration in der Zelle sinkt und weniger Kaliumionen im Austausch gegen Natrium in die Zelle transportiert werden. Entsprechend führt **Alkalose** zu Hypokaliämie (vgl. 3.1.5).

Schließlich kommt es bei **Energiemangel** in jeder Zelle zur Hemmung der Natrium/Kalium-ATPase. Die Zunahme der intrazellulären Natriumkonzentration muß auch zur Überschwemmung der Zelle mit Calcium führen. Dadurch wird eine Reihe von Reaktionen ausgelöst, welche für den Zelltod eine wesentliche Rolle spielen. Zum Beispiel verschließt Calcium die sog. gap junctions, das sind Verbindungen zwischen Zellen. Damit wird die sterbende Zelle von ihren Nachbarzellen abgekoppelt. Des weiteren wird durch Calcium die Exozytose angeregt, d.h. die Abgabe von intrazellulären Vesikeln an den Extrazellulärraum. Auf diese Weise gibt die Zelle u.a. intrazelluläre Enzyme frei (vgl. 10.1.12). Schließlich wird intrazelluläres Calcium u.a. in Mitochondrien transportiert. Eine massive Zunahme der Calciumkonzentration in den Mitochondrien beeinträchtigt wiederum deren Funktion und beschleunigt auf diese Weise den Zelluntergang. Eine Hemmung der Natrium/Kalium-ATPase erlangt nicht nur durch ihren Einfluß auf intrazelluläres Natrium und Calcium pathophysiologische Bedeutung. Wesentliche Folge ist auch eine Abnahme der intrazellulären Kaliumkonzentration. Dadurch sinkt das Gleichgewichtspotential für Kalium (vgl. 13.4) und die Kaliumleitfähigkeit (vgl. 13.3.3). Folgen sind Depolarisation und (vorübergehend) gesteigerte Erregbarkeit (vgl. 1.1.1). Die Depolarisation führt darüber hinaus zu einem Einstrom von Chlorid in die Zelle (vgl. 13.4) und damit zur Zellschwellung.

In einer Reihe von Epithelien (Pars ascendens der Niere, Schweißdrüsen, Bronchialdrüsen, Drüsen im Magen-Darm-Trakt) dient der **NaCl-KCl-Cotransport** dem transepithelialen Kochsalztransport; über den NaCl-KCl-Cotransport gelangen Natrium und Chlorid in die Zelle. Chlorid verläßt die Zelle durch eine Chloridleitfähigkeit an der gegenüberliegenden Zellmembran. Natrium muß aktiv durch die Natrium/Kalium-ATPase wieder aus der Zelle gepumpt werden. Eine Reihe von Hormonen (z.B. ADH in der Niere, Adrenalin und VIP in Darm und Bronchialdrüsen) steigert über cAMP die Chloridleitfähigkeit. Dadurch verliert die Zelle Chlorid und der NaCl-KCl-Cotransport wird angekurbelt.

Bei der sog. **Mucoviszidose** kann die Chloridleitfähigkeit und damit der transepitheliale Kochsalz- und Wassertransport nicht durch cAMP gesteigert werden. Folge ist u.a. der Ausfall dünnflüssiger Sekretion in Bronchien und Pankreas, die Sekrete sind zähflüssig und führen zur Verlegung von Bronchien (vgl. 3.2.1) und Pankreasausführungsgang (vgl. 10.3.1). Die Einschränkung der Kochsalzresorption in den Schweißausführungsgängen führt zu hohen Kochsalzkonzentrationen im Schweiß.

Umgekehrt kommt es bei **Cholera** sowie bei **VIP-produzierenden Tumoren** über cAMP zu massiver Stimulierung der Chloridsekretion im Darm und damit zu massiven Durchfällen.

13.4 Das Membranpotential

Das Potential an der Zelle spielt in der Physiologie und Pathophysiologie eine hervorragende Rolle. Alle erregbaren Strukturen (Nervensystem und alle Muskeln, inklusive Herz, Darm und Blase) sind vom Membranpotential abhängig, und ihre Funktion kann durch Störungen am Membranpotential ausgeschalten werden. Bei allen erregbaren Stukturen sind die in Ruhe und bei Erregung ablaufenden Mechanismen qualitativ ähnlich, und so können sie hier gemeinsam besprochen werden.

Voraussetzung für die Ausbildung des Membranpotentials ist eine unterschiedliche Permeabilität bzw. Leitfähigkeit der Membran für verschiedene Ionen und eine unterschiedliche Zusammensetzung dieser Ionen im Zellinneren gegenüber dem Zelläußeren. Abb. 13-2 und Tabelle 6-1b zeigen, daß beide Voraussetzungen erfüllt sind. Zu Buche schlagen v.a. diejenigen Ionen, deren Konzentration auf der einen oder anderen Seite der Membran groß ist, also K^+, Cl^-, Na^+, Phosphat und die Proteine. Beide Seiten – Intrazellulärraum und Extrazellulärraum – sind praktisch neutral, d.h. die Zahl der Anionen ist fast gleich der Zahl der Kationen. Da die intrazelluläre Konzentration von K^+ wesentlich höher ist als die K^+-Konzentration außerhalb der Zelle, wird Kalium versuchen, die Konzentrationsdifferenz aufzuheben, und es werden Kaliumionen nach außen diffundieren (vgl. 13.3.3). Auch Natrium, Phosphat und Proteine streben einen Ausgleich ihrer Konzentrationen an, können aber die *unerregte Membran* praktisch nicht passieren. Es kommt also lediglich zu einem *Kaliumausstrom*. Somit entsteht an der Membranaußenseite ein Kationenüberschuß, also ein *außen positives Potential*. Dieses Potential treibt Chlorid aus der Zelle. Bei Depolarisation diffundiert Chlorid seinem chemischen Gradienten folgend zurück in die Zelle und trägt somit zur Aufrechterhaltung des Membranpotentiales bei (vgl. Abb. 13-2).

Nun genügt bereits eine relativ geringe Anzahl Moleküle zum Aufbau eines Potentials (90 mV), welches die chemischen Gradienten von Kalium und Chlorid aufhebt. Die große Masse des intrazellulären Kaliums und des extrazellulären Chlorids

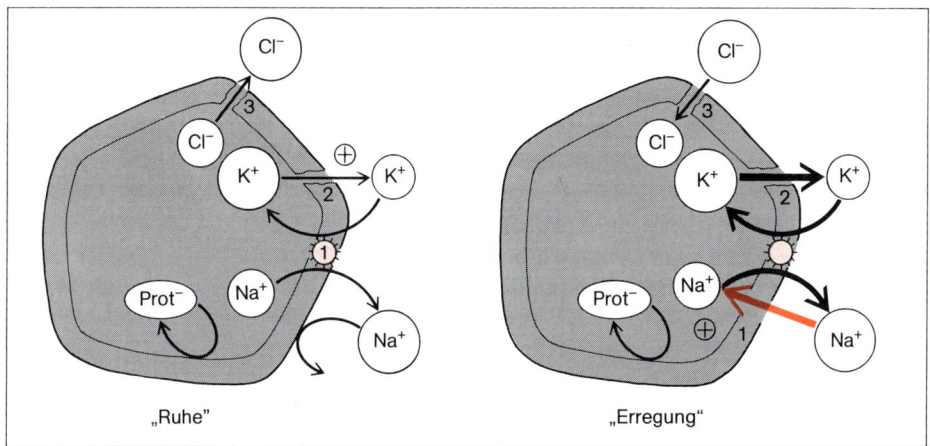

Abb. 13-2 **Entstehung des Membranpotentiales** in Ruhe (links) und bei Erregung (rechts)
Links: Durch die Tätigkeit der Natrium/Kalium-ATPase wird Kalium in der Zelle und Natrium außerhalb der Zelle akkumuliert (1). Seinem Konzentrationsgradienten folgend diffundiert das positiv geladene Kalium zum kleinen Teil zurück in den Extrazellulärraum und erzeugt auf diese Weise das außen positive Membranpotential (2). Das Potential treibt das negativ geladene Chlorid aus der Zelle (3)
Rechts: Bei Erregung öffnen sich Natriumkanäle (1), Natrium strömt seinem chemischen Gradienten folgend in die Zelle und depolarisiert damit die Zelle vollständig. Auf Kalium und Chlorid wirkt nun kein Membranpotential mehr. Folge ist ein massiver Ausstrom von Kalium (wenn nicht gleichzeitig die Kaliumkanäle geschlossen werden, wie beim Herzen, vgl. 1.1.1) sowie ein Einstrom von Chlorid. Sobald der Natriumeinstrom nachläßt, repolarisieren Kalium und Chlorid die Zelle

wird durch dieses Potential gehindert, den chemischen Gradienten abzubauen. In diesem Fall muß der elektrische Gradient (Potential E) entgegengesetzt gerichtet und gleich groß sein wie der chemische Gradient, welcher durch die Konzentrationsdifferenz hervorgerufen wird. Quantitativ wird dieser Zustand durch folgende Formel beschrieben:

$$E = 61.5 \lg \frac{c_e}{c_i} \,[mV]$$

(**Gleichgewichtspotential**), wobei c_e und c_i die extra- und intrazellulären Konzentrationen von Kalium sind. Für Chlorid gilt die gleiche Beziehung, aber da es negativ geladen ist, werden unter dem Logarithmus c_e und c_i vertauscht. Für zweiwertige Ionen (z.B. Ca^{2+}) gilt

$$E = 31 \cdot \lg (c_e/c_i).$$

Eigentlich müssen die jeweiligen Ionenaktivitäten eingesetzt werden (vgl. 13.2.2), der Fehler bei Verwendung der Ionenkonzentrationen ist bei einwertigen Ionen freilich in der Regel gering.

Bei den interstitiellen und intrazellulären Konzentrationen der Tab. 6-1b sind die Gleichgewichtspotentiale für Kalium: $E_K = -94\,mV$, für Chlorid: $E_{Cl} = -70$ mV, für Wasserstoffionen (bzw. Bicarbonat): $E_H = -18$ mV, für Natrium: $E_{Na} = +60$ mV, für Calcium: $E_{Ca} = +120\,mV$. Ist die Zellmembran für mehrere Ionen (z.B. Kalium, Natrium, Chlorid) durchlässig, so errechnet sich das **Zellmembranpotential** (Em) aus:

$$Em = (G_K \cdot E_K + G_{Cl} \cdot E_{Cl} + G_{Na} \cdot E_{Na}) / Gm$$

Dabei ist G die Leitfähigkeit für die einzelnen Ionen (GK, GCl, GNa) bzw. für alle Ionen zusammen (Gm). Ist das Membranpotential niederer als das Kaliumgleichgewichtspotential, dann strömen Kaliumionen aus der Zelle (I_K) wobei gilt:

$$I_K = G_K (E_K - Em).$$

Ist die Zellmembran ausschließlich für Kalium durchlässig, dann erreicht $Em = E_K$ und $I_K = 0$; ist die Membran beispielsweise für Kalium und Chlorid gleich leitfähig (sonst für kein Ion), dann gilt

$$Em = (E_K + E_{Cl}) / 2 \text{ und } I_K = I_{Cl}.$$

Die Impermeabilität gegen Natrium ist auch bei der unerregten Membran nicht vollständig. Es strömen also ständig geringste Mengen Natrium in die Zelle. Dieser Natriumeinstrom wird ständig durch einen passiven Kaliumausstrom kompensiert, so daß es zunächst zu keiner wesentlichen Änderung des Membranpotentials kommt. Anhaltender Ausstrom von Kalium würde jedoch den Kaliumkonzentrationsgradienten senken, wodurch auch das Membranpotential abfallen müßte. Daher pumpt die Zelle ständig *aktiv,* d.h. unter Verbrauch von Stoffwechselenergie, Natriumionen in den Extrazellulärraum und Kaliumionen in den Intrazellulärraum (vgl. 13.3.4)

Ist die **Energieversorgung der Zelle unterbrochen** (z.B. Sauerstoffmangel, Durchblutungsstörung), so kommt die Pumpe zum Stillstand. Natrium strömt im Austausch gegen Kalium in die Zelle, das Potential fällt ab und auch Chlorid strömt in die Zelle. Dadurch kommt es auch zum Einstrom von Wasser, und eine Schwellung der Zelle ist die Folge (z.B. Hirnödem).

Bei einer **Hyperkaliämie** kommt es in vielen Zellen durch Minderung des Kaliumgradienten zur Depolarisation und damit zu einer Abnahme der treibenden Kraft für elektrogenen Bicarbonatausstrom. Die herabgesetzte zelluläre Bicarbonatabgabe führt zu intrazellulärer Alkalose und extrazellulärer Acidose. Die Dissoziation intrazellulärer Proteine wird durch die intrazelluläre Alkalose gesteigert, die negativen Ladungen nehmen also zu. Durch Aufnahme von Kalium in die Zelle bei Hyperkaliämie nehmen auch die positiven Ladungsträger zu. **Hypokaliämie** führt andererseits in vielen Zellen zu Acidose und extrazellulär zur Alkalose.

Die Fähigkeit der Zellmembran, ihre Eigenschaften bei **Erregung** zu ändern, ist Voraussetzung für die Informationsübertragung im Nervensystem und für die koordinierte Kontraktion von Muskeln.

Wird das Ruhepotential unter einen Schwellenwert (im Bereich von -50 mV) gesenkt, so kommt es zu einer Permeabilitätserhöhung an der Zellmembran für Natrium. *Natrium* strömt ein und vermindert weiter das Membranpotential, wodurch wiederum die Permeabilität für Natrium erhöht wird, usw. Dieser Prozeß führt innerhalb von Bruchteilen einer Millisekunde zu einer *Umpolarisierung* der Membran, dem **Aktionspotential.**

Die Natriumkanäle werden jedoch gleich wieder geschlossen (inaktiviert). Dadurch kommt es zu einer **Repolarisation** der Membran, die wieder ausschließlich für Kalium und Chlorid permeabel ist. Bei einigen Zellen wird die Repolarisation durch Aktivierung von Kaliumkanälen beschleunigt. Die Inaktivierung der Natriumkanäle wird erst einige ms nach Repolarisation wieder aufgehoben. Auf diese Weise wird z.B. erreicht, daß während des Aktionspotentials am Herzen keine erneute Öffnung der Natriumkanäle möglich ist.

Extrazelluläres Calcium lagert sich an negative Fixladungen der Zellmembranaußenseite an, neutralisiert sie und stabilisiert auf diese Weise das außen positive Ruhepotential. Auf diese Weise wird bei Anwesenheit von Calcium die Membran schwerer erregbar, d.h. die Schwelle, ab der eine Erregung zustande kommt, steigt. Darüber hinaus steigert intrazelluläres Calcium die Kaliumleitfähigkeit. Aus dem Gesagten wird klar, daß Hypocalcämie zu gesteigerter Erregbarkeit und damit zu Krämpfen (**Tetanie**) führt, während bei Hypercalcämie die Erregbarkeit der Zellmembran herabgesetzt ist.

Bei vermindertem Ruhemembranpotential ist bereits in Ruhe ein Teil der Natriumkanäle inaktiviert, sodaß sich die Schwelle gleichfalls zu positiveren Werten bewegt („Depolarisierung" der **Schwelle**). Eine „schleichende" Depolarisierung einer Nerven- oder Muskelzelle kann daher zu einer schrittweisen Inaktivierung der Natriumkanäle führen, ohne daß ein Aktionspotential ausgelöst wird. Umgekehrt kommt es bei Hyperpolarisation der Zelle auch zur „Hyperpolarisation" der Schwelle, wegen der zunehmenden Aktivierbarkeit von Natriumkanälen.

13.5 Biologie der Regelkreise

Der menschliche Körper besteht aus einer Vielzahl von Regelkreisen und jedes Organsystem ist vielfach in solche Regelkreise einbezogen. An dieser Stelle sollen einige allgemeine Aspekte von Regelkreisen beleuchtet werden.

Die Funktion eines Regelkreises liegt darin, eine **Regelgröße** (z.B. die Körpertemperatur) konstant zu halten. Die Größe wird durch einen **Fühler** (Thermorezeptoren) registriert. Im **Regler** (Hypothalamus) wird der Istwert (d.h. die wirkliche Körpertemperatur) mit dem Sollwert verglichen. Wird eine Diskrepanz registriert, so wird über **Stellglieder** (Schweißsekretion, periphere Gefäßdilatation, Muskelzittern usw.) versucht, die Differenz aufzuheben. Das geregelte System (Körper) nennt man auch die **Regelstrecke**.

Eine **Störung** im Regelkreis kann an jedem seiner Glieder auftreten. Je nachdem, wo der Regelkreis unterbrochen ist, sind die Konsequenzen ganz unterschiedlich: Fieber kann durch Sollwertverstellung (bakterielles Fieber) oder durch die Unfähigkeit, Schweiß zu produzieren (Exsikkose), bedingt sein (vgl. 9.2.1). Ein primärer Hyperparathyreoidismus (Störung des Reglers, Sollwerterhöhung) ist anders zu beurteilen als ein sekundärer Hyperparathyreoidismus bei Niereninsuffizienz (Insuffizienz eines Stellgliedes, vgl. 7.1.2).

13.6 Beziehung zwischen Menge, Konzentration und Volumen

Die Konzentration (c) einer Substanz ist definiert als Menge (M) pro Volumen (V): $c = M/V$. Diese banale Beziehung erlangt ihre Bedeutung in Physiologie und Klinik dadurch, daß mit ihrer Hilfe Volumina und Stromstärken im Körper bestimmt werden können. Das soll an einigen Beispielen erläutert werden.

13.6.1 Bestimmung von Volumina

Voraussetzung ist, daß eine Substanz bekannt ist, welche sich in diesem – aber auch nur in diesem – Volumen gleichmäßig verteilt, und daß ihre Konzentration in einem Teil dieses Volumens bestimmt werden kann. Das Polysaccharid Inulin z.B. verteilt sich gleichmäßig im **Extrazellulärraum**. Man injiziert eine bestimmte *Menge* Inulin intravenös, wartet, bis sich die Substanz gleichmäßig verteilt hat (ca. 30 Minuten) und ermittelt ihre *Konzentration* im Blutplasma.

Nun muß noch berücksichtigt werden, daß zwischen Injektion und Konzentrationsbestimmung ein Teil des Inulins über die Niere ausgeschieden wurde. Dazu gibt es zwei Möglichkeiten:

- Man ermittelt die in dieser Zeit im Urin ausgeschiedene Inulinmenge und zieht diese von der injizierten Menge ab. Division der auf diese Weise korrigierten Menge durch die Konzentration ergibt das Extrazellulärvolumen.
- Man ermittelt die Konzentration von Inulin sowohl nach 30 als auch nach 60 und 120 Minuten. Da die Inulinkonzentration praktisch exponentiell abfällt, muß eine Gerade resultieren, wenn die Konzentration logarithmisch gegen die Zeit aufgetragen wird. Die Punkte bei 30, 60 und 120 Minuten erlauben durch Extrapolation die Schätzung der theoretischen Konzentration unmittelbar nach der Injektion. Division der injizierten Menge durch diese Konzentration ergibt das Extrazellulärvolumen.

Bei Wahl geeigneter Indikatoren können auf diese Weise auch das **Gesamtkörperwasser** (Indikator: Radioaktiv markiertes Wasser) und das **Plasmavolumen** (Evansblau, radioaktiv markierte Erythrozyten) bestimmt werden. Subtraktion des Extrazellulärvolumens vom Gesamtkörperwasser ergibt das **intrazelluläre Volumen,** Subtraktion des Plasmawassers vom Extrazellulärvolumen das **interstitielle Volumen**.

Die Bestimmung des Totraumvolumens und des Residualvolumens in der Lunge nutzt gleichfalls die Definition der Konzentration: Das **Totraumvolumen** (V_D) ist derjenige Anteil eines ausgeatmeten Gasvolumens, der am Gasaustausch nicht teilnahm. Seine Zusammensetzung entspricht also der Inspirationsluft und enthält somit kein Kohlendioxid. Die gesamte pro Zeiteinheit ausgeatmete CO_2-Menge entstammt also vollständig demjenigen Teil des Atemzugvolumens (V_E), welcher am Gasaustausch teilnahm (alveolares Gasgemisch). Somit gilt:

$$V_E \cdot C_E = V_A \cdot C_A,$$

wobei C_E und C_A die CO_2-Konzentrationen im exspirierten und im alveolaren Gasgemisch sind sowie V_A der Anteil des alveolaren Gasgemisches am Atemzugvolumen. V_E und C_E lassen sich ohne weiteres bestimmen, bei C_A geht man davon aus, daß gegen Ende einer Exspiration

nur alveolares Gasgemisch ausgeatmet wird, in dem die Konzentration von CO_2 C_A entspricht. Auf diese Weise kann V_A bestimmt werden, das Totraumvolumen ist dann:

$$V_D = V_E\text{-}V_A.$$

Das **Residualvolumen** ist das bei maximaler Exspiration in der Lunge verbleibende Volumen. Es kann bestimmt werden, indem eine bestimmte Menge Helium zusammen mit Sauerstoff in einen Beutel gegeben wird. Nun atmet der Patient nach maximaler Exspiration mehrmals aus dem Beutel ein und in den Beutel aus. Nach etwa 10 Minuten sollte das Helium in Lunge und Beutel gleichmäßig verteilt sein, und es läßt sich die folgende Beziehung aufstellen:

$$V_B \cdot C_1 = (V_B + V_L) \cdot C_2.$$

Normalerweise wird jedoch mehr Sauerstoff durch die Lunge aufgenommen als Kohlendioxid abgegeben wird. Auf diese Weise vermindert sich V_B mit der Zeit, und für V_B zu Beginn muß ein anderer Wert eingesetzt werden als für V_B nach 10 Minuten. Die Korrektur ist einfach, da der Patient nach 10 Minuten wieder voll ausatmen kann, und V_B leicht bestimmbar ist. Ein größeres Problem bietet die Verfälschung dadurch, daß während der 10 Minuten ein kleiner Teil des Heliums in den Blutkreislauf aufgenommen wird. Auf der anderen Seite ist eine Verkürzung der Mischzeit mit unvollständiger Mischung verbunden. Bei manchen Lungenkrankheiten sind Teile des Lungenvolumens völlig von der Ventilation ausgeschlossen, da die Atemwege von außen komprimiert werden (Emphysem, Tumore) oder kollabieren (Pneumothorax); ferner können durch Zerstörung von Lungengewebe Hohlräume entstehen, die keine Verbindung mit Atemwegen aufweisen. In diesen Volumina kann sich das Helium nicht verteilen, und sie werden von der genannten Methode nicht erfaßt.

13.6.2 Bestimmung von Stromstärken

Die Definition der Konzentration läßt sich auch für die Ermittlung von Stromstärken ausnützen, da ja eine Stromstärke als Volumen pro Zeiteinheit definiert ist (Symbol: $\dot{V}$).

Die **glomeruläre Filtrationsrate** der Niere läßt sich z.B. annähernd mit Hilfe von Kreatinin bestimmen. In etwa wird die gesamte filtrierte Kreatininmenge ausgeschieden; die pro Zeit filtrierte Menge ($\dot{M}$) ist aber auch das Produkt von von filtriertem Volumen (GFR) und Konzentration im Filtrat (c): $\dot{M} = c \cdot GFR$. Da die Konzentration im Filtrat praktisch mit der Plasmakonzentration identisch ist, ergibt sich die glomeruläre Filtrationsrate aus der Division der pro Zeiteinheit ausgeschiedenen Kreatininmenge durch die Plasmakonzentration.

In gleicher Weise läßt sich der **renale Plasmafluß** mit Hilfe von Paraaminohippursäure (PAH) bestimmen, da bei niederen PAH-Plasmakonzentrationen praktisch die vollständige Menge dieser Substanz, welche mit dem Blut in die Niere gelangt, über Filtration und Sekretion im Urin ausgeschieden wird. Bei hohen PAH-Plasmakonzentrationen ist der renal tubuläre Sekretionsmechanismus gesättigt, und die ausgeschiedene Menge entspricht der Summe von filtrierter Menge und dem Transportmaximum der Nierentubuli. In diesem Fall sowie bei Schädigung oder Hemmung des Sekretionsmechanismus, wird PAH nicht vollständig aus dem renalen Blut extrahiert, und die PAH-Clearance ist kleiner als der renale Plasmafluß.

Bei der Bestimmung des **Herzminutenvolumens** (HMV) kann man ausnützen, daß – normalerweise – das gesamte Blut durch die Lunge strömt. Die in der Lunge aufgenommene Sauerstoffmenge ($\dot{M}_{O2}$) muß in dem die Lunge durchströmenden Blut gelöst werden. Somit gilt

$$\dot{M}_{O2} = HMV \cdot (c_a - c_v)$$

wobei c_a die Sauerstoffkonzentration im arterialisierten Blut, c_v die Konzentration in den Pulmonalarterien oder im rechten Vorhof ist.

Bei einem zweiten Verfahren wird eine bestimmte Menge Farbstoff (M) möglichst zentral in eine Vene gespritzt und die Farbstoffkonzentration in einer Arterie laufend registriert. Nun wartet man so lange, bis der gesamte Farbstoffbolus einmal die Registrierstelle passiert hat und errechnet die mittlere Konzentration in diesem Zeitabschnitt ($\Sigma \Delta t$):

$$\bar{c} = \Sigma c \cdot \Delta t / \Sigma \Delta t.$$

Teilt man die injizierte Menge durch die mittlere Konzentration, so resultiert das Herzzeitvolumen bzw. Herzminutenvolumen.

13.6.3 Bestimmung von Poolgrößen

Will man mit Hilfe radioaktiver Substanzen die Menge einer Substanz, welche sich im Körper befindet, bestimmen, nützt man vorteilhaft die Definition der spezifischen Aktivität (S.A.) aus:

$$S.A. = \frac{c^x}{c} = \frac{M^x}{M},$$

wobei c^x die Konzentration und M^x die injizierte Menge der radioaktiv markierten Substanz, c und M Konzentration und Menge der unmarkierten Substanz sind.

Will man also die Menge austauschbaren Natriums im Körper bestimmen, injiziert man eine bestimmte Menge radioaktiv markierten Natriums und ermittelt nach einiger Zeit die Konzentration von radioaktivem sowie von unmarkiertem Natrium. Da von der injizierten Menge radioaktiver Substanz ein Teil ausgeschieden wird, bevor die Konzentration bestimmt werden kann, müssen Korrekturen wie unter 13.6.1 vorgenommen werden.

13.6.4 Ganzkörperplethysmographie

Die Methode der Ganzkörperplethysmographie weist eine gewisse Verwandtschaft mit den oben genannten Methoden auf und soll daher an dieser Stelle besprochen werden. Sie dient der Bestimmung von Lungenvolumina und vom Druck in der Lunge (Alveolardruck). Das Prinzip beruht auf der Tatsache, daß bei einer bestimmten **Gasmenge** das Produkt aus **Druck** und **Volumen** konstant ist (Boyle-Mariottesches Gesetz). Der Patient sitzt in einer luftdichten Kammer, in die er ausatmet und aus der er einatmet. Vor seinem Mund befindet sich ein Druckmeßgerät und danach ein Ventil. Das Gasvolumen in der Kammer (V_K) läßt sich dadurch bestimmen, daß bei angehaltenem Atem das Kammervolumen um einen bestimmten Betrag (V_E) vermindert wird: Da die Menge an Gas nicht vermindert wurde, gilt

$$(p_{K1} \cdot V_K = p_{K2} \cdot (V_K - V_E),$$

wobei p_{K1} und p_{K2} der Kammerdruck vor bzw. nach Verminderung des Volumens ist. Da p_{K1} und p_{K2} sowie V_E meßbar sind, läßt sich aus der Beziehung V_K ermitteln. Schließt man das Ventil und läßt den Patienten pressen, so sinkt V_L zugunsten von V_K um den Betrag ΔV_L. Da ja die Gasmenge sowohl in V_K als auch in V_L konstant blieb (geschlossenes Ventil), gelten folgende Beziehungen:

1. $V_K \cdot p_{K1} = (V_K + \Delta V_L) \, p_{K2}$
2. $V_L \cdot p_{M1} = (V_L - \Delta V_L) \, p_{M2}.$

Dabei sind p_{K1} bzw. p_{K2} und p_{M1} bzw. p_{M2} jeweils die Drucke in Kammer und Lunge vor bzw. nach Pressen. Aus Gleichung 1 läßt sich ΔV_L und dann aus Gleichung 2 V_L ermitteln. Voraussetzung ist, daß p_M wirklich dem Druck in der Lunge (Alveolardruck) entspricht. Das ist dann der Fall, wenn ein Druckausgleich zwischen Mund und Alveolardruck stattgefunden hat, d.h. immer dann, wenn eine Zeitspanne von einigen Sekunden abgewartet wird, die dann einen völligen Druckausgleich erlaubt. Streng genommen gilt dies freilich nur für Lungenvolumina, die eine Verbindung zum Mund aufweisen. Aber andere Volumina sind einer ähnlichen Kompression ausgesetzt,

auf die sie mit entsprechenden Volumenverschiebungen reagieren, so daß die *Gesamtkörperplethysmographie tatsächlich das gesamte* **intrathorakale Gasvolumen** *erfaßt*. Zieht man vom Lungenvolumen, das durch Ganzkörperplethysmographie bestimmt wurde, das Volumen ab, welches bei der Heliummischung (s. oben) errechnet wurde, so resultiert das Volumen derjenigen Lungenabschnitte, die nicht ventiliert werden.

Neben dem Volumen kann man durch den Ganzkörperplethysmographen auch den **Alveolardruck zu jedem gegebenen Zeitpunkt** ermitteln, wenn die Menge Luft, die sich in der Lunge befindet, bekannt ist. Die Menge der in der Lunge befindlichen Luft ist dann bekannt, wenn die durch das Ventil eintretenden bzw. austretenden Volumina ständig registriert und die Volumenverschiebungen zur Korrektur des zuvor bestimmten Lungenvolumens (s. oben) herangezogen werden. Durch Kenntnis des Alveolardrucks (p_A), des Kammerdrucks (p_K) und der Stromstärke ($\dot{V}$) am Atemventil kann der **Strömungswiderstand** (R) ermittelt

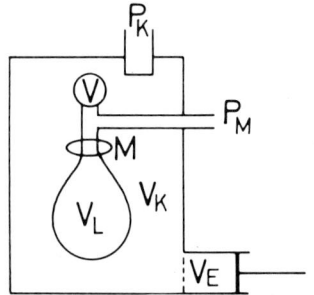

Abb. 13-3 Meßanordnung im **Ganzkörperplethysmographen.** V_E = Eichvolumen, P_K = Meßanordnung für den Kammerdruck, V_K = Kammervolumen, P_M = Meßanordnung für den Druck im Mund, M = Mundöffnung, V_L = Lungenvolumen, V = Ventil. Über die Druckänderung P_K bei Verringerung von V_K um V_E kann V_K ermittelt werden. Bei Verschluß des Ventils V und forcierter Ausatmung kann dann V_L über die Druckänderung P_M und P_K ermittelt werden

werden, dessen Kenntnis für die Diagnose einer obstruktiven Atemwegserkrankung (s. 3.2.1) unerläßlich ist:

$$R = \frac{p_A - p_K}{\dot{V}}$$

Schließlich kann die **Compliance** bestimmt werden, ein Maß für die Dehnbarkeit der Lunge: Nach Einatmung von einem Liter Luft (V) aus der Atemruhelage wird das Ventil verschlossen, einige Sekunden gewartet und der Druck in den Alveolen (p_A) sowie im Ösophagus (entspricht dem Druck im Pleuraraum, p_{PL}) gemessen. Die Compliance (C_L) ist dann $C_L = \Delta V / \Delta p$ für diesen Bereich. Bei der Bestimmung der Compliance kann man freilich $p_M = p_A$ setzen, wenn man lange genug gewartet hat, so daß sich der Druck zwischen Alveolen und Mund ausgeglichen hat. In diesem Fall kann man auf die Verwendung des Ganzkörperplethysmographen verzichten.

Weiterführende Literatur

Kapitel 1

Bücher

Klinge, R.: Das Elektrokardiogramm – Leitfaden für Ausbildung und Anwendung mit 200 Übungsfragen, 5. Aufl. Thieme, Stuttgart-New York 1987

Übersichtsarbeiten

Benotti, J.R., Grossman, W.: Restrictive cardiomyopathy. Ann. Rev. Med. 35: 113–125 (1984)

Chapman, R.A.: Control of cardiac contractility at the cellular level. Am. J. Physiol. 245: H535–H552 (1983)

DiCola, V.C., Harthorne, J.W.: Physiological pacemakers. Ann. Rev. Med. 35: 493–502 (1984)

Farah, A.E., Alousi, A.A., Schwarz, R.P.: Positive inotropic agents. Ann. Rev. Pharmacol. Toxicol. 24: 275–328 (1984)

Feigl, E.O.: Coronary Physiology. Physiol. Rev. 63: 1–205 (1983)

Francis, G.S., Cohn, J.N.: The autonomic nervous system in congestive heart failure. Ann. Rev. Med. 37: 235–248 (1986)

Freedman, R.A., Anderson, K.P., Mason, J.W.: Electrophysiologic studies in patients with ventricular tachycardia. Ann. Rev. Med. 37: 1–12 (1986)

Gibson, R.S.: Non-Q-wave myocardial infarction: Pathophysiology, prognosis, and therapeutic strategy. Ann. Rev. Med. 40: 395–410 (1989)

January, C.T., Fozzard, H.A.: Delayed afterdepolarizations in heart muscle: Mechanisms and relevance. Pharmacol. Rev. 40: 219–227 (1988)

Lucchesi, B.R., Mullane, K.M.: Leukocytes and ischemia-induced myocardial injury. Ann. Rev. Pharmacol. Toxicol. 26: 201–224 (1986)

Piene, H.: Pulmonary arterial impedance and right ventricular function. Physiol. Rev. 66: 606–652 (1986)

Piper, H.M.: Energy deficiency, calcium overload or oxidative stress: Possible causes of irreversible ischemic myocardial injury. Klin. Wschr. 67: 465–476 (1989)

Reiter, M.: Calcium mobilization and cardiac inotropic mechanisms. Pharmacol. Rev. 40: 189–217 (1988)

Rigotti, N.A., Thomas, G.S., Leaf, A.: Exercise and coronary heart disease. Ann. Rev. Med. 34: 391–412 (1983)

Roberts, R., Marmor, A.T.: Right ventricular infarction. Ann. Rev. Med. 34: 377–390 (1983)

Robinson, K., Krikler, D.: The supraventricular tachycardias. Ann. Rev. Med. 39: 381–394 (1988)

Spear, J.F., Moore, E.N.: Mechanisms of cardiac arrhythmias. Ann. Rev. Physiol. 44: 485–497 (1982)

Stein, E.A., Glueck, C.J., Morrison, J.A.: Coronary risk factors in the young. Ann. Rev. Med. 32: 601–613 (1981)

Stiles, G.L., Lefkowitz, R.J.: Cardiac adrenergic receptors. Ann. Rev. Med. 35: 149–164 (1984)

Surawicz, B.: The QT interval and cardiac arrhythmias. Ann. Rev. Med. 38: 81–90 (1987)

Winfree, A.T.: Sudden cardiac death: A problem in topology. Sci. Amer. 248: 118–131 (1983)

Kapitel 2

Übersichtsarbeiten

Berenson, G.S., Cresanta, J.L., Webber, L.S.: High blood pressure in the young. Ann. Rev. Med. 35: 535–560 (1984)

Bernard, G.R., Brigham, K.L.: The adult respiratory distress syndrome. Ann. Rev. Med. 36: 195–205 (1985)

Beutler, B., Cerami, A.: Cachectin, cachexia, and shock. Ann. Rev. Med. 39: 75–83 (1988)

Conway, J.: Hemodynamic aspects of essential hypertension in humans. Physiol Rev. 64: 617–660 (1984)

Düsing, R., Göbel, B., Weißer, B., Dittrich, D., Kraemer, S., Vetter, H.: Mechanismus und Bedeutung der arteriolären Media-Hypertrophie/Hyperplasie bei der arteriellen Hypertonie. Rolle des Na^+/H^+-Antiports. Klin. Wschr. 66: 1151–1159 (1988)

Folkow, B.: Physiological aspects of primary hypertension. Physiol. Rev. 62: 348–504 (1982)

Furchgott, R.F., Vanhoutte, P.M.: Endothelium-derived relaxing and contracting factors. FASEB J. 3: 2007–2018 (1989)

Graves, S.W., Williams, G.H.: Endogenous digitalis-like natriuretic factors. Ann. Rev. Med. 38: 433–444 (1987)

Hamlyn, J.M., Blaustein, M.P.: Sodium chloride, extracellular fluid volume, and blood pressure regulation. Am. J. Physiol. 251: F563–F575 (1986)

Hermsmeyer, K. (ed.): Membrane ATPase and hypertension. Am. J. Physiol. 250: C535 ff. (1986)

Ignarro, L.J.: Endothelium-derived nitric oxide: actions and properties. FASEB J. 3: 31–36 (1989)

Kelly, R.A., Smith, T.W.: The search for the endogenous digitalis: an alternative hypothesis. Am. J. Physiol. 256: C937–C950 (1989)

Kontos, H.A.: Regulations of the cerebral circulation. Ann. Rev. Physiol. 43: 397–407 (1981)

Lefer, A.M.: Interaction between myocardial depressant factor and vasoactive mediators with ischemia and shock. Am. J. Physiol. 252: R193–R205 (1987)

Luft, F.C., Miller, J.Z., Weinberger, M.H., Grim, C.E., Daugherty, S.A., Christian, J.C.: Influence of genetic variance on sodium sensitivity of blood pressure. Klin. Wschr. 65: 101–109 (1987)

Malik, A.B.: Pulmonary microembolism. Physiol. Rev. 63: 1114–1207 (1983)

Manning, R.D., Jr., Guyton, A.C.: Control of blood volume. Rev. Physiol. Biochem. Pharmacol. 93: 69–114 (1982)

Michel, M.C., Insel, P.A., Brodde, O.-E.: Renal α-adrenergic receptor alterations: a cause of essential hypertension? FASEB J. 3: 139–144 (1989)

Nemerson, Y., Nossel, H.L.: The biology of thrombosis. Ann. Rev. Med. 33: 479–488 (1982)

Osswald, W., Guimaraes, S.: Adrenergic mechanisms in blood vessels: morphological and pharmacological aspects. Rev. Physiol. Biochem. Pharmacol. 96: 53–122 (1983)

Philippu, A.: Regulation of blood pressure by central neurotransmitters and neuropeptides. Rev. Physiol. Biochem. Pharmacol. 111: 1–115 (1988)

Postnov, Y.V., Orlov, S.N.: Ion transport across plasma membrane in primary hypertension. Physiol. Rev. 65: 904–945 (1985)

Rossi, N.F., Schrier, R.W.: Role of arginine vasopressin in regulation of systemic arterial pressure. Ann. Rev. Med. 37: 13–20 (1986)

Sayeed, M.M.: Ion transport in circulatory and/or septic shock. Am. J. Physiol. 252: R809–R821 (1987)

Skrabal, F., Hamberger, L., Gruber, G., Meister, B., Doll, P., Cerny, E.: Hereditäre Salzsensitivität als Ursache der essentiellen Hypertonie: Untersuchungen des Membrantransportes und der intrazellulären Elektrolyte. Klin. Wschr. 63: 891–896 (1985)

Vanhoutte, P.M., Rubanyi, G.M., Miller, V.M., Houston, D.S.: Modulation of vascular smooth muscle contraction by the endothelium. Ann. Rev. Physiol. 48: 307–320 (1986)

Zidek, W., Vetter, H.: Cellular calcium metabolism in primary hypertension. Klin. Wschr. 65: 155–160 (1987)

Ziegler, M.G.: Postural hypotension. Ann. Rev. Med. 31: 239–245 (1980)

Kapitel 3

Bücher

Häussinger, D. (ed.): pH homeostasis. Academic Press (1988)

Übersichtsarbeiten

Aronson, P.S., Boron, W.F. (eds.): Na^+-H^+ exchange, intracellular pH, and cell function. Current Topics in membranes and Transport (Vol. 26). Academic Press, New York (1986)

Atkinson, D.E., Bourke, E.: Metabolic aspects of the regulation of systemic pH. Am. J. Physiol. 252: F947–F956 (1987)

Bienenstock, J.: The lung as an immunologic organ. Ann. Rev. Med. 35: 49–62 (1984)

Busca, W.B.: Mechanisms and consequences of pH-mediated cell regulation. Ann. Rev. Physiol. 48: 389–402 (1986)

Cohen, M.I.: Central determinants of respiratory rhythm. Ann. Rev. Physiol. 43: 91–104 (1981)

Dawson, C.A.: Role of pulmonary vasomotion in physiology of the lung. Physiol. Rev. 64: 544–616 (1984)

Dobbs, L.G.: Pulmonary surfactant. Ann. Rev. Med. 40: 431–446 (1989)

Fencl, V., Rossing, T.H.: Acid-base disorders in critical care medicine. Ann. Rev. Med. 40: 17–29 (1989)

Forster, R.E.: Respiratory Physiology: Lung lipid metabolism. Ann. Rev. Physiol. 47: 751–788 (1985)

Halperin, M.L., Jungas, R.L.: Metabolic production and renal disposal of hydrogen ions. Kidney Int. 24: 709–713 (1983)

Haltom, J.R., Strunk, R.C.: Pathogenesis of exercise-induced asthma: implications for treatment. Ann. Rev. Med. 37: 143–148 (1986)

Ingbar, D.H., Gee, B.L.: Pathophysiology and treatment of sleep apnea. Ann. Rev. Med. 36: 369–395 (1985)

Irsigler, G.B., Severinghaus, J.W.: Clinical problems of ventilatory control. Ann. Rev. Med. 31: 109–126 (1980)

Jacobson, H.R., Seldin, D.W.: On the generation, maintenance, and correction of metabolic alkalosis. Am. J. Physiol. 245: F425–F432 (1983)

Jamieson, D., Chance, B., Cadenas, E., Boveris, A.: The relation of free radical production to hyperoxia. Ann. Rev. Physiol. 48: 703–720 (1986)

Kazemi, H., Johnson, D.C.: Regulation of cerebrospinal fluid acid-base balance. Physiol. Rev. 66: 953–1037 (1986)

Palmblad, J., Mossberg, B.: Ultrastructural, cellular, and clinical features of the immotile-cilia syndrome. Ann. Rev. Med. 35: 481–492 (1984)

Rigatto, H.: Control of ventilation in the newborn. Ann. Rev. Physiol. 46: 661–674 (1984)

Snider, G.L.: Chronic obstructive pulmonary disease: Risk factors, pathophysiology and pathogenesis. Ann. Rev. Med. 40: 411–429 (1989)

Voelkel, N.F.: The adult respiratory distress syndrome. Klin. Wschr. 67: 559–567 (1989)

Welsh, M.J.: Electrolyte transport by airway epithelia. Physiol. Rev. 67: 1143–1184 (1987)

Welton, A.F., O'Donnell, M., Morgan, D.W.: The physiology and biochemistry of normal and diseased lung. Adv. Clin. Chem. 26: 293–383 (1987)

Wittenberg, B.A., Wittenberg, J.B.: Transport of oxygen in muscle. Ann. Rev. Physiol. 51: 857–878 (1989)

Kapitel 4

Bücher

Begemann, H.: Praktische Hämatologie. Differentialdiagnose Therapie Methodik, 9. Aufl. Thieme, Stuttgart-New York 1989

Keller, R.: Immunologie und Immunpathologie, 4. Aufl. Thieme, Stuttgart-New York 1989

Übersichtsarbeiten

Barnes, P.J., Chung, K.F., Page, C.P.: Inflammatory mediators and asthma. Pharmacol. Rev. 40: 49–84 (1988)

Bauer, C., Kurtz, A.: Oxygen sensing in the kidney and its relation to erythropoietin production. Ann. Rev. Physiol. 51: 845–856 (1989)

Bendinelli, M., Matteucci, D., Friedman, H.: Retrovirus-induced acquired immunodeficiencies. Adv. Canc. Res. 45: 125–181 (1985)

Benz, E.J., Forget, B.G.: The thalassemia syndromes: Models for the molecular analysis of human disease. Ann. Rev. Med. 33: 363–373 (1982)

Bourgoignie, J.J.: Acquired immunodeficiency syndrome (AIDS) – related renal disease. Klin. Wschr. 67: 889–894 (1989)

Burakoff, S.J., Weinberger, O., Krensky, A.M., Reiss, C.S.: A molecular analysis of the cytolytic lymphocyte response. Adv. Immunol. 36: 44–85 (1984)

Damerau, B.: Biological activities of complement-derived peptides. Rev. Physiol. Biochem. Pharmacol. 108: 151–206 (1987)

Deeg, J.H., Storb, R.: Graft-versus-host disease: Pathophysiological and clinical aspects. Ann. Rev. Med. 35: 11–24 (1984)

Dinarello, C.A., Mier, J.W.: Interleukins. Ann. Rev. Med. 37: 173–178 (1986)

Edelman, A.S., Zolla-Pazner, S.: AIDS: a syndrome of immune dysregulation, dysfunction, and deficiency. FASEB J. 3: 22–30 (1989)

Embury, S.H.: The clinical pathophysiology of sickle cell disease. Ann. Rev. Med. 37: 361–376 (1986)

Francis, C.W., Marder, V.J.: Concepts of clot lysis. Ann. Rev. Med. 37: 187–204 (1986)

Fudenberg, H.H., Whitten, H.D.: Immunostimulation: Synthetic and biological modulators of immunity. Ann. Rev. Pharmacol. Toxicol. 24: 147–174 (1984)

Goldstein, I.M., Marder, S.R.: Infections and hypocomplementemia. Ann. Rev. Med. 34: 47–53 (1983)

Grinstein, S., Dixon, S.J.: Ion transport, membrane potential, and cytoplasmic pH in lymphocytes: Changes during activitation. Physiol. Rev. 69: 417–481 (1989)

Hanahan, D.J.: Platelet activating factor: A biologically active phosphoglyceride. Ann. Rev. Biochem. 55: 483–510 (1986)

Herberman, R.B.: Natural killer cells. Ann. Rev. Med. 37: 347–352 (1986)

Honjo, T., Habu, S.: Origin of immune diversity: Genetic variation and selection. Ann. Rev. Biochem. 54: 803–830 (1985)

Johnston, P.V.: Dietary fat, eicosanoids, and immunity. Adv. Lip. Res. 21: 103–141 (1985)

Kappes, D., Strominger, J.L.: Human class II major histocompatibility complex genes and proteins. Ann. Rev. Biochem. 57: 991–1028 (1988)

Kroegel, C.: The potential pathophysiological role of platelet-activating factor in human diseases. Klin. Wschr. 66: 373–378 (1988)

Leung, L., Nachman, R.: Molecular mechanism of platelet aggregation. Ann. Rev. Med. 37: 179–186 (1986)

MacDonald, H.R., Nabholz, M.: T-cell activation. Ann. Rev. Cell. Biol. 2: 231–253 (1986)

Mannering, G.J., Deloria, L.B.: The phamacology and toxicology of the interferons: An overview. Ann. Rev. Pharmacol. Toxicol. 26: 455–516 (1986)

McDougal, J.S., McDuffie, F.C.: Immune complexes in man: Detection and clinical significance. Adv. Clin. Chem. 24: 1–60 (1985)

Metzger, H., Kinet, J.-P.: How antibodies work: focus on Fc receptors. FASEB J. 2: 3–11 (1988)

Mills, E.L.: Viral infections predisposing to bacterial infections. Ann. Rev. Med. 35: 469–479 (1984)

Moroose, R., Hoyer, L.W.: Von Willebrand factor and platelet function. Ann. Rev. Med. 37: 157–164 (1986)

Mozes, E., Apte, R.N.: Nature and function of antigen-specific T-cell lines and their products. Physiol. Rev. 66: 653–709 (1986)

Müller-Eberhard, H.J.: Molecular organization and function of the complement system. Ann. Rev. Biochem. 57: 321–347 (1988)

Paige, C.J., Wu, G.E.: The B cell repertoire. FASEB J. 3: 1818–1824 (1989)

Payan, D.G.: Neuropeptides and inflammation: The role of substance P. Ann. Rev. Med. 40: 341–352 (1989)

Pestka, S., Langer, J.A., Zoon, K.C., Samuel, C.E.: Interferons and their actions. Ann. Rev. Biochem. 56: 727–777 (1987)

Schneider, M., Pott, G., Gerlach, U.: Alpha-1 antitrypsin deficiency. Klin. Wschr. 64: 197–205 (1986)

Schur, P.H.: Inherited complement component abnormalities. Ann. Rev. Med. 37: 333–346 (1986)

Siess, W.: Molecular mechanisms of platelet activation. Physiol. Rev. 69: 58–178 (1989)

Theil, E.C.: Ferritin: Structure, gene regulation, and cellular function in animals, plants, and microorganisms. Ann. Rev. Biochem. 56: 289–315 (1987)

Warkentin, T.E., Kelton, J.G.: Heparin-induced thrombocytopenia. Ann. Rev. Med. 40: 31–44 (1989)

Weinberg, E.D.: Iron Withholding: A defense against infection and neoplasia. Physiol. Rev. 64: 65–102 (1984)

Wolf, J.L., Bye, W.A.: The membranous epithelial (M) cell and the mucosal immune system. Ann. Rev. Med. 35: 95–112 (1984)

Young, J.D.-E.: Killing of target cells by lmphocytes: A mechanistic view. Physiol. Rev. 69: 250–314 (1989)

Young, M., Geha, R.S.: Human regulatory T-cell subsets. Ann. Rev. Med. 37: 165–172 (1986)

Zigmond, S.H., Lauffenburger, D.A.: Assays of leukocyte chemotaxis. Ann. Rev. Med. 37: 149–156 (1986)

Kapitel 5

Übersichtsarbeiten

Eyre, D.R., Paz, M.A., Gallop, P.M.: Crosslinking in collagen and elastin. Ann. Rev. Biochem. 53: 717–748 (1984)

Mensing, H.: Bedeutung der Fibroblasten-Chemotaxis für Wundheilung und Tumorzellevasion. Klin. Wschr. 63: 145–151 (1985)

Ruoslahti, E.: Fibronectin and its receptors. Ann. Rev. Biochem. 57: 375–413 (1988)

Schneider, H.-M., Thoenes, W.: Neue Aspekte der Amyloidose. Klin. Wschr. 60: 583–592 (1982)

Tinker, D., Rucker, R.B.: Role of selected nutrients in synthesis, accumulation, and chemical modification of connective tissue proteins. Physiol. Rev. 65: 607–657 (1985)

Wachter, H., Fuchs, D., Hausen, A., Reibnegger, G., Werner, E.R.: Neopterin as marker for activation of cellular immunity: Immunologic basis and clinical application. Adv. Clin. Chem. 27: 81–141 (1989)

Yamada, K.M.: Cell surface interactions with extracellular materials. Ann. Rev. Biochem. 52: 761–799 (1983)

Yet, M.-G., Shao, M.-C., Wold, F.: Effects of the protein matrix on glycan processing in glycoproteins. FASEB J. 2: 22–31 (1988)

Kapitel 6

Bücher

Alken, C.E., May, P., Braun, J.: Harnsteinleiden, 2. Aufl. Thieme, Stuttgart-New York 1982

Brenner, B.M., Rector, F.C.: The kidney, 3rd ed. W.B. Saunders Company Philadelphia 1985

Seldin, D.W., Giebisch, G.: The Kidney, Volume 1 and 2. Raven Press, New York, 1985

Truniger, B., Richards, P.: Wasser- und Elektrolythaushalt: Diagnostik und Therapie, 5. Aufl. Thieme, Stuttgart 1985

Übersichtsarbeiten

Anderson, S., Brenner, B.M.: Intraglomerular hypertension: Implications and drug treatment. Ann. Rev. Med. 39: 243–253 (1988)

Arendshorst, W.J., Gottschalk, C.W.: Glomerular ultrafiltration dynamics: Historical perspective. Am. J. Physiol. 248: F163–F174 (1985)

Aronson, P.S.: The renal proximal tubule: A model for diversity of anion exchangers and stilbene-sensitive anion transportes. Ann. Rev. Physiol. 51: 419–441 (1989)

Berry, C.A.: Water permeability and pathways in the proximal tubule. Am. J. Physiol. 245: F279–F294 (1983)

Bonjour, J.—P., Caverzasio, J.: Phosphate transport in the kidney. Rev. Physiol. Biochem. Pharmacol. 100: 161–214 (1984)

Briggs, J.P., Schnermann, J.: Macula densa control of renin secretion and glomerular vascular tone: Evidence for common cellular mechanisms. Renal Physiol. 9: 193–203 (1986)

Cameron, S.J.: Platelets in glomerular disease. Ann. Rev. Med. 35: 175–180 (1984)

Davidson, E.W., Dunn, M.J.: Pathogenesis of the hepatorenal syndrome. Ann. Rev. Med. 38: 361–372 (1987)

DeWardener, H.E., Clarkson, E.M.: Concept of natriurectic hormone. Physiol. Rev. 65: 658–759 (1985)

El Nahas, A.M.: Glomerulosclerosis: Are we any wiser? Klin. Wschr. 67: 876–881 (1989)

Frömter, E.: Viewing the kidney through microelectrodes. Am. J. Physiol. 247: F695–F705 (1984)

Genets, J., Cantin, M. (eds.): The atrial natriuretic factor: Its physiology and biochemistry. Rev. Physiol. Biochem. Pharmacol. 110: 1–145 (1988)

Giebisch, G.: Hormonal control of distal nephron function. Klin. Wschr. 63: 877–885 (1985)

Gmaj, P., Murer, H.: Cellular mechanisms of inorganic phosphate transport in kidney. Physiol. Rev. 66: 36–70 (1986)

Gloor, F., Bürgin, M.: Die Bedeutung der Nierenpapillen in der Pathogenese von Pyelonephritis und Refluxnephropathie. Klin. Wschr. 63: 907–911 (1985)

Goetz, K.L.: Physiology and pathophysiology of atrial peptides. Am. J. Physiol. 254: E1–E15 (1988)

Goldszer, R.C., Sweet, J., Cotran, R.S.: Focal segmental glomerulosclerosis. Ann. Rev. Med. 35: 429–449 (1984)

Greger, R.: Ion transport mechanisms in thick ascending limb of Henle's loop mammalian nephron. Physiol. Rev. 65: 760–797 (1985)

Gross, P., Wichmann, A., Ketteler, M., Hensen, J., Schömig, A.: Nierenfunktion bei Herzinsuffizienz. Klin. Wschr. 67: 895–901 (1989)

Häberle, D.A., Baeyer, H.: Characteristics of glomerulotubular balance. Am. J. Physiol. 244: F355–F366 (1983)

Hamm, L.L., Simon, E.E.: Roles and mechanisms of urinary buffer excretion. Am. J. Physiol. 253: F595–F605 (1987)

Hammerman, M.R.: Interaction of insulin with the renal proximal tubular cell. Am. J. Physiol. 249: F1–F11 (1985)

Harris, P.J., Navar, G.L.: Tubular transport responses to angiotensin. Am. J. Physiol. 248: F621–F630 (1985)

Hediger, M.A., Turk, E., Pajor, A.M., Wright, E.M.: Molecular genetics of the human Na$^+$/glucose cotransporter. Klin. Wschr. 67: 843–846 (1989)

Hörl, W.H., Riegel, W., Wanner, C., Haag-Weber, M., Schmollmeyer, P., Wieland, H., Wilms, H.: Endocrine and metabolice abnormalities following kidney transplantation. Klin. Wschr. 67: 907–918 (1989)

Horster, M., Sone, M.: Peptide-dependent regulation of epithelial nephron functions. Klin. Wschr. 67: 852–857 (1989)

Jones, D.P.: Renal metabolism during normoxia, hypoxia, and ischemic injury. Ann. Rev. Physiol. 48: 33–50 (1986)

Kaissling, B.: Cellular heterogeneity of the distal nephron and its relation to function. Klin. Wschr. 63: 868–876 (1985)

Krichheim, H., Ehmke, H., Persson, P.: Sympathetic modulation of renal hemodynamics, renin release and sodium excretion. Klin. Wschr. 67: 858–864 (1989)

Klahr, S., Slatopolsky, E.: Toxicity of parathyroid hormone in uremia. Ann. Rev. Med. 37: 71–78 (1986)

Knepper, M., Burg, M.: Organization of nephron function. Am. J. Physiol. 244: F579–F589 (1983)

Knepper, M.A., Packer, R., Good, D.W.: Ammonium transport in the kidney. Physiol. Rev. 69: 179–249 (1989)

Kramer, H.J., Krück, F. (eds.): Molecular basis of tubular transport and of the action of diuretics. Klin. Wschr. 60: 1165–1263 (1982)

Krapf, R.: Physiology and molecular biology of the renal Na/H antiporter. Klin. Wschr. 67: 847–851 (1989)

Kyle, R.A.: Monoclonal gammopathies and the kidney. Ann. Rev. Med. 40: 53–60 (1989)

Lang, F., Messner, G., Wang, W., Oberleithner, H.: Interaction of intracellular electrolytes and tubular transport. Klin. Wschr. 61: 1029–1037 (1983)

Lang, F., Messner, G., Rehwald, W.: Electrophysiology of sodium-coupled transport in proximal renal tubules. Am. J. Physiol. 250: F953–F962 (1986)

Lang, F.: NaCl transport in the kidney. In: Advances in comparative and environmental physiology (*Greger, R.,* ed.) pp. 153–188, Springer-Verlag, Berlin 1988

Lindheimer, M.D., Katz, A.I.: Preeclampsia: Pathophysiology, diagnosis, and management. Ann. Rev. Med. 40: 233–250 (1989)

Margolius, H.S.: The kallikrein-kinin system and the kidney. Ann. Rev. Physiol. 46: 309–326 (1984)

Marver, D.: Evidence of corticosteroid action along the nephron. Am. J. Physiol. 246: F111–F123 (1984)

Mason, J.: The pathophysiology of ischaemic acute renal failure. A new hypothesis about the initiation phase. Renal Physiol. 9: 129–147 (1986)

Morel, F., Doucet, A.: Hormonal control of kidney functions at the cell level. Physiol. Rev. 66: 377–468 (1986)

Murer, H., Burckhardt, G.: Membrane transport of anions across epithelia of mammalian small intestine and kidney proximal tubule. Rev. Physiol. Biochem. Pharmacol. 96: 1–51 (1983)

Palmer, L.G., Sackin, H.: Regulation of renal ion channels. FASEB J. 2: 3061–3065 (1988)

Preisig, P.A., Alpern, R.J.: Basolateral membrane H-OH-HCO₃ transport in the proximal tubule. Am. J. Physiol. 256: F751–F765 (1989)

Quamme, G.A., Dirks, J.H.: The physiology of renal magnesium handling. Renal Physiol. 9: 257–269 (1986)

Rennke, H.G.: Antibody-induced glomerular injury. Klin. Wschr. 63: 862–867 (1985)

Robertson, G.L.: Differential diagnostic of polyuria. Ann. Rev. Med. 39: 425–442 (1988)

Rocher, L.L., Tannen, R.L.: The clinical spectrum of renal tubular acidosis. Ann. Rev. Med. 37: 319–332 (1986)

Rosman, J.B.: Dietary protein restriction in chronic renal failure: An update. Klin. Wschr. 67: 882–888 (1989)

Rother, K.: Immunpathologie der Pyelonephritis. Klin. Wschr. 61: 1011–1018 (1983)

Schlondorff, D., Neuwirth, R.: Platelet-activating factor and the kidney. Am. J. Physiol. 20: F1–F11 (1986)

Schmidt, P.: Nierenbeteiligung bei Lebererkrankungen. Pathophysiologie und Klinik. Klin. Wschr. 61: 1039–1048 (1983)

Sonnenberg, H.: Atrial natriuretic factor – A new hormone affecting kidney function. Klin. Wschr. 63: 886–890 (1985)

Treadway, K.K., Slater, E.E.: Renovascular hypertension. Ann. Rev. Med. 35: 665–692 (1984)

Ullrich, K.J., Rumrich, G.: Contraluminal transport systems in the proximal renal tubule involved in secretion of organic anions. Am. J. Physiol. 254: F453–F462 (1988)

Van Driessche, W. Zeiske, W.: Ionic channels in epithelial cell membranes. Physiol. Rev. 65: 833–903 (1985)

Velazques, H., Wright, F.S.: Control by drugs of renal potassium handling. Ann. Rev. Pharmacol. Toxicol. 26: 293–310 (1986)

Wanner, C., Hörl, W.H.: Potential role of carnitine in patients with renal insufficiency. Klin. Wschr. 64: 579–586 (1986)

Wilson, C.B., Blantz, R.C.: Nephroimmunopathology and pathophysiology. Am. J. Physiol. 248: F319–F331 (1985)

Wirthensohn, G., Guder, W.G.: Renal substrate metabolism. Physiol. Rev. 66: 469–497 (1986)

Kapitel 7

Bücher

Bronner, F., Coburn, J.W.: Disorders of Mineral Metabolism, Vol. I–III. Academic Press, New York 1982

Übersichtsarbeiten

Carafoli, E.: Intracellular calcium homeostasis. Ann. Rev. Biochem. 56: 395–433 (1987)

Coe, F.L., Bushinsky, D.A.: Pathophysiology of hypercalciuria. Am. J. Physiol. 247: F1–F13 (1984)

DeLuca, H.F.: The Vitamin D story: a collaborative effort of basic science and clinical medicine. FASEB J. 2: 224–236 (1988)

Garel, J.-M.: Hormonal control of calcium metabolism during the reproductive cycle in mammals. Physiol. Rev. 67: 1–66 (1987)

Kumar, R.: Metabolism of 1,25-Dihydroxyvitamin D3. Physiol. Rev. 64: 478–504 (1984)

Lang, F.: Renal handling of calcium and phosphate. Klin. Wschr. 58: 985–1003 (1980)

Nijweide, P.J., Burger, E.H., Feyen, J.H.M.: Cells of bone: Proliferation, differentiation, and hormonal regulation. Physiol. Rev. 66: 855–886 (1986)

Raisz, L.G., Smith, J.-A.: Pathogenesis, prevention, and treatment of osteoporosis. Ann. Rev. Med. 40: 251–267 (1989)

Rasmussen, H., Barrett, P.Q.: Calcium messenger system: An integrated view. Physiol. Rev. 64: 938–984 (1984)

Reichel, H., Norman, A.W.: Systemic effects of vitamin D. Ann. Rev. Med. 40: 71–78 (1989)

Van Dop, C., Bourne, H.R.: Pseudohypoparathyroidism. Ann. Rev. Med. 34: 259–266 (1983)

Kapitel 8

Bücher

Bruggencate, G. ten: Medizinische Neurophysiologie: Zellfunktionen und Sensomotorik unter klinischen Gesichtspunkten. Thieme, Stuttgart-New York 1984

Mumenthaler, M.: Neurologie. Ein Lehrbuch für Ärzte und Studenten. 8. Aufl. Thieme, Stuttgart-New York 1986

Schmidt, R., Struppler, A.: Schmerz, 2. Aufl. Pieper, München 1983

Übersichtsarbeiten

Alexander, G.E., DeLong, M.R., Strick, P.L.: Parallel organization of functionally segregated circuits linking basal ganglia and cortex. Ann. Rev. Neurosci. 9: 357–382 (1986)

Amit, Z., Galina, Z.H.: Stress-induced analgesia: Adaptive pain suppression. Physiol. Rev. 66: 1091–1120 (1986)

Baile, C.A., McLaughlin, C.L., Della-Fera, M.A.: Role of cholecystokinin and opioid peptides in control of food intake. Physiol. Rev. 66: 172–234 (1986)

Bennett, M.R.: Development of neuromuscular synapses. Physiol. Rev. 63: 915–1048 (1983)

Bessman, S.P., Carpenter, C.L.: The creatine-creatine phosphate energy shuttle. Ann. Rev. Biochem. 54: 831–862 (1985)

Besson, J.-M., Chaouch, A.: Peripheral and spinal mechanisms of nociception. Physiol. Rev. 67: 67–186 (1987)

Betz, A.L., Goldstein, G.W.: Specialized properties and solute transport in brain capillaries. Ann. Rev. Physiol. 48: 241–250 (1986)

Bloch, R.J., Pumplin, D.W.: Molecular events in synaptogenesis: nerve-muscle adhesion and postsynaptic differentiation. Am. J. Physiol. 254: C345–C364 (1988)

Bloom, F.E.: Neurotransmitters: past, present, and future directions. FASEB J. 2: 32–41 (1988)

Borbély, A.A., Tobler, I.: Endogenous sleep-promoting substances and sleep regulation. Physiol. Rev. 69: 605–670 (1989)

Breakefield, X.O., Cambi, F.: Molecular genetic insights into neurologic diseases. Ann. Rev. Neurosci. 10: 535–594 (1987)

Bretag, A.H.: Muscle chloride channels. Physiol. Rev. 67: 618–724 (1987)

Busija, D.W., Heistad, D.D.: Factors involved in the physiological regulation of the cerebral circulation. Rev. Physiol. Biochem. Pharmacol. 101: 163–211 (1984)

Byrne, J.H.: Cellular analysis of associate learning. Physiol. Rev. 67: 329–439 (1987)

Caramazza, A.: Some aspects of language processing revealed through the analysis of acquired aphasia: The lexical system. Ann. Rev. Neurosci. 11: 395–421 (1988)

Erulkar, S.D.: The modulation of neurotransmitter release at synaptic junctions. Rev. Physiol. Biochem. Pharmacol. 98: 63–175 (1983)

Foote, S.L., Bloom, F.E., Aston-Jones, G.: Nucleus locus ceruleus: New evidence of anatomical and physiological specificity. Physiol. Rev. 63: 844–914 (1983)

Ganong, W.F.: The brain renin-Angiotensin system. Ann. Rev. Physiol. 46: 17–31 (1984)

Glenner, G.G.: The pathobiology of Alzheimer's disease. Ann. Rev. Med. 40: 45–51 (1989)

Goldman-Rakic, P.S.: Topography of cognition: Parallel distributed networks in primate association cortex. Ann. Rev. Neurosci. 11: 137–156 (1988)

Gusella, J.F.: Location cloning stretagy for characterizing genetic defects in Huntington's disease and Alzheimer's disease. FASEB J. 3: 2036–2041 (1989)

Harris, R.A., Allan, A.M.: Alcohol intoxication: ion channels and genetics. FASEB J. 3: 1689–1695 (1989)

Hulliger, M.: The mammalian muscle spindle and its central control. Rev. Physiol. Biochem. Pharmacol. 101: 1–110 (1984)

Jänig, W.: Organization of the lumbar sympathetic outflow to skeletal muscle and skin of the cat hindlimb and tail. Rev. Physiol. Biochem. Pharmacol. 102: 119–213 (1985)

Katunuma, N., Kominami, E.: Abnormal expression of lysosomal cysteins proteinases in muscle wasting dieseases. Rev. Physiol. Biochem. Pharmacol. 108: 1–68 (1987)

Levitzki, A.: β-adrenergetic receptors and their mode of coupling to adenylate cyclase. Physiol. Rev. 66: 819–854 (1986)

Lynch, D.R., Snyder, S.H.: Neuropeptides: Multiple molecular forms, metabolic pathways, and receptors. Ann. Rev. Biochem. 55: 773–800 (1986)

Maj, J., Przegalinski, E., Mogilnicka, E.: Hypotheses concerning the mechanism of action of antidepressant drugs. Rev. Physiol. Biochem. Pharmacol. 100: 1–74 (1984)

McCarthy, M.P., Earnest, J.P., Young, E.F., Choe, S., Stroud, R.M.: The molecular neurobiology of the acetylcholine receptor. Ann. Rev. Neurosci. 9: 383–414 (1986)

McEwen, B.S., De Kloet, E.R., Rostene, W.: Adrenal steroid receptors and actions in the nervous system. Physiol. Rev. 66: 1121–1188 (1986)

McGaugh, J.L.: Involvment of hormonal and neuromodulatory systems in the regulation of memory storage. Ann. Rev. Neurosci. 12: 255–287 (1989)

McKelvy, J.F., Blumberg, S.: Inactivation and metabolism of neuropeptides. Ann. Rev. Neurosci. 9: 415–434 (1986)

Mendell, L.M.: Modifiability of spinal synapses. Physiol. Rev. 64: 260–324 (1984)

O'Dowd, B.F., Lefkowitz, R.J., Caron, M.G.: Structure of the adrenergic and related receptors. Ann. Rev. Neurosci. 12: 67–83 (1989)

Pardridge, W.M.: Brain metabolism: A perspective from the blood-brain barrier. Physiol. Rev. 63: 1481–1535 (1983)

Prell, G.D., Green, J.P.: Histamine as a neuroregulator. Ann. Rev. Neurosci. 9: 209–254 (1986)

Price, D.L.: New perspectives on Alzheimer's disease. Ann. Rev. Neurosci. 9: 489–512 (1986)

Rüdel, R., Lehmann-Horn, F.: Membrane changes in cells from myotonia patients. Physiol. Rev. 65: 310–356 (1985)

Schwartz, J.H., Greenberg, S.M.: Molecular mechanisms for memory: Second-messenger induced modifications of protein kinases in nerve cells. Ann. Rev. Neurosci. 10: 459–476 (1987)

Selkoe, D.J.: Biochemistry of altered brain proteins in Alzheimer's disease. Ann. Rev. Neurosci. 12: 463–490 (1989)

Simpson, L.L.: Molecular pharmacology of botulinum toxin and tetanus toxin. Ann. Rev. Physiol. 26: 427–454 (1986)

Su, C.: Purinergic neurotransmission and neuromodulation. Ann. Rev. Pharmacol. Toxicol. 23: 397–411 (1983)

Tarsy, D., Baldessarini, R.J.: Tardive dyskinesia. Ann. Rev. Med. 35: 605–623 (1984)

Taylor, D.P.: Buspirone, a new approach to the treatment of anxiety. FASEB J. 2: 2445–2452 (1988)

Thoenen, H., Bandtlow, C., Heumann, R.: The physiological function of nerve growth factor in the central nervous system: Comparison with the periphery. Rev. Physiol. Biochem. Pharmacol. 109: 145–178 (1987)

Ullrich, J., Probst, A., Anderton, B.H., Kahn, J.: Dementia of Alzheimer Type (DAT) – A review of its morbid anatomy. Klin. Wschr. 64: 103–114 (1986)

Velletri, P.A., Lovenberg, W.: Biochemistry of the nervous system. Adv. Clin. Chem. 26: 79–155 (1987)

White, J.D., Stewart, K.D., Krause, J.E., McKelvy, J.F.: Biochemistry of peptide-secreting neurons. Physiol. Rev. 65: 553–606 (1985)

Kapitel 9

Übersichtsarbeiten

Boulant, J.A., Dean, J.B.: Temperature receptors in the central nervous system. Ann. Rev. Physiol. 48: 639–654 (1986)

Cooper, K.E.: The neurobiology of fever: Thoughts on recent developments. Ann. Rev. Neurosci. 10: 297–324 (1987)

Dinarello, C.A., Wolff, S.M.: Production of fever and its effects on the host. Klin. Wschr. 60: 727–730 (1982)

Gordon, C.J., Heath, J.E.: Integration and central processing in temperature regulation. Ann. Rev. Physiol. 48: 595–612 (1986)

Lipton, J.M., Clark, W.G.: Neurotransmitters in temperature control. Ann. Rev. Physiol. 48: 613–624 (1986)

Nicholls, D.G., Locke, R.M.: Thermogenic mechanisms on brown fat. Physiol. Rev. 64: 1–64 (1984)

Simon, E., Pierau, F.-K., Taylor, D.C.M.: Central and peripheral thermal control of effectors in homeothermic temperature regulation. Physiol. Rev. 66: 235–300 (1986)

Spray, D.C.: Cutaneous temperature receptors. Ann. Rev. Physiol. 48: 625–638 (1986)

Kapitel 10

Bücher

Frehner, H.U., Froesch, E.R.: Diabetes – Daran denken, Erkennen, Beherrschen, 4. Aufl. Thieme, Stuttgart-New York 1984

Mehnert, H.: Stoffwechselkrankheiten: Grundlagen – Diagnostik – Therapie, 3. Aufl. Thieme, Stuttgart 1985

Mertz, D.P.: Gicht – Grundlagen, Klinik und Therapie, 5. Aufl. Thieme, Stuttgart-New York 1987

Stanbury, J.B., Wyngaarden, J.B., Fredrickson, D.S.: The metabolic basis of inherited disease, 5th Ed. McGraw-Hill Book Company, New York 1983

Übersichtsarbeiten

Baraona, E., Lieber, C.S.: Effects of alcohol and hepatic transport of proteins. Ann. Rev. Medicine 33: 281–292 (1982)

Barth, C.A., Pfeuffer, M.: Dietary protein and atherogenesis. Klin. Wschr. 66: 135–143 (1988)

Bieber, L.L.: Carnitine. Ann. Rev. Biochem. 57: 261–283 (1988)

Bisgaier, C.L., Glickman, R.M.: Intestinal synthesis, secretion, and transport of lipoproteins. Ann. Rev. Physiol. 45: 625–636 (1983)

Boss, G.R., Seegmiller, E.J.: Genetic defects in human purine and pyrimidine metabolism. Ann. Rev. Genet. 16: 287–328 (1982)

Bremer, J.: Carnitine-metabolism and functions. Physiol. Rev. 63: 1420–1480 (1983)

Breslow, J.L.: Human apolipoprotein molecular biology and genetic variation. Ann. Rev. Biochem. 54: 669–727 (1985)

Brown, M.S., Goldstein, J.L.: Lipoprotein metabolism in the macrophage: Implications for cholesterol deposition in atherosclerosis. Ann. Rev. Biochem. 52: 223–261 (1983)

Calvert, G.D., Abbey, M.: Plasma lipoproteins, apolipoproteins, and proteins concerned with lipid metabolism. Adv. Clin. Chem. 24: 217–298 (1985)

Cooper, A.J.L., Plum, F.: Biochemistry and physiology of brain ammonia. Physiol. Rev. 67: 440–519 (1987)

Cousins, R.J.: Absorption, transport, and hepatic metabolism of copper and zinc: Special reference to metallothionein and ceruloplasmin. Physiol. Rev. 65: 238–309 (1985)

Davis, R.E.: Clinical chemistry of vitamin B_{12}. Adv. Clin. Chem. 24: 163–216 (1985)

Davis, R.E.: Clinical chemistry of folic acid. Adv. Clin. Chem. 25: 233–294 (1986)

Dawidowicz, E.A.: Dynamics of membrane lipid metabolism and turnover. Ann. Rev. Biochem. 56: 43–61 (1987)

Demant, Th., Shepherd, J., Packard, C.J.: Very low density lipoprotein apolipoprotein B metabolism in humans. Klin. Wschr. 66: 703–712 (1988)

Eisenberg, S.: High density lipoprotein metabolism. J. Lipid Res. 25: 1017–1058 (1984)

Favus, M.J.: Factors that influence absorption and secretion of calcium in the small intestine and colon. Am. J. Physiol. 248: G147–G157 (1985)

Fondacaro, J.D.: Intestinal ion transport and diarrheal disease. Am. J. Physiol. 250: G1–G8 (1986)

Gardner, J.D., Jensen, R.T.: Receptors and cell activation associated with pancreatic enzyme secretion. Ann. Rev. Physiol. 48: 103–118 (1986)

Goebel, H.H., Bardosi, A.: Myoadenylate deaminase deficiency. Klin. Wschr. 65: 1023–1033 (1987)

Gonella, J., Bouvier, M., Blanquet, F.: Extrinsic nervous control of motility of small and large intestines and related sphincters. Physiol. Rev. 67: 902–961 (1987)

Graf, J.: Canalicular bile salt-independent bile formation: Concepts and clues from electrolyte transport in rat liver. Am. J. Physiol. 244: G233–G246 (1983)

Guder, W., Kruse-Jarres, J.D.: Is glucose a reliable index of carbohydrate metabolism? J. Clin. Chem. Clin. Biochem. 20: 135–140 (1982)

Gusella, J.F.: DNA polymorphism and human disease. Ann. Rev. Biochem. 55: 831–854 (1986)

Guth, P.H.: Pathogenesis of gastric mucosal injury. Ann. Rev. Med. 33: 183–196 (1982)

Halmi, K.A.: Anorexia nervosa und bulimia. Ann. Rev. Med. 38: 373–380 (1987)

Hansford, R.G.: Relation between mitochondrial calcium transport and control of energy metabolism. Rev. Physiol. Biochem. Pharmacol. 102: 1–72 (1985)

Häussinger, D.: Structural-functional organization of hepatic glutamine and ammonium metabolism. Biochem. Soc. Transactions 15: 369–372 (1987)

Häussinger, D.: Regulation of hepatic metabolism by extracellular nucleotides and eicosanoids. The role of cell heterogeneity. J. Hepatol. 8: 259–266 (1989)

Häussinger, D.: Nitrogen metabolism in liver: Structural-functional organization and physiological relevance. Biochem. J. (1989, im Druck)

Havel, J.: Functional activities of hepatic lipoprotein receptors. Ann. Rev. Physiol. 48: 119–134 (1986)

Havel, R.J.: Lipid transport function of lipoproteins in blood plasma. Am. J. Physiol. 253: E1–E5 (1987)

Henriksen, J.H.: The "Overflow" theory of ascites formation: A fading concept? Scand. J. Gastroenterol. 18: 833–837 (1983)

Holm, L., Perry, M.A.: Role of blood flow in gastric acid secretion. Am. J. Physiol. 254: G281–G293 (1988)

Holt, K.M., Hollander, D.: Acute gastric musocal injury: Pathogenesis and therapy. Ann. Rev. Med. 37: 107–124 (1986)

Hunt, J.N.: Mechanisms and disorders of gastric emptying. Ann. Rev. Med. 34: 219–229 (1983)

Jungermann, K., Katz, N.: Functional specialization of different hepatocyte populations. Physiol. Rev. 69: 708–764 (1989)

Kapadia, C.R., Donaldson, R.M.: Disorders of cobalamin (vitamin B_{12}) absorption and transport. Ann. Rev. Med. 36: 93–110 (1985)

Kreisberg, R.A.: Pathogenesis and management of lactic acidosis. Ann. Rev. Med. 35: 181–193 (1984)

Le Magnen, J.: Body energy balance and food intake: A neuroendocrine regulatory mechanism. Physiol. Rev. 63: 315–386 (1983)

Mahley, R.W., Innerarity, T.L., Rall, S.C. Jr., Weisgraber, K.H.: Plasma lipoprotein structure and function. J. Lipid Res. 25: 1277–1294 (1984)

McArthur, K.E., Jensen, R.T., Gardner, J.D.: Treatment of acid-peptic diseases by inhibition of gastric H^+,K^+-ATPase. Ann. Rev. Med. 37: 97–106 (1986)

Mei, N.: Intestinal Chemosensitivity. Physiol. Rev. 65: 211–237 (1985)

Miller, T.A.: Protective effects of prostaglandins against gastric mucosal damage: Current knowledge and proposed mechanisms. Am. J. Physiol. 245: G601–G623 (1983)

Moldave, K.: Eukaryotic protein synthesis. Ann. Rev. Biochem. 54: 1109–1149 (1985)

Nath, B.J., Warshaw, A.L.: Alkaline reflux gastritis and esophagitis. Ann. Rev. Med. 35: 383–396 (1984)

Nechay, B.R.: Mechanisms of action of vanadium. Ann. Rev. Pharmacol. Toxicol. 24: 481–503 (1983)

Oelberg, D.G., Lester, R.: Cellular mechanisms of cholestasis. Ann. Rev. Med. 37: 297–318 (1986)

Patsch, J.R.: Metabolic aspects of subfractions of serum lipoproteins. In: L.A. Carlson, B. Pernow (eds.), Metabolic Risk Factors in Ischemic Cardiovascular Disease. Raven Press, New York, pp. 123–131 (1982)

Petersen, O.H., Findlay, I.: Electrophysiology of the pancreas. Physiol. Rev. 67: 1054–1116 (1987)

Pilkis, S.J., El-Maghrabi, M.R., Claus, T.H.: Hormonal regulation of hepatic gluconeogenesis and glycolysis. Ann. Rev. Biochem. 57: 755–783 (1988)

Prohaska, J.R.: Functions of trace elements in brain metabolism. Physiol. Rev. 67: 858–901 (1987)

Raabe, W.: Neuronal effects of ammonia. In: Advances in ammonia metabolism and hepatic encephalopathy (*Soeters, P.B., Wilson, J.H.P., Meijer, A.J., Holm, E.,* eds.) pp. 349–355, Elsevier – Amsterdam 1988

Ruppin, H.: Current aspects of intestinal motility and transport. Klin. Wschr. 63: 679–688 (1985)

Saheki, T., Kobayashi, K., Inoue, I.: Hereditary disorders of the urea cycle in man: Biochemical and molecular approaches. Rev. Physiol. Biochem. Pharmacol. 108: 21–68 (1987)

Sarles, H., Bernard, J.P., Johnson, C.: Pathogenesis and epidemiology of chronic pancreatitis. Ann. Rev. Med. 40: 453–468 (1989)

Silen, W.: Experimental models of gastric ulceration and injury. Am. J. Physiol. 255: G395–G402 (1988)

Sirtori, C.R., Franceschini, G.: Familial disorders of plasma apolipoproteins. Klin. Wschr. 63: 481–489 (1985)

Smith, P.L., McCabe, R.D.: Mechanism and regulation of transcellular potassium transport by the colon. Am. J. Physiol. 247: G445–G456 (1984)

Sparks, J.D., Sparks, C.E.: Apolipoprotein B and lipoprotein metabolism. Adv. Lip. Res. 21: 1–46 (1985)

Steer, M.L., Meldolesi, J.: Pathogenesis of acute pancreatitis. Ann. Rev. Med. 39: 95–105 (1988)

Steinberg, S.E.: Mechanisms of folate homeostasis. Am. J. Physiol. 246: G319–G324 (1984)

Strange, R.C.: Hepatic bile flow. Physiol. Rev. 64: 1055–1102 (1984)

Tso, P.: Gastrointestinal digestion and absorption of lipid. Adv. Lip. Res. 21: 142–186 (1985)

Utermann, G.: Genetic disorders of high-density lipoprotein metabolism and atherosclerosis – What can we lern? Europ. J. Clin. Invest. 12: 5–7 (1982)

Welbourne, T.C.: Interorgan glutamine flow in metabolic acidosis. Am. J. Physiol. 253: F1069–F1076 (1987)

Wellner, D., Meister, A.: A survey of inborn errors of amino acid metabolism and transport in man. Ann. Rev. Biochem. 50: 911–968 (1981)

Whiting, M.J.: Bile acids. Adv. Clin. Chem. 25: 169–232 (1986)

Williams, J.A.: Regulatory mechanisms in pancreas and salivary acini. Ann. Rev. Physiol. 46: 361–375 (1984)

Wolf, G.: Multiple functions of Vitamin A. Physiol. Rev. 64: 873–937 (1984)

Yeagle, P.L.: Lipid regulation of cell membrane structure and function. FASEB J. 3: 1833–1842 (1989)

Kapitel 11

Bücher

Felig, P., Baxter, J.D., Broadus, A.E., Frohman, L.A.: Endocrinology and Metabolism. McGraw-Hill Book Company, New York, 1987

Tausk, M.: Pharmakologie der Hormone, 4. Aufl. Thieme, Stuttgart 1986

Übersichtsarbeiten

Aronin, N., Coslovsky, R., Leeman, S.E.: Substance P and Neurotensin. Ann. Rev. Physiol. 48: 537–550 (1986)

Bartter, F.C.: On the pathogenesis of Bartter's syndrome. Mineral and Electrolyte Metab. 3: 61–65 (1980)

Bauer, J.: Interleukin-6 and its receptor during homeostasis, inflammation, and tumor growth. Klin. Wschr. 67: 697–706 (1989)

Baxter, R.C.: The somatomedins: Insulin-like growth factors. Adv. Clin. Chem. 25: 49–115 (1986)

Bennett, P.H.: The Diagnosis of Diabetes: New International classification and Diagnostic criteria. Ann. Rev. Med. 34: 295–309 (1983)

Berridge, M.J.: Inositol triphosphate and diacylglycerol as second messengers. Biochem. J. 220: 345–360 (1984)

Berridge, M.J.: Inositol triphosphate and diacylglycerol: Two interacting second messengers. Ann. Rev. Biochem. 56: 159–193 (1987)

Bonvalet, J.-P., Pradelles, P., Farman, N.: Segmental synthesis and actions of prostaglandins along the nephron. Am. J. Physiol. 253: F377–F387 (1987)

Borgeat, P., Nadeau, M., Salari, H., Poubelle, P., Fruteau de Laclos, B.: Leukotrienes: Biosynthesis, metabolism, and analysis. Adv. Lip. Res. 21: 47–77 (1985)

Botazzo, G.F., Doniach, D.: Autoimmune thyroid disease. Ann. Rev. Med. 37: 353–360 (1986)

Brown, A.M., Birnbaumer, L.: Direct G protein gating of ion channels. Am. J. Physiol. 254: H401–H410 (1988)

Byskov, A.G.: Differentiation of mammalian embryonic gonad. Physiol. Rev. 66: 71–117 (1986)

Chopra, I.J., Solomon, D.H.: Pathogenesis of hyperthyroidism. Ann. Rev. Med. 34: 267–281 (1983)

Davies, A.O., Lefkowitz, R.J.: Regulation of β-adrenergic receptors by steroid hormones. Ann. Rev. Physiol. 46: 119–130 (1984)

Doniach, D., Bottazzo, G.F., Cudworth, A.G.: Etiology of type I diabetes mellitus: Heterogeneity and immunological events leading to clinical onset. Ann. Rev. Med. 34: 13–20 (1983)

Ebels, I., Balemans, M.G.M.: Physiological Aspects of pineal functions in mammals. Physiol. Rev. 66: 581–605 (1986)

Exton, J.H.: The roles of calcium and phosphoinositides in the mechanisms of α_1-adrenergic and other agonists. Rev. Physiol. Biochem. Pharmacol. 111: 117–224 (1988)

Gammeltoft, S.: Insulin receptors: Binding kinetics and structure-function relationship in insulin. Physiol. Rev. 64: 1322–1378 (1984)

Gelato, M.C., Merriam, G.R.: Growth hormone releasing hormone. Ann. Rev. Physiol. 48: 569–592 (1986)

Gershengorn, M.C.: Mechanism of thyrotropin releasing hormone stimulation of pituitary hormone secretion. Ann. Rev. Physiol. 48: 515–526 (1986)

Gilman, A.G.: G proteins: Transducers of receptor-generated signals. Ann. Rev. Biochem. 56: 15–49 (1987)

Goerig, M., Habenicht, A.J.R., Schettler: Eicosanoide und Phospholipasen. Klin. Wschr. 63: 293–311 (1985)

Gustafsson, J.A., Mode, A., Norstedt, G., Skett, P.: Sex steroid induced changes in hepatic enzymes. Ann. Rev. Physiol. 45: 51–60 (1983)

Hassold, T.J., Jacobs, P.A.: Trisomy in man. Ann. Rev. Genet. 18: 69–97 (1984)

Helmreich, E.J.M.: Progress in molecular endocrinology. Klin. Wschr. 64: 669–681 (1986)

Hemmings, H.C.Jr., Nairn, A.C., McGuinness, T.L., Huganir, R.L., Greengard, P.: Role of protein phosphorylation in neuronal signal transduction. FASEB J. 3: 1583–1592 (1989)

Howlett, T.A., Rees, L.H.: Endogenous opioid peptides and hypothalamo-pituitary function. Ann. Rev. Physiol. 48: 527–536 (1986)

James, R.: Polypeptide growth factors. Ann. Rev. Biochem. 53: 259–292 (1984)

Josso, N., Picard, J.-Y.: Anti-Müllerian hormone. Physiol. Rev. 66: 1038–1090 (1986)

Kahn, C.R.: The molecular mechanism of insulin action. Ann. Rev. Med. 36: 429–451 (1985)

Keppler, D.: Stoffwechsel und Analyse von Leukotrinen in vivo. Klin. Wschr. 66: 997–1004 (1988)

Kiess, W., Belohradsky, B.H.: Endocrine regulation of the immune system. Klin. Wschr. 64: 1–7 (1986)

Kleinzeller, A., Martin, B.R. (eds.): Membrane receptors. Current topics in membranes and transport (Vol. 18) Academic Press, New York 1983

Kraus-Friedmann, N.: Hormonal regulation of hepatic gluconeogenesis. Physiol. Rev. 64: 170–259 (1984)

Kurtz, A., Muff, R., Fischer, J.A.: Calcitonin gene products and the kidney. Klin. Wschr. 67: 870–875 (1989)

Meyer, J.S.: Biochemical effects of corticosteroids on neural tissues. Physiol. Rev. 65: 946–1020 (1985)

Minneman, K.P.: α_1-adrenergic receptor subtypes, inositol phosphates, and sources of cell Ca_2^+ Pharmacol. Rev. 40: 87–119 (1988)

Mössner, J., Fischbach, W.: Regulation of pancreatic acinar receptors by peptides. Klin. Wschr. 64: 489–498 (1986)

Moore, R.D.: Effects of insulin upon ion transport. Biochim. Biophys. Acta 737: 1–49 (1983)

Needleman, P., Jakschik, B.A., Morrison, A.R., Lefkowith, J.B.: Arachidonic acid metabolism. Ann. Rev. Biochem. 55: 69–102 (1986)

Nicosia, S., Patrono, C.: Eicosanoid biosynthesis and action: novel opportunities for pharmacological intervention. FASEB J. 3: 1941–1948 (1989)

Ozawa, S., Sand, O.: Electrophysiology of excitable endocrine cells. Physiol. Rev. 66: 887–952 (1986)

Patel, Y.C., Srikant, C.B.: Somatostatin mediation of adonohypophysical secretion. Ann. Rev. Physiol. 48: 551–568 (1984)

Powers, A.C., Eisenbarth, G.S.: Autoimmunity to islet cells in diabetes mellitus. Ann. Rev. Med. 36: 533–544 (1985)

Prentki, M., Matschinsky, F.M.: Ca^{2+}, cAMP, and phospholipid-derived messengers in coupling mechanisms of insulin secretion. Physiol. Rev. 67: 1185–1248 (1987)

Putney, J.W.Jr., Takemura, H., Hughes, A.R., Horstmann, D.A., Thastrup, O.: How do inositol phosphates regulate calcium signaling? FASEB J. 3: 1899–1905 (1989)

Reus, V.I.: Behavioral disturbances associated with endocrine disorders. Ann. Rev. Med. 37: 205–214 (1986)

Richter, D.: Molecular events in expression of vasopressin and oxytocin and their cognate receptors. Am. J. Physiol. 255: F207–F219 (1988)

Rivier, C.L., Plotsky, P.M.: Mediation by corticotropin releasing factor (CRF) of adenohypophysial hormone secretion. Ann. Rev. Physiol. 48: 475–494 (1986)

Romen, W.: Zur Morphologie und Pathogenese der diabetischen Glomerulosklerose. Klin. Wschr. 58: 1013–1022 (1980)

Rosenthal, W., Schultz, G.: Funktionen Guaninnucleotid-bindender Proteine bei der rezeptorvermittelten Modulation spannungsabhängiger Ionenkanäle. Klin. Wschr. 66: 557–564 (1988)

Rosenthal, W., Hescheler, J., Trautwein, W., Schultz, G.: Control of voltage-dependent $Ca_2{}^+$ channels by G protein-coupled receptors. FASEB J. 2: 2784–2790 (1988)

Roth, J., Taylor, S.I.: Receptors for peptide hormones: Alterations in diseases of humans. Ann. Rev. Physiol. 44: 639–651 (1982)

Sairam, M.R.: Role of carbohydrates in glycoprotein hormone signal transduction. FASEB J. 3: 1915–1926 (1989)

Saltiel, A.R., Cuatrecasas, P.: In search of a second messenger for insulin. Am. J. Phyiol. 255: C1–C11 (1988)

Schweikert, H.-U., Neumann, F.: Basic hormonal mechanisms of normal and pathological somatic sexual differentiation. Klin. Wschr. 64: 49–62 (1986)

Shenolikar, S.: Protein phosphorylation: hormones, drugs, and bioregulation. FASEB J. 2: 2753–2764 (1988)

Sherman, M.R.: Structure of mammalian steroid receptors: Evolving concepts and methological developments. Ann. Rev. Physiol. 46: 83–105 (1984)

Steranka, L.R., Farmer, S.G., Burch, R.M.: Antagonists of B₂ bradykinin receptors. FASEB J. 3: 2019–2025 (1989)

Ungar, A., Phillips, J.H.: Regulation of the adrenal medulla. Physiol. Rev. 63: 787–843 (1983)

Waldman, S.A., Murad, F.: Cyclic GMP synthesis and function. Pharmacol. Rev. 39: 163–196 (1987)

Walker, L.A., Frölich, J.C.: Renal prostaglandins and leukotrienes. Rev. Physiol. Biochem. Pharmacol. 107: 1–72 (1987)

Wolf, B.A., Colca, J.R., Turk, J., Florholmen, J., McDaniel, M.L.: Regulation of $Ca_2{}^+$ homeostasis by islet endoplasmic reticulum and its role in insulin secretion. Am. J. Physiol. 254: E121–E136 (1988)

Yarden, Y., Ullrich, A.: Growth factor receptor tyrosine kinases. Ann. Rev. Biochem. 57: 443–478 (1988)

Kapitel 12

Übersichtsarbeiten

Alison, M.R.: Regulation of hepatic growth. Physiol. Rev. 66: 499–541 (1986)

Barbacid, M.: ras genes. Ann. Rev. Biochem. 56: 779–827 (1987)

Beutler, B., Cerami, A.: Tumor necrosis, cachexia, shock, and inflammation: A common mediator. Ann. Rev. Biochem. 57: 505–518 (1988)

Birrer, M.J., Minna, J.D.: Genetic changes in the pathogenesis of lung cancer. Ann. Rev. Med. 40: 305–317 (1989)

Bishop, M.J.: Cellular oncogenes and retroviruses. Ann. Rev. Biochem. 52: 302–354 (1983)

Breuer, N., Goebell, H.: The role of bile acids in colonic carcinogenesis. Klin. Wschr. 63: 97–105 (1985)

Clark, S.S., Crist, W.M., Witte, O.N.: Molecular pathogenesis of Ph-positive leukemias. Ann. Rev. Med. 40: 113–122 (1989)

Doherty, P.C., Knowles, B.B., Wettstein, P.J.: Immunological surveillance of tumors in the context of major histocompatibility complex restriction of T cell function. Adv. Canc. Res. 42: 1–65 (1984)

Farber, E.: Pre-cancerous steps in carcinogenesis: Their physiological adaptive nature. Biochim. Biophys. Acta 738: 171–180 (1984)

Folkman, J.: Tumor angiogenesis. Adv. canc. Res. 43: 174–203 (1985)

Frankel, A.E., Houston, L.L., Isell, B.F., Fathman, G.: Prospects for immunotoxin therapy in cancer. Ann. Rev. Med. 37: 125–142 (1986)

Green, D.R., Gershon, R.K.: Contrasuppression: The second law of thermodynamics, revisited. Adv. Canc. Res. 42: 277–335 (1984)

Grunicke, H., Doppler, W., Hofmann, J., Lindner, H., Maly, K., Oberhuber, H., Ringsdorf, H., Roberts, J.J.: Membrane effects of alkylating agents: Plasma membrane as target of alkylating agents. Avd. Enzyme Regul. 24: 247–261, Pergamon Press 1986

Hanna, N.: The role of natural killer cells in the control of tumor growth and metastasis. Biochim. Biophys. Acta 780: 213–226 (1985)

Harnden, D., Morten, J., Featherstone, T.: Dominant susceptibility to cancer in man. Adv. Canc. Res. 41: 184–255 (1984)

Heinemann, V., Jehn, U.: Wachstumsfaktoren: Eine neue Dimension im Verständnis der Onkogenese. Klin. Wschr. 63: 740–746 (1985)

Hellström, K.E., Hellström, I.: Oncogene-associated tumor antigens as targets for immunotherapy. FASEB J. 3: 1715–1722 (1989)

Hunter, T.: The proteins of oncogenes. Sci. Amer. 251: 60–69 (1984)

Insogna, K.L., Broadus, A.E.: Hypercalcemia of malignancy. Ann. Rev. Med. 38: 241–256 (1987)

Liotta, L.A., Nageswara Rao, C., Wewer, U.M.: Biochemical interactions of tumor cells with the basement membrane. Ann. Rev. Biochem. 55: 1037–1058 (1986)

Macera, I.G.: Oncogenes and cellular signal transduction. Physiol. Rev. 69: 797–820 (1989)

Mandel, L.J., Benos, D.J. (eds.): The role of membranes in cell growth and differentiation. Current Topics in Membranes and Transport (Vol. 27) Academic Press, New York, 1986

Munker, R., Koeffler, H.Ph.: Tumor necrosis factor: Recent advances. Klin. Wschr. 65: 345–352 (1987)

Sager, R.: Genetic Suppression of tumor formation. Adv. Canc. Res. 44: 43–68 (1985)

Sancar, A., Sancar, G.B.: DNA repair enzymes. Ann. Rev. Biochem. 57: 29–67 (1988)

Schimke, N.R.: Genetic aspects of multiple endocrine neoplasia. Ann. Rev. Med. 35: 25–31 (1984)

Schirrmacher, V.: Cancer metastasis: Experimental approaches, theoretical concepts, and impacts for treatment strategies. Adv. Canc. Res. 43: 1–73 (1985)

Shinitzky, M.: Membrane fluidity in malignancy: Adversative and recuperative. Biochim. Biophys. Acta 738: 251–261 (1984)

Sibbitt, W.L.Jr.: Oncogenes, normal cell growth, and connective tissue disease. Ann. Rev. Med. 39: 123–133 (1988)

Staab, H.J., Brümmendorf, T., Hornung, A., Anderer, F.A., Kieninger, G.: The clinical validity of circulating tumor-associated antigens CEA and CA 19-9 in primary diagnosis and follow-up of patients with gastrointestinal malignancies. Klin. Wschr. 63: 106–115 (1985)

Strander, H.: Interferon treatment of human neoplasia. Adv. Canc. Res. 46: 1–203 (1986)

Sulitzeanu, D.: Human cancer-associated antigens: Present status and implications for immunodiagnosis. Adv. Canc. Res. 44: 1–42 (1985)

Thompson, E.B., Smith, J.R., Bourgois, S., Harmon, J.M.: Glucocorticoid receptors in human leukemias and related diseases. Klin. Wschr. 63: 689–698 (1985)

Walker, G.C.: Inducible DNA repair system. Ann. Rev. Biochem. 54: 425–457 (1985)

Weil, C.: Gastroenteropancreatic endocrine tumors. Klin. Wschr. 63: 433–459 (1985)

Weiss, L., Orr, F.W., Honn, K.V.: Interactions of cancer cells with the microvasculature during metastasis. FASEB J. 2: 12–21 (1988)

Yamamoto, N.: Interaction of viruses with tumor promotors. Rev. Physiol. Biochem. Pharmacol. 101: 111–159 (1984)

Kapitel 13

Übersichtsarbeiten

Baldwin, S.A., Henderson, P.J.F.: Homologies between sugar transporters from eukaryotes and prokaryotes. Ann. Rev. Physiol. 51: 459–471 (1989)

Bean, B.P.: Classes of calcium channels in vertebrate cells. Ann. Rev. Physiol. 51: 367–384 (1989)

Haas, M.: Properties and diversity of (Na-K-Cl) cotransporters. Ann. Rev. Physiol. 51: 443–457 (1989)

Hansen, A.J.: Effect of anoxia on ion distribution in the brain. Physiol. Rev. 65: 101–148 (1985)

Hoffmann, E.K., Simonesen, L.O.: Membrane mechanisms in volume and pH regulation in vertebrate cells. Physiol. Rev. 69: 315–382 (1989)

Latorre, R., Oberhauser, A., Labarca, P., Alvarez, O.: Varieties of calcium-activated potassium channels. Ann. Rev. Physiol. 51: 385–399 (1989)

Trimmer, J.S., Agnew, W.S.: Molecular diversity of voltage-sensitive Na channels. Ann. Rev. Physiol. 51: 401–418 (1989)

Allgemein

Bücher

Bock, H.-E., Kaufmann, W., Löhr, G.-W.: Pathophysiologie, 3. Aufl. Thieme, Stuttgart-New York 1985

Buddecke, E.: Pathobiochemie. 2. Aufl. Walter de Gruyter, Berlin-New York 1983

Jungermann, K., Möhler, H.: Biochemie. Springer, Berlin-Heidelberg-New York 1984

Karlson, P., Gerok, W., Groß, W.: Pathobiochemie, 12. Aufl. Thieme, Stuttgart 1984

Keidel, D.: Kurzgefaßtes Lehrbuch der Physiologie, 6. Aufl. Thieme, Stuttgart 1985

Löffler, G., Petrides, P.E., Weiss, L., Harper, H.A.: Physiologische Chemie, 4. Aufl. Springer, Berlin-Heidelberg-New York 1988

Rotter, W.: Lehrbuch der Pathologie, 3. Aufl. UTB F.K. Schattauer, Stuttgart-New York 1985

Schmidt, R.F., Thews, G.: Physiologie des Menschen, 23. Aufl. Springer, Berlin-Heidelberg-New York 1987

Siegenthaler, W.: Klinische Pathophysiologie, 6. Aufl. Thieme, Stuttgart 1987

Silbernagl, S., Despopoulos, A.: Taschenatlas der Physiologie, 3. Aufl. Thieme, Stuttgart 1988

Smith, L.H., Thier, S.O.: Pathophysiology. The biological principles of diseases, 2nd. ed. W.B. Saunders Company, Philadelphia 1985

Steinhausen, M.: Lehrbuch der Physiologie. J.F. Bergmann, München 1986

Sachregister

Gallensäuren, Malabsorption 322, 352 f
–, Pankreatitis 348
–, Resorption 328
Gammopathie, idiopathische 126
Ganglien 220 f
Ganglienblocker 55, 80, 221
Ganglienzellen 238
Ganglion spirale 235
– vestibuli 236
Gangliosid(os)e 251, 289 f
Ganzkörperplethysmographie 60, 431 f
Gap junctions 193, 425
Gargoylismus 134
Gärungsstuhl 322, 353
Gasaustausch **66 ff**
Gasbrand 129
Gastrektomie 350
gastric inhibitory polypeptide (GIP) 319, 325,
328, 363, 394, 411
Gastrin 319, **324 ff**, 328, 351 f, 393
–, Hormone 187, 356, 360, 394, 404
–, intrazellulärer Transmitter 364
–, Nervensystem 203, 222
–, Tumorzellen 411
Gastrische Phase 326
Gastritis s. Magen
Gastroferrin 327
Gastrointestinaltrakt s. Darm, Magen
Gating 2
Gaucher 290, 345
Gauer-Henry-Reflex 161
Gc Globulin 121
Geburt 55, 98, 314, 368 f, 384
Gedächtnis 204, 217, 226, **243 ff**
–, ZNS-Erkrankungen 251, 253, 257
Gedächtniszelle 91
Gefäße (s.a. Arteri(ol)en, Ven(ol)en) **34 ff**, 130 f
Gefügedilatation, Herz 10, 17, 19, 26
Gehirn s. Hirn
Gehör 130, 232, **234 ff**, 314, 392
Gelbkörper 384 f
Gelbsucht s. Ikterus
Gelenke 130, **132 ff**
–, Enzymdefekte 130, 134, 303
–, Gicht 175, 276
–, Immunerkrankungen 98, 101, 139 ff
–, Phosphat 175, 191
–, Vitamine 133, 314
Gelenksstellung, Mechanorezeption 226
Generalisiertes thalamocorticales System 232
Genetischer Code 274
Genitale 219, 222, 358, 376, 379, 381 ff
Genotypus 273
Geräusch, Herz 20 f
Gerbsäure 105
Gerinnung s. Blutgerinnung
Gerinnungsfaktoren **113 ff**, 123, 126
–, Diabetes mellitus 398
–, Kinine 403
–, Leber 330 ff, 345 f
–, Vitamine 314, 316

Geruchssinn **233**
Gesamtkörperwasser 430
Geschlechts(differenzierung) 376, 379 ff, 383,
385 ff
Geschmackssinn **233**
Geschwüre s. Ulcera
Gesichtssinn s. Auge
Gestagene 358, 363 f, 369 ff, **384 ff**
–, Darmmotilität 319
–, Fettstoffwechsel 295, 297
–, Inaktivierung 334
–, Niere 150, 161, 268
–, Proteinstoffwechsel 308
–, Temperaturregulation 266 f
–, Ventilation 80
Gewebshormone **325**, 402 ff
Gewebsmastzellen 93, 360, 402
Gewebsthrombokinase 116
Gewichtsverlust 317, 351, 380, 393, 398
GFR s. Glomerulumfiltrat
GH (growth hormone) s. Somatotropin
Gicht 271, **276 ff**, 297, 330
–, Fasten 332
–, Niere 155, 158, 175, 182
Gierke v., Glykogenose 279
Giftung 336
Gigantismus 187
Gilbert, Morbus 312
GIP s. gastric inhibitory polypeptide
Glandotrope Hormone 355, 361 f
Glatte Muskelzellen, Hypertonie 52
Glaukom 240
GLDH s. Glutamatdehydrogenase
Gleichgewicht **234 ff**, 257
Gleichgewichtspotential 427
Gliazellen **198**, 258
Gliederschmerzen 136, 267
Globoidzell-Leukodystrophie 290
α_1-Globulin (s.a. Plasmaproteine) 120 f
α_2-Globulin (s.a. Plasmaproteine) 120, 122, 126,
175
β-Globulin (s.a. Plasmaproteine) 120, 123
γ-Globuline s. Antikörper
Glomera aortica, carotica 79
Glomerulonephritis 147, **167**, 169, 171, 176, 178
–, Immunsystem 98, 101
Glomerulonephrosen 178
Glomerulosklerose, Niereninsuffizienz 171, 398 ff
Glomerulum 40, 145 ff
Glomerulumfiltrat **145 ff**, 160, 167, 170 ff, 431
–, Hormone 358, 399
Glossitis 314
Glottisödem 83
Glucagon 325, 356, 359 f, 362 f, **400 f**
–, Amyloidose 141
–, Darm 319, 328
–, Fettstoffwechsel 300
–, Hormonausschüttung 187, 222, 360, 369,
394
–, Kohlenhydratstoffwechsel 281, 286, 397, 401
–, Leber 332

Verschwartung 86
Verstopfung s. Obstipation
Verteilungsstörung 59, 67, 75, **81**, 85 f
Vertexzacken 259
Verzerrung, Enzymmuster 339
vesicouretraler Reflux 168
Vestibulariskern 236
vestibulospinale Bahn 256
Vierhügelplatte 213, 232, 335
Vinblastin 413
Vincristin 413
Vinylchlorid 407
VIP s. vasoactive intestinal polypeptide
Viren 101, 234, 251 f, 267, 352, 406 f, 409
– Immunabwehr 89, 91, 94, 99, 103
Virilisierung 379
Visköser Widerstand, Atmung 62, 64 ff
Viskosität 268
–, Blut 22, 35, 57, 109, 124, 299, 377, 399
–, Synovia 132
visual neglect 241
Vitalkapazität 58 ff, 85 f
Vitamine 270, **313 ff**, 332
–, enterale Absorption 322, 327, 351 ff, 353
Vitamin A 133, 192, 237, 314 ff, 353
Vitamin B1 25, 245, 251, 313 f, 316
Vitamin B6 111, 308, 313 f, 316
–, Nervensystem 251, 254, 257
Vitamin B12 121, 313 ff
–, Blut 106, 112, 117
–, enterale Absorption 100, 324, 351, 353
–, Nervensystem 251, 254 f
Vitamin C 314, 316
–, Bindegewebe 127, 129, 138, 192
–, Cholesterin 291
–, Eisen 105
–, Hämoglobin 70
–, Purpura 117
Vitamin D 173, 185 ff, 314 ff, 327, 424
Vitamin E 314 f
Vitamin K 115, 118, 314 ff, 333, 346
VLDL (very low density lipoprotein)
  s. Lipoproteine
Vollmondgesicht 377
Volumen, Körperkompartimente 142, 429
Volumenbelastung, Herz 7, 10, 19 ff
Volumenrezeptoren s. Rezeptoren, Kreislauf
Volvulus 354
von Willebrand-Faktor 114, 119
Vorderhorn 256
Vorderseitenstrang 228, 230
Vorhof, Herz (s.a. Herz) 1 ff, 15 ff, 28 ff
Vorhofflattern 15
Vorhofflimmern 13, **15**, 18, 26, 31
–, Kreislauf 48
–, Schilddrüsenhormone 392
Vorhofpfropfung 14 f
Vorhofseptumdefekt 17, **19 ff**
Vorhofton 22
Vulnerable Phase 4, 16
v-Welle 7

W
Wachstum 387
–, Enzymdefekte 130, 134, 192, 411
–, –, Aminosäurestoffwechsel 307
–, –, Kohlenhydratstoffwechsel 279
–, –, Lipidstoffwechsel 290
–, Folsäure 314
–, Hormone 358 f, 369 f, 374 ff, 391 f, 395
–, –, Sexualhormone 381 ff, 387
–, Knochen 183
–, Mucopolysaccharid-Speicherkrankheiten 134
–, Nerv 196
–, Pseudohypoparathyreoidismus 187
–, Resorptionsdefekte 327
–, Spurenelemente 106, 317
–, Vitamine 192, 314
Wachstumsfaktoren 365, 369, 408 f
Wanderwellen 234
Warzen 407
Wasser 143
–, Transport 149, 151, 327, 368
Wasserhaushalt **142 ff**, 162 ff, 172, 177
Wasserstoff, Atmungskette 271
Wasserstoffionen (s.a. Alkalose, Acidose) 71 ff,
  142, 145, 418 ff
–, Aldosteron 374
–, Atmung 71 ff, 78
–, Entzündung 137
–, Hämoglobin 69
–, Hormone 325, 357, 374, 395
–, Niere 149, 173, 179
–, Verdauungsenzyme 321
Weberscher Versuch 235
Weichteilverkalkung 189
Weitsichtigkeit (s.a. Auge) 238
Wenckebach-Periodik 13
Wernicke Enzephalopathie 245, 251, 253
Wernicke, Sprachzentrum 213
Whipple, Morbus 252, 327 f
Widerstand 35 ff, 61 ff, 421, 432
Wiederbelebungszeit 47, 247
Wilson Morbus 122, 126, 217, 253, 318
–, Leber 344
Windkessel 36
Wirkungsgrad 11, 265
Wiskott-Aldrich-Syndrom 103
Wolff-Parkinson-White-Syndrom 15, 31
Wolffsche Gänge 388
Wolman-Syndrom 290, 295
Wundheilung **136 ff**, 317
Wundstarrkrampf s. Tetanus
Wurmbefall 90, 97, 101

X
Xanthin 181, 276
Xanthinderivate 61, 364
Xanthinoxidase 206, 278, 314
Xanthinurie 278
Xanthochromie, Liquor 249
Xanthome 296, 299
X-Chromosom 388